제 7 판

조직학

HISTOLOGY

한국임상병리학과 조직 · 세포학교수회 편

집필진

공동저자

강지언(나사렛대학교)
강진석(남서울대학교)
강효진(호남대학교)
김극준(대경대학교)
김다현(대구한의대학교)
김은정(상지대학교)
김은중(충북보건과학대학교)
김인정(대전과학기술대학교)
김재경(단국대학교)
김종완(동의과학대학교)
김진목(마산대학교)
김진수(대전보건대학교)
김진희(청주대학교)
박 호(원광보건대학교)
박미숙(김해대학교)
박정연(진주보건대학교)
박충무(동의대학교)
신재호(을지대학교)
안승주(대구보건대학교)
우계형(세명대학교)
우명수(전주기전대학교)
우현준(세명대학교)
유영빈(건양대학교)
윤대위(중원대학교)
이경배(서영대학교 파주)
이기종(연세대학교)
이동섭(혜전대학교)
이순신(순천향대학교)
이은령(경운대학교)
이혜자(신성대학교)
장재현(안산대학교)
전승환(수원과학대학교)
정경아(광주보건대학교)
정상봉(대경대학교)
조민호(경동대학교)
최완수(인제대학교)
하화정(동남보건대학교)
한경희(신한대학교)
현혜진(대구보건대학교)
황다현(호서대학교)

(가나다 순)

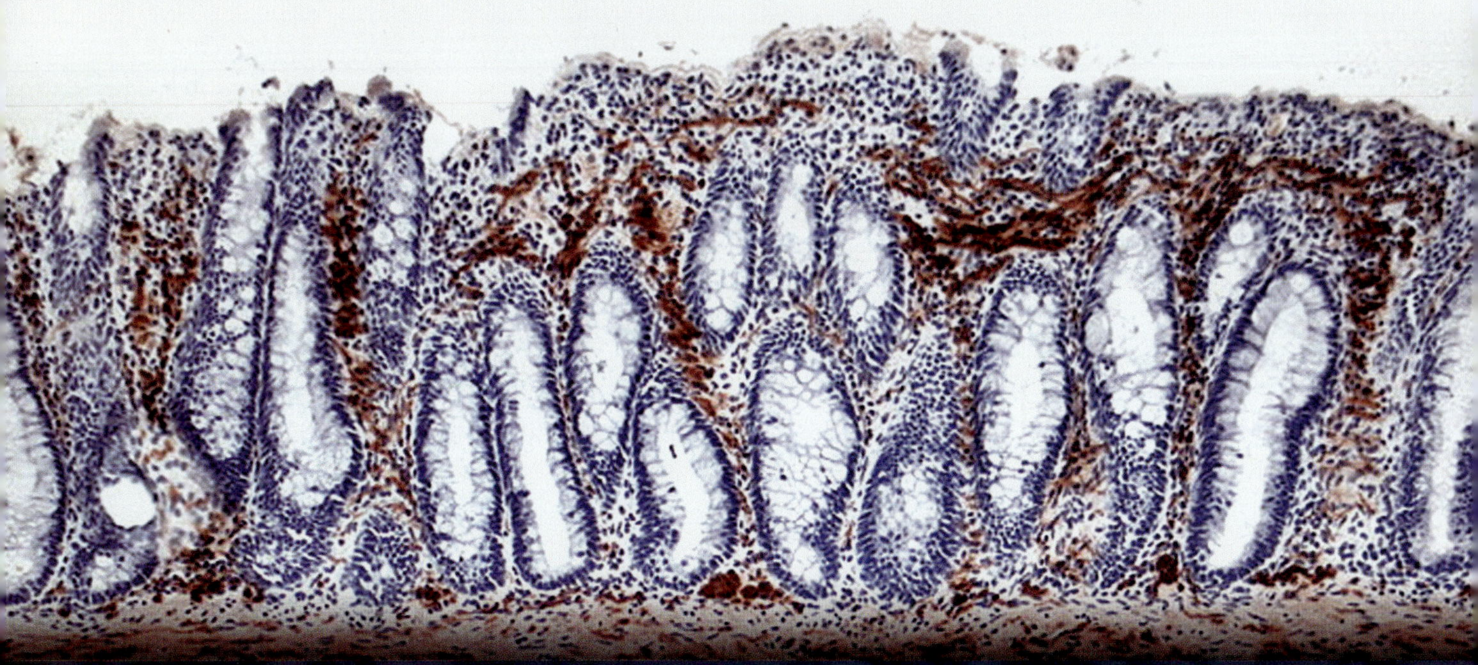

제 7 판

조직학

HISTOLOGY

한국임상병리학과 조직 · 세포학교수회 편

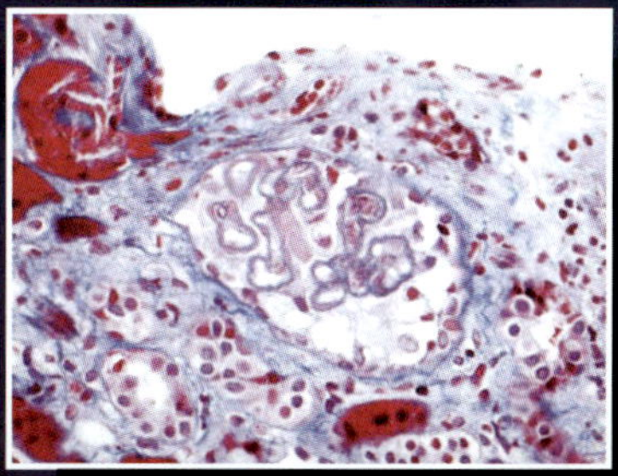
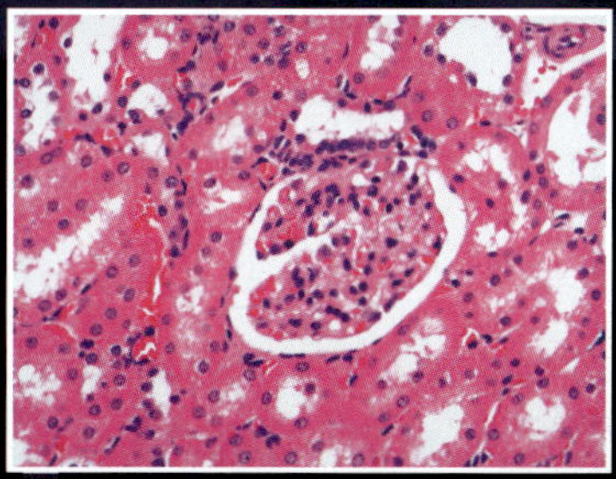
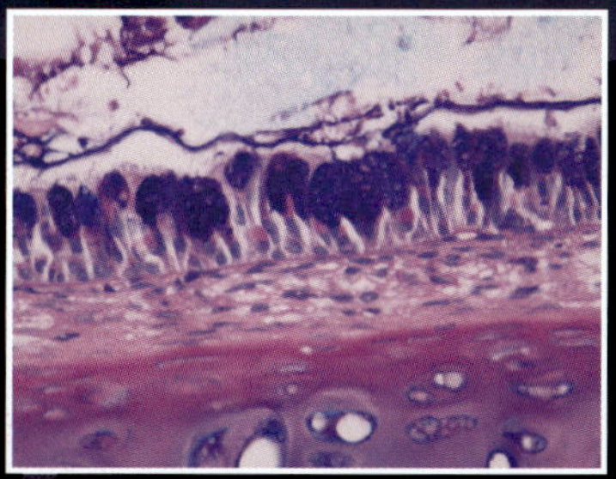

머리말

먼저『조직학』초판 발행 이후 한국임상병리학과 조직세포교수회 교수님들과 학생들의 관심에 힘입어 벌써 여섯 번째 개정판을 내놓게 되어 저자를 대표하여 감개무량함을 금할 수 없습니다.

조직학은 육안해부학과 생리학 사이에 위치하는 과목으로 이 둘 사이를 연결하는 통합적 역할을 하고 있는 학문입니다. 동시에 조직학은 현미경적 형태학에 기초한 학문으로 병리학 연구에 필수 분야이며, 최근 빠르게 발전하고 있는 생화학이나 분자생물학을 이해하기 위해 매우 중요한 과목 중의 하나입니다.

그동안 여러 차례의 개정을 거치면서 교과서로서의 완성도가 높아졌지만, 학교 현장에서 교재를 사용하는 교수님들은 학생 스스로 공부하기 위해서는 기능과 관련한 자세한 설명과 도해, 현미경 실물사진이 필요하다는 지적이 많았습니다. 이러한 고견을 받아들여 현재 대학에서 조직학 강의 경험이 풍부한 교수들로 편집위원회를 구성해 2년 여에 걸쳐 내용을 수정·보완하고 새로운 현미경 사진들을 추가하여 새롭게 편집하였습니다.

특히 이번 개정판을 내면서 저자들은 세포분자생물학 영역에서 넘쳐 나는 새로운 정보와의 연관성을 이해할 수 있도록 최신 개념을 반영하였고, 이를 위해 많은 단원에서 내용 보충과 수정이 이루어졌습니다. 또한 편집진들은 그림과 광학현미경 사진은 물론 전자현미경 사진들을 추가했으며, 이는 학생들의 이론과 실습에서 얻은 정보와 상호관련성의 이해를 높이는 데 큰 도움을 줄 것으로 생각합니다.

이 책을 사용하는 학생들의 이해를 돕고 교수님들이 편하게 강의할 수 있도록 편집하려고 많은 노력을 기울였으나 개정을 마무리하려다 보니 여전히 아쉬움이 남습니다. 혹시라도 빠뜨린 부분이 있거나 부족한 내용은 다음에 좀 더 보완해 편집하기로 약속하고 후일을 기약해 봅니다.

끝으로 『조직학』 6판 개정판 편집에 참여해 주신 교수님들께 저자를 대표해 감사한 마음을 전합니다. 또한, 이 책의 발간을 위해 물심양면으로 도움을 주신 고려의학 최병진 사장님과 편집실 직원 여러분들께 진심으로 감사의 마음을 전합니다.

2023년 8월 저자 대표

목 차

Chapter 01
조직학적 연구방법

Chapter 02
세포와 세포소기관

Chapter 03
상피조직

Chapter 04
결합조직

Chapter 05
연골조직

Chapter 06
뼈조직

Chapter 07
혈액

Chapter 08
근육조직

Chapter 09
신경조직

Chapter 10
순환기계통

Chapter 11
면역계와 림프기관

Chapter 12
소화기계

Chapter 13 호흡기계

Chapter 14 비뇨기계

Chapter 15 남성생식기계

Chapter 16
여성생식기계

Chapter 17
내분비계

Chapter 18
감각기계

Chapter 19
외피계통

Chapter

01 조직학적 연구방법(Histotechnology for Histology)

학습목표
Learning Objective

1. 일반조직표본의 제작방법에 대하여 설명한다.
2. 현미경의 종류와 사용목적에 대하여 설명한다.
3. 현미경의 분해능에 대하여 설명한다.
4. 광학현미경에 대하여 설명한다.
5. 암시야현미경에 대하여 설명한다.
6. 위상차현미경에 대하여 설명한다.
7. 편광현미경에 대하여 설명한다.
8. 공초점현미경에 대하여 설명한다.
9. 형광현미경에 대하여 설명한다.
10. 전자현미경에 대하여 설명한다.

조직학(histology)은 그리스어의 histos(짜서 만든 직물)와 logos(학문)의 합성어로, 동물과 식물같이 생물체를 구성하고 있는 여러 조직(tissue)을 연구대상으로 하는 생물학(biology)의 한 분과이며 현미경의 발명과 함께 미소해부학(microscopic anatomy)의 한 분과로 발달한 형태학(morphology)의 한 분야이다. 또한 조직검사(histological technique or histotechnology)라는 특별한 과정을 이용하여 조직표본을 제작하여 현미경으로 세포와 조직의 구조를 세밀히 관찰하는 자연과학의 한 분야이기도 하다.

조직검사를 위한 고정액(fixative), 염색법(staining), 도은법(silver impregnation) 등이 개발되고 조직절편기(microtome)의 개발 및 개선으로 절편(section)을 연속적으로 얻을 수 있게 되어 조직학이 확립될 수 있었다. 조직학은 치료를 위한 진단(diagnosis for treatment), 과학수사(forensic investigation), 부검(autopsy), 고고학(archaeology) 등에 이용할 수 있다.

다른 과학 분야에서도 마찬가지지만, 특히 조직학을 연구하는 데는 관찰 도구인 현미경의 사용법과 적절한 표본을 만드는 표본제작방법 등을 사전에 익혀두어야 함이 필수이기 때문에 이 장에서는 조직학을 공부하는 데 있어 알아두어야 할 연구방법들에 관하여 기술하고자 한다.

조직표본 제작방법(method of tissue preparation)

생물체를 이루는 세포, 조직 및 기관의 모든 것을 살아 있는 상태로 연구하기란 결코 쉽지 않다. 세포 등 인체의 미세구조를 연구하기 위해선 현미경이 필수이며, 현미경 관찰을 하기 위하여 목적에 맞는 적절한 표본이 만들어져야 한다.

일반조직표본, 조직화학표본, 면역조직화학표본, 효소조직화학표본, 전자현미경표본, 동결절편법, 자기방사법 등 다양한 표본제작법들이 개발되어 왔고 제한적이지만 앞으로도 계속 개발될 것이다.

표본제작은 살아 있는 세포를 관찰할 것인지 아니면 죽은 조직, 즉 고정된 조직을 관찰할 것인지에 따라 달라진다. 일반적으로 살아 있는 세포를 관찰하는 경우 시행하는 염색을 생체염색(vital staining)이라 하며 일부 유리세포(free cell)에만 가능할 뿐만 아니라, 세포의 취급이 까다롭고 또한 세포가 사멸하기 전 짧은 시간 안에 관찰해야 하기 때문에 극히 특수한 경우에만 실시한다.

일반 조직표본이라 함은 세포차원이 아닌 조직을 대상으로 고정이 된 사멸한 조직을 조직채취(sampling) → 고정(fixation) → 탈수(dehydration) → 투명(clearing) → 침투(infiltration) → 포매(embedding) → 박절(sectioning 또는 cutting) → 염색(staining) → 봉입(mounting)의 여러 과정을 거쳐 현미경으로 볼 수 있도록 제작한 표본을 말한다. 아래의 내용들은 일반조직표본과 조직화학표본에 대하여 간단히 기술하였다. 더욱 자세한 내용은 조직검사학 교재 (『조직검사학』 7판, 한국임상병리학과 조직·세포학교수회, 고려의학)를 참고하기를 바란다.

고정(fixation)

생체에서 채취한 조직편은 채취한 그 순간부터 혈액 공급이 중단되어 조직의 변화(alternation)가 일어나기 시작한다. 이러한 사후변화(postmortem change)를 방지하고 살아 있는 상태의 조직과 거의 같은 구조를 유지하도록 화학적 또는 물리적으로 처리하는 과정을 고정이라 하며, 조직 고정에 사용되는 화학물질(chemical substance)을 고정액(fixatives)이라 한다. 고정액은 조직의 형태적, 생물학적, 분자적 특징을 보존하기 위해 구성물질을 안정화(stabilizing)하거나, 교차연결(cross-linking)할 수 있는 시약을 사용한다.

광학현미경(light microscope) 관찰용으로 가장 많이 이용되는 고정액은 10% 중성 완충 포르말린(neutral buffered formalin, NBF)이며, 이 용액은 조직 내 단백질을 교차연결, 변성(denaturation) 시킴으로써 조직의 부패는 물론 형태학적 변화를 방지하게 한다.

조직처리과정(tissue processing); 탈수, 탈알콜화(투명), 침투

조직표본을 제작하는 데 있어 가장 중요한 과정 중 하나는 현미경으로 관찰이 가능하도록 조직을 마이크로(micro, μ) 단위로 얇게 자르는 일이다. 얇고 일정한 두께(3~5 μm)로 박절하기 위해서 정교한 여러 과정을 거쳐 일정한 형태의 단단한 파라핀블록(paraffin block)을 만들어야 하며, 이를 위해 탈수, 탈알콜화(투명), 침투과정인 조직처리과정을 거쳐야 한다. 조직처리과정은 자동침투기(tissue processor)를 이용한다(그림 1-1).

조직처리과정 중, 첫 번째 과정은 탈수 과정이다. 고정을 거쳐 수세한 조직에는 많은 양의 수분이 함유되어 있으며, 물은 침투제인 파라핀과 융합하지 않기 때문에 조직 속의 수분을 탈수제(예 : 에탄올, ethanol)를 이용하여 사전에 제거해야 하는데 이 과정을 탈수라 한다.

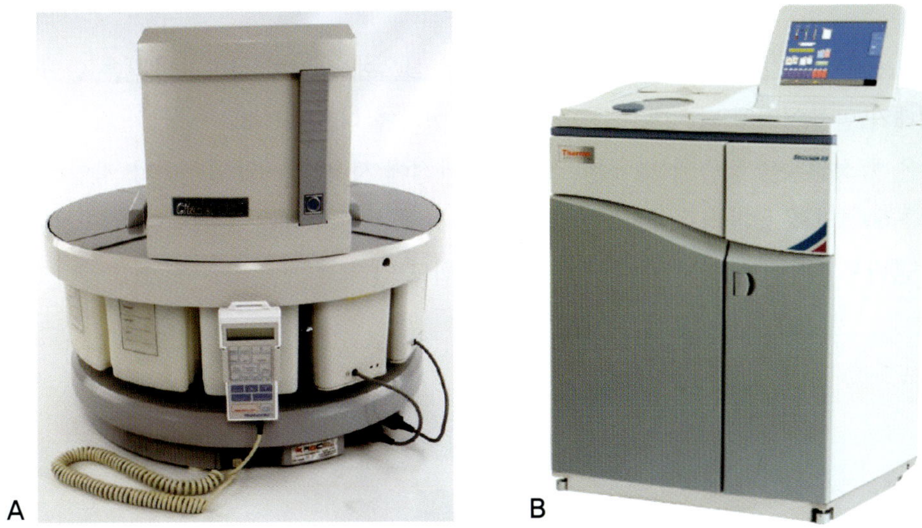

그림 1-1 자동침투기(automatic tissue processor). A. 회전식(rotary type tissue processor), B. 폐쇄형(enclosed type tissue processor)

탈수과정은 자동침투기를 이용하여 조직편을 저농도의 알코올(70% 알코올)에서 점차적으로 농도를 높여 고농도의 알코올인 무수알코올(absolute alcohol)로 이동하면서 조직 내 수분을 제거하는 과정이다. 탈수제는 물과 섞일 수 있고 유기용매와도 섞일 수 있는 용액이어야 한다.

조직의 탈수과정이 끝난 후 두 번째로 탈알콜화(투명, dealcoholization)과정을 거친다. 탈알콜화는 조직에 함유되어 있는 탈수제인 알코올을 제거하고 침투제(예 : 파라핀, paraffin)가 침투할 수 있는 조직 내 환경을 만들어 주는 과정이다. 탈알콜화과정 또한 자동침투기에서 이루어지며, 중간제로는 주로 자일렌(xylene)이 이용되고 있다. 중간제는 탈수제와 섞일 수 있고 포매제를 용해시킬 수 있는 유기용매(organic solvent)를 사용한다.

탈알콜화과정 다음으로 세 번째 과정이 침투과정이다. 침투는 탈알콜화과정이 끝난 조직의 구조가 변형되지 않도록 포매제(embedding medium)와 동일한 물질을 조직에 침투시켜 조직에 균일한 경도를 만들어 주는 과정이다. 침투과정에는 주로 파라핀이 이용되며, 60℃에서 용융된 상태의 파라핀을 이용한다. 침투제와 다음 과정의 포매제는 동일 매질(medium)을 사용하여야 한다.

포매(embedding)

침투가 완료된 조직은 포매과정을 거치게 되는데, 포매란 박절이 용이하도록 조직이 포함된 블록(block)을 만드는 과정이다. 탈알콜화과정이 끝난 조직은 박절 시 조직의 구조가 변형되지 않도록 파라핀 등 포매제를 조직 속으로 침투시켜 조직과 균질한 경도로 만들어야 한다.

포매제로는 파라핀이 가장 널리 이용되며, 그 외 셀로이딘(celloidin), 카보왁스(carbowax), 젤라틴(gelatin), 플라스틱수지(plastic resin) 등이 있다. 파라핀 포매의 경우 조직 포매장치(embedding center)를 이용한다(**그림 1-2**).

포매상자에 용해된 파라핀을 붓고 조직편을 심은 후 실온에 방치해두면 파라핀은 단단하게 굳어 일정한 모양의 형태가 만들어지게 되는데 이를 파라핀블록이라 한다(**그림 1-3**).

효소와 같은 특정성분을 검출할 때에는 조직처리 과정에 사용되는 알코올이나 자일렌 등의 유기용매에 용해되거나 60℃의 용융파라핀(melting paraffin)에서 소실되기 때문에 이러한 조직처리과정을 거치지 않고 조직을 곧바로 동결(frozen)시킨 후 검사하는 방법도 있다.

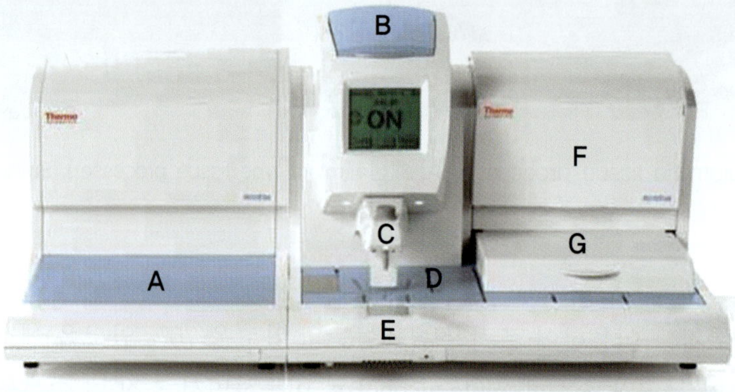

그림 1-2 포매장치(embedding center). **A.** 냉각판(cold plate), **B.** 용해 파라핀 저장소(melting paraffin reservoir), **C.** 파라핀 분주장치(paraffin dispenser), **D.** 포셉 가온기(forceps warmer), **E.** 가온판(warm plate), **F.** 포매접시 보관소(base mold storage), **G.** 카세트 저장 탱크(cassette holding tank)

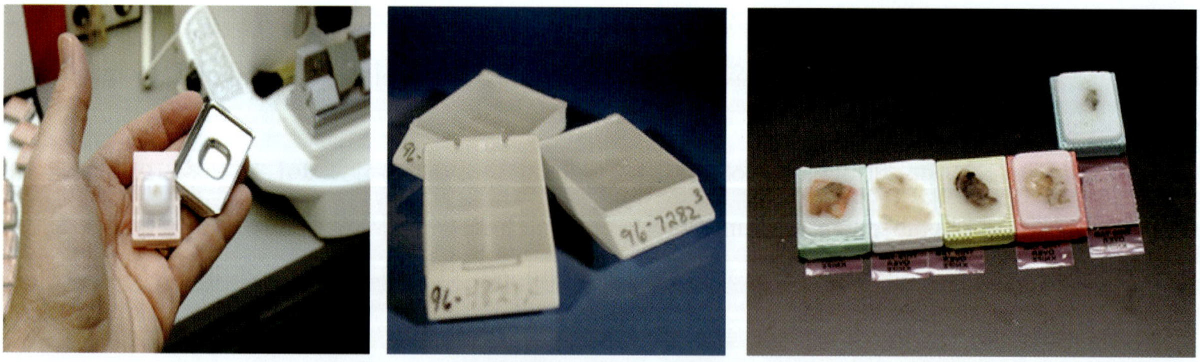

그림 1-3 파라핀 포매 블록

박절(cutting)

포매가 끝난 조직을 3~5 μm 두께의 얇은 조직절편을 만드는 일을 박절이라 하며, 조직을 얇고 일정한 두께로 자를 수 있도록 특수하게 제작된 조직절편기(microtome)를 이용한다. 동결 조직을 박절하는 동결조직절편기(cryostat)도 개발되어 있는데, 이 기구는 신속한 진단이 필요한 경우나 특정 물질을 검출하고자 할 때 이용되고 있다(**그림 1-4**).

박절된 절편을 부유항온수조(floating water bath)에 띄워 주름을 펴준 후 깨끗한 슬라이드(slide)에 부착하여 신전기(slide warmer) 위에 놓아두면 파라핀은 용해되면서 조직은 슬라이드 표면에 부착하게 된다(그림 1-5).

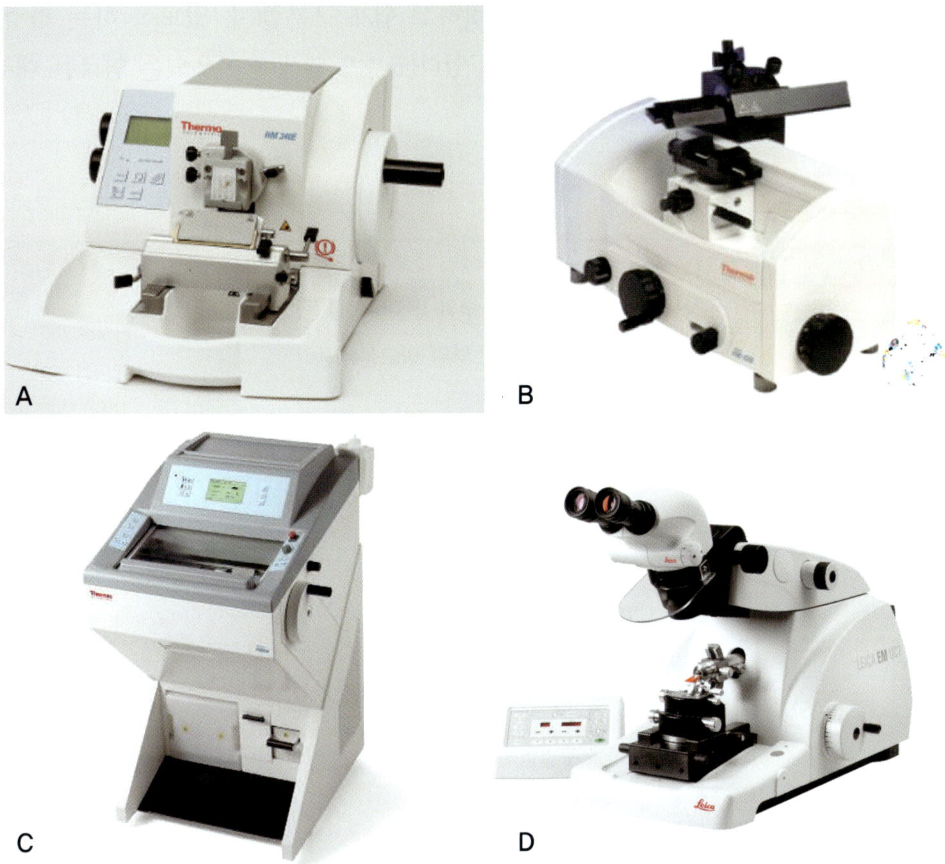

그림 1-4 조직절편기의 종류. **A.** 회전형 조직절편기(rotary microtome), **B.** 활주형 조직절편기(sliding microtome), **C.** 동결조직절편기(cryostat, freezing microtome), **D.** 초미세조직절편기(ultramicrotome, 전자현미경용 조직절편기)

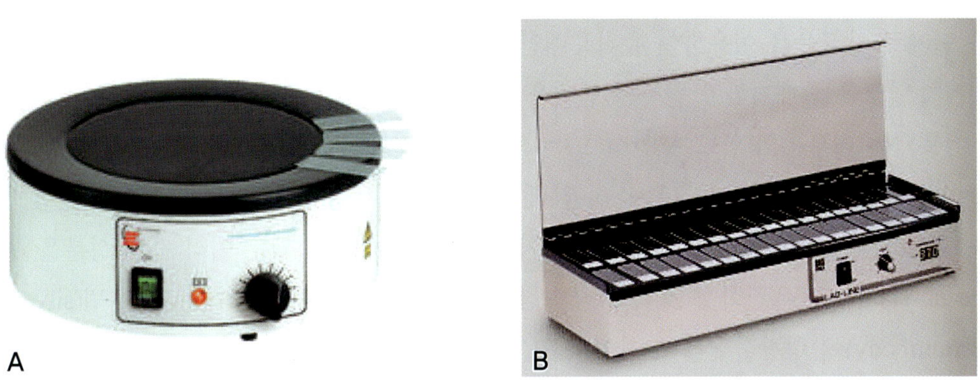

그림 1-5 **A.** 부유항온수조(floating water bath), **B.** 신전기(slide warmer)

염색(staining)

조직은 염색을 하지 않으면 굴절률에 차이가 없는 투명한 상태이므로 조직성분을 구별할 수가 없기 때문에 염색을 시행하여 조직의 구성성분을 구별한다. 염색은 조직의 구성성분을 선택적으로 염색해 주는 염료(dye)를 사용하여 여러 조직의 구성성분을 뚜렷하고 쉽게 구분할 수 있도록 하는 과정이며 다양한 생물학적 염료를 이용한 조직 염색법들이 개발되어 있다(표 1-1). 염색에 이용되는 염료는 대부분 물에 용해되는 수용성 염료이다.

표 1-1 조직에 자주 이용되는 염색법과 결과

염색법	결과
Hematoxylin	청색 : 핵, 세포질의 산성 부위, 연골바탕질 등
Eosin	분홍색 : 세포질의 염기성 부위, 아교섬유 등
Masson trichrome	짙은 청색 : 핵 적색 : 근육, 각질, 세포질 밝은 청색 : 점액질, 아교섬유
Orcein's elastic stain	갈색 : 탄력섬유, B형 간염 봉입체
Weigert's elastic stain	흑청색 : 탄력섬유
Silver stain	흑색 : 그물섬유
Iron hematoxylin	흑색 : 근육의 무늬, 핵
Periodic acid – Schiff (PAS)	적자색 : 당원과 탄수화물
Wright and Giemsa's stain	혈액세포들을 구별염색에 사용 분홍색 : 적혈구, 호산성 과립 자색 : 백혈구핵, 호염기성 과립 청색 : 단핵구와 림프구의 세포질

조직 염색의 첫 과정은 슬라이드에 붙여 놓은 파라핀 절편을 유기용매인 자일렌에 담가 파라핀을 제거하고 다음 단계로 알코올을 이용하여 유기용매인 자일렌을 제거함과 동시에 함수(hydration)를 한 후 수세과정을 거쳐 알코올을 제거하고 원하는 염색을 한다.

염색에 이용되는 대부분의 염료는 산성 또는 염기성 물질로서 조직을 구성하는 물질의 이온기(ionizable radical)와 화학적 결합을 이룬다. 조직 염색에는 다양한 유형들이 있으며, 세포의 산성 성분과 염기성 성분을 구별하는 일반염색(routine staining), 세포사이물질에 존재하는 여러 가지 성분을 구별하는 특수염색(special staining), 은친화성 조직에 금속침전물을 형성케 하여 관찰하는 도은법(silver impregnation), 항체(antibody)에 형광물질을 부착하여 표적항원(target antigen)을 검출하는 형광염색(fluorescent staining), 항원과 항체를 이용하여 염색하는 면역조직화학염색(immunohistochemical staining) 등이 있다.

조직학에서 가장 많이 하는 염색은 헤마톡실린(hematoxylin)과 에오신(eosin) 염료를 이용하는 복합염색, 즉 일반염색인 H&E 염색(hematoxylin and eosin staining, H&E staining)이다. 헤마톡실린은 염기성 염료로서 조직 내 산성 성분이 청색으로 염색되며, 대표적인 산성 성분으로 핵산(nucleic acid)인 DNA와 RNA, 연골바탕질 등이 이 염료에 의해 짙은 청색으로 염색되어 이들을 호염기성 물질(basophilic substance)이라 한다. 그외 염기성 염료로는 톨루이딘블루(toluidine blue), 메틸렌블루(methylene blue) 등이 있다. 이에 반해 에오신은 산성염료로 염기성 성분과 친화성이 있으며, 세포질 및 섬유 성분들이 대개 이 염료에 의해 분홍색 내지 붉은색으로 염색된다. 이와 같은 성분을 호산성 물질(acidophilic substance)이라 한다. 그 외 산성염료로는 오렌지 G(orange G), 산성 푹신(acid fuchsin) 등이 있다.

H&E 염색에서는 나타나지 않거나 미약하게 염색되어 검출하기가 어려운 조직 내 여러 가지 성분들을 증명하기 위한 조직화학 염색에는 특수염색, 도은염색(silver staining) 등이 있다. 이와 같이 조직 내 여러 물질을 검출하거나 각종 질환을 증명하기 위하여 일반염색인 H&E 염색과 여러 가지 특수염색 등을 함께 시행하기도 한다(그림 1-6).

염색 시 대부분의 염료들은 염료의 색깔과 동일한 색깔로 염색되는 정염색(orthochromatic stain)과 톨루이딘블루와 같은 일부 염료들은 조직에 높은 농도로 밀집되어 있는 다가음이온(polyanion)들과 결합

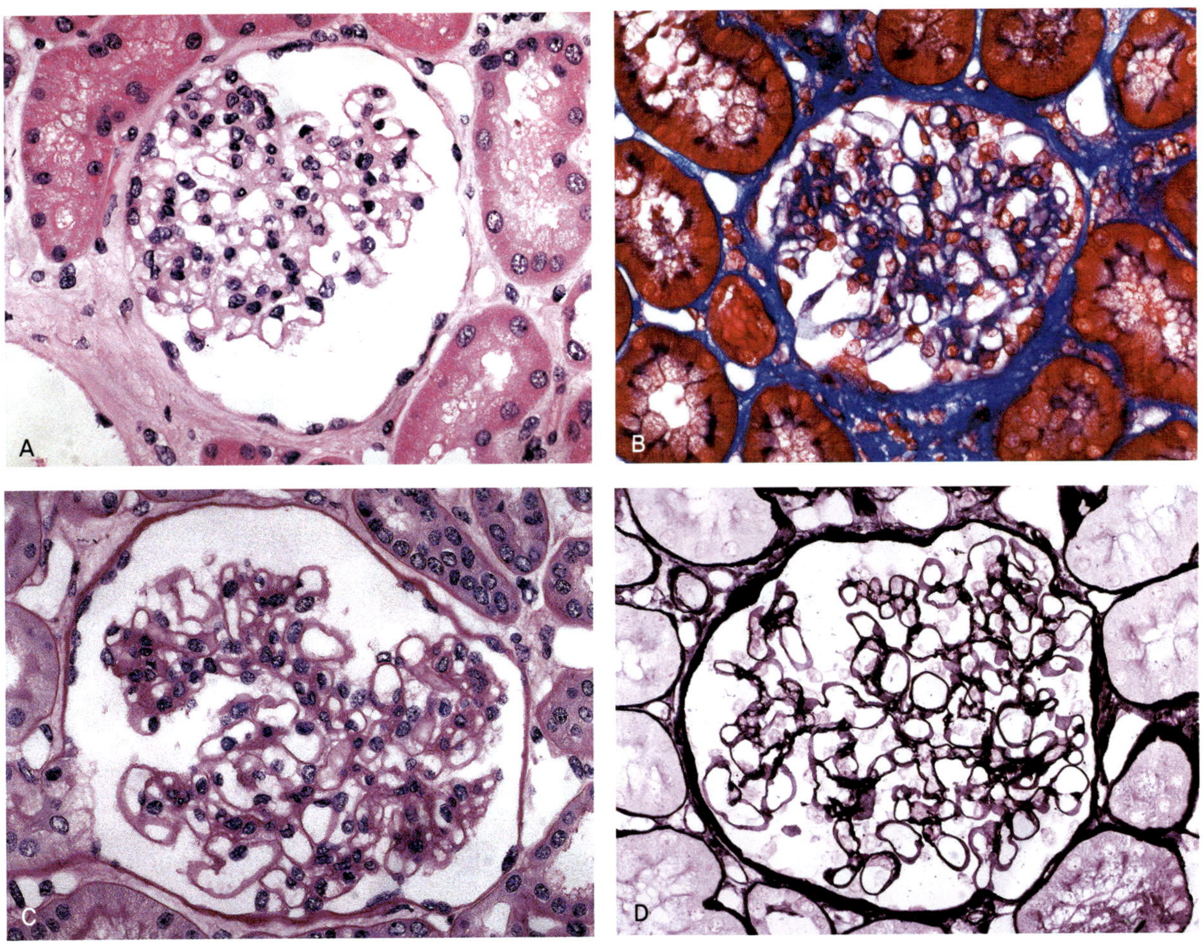

그림 1-6 콩팥의 광학현미경 사진. **A.** 토리(hematoxylin–eosin 염색, 400배), **B.** 토리 주위 결합조직 염색(Masson trichrome 염색, 400배) **C.** 토리기저막 양성[Periodic acid Schiff (PAS) 염색, 400배], **D.** 토리기저막 양성[Periodic acid methenamine silver (PAMS) 염색, 400배]

할 때 중합체(polymer)를 형성하고 스펙트럼(spectrum)의 변화를 가져와 본래 염료의 색과 다른 색으로 나타내게 되는 이염색성 또는 변색성 염색(metachromatic stain)으로 분류한다. 이밖에도 다양한 염료들이 조직염색에 이용되고 있다.

염색 후에 탈수과정과 투명과정을 거쳐 조직의 굴절률을 높여 현미경을 이용해 검경이 용이하도록 하는 과정인 덮개유리(cover glass)로 봉입(mounting)하는 과정을 끝으로 염색이 마무리된다.

현미경(microscope)

현미경은 1654년 Antonie van Leeuwenhoek이 최초로 단순현미경(simple microscope)을 발명하여 곰팡이, 꿀벌의 촉수, 기생충, 머리카락, 뱀장어 꼬리의 얇은 피막에서 모세혈관을 흐르는 혈액 등을 관찰하였으며, 자신의 정자(sperm)를 관찰하여 처음으로 의학적으로 이용하였다. 그 후 현미경은 Robert hooke와 Marcello Malpighi에 의해 현재의 고배율 광학현미경의 형태로 개발되어 발달해 왔다.

염색된 조직은 빛을 이용한 광학현미경(light microscope)으로 관찰하게 된다. 그외 위상차현미경, 편광현미경, 공초점현미경, 형광현미경 등 특수목적으로 광학현미경을 변형시켜 만든 것이 있으며, 자외선을 이용한 자외선현미경(ultraviolet microscope)과 전자파를 이용하여 뛰어난 해상력을 보이는 전자현미경(electron microscope) 등의 종류가 있다.

분해능(resolving power)

어떤 현미경이든지 상(images)의 명확도와 세밀성, 즉 상의 우수성은 그 현미경의 분해능에 의해 좌우된다. 확대율은 단순히 물체를 확대할 뿐 분해능과는 별개의 것이다.

분해능이란 근접하고 있는 두 점을 각각의 점으로 뚜렷이 식별할 수 있는 능력, 즉 식별할 수 있는 최소거리를 말한다. 이 최소거리가 짧을수록 분해능은 우수하다고 할 수 있다.

분해능은 빛의 파장(wave length, λ)과 개구수(numerical aperture, NA)에 의해 좌우된다. K는 빛의 회절에서 유도된 상수로 그 값은 0.61이다. 이와 같이 분해능은 대물렌즈의 개구수에 반비례하며 빛의 파장에 비례하므로 렌즈의 개구수가 클수록, 빛의 파장이 짧을수록 우수한 상을 얻을 수 있다.

$$K = 0.61(\text{상수});\quad \lambda = 0.5\ \mu m(\text{빛의 파장});\quad NA = 1.3\sim1.4(\text{개구수})$$

$$R = K\lambda / NA;\quad 0.6 \times 0.5/1.4 = 0.22\ \mu m$$

사람 눈의 분해능 한계는 약 0.1 mm이며 광학현미경의 분해능은 약 0.2 μm이다. 따라서 직경이 약 8 μm인 적혈구나 직경이 0.5 μm 내외인 세포소기관 등 인체를 구성하는 미세구조들은 현미경이 아니면 관찰이 불가능하다. 현미경 중 주사전자현미경은 분해능이 2.5 nm이며 투과전자현미경의 분해능은 1.0 nm로 광학현미경의 약 1,000배 이상이다(표 1-2, 그림 1-7).

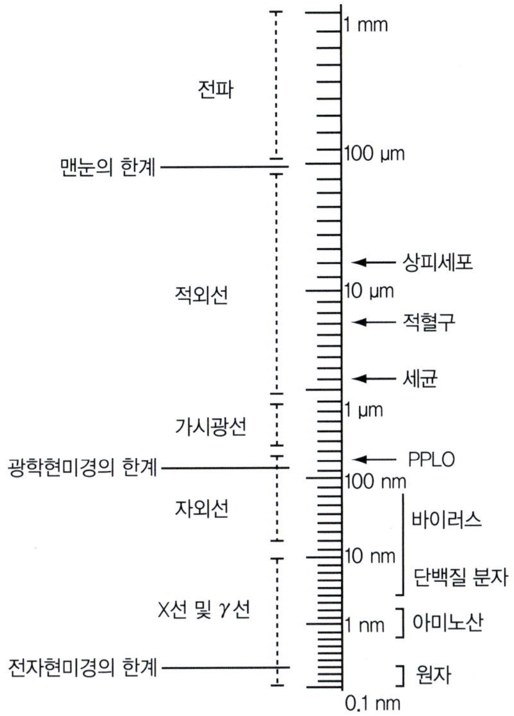

그림 1-7 각 현미경에 따른 물체와 분해능의 관계

표 1-2 현미경 종류에 따른 분해능

종류	분해능
사람의 눈(Human eye)	0.1 mm
광학현미경(Light microscope)	0.2 μm
주사전자현미경(SEM)	2.5 nm
투과전자현미경(TEM)	1.0 nm

광학현미경(light microscope)

오늘날 가장 많이 사용하는 광학현미경은 가시광선(visible light)을 이용한 것으로 상을 효과적으로 확대하도록 여러 렌즈들을 특수하게 조합하여 만들어진 복합현미경(compound microscope)이다.

광학현미경은 대물렌즈 및 접안렌즈라고 부르는 2조의 렌즈를 조합하여 미세한 물체까지 확대하여 관찰하기 위한 광학기계로서, 표본에 빛을 비추어 그 표본을 통과한 빛이 대물렌즈에 의해 확대된 실상을 맺고 이것을 접안렌즈를 통해 재확대된 상을 관찰할 수 있도록 고안된 장치이다. 확대배율은 대물렌즈가 1~100배 정도이고, 접안렌즈가 5~20배 정도로 종합배율은 대물렌즈와 접안렌즈의 배율을 곱한 것으로 최대 2,000배 정도 확대하여 볼 수 있다. 광학현미경은 조직학, 병리학, 진단세포학 등에서 가장 많이 사용한다.

광학현미경의 구조는 기계부(mechanical part)와 광학부(optic part)로 구성되어 있다. 기계부는 받침대(base), 손잡이(arm), 경통(body tube), 재물대(stage), 검체조절대(mechanical stage control), 회전판(revolving nosepiece), 조동나사(coarse adjustment screw), 미동나사(fine adjustment screw) 등으로 이루어져 있다. 광학부는 두 단계의 확대 과정을 통해 상을 나타내는 대물렌즈(objectives lens)와 접안렌즈(ocular lens), 빛을 모아 표본을 투과시키는 집광렌즈(condenser lens)와 광원(light source)을 포함한 렌즈 계통을 말한다(**그림 1-8**).

재물대 아래에 있는 집광렌즈에 빛이 모아져 조직표본을 통과하게 되면 대물렌즈에서 상(images)이 일차로 확대되고(실상), 확대된 실상은 접안렌즈로 보내져 접안렌즈에서 다시 확대되어(허상) 관찰자의 망막(retina) 또는 스크린(screen)으로 보내진다.

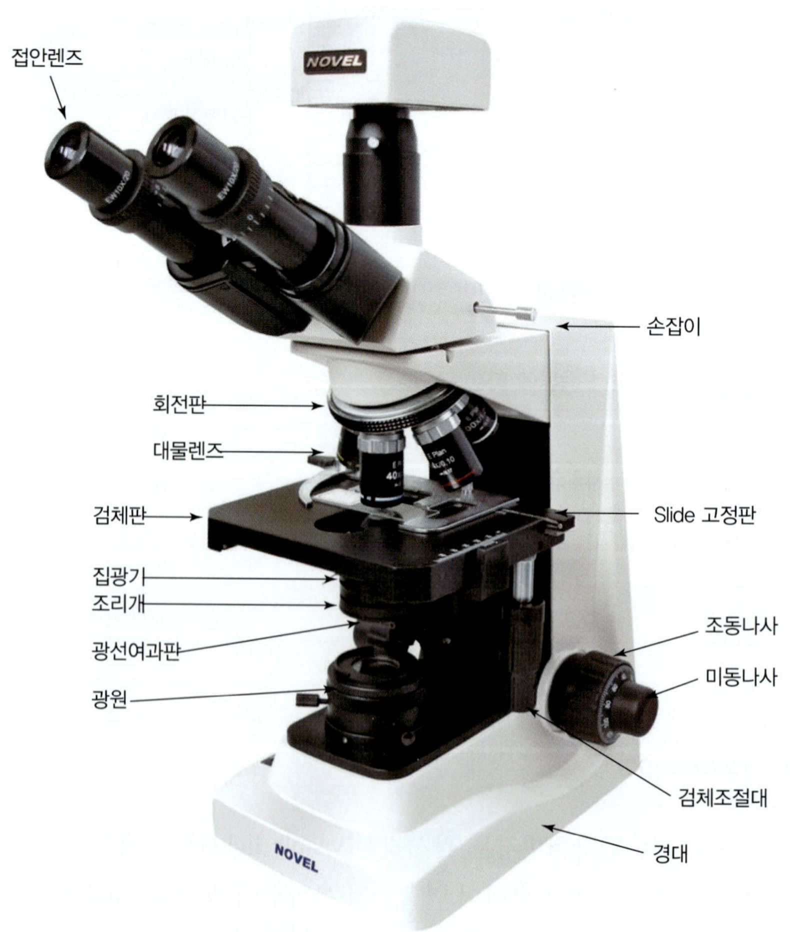

그림 1-8 광학현미경의 구조 및 명칭

대물렌즈에는 배율(magnification), 개구수(numerical aperture), 수차보정여부 등이 표시되어 있으며, 일반적으로 4배, 10배, 20배, 40배, 60배, 오일(oil)을 사용하는 100배 렌즈로 총 4~5개의 렌즈가 회전판 아래에 달려 있다(그림 1-9). 접안렌즈는 보통 10배율의 렌즈를 사용하며, 상의 총배율은 대물렌즈와 접안렌즈의 확대비율을 곱한 값이 된다.

현미경 사용 시 주의할 점은 운반할 때는 한 손으로 팔(arm)의 중앙 부분을 잡고 다른 손으로는 반드시 밑받침을 받쳐 들어야 하며, 재물대를 힘을 주어 누르면 안 된다.

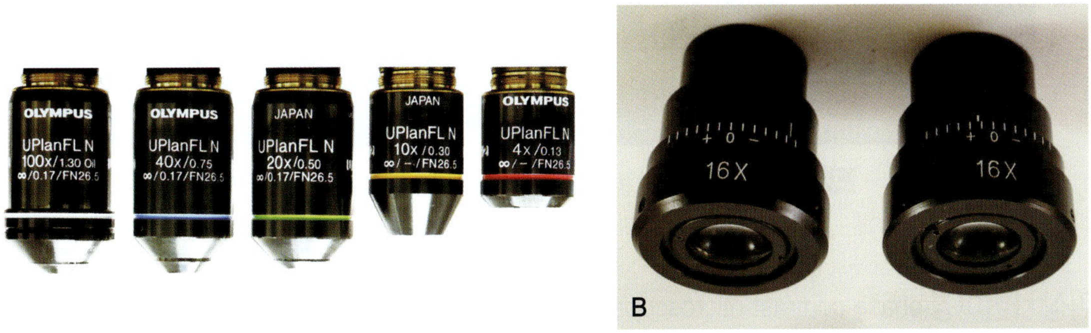

A B

그림 1-9 현미경 렌즈. **A.** 대물렌즈(objectives lens), **B.** 접안렌즈(ocular lens)

암시야현미경(dark field microscope)

표본 내의 굴절률이 서로 다른 구조의 경계면에서 산란하는 빛만으로 상을 맺는 현미경으로 한외현미경(ultramicroscope)이라고도 한다. 어두운 방에 빛이 들면 먼지가 빛나 보이는 현상을 볼 수 있는데 후방의 배경이 되는 빛이 입자에 닿으면 빛이 산란되면서 미립자의 위치, 형태, 크기를 알 수 있게 된다. 이처럼 어두운 배경에 밝게 조명된 시료만 보이게 하는 원리를 적용한 현미경이다. 암흑의 시야에서는 물체가 빛나 보이며 콘트라스트가 매우 크기 때문에 보통의 현미경으로는 볼 수 없는 지름 4 μm 정도 구조의 존재를 확인할 수 있기 때문에 광학현미경보다 훨씬 미세한 구조를 관찰할 수 있다. 광학현미경에 암시야용 콘덴서를 부착시키면 빛이 콘덴서를 통해서 반사되어, 유리슬라이드 위의 균체는 암흑의 시야 속에서 밝게 비춰진다. 매독의 병원체(*Treponema pallidum)*의 형태·운동을 관찰하거나(그림 1-10), 미립자나 혈액 속의 지방 입자를 관찰하는 데 사용한다.

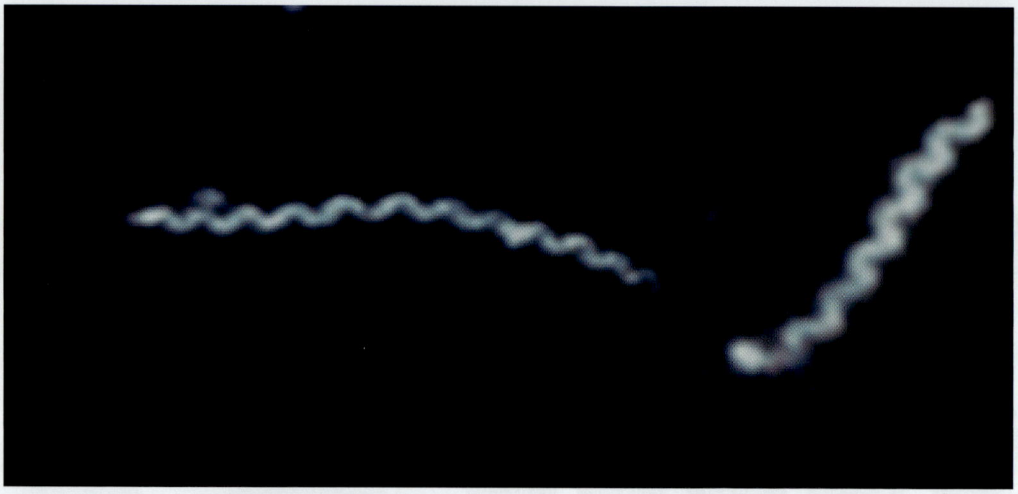

그림 1-10 암시야현미경에서 관찰한 *Treponema pallidum* (1,000배)

위상차현미경(phase contrast microscope)

1935년 네덜란드의 물리학자인 Frits Zernike가 발명하였다. 위상차 관찰법은 특수한 콘덴서 안에 있는 둥근 조리개를 이용한다. 그리고 빛의 진행을 지연시켜 주는 둥근 위상판이 대물렌즈 안에 장착되어 있다. 살아 있는 세포나 투명한 물체의 경우 명암이나 빛깔의 차이가 아닌 굴절률의 차이를 이용하여 내부 구조를 뚜렷하게 관찰하도록 고안된 현미경이다(그림 1-11). 세포소기관 등 염색을 하지 않은 표본은 조직 성분의 유사한 굴절률(index of refraction) 때문에 일반 광학현미경에서는 투명하게 보일 뿐 그 구조를 관찰할 수 없다. 이와 같이 세포나 조직 성분의 굴절률의 차이를 이용하여 염색하지 않은 세포나 조직의 구조를

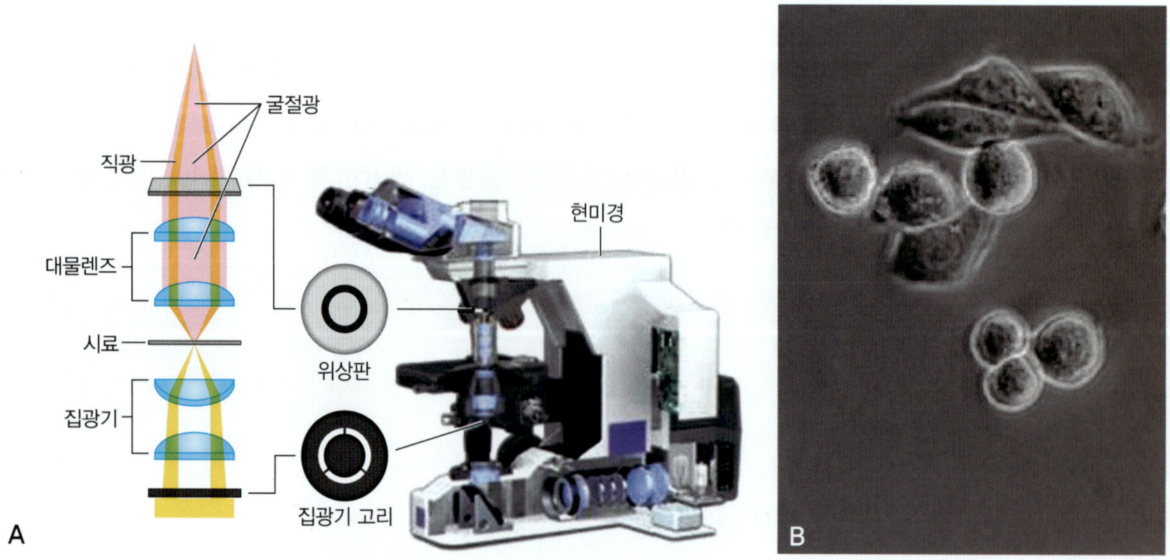

그림 1-11 위상차현미경의 구조(A)와 이미지 상(B)

관찰할 수 있게 해주는 현미경이 위상차현미경이다. 이 현미경의 원리는 기본적으로 일반 광학현미경의 연장선에 있는 것으로 빛이 굴절률이 다른 매체를 통과할 때 빛의 속도가 느려지고 방향이 바뀌는 것을 이용한 것이다. 즉, 빛이 세포를 통과할 때 세포소기관들의 굴절률 차이를 빛의 강도 차이, 즉 명암의 차이로 변환시키면 구조물들은 이 변화에 의해 어둡거나 밝게 나타나게 된다. 위상차현미경은 시료를 염색하지 않아도 되므로 바이러스 등 살아 있는 시료를 다루는 생물학이나 의학 방면에서 관찰할 때 주로 사용되며, 살아 있는 세포소기관을 관찰하는 데 매우 유용하다.

편광현미경(polarizing microscope)

편광현미경은 광물의 광학적 성질을 조사하기 위한 특수현미경으로 얇게 연마한 시료편에 편광을 통과시켜 그 광학적 성질을 조사하기 위한 특수현미경으로, 광학현미경에 편광필터를 첨가하여 가시광선이 통과할 때 빛이 한 방향으로만 나가도록 설계되었다(그림 1-12).

이 현미경은 재물대 상하에 각각 일정한 방향으로 진동하는 빛만을 통과시키는 두 개의 편광프리즘(니콜프리즘)을 이용한다. 일정한 방향성이 있는 물질들(예 : 셀룰로오스, 아교질, 섬모, 근섬유)을 편광기와 집광기 사이에 놓으면 빛의 축이 회전되어 검은 바탕에 밝게 빛나는 구조로 나타난다.

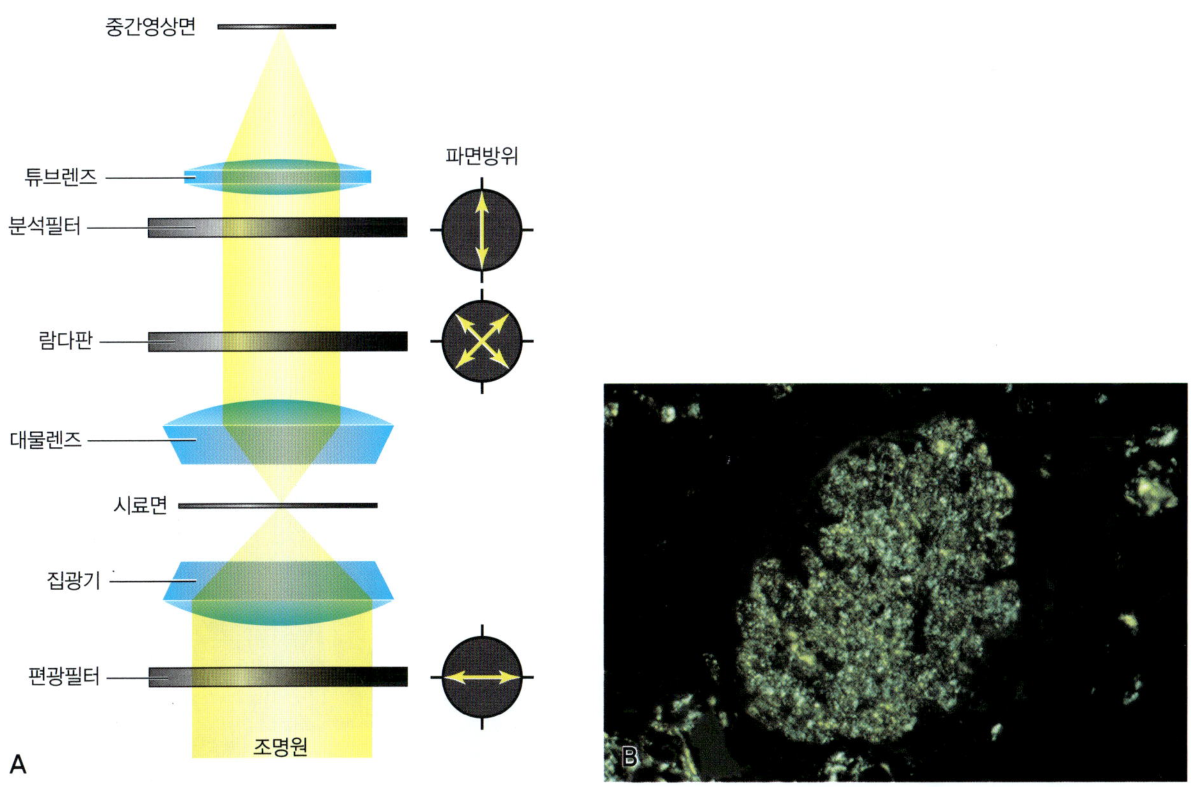

그림 1-12 편광현미경의 구조(A) 및 콩팥의 편광이미지 상(B)

편광현미경의 구조는 일반현미경의 회전하는 재물대 하부에 고정된 하부 니콜과 대물렌즈와 접안렌즈 사이에 있는 상부 니콜로 구성되어 있다. 하부 니콜은 전후 방향으로 진동하는 평면편광으로 빛을 통과하며 상부 니콜은 좌우 방향으로 진동하는 빛만을 통과시킨다.

공초점현미경(confocal microscope)

공초점현미경은 1957년 하버드대학교의 연구원 Minsky가 처음에 그 아이디어를 제안하였으며, 최초로 적용된 것은 약 10여 년이 지난 1967년 Eggar와 Petran이 염색되지 않은 신경조직을 관찰하는데 성공하였다. 이 현미경은 공초점 원리를 이용한 레이저현미경으로 고해상 화상을 얻는 데 이용된다. 공초점이란 광원이 되는 레이저에서 시료의 초점과 맞지 않는 빛은 제거하고 초점과 일치하는 빛만 사용한다는 뜻이다. 공초점레이저 현미경은 한 번에 한 점만을 보기 때문에 시간 간격을 두어 이웃한 점들을 연속적으로 측정하여 이를 컴퓨터를 이용해 시각화하면 2차원 혹은 3차원 영상을 얻을 수 있으므로 레이저를 시료에 쏘아 일정한 파장의 빛을 발생시켜 대물렌즈를 지나도록 한 다음, 초점이 정확하게 맞는 빛만을 검출기 조리개로 분리한 뒤 검출기로 받아 디지털 신호로 바꿔 컴퓨터로 관찰한다. 레이저는 시료의 내부까지 깊이 침투할 수 있기 때문에 윗부분부터 아랫부분까지 단층 이미지를 촬영하면 살아 있는 세포를 3차원 입체 영상으로 관찰할 수도 있다(그림 1-13). 그러나 관찰을 위해 세포에 형광 물질을 투여해야만 하고, 시간이 지나면 형광체의 발광이 사라져 지속적인 관찰이 힘들다는 단점이 있다.

공초점현미경은 광학적인 기술과 컴퓨터 하드웨어 및 소프트웨어의 발전, 광원인 레이저 개발기술의 발전으로 세포 내의 생명현상을 보다 잘 이해할 수 있게 되었고 생물학 분야의 연구자들에게 기존의 현미경으로는 연구할 수 없었던 생명현상을 연구할 수 있도록 여러 가지 강력한 연구 수단을 제공하여 1990년 이후 가장 경쟁력 있는 연구기자재로 발전하여 왔다.

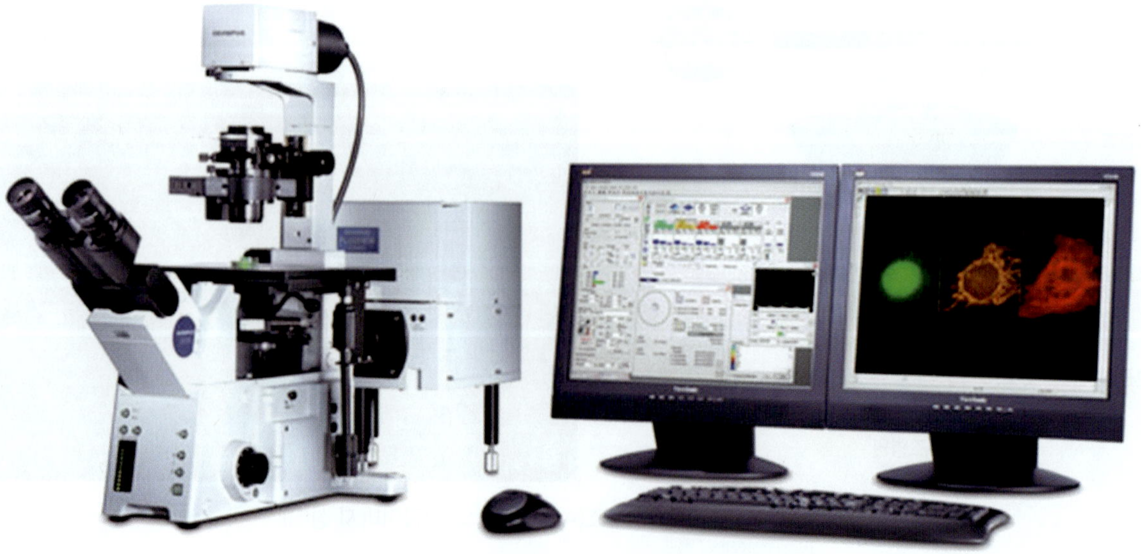

그림 1-13 공초점현미경

형광현미경(fluorescent microscope)

형광현미경은 자외선에 의한 형광 현상을 이용하는 현미경으로 기본원리는 빛이 파장을 흡수한 후 다시 방출될 때, 좀 더 긴 파장을 방출하는 이완과정(relaxation process)을 이용하는 것이다. 물질에 자외선을 조사하면 흡수된 에너지에 의해 가시광선으로 바뀌어지는 경우가 있으며, 단파장의 광선이 장파장의 광선으로 변화하는 것을 1차 형광이라 한다. 반면 시료에 형광성 색소를 흡착시켜서 이것에 자외선을 조사했을 때 나오는 것을 2차 형광이라고 한다. 이 2차 형광을 이용하여 관찰하는 현미경이 형광현미경이다(그림 1-14).

일반 현미경에 사용하는 것보다 높은 광원을 부착하며 어느 특수 파장만을 통과시키는 여과필터(exciter filter)를 통과한 단일 파장이 형광성 물질로 염색된 물체에 부딪치면 그 물체에서 어떤 영역의 파장만을 발산할 때 이 빛을 차단필터(barrier filter)를 통해서 보면 보통 현미경보다 2~3배 선명도가 좋은 상을 얻게 된다. 물체에 따라 사용하는 형광물질이 다르며, 사용하는 필터도 다르게 된다. 특히, 미생물과 면역염색검사에 많이 이용되고 있다. 형광색소(fluorochrome)로는 오라민(auramine), 로다민(rhodamine), 아크리민오렌지, 플오레세인(fluoresceine), 이소티오시아네아트(isothiocyanate) 등이 사용된다.

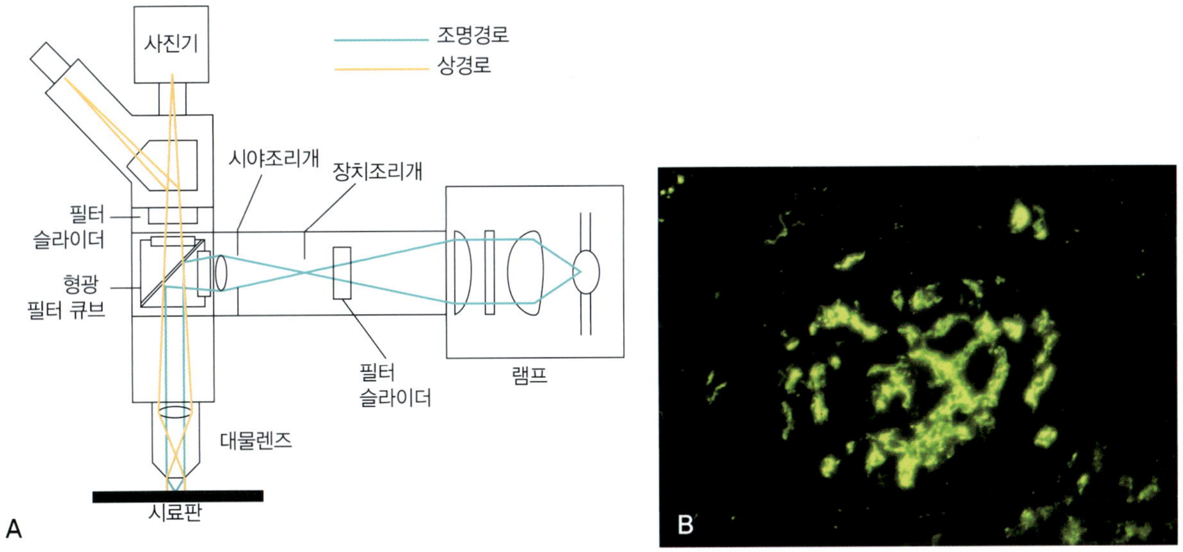

그림 1-14 형광현미경의 모식도(A)와 콩팥의 토리에 침착된 면역복합체에 대한 형광면역검사소견으로 토리의 기저막이 두터워져 있음. 400배(B)

전자현미경(electron microscope)

최초의 전자현미경의 원형은 1932년 독일인 Ernst Ruska와 Max Knoll이 완성하였으며, 1935년부터 상업적으로 사용할 수 있게 되었다.

전자현미경은 제한된 광학현미경의 분해능(Max. Mag. : 2,000배)을 해결하기 위해 개발된 현미경이다.

전자현미경은 원리적·구조적으로 광학현미경과 근본적으로 다르다. 가장 큰 차이점은 전자현미경은 광선 대신 전자선을 사용한다는 것이다. 가시광선보다 파장이 작은 전자를, 광학렌즈 대신 전자렌즈를 사용하여 시료에 조사하고 전자와 시료와의 충돌에 따른 반응에 의해 이미지를 형성한다. 따라서 높은 초점심도로 굴곡이 심한 표면 형상의 이미지와 미세구조의 평가에 용이하다.

전자현미경은 진공상태에서 물체의 상이 맺게 됨으로 살아 있는 검체를 적용시킬 수 없고 또한 전자현미경 표본을 제작하기 위해서는 특수한 조작이 필요하다. 전자현미경에는 투과전자현미경과 주사전자현미경 등 두 종류가 있다(그림 1-15).

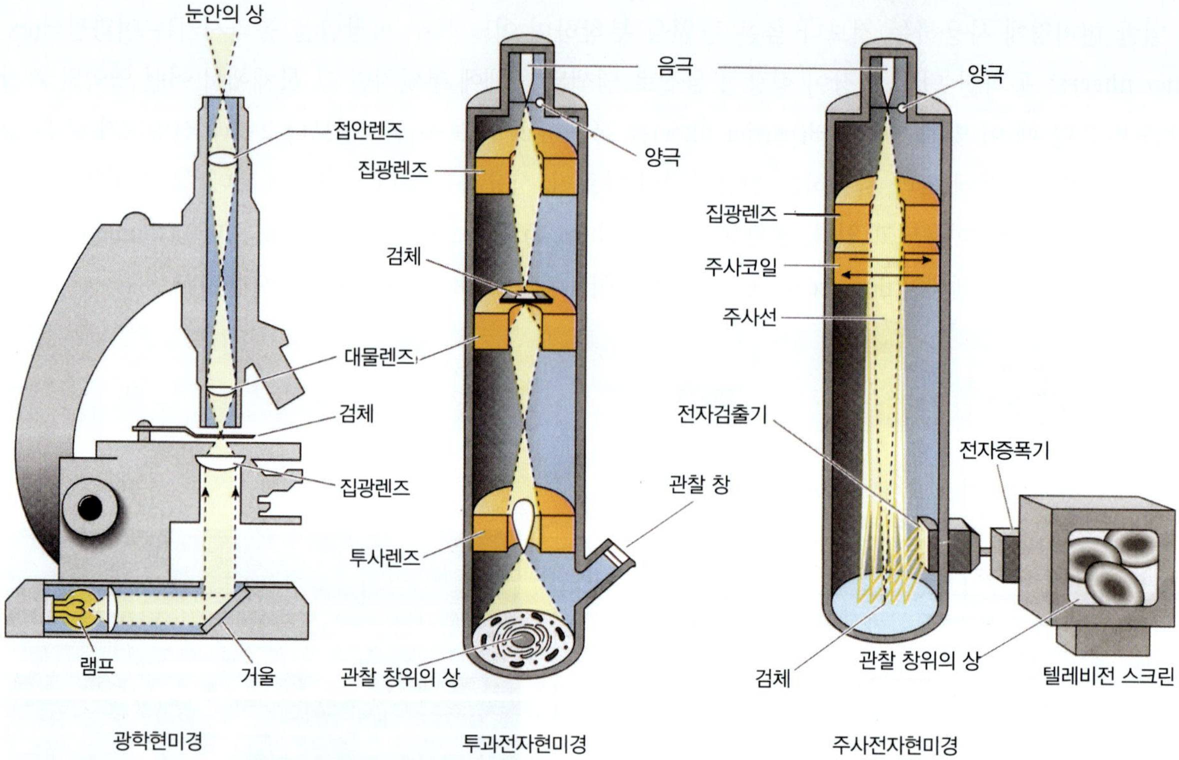

그림 1-15 광학현미경과 전자현미경(투과 및 주사전자현미경)의 비교

투과전자현미경(transmission electron microscope, TEM)

1932년 Ruska가 처음 개발한 투과전자현미경은 높은 진공상태에서 전자총(electron gun)으로부터 고속으로 방출되는 전자빔(beam)을 광원으로 이용하며, 전자빔의 유도는 유리렌즈 대신 전자기렌즈(electronmagnetic lens)로 이루어진다(그림 1-16). 전자빔을 집광렌즈를 통해 조직절편에 초점을 맞추면 대물렌즈에 의해 상이 형성되고 이 상은 다시 투사렌즈(projecting lens)를 통하여 형광판이나 사진 필름에 확대되어 나타나게 된다(그림 1-17).

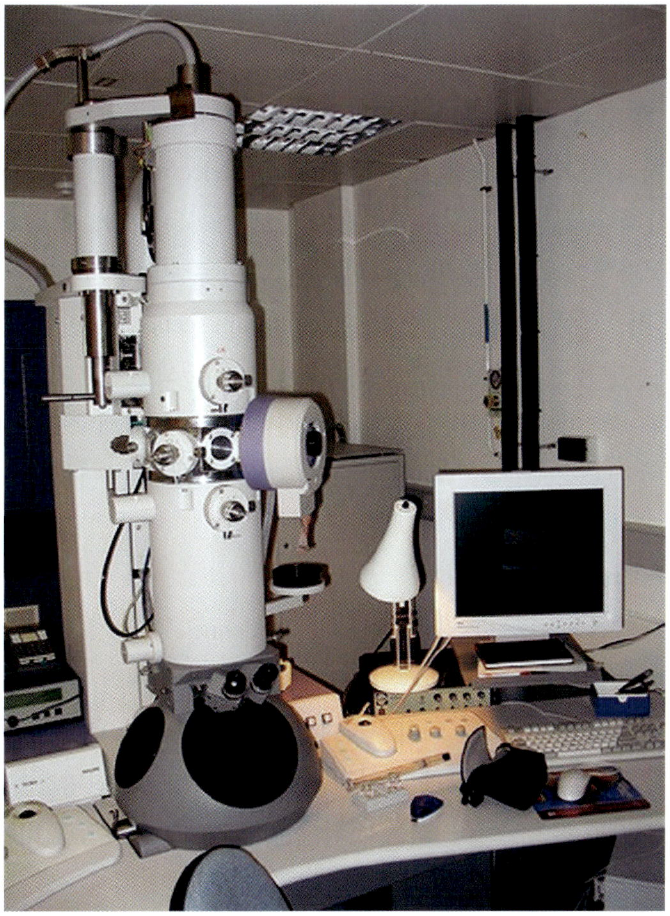

그림 1-16 투과전자현미경(transmission electron microscope, TEM)

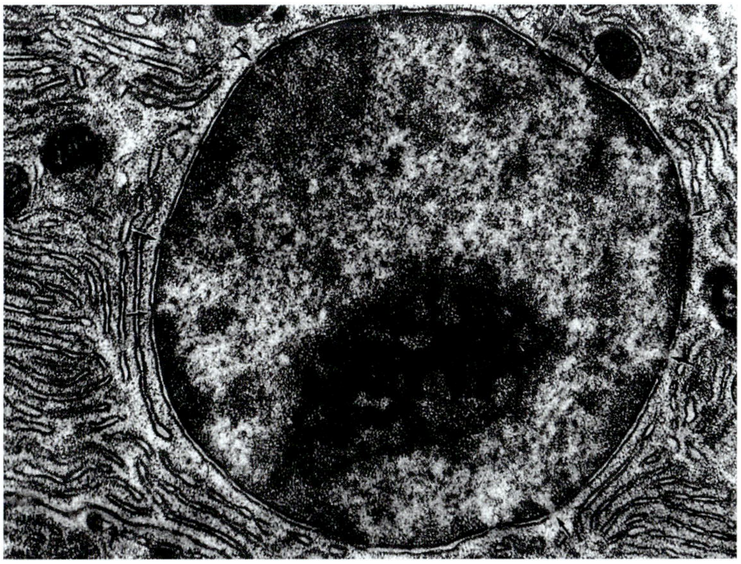

그림 1-17 세포의 핵과 세포질 내 미세구조(투과전자현미경 검사)

투과전자현미경의 작동원리는 광학현미경과 같으나 광학현미경 광원은 빛인데 반하여 투과전자현미경의 광원은 가속전자빔으로 조직편을 투과하고 상의 배율조절을 위해 렌즈의 작용을 전장으로 조절하는 것이다. 즉, 관찰하고자 하는 재료의 파장보다 작은 가속전자를 발생하여 매질에 투과시키면 결정면이나 결함 등의 정도에 따라 투과할 수 있는 전자빔(beam of electron)의 강도차가 발생하게 된다. 광원은 전자빔으로 그 파장이 매우 짧다. 이때 투과된 빔의 강도 차이는 형광스크린에서 명암으로 나타난다. 투과전자현미경은 주사전자현미경과는 달리 시료의 얇은 단면을 보여주기 때문에 시료를 관찰하기 위해서는 조직을 고정하여 플라스틱에 포매한 후 초박절편(ultrathin section)을 만든다. 이 절편은 중금속으로 염색하여 콘트라스트를 높인다. 전자현미경으로 관찰되는 영상은 색이 없고 흑백으로 나타난다.

투과전자현미경의 분해능은 이론적으로는 0.05 nm까지 가능하나, 실제 조직절편에서는 약 1.0 nm까지 가능하다(표 1-2).

주사전자현미경(scanning electron microscope, SEM)

투과전자현미경이 먼저 개발되고 난 후인 1938년 von Ardenne가 개발하였다. 투과전자현미경과는 달리 전자빔을 시료의 표면에 주사(scanning)할 때 시료에서 발생되는 여러 가지 신호 중 이 주사전자빔으로부터 생겨나는 발생 확률이 가장 많은 이차전자(secondary electron) 또는 반사전자(후방산란전자, back scattered electron)에 의해 맺어지는 상을 관찰할 수 있도록 고안된 현미경이다(그림 1-18).

전자빔을 방출시키고 전자기 렌즈로 유도되는 것까지는 투과전자현미경과 비슷하나 집광렌즈에 모아진 전자빔은 주사코일(scanning coil)을 통해 시료의 표면을 일정하게 주사하고, 이때 발생하는 반사전자를 전자검파기(electron detector)로 모아 이것을 전기신호로 변환시켜 브라운관에 주사하면 비로소 상을 맺게 된다.

주사전자현미경은 주로 시료 표면의 정보를 얻을 수 있고 시료의 두께, 크기 및 준비에 크게 제한을 받지 않는다. 또한 광학현미경에 비해 집점 심도가 2배 이상 깊고 광범위하게 집점을 맞출 수 있어 입체적인 상을 얻는 것이 가능하다. 하지만 분해능은 투과전자현미경에 비해 훨씬 낮아 2.5 nm 정도에 불과하지만 수 배에서 수만 배까지 시료를 확대시킬 수 있도록 확대범위가 넓어 부피가 큰 시료도 관찰할 수 있다. 뿐만 아니라, 시료 표면의 깊숙한 곳까지 초점을 맞출 수 있어 입체상을 관찰할 수 있다. 조직을 고정한 후 건조시키고 얇은 금속막으로 씌운 다음 전체 세포의 3차원적인 표면구조를 관찰하는 방법이다. 주사전자현미경에서 얻은 사진은 시료의 표면이 3D 이미지로 보인다. 전자빔을 통해 컴퓨터로 얻은 이미지이기 때문에 색은 볼 수 없다(그림 1-19).

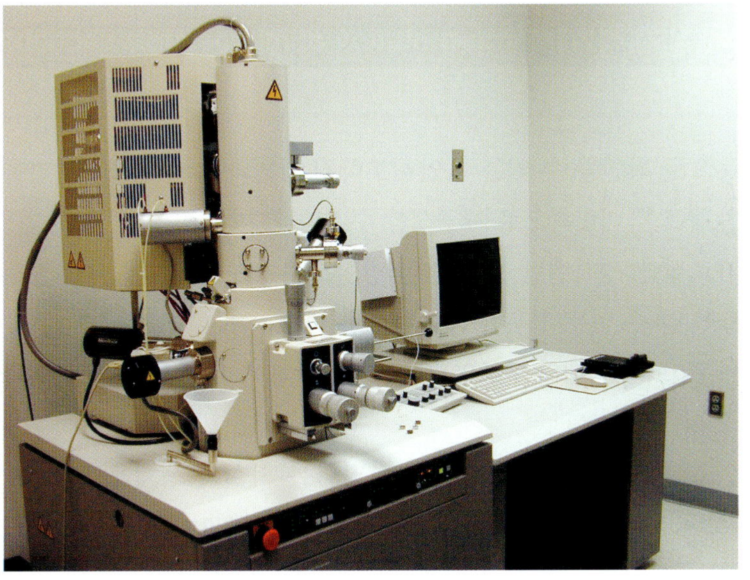

그림 1-18 주사전자현미경(scanning electron microscope, SEM)

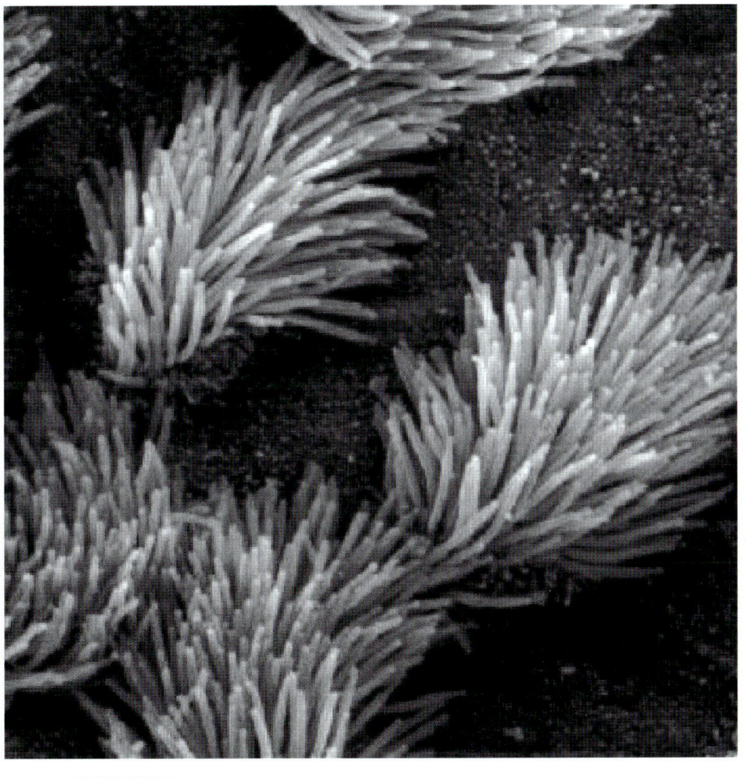

그림 1-19 기관지 상피세포의 정상 섬모(주사전자현미경 검사)

조직절편의 검경과 입체적 해석(interpretation of microscopic sections)

조직 구조를 직접 눈으로 확인할 수 있는 육안해부학적 방법과는 달리 조직절편을 현미경으로 관찰하는 데는 조직의 입체적 구조를 머릿속으로 재구성할 수 있어야 한다.

절단은 세로절단, 가로절단, 경사절단 등 다양한 방향으로 절단될 수 있는데, 절단된 단면구조만 보고는 원래의 입체적 구조를 알 수 없는 경우가 많다.

혈관이나 소화관 등 관(duct) 형태의 구조인 경우 절단 방향에 따라 그림과 같이 다양한 모양의 단면이 나타나게 됨을 알 수 있다(**그림 1-20**).

형태학을 강조하는 조직학에서 절편 표본 속에 나타나는 사실과 생체에서 이루어지고 있는 상황, 즉 세포, 조직 및 기관의 모양, 크기, 배열상태 등을 연관시켜 이해하여야 한다.

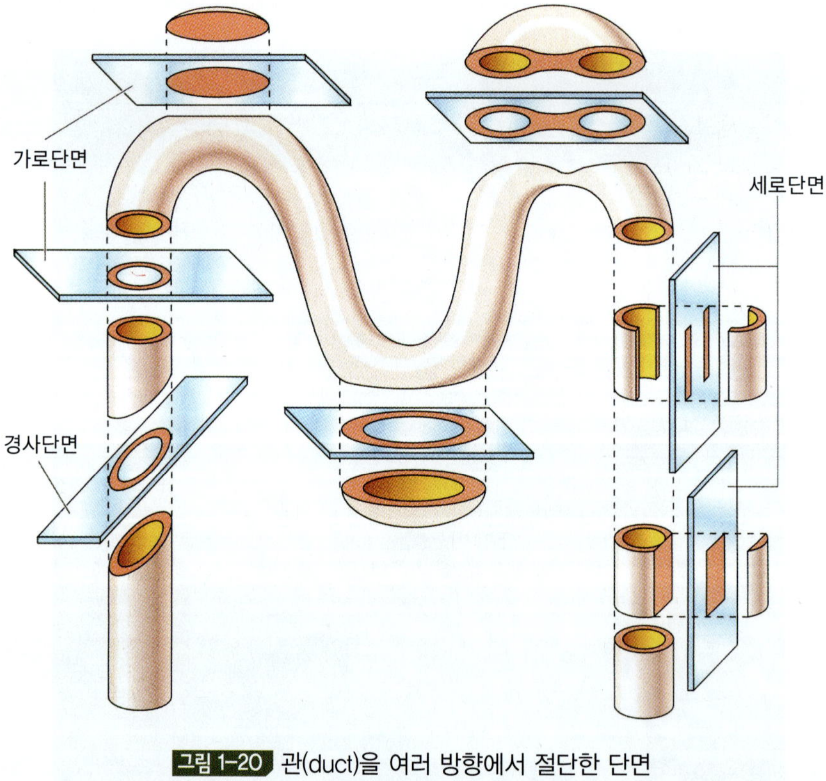

그림 1-20 관(duct)을 여러 방향에서 절단한 단면

Chapter

02 세포와 세포소기관(Cells and Organelles)

학습목표
Learning Objective

1. 원핵세포와 진핵세포에 대하여 설명한다.
2. 세포의 구성요소에 대하여 설명한다.
3. 세포질 내 소기관의 구조와 기능에 대하여 설명한다.
4. 핵 내 소기관의 구조와 기능에 대하여 설명한다.
5. 세포질 내 소기관의 구조와 기능에 대하여 설명한다.
6. 세포 내 물질의 이동에 대하여 설명한다.
7. 세포주기에 대하여 설명한다.
8. 세포자멸사에 대하여 설명한다.

세포의 외형(morphology of cell)

인체를 구성하고 있는 세포의 수는 성인의 경우 약 60조개가 되며 약 200여 종류의 다양한 세포들로 여러 가지 특수한 기능을 수행하여 생명현상을 영위할 수 있도록 이루어져 있다. 세포의 크기는 직경이 8 μm 정도 되는 적혈구, 0.1 mm나 되는 난자세포, 길이가 1 m나 되는 신경세포에 이르기까지 다양하다(그림 2-1).

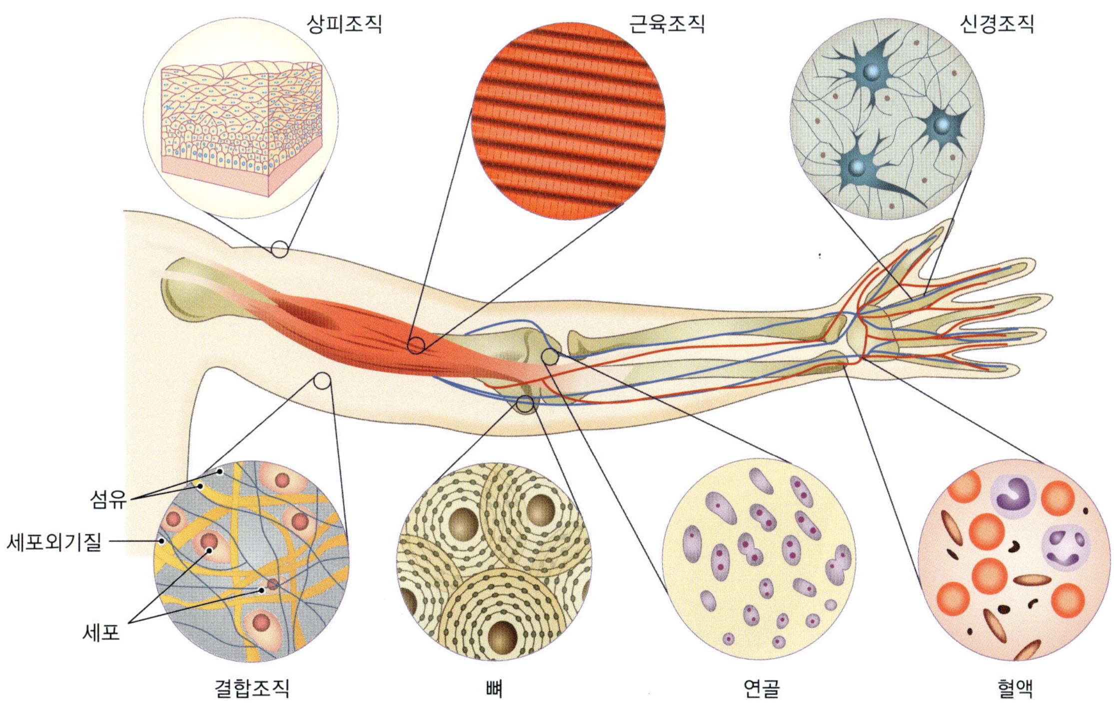

그림 2-1 인체의 구성세포와 조직. 인체의 세포는 종류에 따라 크기 및 형태가 각각 다르며, 그 기능 또한 다양함

세포의 외형도 원형, 타원형, 별모양 등 **그림 2-1**에서 보는 바와 같이 다양하며, 세포의 크기와 형태는 생체를 이루는 기관이나 조직에 따라 각기 독특한 기능을 수행할 수 있도록 특수하게 분화된 것으로 세포의 기능과 밀접한 관련이 있다. 미분화원시세포(undifferentiated primitive cell)들이 계통발생(phylogenetic development)을 통해 여러 종류의 분화세포(differentiation cell)로 변화되고 이들은 특수한 기능을 효과적으로 수행할 수 있게 된다. 이러한 세포의 특수화 과정을 세포분화(cell differentiation)라고 한다.

세포(cell)

세포의 어원은 라틴어의 "*cella*"에서 왔으며, "small room(작은 방)"이란 의미로서, 그 정의는 "알려진 모든 살아 있는 생명체를 이루는 구조적, 기능적, 생물학적 단위(the basic structural, functional, and biological unit of all known living organism)"이다. 이 생명의 가장 작은 단위는 독립적으로 복제(replication)를 할 수 있기 때문에 "생명의 구조적 단위(building blocks of life)"라고도 한다. 세포를 연구하는 학문을 "세포생물학(cell biology)"이라 한다.

세포는 막(membrane)으로 세포질(cytoplasm)을 에워싸고 있으며, 세포질 안에는 과립세포질내그물(과립형질내세망, 조면소포체), 미토콘드리아, 리보솜, 골지장치, 핵 등의 세포소기관과 단백질(protein), 핵산(nucleic acid)과 같은 유전물질 등 많은 생체분자(biomolecules) 등을 함유하고 있다(**그림 2-2**).

생명체(organisms)는 단세포(세균을 포함한 하나의 세포로 구성)와 다세포(식물과 동물)로 분류한다. 동물에게서 세포의 수는 종(species)간 많은 차이가 있지만, 사람의 경우에는 약 10조(10^{13})보다 많은 세포가 있다. 대부분의 세포는 1~100 μm 사이의 크기이기 때문에 현미경(microscope) 하에서 관찰하여야 한다.

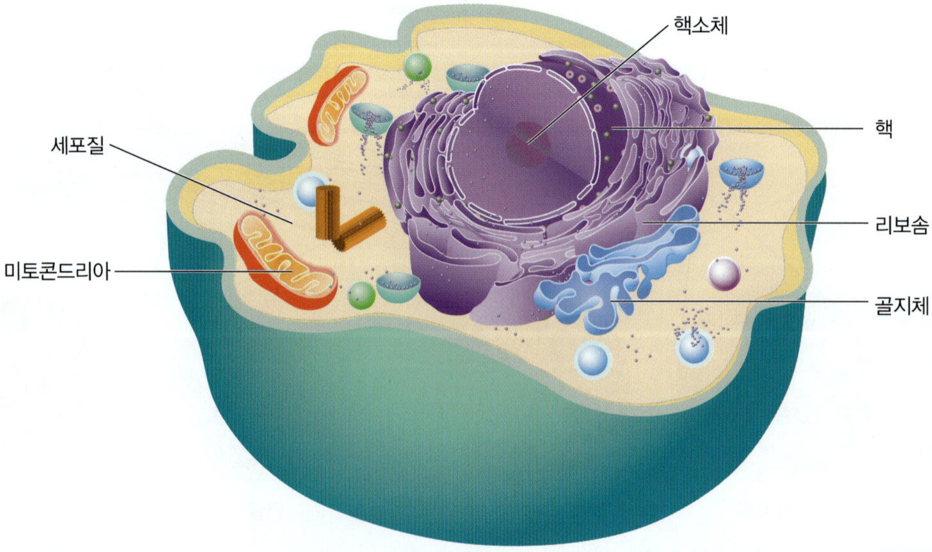

그림 2-2 세포의 구성요소(components of cell). 세포를 싸고 있는 세포막 안의 여러 가지 세포소기관

세포(cell)는 1665년 Robert Hooke가 발견하였으며, 그 명칭은 수도원(monastery)에서 그리스도교 신부가 살고 있는 방(room)이 세포와 유사하여, 생물학적 단위를 "cell"이라 명명하였다. 결론적으로 모든 생명체는 하나 또는 그 이상의 세포로 구성되었고, 세포는 모든 살아 있는 생명체를 이루는 구조적, 기능적, 기본적 단위(fundamental unit)이다.

세포는 형태학적 측면에서 핵막(nuclear membrane)의 존재에 따라 두 가지 기본 유형으로 나뉘는데, 유전물질을 세포의 다른 성분과 분리해 주는 핵막이 없는 원핵세포(prokaryotic cell)와 핵막에 의해 둘러싸인 뚜렷한 핵(nucleus)을 가지고 세포질에는 막으로 경계지어진 세포소기관(cell organelles)들이 많이 발견되는 진핵세포(eukaryotic cell)로 분류한다.

원핵세포(prokaryotic cells)

원핵세포는 핵막에 둘러싸인 뚜렷한 핵(nucleus)이 없으며, 원형 DNA (circular DNA)가 세포질에 섞여 있다. 세포벽으로 둘러싸인 세균(bacteria)이나 고세균(archaea)의 기본 구조로 리보솜(ribosome)은 있으나 막(membrane)으로 둘러싸인 다른 세포 소기관들이 없다(표 2-1, 그림 2-3).

표 2-1 원핵세포와 진핵세포의 특징

세포의 분류	원핵세포	진핵세포
크기(size)	지름 0.5~5.0 μm의 범위	지름 10~100 μm의 범위
대표적 개체	세균(bacteria), 고세균(archaea)	곰팡이(fungi), 식물(plants), 동물(animals)
핵의 형태	진정한 핵(nucleoid region)이 아님	이중막 구조
DNA	대개 원형 DNA (circular DNA)	히스톤(histone) 단백질에 둘러싸인 선형분자(linear molecules)
세포질 구조	매우 적음	세포내막(endomembranes)과 세포골격(cytoskeleton)의 발달로 인한 고단위 구조
세포의 운동	편모(flagella)	미세소관(microtubules)을 함유한 편모(flagella)와 섬모(cilia)의 운동
미토콘드리아	없음	1개 ~ 수천 개
구조	대개 단일세포(single cells)	단일세포(single cells), 집락화(colonies), 전문화된 세포로서 고등 다세포 기관(higher multicellular organisms)
세포분열	이분법(binary fission, simple division)	체세포분열(mitosis) 감수분열(meiosis)
염색체	단일 염색체(single chromosome)	하나 혹은 그 이상의 염색체

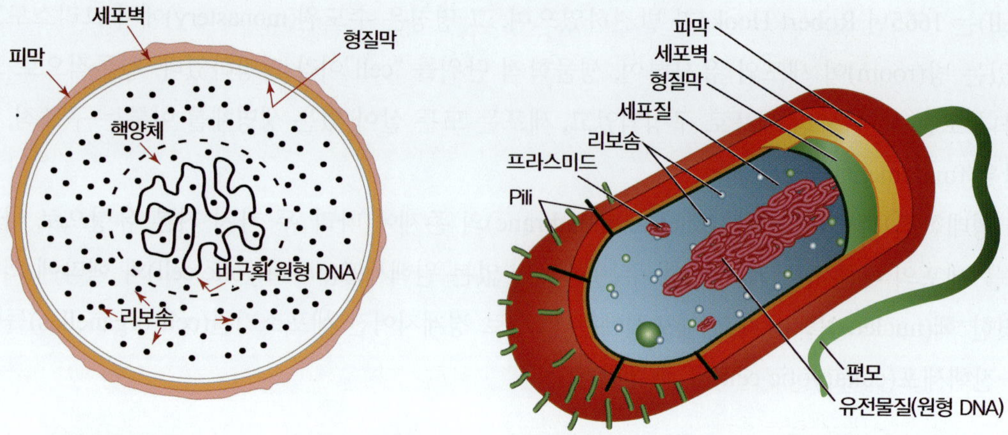

그림 2-3 핵막(nuclear membrane)이 존재하지 않는 원핵세포의 횡단면(A)과 종단면(B) 모식도

진핵세포(eukaryotic cell)

진핵세포는 뚜렷한 핵이 있으며 핵물질이 핵막(nuclear membrane)으로 둘러싸여 세포질과 분리되어 있다. 또한 원핵세포에 비해 다양한 세포내소기관들을 갖고 있으며 균류이상의 고등 동·식물들의 세포들이고 크기가 원핵세포보다 약 15배 이상으로 다양하다.

원핵세포와 비교하여 진핵세포의 주요 특징은 명확한 대사작용이 일어나는 곳에서 막과 결합한 세포소기관들(membrane-bound organelles)의 존재로 인해 구획화되어 있다. 중요한 점은 세포의 핵이며 그것은 세포 DNA를 저장하는 세포 소기관이다(그림 2-4, 표 2-1).

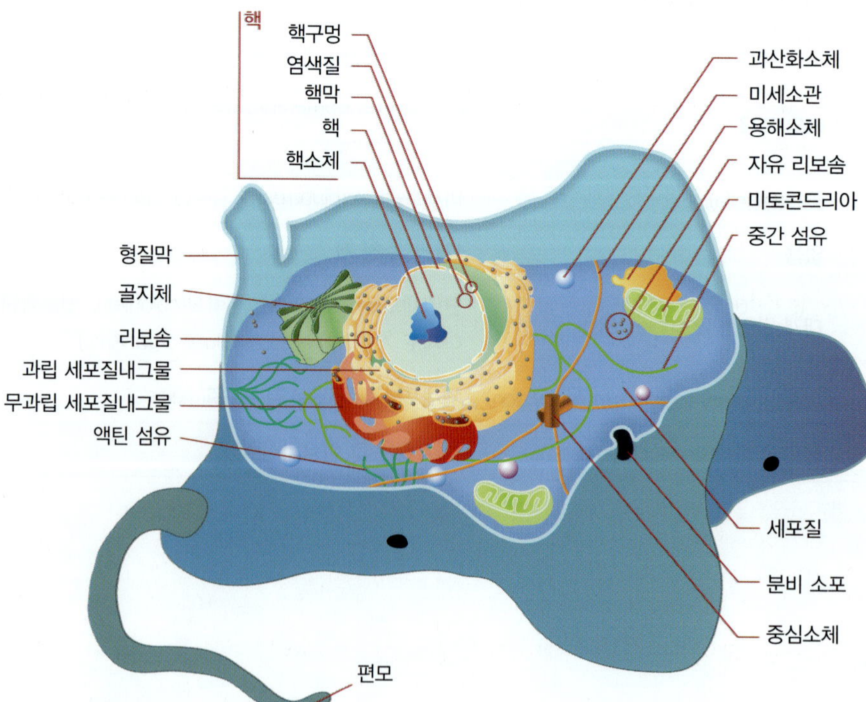

그림 2-4 진핵세포의 모식도와 구획화되어 있는 여러 종류의 세포소기관

세포의 구조 및 구성요소(structure and component of cells)

원형질(protoplasm)

세포의 살아 있는 모든 부분인 원형질은 세포막에서 핵막까지에 해당하는 세포질(cytoplasm)과 핵의 내용물을 구성하는 물질인 핵질(karyoplasm)을 포함하며, 세포의 살아 있는 구성요소들은 원형질막(plasma membrane)에 의해 싸여 있다. 원형질은 세포막에 의해 세포 밖의 환경과 격리되어 있으나 능동수송으로 여러 가지 물질을 섭취하고 대사물질을 배출하여 항상성(homeostasis)을 유지하면서 생명활동을 영위한다. 원형질의 정의는 "살아 있는 세포의 핵(nucleus), 세포질(cytoplasm). 핵소체(nucleolus), 미토콘드리아(mitochondria) 등 세포소기관을 이루는 단백질(proteins), 지질과 같은 유기물질(organic substances) 또는 무기물질(inorganic substances)의 조직화된 교질 복합체(colloidal complex)"이다. 원형질이라는 의미가 이렇게 넓은 뜻으로 사용된 이유는 1840년대에 광학현미경에 의한 관찰로는 세포의 속을 자세히 알 수 없어 비교적 균질하다고 생각하고 있었기 때문이다. 그 후 원형질은 핵막으로 싸여 있는 핵질과 그 바깥쪽인 세포질로 구분되었고 전자현미경의 개발로 인해 세포는 여러 종류의 세포소기관과 그밖에 막구조, 섬유구조 등에 의해 고도로 조직화되어 있으며, 끊임없이 역동적인 변화가 발생하고 있음이 밝혀졌다.

원형질 내 화학적 분자의 기능으로, 물(75~90%)은 세포 내 가장 기본적인 구성 요소이며, 여러 물질의 용매로써 물질대사가 쉽게 이루어지도록 한다. 무기질(1~1.5%)은 무기염류로서 단백질, 탄수화물, 지질 등과 결합 또는 해리된 상태로 수소이온농도, 삼투압, 효소작용, 에너지대사 등을 조절하는 중요한 기능을 가진다.

유기질로서는 단백질, 복합단백질, 탄수화물, 지질 등이 있다. 단백질(7~10%)은 세포의 여러 구조물의 모양을 갖추게 할 뿐만 아니라 효소의 구성요소가 된다. 탄수화물은 단당류(monosaccharide), 이당류(disaccharides), 다당류(polysaccharides), 당단백질(glycoprotein) 등의 형태로 존재한다. 특히 다당류인 히알루론산(hyaluronic acid)과 황산콘드로이틴(chondroitin sulfate) 등은 결합조직에 주로 많으며 특수한 기능을 보인다.

지질(1~2%)은 중성 지방(neutral lipid), 인지질(phospholipid), 당지질(glycolipid) 등으로 존재하며, 에너지의 저장 및 세포막을 포함한 막성 구조물의 중요한 구성성분이 된다. 원형질은 이와 같은 화학적 분자들을 능동수송 등으로 에너지 물질을 취하고 대사물질을 배출하며 항상성을 유지하면서 활발한 생명활동을 영위한다.

세포질(cytoplasm)

세포질은 외부 환경과 세포를 구분하는 세포막(cell membrane)과 그 안에 핵을 제외한 부분으로, 대부분이 물로 채워져 있으며, 여기에 다양한 종류의 유기화합물과 무기질이 용해되어 있거나 부유되어 있다.

세포질의 이러한 액체 부유액을 세포액(cytosol)이라 한다. 또한 세포질은 대사적으로 활성이 있는 구조로서 각기 특정한 기능을 수행하는 다수의 세포 소기관(organelles)을 포함한다. 세포의 모양, 운동 및 세포 내 수송통로는 세포뼈대(cytoskeleton)인 미세소관(microtubule)과 미세섬유(microfilament) 등에 의해 유지된다. 그 외 세포 내에는 포함물(inclusions)이 존재하며 이들은 대사부산물, 다양한 영양소 저장형태, 혹은 비활성 결정 및 색소들로 이루어져 있다.

세포질의 특징으로 세포의 분화(differentiation)와 성숙(maturation)을 반영하는 소견이 나타나며, 분화와 성숙의 지표로는 각질화, 점액 생성, 멜라닌 색소, 지방방울, 각종 분비과립, 세포 포함물 등이 그 예이다. 광학현미경에서는 균질(homogenous)한 상태로 보이기 때문에 미세구조를 관찰하기 위해서는 전자현미경에 의한 관찰이 필수이다(**그림 2-5**).

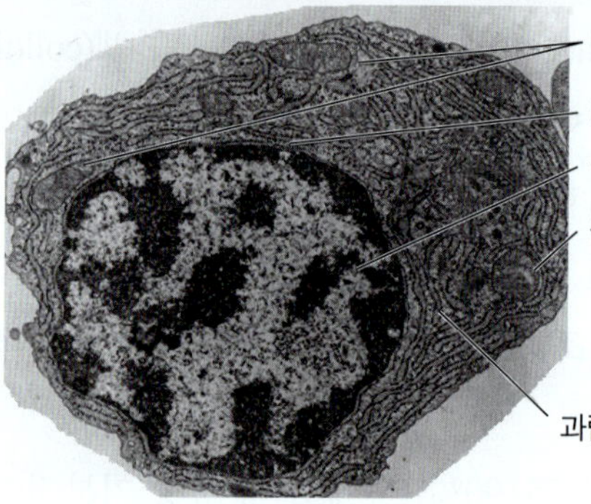

그림 2-5 세포의 핵과 세포질 전자현미경 사진(TEM). 광학현미경으로는 세포의 미세구조를 관찰할 수 없기 때문에 세포의 미세구조를 관찰하기 위하여 전자현미경의 관찰이 필수임

세포질을 구성하는 세포소기관(cell organelles)의 종류는 다음과 같다.

1) 세포막(cell membrane)
2) 세포질내그물(endoplasmic reticulum)
   ① 과립세포질내그물(rough endoplasmic reticulum, rER)
   ② 무과립세포질내그물(smooth endoplasmic reticulum, sER)
3) 미토콘드리아(mitochondria)
4) 용해소체(lysosome)
5) 리보솜(ribosome)
6) 과산화소체(peroxisome)
7) 골지장치(Golgi apparatus)
8) 중심체(centrosome)
9) 미세섬유 및 섬유(microfilament & fibril)
10) 중간섬유(intermediate filament)
11) 미세소관(microtubule)

세포질 내 세포소기관의 구조와 기능(structures and functions of cytoplasmic organelle)

세포막(cell membrane, plasma membrane)

생화학적으로 세포막은 2층의 인지질(phospholipid bilayer)과 여기에 결합된 막관통단백질(내재성 막단백질, integral membrane protein), 표면막단백질(표재성 막단백질, peripheral membrane protein), 탄수화물(carbohydrate)로 구성되어 있다. 막의 지질은 인지질(phospholipid), 콜레스테롤(cholesterol), 당지질(glycoprotein) 등으로 구성되며, 그 중 인지질이 약 60%를 차지한다(그림 2-6).

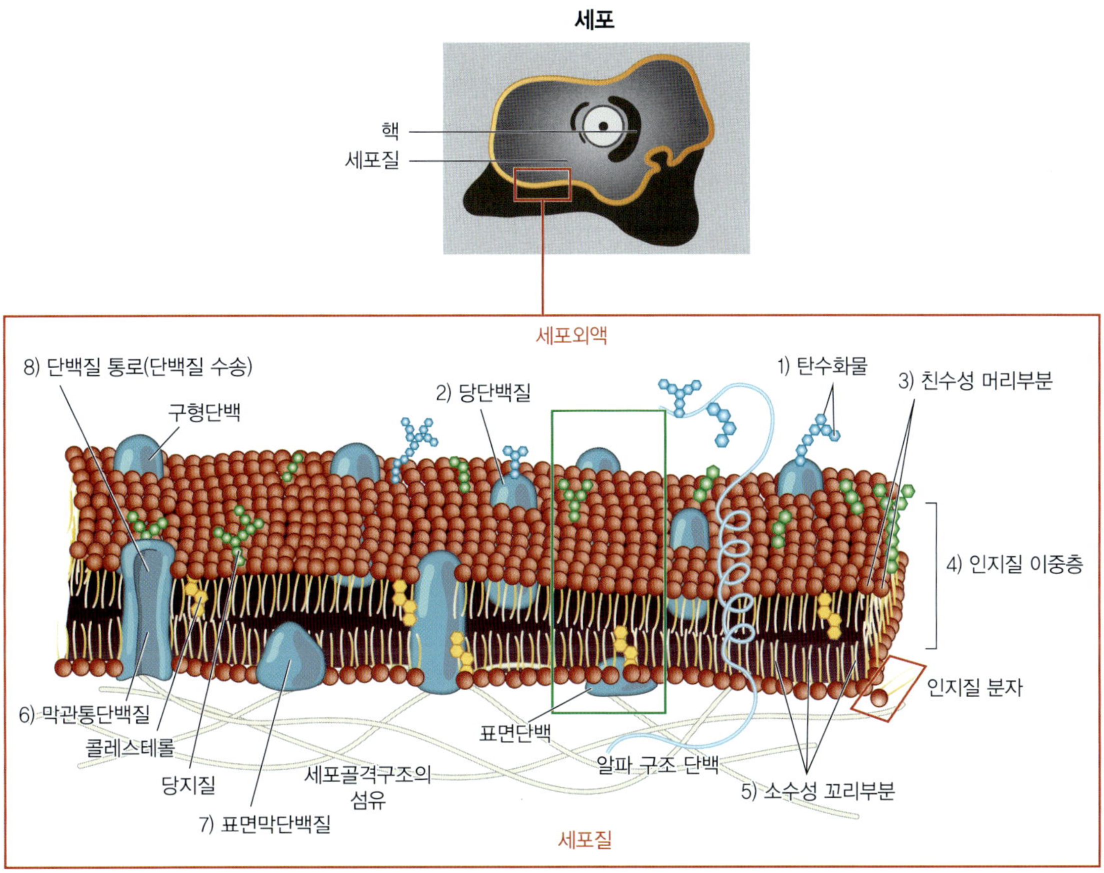

그림 2-6 세포막을 구성하는 인지질 2중층과 인지질에 부착되어 있는 통합단백질, 주변단백질, 탄수화물의 모식도

모든 세포는 세포막(원형질막)으로 경계지어져 있으며, 세포질의 구성요소들은 신호분자(signaling molecule)에 대한 수용체 부위(receptor site)로 작용하여 세포질과 외부환경 사이에 특정한 물질이 세포 안으로 들어오거나(세포내 이입, endocytosis) 밖으로 나갈 때(세포외 배출, exocytosis) 물질이동의 통과를 조절하는 선택적 투과 장벽(selective permeable barrier)의 기능을 한다. 세포내 이입으로 음세포작용(pinocytosis), 수용체매개세포내 이입(receptor-mediated endocytosis), 식세포작용(포식작용, phagocytosis) 등을 통하여 여러 물질을 섭취하며(그림 2-7, 38, 39), 분비물은 기본분비경로(constitutive secretion) 및

조절분비경로(regulated secretion)를 통하여 세포 밖으로 배출되며, 이를 세포외 배출(exocytosis)이라고 한다(그림 2-40). 세포막은 이와 같은 경계 장벽을 통한 특정한 물질의 운반을 촉진(facilitation)하기도 한다. 또한 세포막은 특수한 인지기능(recognition function)과 조절기능(regulatory function)을 하여, 세포와 그 외부환경 사이의 상호작용에 중요한 역할을 한다. 세포는 많은 소기관(organelles)을 가지는데, 대부분이 원형질막과 생화학적 구성이 똑같지는 않지만 유사한 막으로 둘러싸여 있다.

세포막은 전자현미경으로만 관찰할 수 있는 약 7.5 nm 정도의 두께로 사산화오스뮴(osmium tetroxide)으로 고정한 후, 관찰하면 검게 보이는 두 줄의 치밀층(dense layer)과 그 사이에 사산화오스뮴에 착색되지 않은 투명층(clear layer)이 끼어 있는 삼중층판 구조(trilaminar structure)로 나타난다. 1960년 영국의 Robertson은 세포막을 포함, 세포 내에 있는 모든 막성 구조물은 삼중층판 구조로 되어 있기 때문에 이를 단위막(unit membrane)이라고 불렀으며, 미토콘드리아(mitochondria), 골지장치(Golgi complex), 세포질내그물(endoplasmic reticulum), 용해소체(lysosome) 등도 이러한 단위막 구조로 구성되어 있다(그림 2-8).

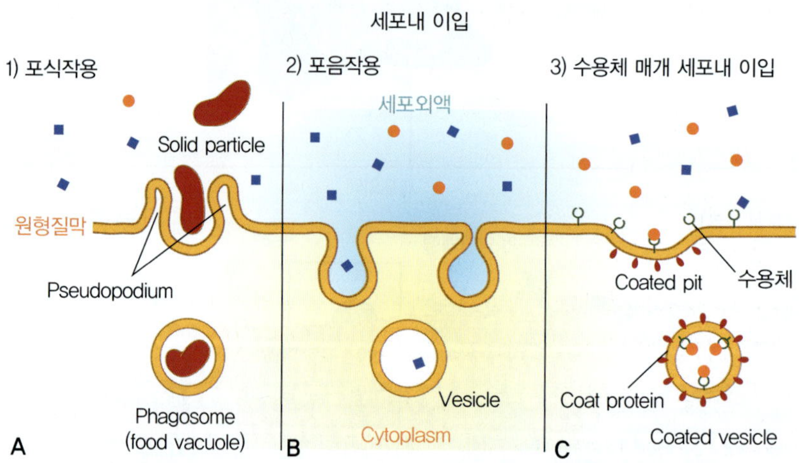

그림 2-7 세포막의 선택적 투과장벽을 통한 세포 밖 물질들의 세포내 이입(endocytosis)의 종류.
A. 포식작용(phagocytosis), **B.** 포음작용(pinocytosis), **C.** 수용체매개세포내 이입(receptor–mediated endocytosis)

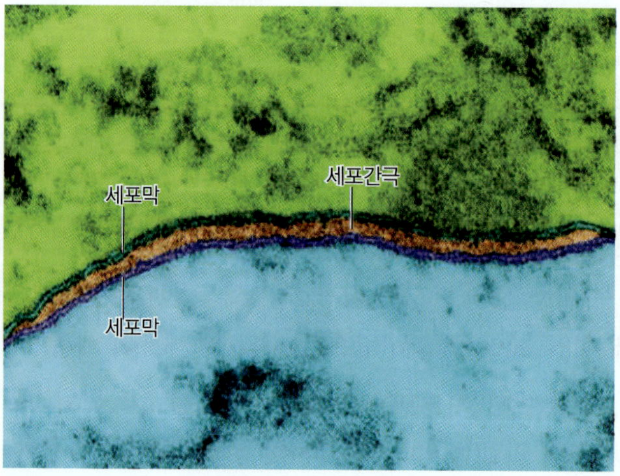

그림 2-8 세포막을 사산화오스뮴으로 고정한 후, 관찰한 삼중층판 구조의 단위막(unit membrane).
투과전자현미경, 240,000배

세포막의 바깥면에는 탄수화물과 미세섬유성 물질로 구성된 다양한 두께의 층이 형성되어 있으며, 이를 세포피막(cell coat) 혹은 당질층(glycocalyx)이라고 한다. 이들은 나뭇가지 모양으로 세포막의 내재성 단백질과 지질에 붙어 있다. 당질층은 PAS 반응(periodic acid Schiff reaction)이 양성으로 특히 창자와 담낭 상피표면에서 뚜렷이 관찰할 수 있다. 당질층은 세포 주위의 단백질 분해효소나 점액질 분해효소로부터 세포를 보호하며 세포표면을 유지하는 데에 관여하고, 또한 물질이동 시 선택적 여과 관문으로 작용한다. 이 외에도 당질층은 세포표면 항원을 지니고 있어 면역과도 관계가 깊다.

TIP

유동모자익모델(fluid mosaic model)

단위막(unit membrane) 개념 후 1972년 Singer와 Nicholson은 이러한 단위막 분자구조를 명확하게 밝히는 유동모자익모델인 "막은 기본적으로 두 층의 인지질(phospholipid bilayer)을 형성하는데 여기에 단백질이 섞여 있으며, 이 구조가 세포의 모든 막의 기본구조를 이룬다. 막 내부에는 인지질의 소수성 사슬(hydrophobic chain; 비극성[nonpolar])인 꼬리부분(tail)이 막의 중앙 방향을 향해 있고, 친수성 부분(hydrophilic portion; 극성[polar])인 머리(head) 부분이 세포 내부나 외부의 바깥쪽을 향하도록 두 층으로 배열되어 있을 때 가장 안정한 상태에 있게 된다"는 가설을 제시하였다(그림 2-9).

진핵세포 세포막의 주성분인 단백질은 막관통단백질(내재성 단백질, integral protein)과 표면막단백질(표재성 단백질, peripheral protein)의 두 종류로 구분한다(그림 2-6 B). 내재성 단백질은 지질이중층 내부에 직접 포함되어 있는 단백질군을 말하며, 표재성 단백질은 막의 표면에 느슨하게 결합된 단백질군을 가르킨다. 대부분의 내재성 단백질은 막의 두께를 완전히 통과하기 때문에 이들을 막통과단백질(transmembrane proteins)이라 부른다. 이들은 흔히 이온통로(ions channel)와 운반단백질을 형성하여 특정 이온이나 분자들이 세포막을 통과하는 것을 돕는다. 내재성 단백질들은 인지질 바다(sea)에 떠 있는 빙산과 같아서 이 모델을 세포막 구조의 유동모자익모델이라 한다.

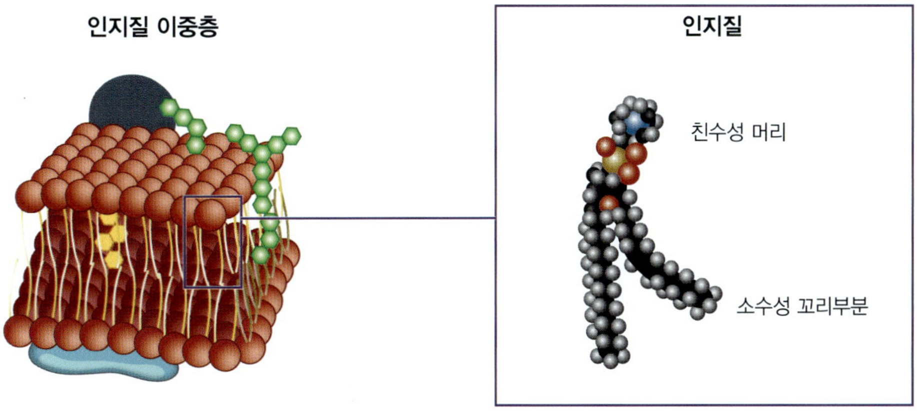

그림 2-9 인지질 이중층 구조의 모식도. 소수성 부분과 친수성 부분

Chapter 02

TIP

동결절단(freeze fracture)

동결절단 기술을 이용하여 전자현미경으로 관찰하면 절단면에서 안쪽면(세포질 쪽)을 P면(protoplamsic face), 바깥쪽(외부 쪽)면을 E면(external face)이라 하며, 내재성 단백질 입자들이 E면보다 P면에 많이 박혀 있는 것을 볼 수 있다. 이러한 사실은 단위막에서 단백질 분자구조는 비대칭임을 알 수 있다(그림 2-10). 이러한 내재성 단백질들은 이온(ions)과 같은 수용성 물질이 세포 외부와 세포 내부를 드나들 수 있는 통로(channel)를 형성하거나 탄수화물사슬(carbohydrate side chain)을 함유하고 있어 특정물질을 인식하는 수용체(receptor)의 중요한 성분이 된다. 동결절단법이란 액체질소 등을 이용하여 아주 낮은 온도로 세포막을 동결시킨 후 진공순화(vacuum sublimation) 상태에서 날카로운 금속날(metal blade)로 분할 절단하여 중금속 본뜨기로 복사모형(replica)을 만든 후 이것을 전자현미경으로 관찰하는 방법을 말한다.

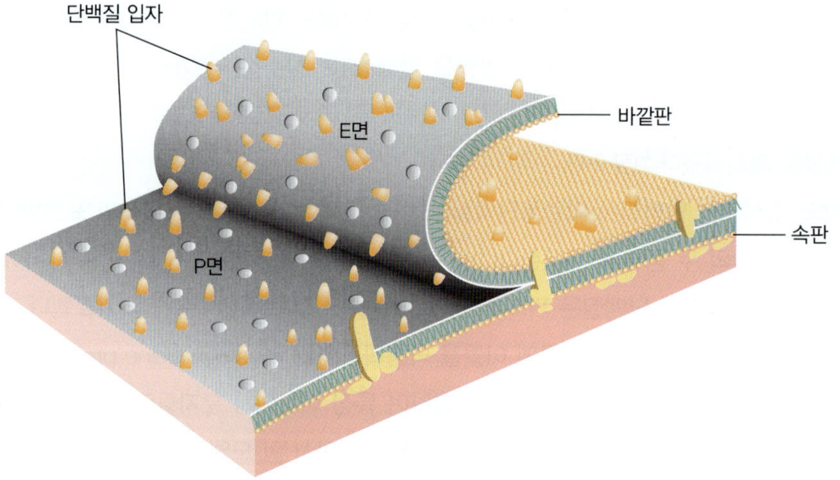

그림 2-10 세포막의 동결절단 게플리카상의 복사모형 모식도

미토콘드리아(mitochondria, 단수형 : mitochondrion)

미토콘드리아의 어원은 그리스어(*Greek*)의 mito(thread, 실)와 chondria(particle, 입자)에서 유래되었다. 1894년 Richard altmann이 최초로 발견하여 “bioblasts”라 명명하였고, 1898년 Carl Benda가 세포 속에 존재함을 증명하여 신조어로 “미토콘드리아(mitochondria)”로 확정하였다. 1900년에 Leonor Michaelis가 야누스그린 B(Janus green B) 염료를 사용한 초생체염색(supravital staining)으로 염색에 성공하였다. 미토콘드리아는 고농도로 단백질과 인지질을 함유하고 있어 주변의 세포질보다 굴절률이 높아 고정하지 않은 조직이나 세포에서 위상차현미경으로 그 형태를 관찰할 수 있다.

산화적 인산화(oxidative phosphorylation)를 통하여 저장형 에너지인 ATP를 합성하고 TCA 회로(tricarboxylic acid cycle, TCA cycle)와 전자전달계가 일어나 화학에너지가 방출되는 세포내소기관인 미토콘드리아는 지름이 0.75~3 μm, 길이는 7 μm에 이르는 간상모양의 미소과립으로 막(membrane)에 둘러싸인 소기관이다. 대부분의 세포에서 아데노신 3인산(adenosine triphosphate, ATP)을 근원으로 사용하여 화학적 에너지를 생성하기 때문에 "세포의 에너지원(powerhouse of the cell)"이라고 하며, 세포 내 호흡(cellular respiration)에 관여한다. 또한 에너지를 생성하는 일 외에도 세포주기(cell cycle)와 세포성장(cell growth)의 조절을 유지하기 위한 신호(signaling), 세포의 분화(cellular differentiation), 세포의 죽음(cell death)에 관여하기도 하며 특정 지질과 단백질의 합성을 돕는 기능도 하고 있다. 모양이나 크기는 세포의 종류에 따라 다양하며, 형태학적 구조와 생화학적 기능과의 상관관계를 연구하는데 최적 재료의 하나로 생물학 각 분야에서 연구 재료로 널리 이용되고 있다.

미토콘드리아는 적혈구 외에 대부분의 진핵세포(eukaryotic cells)에서 발견되며, 구성은 바깥막(외막, outer membrane), 속막과 바깥막 사이인 막사이공간(intermembrane space), 속막(내막, inner membrane), 크리스테(cristae), 속막에 의해 둘러싸인 점액질 공간인 바탕질(matrix) 등으로 구분되어 있는 세포내소기관이다. 크리스테 사이를 채우고 있는 물질을 미토콘드리아 바탕질공간(matrix space)이라 하며, 이 속에는 TCA 회로를 위한 효소, 미토콘드리아 환형 DNA (circular DNA), 바탕질과립(matrix granule), 리보솜(ribosome), 각종 효소 이외에 당원입자(sugar particles), 지방방울 등도 존재한다(그림 2-11, 12).

개체, 조직, 세포의 형태에 따라 미토콘드리아의 수에 많은 차이가 있다. 예를 들어 적혈구에는 미토콘드리아가 전혀 없는 것에 비해 간세포(liver cells)에는 2,000개 이상의 미토콘드리아가 존재한다. 속막에는 바깥막과 평행으로 달리다 내강쪽(수직)으로 뻗어서 속막의 표면적을 크게 증가시키는 주름 모양의 크리스테(미토콘드리아 능선, cristae)가 있으며, 미토콘드리아가 갖는 크리스테의 수는 세포의 에너지 요구와 직접적으로 관련이 있다. 에너지 소비가 많은 심근세포 등에서 크리스테 수가 월등히 많음을 볼 수 있다. 구연산 회로(citric acid cycle)의 효소와 호흡효소를 많이 포함하고 있어서 미토콘드리아는 산소 소비량과 ATP 요구량이 높은 근육세포, 신경세포, 대사가 활발한 간세포들에서 많이 포함하고 있다. 별도로 자체의 DNA와 리보솜을 갖고 있어 핵의 도움 없이 독자적으로 증식하며 단백질 합성을 할 수 있다. 사람의 미토콘드리아 질환은 심장기능장애(cardiac dysfunction)에서 볼 수 있다. 미토콘드리아는 이분법(binary fission)에 의하여 분열한다.

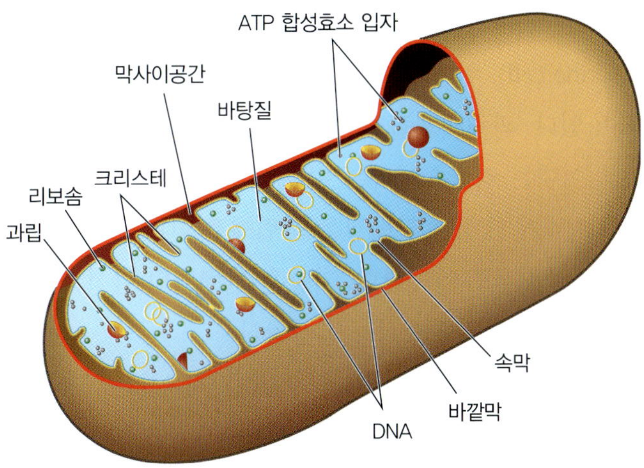

그림 2-11 미토콘드리아 내부 구조의 모식도

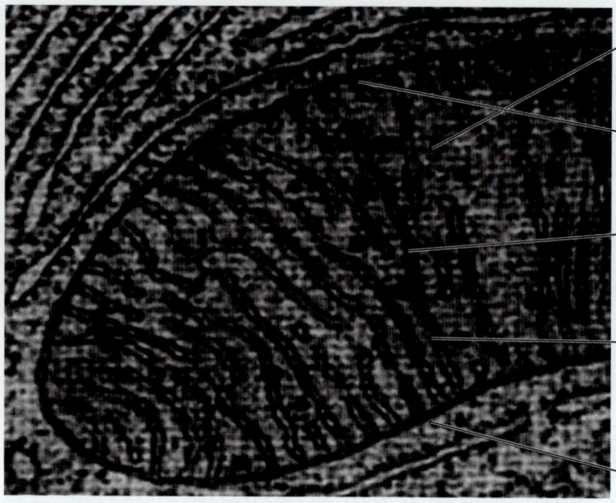

그림 2-12 미토콘드리아의 전자현미경 사진. 능선과 바탕질공간 등이 관찰되며, 과립세포질내그물(rER)의 납작한 수조(cisternae)의 표면에 부착된 리보솜도 관찰됨

세포질내그물(소포체, 형질내세망, endoplasmic reticulum, ER)

세포질내그물은 모든 진핵세포 안에 존재하는 세포내소기관의 한 종류이다. 진핵세포의 세포질에는 대부분 관찰되지만 적혈구와 정자(spermatozoa)에서는 관찰되지 않는다. 단일막구조로서 고분자물질의 이동통로 및 단백질의 생산이나 지질, 스테로이드 합성 등의 다양한 역할을 하는 세포소기관이다.

세포질내그물은 리보솜(ribosome)의 부착 유무에 따라 과립세포질내그물(조면소포체, rough endoplasmic reticulum, rER)과 무과립세포질내그물(활면소포체, smooth endoplasmic reticulum, sER)로 구분하며, 전자현미경으로 관찰하면 수조(cisternae)라고 하는 막(membrane)으로 둘러싸인 편평한 형태의 서로 연결된 층판구조의 내강을 볼 수 있다(그림 2-13, 14).

세포질내그물의 수조는 분지되고 서로 연결되어 복잡한 망을 형성하고 있으며, 대부분의 세포 내 공간의 경계를 결정하기 때문에 세포의 종류와 기능에 따라 넓어지거나 납작하게 되는 등 심하게 변형된다.

과립세포질내그물은 표면에 리보솜과 신호인식인자(signal recognition particles)에 대한 수용체를 가지며, 외핵막(outer nuclear membrane)과 연결되어 있다(그림 2-13). 세포바깥으로 배출되는 단백질을 합성하는 세포, 즉 외분비세포(exocrine cell), 위샘의 으뜸세포(chief cell), 섬유모세포(fibroblast), 형질세포(plasma cell) 등에서 잘 발달되어 있다. 과립세포질내그물에는 전령 RNA (messenger RNA, mRNA)를 해독하여(encoded) 단백질을 만들어내는 리보솜이라는 단백질 복합체가 붙어 있으며, 여기에서 진핵세포 대부분의 단백질이 만들어지고 이렇게 합성된 단백질은 과립세포질내그물을 관통하여 수조 속으로 들어와 그 속에서 변형되고 저장된 후 골지체로 이동한다. 기능은 단백질의 합성과 수정(synthesis and modification of proteins)에 관여하며, 막지질과 막단백질을 합성한다.

무과립세포질내그물은 막 표면에 리보솜이 붙어 있지 않은 것으로, 층판구조로 되어 있는 과립세포질내그물과는 다르게 소관 형태의 구조물로 되어 있으며 형태가 다양하다. 단백질의 합성이 전혀 이루어지지 않고, 당원(glycogen)의 대사, 스테로이드(steroids)와 지질(lipids)의 합성, 전해질 농축에 관여하며, 특

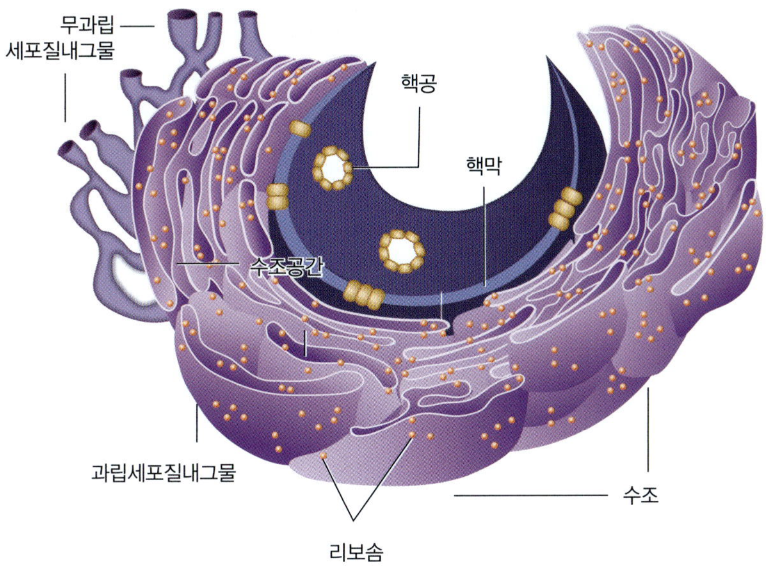

그림 2-13 세포질그물의 모식도. 리보솜(ribosome)이 부착되어 있는 세포질내그물을 과립세포질내그물(rough endoplasmic reticulum)이라 하고, 리보솜이 부착되어 있지 않고 평평한 세포질내그물을 무과립세포질내그물(smooth endoplasmic reticulum)이라 한다. 과립세포질내그물은 핵막(nuclear envelope)과 연결되어 있음

수한 경우 독소해독(detoxification)에 관여하기도 한다. 무과립세포질내그물은 뼈대근육섬유에서는 칼슘이온을 격리하거나 분비하도록 특수화되어서 근육의 수축과 이완의 조절을 돕는 특수한 형태의 구조로 근육세포질내그물(sarcoplasmic reticulum)로 알려져 있다.

리보솜(ribosome)

리보솜의 어원은 핵산인 "ribonucleic acid"와 그리스어의 "soma (body)"에서 유래되었다. 1950년 루마니아의 세포생물학자인 George Emil Palade가 전자현미경을 사용하여 처음 발견하였으며, 리보솜이라는 용어는 1958년 Richard B. Roberts가 최초로 제안하였다. 모든 생물 종의 세포에서 발견되고, 1개의 세포당 1,000~100만 개가 존재하며, 진핵생물과 원핵생물에서 모양과 기능이 유사하다. 모든 살아 있는 세포에서 발견되는 이 복잡한 분자기계는 생물학적으로 세포질 속에서 단백질을 합성(번역, translation)하는 장소이며, 전령 RNA (messenger RNA, mRNA)에 의해 지정된 순서대로 아미노산을 연결한다. 단백질과 리보솜 RNA (ribosomal RNA, rRNA)로 구성된 대략 12×25 nm 정도 크기의 작은 입자구조로서 과립세포질내그물(rER)의 표면에 부착되어 있다(그림 2-14).

각 리보솜은 크기가 다른 두 개의 단위구조인 큰 소단위(large subunit)와 작은 소단위(small subunit)로 구성되어 있으며, 단백질 합성이 일어나기 전에는 각각 하나의 소단위로 떨어져 있다가 세포질에서 단백질 합성 시 2개의 소단위가 결합한다(그림 2-15).

큰 소단위는 폴리펩타이드 사슬(polypeptide chain)을 연결하기 위하여 아미노산(amino acids)을 연결하며, 작은 소단위는 RNA를 읽는다. 각 소단위들은 하나나 그 이상의 리보솜 RNA (rRNA) 분자와 여러 가지의

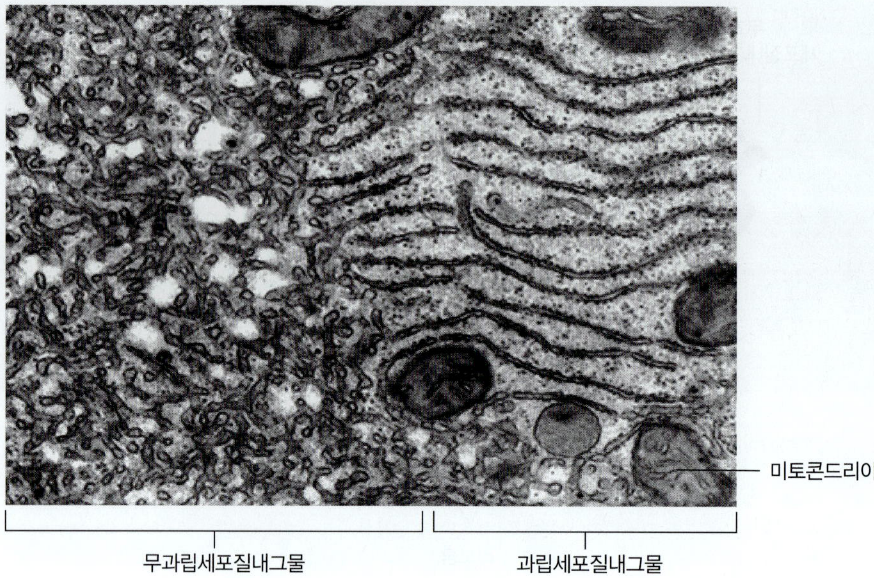

그림 2-14 과립세포질내그물(rER)과 무과립세포질내그물(sER). 과립세포질내그물에서는 리보솜이 부착되어 있는 것을 볼 수 있음. 투과전자현미경.

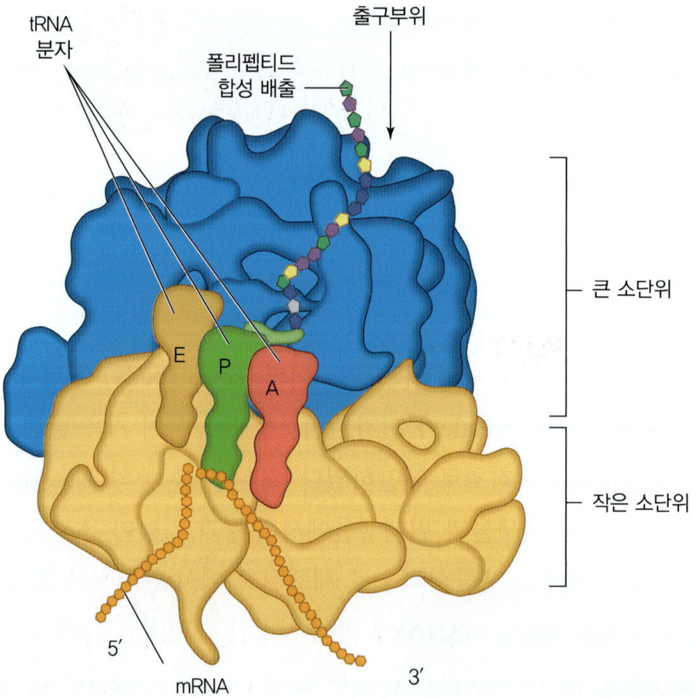

그림 2-15 리보솜 구조의 모식도. 리보솜은 세포 내에서 단백질 합성의 장소가 되는 세포소기관으로 큰 소단위와 작은 소단위의 두 가지로 구성됨

단백질로 구성되어 있고 이들 소단위들은 모두 핵소체(nucleolus)에서 합성되거나 조립되어 세포질로 유리된다. 리보솜 및 관련된 분자들은 번역장치(translational apparatus)로 알려져 있다.

세포질에서 다른 세포소기관과 연관되지 않은 것을 자유리보솜(free ribosome), 세포질내그물(endoplasmic reticulum)에 부착되어 있는 것을 부착리보솜(attached ribosome)이라 한다. 자유리보솜에서 합성된 단백질은 대부분 세포 내부에서 자체적으로 사용되며, 세포 밖으로 분비되지 않는다. 반면 부착리보솜에서 합성된 단백질은 세포 밖으로 분비되거나 세포 내에 저장된다.

리보솜은 리보솜 RNA 성분인 인산기(phosphate group)를 다량 함유하고, 단백질 합성이 이루어지므로 염기성 염료와 친화성을 가지는 호염기성(basophilic)을 나타낸다. 이자의 효소분비세포, 형질세포, 섬유모세포 등은 광학현미경에서 연한 호염기성을 나타내므로 세포질에 리보솜이 발달되어 있다는 것을 간접적으로 추정할 수 있다.

골지장치(Golgi apparatus)

이 구조물은 1897년 이탈리아의 생리학자인 Camillo Golgi가 명명하였으며, 적혈구를 제외한 대부분의 진핵세포에 존재하는 복합성(complex) 세포내막계(cellular endomembrane system)로 세포의 분비활동에 관여하는 세포 소기관의 하나이다.

과립세포질내그물의 표면에서 합성된 고분자물질인 전구체단백질을 받아 골지장치의 세포내막계에 융합된 후 수정하여 각각의 소포(vesicle)에 포장된 후 세포외로 배출한다.

골지장치는 표면이 평활한 단위막으로 된 하나 이상의 크고 작은 수조와 소포들로 구성되어 있는데, 비교적 큰 원형 모양의 공포(vacuole)이거나 편평한 주머니 모양으로 여러 겹을 이루는 수조(cisternae), 직경이 30~70 nm 정도의 작은 과립으로 되어 있는 소포가 모여 골지장치를 형성한다(그림 2-16).

골지장치는 핵 근처에 위치하는 구조물로서 과립세포질내그물에서 떨어져 나온 운반소포(transport vesicle)가 가공을 하기 위해 골지중간구획(ER-Golgi intermediate compartment, ERGIC)을 거쳐 골지장치의 형성면(cis or forming face)과 융합한 후 중간면(medial face)을 지난다. 그 후 트랜스면(trans face, 성숙면 : maturing face)을 거치면서 성숙면에서 합성 단백질의 목적에 따라 분류하는 역할을 한다. 성숙면에서 큰 공포가 떨어져 나와 농축공포(condensing vacuole)들을 만들며 이것이 분비과립으로 변하게 된다(그림 2-17). 즉, 과립세포질내그물에서 합성된 분비전구물질이 이곳에 모여 분류(sorting), 농축(concentration)하

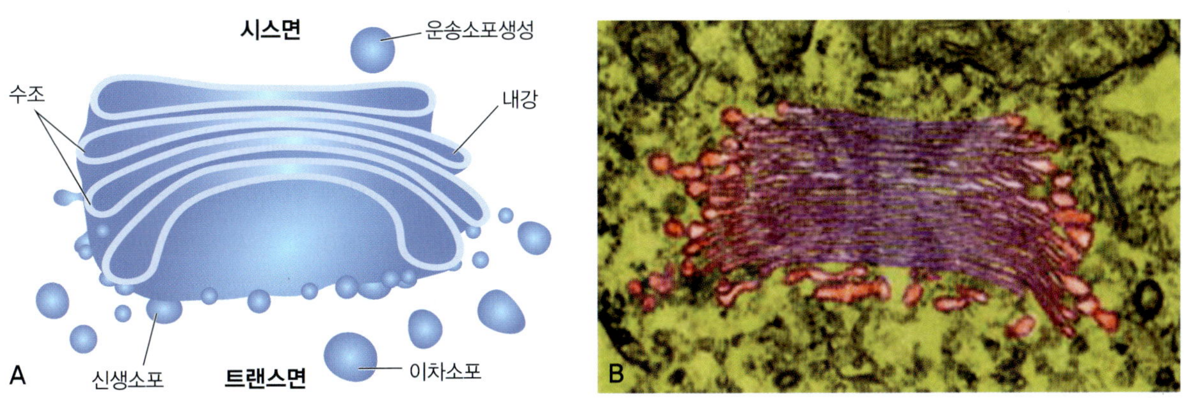

그림 2-16 골지장치. A. 모식도, B. 리보솜에서 합성된 단백질은 운반소포(transport vesicle) 형태로 시스면(cis face)으로 들어와 중간면(medial face)을 지나 세포막에 가장 가까운 트랜스면(trans face)으로 분비과립(secretory vesicle)을 수송함. 투과전자현미경

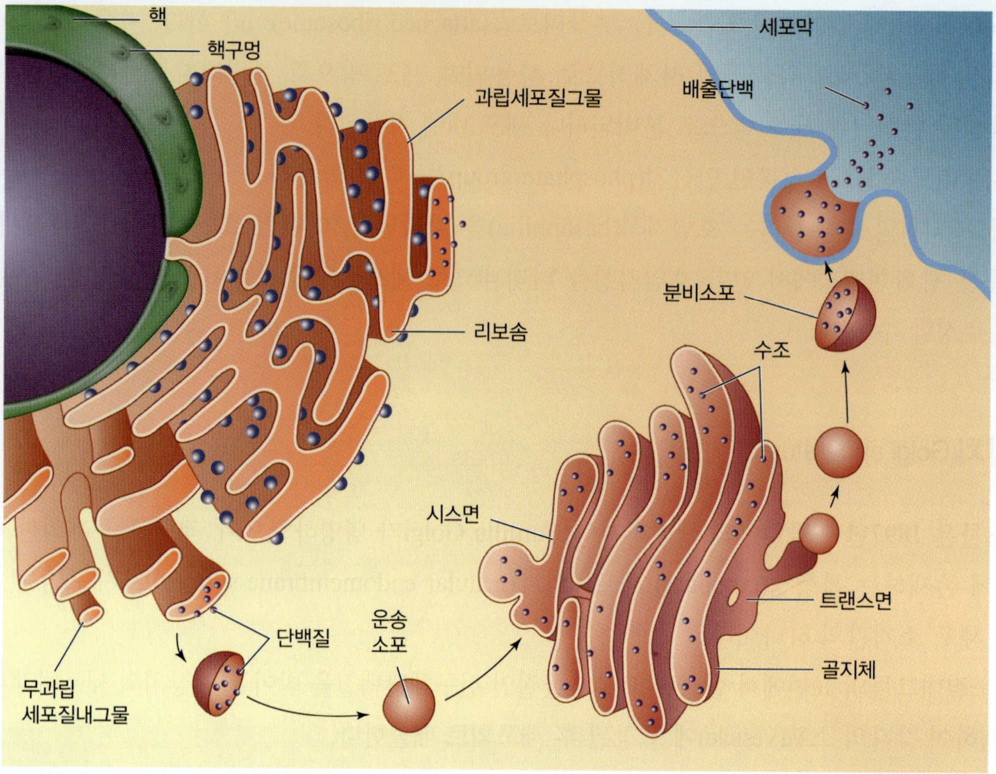

그림 2-17 과립세포질내그물에서 골지장치로부터 단백질 합성을 위한 분비과립의 수송과정과 단계

며, 배출을 위한 소포 또는 분비과립으로 형성하는 일이 가장 두드러진 골지장치의 기능이다.

이 밖에 당질을 합성하여 분비물에 당질을 결합시켜 주는 기능을 갖고 있으며, 세포막에 있는 피막소포(coat vesicle), 정자(sperm)의 두부를 감싸는 첨체(acrosome), 용해소체 형성에도 골지장치가 관여한다.

엔도솜(endosome)

엔도솜은 원핵세포의 안에서 막으로 둘러싸인 소포(vesicle)로 세포막의 발아(budding)로부터 형성된다. 세포 속의 중간구획이며, 세포 내로 이입(endocytosis)되거나 포식된 엔도솜, 또는 골지트랜스면(trans Golgi)으로부터 발생된 용해소체(lysosome)의 형성에도 관여한다. 최대로 성숙하였을 경우 지름은 약 500 nm이다.

엔도솜의 막에 있는 양성자 펌프(proton pump)에 의하여 수소이온은 엔도솜 내로 이동되고 엔도솜 내부는 산성화된다. 초기엔도솜(early endosome)은 세포내 세포막의 주변부에 위치하고 수용체-리간드복합체(receptor-ligand complexe)를 함유하고 있으며 내부의 산성 물질(pH 6.0)은 수용체(receptor)를 리간드(ligand)로부터 분리하는 데 관여한다. 수용체-리간드복합체는 재순환엔도솜(recycling endosome)이라 불리는 세관소포(tubular vesicle) 안으로 옮겨지고 이후 수용체는 세포막으로 돌아가며 리간드는 후기엔도솜(late endosome)으로 이동하게 된다. 후기엔도솜의 내부는 더욱 산성도(pH = 5.5)가 강하다(그림 2-18).

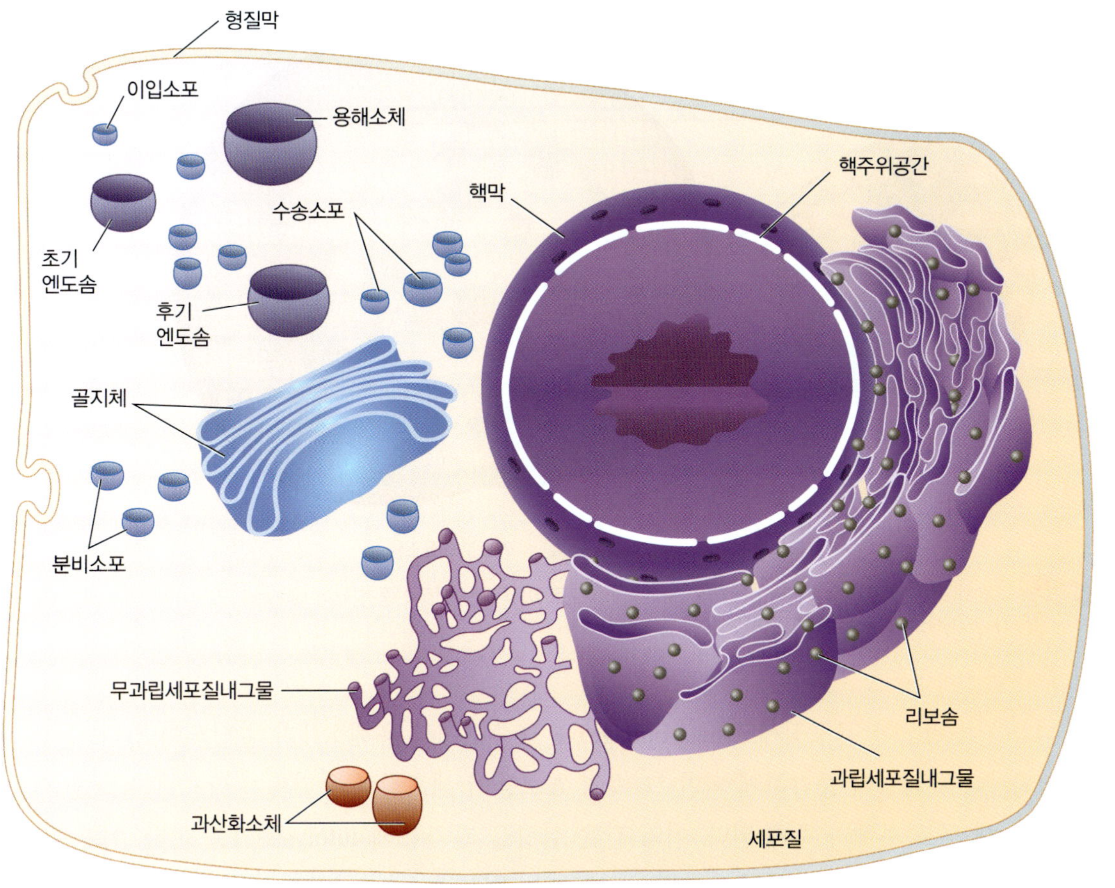

그림 2-18 엔도솜의 형성 과정과 단계 모식도. 세포 내이입(endocytosis)을 통해 소포(vesicle) 형태로 형성된 엔도솜은 전기와 후기를 거치면서 막의 양성자 펌프에 의해 내부의 산성도가 pH 5.5까지 낮아진다. 후에 후기엔도솜은 용해소체와 융합함

용해소체(lysosome)

용해소체는 세포 성분의 세포 내 분해(intracellular digestion)와 교체가 일어나는 장소이고 적혈구를 제외하고 대부분의 동물세포에서 발견되며, 막에 둘러싸여 있는 세포소기관이다. 인지질 2중막으로 구성된 다양한 구형의 소포(spherical vesicles) 모양으로 직경이 0.3~0.8 μm이다(그림 2-19).

용해소체는 후기엔도솜(late endosome)과 결합하여 2차 용해소체를 형성하며, 포식작용(식세포작용, phagocytosis), 세포내 이입(endocytosis), 자가소화소체(자가포식, autophagy)와 결합하기도 한다. 용해소체 내부에는 단백질(proteins), 핵산(nucleic acids), 탄수화물(carbohydrates), 지질(lipids), 세포의 잔해(cellular debris)와 같은 모든 종류의 생체분자(biomolecules)를 분해할 수 있는 설파타제(sulfatase), 단백질 분해효소(protease), 핵산분해효소(nuclease), 지방분해효소(lipase), 글리코시다제(glycosidase)를 포함하여 pH 5.0~4.5의 50여 종의 산성 가수분해효소(acid hydrolytic enzymes)를 함유하고 있다. 막성 소포들은 양성자 펌프(proton pump)를 가지고 있어 소포 내부를 강산성화시키는 데 관여한다. 이 가수분해효소들은 세포질 내에서 세포 밖에서 들어온 이물질이나 세포 자신의 구조물에서 과량의 불필요하게 된 물질이나 혹은 더 이상 쓸모없는 소기관을 소화, 분해하여 처리(waste disposal system)하는 역할을 하고 있다.

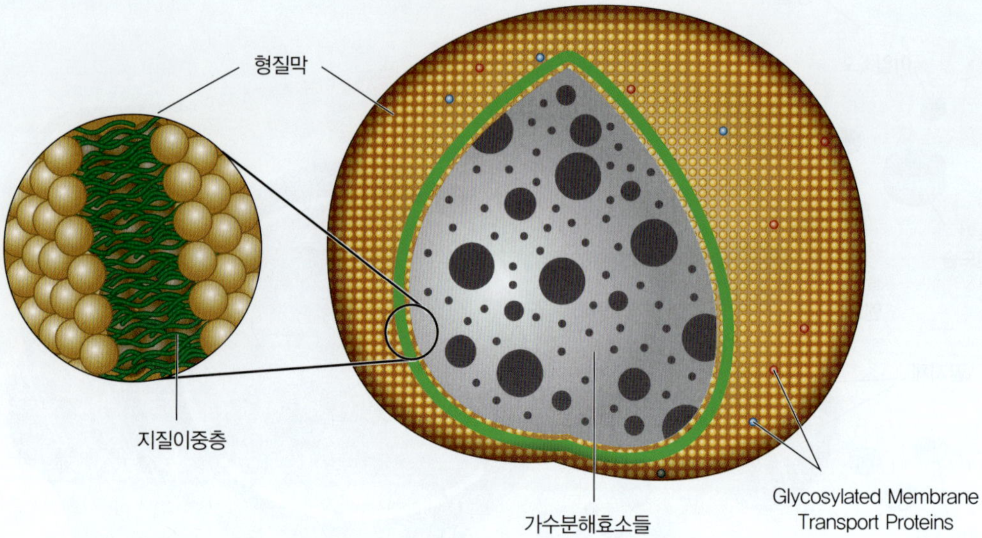

그림 2-19 용해소체의 모식도. 원형질막(plasma membrane)으로 이루어진 지질이중층(lipid bilayer) 구조이며, 내부에는 여러 종류의 가수분해효소들(hydrolytic enzymes)을 포함하고 있음

특히 포식작용이 왕성한 큰포식세포(macrophage)나 호중구에서 용해소체가 발달되어 있다. 용해소체의 막이 파열되거나 투과력이 증가하게 되면 그 속의 효소들이 세포질로 유리되어 세포 스스로를 소화하게 되며, 이로 인해 세포 자체가 죽게 된다. 이와 같은 현상을 자가용해(autolysis)라고 한다. 이와 같이 용해소체는 건강 및 질병과 관련된 분비(secretion), 세포막 재생(plasma membrane repair), 세포신호(cell signalling), 에너지 대사(energy metabolism)에서 세포의 항상성(cellular homeostasis)을 책임지고 있다.

용해소체의 막들과 효소들은 과립세포질내그물(rough endoplasmic reticulum)에서 합성되어 성숙골지그물망에서 포장되고 이동하여 형성된 것이며, 각각의 클라트린 피막소포(clathrin-coated vesicles)에 의해 후기엔도솜으로 옮겨지면, 엔도리소솜(endolysosomes)이 형성된다. 이 엔도리소솜이 성숙되어 용해소체(lysosomes)로 만들어진다. 아직 분해 작용이 일어나지 않은 것을 일차용해소체(primary lysosome)라 하고 소화대상물과 융합하여 용해작용이 일어나고 있는 것을 이차용해소체(secondary lysosome)라 한다. 이차용해소체는 세포내 이입된 물질이 일차용해소체와 융합되어 형성되며 이를 포식용해소체(phagolysosomes)라고도 한다. 다른 하나의 기능은 노쇠한 미토콘드리아 혹은 세포가 더 이상 필요하지 않는 소기관들의 교체에 관여한다. 특별한 조건하에서 세포소기관 또는 세포질의 일부는 막에 의해 둘러싸이게 되며, 여기에 일차리소좀과 융합되어 세포질의 용해(lysis)가 일어난다. 이렇게 형성된 이차리소좀을 자가포식소체(autophagosome)라 한다(그림 2-20, 21).

이차용해소체의 내용물이 분해되어 생성된 영양분은 용해소체의 막을 통과하여 세포질 내로 이입된 후, 세포 속에서 더 이상 분해되지 않는 잔여물질을 잔여소체(residual body)라 하며 소포 속에 남는다. 심근세포, 신경세포 혹은 간세포에서 많은 양이 축적되어 있으며 이를 지방갈색소(lipofuscin)라 한다.

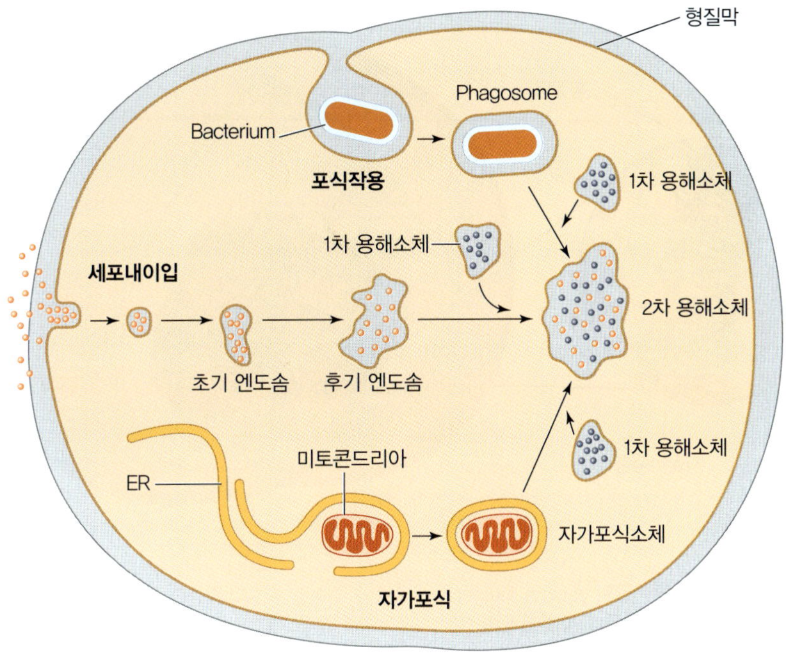

그림 2-20 이차용해소체의 형성과정 모식도. 세포내 이입(endocytosis)을 통해 형성된 소포(vesicle)는 초기엔도솜(early endosome)과 후기엔도솜(late endosome)을 거친 후 일차용해소체(primary lysosome)와 융합되어 이차용해소체(secondary lysosome)를 형성한다. 포식작용(phagocytosis)으로 형성된 포식소체(phagosome)도 일차용해소체와 융합한 뒤 이차용해소체를 형성하며, 자가소화(자가포식, autophagy)된 자가포식소체(autophagosome)도 일차용해소체와 융합한 뒤 이차용해소체를 형성함

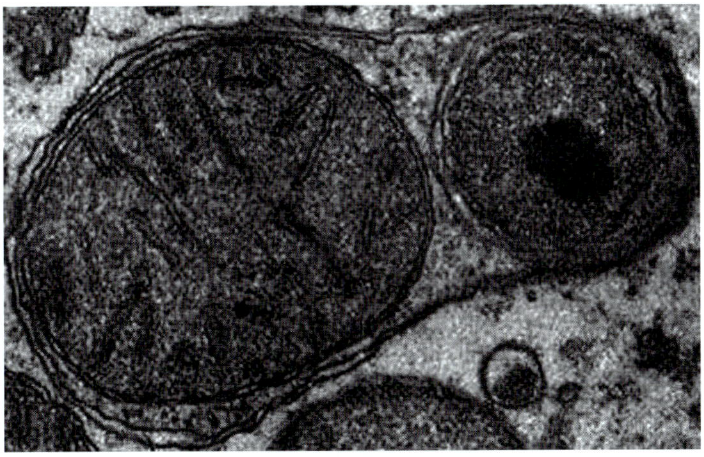

그림 2-21 포식용해소체(phagolysosome). 용해소체 안에 변성된 미토콘드리아가 이입되어 있음. 투과전자현미경

과산화소체(peroxisome)

미소체(microbody)라고도 부르는 과산화소체는 모든 진핵세포에서 보이는 세포소기관이다. 막으로 둘러싸여 있는 직경 0.5 mm인 구형의 지질 2중층 막성 구조물로 용해소체와 비슷한 크기와 형태이다(그림 2-22).

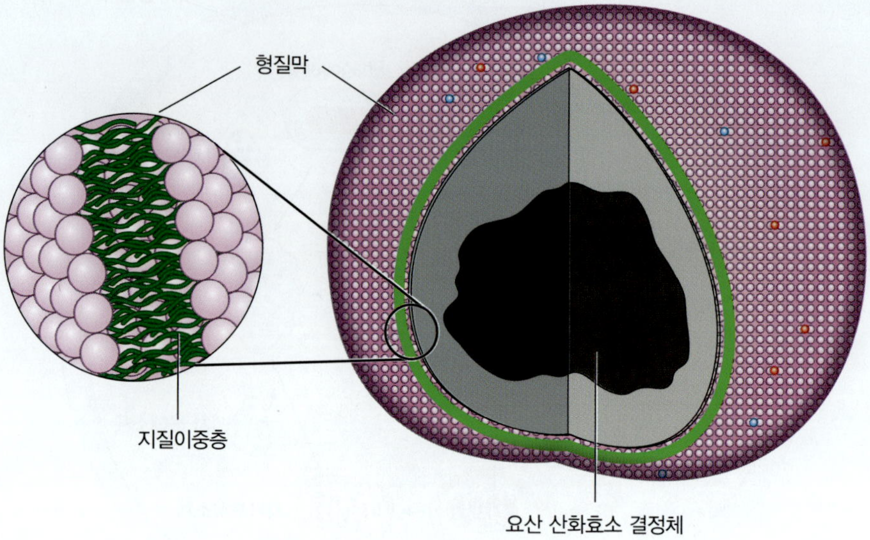

그림 2-22 과산화소체의 모식도. 원형질막(plasma membrane)으로 이루어진 지질이중층(lipid bilayer) 구조이며, 내부의 중심에는 요산산화효소 결정(urate oxidase crystalline)을 함유하고 있음

과산화소체에는 과산화수소의 대사과정에 관여하는 과산화효소(peroxidase), 카탈라제(catalase), D-아미노산 산화효소(D-amino acid oxidase)와 같은 산화효소들이 풍부하게 들어 있어 세포 성분에 치명적인 손상을 일으키는 과산화수소(hydrogen peroxide, H_2O_2)의 독성 작용을 방지하고 있다. 대사과정에서 형성된 인체에 유해한 물질인 과산화물과 같은 활성 산소종(reactive oxygen species)을 카탈라제(catalase)와 같은 효소에 의해 물과 산소로 분해함으로써 세포를 보호한다. 간이나 콩팥의 세포에 풍부하고, 특정 독소의 해독기능(detoxification)과 지질합성(lipid synthesis) 과정 중 일부 지방산들을 신장(elongation)하는 기능을 한다. 모든 과산화소체는 이미 존재하고 있던 과산화소체의 분열(fission)에 의해서 생성된다.

단백질분해소체(proteasome)

단백질분해소체는 모든 진핵세포와 일부 세균에서 발견되는 단백질 복합체로, 작은 술통모양의 세포소기관이며, 세포질 단백질들의 분해에 관여한다(그림 2-23).

주요 기능은 펩타이드 결합(peptide bonds)을 분해하는 화학적 작용에 의해 분해된 불필요한 단백질이나 손상된 단백질을 분해(proteolysis)하는 기능이며, 단백질분해효소(protease)가 이 작용을 돕는 효소이다. 단백질의 분해 과정은 분해될 단백질들은 먼저 유비퀴틴 분자(ubiquitin molecules; 수명이 다한 단백질에 달라붙어 단백질 분해를 조절하는 역할)에 의해 표지된 후, 단백질분해소체에 의해 단백질을 최종적으로 파괴한다(그림 2-24).

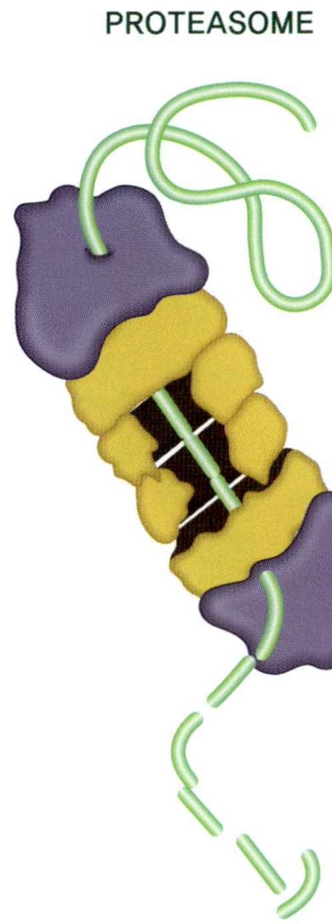

그림 2-23 단백질분해소체의 모식도. 작은 술통모양이며, 수명이 다한 단백질이나 잘못 형성된 단백질을 분해함

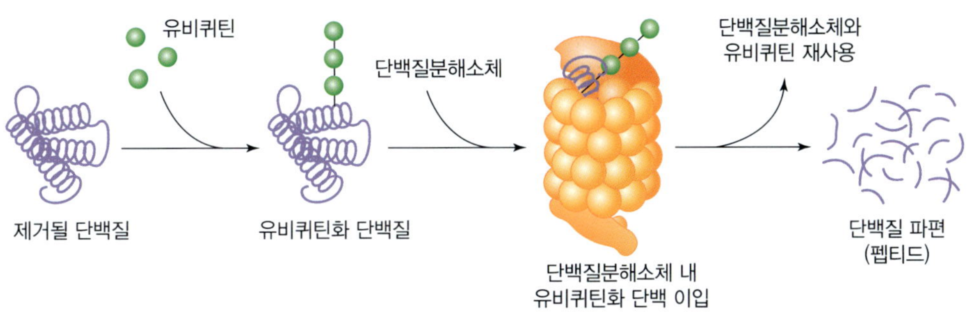

그림 2-24 단백질분해소체에 의한 단백질의 파괴. 분해될 단백질에 3개의 유비퀴틴 분자가 표지된 후 단백질분해소체의 내부에서 단백질분해효소(proteasome)의 작용으로 단백질을 분해함

중심체(centrosome)

두 개의 원통형 구조물인 중심체는 매우 작은 구조물로, 두 개의 중심소체(centriole)가 서로 직각을 이루고 있는 형태이다. 보통 핵 근처에 위치하며, 길이는 0.3~0.5 μm이고 직경은 약 0.2 μm이다. 횡단면에서 보면 9조의 삼중미세소관(9 sets microtubular triplet)이 일정한 간격을 두고 원으로 배열하고 있다(그림 2-25).

중심체는 동물세포에서 효과적으로 세포주기(cell cycle)의 진행을 조절하는 유사분열(mitosis)에서 중심 역할을 한다. 세포주기의 전기(prophase)동안 핵막과 연관되어 있다.

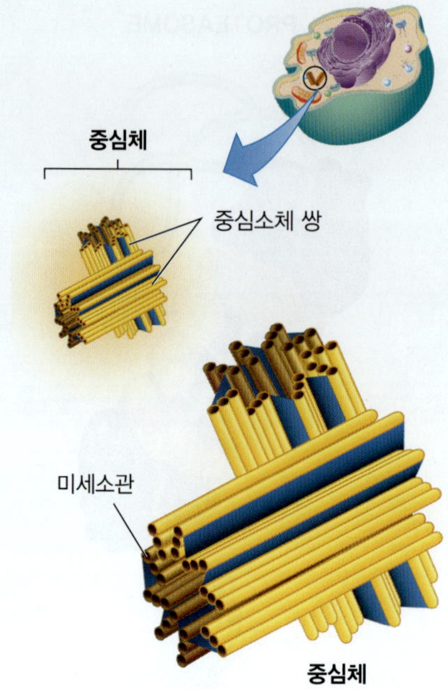

그림 2-25 세포 내 중심체의 위치와 9조의 삼중미세소관(9 sets microtubular triplet)의 구조

유사분열 시 전기(prophase) 동안 핵막이 파괴되고 각각 양극으로 이동하면서 미세소관(microtubule)의 방추장치를 형성하여 염색체를 양극으로 끌어당기는 분극 조절 역할을 한다. 또한 중심소체는 세포표면으로 이동하여 섬모나 편모가 발생하는 기저소체(basal body)로 된다.

세포뼈대(세포골격, cytoskeleton)

세포뼈대는 진핵세포의 세포질 기질에 존재하며, 세포질 내에는 세포의 일정한 모양과 형태를 유지해 주는 구조요소이다. 단백질들이 실모양의 배열로 구성되며 세포의 구조적 틀이면서 물질을 세포의 어느 한 지역에서 다른 지역으로 수송(transport)할 뿐만 아니라 소기관을 부착시켜 세포 안의 위치 결정, 세포의 운동(motion)과 분열을 가능하게 하는 구조이다. 세포뼈대의 주성분은 미세소관, 미세섬유(microfilament), 중간섬유(intermediate filament)로 구성되어 있다. 세포뼈대의 이러한 성분들은 세포소기관들과 소포들의 세포 내 이동경로로 작용할 뿐만 아니라 세포 분열 시 염색체들이 지정된 장소로 이동하는 데 필요한 세포 내 이동 경로로도 작용한다.

미세소관(microtubule)

미세소관은 길고 곧으며 강직하고 속이 빈 원통형 막대구조로 바깥직경이 25 nm, 내강의 직경이 15 nm, 길이는 수 μm에 이르는 구조물로 세포질 내에 불규칙하게 산재되어 있다(그림 2-26 C).

미세소관의 단위구조는 알파-튜불린(α-tubulin)과 베타(β)-튜불린이라는 단백질로 중합되며 13개의 프로토필라멘트(protofilaments) 안에 알파와 베타 튜불린(α and β tubulins)들이 배열되어 있다. 미세소관은 미세소관 연관단백질(microtubule-associated proteins, MAPs)과 연관되고, 이 미세연관단백질은 세포소기관들, 소포들, 세포 뼈대의 다른 성분들이 미세소관에 붙는 것을 가능하게 한다. 미세소관은 기저소체(basal body), 중심소체(centriole), 섬모(cilia), 편모(flagellum)와 같은 소기관의 기본구조가 된다. 주 기능은 세포 형태의 형성과 세포뼈대로서의 작용과 소포운반과 유사분열 시 방추사에 의한 염색체의 이동 등 세포 내에서 다른 소기관을 운반하는 작용에 관여한다.

미세섬유(microfilament)

미세섬유는 세포질 속에 매우 가는 실과 같은 단백질성 구조물로 근육섬유에서 처음 발견되었는데 그 구조와 기능에 따라 가는미세섬유(액틴미세섬유, actin filament)와 굵은미세섬유(미오신미세섬유, myosin filament)로 구분된다. 미세섬유는 근육섬유에 존재하며, 세포의 수축과 운동에 관여한다(그림 2-26 A).

액틴미세섬유는 모든 세포의 세포질에 널리 분포하고 있으며, 각종 액틴결합단백질(actin binding protein)에 의해 영향을 받는다. 근육섬유가 아닌 일반세포에서의 운동은 액틴미세섬유와 액틴결합단백질인 미오신의 상호작용에 의해 이루어지는데, 세포내 이입, 미세융모의 수축 등 형질막과 관련된 기능이나 세포이동에 관여하고 있다. 근육섬유에만 국한하여 존재하는 근육미세섬유는 액틴미세섬유와 미오신미세섬유의 협동작용에 의해 수축운동이 일어난다.

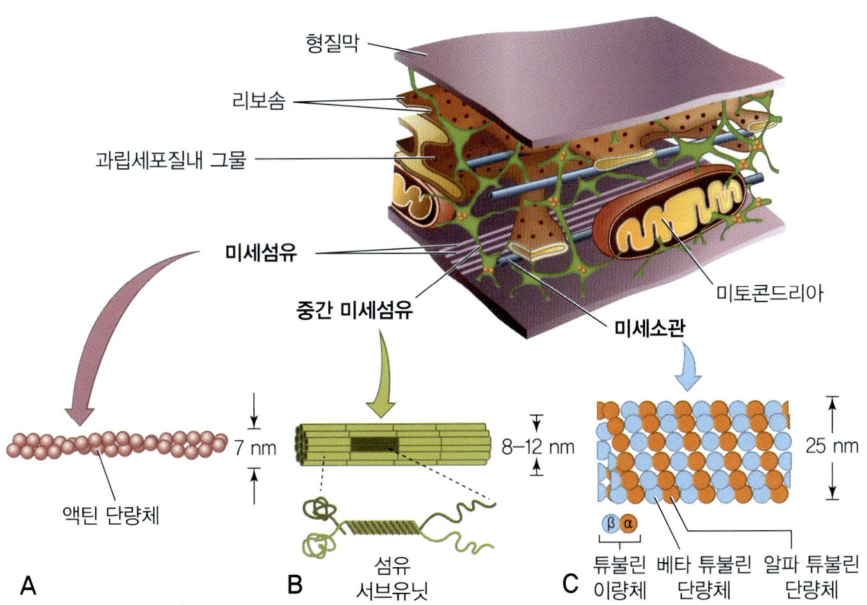

그림 2-26 세포 뼈대의 구성과 각 섬유 분포의 모식도. 액틴미세섬유는 주로 원형질막(plasma membrane) 바로 아래 존재하며, 중간섬유는 세포 전체에 고루 분포하고, 미세소관은 세포막과 같은 방향으로 위치하여 세포의 모양을 유지시켜 줌

중간섬유(intermediate filament)

세포뼈대를 이루는 성분 중에서 굵기가 미세소관과 미세섬유의 중간으로 직경이 8~10 nm인 미세섬유로, 주로 세포의 전체적인 구조를 유지하는데 관여한다(그림 2-26 B, 27). 최근 중간섬유를 형성하는 여러 종류의 단백질이 분리되었고, 면역조직화학적 방법으로 이들의 세포 내 위치가 확인되고 있다. 상피세포에 특징적으로 나타나는 각질미세섬유(keratin filament), 근육섬유 특히 민무늬근 세포에 많이 존재하는 데스민미세섬유(desmin filament), 섬유모세포와 같은 간엽에서 기원한 세포에 특징적으로 존재하는 비멘틴미세섬유(vimentin filament), 신경세포에 존재하는 신경미세섬유(neurofilament) 등이 대표적인 중간섬유에 속한다.

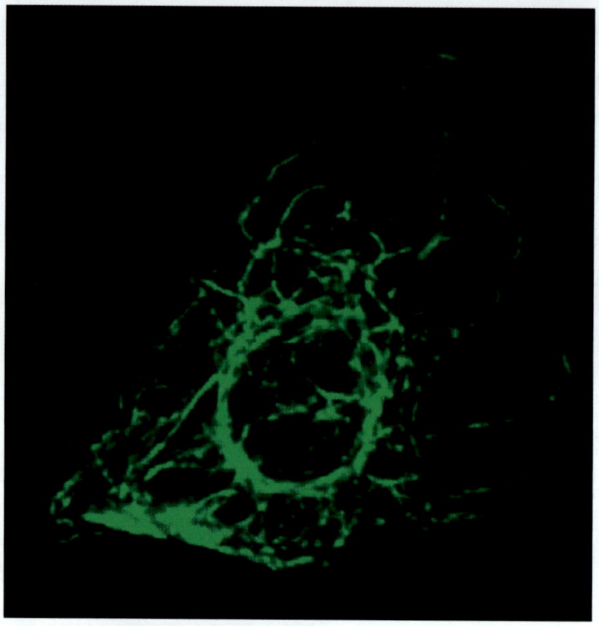

그림 2-27 중간섬유. 공초점 현미경, 600배

포함물(inclusions)

세포질 내에는 대사활동 등 생명현상과 무관하게 막을 갖고 있지 않은 물질들이 축적되어 있는 경우가 있으며, 이러한 구조물을 포함물이라 부른다. 이것은 대부분 세포의 활동 상태에 따라 일시적으로 출현하였다가 없어지는 경우가 많다. 가장 흔한 포함물은 글리코겐(glycogen), 지방방울(lipid), 색소(pigments), 결정체(crystals)이다.

핵(nucleus)

핵은 1835년 Brown이 처음 발견하였으며, 진핵세포에서 발견되는 이중막(double membrane)인 핵막(nuclear envelope)에 싸여있는 가장 큰 세포소기관이다. 핵은 히스톤(histones)과 염색질(chromatin)로 구성되어 있는 복합체로 세포의 유전 물질(genetic materials)인 DNA로 구성되며, 세포의 모든 활동을 조절하는 세포내기관 중의 하나로 단백질 합성을 조절하는 원천적 구조물이다. 일반적으로 핵은 세포 주기 중 분열하지 않는 사이기(interphase) 때 볼 수 있는 구조물을 말한다.

핵은 보통 둥글고, 세포의 중심부에 위치하고 있으나 세포에 따라 다양하다. 진핵세포에서 핵의 수는 대부분 한 개이나 일부 세포에서는 두 개 혹은 여러 개의 핵을 가지고 있다. 그러나 우리 몸의 일부 세포, 즉 적혈구나 표피, 손톱, 발톱 등 각질화(keratinization)한 세포들에는 핵이 없으므로 단백질 합성 능력이 없음은 물론 대사활동도 극히 제한되어 있다.

핵의 기능은 유전자의 상태를 유지하고 유전자 발현(gene expression)을 조절함으로써 세포의 활동을 통제하기 때문에 세포의 관리센터(control center)라고 한다. 그러므로 핵의 크기나 모양 등은 어떤 악성 세포를 진단하는 데 아주 중요한 단서로 이용되고 있다.

핵은 염색질을 가지고 있으며, RNA를 합성(RNA synthesis)하는 장소이다. 전령 RNA (mRNA)와 전달 RNA (tRNA)는 모두 핵 안에서 전사(transcription)되나, 리보솜 RNA (ribosomal RNA, rRNA)는 핵소체(nuleolus) 안에서 전사된다. 핵소체는 리보솜 단백질, 리보솜 RNA, 리보솜의 작은 소단위와 큰 소단위가 뭉쳐 있는 장소로서 이들 리보솜의 소단위들은 개별적으로 세포질로 이동한다.

핵의 구성물질로는 핵막(nuclear envelope, nuclear membrane), 핵소체(nucleolus), 염색질(chromatin), 핵바탕질(nuclear matrix, nucleoplasm), 핵구멍(핵공, nuclear pore)이 있다.

핵막(nuclear envelope)

핵은 진핵세포에서 유전물질과 핵소체를 포함하고 있는 지질 이중막(lipid bilayer membrane)인 핵막에 의하여 둘러싸여 세포질과 격리되어 있다. 핵막은 단위막으로 된 바깥핵막(외막, outer nuclear membrane)과 속핵막(내막, inner nuclear membrane)으로 구성되어 있다. 두 막 사이의 간격은 불규칙한 10~40 nm 되는 좁은 공간이 있는데, 이를 핵막공간(perinuclear cisternae or perinuclear space)이라고 하며 과립세포질내그물의 내강과 인접해 있다. 바깥핵막은 얇고 가끔 물결 모양을 나타내며 표면에 리보솜이 부착되어 있기도 하고 과립세포질내그물과 연결되어 있기도 한다(그림 2-28).

속핵막은 핵질(nucleoplasm)을 싸고 있으며, 핵막하층(nuclear lamina)에 의해서 덮여 있고 중간섬유가 그물망모양(mesh)으로 존재한다. 핵막에는 다양한 간격으로 바깥핵막과 속핵막을 연결하는 수천 개의 핵막을 관통하는 직경 50~100 nm 되는 구멍이 있다. 이를 핵구멍이라 하며 핵과 세포질 사이의 신호전달 및 물질교통의 통로가 된다. 이 핵구멍을 통하여 핵에서 만들어진 RNA 분자는 세포질로 나가고 또

세포질에 있는 아미노산(amino acid), 퓨린(purine), 피리미딘(pyrimidine)과 같은 분자들은 핵 안으로 들어오게 된다.

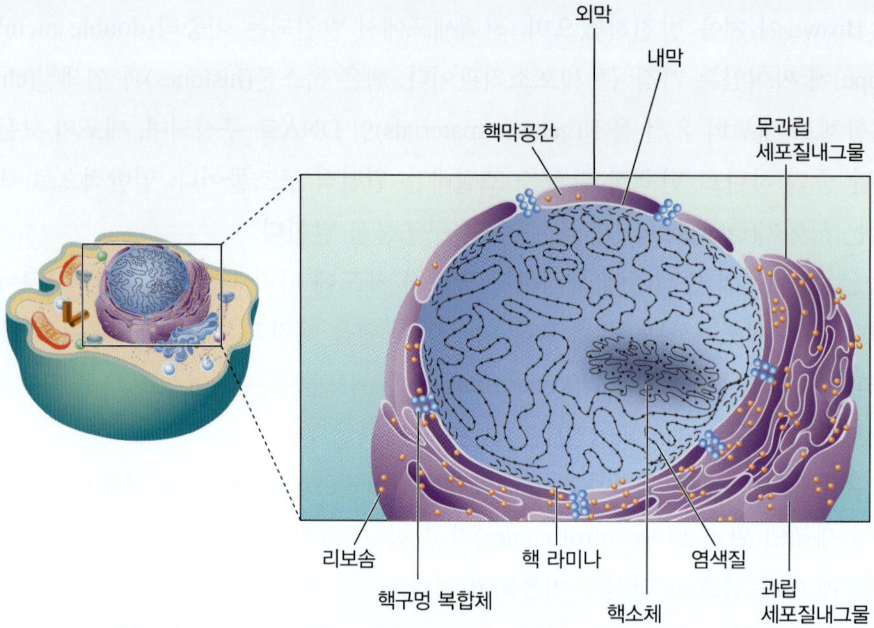

그림 2-28 진핵세포 핵의 구조 모식도. 핵막의 지질이중막 구조는 바깥막(outer membrane), 속막(inner membrane), 핵막공간(perinuclear space)으로 나뉘어져 있으며, 핵막 안에는 염색질(chromatin)과 핵소체(nucleolus) 등으로 구성되어 있다. 핵막에는 여러 물질의 통로가 되는 핵구멍이 많이 존재하며 이 핵구멍과 과립세포질내그물이 연결되어 있음

핵소체(핵인, nucleolus)

핵소체는 핵 내에 존재하고 핵 안에서는 가장 큰 구조로서 막성 구조물이 아닌 농축 구조물(**그림 2-28**)이며, 리보솜 RNA (ribosomal RNA)를 합성하여 세포질로 내보내는 핵 소기관(nuclear organelle)이다. 리보솜 RNA가 합성된 후 리보솜 RNA 분자는 단백질과 함께 리보솜을 형성하며, 이는 핵구멍을 통해 세포질로 빠져 나간다.

핵소체에는 리보솜 RNA와 단백질이 풍부하여 H&E 염색에서 호염기성으로 염색되며, 적은 양의 DNA를 포함하고 있으나 활성은 나타나지 않는다. 세포에 따라 한 개 혹은 그 이상의 핵소체를 가질 수 있으며, 수나 모양, 크기 등은 세포의 종류나 단백질 합성과 관련이 깊다. 크기는 세포의 대사활동(metabolic activity)에 의존하여 단백질 합성이 왕성한 세포에서는 세포 전체 면적의 25%를 차지하기도 하며, 악성 세포에서 비대해진 핵소체를 흔히 관찰할 수 있다.

염색질(chromatin)

염색질은 세포에서 거대분자 복합체로 유전물질인 DNA와 염기성 단백질(히스톤 : histone)에 부착된 이중나선구조(double helix)의 DNA 사슬로 구성되어 있다. 구상의 히스톤 입자들이 나선형 DNA에 의해 염주처럼 길게 연결되어 있는 형태를 염색질섬유(chromatin fiber)라고 한다(그림 2-29). 염색질의 구성 성분은 DNA(14%), protein(85%), RNA(극미량)로 구성되어 있다.

염색질의 기능은 세포에서 작은 양으로 납작하게 DNA를 포장하고 DNA가 유사분열이 일어날 수 있도록 보강하며, DNA 손상을 방지하고 유전자 발현과 DNA 복제를 조절한다.

염색질의 기본적 구조단위를 뉴클레오솜(nucleosome)이라 하는데, 중심부의 히스톤 입자를 나선형의 DNA가 이중으로 둘러싸고 있는 것을 말한다(그림 2-29). 염색질의 구조는 세포주기의 단계에 따라 변화한다. 사이기(interphase)동안 염색질은 RNA와 DNA 중합효소(DNA polymerases)가 접촉할 수 있도록 구조적으로 느슨해지고 DNA가 복제된다. 염색질은 광학현미경으로 관찰할 때 전사 활성(transcriptional activity)에 따라 활동이 활발한 퍼진염색질(진정염색질, euchromatin)과 활동이 억제된 뭉친염색질(이질염색질, heterochromatin)로 나타난다. 뭉친염색질은 염색질 섬유가 일정한 부위에 농축되어 뭉쳐 있는 구

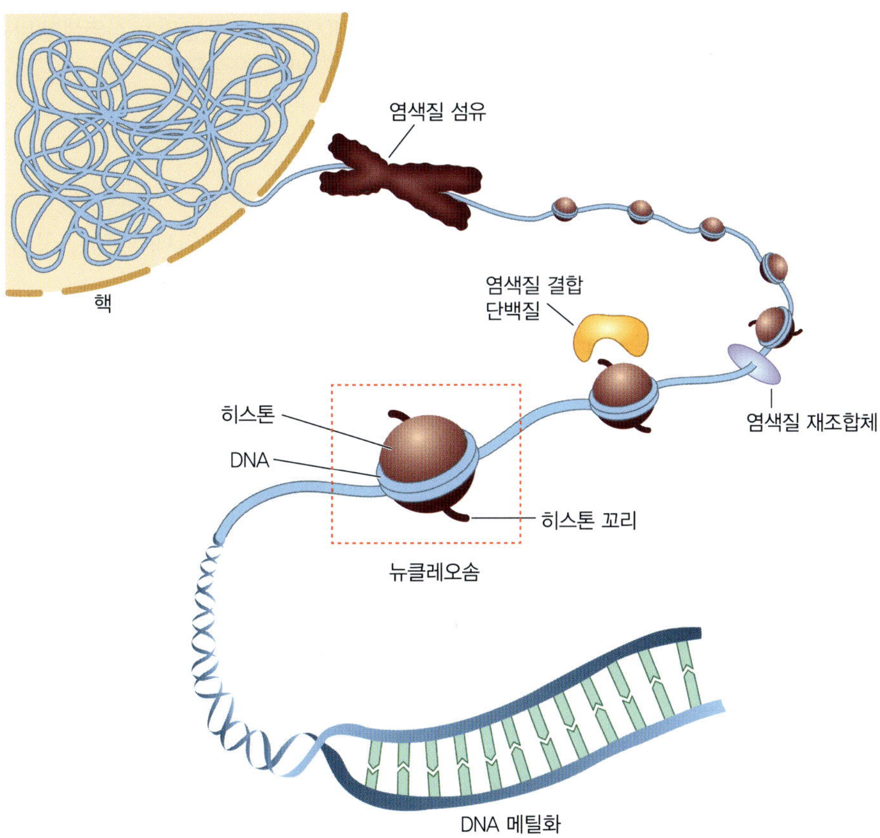

그림 2-29 염색질의 구성요소들, 앰색질의 기본 구조단위인 뉴클레오솜, DNA 사슬의 모식도

조로서 염기성 염료에 짙게 염색되고, 퍼진염색질은 염색질섬유가 핵질 내에서 성글게 퍼져 옅게 염색되는 부분으로 DNA와 RNA의 합성이 원활하게 이루어지고 있는 전사 활성이 활발한 부분이다. 세포분열이 활발한 세포나 대사기능이 왕성한 세포핵은 일반적으로 퍼진염색질이 풍부하여 핵이 연하게 염색되어 보인다. 여성의 경우 두 개의 X 염색체 중 하나는 전사활성으로 퍼진염색질이 되고 다른 하나는 비활성화된 채로 핵에 남아 있다. 이를 성염색질(sex chromatin) 또는 바소체(Barr body)라고 하며, 주로 구강 점막 상피세포의 핵막 가장자리에서 잘 관찰된다. 호중구(neutrophil)에서 볼 수 있는 북채(drumstick)도 이와 같은 성염색질이다(**그림** 2-30).

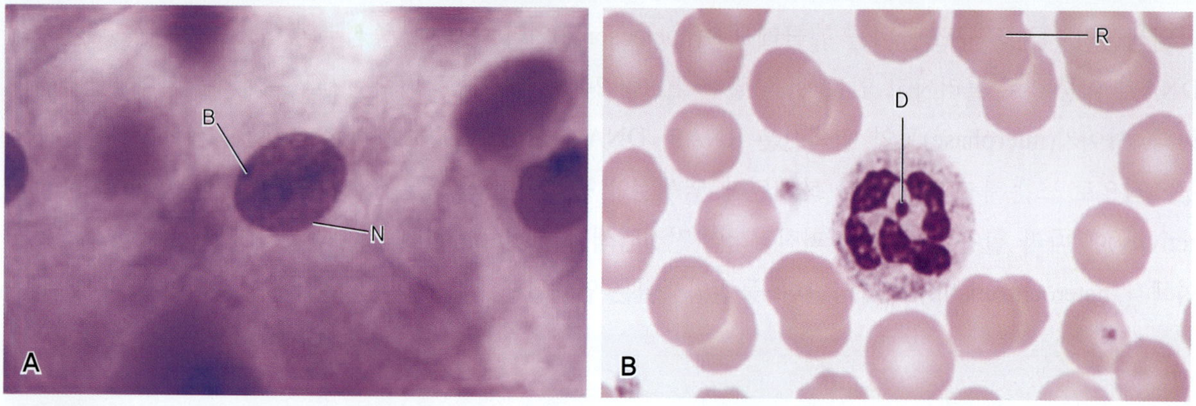

그림 2-30 구강 상피세포(**A**, H&E, 600배)와 호중구(**B**, Giemsa 염색, 400배)에서 관찰되는 성염색질(바소체)의 광학현미경 사진. N. 핵(nucleus), B. 바소체(Barr body), D. 북채모양(drum stick), R. 적혈구(red blood cell)

염색체(chromosome)

염색체는 DNA의 대부분을 포함하고 있는 조직화된 구조이며, 히스톤단백질로 구성된 뉴클레오솜이라 하는 단백질 복합체로 싸여 있는 구조이다. 염색체 안에 있는 DNA는 전사(transcription) 요소와 연관되어 있다. 합성기(synthetic phase, S phase)동안 염색체는 복제된다(**그림** 2-31).

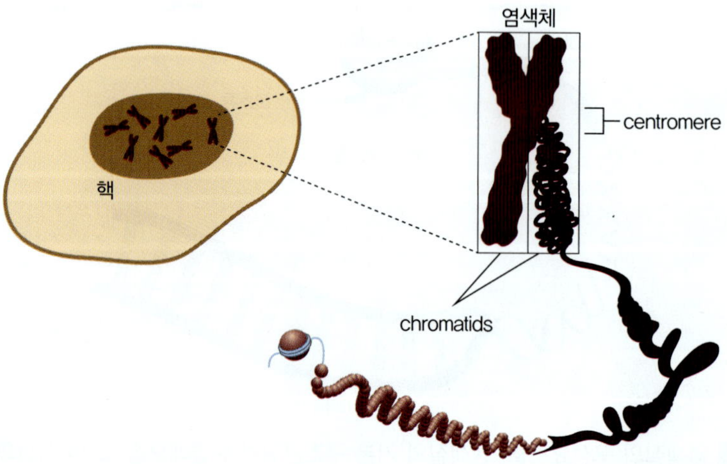

그림 2-31 핵에 존재하는 염색체 구성 성분들의 명칭과 DNA, 히스톤, 뉴클레오솜의 모식도

세포가 사이기를 지나 유사분열 또는 감수분열을 시작할 때 염색질섬유는 매우 조밀하게 농축되어 염색체를 형성하게 되며, 광학현미경으로 그 구조를 볼 수 있게 된다.

염색체의 수와 모양은 유사분열기 중 중기(metaphase)에서 가장 잘 관찰되며, 사람에게는 22쌍의 보통 염색체(상염색체, autosome)와 한 쌍의 성염색체(sex chromosome)로 구성된 총 23쌍의 염색체로 이루어져 있다.

세포막을 통한 물질이동(material transport through cell membrane)

세포는 그 생명기능을 유지하기 위하여 늘 외부와의 사이에 물질교환을 하지 않으면 안 된다. 세포막은 여러 가지 물질을 서로 다른 속도로 투과시키며, 막의 내부에는 각각 물질에 대한 투과통로를 가지고 있다(그림 2-32).

세포 내핵은 세포막에 의해 세포외액과 분리되어 있으며, 세포내액에는 미토콘드리아, 세포질내그물, 리보솜, 골지장치, 핵 등과 같은 소기관, 세포골격, 포함물이 존재한다. 세포 내·외액의 화학적 조성은 매우 다르며 세포막은 세포 내·외의 분자들이 자유롭게 섞이지 않도록 작용한다. 세포가 세포막을 통해 어떤 물질은 세포 외에서 세포 내로 이동시키거나 반대로 어떤 물질은 세포 내에서 세포 외로 이동시키는 선택적 투과성이 존재한다. 세포소기관들도 선택적 투과성이 있어 세포소기관에서 여러 가지 화학반응을 가능하게 한다. 세포막을 통한 물질의 이동에는 능동적 수송, 수동적 수송, 세포내 이입, 세포외 배출 등이 있으며, 세포막을 통해 두 가지의 물질이 통과할 때에 에너지를 필요로 하는 것을 능동적 수송(active transport)이라 하고 에너지를 필요로 하지 않는 것을 수동적 수송(passive transport)이라 한다.

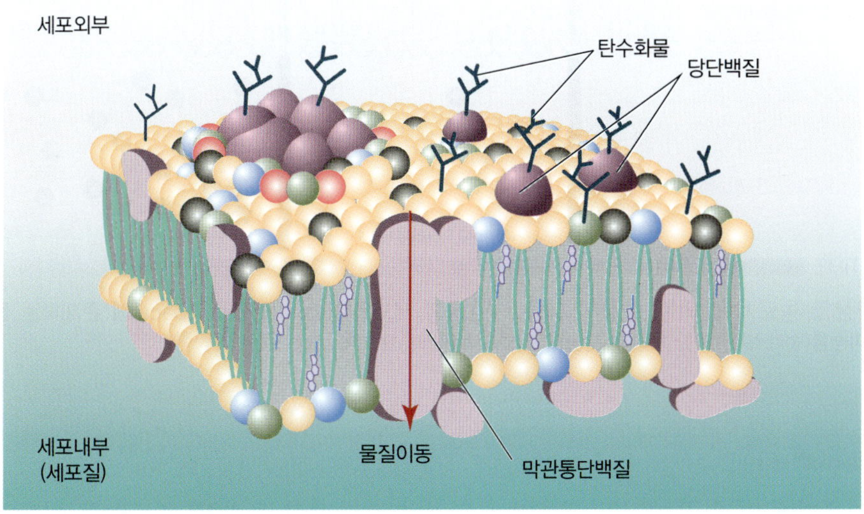

그림 2-32 세포막의 외부에 부착되어 있는 단백질, 당단백질, 탄수화물과 막관통을 관통하고 있는 단백질을 통한 물질의 이동

수동적 수송(수동 수송, passive transport)

수동적 수송은 세포막을 통한 물질의 이동이 전기, 화학적인 힘의 경사도에 따라 이루어지는 이동방식으로, 에너지(ATP)를 소비하지 않고 물질이 이동되는 수송이다. 단순확산, 촉진확산, 삼투, 여과가 이에 속한다.

단순확산(simple diffusion)

생체막을 통한 수동적 수송법의 일종으로 수송체(transporter)를 중개하지 않고 농도차에 따라 고농도에서 저농도로 물질이 이동되는 현상이다. 소수성을 띤 물질과 전하를 띠지 않는 비극성 분자는 농도기울기에 따라 세포막을 통과하여 물질이 이동하는 수동적 수송의 단순확산의 예이다(그림 2-33).

단순확산의 이동속도는 막 내외에서의 물질의 농도차 및 막면적에 비례하게 된다. 즉, 단위시간당 확산되는 양은 이동하려는 물질의 농도차가 크거나 확산이 일어날 수 있는 면적이 클수록 또는 온도가 높을수록 증가하게 된다. 가장 중요한 요소는 물질에 대한 세포막의 투과성(cell membrane permeability)이며, 투과도(transmittance)는 막에 존재하는 지방에 대한 용해도, 분자의 크기 및 전해질의 해리된 정도에 따라 달라진다. 막의 지질에 용해하여 확산하는 지용성 물질과 막의 비특이적인 소공(적혈구막에서는 반경 0.3 nm 정도로 추정)을 통해 확산하는 작은 분자의 투과가 포함된다. 폐포와 모세혈관에서 CO_2, O_2의 교환, 지용성 물질(성호르몬 등)의 확산, 시냅스에서의 신경전달물질의 이동 등이 단순확산의 예이다.

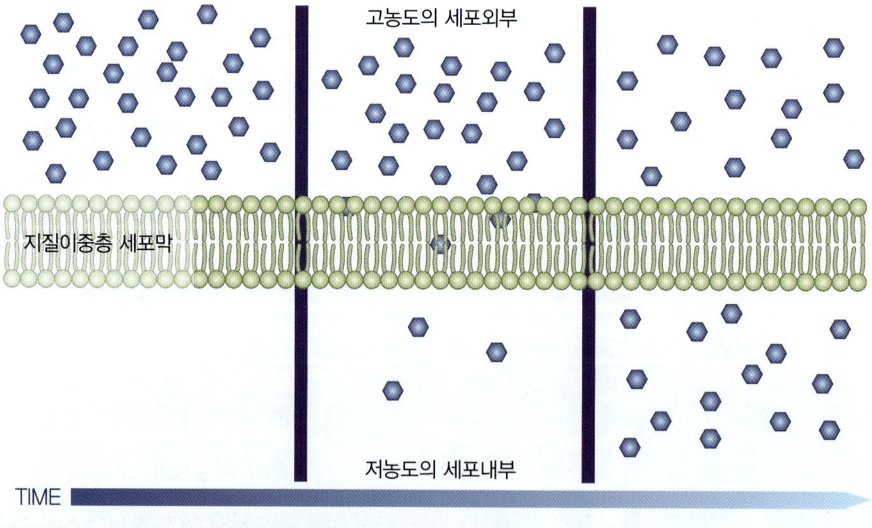

그림 2-33 단순확산의 농도차에 의한 물질의 이동. 고농도의 세포외부(extracellular space)에 존재하는 물질이 세포막(cell membrane)의 지질이중층(lipid bilayer)을 통과해 저농도의 세포내부(intracellular space)로 이동함

촉진확산(facilitated diffusion)

물질이 농도기울기에 따라 특이적인 세포막에 위치하는 단백질 운반체(carrier)를 이용해 이동하는 물질의 이동이다. 단순히 농도기울기를 따라 이동하더라도 대부분의 이온과 작은 분자들은 막을 통과하는

데 있어 통로단백질이나 운반단백질과 같은 막수송단백질의 도움을 받아 이동하는데 이를 촉진확산이라 한다(그림 2-34).

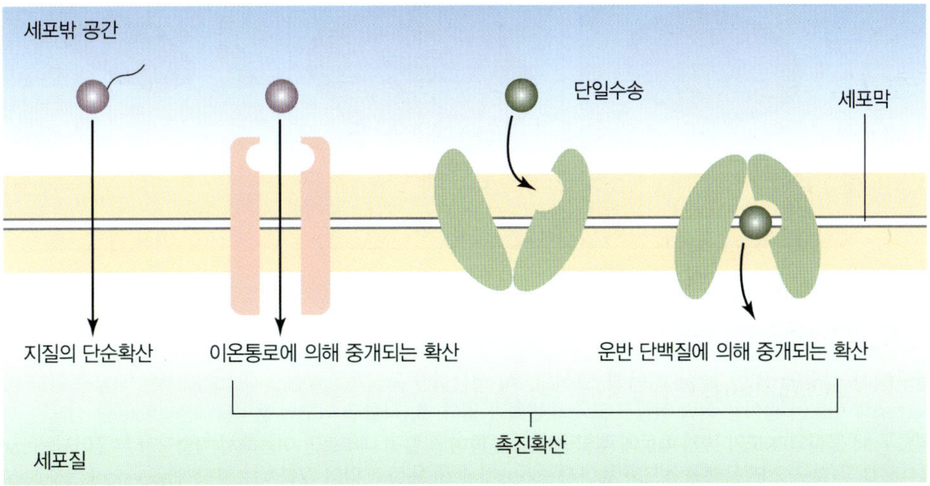

그림 2-34 촉진확산을 통한 물질의 이동 모식도. 세포 외부(outside of cell)에 존재하는 고농도(high concentration)의 이온과 같은 작은 물질은 막의 지질이중층 구조를 통과되지 못하므로 단백질운반체를 이용하여 저농도(low concentration)인 세포 내부(inside of cell)로 이동을 함

단순확산보다 속도가 빠른 수송으로, 단순확산과 같이 확산에 의한 물질의 투과 속도는 투과물질의 농도에 비례하나 촉진확산에서는 수송되는 물질의 농도를 높여가면 수송속도의 증가는 점점 한계에 달하게 되는 포화현상에 달할 때까지는 비례하는데, 그 이상의 농도에서는 포화되어서 투과 속도는 구조유사물질에 의한 길항저해가 나타난다. 이는 효소반응에서 반응속도가 어느 농도 이상의 기질농도에 대해서 포화되어 일정하게 되는 것과 같다. 예로 포도당은 세포막의 지질에 용해되지 않고 막의 구멍을 통과하기에도 너무 커서 ATP는 소모되지 않지만 세포 내의 특수한 운반체와 결합한 후 확산에 의해 세포 내로 이동되는데 이자 호르몬인 인슐린(insulin)의 도움을 받아 포도당의 이동속도가 7~10배 증가된다. 적혈구 내로의 포도당 이동, 장관과 콩팥 이외의 조직에서 이루어지는 포도당(glucose)의 세포막투과는 촉진확산에 의한 방식이다. 단순확산과 촉진확산은 농도기울기에 의해 일어나고 다른 에너지의 도움이 없기 때문에 수동적 수송이라 한다.

삼투(osmosis)

수용액 속에 분자량이 큰 용질이 용해되어 있을 때, 반투과성막을 경계로 물 분자는 쉽게 통과하지만 크기가 큰 용질(solute) 입자는 통과하지 못하는 현상으로 저장액(hypotonic solution) 쪽에서 고장액(hypertonic solution) 쪽으로 용매(solvent)만 이동하는 현상이다. 체액의 삼투질 농도는 약 340 mOsm/Kg H_2O로, 인체의 농도와 같은 용액을 등장용액(isotonic solution), 인체의 농도보다 낮은 용액을 저장액, 인체의 농도보다 높은 용액을 고장액이라 한다. 대표적인 예로 적혈구를 물에 넣으면 부풀어 터지는 현상이 삼투에 속한다(그림 2-35).

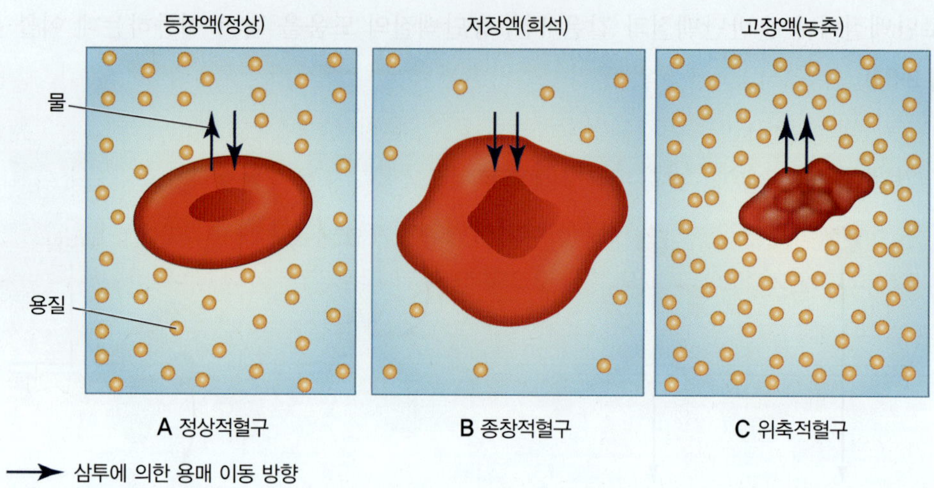

그림 2-35 적혈구에서 삼투에 의한 물질 이동의 모식도. A. 정상적인 등장액(isotonic solution)에서는 적혈구 안과 밖의 용질(solute)의 양이 같아 물(water)의 이동이 평형을 이뤄 적혈구 크기의 변화가 없다. B. 적혈구 외부의 용액을 희석(dilute)한 상태인 저장액(hypotonic solution)에서는 적혈구 내 용질의 농도가 높기 때문에 적혈구 외부의 물이 적혈구 내부로만 이동해서 적혈구가 부풀어지는(swollen red blood cell) 현상이 일어난다. C. 적혈구 외부 용액의 농도가 높아져(concentrated) 용질의 양이 많아지는 고장액(hypertonic solution)의 경우 적혈구 내부의 물이 외부로 빠져 나가 적혈구가 쪼그라든(shrunken red blood cell) 현상이 발생함

여과(filtration)

막의 양측에 압력(pressure)의 차이가 있을 때 막을 통해서 용액이 이동하는 물리적 현상으로, 모세혈관 동맥단에서 간질공간으로 이동하는 현상과 콩팥의 사구체(glomerulus) 여과 등을 예로 들 수 있다(그림 2-36).

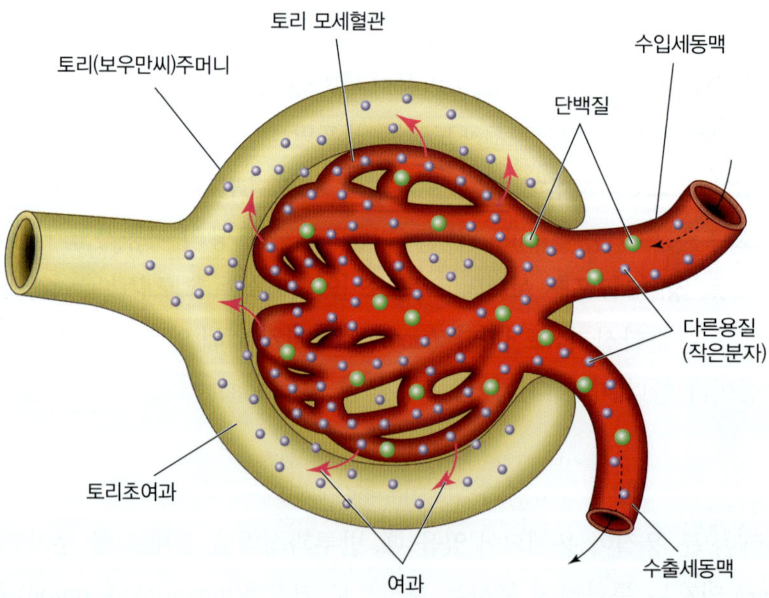

그림 2-36 콩팥의 토리 여과에 의한 물질의 이동 모식도. 수입세동맥(afferent arteriole)을 통하여 들어온 단백질(protein)과 작은 분자들(small molecules)인 다른 용질들(other solutes)이 토리모세관(glomerular capillary)을 지나면서 토리주머니(사구체낭, glomerular capsule[Bowman's capsule])로 여과되고 여과되지 않는 나머지 용질들은 수출세동맥(날세동맥, efferent arteriole)을 통해 순환함

능동적 수송(능동 수송, active transport)

세포막이 에너지를 소모하면서 물리·화학적 경사와는 반대 방향으로(농도기울기를 역행하여) 운반체 단백질을 통해 물질이 이동되는 현상이다. 이온과 작은 분자들은 농도기울기를 거슬러 수송할 수 있다. 이때 에너지의 공급을 필요로 하기 때문에 이러한 물질 이동방식을 능동적 수송이라고 한다. 능동적 이동 방식에 의해 이동되는 물질은 물질마다 특정한 운반체를 통하여 이동되며 운반체의 수가 제한된다. 에너지를 소모하는 이동이므로 주위 온도를 낮추거나 대사 억제 물질을 투여하면 그 이동이 억제된다. 능동적 수송에 의해 칼슘이온(Ca^{2+}), 아미노산(amino acid), 마그네슘이온(Mg^{2+})도 이동되며 나트륨(sodium, Na), 칼륨(potassium, K)의 농도가 유지된다.

능동적 수송의 대표적인 예가 나트륨-칼륨 펌프(sodium-potassium pump, Na^+-K^+ pump)이다. 세포 안팎에서의 나트륨이온(Na^+)과 칼륨이온(K^+)의 분포가 항상 일정하게 유지되고 있는 것은 생체막에 존재하는 능동적 운반 기구에 의해 세포 속으로 확산해 들어온 나트륨이온은 세포 밖으로 운반되고, 또 세포 밖으로 확산해 나온 칼륨이온은 세포 내로 다시 운반되기 때문이다. 나트륨 펌프(sodium pump)는 세포 내의 나트륨이온을 세포 외로 내보내는 기구이다. 세포막에 존재하는 나트륨-칼륨 ATP 가수분해효소(Na^+-K^+ ATPase)에 의해 세포 내의 나트륨이온을 밖으로 내보냄과 동시에 칼륨이온을 취해 세포 내의 저나트륨-고칼륨 농도를 유지한다(그림 2-37).

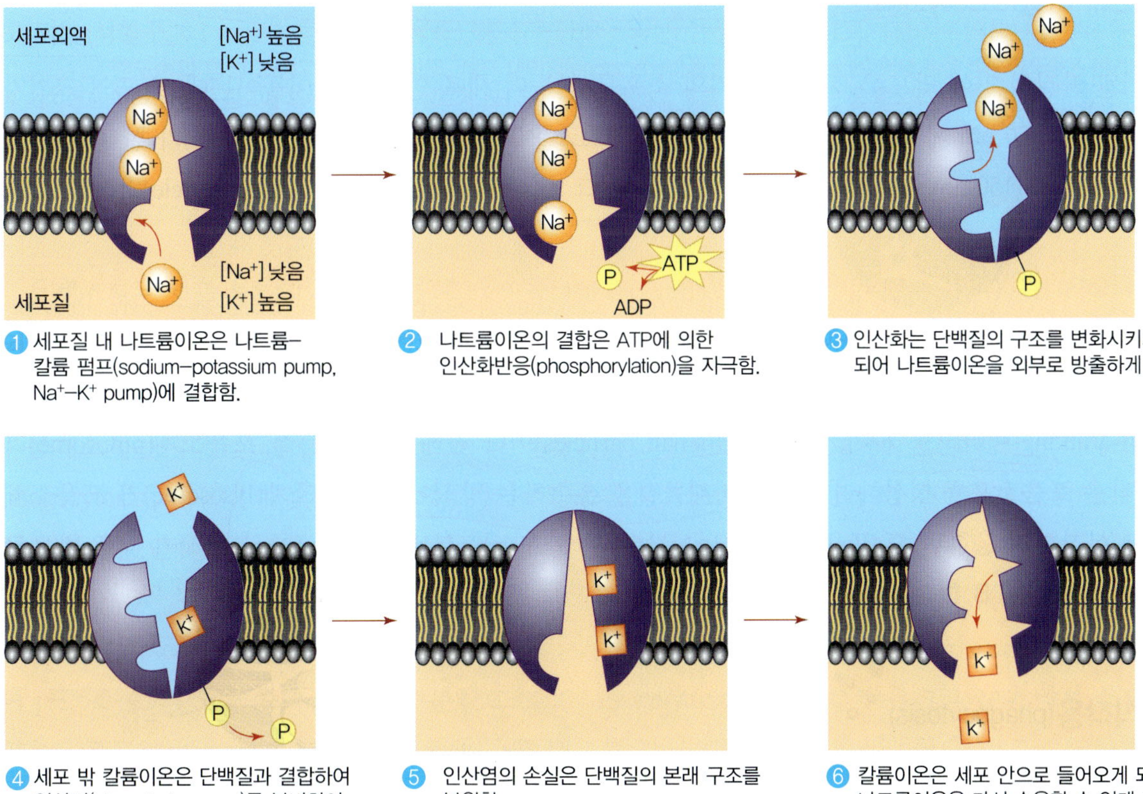

① 세포질 내 나트륨이온은 나트륨–칼륨 펌프(sodium–potassium pump, Na^+–K^+ pump)에 결합함.
② 나트륨이온의 결합은 ATP에 의한 인산화반응(phosphorylation)을 자극함.
③ 인산화는 단백질의 구조를 변화시키게 되어 나트륨이온을 외부로 방출하게 됨.
④ 세포 밖 칼륨이온은 단백질과 결합하여 인산기(phosphate group)를 분비하여 인산염을 소모하기 시작함.
⑤ 인산염의 손실은 단백질의 본래 구조를 복원함.
⑥ 칼륨이온은 세포 안으로 들어오게 되고 나트륨이온을 다시 수용할 수 있게 되는 주기를 반복함.

그림 2-37 세포막을 통한 나트륨이온과 칼륨이온의 능동적 수송을 설명한 모식도. 세포외액(extracellular fluid)에는 나트륨이온(Na^+)의 농도가 높고 칼륨이온(K^+)의 농도가 낮으며, 세포질(cytoplasm)에는 나트륨이온은 농도가 낮고 칼륨이온은 농도가 높음

나트륨 펌프는 모든 인체의 세포에서 작동하며, 세포 내 나트륨이온(Na^+)이 축적되는 것을 막고 세포 내로 물이 유입됨으로써 유발되는 세포의 종창(swelling)을 방지한다. 칼륨 펌프(potassium pump)도 세포 외의 칼륨이온(K^+)을 전기화학 힘의 기울기에 역행하여 세포 내로 이동시키는 능동적 수송이다. 세포 내 칼륨이온의 농도는 세포 외와 비교하여 훨씬 높은 반면, 세포 외 나트륨이온의 농도는 세포 내보다 훨씬 높아 세포막은 나트륨이온과 칼륨이온을 미약하게나마 확산에 의해 수동적으로 투과시키므로 나트륨이온은 세포 내로 들어가고 칼륨이온은 세포 외로 나간다. 그러나 세포 내·외의 이온 분포를 유지하기 위해 농도 경사에 역행하여 세포막은 언제나 나트륨이온을 세포 밖으로 퍼내며 또 칼륨이온을 세포 안으로 넣어야 한다. 그 외에 세뇨관의 재흡수와 분비도 능동적 수송의 방식이다.

세포내 이입(endocytosis)

단백질, 거대분자물질, 미립자 물질 등 부피가 큰 물질의 이동도 세포막을 통해서 일어난다. 물질이 세포로 들어오는 과정의 일반적인 현상이 세포내 이입이고, 반대로 밖으로 나가는 것을 세포외 배출이라 한다.

세포내 이입(endocytosis)

이입될 물질의 양에 맞도록 적당한 크기의 소포를 만들어 세포 안으로 끌어들이는데, 소포의 크기가 클 때(직경이 250 nm 이상) 포식작용이라 하고, 그 소포를 포식소포(phagocytic vacuole)라 한다. 반면에 소포가 작을 때(150 nm 이하)를 포음작용이라 하고 그 소포를 포음소포(pinocytotic vesicle)라 한다(그림 2-38).

포음작용(pinocytosis)

"cell-drinking"이라고도 하며, 작은 물질(small particles)이나 전해질 용액 등을 포음소체(pinosome)라 하는 작은 포음소포를 형성하여 외부의 미세물질을 흡수하는 방식이다. 용해소체(lysosome)가 포음소체 표면에 부착하여 융합된 후 포음소체 안으로 가수 분해 효소를 분비하여 소포를 분해시켜 세포 밖으로 배출한다(그림 2-7 B, 그림 2-38).

포식작용(phagocytosis)

큰포식세포(macrophage)나 호중구(neutrophil)와 같은 특정한 세포는 침입해 들어온 세균(bacteria), 원생동물(protozoa), 곰팡이(fungi) 등과 손상된 세포나 필요없는 세포외 성분 등 비교적 분자량이 큰 물질

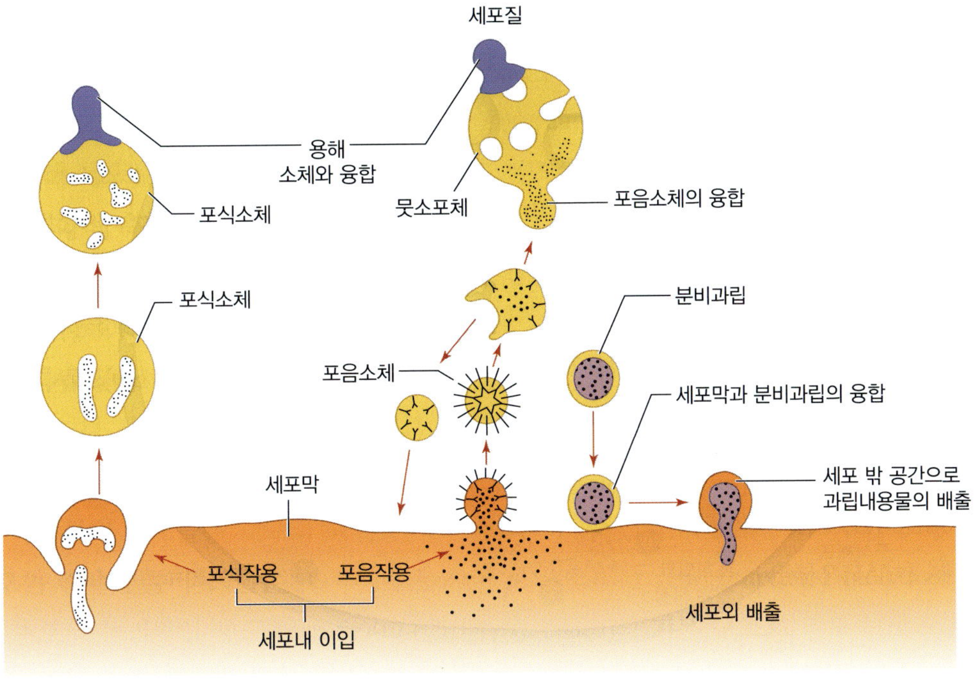

그림 2-38 포식작용과 포음작용을 통한 세포내 이입과 세포외 배출 모식도

을 세포 내로 포식하여 포식소체(phagosome)라는 큰 소포를 만들어 이를 제거할 수 있게 특수화되어 있다. 이와 같이 비교적 큰 입자물질을 세포 안으로 섭취하는 과정은 특수하게 분화된 포식소포(phagocytic vacuole)에 의해 주로 이루어진다(그림 2-7 A. 그림 2-38).

큰포식세포는 이물질(foreign materials)을 인식하는 수용체(receptor)를 갖고 있어 이물질과 쉽게 접촉하고 바깥 형질에 있는 수축성 미세섬유의 작용에 의하여 헛다리(위족, pseudopodia)를 뻗어 이물질을 둘러싸서 포식소체를 형성하여 세포 속으로 끌어들인다. 이어서 가수분해효소를 가진 용해소체(lysosome)와 융합하여 이물질을 소화시킨다(그림 2-39).

세포외 배출(exocytosis)

세포가 합성한 물질이나 소화되지 않은 입자, 노폐물을 세포 밖으로 분비하는 과정으로 비교적 분자량이 큰 물질을 세포 내에서 세포 외로 이동시키는 현상이다. 세포외 배출도 에너지가 요구되며, ATP 합성 능력이 있는 세포에서 이용된다. 호르몬, 효소, 신경전달 물질 등은 세포외 배출에 의해 방출된다(그림 2-40).

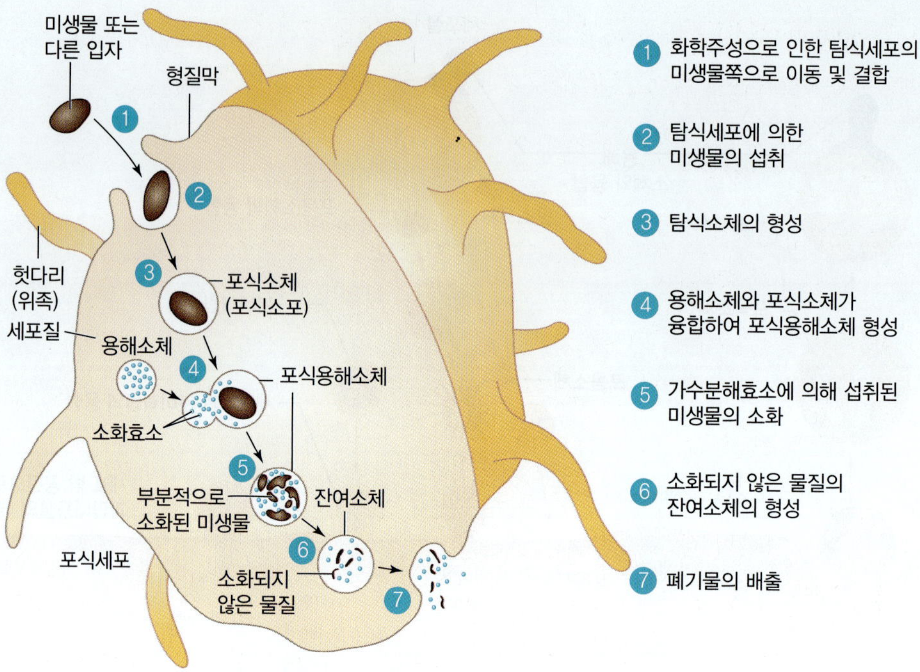

그림 2-39 큰포식세포의 포식작용 과정 모식도

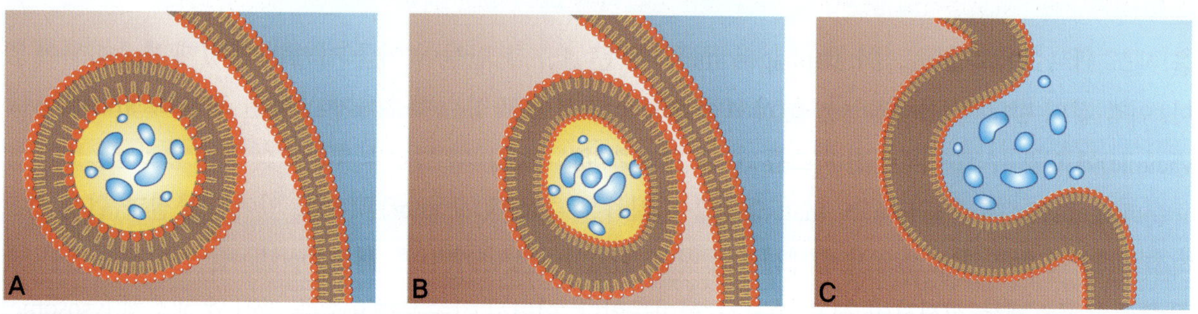

그림 2-40 세포외 배출의 단계 모식도. A. 세포에서 배출이 필요한 물질 주위에 소포를 형성, B. 소포는 세포막 근처로 이동, C. 소포막과 세포막은 융합하고 세포로부터 내용물들을 방출

세포주기(cell cycle)

세포의 일생은 예비세포(reserve cell)가 세포분열(cell division)을 통해 탄생되고, 성숙(maturation)과 분화(differentiation) 과정을 거쳐 세포의 본래 기능을 발휘하는 기능시기(functioning period)를 갖는다. 그 후 세포는 퇴화(degeneration)를 맞게 되며 세포기능이 감소되며 사멸되는 과정을 거친다.

세포분열은 단세포생물의 경우 개체의 증식(proliferation)을 의미하지만 다세포생물의 경우는 성장(growth)과 생식(reproduction)을 의미한다. 즉, 한 개의 세포가 두 개의 세포로 갈라져 세포의 수가 늘어나는 생명현상으로 분열되는 세포를 “모세포(mother cell)”라 하고, 분열 결과 새로 생겨난 세포를 “딸세포(daughter cell)”라 한다.

인체의 체세포(somatic cell)는 유사분열(mitosis)을 통해 성장하고, 생식세포(gamete, reproductive cell)는 감수분열(meiosis)로 다음 세대에 유전자를 계승시킨다(그림 2-41).

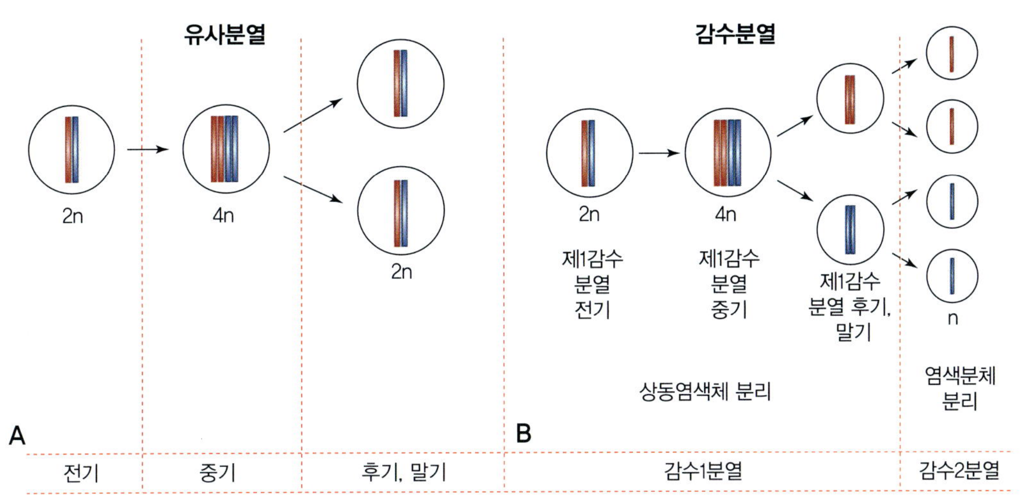

그림 2-41 유사분열(A)과 감수분열(B) 모식도. 체세포분열 중기의 염색체 배열과 감수1분열 중기의 염색체 배열의 차이로 인해 염색체 분배 방식에 차이가 생기는 결과로 인해 딸세포의 염색체 수가 달라짐

유사분열하는 체세포가 분열 시작 때부터 다음 분열을 시작하기까지 반복되는 주기를 세포주기 또는 세포분열주기(cell-division cycle)라고 하며, 이는 세포 분열(유사분열)로 생긴 체세포가 다시 모세포가 되어 다시 세포 분열을 수행하여 새로운 체세포가 될 때까지의 과정이다. 이 반복되는 일련의 과정들은 세포에서 발생되며 분열(division)과 자기복제(duplication or replication)의 결과로 두 개의 딸세포가 생성된다. 진핵세포(eukaryotic cell)의 세포주기는 사이기(interphase)와 분열기(mitosis or mitotic phase)로 나눈다(표 2-2).

표 2-2 세포주기의 단계별 요약

상태(state)	주기단계(phase)	요약
휴지기(quiescent)	Gap 0 (G0)	세포주기를 벗어난 휴지기 상태(resting phase)로 분열이 정지됨
사이기 (interphase)	Gap 1 (G1)	세포의 크기가 증가되고, DNA 합성을 준비하는 시기로 이 시기에 손상된 DNA를 점검하는 기전(G1 checkpoint)이 일어남
	Synthesis (S)	DNA 복제(replication)가 일어남
	Gap 2 (G2)	DNA 합성과 분열기 사이의 시기로 세포는 계속 성장하고 세포분열(M phase)로 들어가기 위해 준비하는 시기로 이 시기에서 합성된 DNA가 손상되었는지 확인하는 기전(G2 checkpoint)이 일어남
분열기 (mitosis)	Mitosis (M)	세포의 성장(cell growth)이 중지되고 세포의 에너지는 두 개의 딸세포로 분열하기 위해 집중되어 있다. 그 후 세포는 완전한 세포분열을 위해 준비한다. 분열기 중간 시점에서 각 염색체가 제대로 방추사에 부착될 때까지 분리를 방지하는 점검기전(metaphase checkpoint)이 일어남

사이기(휴지기, interphase)

세포분열과 다음 세포분열 사이에서 세포가 핵분열 또는 세포분열을 하지 않는 시기로서 세포분열로 형성된 딸세포(daughter cell)가 다음 분열할 때까지의 기간을 사이기라 한다(그림 2-42). 이 시기에는 분열기를 준비하기 위해 필요한 영양분을 축적하여 DNA를 복제하고 세포가 성장한다. 분열기에 비해 기간이 훨씬 길며, 핵 속에서는 다음 세포분열을 위한 준비 작업이 진행되고 있는 기간으로 세포의 성장(growth)과 성숙(matures)이 시작되는 G1기, DNA가 복제되는 S기, 최종적으로 세포가 분열을 준비하는 G2기로 구분된다. 3단계(three phase)는 연속적으로 진행된다.

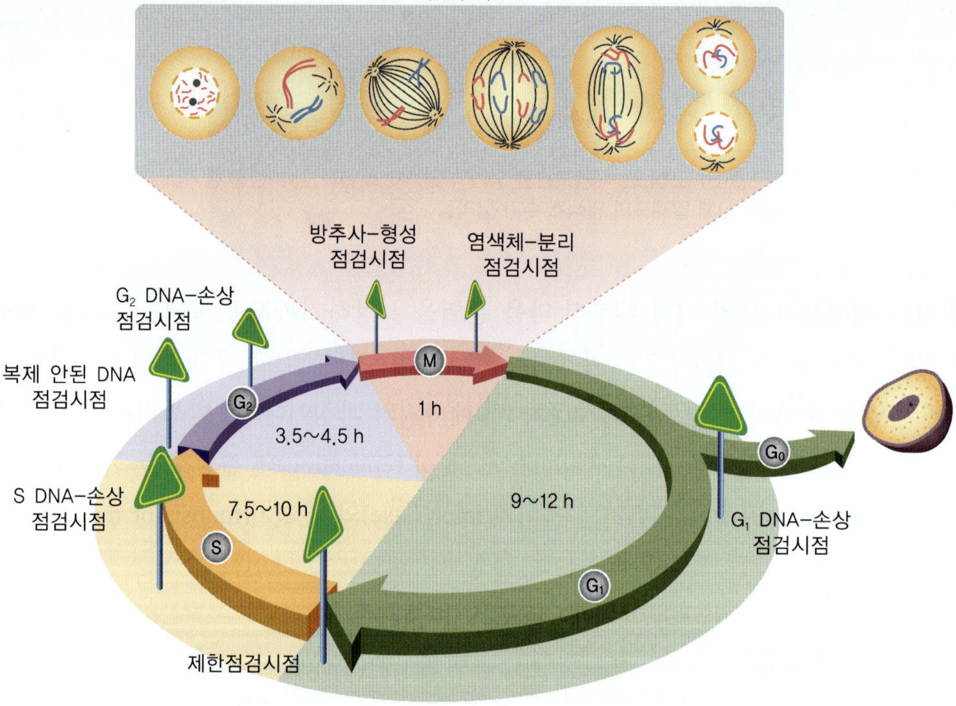

그림 2-42 세포주기의 단계별 모식도. 세포분열은 생물체가 발생하고 성장하기 위한 체세포분열로 이를 통해 세포의 수가 늘어나게 되며 세포주기는 분열에 의해 생긴 세포가 일정 기간 동안 성장한 후 다시 세포 분열을 하여 새로운 딸세포를 만들기까지의 과정임

G1기(Gap 1 phase, DNA phase)

세포주기의 1단계로 복제전기(pre-duplication)라고도 하며, 세포주기 중 세포의 분열이 끝난 후부터 S기가 시작하기까지의 단계이다(그림 2-42). 세포가 증식하기 위해 다음 주기를 시작하거나 또는 증식을 중지하고 휴지기(G0, resting phase)에 들어가는가를 결정하는 중요한 단계이기도 하다. 증식을 시작하게 되는 경우 세포분열로 형성된 딸세포는 G1기로 들어가게 된다. 이 시기에 RNA를 합성하고 또 DNA 합성에 필수적인 단백질과 효소 등을 준비하며 세포들의 신진대사가 활발하여 단백질 합성이 왕성한 기간으로 세포주기 중 기간의 길이가 가장 긴 단계(phase)이다.

어떤 세포는 더 이상 다음 시기로 진행되지 않는 경우도 있는데, 이를 Go기(휴지기 상태)라고 한다.

S기(합성기, synthetic phase)

G1기와 G2기 사이의 단계로 일명 복제기(duplication phase)라고도 한다. 세포의 핵분열이 일어나려면 유전물질인 디옥시리보핵산(deoxyribonucleic acid, DNA)이 두 배로 증가되어야 하는데, 이 DNA를 복제하고 합성하는 시기를 합성기(synthetic phase, S phase)라고 한다(그림 2-42, 43). 이때 분열과정에 필요한 효소(enzyme), 히스톤(histone), 다른 염색체 연관단백질도 함께 합성된다. 핵이 이분되어도 DNA의 양이 변하지 않는 것은 이러한 합성기가 있기 때문이다.

G2기(합성후기, Gap 2 phase)

사이기의 마지막 단계이며, 분열전기(pre-mitotic phase) 또는 복제후기(post-duplication)라고도 한다(그림 2-42). 세포체가 세포분열에 필요한 ATP를 축적하여 에너지를 저장하고 중심소체(centriole)의 복제가 완성되며, 방추(spindle)를 형성하기 위하여 분열장치인 미세소관(microtubule) 등을 준비하는 기간이다. S기 동안 합성된 세포분열에 필요한 여러 가지 단백질들이 활동할 자리로 이동한다. DNA 함량이 2배로 증가되어 있으며, 이 시기를 거쳐 다음 분열기(mitosis)로 돌입하게 된다.

유사분열(mitosis)

딸세포가 둘로 나누어지는 과정으로 같은 수의 동일한 핵과 염색질(chromosomes)로 분리된다. 분열할 때 핵막이 소실되고 핵질(karyoplasm)에 존재하는 염색질은 염색체로 응축되며 방추체에 따라 딸핵으로 등분된다. 핵이 먼저 분리되고 이어서 세포질이 분리되는 세포질분리(cytokinesis)가 이어져 일반적으로 거의 비슷한 크기인 두 개의 딸세포로 분리된다. 분열기는 전기(prophase), 중기(metaphase), 후기(anaphase), 말기(telophase)의 4단계 과정을 거친다(그림 2-43).

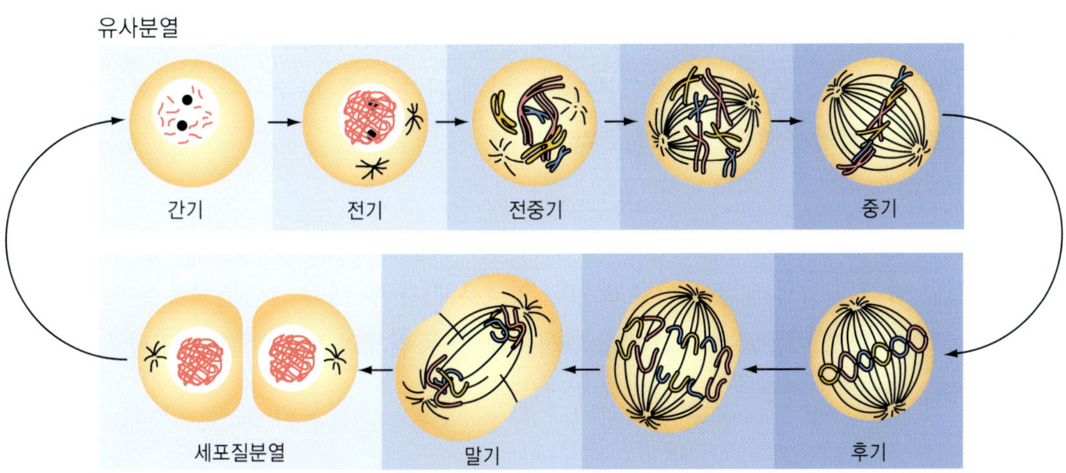

그림 2-43 유사분열의 과정 모식도. 진핵생물의 체세포는 사이기를 통해 염색체를 복제하고 유사분열을 통하여 유전적으로 동일한 염색체의 수와 형태를 갖게 된다. 세포질분열은 세포질을 이등분하여 두 개의 세포를 만듦

전기(prophase)

분열기의 첫 번째 단계로서 광학현미경으로 관찰할 수 있는 최초의 시기이다. 핵막과 핵소체가 소실되고 핵 속에 흩어져 있던 염색질(chromatin)이 농축되어 염색체(chromosome)가 형성됨으로써 시작된다. 두 쌍의 중심체(centrosome)는 양분되어 1쌍씩 세포의 양극으로 이동하여 방추사(spindle fiber)를 형성한다. 중심체 주위에는 방사상으로 성상구(aster)를 형성하고 미세소관으로 된 방추사들이 나와 맞은편 중심체의 성상구와 연결되어 방추사(spindle fiber)가 형성된다(**그림 2-44**).

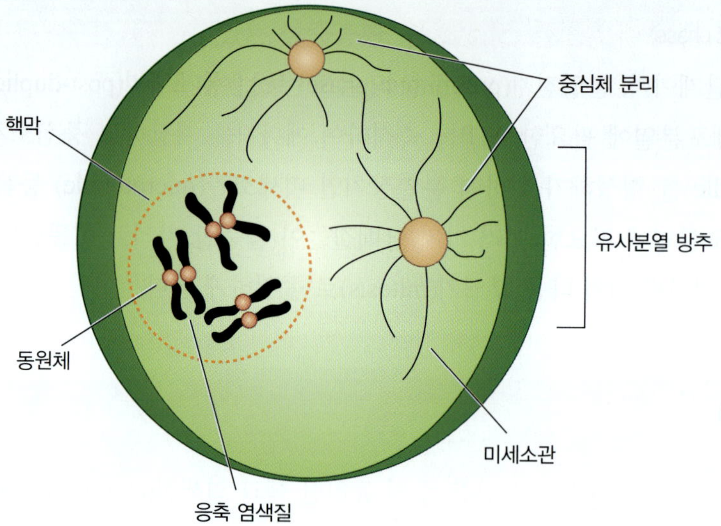

그림 2-44 전기 과정의 모식도. 핵막이 소실되기 시작하고 핵소체는 점차 작아지며 염색질이 응축하여 그 형태를 광학현미경으로 구분할 수 있는 단계임

중기(metaphase)

유사분열에서 염색체가 적도면(equatorial plate)을 따라서 세로로 분할하는 시기이다. 염색체들은 농축되며, 또한 양 끝에 방추사(spindle fiber)가 염색체의 동원체(kinetochore, centromere)에 부착하여 중심체(centrosome)에 연결되어 있는 염색체가 적도면에 배열하게 된다. 이후 방추사는 염색체를 끌어당겨 염색분체(chromatid)로 양분시키기 시작한다(**그림 2-45**).

후기(anaphase)

적도판에 배열한 각각의 염색체(쌍을 이루고 있던 염색분체)가 두 개의 염색분체로 분리되어 짧아진 방추사에 의해 핵의 양극으로 이동되는 시기이다. 염색분체 및 동원체의 분리는 모든 염색체에서 동시에 일어난다(**그림 2-46**).

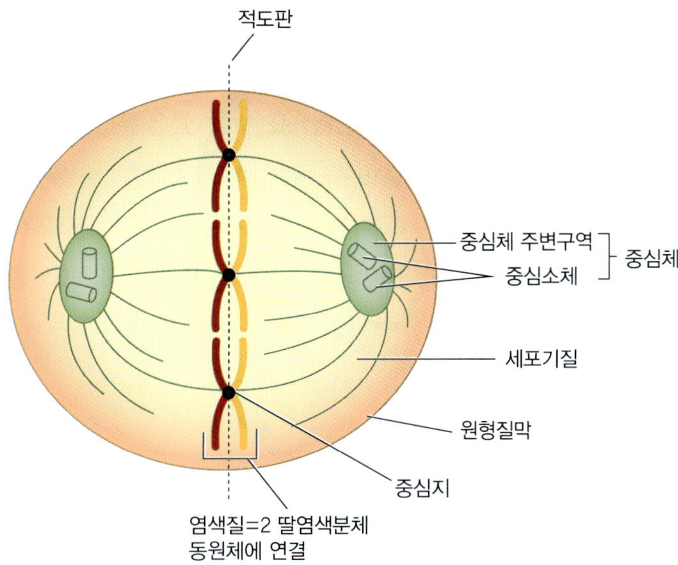

그림 2-45 중기 과정의 모식도. 굵어진 염색체가 적도판(equatorial plane)에 일렬로 배열하고 방추사(spindle fiber)에 연결됨

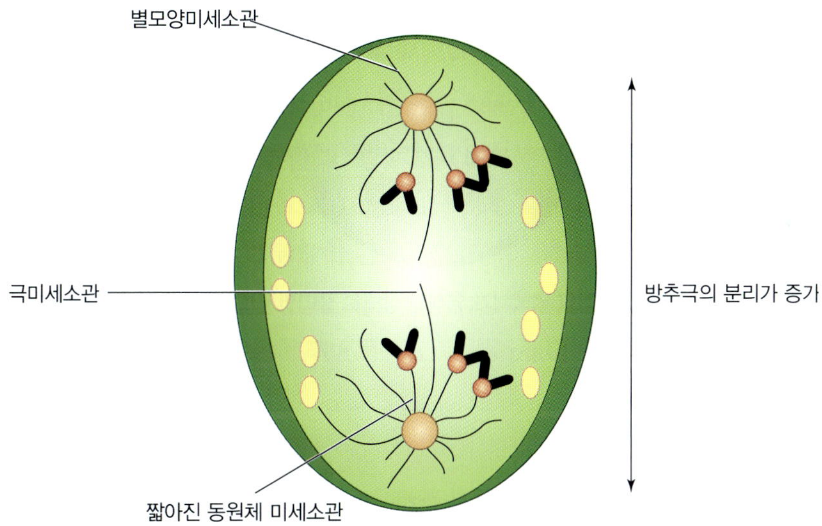

그림 2-46 후기 과정의 모식도. 염색체가 방추사에 의해 양극으로 끌려감

말기(telophase)

유사분열의 마지막 단계로 핵분열 최후의 시기인 동시에 세포질분열(cytokinesis)이 일어나는 시기이다. 핵막이 형성되어 다시 두 개의 핵으로 완전히 분리된다. 방추체는 부서져 사라지고 성상구(aster)는 소실되며 양극으로 끌려간 염색분체의 염색질은 풀어져 그 형태를 잃게 되어 염색성이 약해져 퍼진염색질(진정염색질, euchromatin)로 되며, 농축된 상태로 남아 있는 뭉친염색질(이질염색질, heterochromatin) 부위를 제외하고는 광학현미경으로 관찰되지 않는다(**그림 2-47**).

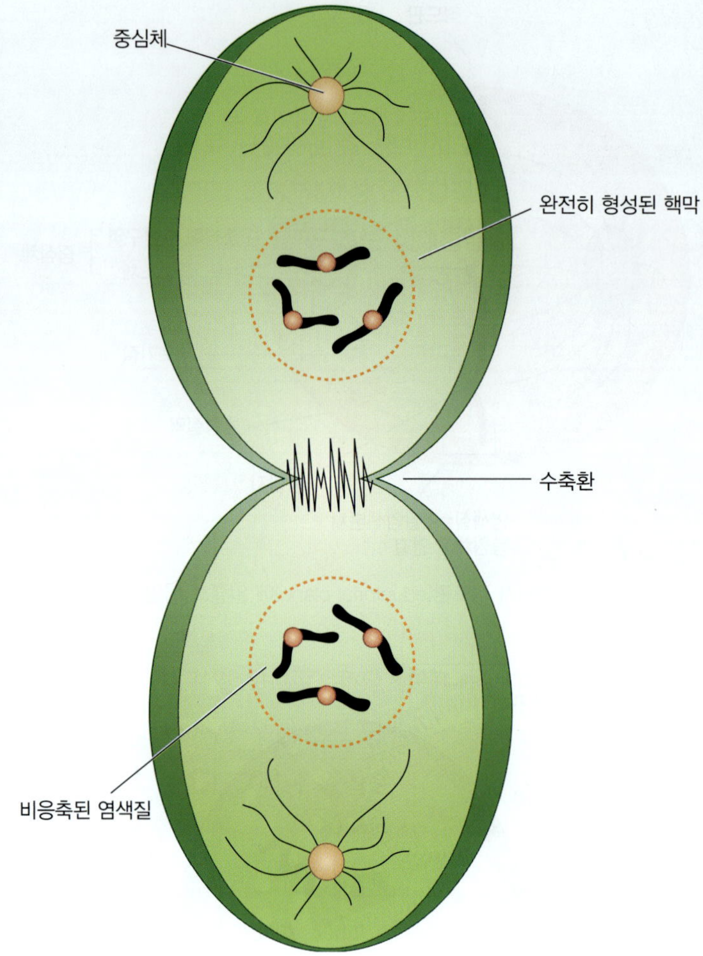

그림 2-47 말기 과정의 모식도. 양극으로 이동한 염색체가 염색질 상태로 풀리면서 핵막이 형성되어 2개의 핵이 뚜렷이 구분됨

감수분열(meiosis)

감수분열은 생식자 형성 과정에서 일어나는 특수한 형태의 세포분열로서 그 결과 생식자염색체 수가 반으로 감소하는 핵분열 과정을 말한다(그림 2-48).

제1차 감수분열(Meiosis I)

- 1차 감수분열 전기(Prophase I)
  - 가. 가는섬유기(leptotene) : 염색체가 핵 내에서 응축되기 시작한다.
  - 나. 합기(zygotene) : 염색체가 쌍을 지어 배열되는 시기이다.
  - 다. 굵은섬유기(pachytene) : 쌍을 이룬 염색체는 4개의 염색분체로 되며, 이 시기에 염색체 교차(chiasmata)가 일어날 수 있다.
  - 라. 겹섬유기(diplotene) : 염색체가 더 농축되어 염색분체 간의 접촉부위인 염색체 교차가 출현한다.
  - 마. 이동기(diakinesis) : 교차 부분을 제외한 나머지 부분은 서로 떨어져 이동하게 된다.

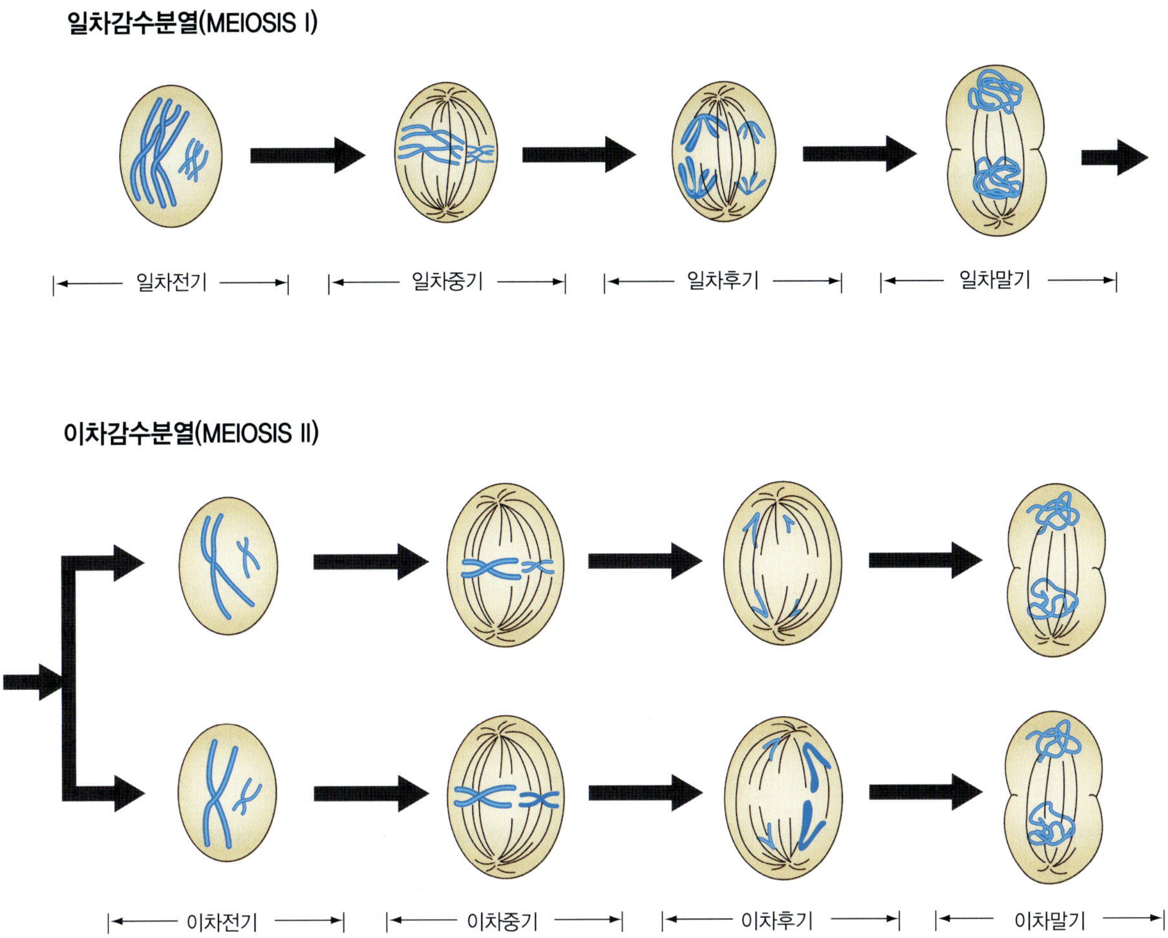

그림 2-48 감수분열 모식도

- 1차 감수분열 중기(metaphase II)
  가. 염색체 쌍이 핵의 적도판에 배열하는 것이 특징이다.
- 1차 감수분열 후기(anaphase II)
  가. 염색체의 쌍이 각 염색체가 세포의 반대쪽 끝으로 이동된다.
- 1차 감수분열 말기(telophase II)
  가. 세포가 분열되어 두 개의 딸세포로 나누어지며, 각각 염색체의 수는 홑배수체(n)로 반감되고 2개의 분열세포가 형성하게 된다.

제2차 감수분열(Meiosis II)

- 1차 감수분열 말기에서 짧은 휴지기를 거친 후 DNA의 합성이 없이 곧 2차 감수분열로 진행되고, 2차 감수분열은 유사분열과 거의 같은 과정이다.

세포자멸사(세포자살, apoptosis)

세포자멸사는 1842년 독일 과학자인 Carl Vogt가 처음으로 그 이론을 제시하였다. 여러 발생학자와 세포학자들에 의해 프로그램화된 세포죽음(programmed cell death)은 지난 2세기 동안 많은 이름으로 불려졌으나, 결국 1972년 Currie와 그 동료들에 의해 "apoptosis"라는 신조어로 귀결되었다. "apoptosis"라는 단어는 그리스어로 "떨어져 나간다"라는 뜻이다. 다세포생물에게 발생되는 세포예정사(programmed cell death, PCD)의 과정이며, 외부인자의 자극이나 내적인 변화에 의해서 그 세포들이 자발적으로 죽음에 이르는 현상으로, 우리 몸에서 빈번하게 일어나고 있는 자연스러운 현상이다. 세포자멸사는 세포가 적절한 신호 자극을 받았을 때 스스로가 파괴되는 세포의 정상적인 기전이며, "내(세포 자신)가 죽음으로 너를 살리마!"라는 의미를 갖고 있다.

세포자멸사의 생리학적 주요 원인은 생명현상을 유지하기 위해서이며, 우리 몸에서 생체의 발생과 세포 수를 일정하게 유지하는 항상성(homeostasis) 유지에 핵심적인 역할을 수행한다. 생물체의 발생 과정 중에 효용성을 상실한 세포, 암세포, 바이러스에 감염된 세포, 자가면역 세포 등과 같이 불필요하거나 손상된 세포들의 제거 기전으로 사용된다. 예를 들면 바이러스에 감염된 세포가 더 이상 증식되지 않고 스스로 죽어 없어지도록 하는 것이나 발달 과정 동안 생긴 불필요한 세포들을 제거하는 것 혹은 방사능이나 약물에 의하여 변형된 세포를 제거하는 것 등이 이에 속한다. 또한 기관의 발생 및 유지에 중요한데, 이는 태아가 열 개의 손가락을 갖게 되는 것도 발생 과정 동안 손가락 사이의 세포가 사멸하기 때문이며, 올챙이가 개구리로 변할 때 꼬리가 없어지는 것도 같은 이유라고 과학자들은 설명하고 있다. 그 외에도 조직이식거부반응, 치매, 자가면역질환, 감염질환, 염증반응, 종양 등에서도 중요하다.

세포자멸사는 세포의 형태학적 변화와 죽음을 특징으로 하는 생화학적 변화를 나타내며, 이 변화는 세포의 수축(cell shrinkage), 핵 분절(nuclear fragmentation), 염색질 농축(chromatin condensation), 염색체 DNA 분절(chromosomal DNA fragmentation) 등이다.

세포자멸사의 유도(induction of apoptosis)

세포 구성물의 치명적인 손상 또는 스트레스(열충격, 방사선, 세균이나 바이러스의 감염, 암 신호)에 의해 시작된다. 이와 같이 외부 인자로 세포가 비정상 세포로 변할 경우 비정상 세포가 스스로 자살을 통해 개체를 방어하는 인체 방어 시스템이다. 세포자멸사에 관여하는 유전자는 크게 두 가지가 관여하고 있다. 하나는 세포죽음의 억제를 조절하는 Bcl-2 유전자군이며, 다른 한 부류는 카스파제(caspase) 유전자군이다. Bcl-2 유전자는 결국 카스파제의 활성화에 관여함으로써 세포자멸사를 조절하게 된다.

세포자멸사 작용이 항상 정상적인 기전으로만 작동하지는 않는다. AIDS, 알츠하이머, 파킨스병 등의 질병은 과도하게 세포자멸사를 유도하게 된다. 작동하지 않을 경우 정상세포는 암세포로 변이하는데, 세포 자살의 오작동은 암의 대표적인 지표이다.

세포자멸사의 기전(mechanisms of apoptosis)

세포자멸사의 기전은 세포 외부경로와 세포 내부경로로 나뉜다.

세포자멸사의 세포 외부경로(the extrinsic pathway of apoptosis)

세포자멸사의 과정은 자살수용체(death receptor)에 특정한 자살리간드(death ligand)가 결합하여 시작되며, 최종적으로는 카스파제 단백질을 활성화시키는 것이다. 활성화 신호가 세포질 내의 카스파제, Bcl-2 (B cell lymphoma-2), IAP protein (inhibitor of apoptosis) 등과 같은 매개체에 의하여 전달되는 활성화 신호전달과정을 거쳐 나타난다. 카스파제 단백질은 활성화되면 DNase를 활성화하고 최종적으로 세포의 DNA를 절단하여 세포는 죽음을 맞게 된다(그림 2-49). 예를 들면 TGF-beta, Fas, TRAIL 같은 단백질이 외부에 존재할 경우 어떤 세포들은 그것을 자신이 죽으라는 신호로 해석하여 자발적으로 세포자살을 하게 된다.

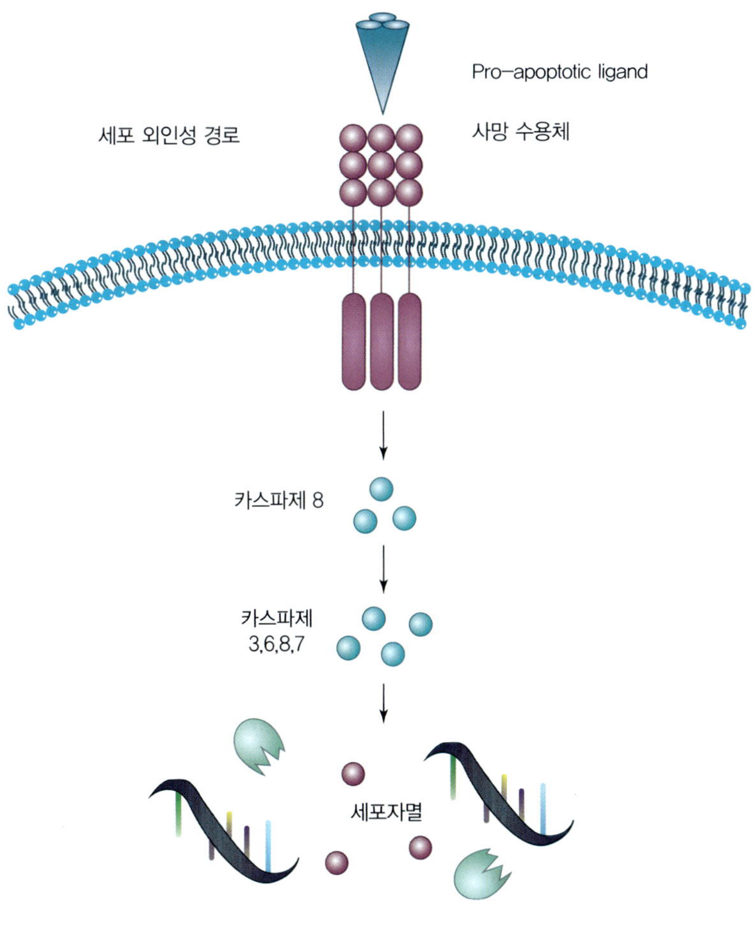

그림 2-49 세포자멸사의 외부경로 기전. 카스파제 활성화를 유발하는 세포자멸 전구체 리간드-자살수용체 간 상호작용

세포자멸사의 세포 내부경로(intrinsic pathway)

세포자멸사는 다양한 세포 손상에 대한 신호를 통해 p53 단백질 발현으로 시작된다. 세포 손상의 다양한 원인으로는 DNA 손상, 세포 주기 결함, 세포 스트레스 등이 있다. 세포는 이와 같이 세포 손상이 발생하면 세포자멸사를 가동하지만 반대로 세포자멸사를 억제함으로서 세포의 이상증식과 암세포로 변화될 수 있다. 예로는 DNA가 제대로 복제가 안 되면 그것을 감시하고 있던 단백질에 의해 세포 내부에서 죽음의 신호가 켜져 세포가 죽게 된다. p53이 세포자살을 활성화하는 인자(activator)라면, Bcl-2와 같은 단백질은 세포자살을 억제하는 인자(inhibitor)로 작용한다. Bcl family는 미토콘드리아 막의 손상을 억제하여 사이토크롬 C (cytochrome C)의 유출을 막음으로써 세포자멸사를 막는 단백질군이다. 카스파제가 활성화하기 위해서는 미토콘드리아에서 분비되는 산화적 인산화에 관여하는 사이토크롬 C가 필요하나 Bcl-2는 미토콘드리아가 사이토크롬 C를 분비하지 못하도록 억제함으로써 카스파제의 활성화를 저해한다(그림 2-50). 세포자멸사의 내부경로를 유발하는 경우는 대개 바이러스에 의한 경우가 많다.

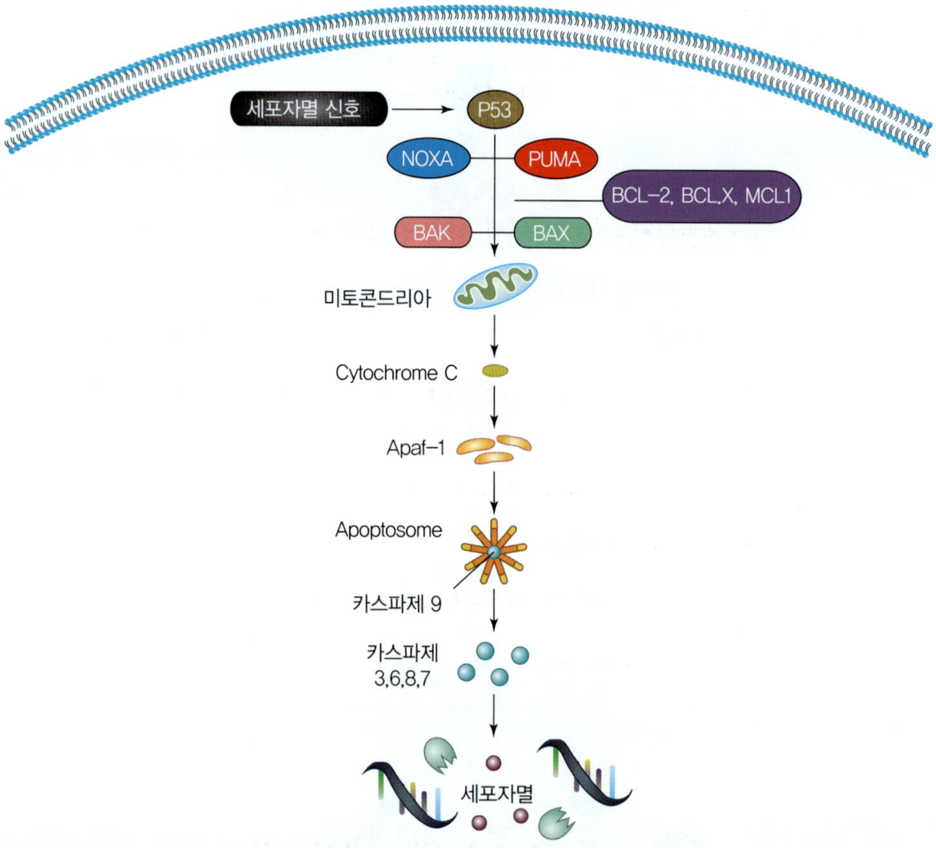

그림 2-50 세포자멸사의 내부경로. p53의 인산화에 의한 세포자멸사로 미토콘드리아 막의 손상으로 사이토크롬 C가 세포질로 유출되어 Apaf-1의 활성화를 유도함으로써 세포자멸사가 일어나게 됨

세포자멸사의 기능(functions of apoptosis)

우선 바이러스 감염, 스트레스 등의 원인에 의해 손상을 입은 세포를 스스로 제거하며 다른 정상 조직들을 보호하는 역할을 한다. 조직이나 기관의 발생 단계에서 불균형 분화 또는 분리가 진행될 때 세포자멸사는 이를 정상적인 형태로 되돌려 주는 기능(development)을 한다. 뿐만 아니라 세포의 증식과 더불어 면역세포의 수를 일정하게 유지하는 기능으로서 성인에서 적절한 세포 사멸과 세포분열을 통해 항상성(homeostasis) 유지에 관여한다.

세포자멸사의 결과(results of apoptosis)

세포자멸사로 인해 세포에서 세포막의 기포형성(membrane blebbing), 염색질의 응축(condensation of chromatin), DNA의 분절(DNA fragmentation) 등과 같은 독특한 형태학 변화를 나타난다. 반면, 괴사(necrosis)는 급성 세포손상의 결과로서 갑작스런 세포의 죽음으로 인해 염증을 유발하여 세포가 죽는 현상이다(표 2-3, 그림 2-51).

표 2-3 세포자멸사와 괴사의 비교

기준	세포자멸사	괴사
핵의 형태	수축	농축, 분해, 용해 수축되지 않음
세포 형태	수축	수축되지 않음
세포막 보존	보존	파괴됨
자극	생리적, 병적	병적
DNA 단절	규칙적	불규칙적
카스파제	활성화	비활성화
미토콘드리아	변화가 적음	팽창됨
공포	없음	형성됨
큰포식세포 또는 주변세포에 의한 제거	제거됨	염증반응이 발생
ATP	필요	불필요
조직소견	단일세포의 변화 염색질 응집 세포자멸소체(apoptotic body) 형성	세포 집단의 변화 세포종창 또는 응고괴사 소기관의 파괴
조직반응	염증반응이 없음 세포자멸소체 탐식	염증반응

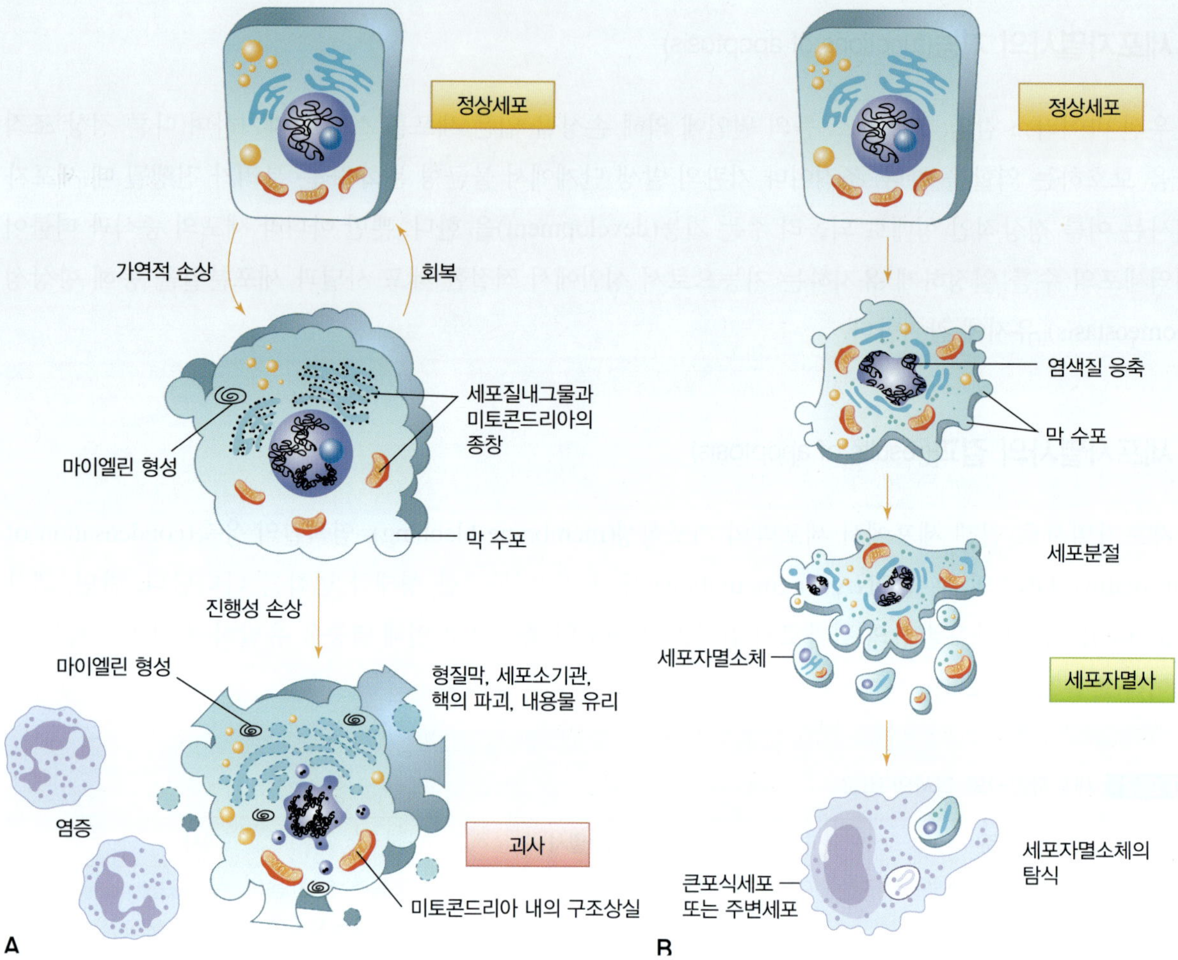

그림 2-51 세포자멸사와 괴사에서 연속적인 세포변화를 보여주는 모식도. A. 괴사의 초기형태는 염색질이 덩어리로 응집되며, 세포내 소기관이 팽창하며 부풀려지고 미토콘드리아의 매트릭스에 부드러운 털 같은 것이 나타나는 것이다. 시간이 지나면 세포막이 파괴되고 세포가 분해된다. B. 정상세포에서 세포자멸사는 염색질이 농축되어 핵막을 따라 늘어서는 모양을 보이며 세포질이 응축된다. 곧이어 핵이 절편화되고 세포표면이 현저히 돌출되는 형태로 변화한다. 이 돌출된 부분은 세포막에 둘러싸인 세포자멸소체(apoptic body)로 떨어져 나와 분리되고 주위에 있는 세포에 의해 포식되어 제거됨

Chapter

03 상피조직(Epithelial Tissues)

학습목표
Learning Objective

1. 상피조직의 개요 및 특징에 대하여 설명한다.
2. 상피조직을 기능에 따라 분류한다.
3. 상피조직을 형태와 배열에 따라 분류하고 출현 장기에 대하여 설명한다.
4. 상피세포의 속공간표면인 세포표면의 특수구조에 대하여 설명한다.
5. 상피세포의 가쪽이음인 세포사이이음에 대하여 설명한다.
6. 상피세포의 바닥면의 특수구조와 기능에 대하여 설명한다.
7. 샘을 구성하는 세포의 종류와 특징에 대하여 설명한다.
8. 샘을 구성하는 세포수에 따른 분류에 대하여 설명한다.
9. 내분비샘과 외분비샘의 차이점과 분비과정에 대하여 설명한다.
10. 배출방식에 따른 외분비샘의 분류와 예를 들어 설명한다.
11. 분비물의 성상에 따른 외분비샘의 분류와 예를 들어 설명한다.
12. 분비부위의 형태와 도관의 분지상에 따른 외분비샘의 분류와 예를 들어 설명한다.
13. 내분비샘의 형태에 의한 분류에 대하여 설명한다.

조직(tissue)

인체를 구성하는 세포의 종류는 약 200여 종이 있으며, 서로 다른 유형의 세포들은 협동적으로 배열, 조직화 되어 네 가지의 기본조직을 이룬다. 다양한 기능을 가진 이들 네 가지 조직이 구조적, 기능적 배열로 뭉쳐서 몸의 기능을 담당하는 기관(organ)을 구성한다. 네 가지 기본조직은 상피조직(epithelial tissue), 결합조직(connective tissue), 근육조직(muscular tissue), 신경조직(nervous tissue)으로 분류된다(표 3-1).

표 3-1 조직의 종류 및 기능

조직	세포	세포사이물질	기능
상피	밀집된 다면체의 세포	매우 적음	피부, 기도, 소화관의 표면 또는 체내의 여러 가지 물질통로인 내강을 덮고 있음. 샘분비
결합	여러 종류의 고정 및 이주세포	매우 풍부함	다른 조직들과 함께 결합하여 조직을 지지해주는 기능
근육	길게 늘어난 수축성 세포	약간 있음	몸의 활발한 수축작용을 담당하는 조직으로, 맘대로근(수의근)이라고 하는 가로무늬근은 뼈대근육으로 운동을 담당하고, 제대로근(불수의근)인 민무늬근은 장과 혈관에 존재하며 내장근이라고 함
신경	서로 얽힌 긴 돌기가 있음	없음	신경세포(신경원)를 형성하고 체내의 각 부분에 신호를 전달

조직은 살아 있는 개체의 구조적 부분을 형성하는 비슷한 세포의 집단으로 세포들과 장기 사이에서 중간적인 세포의 조직화된 구조이다. 조직의 구성은 세포와 세포외 기질(extracellular matrix)이라 불리는 몇 가지 구조와 물질로 이루어진 독립된 단위로 존재하는 것이 아니라 서로 다른 비율로 혼합되어 몸의 장기(organ)와 계통(system)을 구성한다.

상피조직(epithelial tissues)

상피조직의 개요

상피조직은 우리 몸의 기관과 체강의 표면을 덮고 있거나, 샘(gland, Latin of adeno)을 형성하기도 하는 조직이다. 땀샘(sweat gland), 침샘(salivary gland), 간(liver), 이자(pancreas) 등에 있는 대부분의 샘(gland)은 실질기관이지만 본래는 피부나 소화관의 점막상피에서 유래한 것으로, 그 주체는 상피세포로 되어 있다. 상피조직은 서로 비슷한 모양의 세포가 모여서 견고하게 결합된 세포로 체표면과 내면을 싸고 있다. 상피세포와 결합조직이 접한 부위에 바닥판(basal lamina)과 그물판(reticular lamina)으로 이루어진 기저막(basement membrane)이 있으며, 상피세포의 바로 밑에 있는 이 기저막을 경계로 결합조직과 구별된다. 바닥판을 구성하는 물질은 인접한 상피와 결합조직에서 유래된다(**그림 3-1**).

체표면의 표피를 구성하는 상피는 외부에 노출되어 있는 피부의 상피층으로 각질중층편평상피(keratinized stratified squamous epithelium)이다. 표피는 주로 각화하는 각질세포(keratinocytes)로 구성되어 있고 이 각질세포들 사이에 구조와 기능이 다른 멜라닌세포(melanocytes), 랑게르한스세포(Langerhans' cells), 메르켈세포(Merkel's cells)가 산재되어 분포한다.

각질화된 중층편평상피세포를 아래층에서부터 바닥층(기저층, stratum basale, basal layer), 가시층(유극층, stratum spinosum, spinous layer)", 과립층(stratum granulosum, granular layer), 투명층(stratum lu-

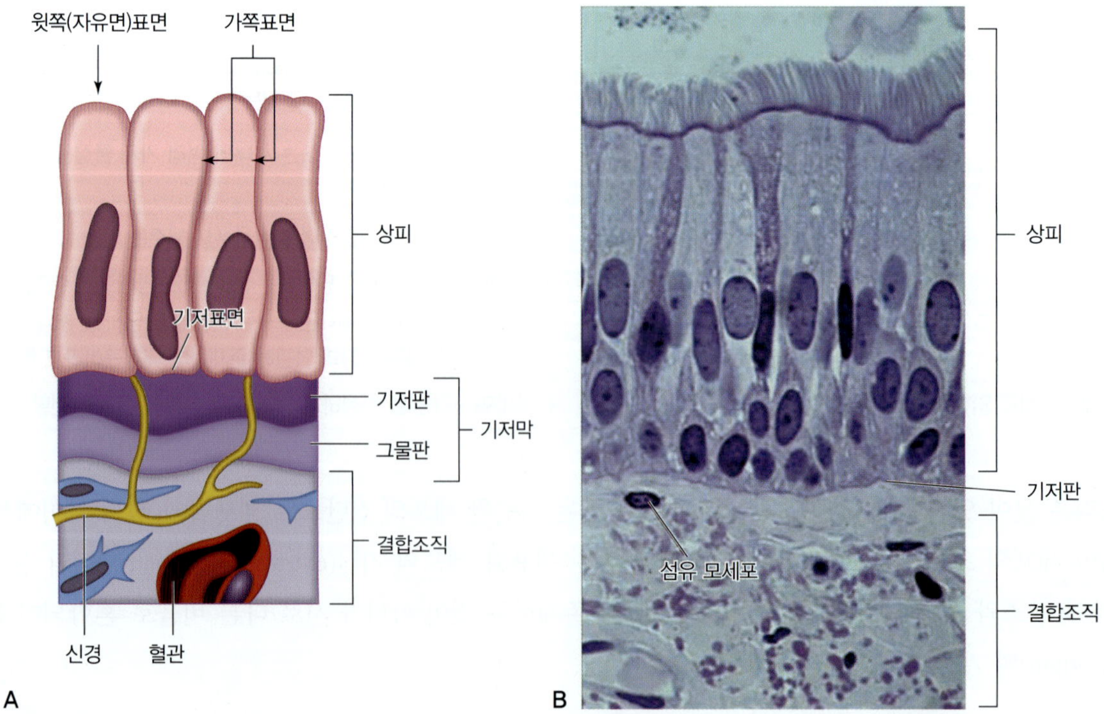

그림 3-1 상피세포 구조의 모식도. A. 상피세포와 상피세포 아래 위치한 기저막의 구성, 결합조직과의 경계를 나타내는 모식도, B. 상피세포 위에 위치한 섬모, 상피세포, 기저막, 결합조직과의 배열을 나타내는 모식도

cidum, clear cell layer, 두꺼운 피부에만 존재), 각질층(stratum corneum, horny layer)으로 분류하며, 외표면에 접할수록 각질화되어 있다. 표피 자체에는 혈관이나 신경이 없고 털, 손톱, 발톱 등은 상피유재 세포 또는 그 생산물이며, 주로 케라틴(keratin)이 주성분이다(그림 3-2).

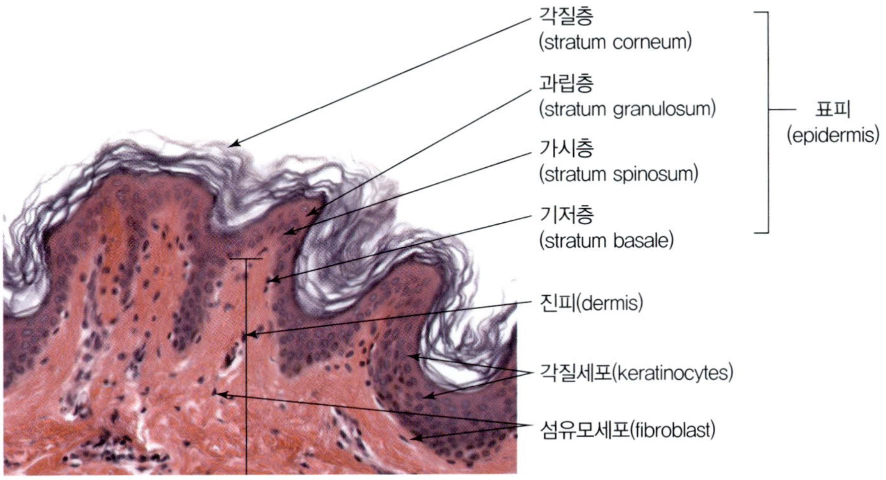

그림 3-2 피부. 피부는 표피층, 진피층, 피하조직(지방층)의 3개의 층으로 나뉘고 진피에는 피부 부속기관인 털, 땀샘, 피지샘, 털세움근이 있으며 손톱, 발톱 등의 각질화된 상피세포도 있다. 표피(epidermis)는 피부 외부의 얇은 층으로서 새로 분화하는 세포들로 구성되며, 이들은 외부 환경으로부터 피부를 보호하기 위해 세포들을 계속 새로운 세포로 교체해 준다. 외부로부터 구성된 순서는 각질층, 투명층(두꺼운 피부에만 존재), 과립층, 유극층, 기저층으로 구성되어 있음. H&E 염색, 200배.

상피조직의 일반적 특징으로 상피세포는 서로 이웃하는 세포들과 단단히 연결된 이음복합체를 통하여 서로 견고하게 연결되어 있고, 상피세포는 공동이나 외부에 직접 맞닿은 자유로운 표면에 접해 있으며, 기저막의 아래에 있는 결합조직에 고정되어 지지되고 있다. 뿐만 아니라, 다른 조직에 비해 세포사이공간과 세포외바탕질이 매우 적은 양으로 존재하고 혈관과 신경이 존재하지 않기 때문에 영양분(nutrient)이나 산소(oxygen)의 공급은 결합조직에 존재하는 혈관으로부터 바닥막을 통과하는 확산(diffusion) 작용에 의해 영양분과 산소를 공급받으며, 섬유조직에 의해 형태를 유지하며 높은 재생능력을 보유하고 있다.

상피조직은 특정 자극상태에서 한 상피형에서 다른 형태의 상피로 변형될 수 있는 능력이 있으며, 이와 같은 변화를 화생(metaplasia)이라고 한다. 담배를 많이 피는 사람에서 기관지의 거짓중층섬모원주상피가 중층편평상피로 변화되는 편평상피화생(squamous metaplasia)과 지속적인 자극에 의해 위(stomach)의 상피조직인 위점막상피가 소장점막과 유사한 술잔세포(goblet cell)로 바뀌는 장상피화생(intestinal metaplasia)이 있다.

상피조직의 형태학적 특징을 보면 상피세포들이 서로 밀집되어 있어서 세포 사이 물질(intercellular substance)이 매우 적어 H&E 염색에서 저배율로 관찰하면 헤마톡실린에 짙게 염색된 핵들이 다수 밀집되어 있어서 구별이 용이하다. 각각의 세포는 일반적으로 다면체(polyheadron)의 형태로서 상피세포를 자유표면쪽에서 보면 세포의 경계는 대체로 다각형으로 관찰된다. 또한 상피에는 극성(polarity)이 있어 여러 층으로 구성된 상피에서는 자유 표면쪽의 상피 세포와 기저부의 형태가 다르며, 한 층으로 구성된 상피세포에도 자유 표면쪽과 기저부의 세포 소기관의 배열에 차이가 있다. 상피의 표면에는 상피특수구조(epithelial specialization)인 섬모(cilia), 미세융모(microvillus), 부동섬모(stereocilia)와 같은 특수한 구조들이 잘 발달되어 있기도 하다.

모든 상피조직은 종류에 따라 다소 차이는 존재하지만 다음과 같은 다양한 기능을 가지고 있다.

1) 피부와 같이 우리 몸의 표면을 덮어주거나(covering) 싸주는 작용(lining)인 보호(protection) 및 방어 기능
2) 물질 이동 조절 기능
3) 물질의 분비(secretion) 기능
4) 물질의 흡수(absorption) 기능
5) 물질의 배설(excretion) 기능
6) 신경상피의 감각(sensation) 수용 기능
7) 재생(regeneration) 기능

상피조직의 분류(classification of epithelium)

상피조직은 기능과 형태면에서 크게 두 가지로 분류한다. 즉 한 층 또는 두 층 이상의 여러 세포층으로 된 판상(sheets) 조직을 이루는 덮개상피(covering epithelium)와 상피세포들이 무리(group)를 이루어 결합조직 속으로 파고 들어가 분비기능을 가진 샘상피(grandular epithelium)로 구분한다. 상피는 3배엽 모두에서 기원한다. 입과 코의 점막, 각막, 피부의 표피와 샘, 젖샘(mammary gland)은 외배엽(ectoderm)에서 기원하고 간(liver), 이자(pancreas), 기도와 위장관의 상피는 내배엽(endoderm)에서 기원되며, 콩팥의 요세관, 남성과 여성의 생식계통의 내층, 순환계통의 내피(endothelium)와 체강의 중피(mesothelium)는 중배엽(mesoderm)에서 기원한다.

상피는 자유면(apical surface, free surface)에 있는 최외층 상피세포의 구성 형태에 따라, 즉 바닥막(basement membrane)에 대하여 수직으로 잘랐을 때 보이는 세포의 모양에 따라 명칭을 달리한다. 핵모양이 납작하고 높이보다 폭이 큰 편평상피(squamous epithelium), 핵모양이 구형이며 높이와 폭이 비슷한 입방상피(cuboidal epithelium), 핵모양이 난원형이며 높이가 폭보다 큰 원주상피(columnar epithelium)로 분류한다. 또한 구성세포는 기저막 위의 세포 층수에 따라 바닥판과 자유면 사이의 세포 층수가 한 층일 경우는 단층상피(simple epithelium), 두 층 이상으로 구성된 경우는 중층상피(stratified epithelium)라 한다. 중층상피는 분비선이 발달되어 있는 구강, 인두, 장관, 자궁목 등에 분포되어 있다. 중층상피는 그 세포 모양이 층에 따라 다르게 나타날지라도 최외층인 표면층의 세포 형태를 기준으로 분류한다. 상피에는 거짓중층(pseudostratified)과 이행상피(transitional)라는 두 개의 특수한 유형도 존재한다(표 3-2, 그림 3-3). 상피조직은 세포의 층수와 표면층의 모양을 조합하여 분류하면 다음과 같은 종류가 있다.

단층편평상피(simple squamous epithelium)

편평한 세포들이 치밀하게 밀집되어 한 층의 상피층으로 배열된 상피이다. 각 상피는 높이에 비해 너비가 매우 큰 납작하고 얇은 세포로 넓은 표면적을 가지고 있고 한쪽 면은 내강으로 접해 있으며 다른 쪽은 기저막(바닥판)에 접해 있다. 상피의 표면쪽에서 보면 상피들은 불규칙한 다각형으로 관찰되고 핵은 대개 납작하며 중앙부에 위치하고 있다(**그림 3-4**).

단층편평상피는 여과(filtration)와 확산(diffusion)을 매개하는 기능을 한다. 간단하고 얇은 구조로 인해 작은 분자들이 쉽게 막을 통과하는 것을 가능하게 한다. 산소(oxygen)와 이산화탄소(carbon dioxide)는 자유롭게 농도차에 따라 상피를 통해 확산된다. 또한 이온(ions) 같은 작은 분자들은 세포막의 촉진확산(facilitated diffusion)을 통해 이동한다.

표 3-2 상피의 종류 및 기능

	상피의 종류	세포형태	위치	기능
단층	편평상피	모양은 납작하고 편평하여 절단면은 마름모꼴로 세포핵이 중심에 위치	폐의 폐포, 혈관과 림프관의 내면, 보우만주머니의 벽쪽층, 중피세포	확산과 여과(수동수송)에 의한 물질의 이동
	입방상피	세포의 높이와 폭이 같고 세포 중심에 원형의 핵이 위치	작은 샘의 분비 부분과 콩팥 세뇨관의 관, 갑상샘 소포	배출 및 흡수, 물질의 수송
	원주상피	키가 큰 세포로 핵은 타원형 내지 난원형으로 세포 아래쪽에 위치	세기관지, 나팔관, 자궁속막에는 섬모원주상피가 존재 소화관에는 비섬모원주상피가 존재	분비(점액과 효소), 흡수
	거짓중층 원주상피	키가 큰 세포와 작은 세포가 섞여 있어 핵의 위치가 여러 층으로 보임	상부호흡기의 일부, 기관, 기관지에 섬모상피가 존재	분비(점액), 섬모성 조직은 점액을 운반
중층	편평상피	표면층은 편평세포, 중간층은 다각형, 바닥층은 원주상피로 구성	식도, 구강, 질의 내면	보호, 수분 소실방지
	입방상피	표면층이 입방세포로 구성	땀샘, 침샘, 젖샘의 도관	마찰로부터의 보호
	원주상피	표면층은 원주세포, 중간층과 바닥층은 입방세포나 다각형세포로 구성	남성 요도의 일부분	분비, 보호, 흡수
	이행상피	표면층은 둥근세포, 중간층과 바닥층은 다각형세포와 입방세포로 구성	방광, 요도, 요관의 내면	보호, 확장성

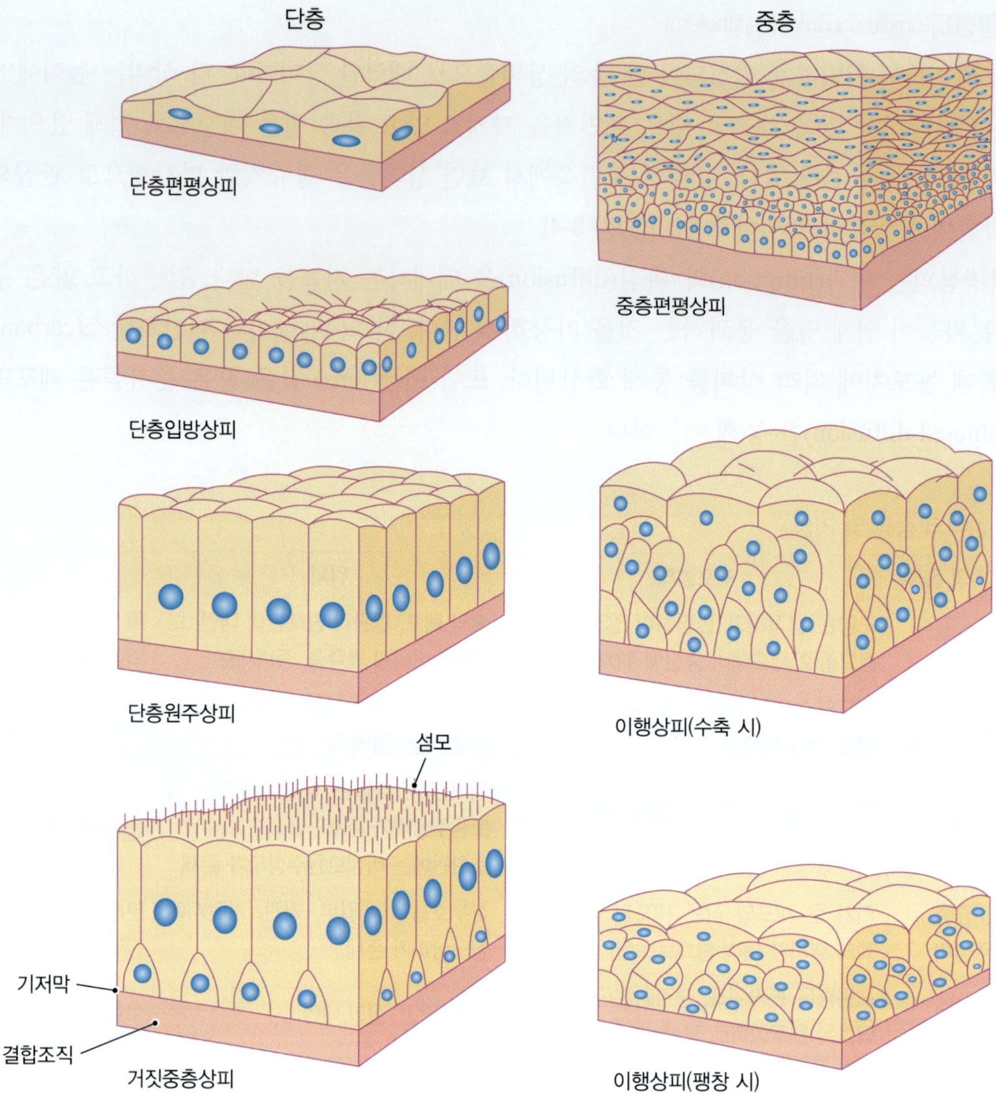

그림 3-3 형태에 따른 상피세포의 분류. 덮개상피는 자유표면에 면해 있는 최외층 상피세포의 형태에 따라 편평상피, 입방상피, 원주상피로 분류되며, 세포의 층수 배열에 따라 단층상피와 중층상피로 분류된다. 그 외 특수한 유형으로 거짓중층원주상피와 이행상피가 있음

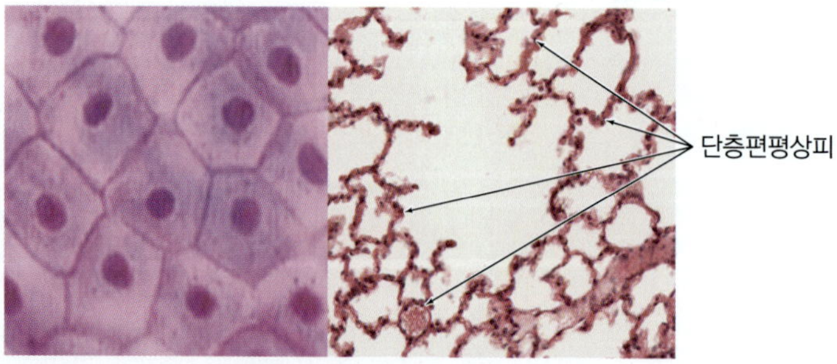

그림 3-4 단층편평상피(simple squamous epithelium). 허파의 허파꽈리(alveolar)와 혈관내피(endothelium, 제일 아래쪽 화살표)의 단층편평상피는 높이에 비해 너비가 매우 크고 납작한 세포로 넓은 표면적을 가지고 있다. 상피의 자유면에서 보았을 때 불규칙한 다각형으로 보이고 상피의 핵은 중앙에 위치한다. 상피의 자유면은 내강에 접해 있으며, 다른 쪽은 기저막 위에 놓여 있음 H&E 염색. 400배(좌), 100배(우)

단층편평상피가 위치하고 있는 곳은 허파꽈리의 내층(alveolar epithelium), 콩팥세관고리(loop of Henle)와 토리주머니(glomerular capsule, Bowman's capsule)의 벽쪽층(parietal layer), 혈관과 림프관의 내피(vessel endothelium), 배막공간(복강, peritoneal cavity)과 가슴막공간(흉강, pleural cavity)을 덮는 중피상피(mesothelial epithelium)를 구성하고 있다(그림 3-5).

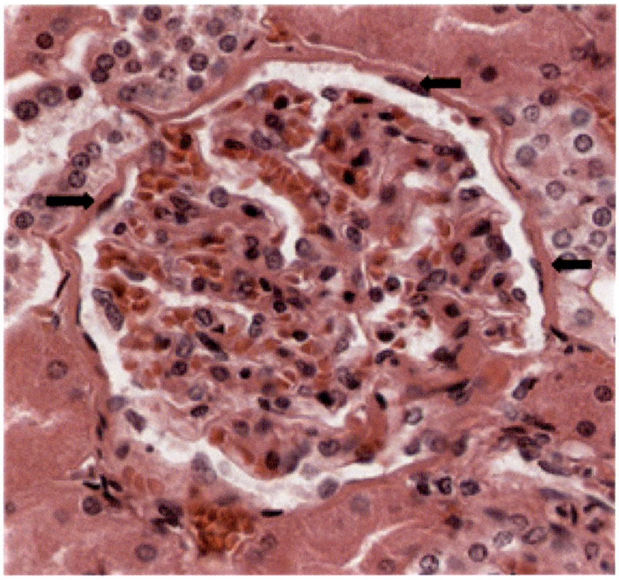

그림 3-5 토리주머니의 단층편평상피. 콩팥 토리주머니의 벽쪽층에 위치함(화살표). H&E 염색, 200배

단층입방상피(simple cuboidal epithelium)

단층입방상피는 한 층으로 배열해 있는 상피로, 수직 단면에서 보면 세포의 폭과 높이가 거의 같은 입방형단층으로 세포가 배열되어 있다. 세포를 표면에서 보면 단층편평상피와 비슷한 육각형(hexagonal shape)으로 보이며, 핵은 둥글며 세포의 중심부에 위치하고 있다. 단층입방상피는 배출 및 흡수를 하는 작은 관(ducts)를 둘러싸고 있어 마찰, 외부물질, 세균의 침입으로부터 보호하는 기능을 하며, 과량의 수분 소실을 방지한다. 콩팥의 세관(renal tubules)에서는 흡수와 여과된 물질의 수송을 담당한다.

단층입방상피의 분포부위는 외분비샘의 도관(ducts), 난소(ovary)의 표면(covering of the ovary), 갑상샘의 소포(follicles of thyroid gland), 콩팥의 일부 세관(renal tubules)인 구불세뇨관(convoluted tubules)에서 볼 수 있다(그림 3-6).

단층원주상피(simple columnar epithelium)

단층원주상피는 수직단면에서 세포의 폭에 비해 높이가 월등하게 높은 직사각형 막대모양(rod shape)의 원주형 세포들이 한 층으로 배열하며, 자유면(apical surface)에서 보면 단층입방상피와 비슷하게 보인다. 핵은 대개 타원 내지 난원형로 극성(polarity)에 의해 세포 바닥쪽(base of the cell)으로 치우쳐 일렬로 배열해 있다. 세포 사이 연결은 이웃하고 있는 세포와 밀착연접(tight junction)을 통해 이루어진다(그림 3-7).

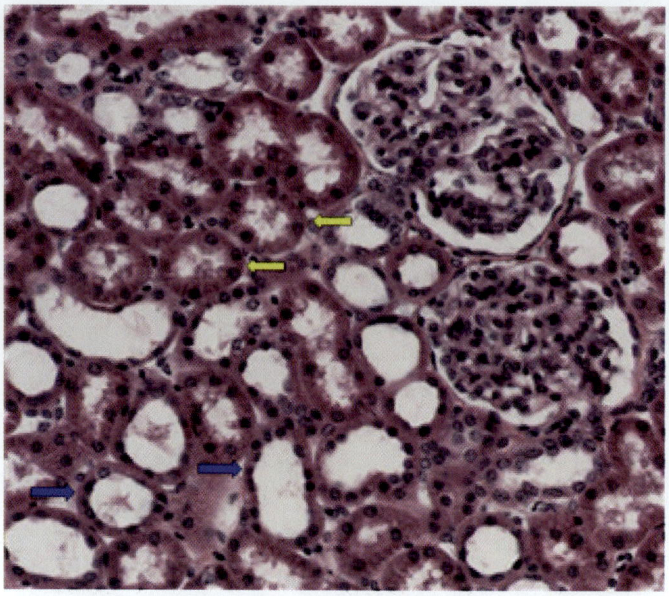

그림 3-6 콩팥 단층입방상피. 콩팥 토리쪽세뇨관(노란색 화살표)과 먼쪽세뇨관(파란색 화살표)을 싸고 있음. H&E 염색, 200배

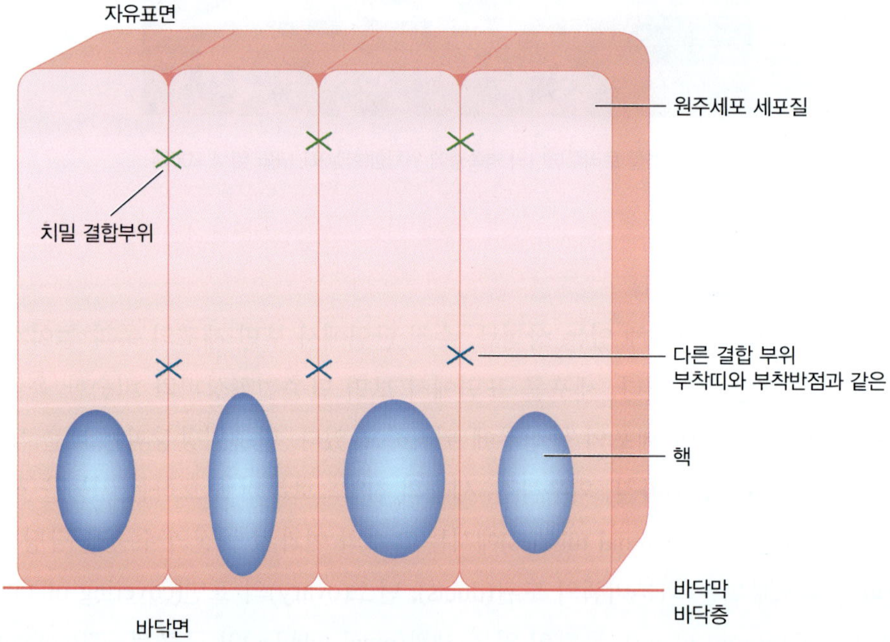

그림 3-7 단층원주상피의 모식도. 단층원주상피세포의 핵은 기저부에 일렬로 배치되어 있으며, 가쪽으로 이웃하고 있는 원주상피세포 사이연결은 폐쇄이음, 폐쇄띠, 결합체에 의해 이루어짐

단층원주상피의 주요 기능은 분비(secretion)와 흡수(absorption)이며, 위(stomach)와 소화관(digestive tract)에서는 일부 세균에 대해서 불투과 장벽(impermeable barrier)을 만들지만, 잘록창자(colon)에서는 필요한 이온들(ions)의 투과를 허용하기도 한다. 또한 주위의 술잔세포에서 점액을 분비함으로써 여러 가지 손상으로부터 표면을 덮고 보호한다.

단층원주상피는 위와 장의 점막상피(그림 3-8 A), 속자궁목(endocervix), 자궁속막과 속막의 샘(glands of uterine endometrium), 난관 점막(salpingeal mucosa), 세기관지(bronchiolar epithelium), 쓸개(gallbladder), 샘의 큰 관(ducts)의 내층(lining) 등에서 많이 볼 수 있다.

소화관(digestive tract)에서의 경우 세포 자유면의 특수구조인 미세융모(microvilli)는 광학현미경으로 관찰하면 세포의 자유면(free surface or apical surface)에서 마치 상피위의 호산성의 띠와 같이 보이기 때문에 줄무늬가장자리(striated border or brush border, 솔가장자리)(그림 3-8 B)라고 부르지만, 전자현미경으로 관찰할 경우에는 미세구조인 가는 세포질 돌기가 돌출한 손가락모양(finger-like)으로 배열되어 있는 것을 볼 수 있다.

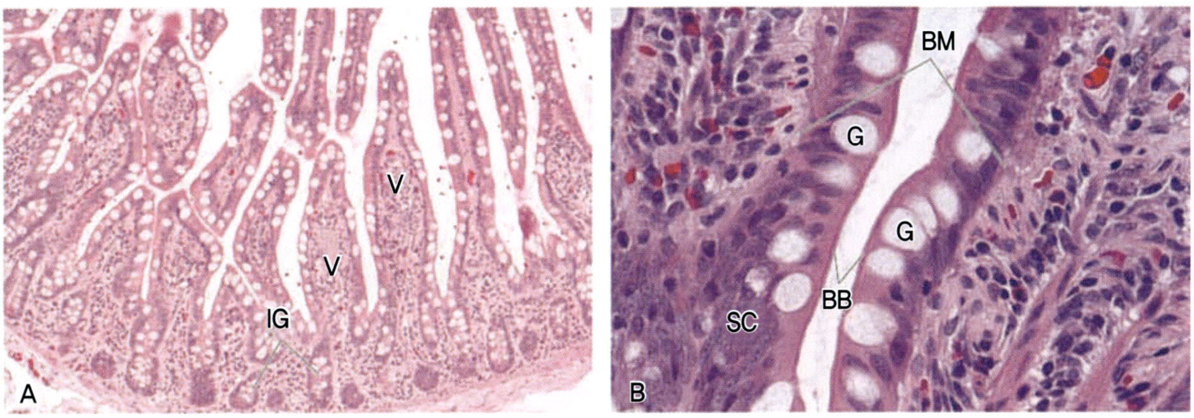

그림 3-8 단층원주상피. **A.** 작은창자, V : 융모, IG : 창자샘, H&E 염색, 100배. **B.** 작은창자, G : 술잔세포, SC : 단층원주상피, BB : 줄무늬가장자리, BM : 바닥막, H&E 염색, 400배

또한, 자궁, 자궁관(uterine tube), 고환날세관(ductuli efferentes), 세기관지(bronchiole)의 점막면을 구성하는 단층원주상피에서는 털 모양의 돌출구조(hair-like process)인 섬모(cilia)들을 볼 수 있다. 섬모원주상피세포는 각 세포에 약 200~300개 정도의 섬모가 있으며 섬모세포들 사이에 비섬모세포가 흩어져 있고, 호흡기계(pulmonary system)의 기관(trachea)과 기관지(bronchus), 여성생식기계(female reproductive system)의 자궁과 자궁관(oviduct)에서 발견된다(그림 3-9 A, B). 호흡기계에서는 상피층의 자유면쪽에 술잔세포(goblet cell)가 세포들 사이에 존재하여 점액을 분비함으로써 점막층을 형성하고 ATP를 소모하여 상피표면의 액체나 미세입자들을 상부호흡기 방향으로 이동시킴으로써 감염으로부터 방지하는 기능을 하며, 나팔관에서는 난자를 난소(ovary)에서 자궁속막(endometrium)으로 이동시키는 기능을 한다. 그러므로 섬모의 움직임에 에너지(energy)가 필요함으로 에너지 생산원인 미토콘드리아(mitochondria)는 원주상피세포의 자유면쪽에 위치하며 핵(nucleus)은 주로 기저부쪽에 타원형으로 존재한다. 원주세포들 사이의 미세구조에는 결합체(desmosomes), 폐쇄띠(tight junctions), 반투과막(semipermeable membrane) 등이 존재한다.

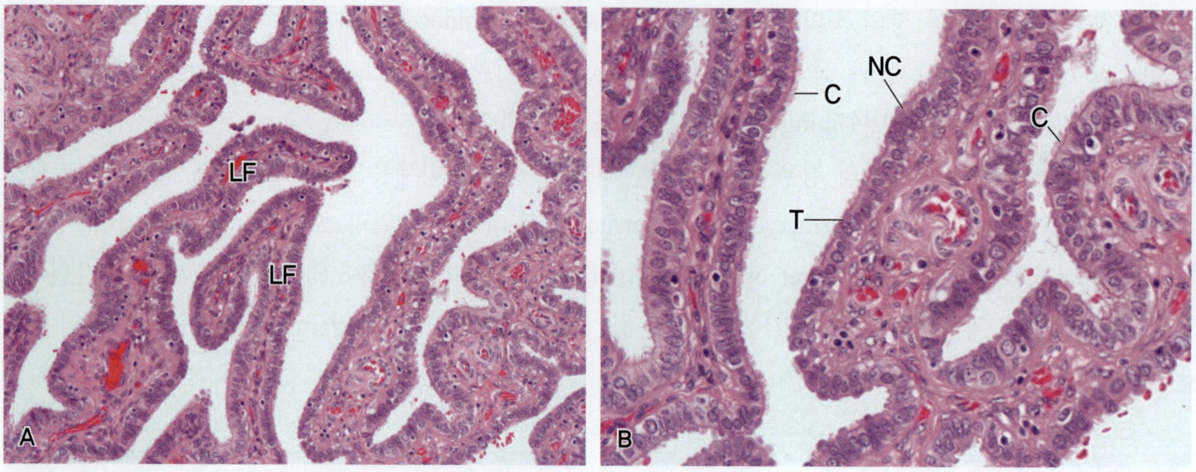

그림 3-9 단층원주상피. **A.** 자궁관의 저배율 사진, H&E 염색, 100배, LF : 점막세포주름, **B.** 자궁관의 고배율 사진, H&E 염색, 400배, T : 종말판, C : 섬모, NC : 무섬모세포

중층편평상피(stratified squamous epithelium)

중층편평상피는 여러 층의 편평상피세포로 구성되어 있다. 가장 윗층은 편평한 비늘모양(flat and scale-like)이며 가장 깊은 층인 기저층(바닥층)은 원주 또는 입방 모양으로 바닥판(basal lamina)에 부착되어 있으며, 반면 중간층의 세포는 다면체(polymorphous)로 이루어져 있다.

중층편평상피는 표면세포가 핵을 보유하고 있으면 비각질중층편평상피(non-keratinized stratified squamous epithelium)라 하며, 입(oral cavity), 인두(pharynx), 식도(esophagus), 질(vagina), 바깥자궁목(exocervix), 각막의 상피 등 보통 표면이 젖어 있는 부위에서 볼 수 있다(그림 3-10 A). 반면, 표면세포는 핵이 없어지고 단백질인 각질(keratin)로 형성된 세포질만 남아 있으며, 각질중층편평상피(keratinizing stratified squamous epithelium)라고 하며, 피부의 표피(epidermis)와 구강의 일부분인 혀유두 상피에서 볼 수 있다(그림 3-10 B).

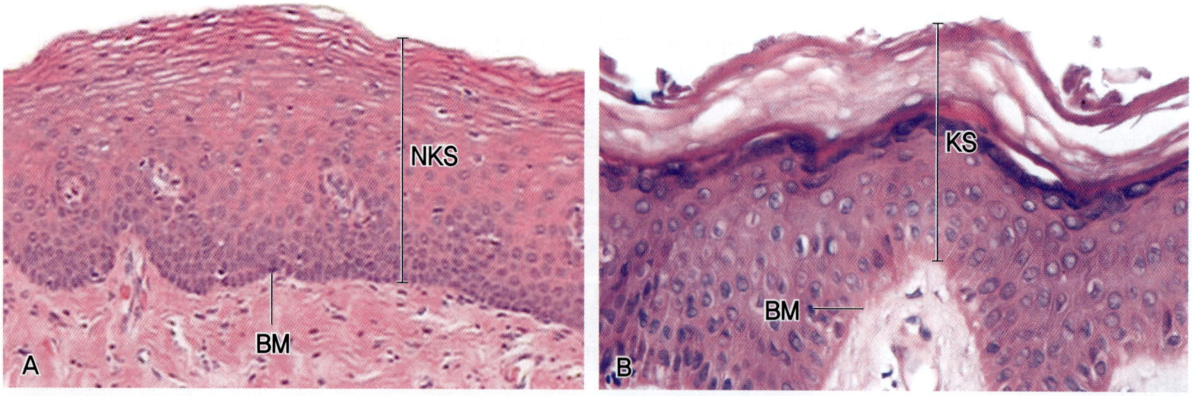

그림 3-10 중층편평상피. **A.** 자궁목의 점막상피, H&E 염색, 200배, NKS : 비각질중층편평상피, BM : 바닥막, **B.** 피부의 표피상피, H&E 염색, 400배, KS : 각질중층편평상피 BM : 바닥막

중층편평상피의 주요 기능은 방어나 보호기능을 제공하는것으로, 외부요소의 기계적 마찰로 인한 물리적 외상으로부터 보호하는 것과 함께 환경적·내부적 요소로부터의 화학적 손상에 대해 보호하는 것이다. 즉 식도의 점막이 중층편평상피로 구성된 것은 음식물에 대한 물리적인 자극으로부터 식도를 보호하기 위한 것이다.

중층입방상피(stratified cuboidal epithelium)

중층입방상피는 두 층으로 배열되어 있는 상피로서 표면 상피세포는 입방형으로 되어 있다(그림 3-11). 인체에서 드물게 존재하며, 땀샘(sweat gland)의 도관(ducts) 및 유방의 젖샘(mammary gland in the breast), 구강의 침샘(salivary glands in the mouth), 피지샘(sebaceous gland) 등의 분비관 등에 존재한다. 중층입방상피는 샘의 도관 속막을 둘러싸고 있어 마찰로부터 보호하는 기능을 한다.

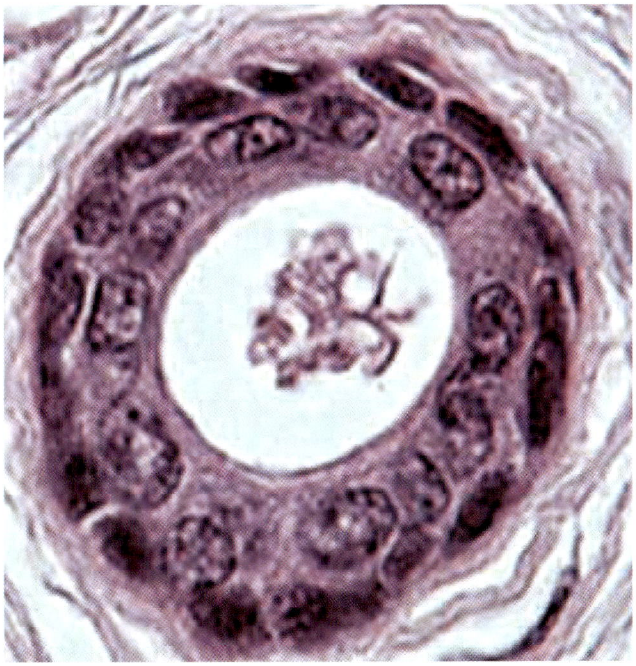

그림 3-11 중층입방상피염색의 도관 상피세포. H&E 염색, 600배

중층원주상피(stratified columnar epithelium)

중층원주상피는 세포들이 두 층 또는 그 이상의 층으로 배열되어 있는 상피로, 그중에서 표면 세포만이 원주형이고, 바닥막에 접한 깊은 층의 세포들은 입방형 또는 다면체 등 다양한 모양을 나타낸다(그림 3-12). 이 상피는 우리 몸에서 매우 드물게 볼 수 있으며, 주 기능은 분비의 기능에 방어적 요소가 가미되어 있다. 일부의 큰 배설관(some large excretory ducts)인 침샘 근처에서 관찰할 수 있으며, 상피세포들 사이에서 보이는 술잔세포의 점액 분비를 통해 세포 내면을 보호하여 준다. 이외에도 눈의 결막(conjunctiva)과 남성의 요도(regions of the male urethra) 일부, 정관(vas deferens)에서 볼 수 있다. 정관의 내면에서는 영양분의 흡수를 증가시켜 섬모의 운동성을 도와주고 세균과 같은 병원체로부터 보호하는 기능을 한다.

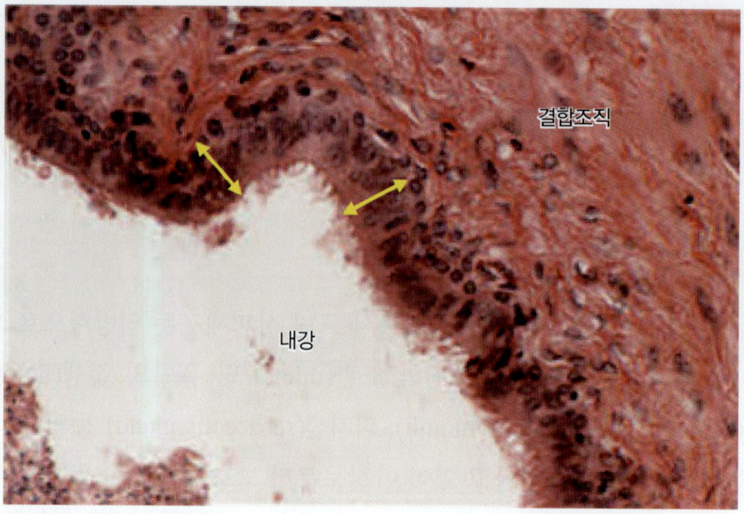

그림 3-12 중층원주상피. 남성의 요도에서 관찰되는 상피세포(노란색 양쪽 화살표) H&E 염색, 400배

거짓중층원주상피(pseudostratified columnar epithelium)

거짓중층원주상피는 단층상피의 특별한 형태로 중층으로 보이나 실제로는 절단면의 상피층이 한 층 상피로 구성되어 있다. 거의 모든 원주형 세포들이 바닥판(basal lamina)에 놓여 있으며, 그중 일부 세포들이 상피의 자유면(apical surface)에 도달하지 못하여 세포들의 높이가 같지 못하며 자유표면에 닿아 있는 세포와 그렇지 못한 세포는 핵의 위치도 다른 높이로 보이며 세포질의 경계도 뚜렷하지 않기 때문에 마치 여러 층의 상피처럼 보인다. 거짓중층원주상피는 단층원주상피이기 때문에 상피 바닥막 쪽에 핵이 위치하고 있다.

거짓중층원주상피는 상피의 섬모 유무에 따라 두 가지 형태로 분류된다. 섬모가 존재하는 상피는 거짓중층섬모원주상피(pseudostratified ciliated columnar epithelium)로 기관(trachea)과 일차기관지(bronchi) 등 상부호흡기계(upper respiratory tract)에 존재하고(그림 3-13, 14), 섬모가 없는 거짓중층원주상피(pseudostratified columnar epithelium)는 남성생식기계의 부고환(epididymis)(그림 3-15, 16), 침샘(salivary gland)의 큰 분비관(excretory duct), 남성 요도(male urethra)의 일부에서 볼 수 있다.

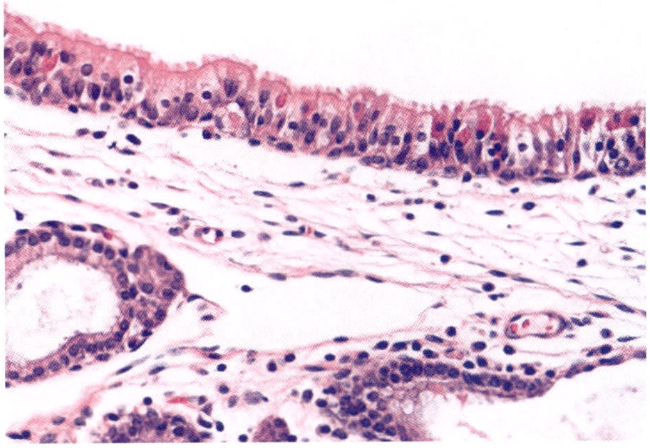

그림 3-13 거짓중층섬모원주상피. 기관의 점막상피, H&E 염색, 200배

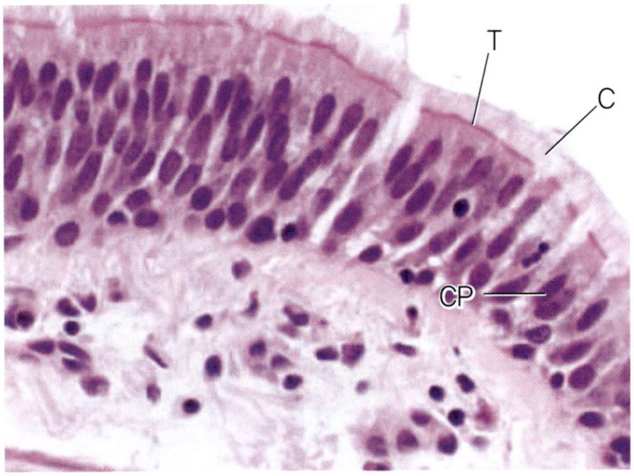

그림 3-14 거짓중층섬모원주상피. 광확대한 기관의 점막. H&E 염색, 400배. CP : 거짓중층섬모원주상피, T : 종말판, C : 섬모

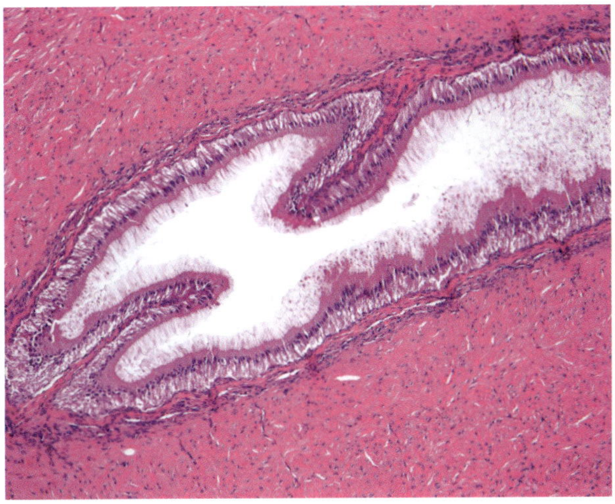

그림 3-15 거짓중층원주상피. 부고환관의 점막상피, H&E 염색, 100배

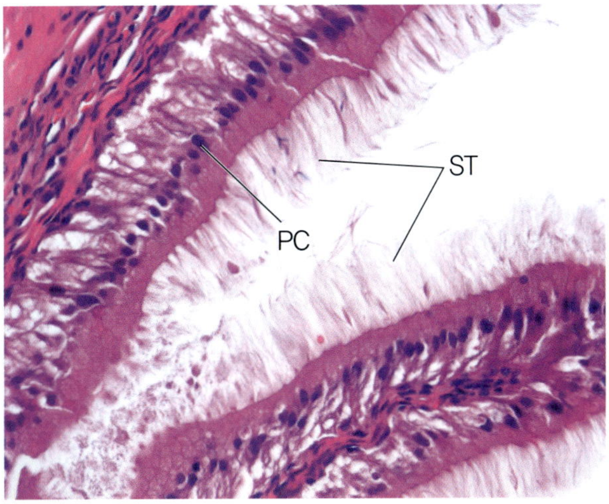

그림 3-16 거짓중층원주상피. 광확대한 부고환 점막상피. H&E 염색, 400배. PC : 거짓중층원주상피, ST : 부동모

이행상피(transitional epithelium)

이행상피는 비뇨기계에만 존재하는 독특한 유형의 상피이다. 중층으로 구성되어 수축과 팽창이 가능한 상피로 자유면의 제일 윗쪽 상피세포가 팽창이 되지 않은 상태(이완상태)에서는 입방형태를 보이고 팽창되었을 경우(긴장상태)에는 편평세포 형태로 관찰된다. 상피세포는 일반적으로 기저막(basement membrane) 위로 3~8층으로 중첩되어 있으며, 이완 시에는 5~6층의 세포로 보이고 팽창 시에는 2~3층으로 관찰된다(그림 3-17).

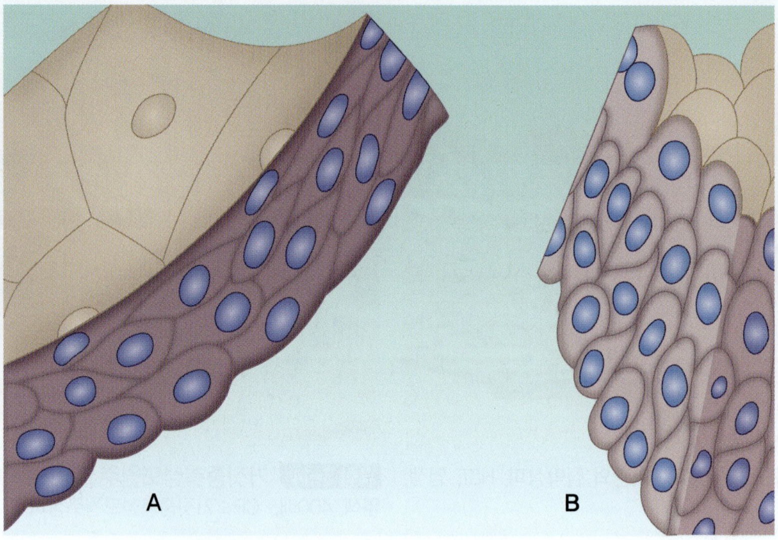

그림 3-17 이행상피의 모식도. A. 팽창 시, B. 이완 시

이행상피는 장기에서 수분에 의한 다량의 마찰과 요의 독성에 대하여 견딜 수 있도록 변형되었고, 소변양의 변화를 수용할 수 있도록 쉽게 수축이나 팽창이 일어나며 이에 따라 상피세포의 모양이 바뀔 수 있다. 방광의 경우 소변의 양이 늘어나면(팽창) 상피의 두께는 얇아지고 소변을 배설하면 방광의 벽이 수축되어 상피의 두께가 두꺼워지는 세포의 이행현상(transition)을 볼 수 있다. 이완된 방광 상피세포에서 가장 윗 층의 표층세포들은 크고 종종 두 개의 핵을 가지고 속공간으로 불룩한 둥근 지붕모양의 우산세포(umbrella cell 또는 dome cell)들을 볼 수 있다(그림 3-18, 19).

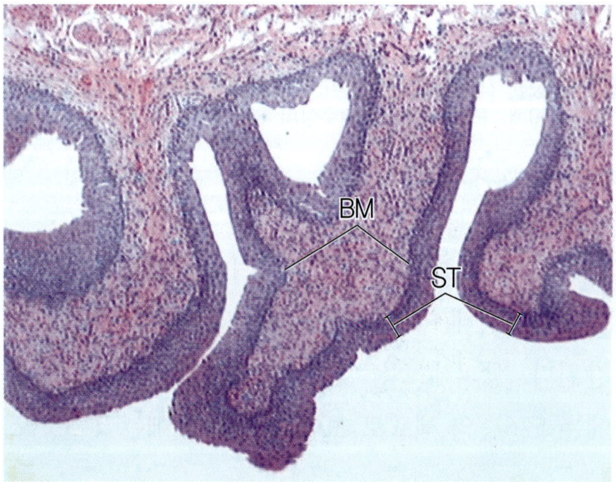

그림 3-18 이행상피. 방광 점막의 상피, H&E 염색, 100배
BM : 바닥막, ST : 중층이행상피

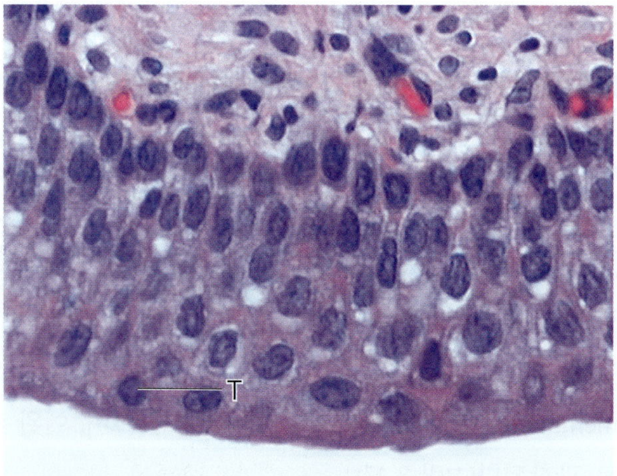

그림 3-19 이행상피. 확대된 방광 점막, H&E 염색, 400배
T : 표층의 우산세포(dome-like cells)

전자현미경적 관점에서 보면 이웃하고 있는 세포의 세포막과 함께 폐쇄접합(tight junctions or impenetrable junctions)으로 연결되어 있어 염류(salts)와 물(water)을 통과시키지 않는다. 또한 이 폐쇄이음은 장벽(barrier) 기능을 하여 독성 물질들(toxic wastes)의 재흡수와 혈류로의 병원체(pathogens)의 침입을 방지한다.

이행상피는 방광(urinary bladder), 요관(ureter), 요도의 윗부분(superior urethra)과 같은 요로상피(urothelium)와 전립샘(prostate)의 관(ducts)에 존재한다.

극성과 관련된 세포표면, 가쪽막, 바닥쪽면의 특수구조(cell surface, lateral membrane, and basal surface specializations associated with polarity)

대부분 상피세포의 속공간 표면(자유면, free surface, apical surface)은 뚜렷한 형태적, 생화학적, 기능적인 특성을 가지며 이러한 특성과 관련된 극성(polarity)을 보인다. 극성을 보이는 세포들은 관내강을 향한 속공간표면인 꼭대기쪽 영역(apical domain), 가쪽영역(lateral domain), 바닥판과 접촉하는 바닥쪽 영역(basal domain)이 있다. 이 영역들은 기능적으로 다르기 때문에 각각 기능과 연관된 표면변형과 특별한 구조들을 가지고 있다. 많은 상피의 꼭대기쪽 영역, 즉 속공간표면(luminal surface)에는 미세융모(microvilli), 섬모(cilia), 부동모(stereocilia)가 존재한다. 가쪽영역(lateral domain)에는 서로 이웃하고 있는 상피들과 어러 유형의 특수화된 이음부위와 세포 사이의 맞물림(interdigitation)이 있어 서로 지지하고 세포와 세포 사이의 관문을 이루고 있다. 바닥쪽 영역(basal domain)은 바닥막(basement membrane)이 있어 상피를 지지하고 있다.

세포표면의 특수구조(cell surface specializations)

세포막으로 되어 있는 세포 표면은 세포에 따라 다소 울퉁불퉁한 구조를 볼 수 있는데, 이는 세포가 갖는 그들의 기능에 적응하기 위하여 분화되어 나타난 것으로 보여지며, 많은 상피의 꼭대기쪽 영역은 미세융모(microvilli)와 섬모(cilia)를 가지고 있다. 부동모(stereocilia)도 특수화된 세포표면의 특수구조이다.

미세융모(microvilli)

미세융모는 원주(입방)상피세포의 자유면으로부터 관내강으로 돌출된 손가락 모양의 작은 세포질 돌기(finger-like projection of apical plasma membrane)이며(그림 3-20), 이를 전자현미경으로 관찰하면 세포의 꼭대기쪽 표면(apical surface)으로부터 돌출한 원통모양의 빽빽하게 밀집된 세포질돌기가 관찰된다. 일반적으로 직경이 약 80~90 nm, 길이는 약 1~2 μm 정도 되는 원통형 세포질 돌기들이다(그림 3-21).

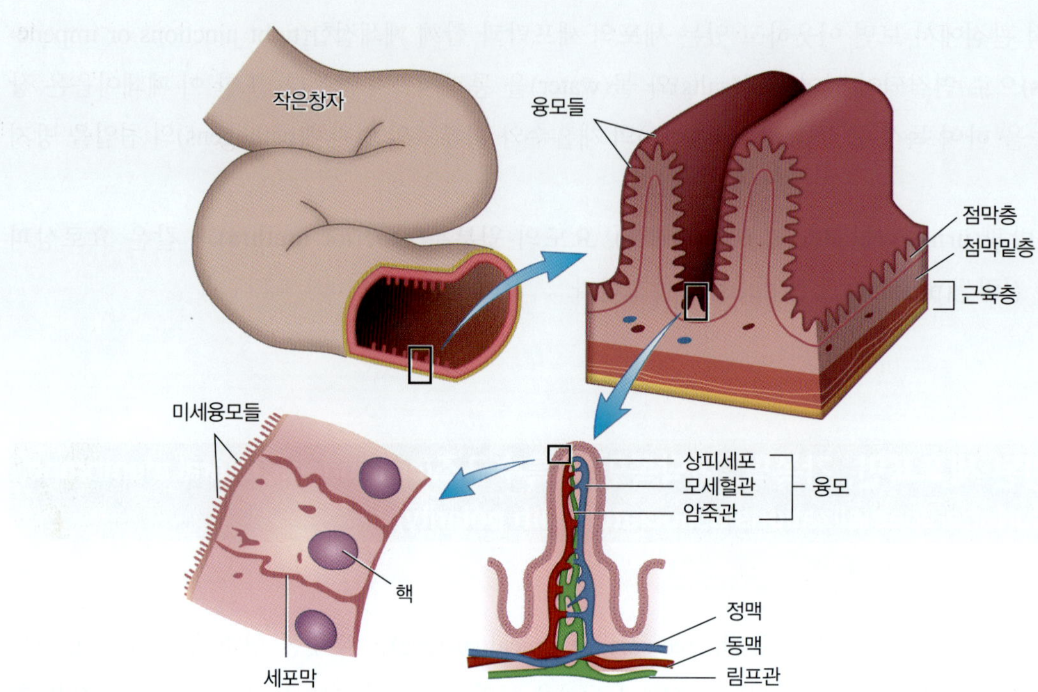

그림 3-20 작은창자에서 융모와 미세융모의 모식도. 작은창자의 내면 주름은 융모로 덮혀 있으며, 융모의 세포 자유면에는 미세융모로 덮혀 있다. 융모의 내부에는 혈관, 림프관, 암죽관이 그물모양으로 얽혀 있음

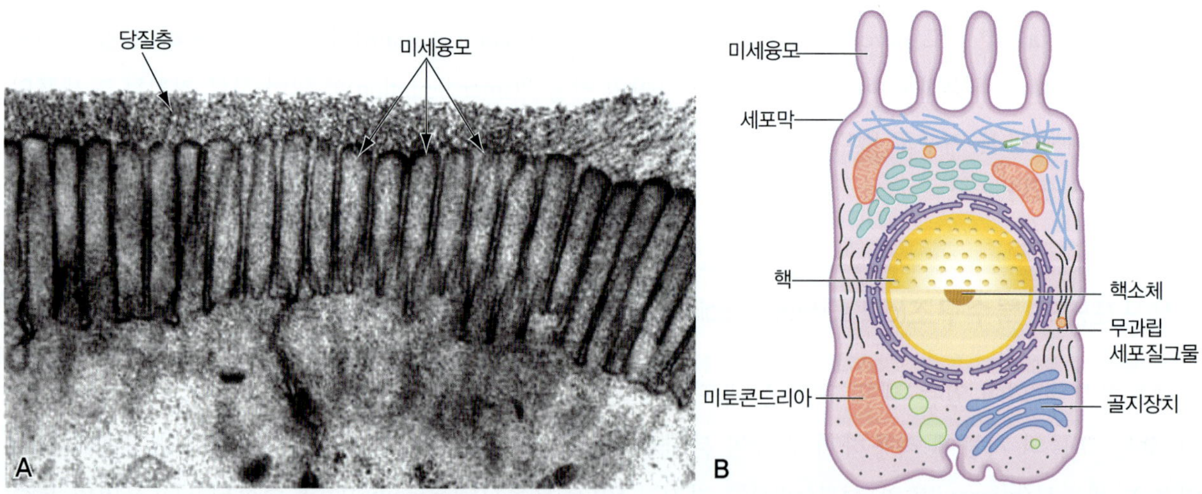

그림 3-21 작은창자의 점막 상피의 전자현미경 소견과 모식도. **A.** 투과전자현미경으로 관찰한 흡수상피세포의 미세융모, 2,800배, **B.** 흡수상피세포의 모식도

미세융모는 25~30개의 액틴미세섬유(actin filament)로 구성되어 있고, 액틴미세섬유는 빌린(villin) 단백질과 교차결합하여 미세융모 끝의 무정형 부위에 고정되어 있으며, 미세융모의 끝에서 세포질 속으로 뻗어 종말그물(terminal web) 쪽으로 이어지고 있다(그림 3-22).

탄수화물을 염색한 상피를 광학현미경으로 보면 당질층(glycocalyx; terminal oligosaccharide of integral protein)이 존재하여 탄수화물 염색에 자주 이용되는 PAS 염색에서 양성 반응을 보인다. 작은창자의 흡수상피와 콩팥 토리쪽세관(proximal tubule)은 상피의 자유표면에 돌출해 있는 미세융모가 존재하며 이를 광학현미경으로 관찰하면 호산성의 띠와 같은 구조로 보이며 광학현미경적으로는 줄무늬가장자리(striated border, 솔가장자리 brush border)라 불리운다(그림 3-23, 24).

미세융모는 흡수세포(absorptive cells)에서 잘 발달되어 있으며, 수송과 흡수기능(세포 표면적을 약 15~30배 증가)을 담당한다.

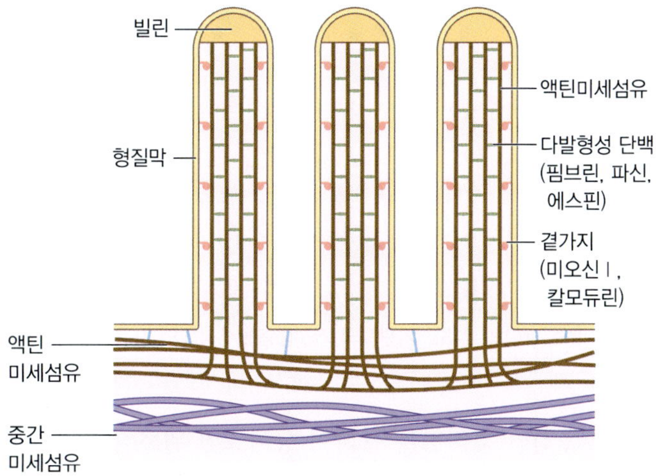

그림 3-22 미세융모의 구조 모식도. 미세융모 속에는 미세융모의 형태를 유지시키는 액틴미세섬유가 빌린과 교차결합하여 세포질 속의 종말그물 쪽으로 이어져 있음

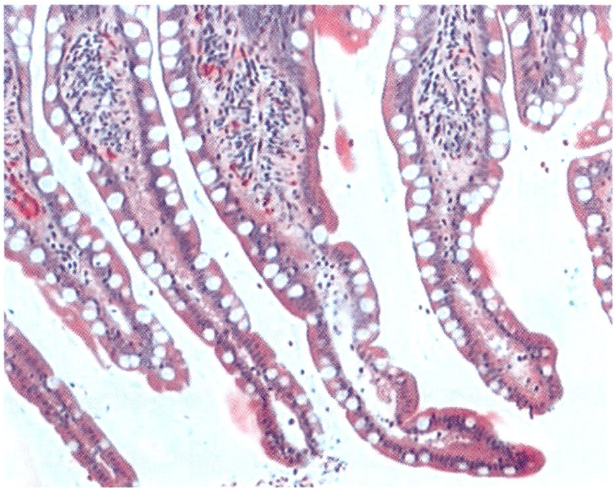

그림 3-23 작은창자의 점막. 장융모가 내강으로 돌출되어 있음. H&E 염색, 200배

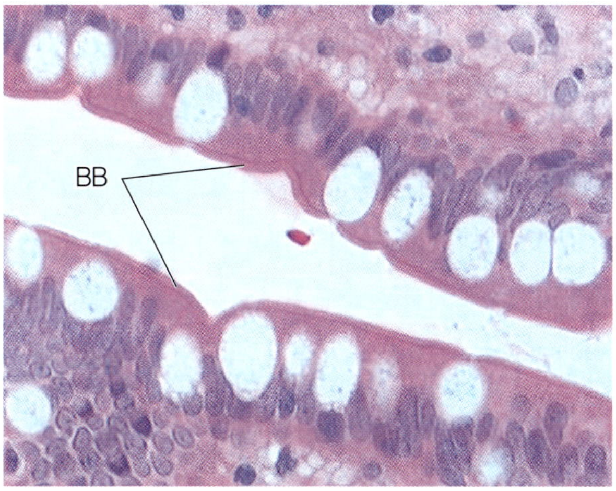

그림 3-24 작은창자의 점막상피. 융모를 구성하는 상피세포. H&E 염색, 400배. BB : 줄무늬가장자리(전자현미경에서 미세융모라 부름)

섬모(cilia)

섬모는 상피세포의 꼭대기쪽 표면에서 뻗어 나온 길고 운동성을 가진 털모양의 돌기구조(fine, hair-like processes)이고, 직경이 약 0.2 μm, 길이가 5~10 μm로 광학현미경으로도 쉽게 관찰할 수 있다(그림 3-25).

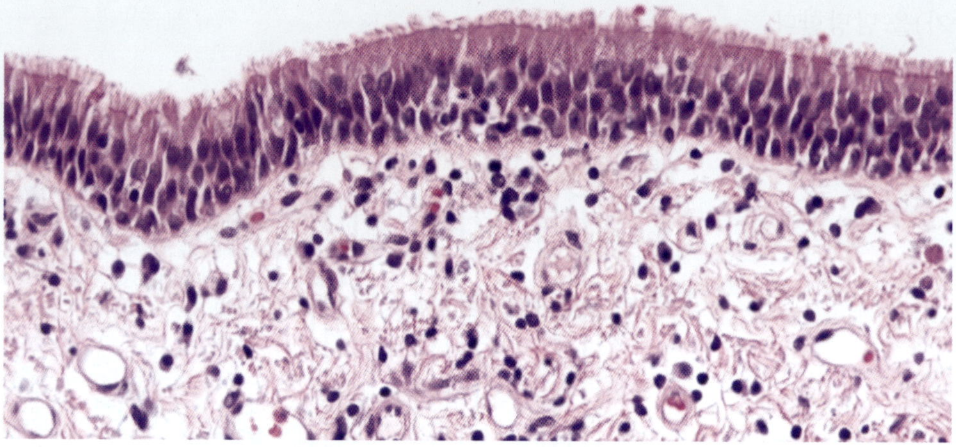

그림 3-25 기관지 상피(tracheal epithelium)의 섬모. 기관지의 거짓중층원주상피의 자유면에 위치하고 있음, H&E 염색, 200배

섬모는 한 방향으로 빠른 율동적인 움직임을 통하여 상피표면 위로 점액(mucin)과 입자물질을 운반하는 기능(material transport)을 하게 변화된 특수구조이다. 기관과 기관지와 같은 호흡계통(respiratory tract) 및 자궁과 자궁관(oviduct)과 같은 생식기계에 존재하는 원주상피의 관 내강 표면 위에 가지런히 정렬되어 있는 수백 개의 섬모들이 존재한다.

섬모를 가로로 절단한 면을 전자현미경으로 보면, 세포막으로 둘러싸여 있으며 내부구조는 섬모의 중심에 축미세소관(axoneme)이 고르게 배열된 미세소관(microtubule) 복합체가 존재한다. 축미세소관은 중심부에 단관체(singlets) 모양의 2개의 중심미세소관(central microtubule)과 그 주위를 둘러싸고 있는 9개의 두짝미세소관(doublet microtubule)으로 구성된 9+2 미세소관계(9+2 microtubular system)의 긴 미세소관들이 섬모의 장축과 평행하게 위치해 있다. 2개의 중심미세소관은 따로 분리되어 있고 주위에 있는 두짝미세소관 각각의 가로단면은 13개의 원미세섬유(protofilament)로 이루어진 고리 모양을 하고 있다. 두짝미세소관에서는 소단위 A로부터 두 개의 단관체를 감싸는 중심집(central sheath)을 향하여 부챗살(radical spokes)이 안쪽으로 돌출되어 있으며, 인접한 두짝미세소관들은 소단위 A로부터 인접한 소단위 B로 뻗어 나온 탄력단백질인 넥신(nexin)으로 연결되어 있다(그림 3-26). ATPase 활성을 가진 미세소관연관단백질(microtubule associated protein)인 디네인(dynein)은 두짝미세소관의 소단위 A로부터 인접한 두짝의 소단위 B를 향해 팔처럼 뻗어 나온다. 디네인은 ATP를 가수분해하여 얻은 에너지를 이용하여 섬모를 휘어지게 한다.

9+2 미세소관 배열은 섬모의 끝에서 그 바닥쪽까지 이르고 있으며, 바닥쪽에서는 미세소관이 기저소체(basal body)에 합쳐진다. 기저소체는 중심미세소관 없이 9개의 세짝(triplet) 미세소관만이 일정한 간격을

두고 풍차 모양의 방사상으로 배열하여 9+0 패턴을 이루고 있어 중심소체(centriole)와 비슷한 모양을 이루고 있다. 이러한 미세소관은 섬모로 하여금 상피표면 위로 한 방향으로만 움직여 물질을 이동시키는 역할을 한다. 예를들면 호흡기계를 통해 흡입된 먼지 입자나 분비물을 몸 밖으로 내보내거나(그림 3-26), 배란된 난자가 자궁관을 통하여 자궁에 이르게 하는 경우이다. 또한 정자가 날세관(ductuli efferentes)을 지나가는 것도 이러한 섬모운동과 관련되어 있다.

이 밖에도 미세소관의 기능은 세포뼈대, 세포분열, 분비기능, 신경기능, 생체막의 기능 등과 밀접한 관계가 있다.

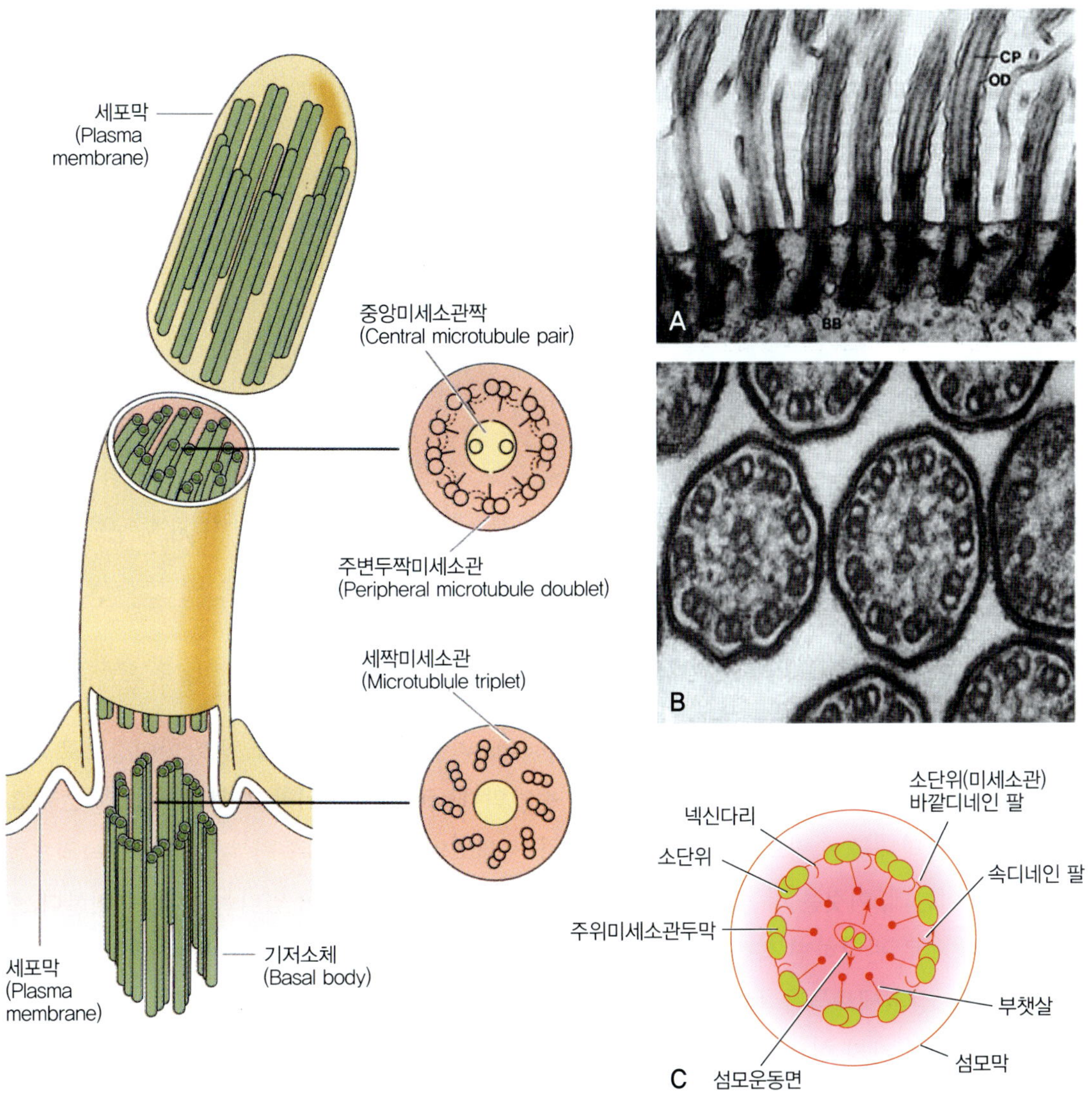

그림 3-26 섬모의 모식도와 전자현미경적 특징. **A.** 기관의 거짓중층섬모상피 표면에 있는 길고 운동성을 가진 털 모양의 돌출물구조. **B.** 섬모의 가로단면으로 섬모는 세포막으로 둘러싸여 있으며, 9+2 미세소관 배열로 이루어져 있음. **C.** 섬모의 축미세소관 가로단면 모식도로 중심부에 단관체인 2개의 미세소관과 그 주위를 둘러싸고 있는 9개의 두짝미세소관

부동섬모(stereocilia)

부동섬모는 섬모라는 명칭이 붙었지만 섬모는 아니며 매우 긴 미세융모이다. 미세융모이기 때문에 운동성이 없으며, 부동섬모는 중심에 있는 액틴미세섬유(core; actin filament bundle)로 구성되어 있어 매우 단단하다.

부동섬모는 부고환(epididymis)(그림 3-27)과 속귀 달팽이의 털 감각세포(Cortiorgan in inner ear)에서만 관찰되며, 흡수 표면적을 증가시킨다.

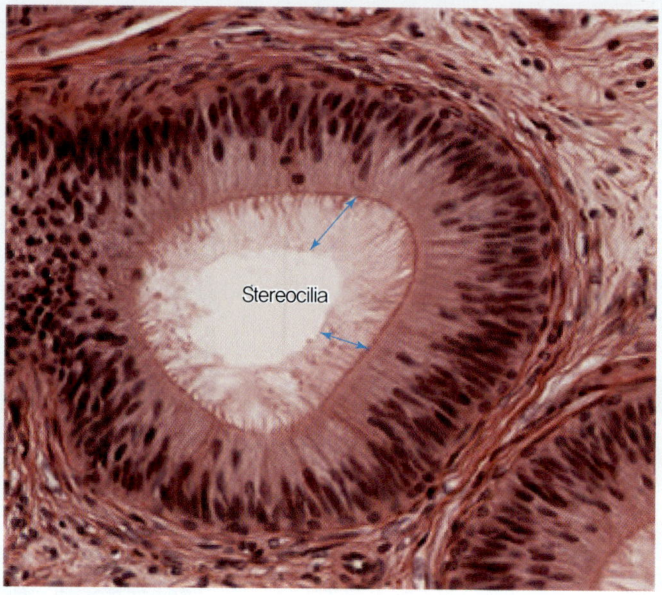

그림 3-27 부동섬모. 부고환의 내강쪽에 위치해 있는 특수구조(파란색 양쪽 화살표), H&E 염색, 400배

가쪽막의 특수구조(lateral membrane specializations)

가쪽막의 특수구조는 이음복합체(junctional complexes)의 존재를 의미한다. 광학현미경으로 관찰하면 상피세포들이 서로 밀접하게 맞닿아 있는 지점에 종말막대(terminal bar)라고 하는 구조물(그림 3-28)을 볼 수 있는데, 종말막대를 수평으로 절단하여 관찰하면 세포의 꼭대기쪽 주변부 전체를 연속적으로 둘러싸는 선으로 보이는데, 이것은 각 세포들이 주위에 있는 모든 세포와 붙어 있다는 것을 의미한다. 종말막대를 전자현미경으로 관찰하면 복잡한 이음복합체(junctional complexes)로 이루어져 있음을 알 수 있다.

이웃하고 있는 상피세포들을 묶어주는 독특한 연접구조로 이루어진 이음복합체로 가쪽막 특수화의 기능에 따라 크게 세 가지 형으로 분류된다. 첫째는, 세포들을 정착하여 불투과성 장벽을 형성하며 물질이 상피세포집을 통과하여 세포사이공간으로 이동하는 것을 방지하는 폐쇄이음(occluding junctions)이 있으며 폐쇄띠(zonula occludens, tight junctions)가 이에 속한다. 둘째는, 세포와 세포 사이의 부착을 유지하는 역할을 하는 고정이음(anchoring junctions)으로 부착띠(zonula adherens, adhering junctions)와 부착반점(macula adherens, desmosomes)이 여기에 속해 있다. 셋째로, 이온 또는 신호 분자들의 세포 사이 이동을 통하여 물질의 통로가 되며, 인접세포 사이의 전기적·대사적인 소통을 가능하게 하는 교통이음(communicating junctions)으로 틈새이음(gap junctions, communicating junctions)이 여기에 속한다(그림 3-29).

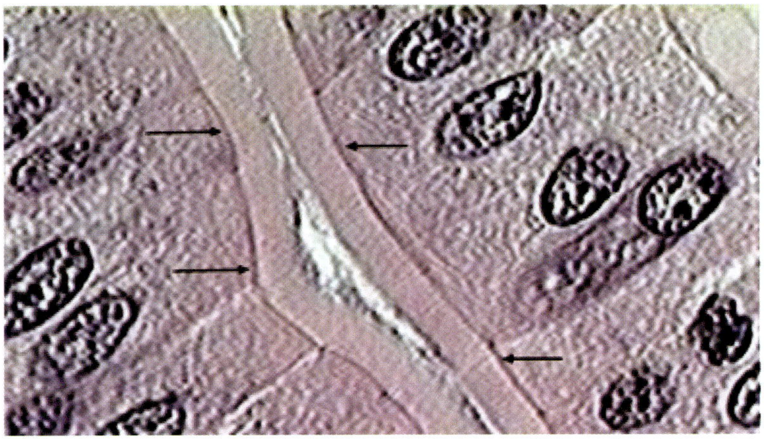

그림 3-28 작은창자 단층원주상피세포의 종말막대 구조(화살표). H&E 염색, 600배

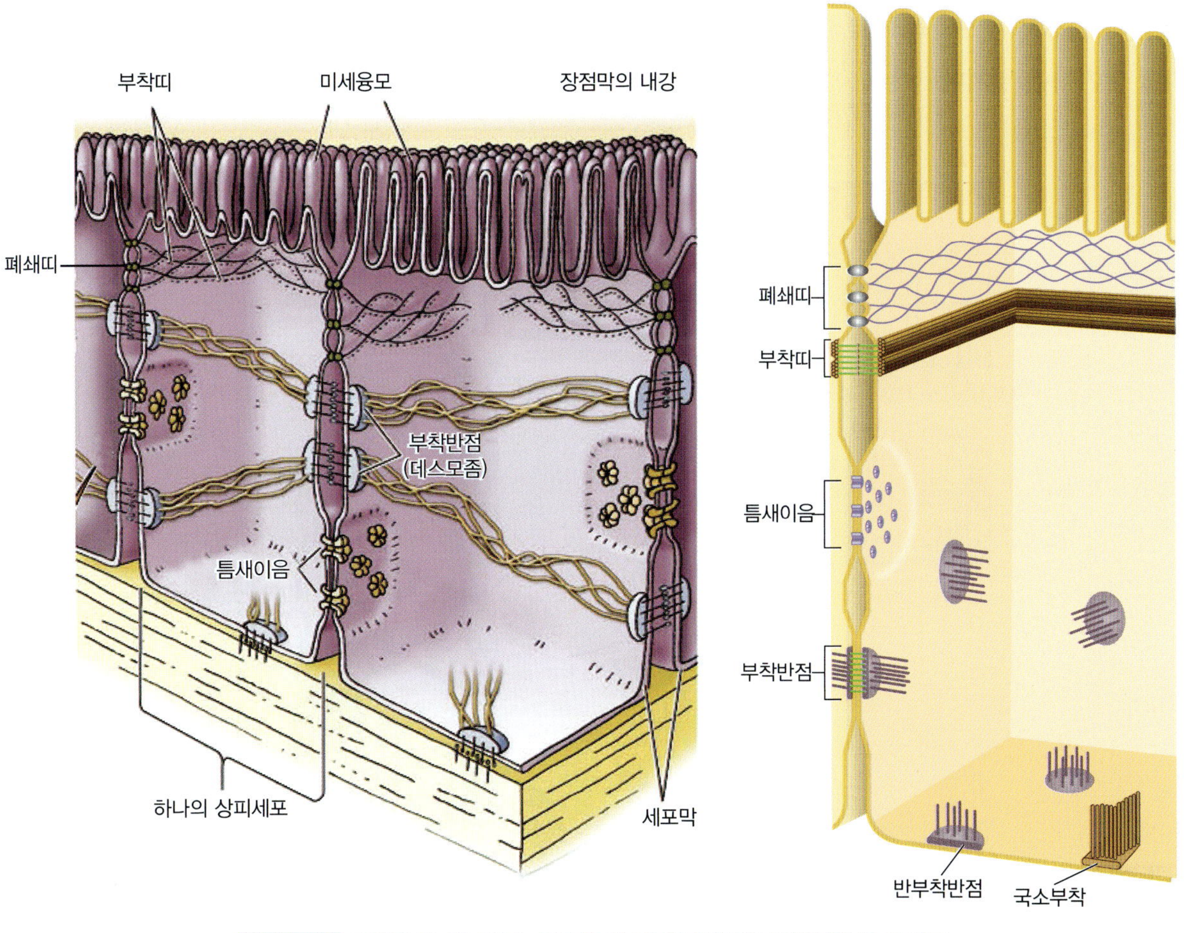

그림 3-29 가쪽막의 세포상호 접촉면의 전자현미경적 이음복합체 모식도

가쪽막 특수구조의 분류와 기능(classifications and functions of lateral membrane specialization)

폐쇄띠(zonulae occludens, tight junctions)

치밀이음부(tight junction) 또는 불투과이음부(impermeable junctions)로 알려진 폐쇄띠는 이웃한 세포들의 원형질막 사이에 존재하고, 세포의 꼭대기에 가까운 면을 완전히 둘러싸며 세포의 둘레를 따라 전체가 띠 모양으로 되어 있는 이음부위이다(그림 3-29).

전자현미경으로 관찰하면 폐쇄띠는 근접한 세포사이공간의 원형질막이 빈틈없이 붙어 있는 것이 아니라 0.1~0.3 μm 간격으로 융합과 갈라짐이 반복하고 있고, 전자밀도가 희박한 두 개의 선과 전자밀도가 치밀한 세 개의 선이 보이는 층판구조이다. 세포막이 단단히 융합된 곳에는 막통과 단백질인 클라우딘(claudin)과 오클루딘(occludin) 등의 단백질들이 인접세포들의 막들을 붙여서 세포사이공간을 봉합해 버려 인접한 세포막과 서로 단단히 부착하여 막단백질의 이동과 세포 사이 수용성 분자의 통과를 방지한다.

동결절편(freeze-fracture)을 이용한 전자현미경적 소견을 보면 융합된 부분에서 3~4 nm 크기의 클라우딘과 오클루딘 단백질의 작은 입자가 두 줄로 능선과 고랑을 형성하고 있는 그물구조를 관찰할 수 있다. 이 입자들은 막성 단백질로 각 형질막에서 한 줄씩 나와 모두 두 줄로 배열되어 효과적으로 세포사이 간극을 막아준다(그림 3-30). 폐쇄띠의 주요 기능은 세포 자유면에서 세포사이공간으로 물질 유입을 방지하는 것과 인접한 세포막과 서로 단단히 부착하여 세포 사이로 작은 분자량의 단백질 및 수용성 분자의 통과를 방지하는 일이다.

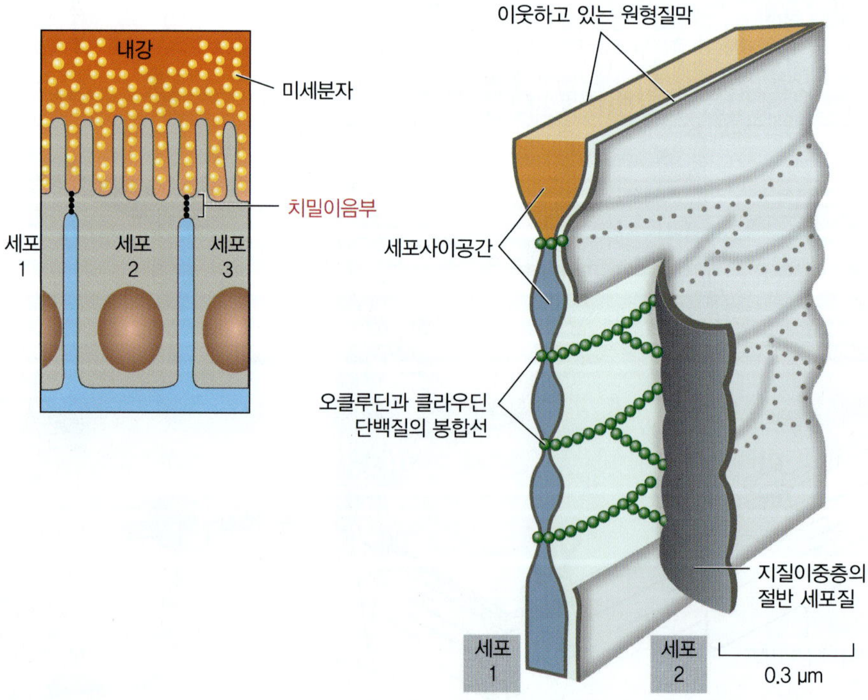

그림 3-30 폐쇄띠 구조의 모식도. 폐쇄띠는 이웃하는 세포와 치밀이음부를 이루고 있으며, 세포사이공간의 원형질막이 0.1~0.3 μm 간격으로 융합과 갈라짐이 반복하고 있어 외부로부터 물질의 유입을 방지함

부착띠(zonula adherens, adhering junction)

부착띠는 인접세포들의 부착을 돕는 띠 모양의 이음으로 치밀이음 부위에 있는 폐쇄띠 바로 아래 위치하며, 폐쇄띠와 같이 상피세포를 완전히 둘러싸고 있는 이음복합체이다. 이음복합체는 서로 마주보는 세포막 사이가 15~20 nm의 간격을 두고 떨어져 있으며, 이 공간을 칼슘의존막통과연결단백질인 E-카데린(E-cadherin) 단백질이 세포 사이의 바깥성분을 채우고 세포 내에서는 액틴 미세섬유와 연결되어 있다(**그림 3-29**). E-카데린 단백질의 세포 속 부위는 세포막의 세포질쪽 부위를 평행하게 뻗어 있는 액틴미세섬유(actin filament) 다발들로 이루어진 세포그물의 특별한 부위에 붙는다. 인접세포의 E-카데린 분자의 세포 바깥부위가 서로 결합하여 부착띠를 만들고, 이런 이음은 인접세포들의 세포막을 접합할 뿐만 아니라, 막통과 연결단백질을 통해 인접 두 세포의 세포뼈대를 연결한다(**그림 3-29, 31**).

부착판(fascia adherens)은 부착띠와 유사하지만 세포 전체를 연속적으로 둘러싸지 않고, 띠 모양이 아닌 넓은 면을 가진 리본 모양이다. 심장근육세포에서 볼 수 있는 사이원반(intercalated disc)은 가로부분(transverse portion)에 있는 부착판을 통하여 서로 붙어 있다.

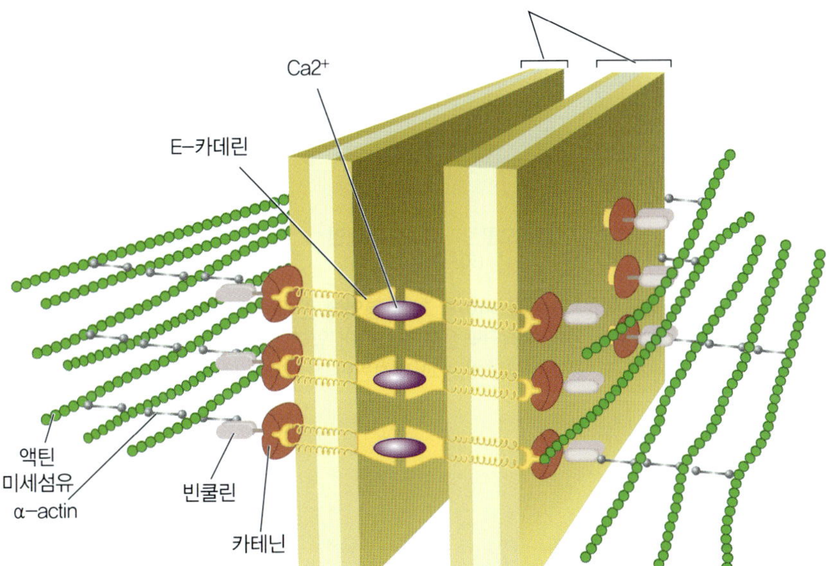

그림 3-31 부착띠의 분자적 모식도. 부착띠는 인접세포의 부착을 돕는 띠 모양의 이음으로 폐쇄띠 바로 아래에 위치하고 있으며, 세포와 세포 사이에 E–카데린 단백질이 연결되어 있다. E–카데린 단백질은 세포 안의 액틴미세섬유와 연결되어 있음

결합체(desmosomes) **또는 부착반**(부착반점, macula adherens)

부착반점은 세포막의 가쪽 영역을 따라 위치하는 용접 같은 이음으로 세포에 가해지는 비틀기힘(shearing force)을 분산시키는 역할을 한다. 폐쇄띠와 부착띠는 띠모양으로 세포 주위를 감싸고 있으나, 결합체는 용접점모양(spot weld-like) 이음으로 spot desmosome이라고도 한다(**그림 3-29**). 단층원주상피의 가쪽 세포막과 표피와 같은 중층편평상피의 세포막 전체를 따라 무작위로 분포하고, 이 상피는 보호상

피로 기계적 자극에 대처하는 구조이다.

원반모양(disc-shaped)의 부착원반(attached plaque)은 400×250×10 nm의 크기로 인접 세포들의 세포막의 세포질쪽에 위치하며, 각각의 원반은 데스모플라킨(desmoplakin)과 파코글로빈(pakoglobin) 등의 부착단백질로 구성되어 있다. 또한 이 이음에는 세포질 속에 사이토케라틴(cytokeratin)의 중간섬유(intermediated filament)의 일종인 각질미세섬유(keratin filament, 당김미세섬유 tonofilament)가 부착되어 있으며, 이 미세섬유는 원반 속으로 삽입되어 머리핀 모양으로 휘어져 세포질의 깊숙한 곳까지 뻗어 세포 골격을 이루고 있다(**그림 3-32**).

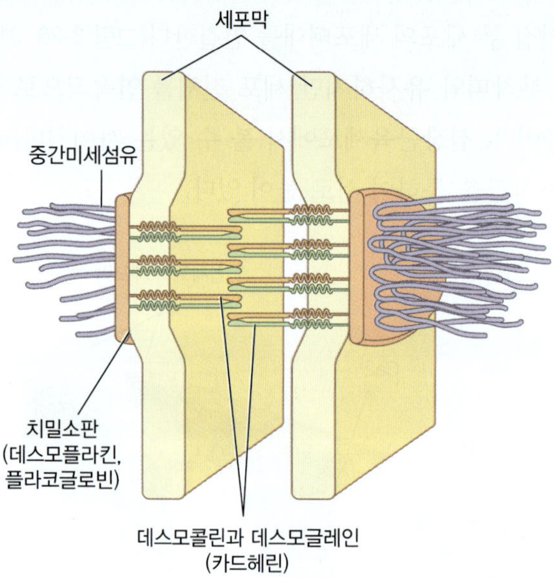

그림 3-32 부착반점의 미세구조 모식도. 세포와 세포 사이의 가쪽 영역에 존재하며 비틀기힘을 분산시키는 역할을 하는 부착반점은 각 세포질 안쪽에 데스모플라킨과 플라코글로빈 등의 부착단백질로 구성되어 있다. 또한 중간섬유의 일종인 당김미세섬유가 원반에 부착되어 세포질 안쪽으로 뻗어 세포 골격을 이루고 있으며, 부착원반과 부착원반 사이에는 데스모글레인과 데스모콜린 같은 막 관통 당단백질이 존재함

틈새이음(gap junctions; macula communicans)

틈새이음은 폐쇄띠와는 달리 인접 세포와 2~3 nm 정도의 간격을 두고 근접해 있으며, 세포 사이의 교통 부위로 교통반점 또는 교통이음이라 불리기도 한다(**그림 3-29**). 인접세포 사이에 다양한 물질이 통과할 수 있게 함으로써 세포 사이의 교통을 매개(transmembrane structure)한다는 점에서 폐쇄이음과는 다르다.

틈새이음은 코넥신(connexin)이라는 원통모양의 막통과 단백질 6개가 치밀하게 배열되어 이루어진 코넥손(connexon : 6 connexins,; hexagonal structure)이라는 통로구조로 이루어져 있으며, 코넥신은 세포막을 뚫고 세포사이공간으로 약 1.5 nm 정도 튀어나와 있다. 한쪽 세포막의 코넥손이 인접한 세포막의 맞은편 코넥손과 맞닿게 되면 두 코넥손은 융합되어 세포 사이 친수성 교통통로(intercellular path way)를 만든다(**그림 3-33**).

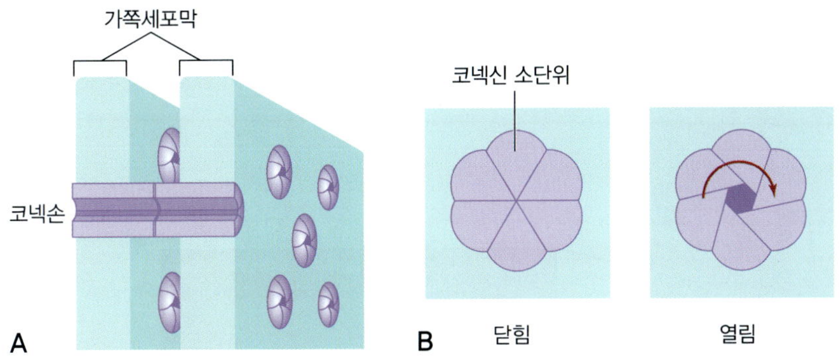

그림 3-33 틈새이음의 분자적 구조 모식도. 틈새이음은 코넥신 막통과 단백질 6개로 이루어진 코넥손이라는 구조로 이루어졌으며, 코넥손을 통해 입자가 1.5 nm 정도의 친수성 물질의 교통통로로 이용됨

코넥손은 직경이 1.5~2.0 nm 정도이며, 이 통로를 통해 친수성인 이온, 아미노산(amino acid), 비타민(vitamin), 고리형아데노신일인산(cAMP) 등 분자량이 1 kD 미만의 작은 분자(< 1,000 dalton)들과 특정 호르몬들을 통과시켜 직접 세포와 세포 간에 물질교환이 이루어진다. 틈새이음은 조절이 가능하고 매우 빠르게 열렸다 닫혔다 한다. 세포질의 pH 감소, $Ca2^{+}$ 증가는 통로를 닫으며, 반대로 높은 pH, 낮은 농도의 $Ca2^{+}$은 통로를 열리게 한다.

틈새이음은 상피조직뿐만 아니라 심장근육(cardiac muscle), 민무늬근육(smooth muscle), 신경세포(nerve cells) 등에서도 폭넓게 존재한다.

바닥쪽면 특수구조(basal surface specialization)

상피의 바닥쪽면의 중요한 형태학적 특징은 바닥막(기저막, basement membrane)과 반결합체(hemidesmosome)의 존재이다. 바닥막은 아래의 고유판(lamina propria)으로부터 상피세포와 분리하는 얇은 세포외 지지층(extracellular supporting layer)으로 바닥판(basal lamina)과 그물판(reticular lamina, lamina reticularis)으로 구성되어 있다. 반결합체는 바닥쪽 원형질막을 바닥판에 고정시키는 작용을 한다.

바닥막(basement membrane)

모든 상피세포들은 그 아래쪽에 위치하는 결합조직(connective tissue)과 바닥막에 의해 분리되어 있고 이것은 바닥판과 그물판으로 구성된 세포외 구조이다. 바닥막에서 막(membrane)이라고 하는 것은 실제로 막성 구조가 아니므로 생체막과 구별되어야 하며 실제로는 상피에서 만들어지는 바닥판과 결합조직 세포에서 만들어지는 그물판이 융합된 두꺼운 구조이며, 광학현미경적 용어이다(그림 3-34).

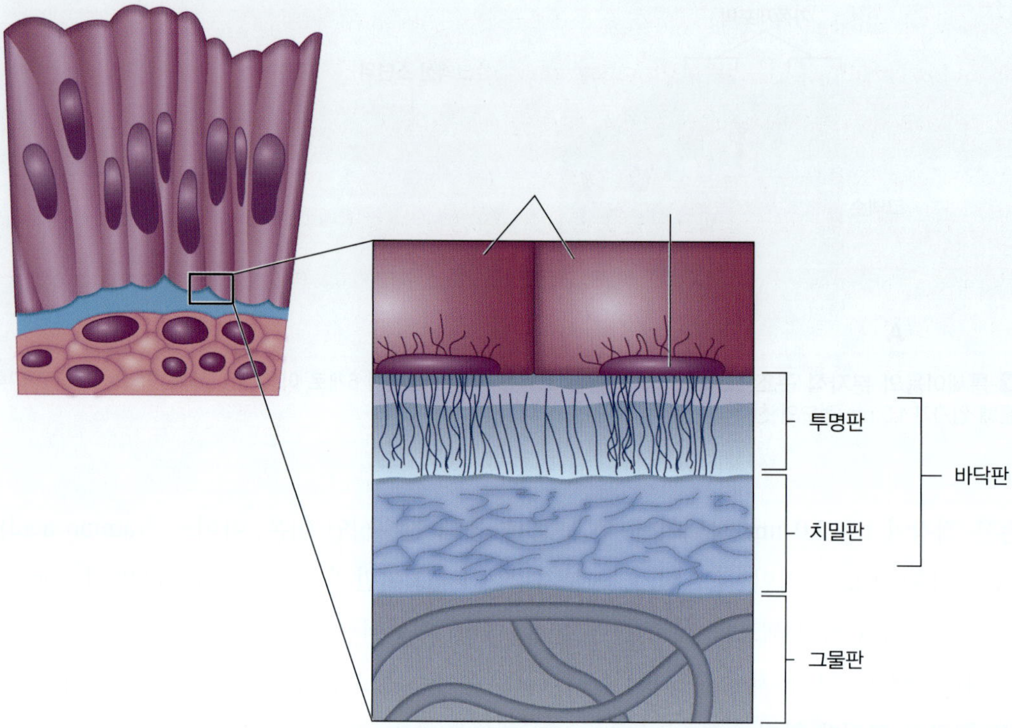

그림 3-34 바닥막의 미세구조 모식도. 바닥막은 상피세포 바로 아래에 상피에서 유래한 투명판(lamina lucida)과 치밀판(lamina densa)으로 구성된 바닥판(basal lamina)과 결합조직에서 유래한 그물판(reticular lamina)으로 구성되어 있음

바닥판은 4 nm 굵기의 가는미세섬유가 서로 엉켜서 조밀한 망을 이루고 있어 높은 전자밀도를 나타내는 층이며, 그 두께는 매우 다양하다. III형, IV형, VII형 아교질(type III, IV and VII collagen)과 라미닌(laminin)이라고 하는 당질단백질(glycoprotein), 프로테오글리칸(proteoglycan)인 헤파란 황산염(heparan sulfate)으로 조성되어 있다. 기능은 상피를 그 아래의 결합조직 사이에 위치하여 상피를 강하게 부착(attachment)시켜 지지(supporting)시키는 역할을 하며, 또한 물질이동(medium for cell migration)에 있어 분자여과 장치의 역할(ultrafiltration)과 상피, 근육 및 신경집세포를 주위의 결합조직과 구조적으로 격리시키고 있다.

바닥판을 전자현미경으로 관찰하면 전자밀도가 낮은 투명판(lamina lucida)과 전자밀도가 비교적 높은 치밀판(lamina densa)의 두 층으로 구별된다. 투명판은 글리코사미노글리칸(glycosaminoglycans)이 포함된 세포사이물질과 비슷한 물질로 되어 있으며 상피의 세포사이 공간과 통해 있다. 그물판(reticular lamina)은 결합조직으로부터 생성되며, 결합조직 쪽으로 가는미세섬유로 형성된 다양한 두께로 구성되어 있고 바닥판과 밀접하게 연결되어 있다(**그림 3-34**).

이와 같이 바닥막은 PAS 양성 물질인 점액 다당류를 다량 포함하고 있어 PAS (periodic acid Schiff) 염색으로 광학현미경을 통해 뚜렷하게 관찰할 수 있다.

상피에서 발생한 암세포는 바닥막을 부분적으로 파괴시켜 그 결손 부위를 통하여 다른 조직으로 전이(metastasis)가 이루어지며, 이런 점에서 바닥막은 종양의 악성도를 평가하는데 중요한 단서가 되기도 한다.

반결합체(hemidesmosome)

반결합체는 결합체(desmosome)의 반쪽과 닮은 모양으로 바닥쪽 세포막 아래의 바닥판에 부착되어 있다. 결합체의 막통과연결단백질은 세포-세포 부착단백질인 카데린(E-cadherin)인 반면, 반결합체의 막통과연결단백질은 세포외 바탕질 수용체에 속하는 인테그린(integrins)이다(그림 3-35).

반결합체는 불규칙한 길이와 모양(irregular length and shape)을 보이며, 피부(skin)와 장관(intestine)에서 잘 발달되어 있다.

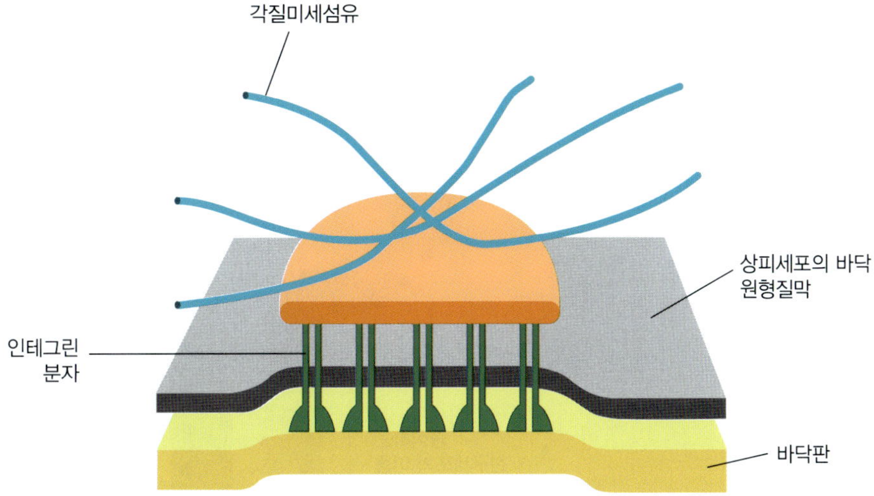

그림 3-35 반결합체의 구성과 미세구조의 모식도. 반결합체는 바닥판(basal lamina) 위에 막통과단백질인 인테그린(integrin)에 의해 상피세포와 연결되어 있음

상피세포의 재생(regeneration of epithelial cell)

상피조직을 이루는 세포들은 일반적으로 교체속도(turnover rate)가 빠르며, 상피의 교체는 위치나 기능에 따라 차이가 있다. 예를 들어, 표피의 상피세포는 바닥층(basal layer)에서 세포분열을 통하여 일정한 간격으로 재생되며, 바닥층에서 분화된 세포들은 표면으로 이동하고 표면에 도달하는 과정 동안 각질화(keratinizing)되어 죽게 되며 탈락하는 과정을 반복하게 된다. 이때 소요되는 세포의 수명은 약 28일이다. 반면에 작은창자를 덮고 있는 상피세포는 창자샘움(창자음와, intestinal crypt)에서 분화되어 장융모의 끝부분으로 이동해가며, 융모 맨 위에서 탈락하게 된다. 이와 같이 분화되어 탈락하기 까지 4~6일이 소요되며 다른 상피세포에 비해 매우 짧은 교체기간을 가진다. 이외에 다른 상피세포들은 성인이 될 때까지만 주기적으로 재생되며 이후 세포집단은 평생 유지한다(그림 3-36).

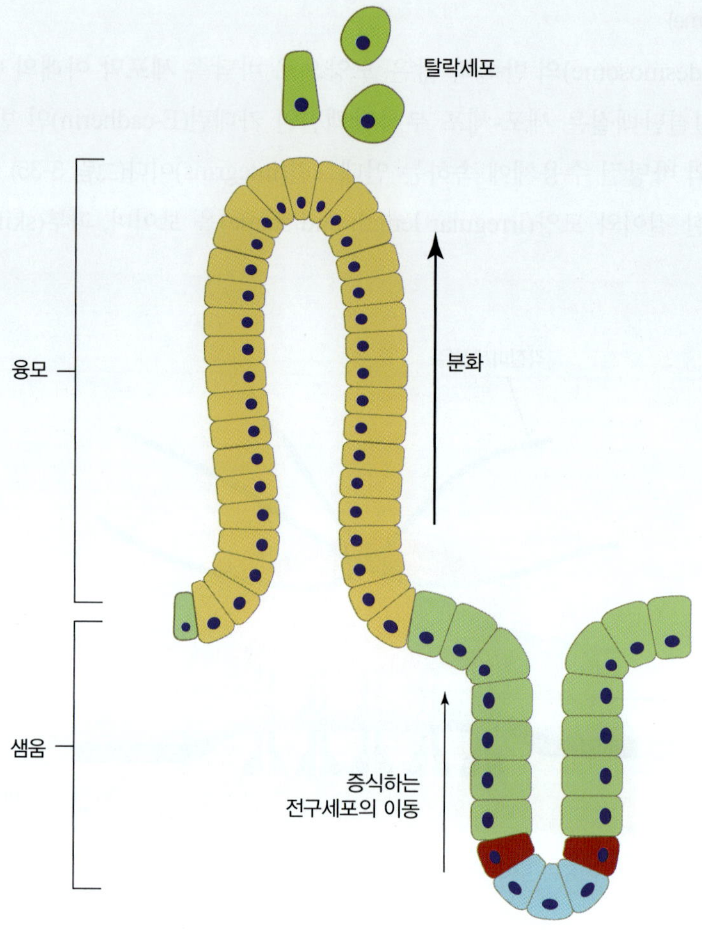

그림 3-36 상피세포 재생 과정의 모식도. 샘움(crypt)에서 재생된 전구세포들이 증식과 분화를 하여 성숙한 융모상피 세포가 융모 제일 뒷부분에서 탈락됨

샘상피(grandular epithelium)

상피세포 중에는 앞에서 언급한 표면상피 이외에 우리 몸의 생리적 기능에 관여하는 화학물질을 합성한 후 분비하도록 특수하게 분화된 세포가 있다. 이를 샘세포(glandular cell)라 하며, 이러한 샘세포들로 구성된 세포집단을 샘(gland) 또는 샘상피라 한다.

샘상피는 분비물의 배출방식에 따라 외분비샘(exocrine gland)과 내분비샘(endocrine gland)의 두 가지로 분류된다. 체내에서 호르몬(hormone)과 같은 물질을 합성하여 혈류로 분비하는 샘을 내분비샘(endocrine gland)이라 하고, 모유(breast milk)와 같이 체내에서 합성한 물질을 체강이나 자유면으로 분비하는 샘을 외분비샘(exocrine gland)이라 한다.

모든 샘은 상피에서 유래되며, 상피세포 표면으로부터 증식한 후 성장하여 결합조직으로 함입되어 형성된다(그림 3-37).

외분비샘은 도관(duct)을 형성한 후 도관을 통하여 직접적으로 생성물을 표면상피나 속공간 상피표면(자유면, 내강)으로 분비한다. 분비물을 생성하는 세포들로 구성된 분비부분(secretory portion)과 분비물들을 샘의 밖으로 내보내는 분비관(ducts)으로 구성되며, 대부분의 외분비샘 실질은 분비단위(secretory unit)로서 속공간표면(내강)을 둘러싸고 있는 상피세포로 구성되어 있다.

내분비샘은 도관이 발달과정 중 연결되는 관이 소실(ductless)된 것으로 도관(duct)을 형성하지 않고 바닥판을 통하여 생성물을 혈관이나 림프관으로 분비되며, 결과적으로 혈류를 통하여 표적기관(target organ)으로 운반된다(그림 3-37). 대개 내분비샘에서는 호르몬(hormone)이라고 하는 물질을 직접 혈류(blood stream)로 보낸다. 내분비샘의 구조를 보면 호르몬의 수송을 위하여 복잡한 모세혈관(capillary) 그물 근처에서 세포가 끈 모양이나 덩어리로 배열되어 있다. 모든 샘의 도관과 고유기능을 영위하기 위한 분비부위를 실질(parenchyma)이라고 하며, 실질은 주로 결합조직인 버팀질(기질, stroma)에 의해 지지되고 있다.

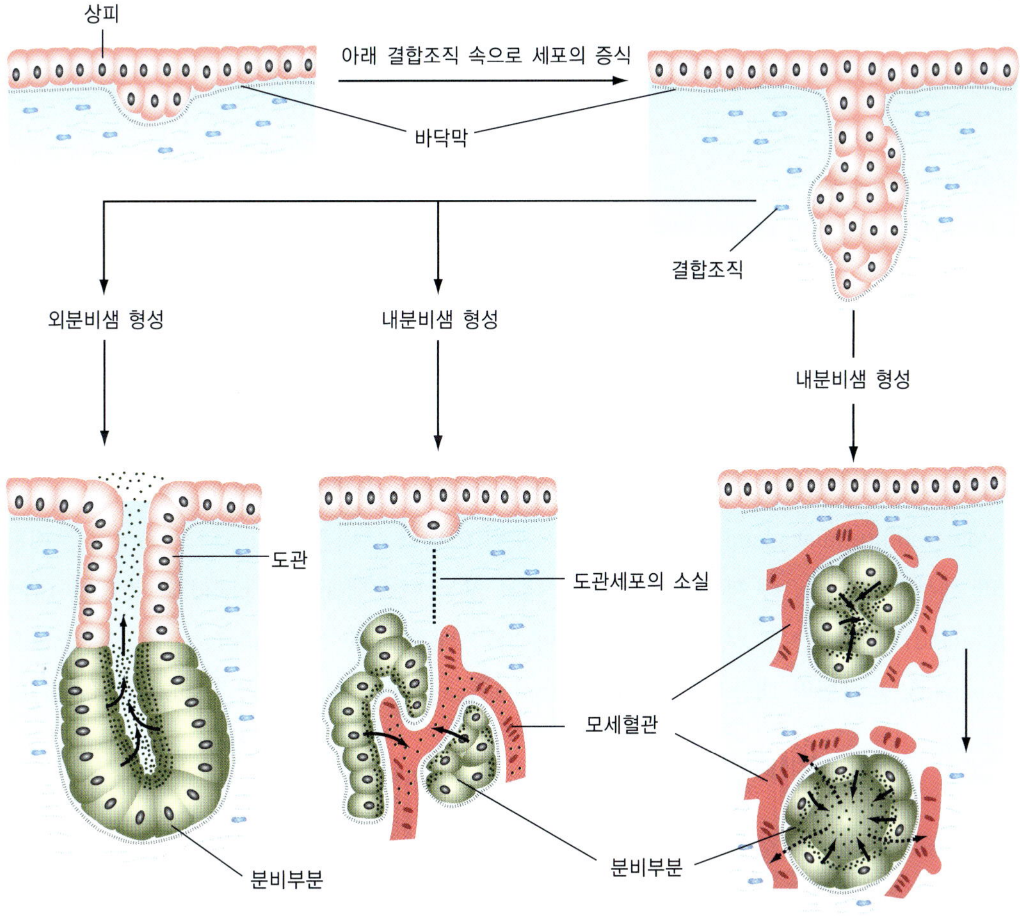

그림 3-37 표면상피(덮개상피)로부터 외분비샘과 내분비샘이 형성되는 과정의 모식도. 외분비샘은 도관이 형성되어 있으나 내분비샘은 도관이 형성되지 않고 주위 모세혈관으로 분비물이 흡수됨

외분비샘(exocrine glands)

외분비샘의 구조(structure of exocrine gland)

대부분 외분비샘의 실질은 분비단위(secretory units)로 구성되어 있고 내강을 둘러싸고 있는 상피(분비)세포로 이루어져 있으며, 분비물을 생성하는 세포들로 형성된 분비부분(secretory portion)과 분비물을 샘의 바깥으로 내보내는 분비관(duct)으로 구성되어 있다.

분비부분은 분비세포들이 둥그렇게 둘러싸서 형성되는 샘꽈리(포상형, acinus)와 그 속에 분비물이 모아지는 샘속공간(glandular lumen)으로 구성되며 이들은 분비관과 연결되어 있다. 샘꽈리는 방추형의 근육상피세포(myoepithelial cell)로 둘러싸여 있으며, 근육상피세포의 수축으로 분비물을 도관으로 내보낸다. 분비관은 상피세포로 덮여 있으며, 귀밑샘(parotid gland), 턱밑샘(submandibular gland) 등 일부 샘에서 발달되어 있다. 샘꽈리에서 이어진 가장 작은 분비관을 사이관(intercalated duct)이라 한다. 여러 개의 사이관이 모여 단층입방상피 또는 단층원주상피로 이루어진 줄무늬관(striated duct)이 되며, 줄무늬관은 사이관과 분비관 부위를 연결하는 부위로서 사이관보다 훨씬 직경이 굵다. 이 부위의 세포질에는 길쭉한 미토콘드리아가 많아 호산성을 띄고, 특히 바닥면에는 특징적인 많은 주름이 조밀하게 이루어져 있어 바닥줄무늬(basal striation)를 형성하고 있다.

외분비샘의 분류(classifications of exocrine gland)

외분비샘은 샘의 분비단위 형태나 배열, 분비물의 화학적 성상, 분비물의 배출 양식에 따라 분류할 수 있다.

샘의 분비단위 형태나 배열에 의한 분류(classifications by morphological appearance or arrangement of secretion unit)

외분비샘은 형태학적으로 분비부분과 도관으로 이루어져 있으며 이중 분비단위의 형태에 따라 세분된다. 즉 분비단위가 한 개의 세포로 이루어져 있는 홑세포샘(unicellular gland)과 여러 개의 세포로 구성되어 있는 뭇세포(multicellular gland)으로 세분한다. 뿐만 아니라 분비관의 형태학적 특성인 분비관의 분지 여부에 따라 세분하게 된다. 즉 분비관이 가지를 내지 않는 단순샘(simple gland)과 가지를 내는 복합샘(compound gland)으로 나눈다. 분비단위의 모양에 따라 대롱형(관상형, tubular), 낭상형(alveolar), 꽈리형(포상형, acinar), 혼합형인 대롱꽈리(관포상, tubuloacinar)와 대롱낭(관상낭, tubuloalveolar)으로 세분된다(그림 3-38).

- 단순샘 : 단순대롱샘 – 장샘(intestinal gland)
  단순나선대롱샘 – 땀샘(sweat gland)
  단순분지대롱샘 – 샘창자의 점막밑샘, 위샘
  단순분지꽈리샘 – 자궁샘(uterine gland), 기름샘(sebaceous gland), 눈꺼풀판샘(meibomian gland)

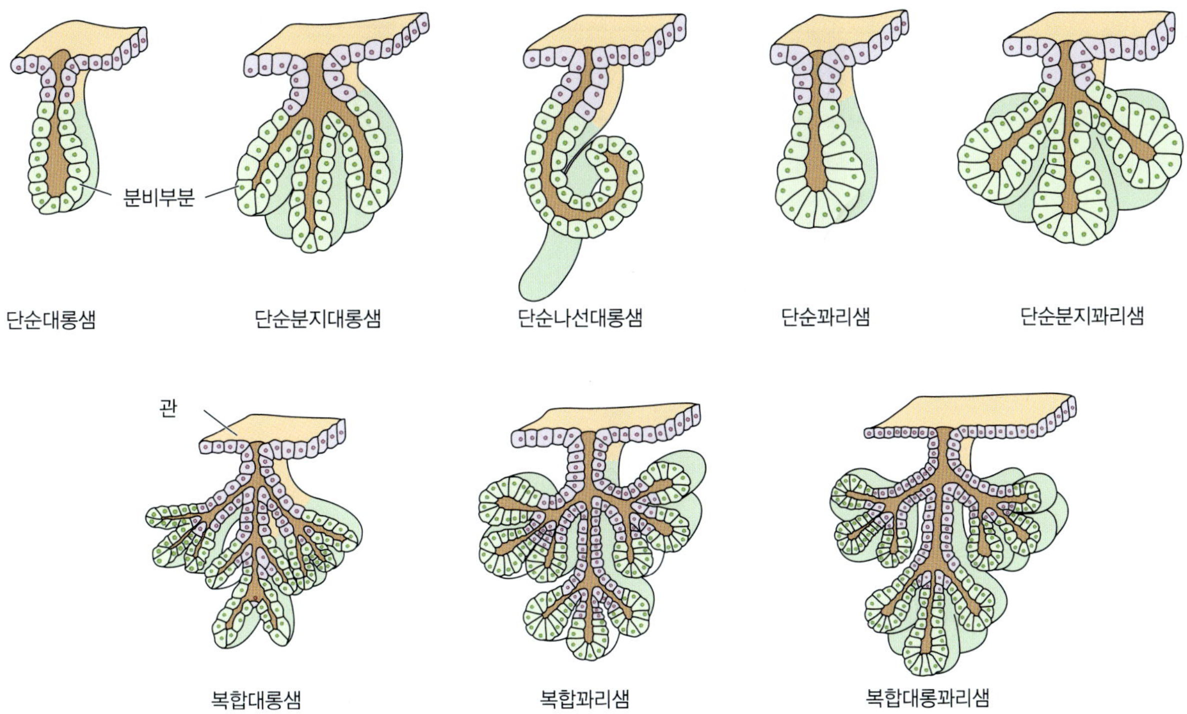

그림 3-38 외분비샘의 모식도. 외분비샘은 크게 형태학적으로 단순외분비샘과 복합외분비샘으로 분류한다. 샘의 분비부분(secretory portion)은 녹색으로 표시하였고 관 부분(duct portion)은 보라색으로 표시하였음

• 복합샘 : 복합대롱샘 – 입안 점액샘
복합꽈리샘 – 젖샘(mammary gland), 전립샘
복합대롱꽈리샘 – 침샘(salivary gland), 식도샘, 눈물샘

홑세포샘(unicellular gland)

홑세포샘은 한 개의 분비세포로 이루어진 가장 단순한 외분비샘(**그림 3-39**)으로 다른 기능을 수행하는 세포들 사이에 끼어 있다. 홑세포샘에서 방출되는 분비물은 소화관과 기도의 점막면을 보호한다. 술잔세포(goblet cell), 파네트세포(paneth cell)(**그림 3-44**), APUD 세포(APUD cell), 기저과립세포(basal granular cell) 등의 외분비샘 세포가 이에 속한다.

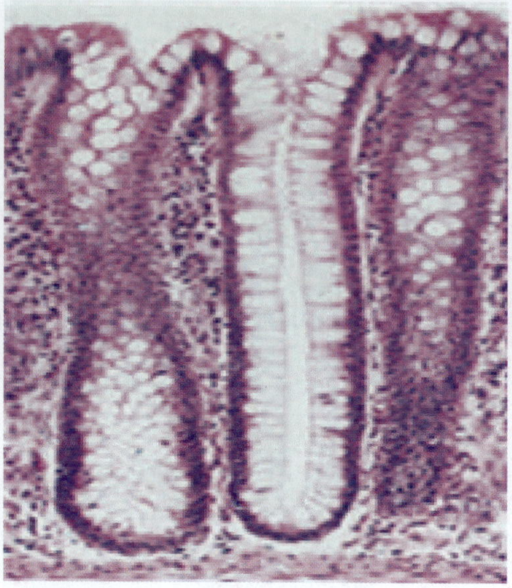

그림 3-39 홑세포. 큰창자의 점막에 홑세포샘인 다수의 술잔세포가 존재함. H&E 400배

술잔세포(goblet cell)

술잔세포의 이름은 술잔모양에서 유래되었으며, 홑세포샘(unicellular gland) 중 하나이다. 술잔세포는 점액을 합성하고 분비하는 변형된 원주상피세포로 점막 상피세포에 흩어져 존재하며, 소화기 중 큰창자(large intestine)에 가장 많이 존재한다.

술잔세포의 광학현미경적 구조는 술잔모양으로 가느다란 부위가 바닥판 위에 위치하고 팽대된 술잔부위(theca)는 소화관과 기도의 속공간을 향하고 있다. 술잔부위는 막으로 싸인 분비방울로 가득하기 때문에 세포질의 가장자리에 위치하고 있으며, 핵은 바닥으로 밀려 있다(**그림** 3-40).

팽창된 끝부분의 세포질은 점액성 과립을 가지고 있으며, 세포배출작용에 의해 분비되면 물과 반응하여 끈적한 점액을 만든다. 점액과립은 중성과 산성의 당단백질로 구성되어 있으며, PAS 염색 또는 alcian blue 염색에 양성반응을 보인다(**그림** 3-41).

점액원 분비과정은 화학적 신호와 부교감신경 지배에 의해 조절되고 자극되며, 세포외 유출을 통하여 분비내용물 전부를 방출한다. 점액은 상피층을 보호하며 윤활작용(lubricating function)을 한다.

파네트세포(호산성 과립세포, Paneth cell)

파네트세포는 작은창자, 창자샘(intestinal glands, 리베르킨샘움 : crypts of Lieberkühn)의 바닥 부분에 위치하며, H&E 염색상으로는 기저부에 1개의 핵이 있고 세포질에 밝은 호산성의 과립들이 치밀하게 채워진 상태로 관찰된다(**그림** 3-42). 이 과립들은 호중구(neutrophil)의 과립들과 유사한 항균물질(antimicrobial molecules)로 구성되며 병원성 세균에 대항하여 면역과 숙주의 방어에 중요한 역할을 한다. 병원성 미생물이나 항원에 노출되었을 경우 파네트세포는 샘움(음와, crypt)의 내강 안으로 항균물질(antimicrobial molecules)인 리소자임(lysozyme)이나 α-디펜신(α-defense) 등을 분비하여 위장관의 장벽(gastrointestinal barrier)을 유지하는 역할을 한다.

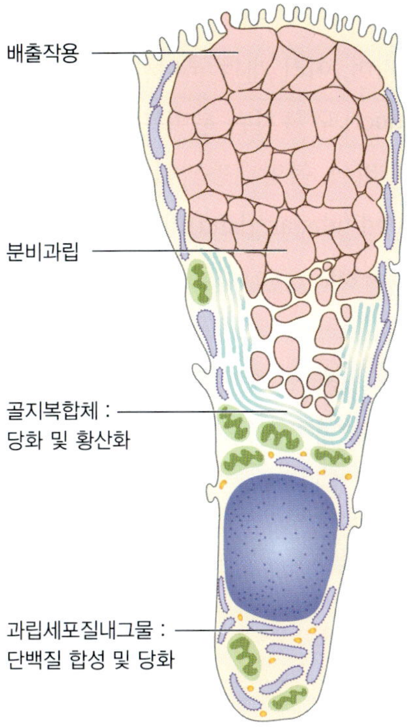

그림 3-40 술잔세포의 모식도. 술잔세포는 점액을 분비하는 원주세포의 형태이며 분비과립으로 인해 핵(N)은 바닥쪽으로 밀려 있으며, 과립세포질내그물을 포함한 세포질의 세포소기관들은 세포주변부에 존재한다. 몇 개의 미토콘드리아와 골지체가 핵 위에서 관찰됨

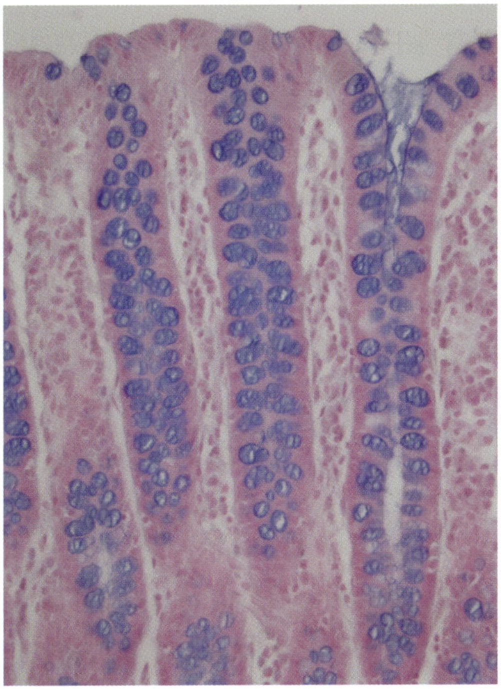

그림 3-41 술잔세포에 대한 특수 염색. 술잔세포에 포함된 점액은 당단백질로 구성되어 있어 AB 염색에 양성으로 염색됨. alcian blue 염색, 400배

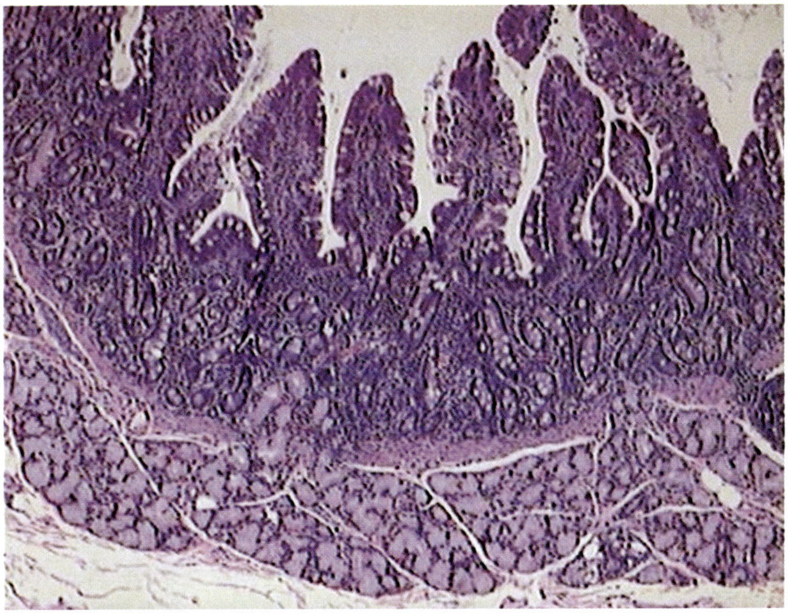

그림 3-42 부르너 샘. 샘창자의 점막밑층에 위치하고 있는 분비샘. H&E, 200배

복합샘(compound gland)

복합샘은 단순샘보다 좀 더 복잡한 분지된 도관 구조를 가지며, 여러 개의 분비세포로 이루어진 샘세포이다. 복합샘은 두 가지의 기본 부분인 분지된 관(branched duct)과 분지된 분비부분(branched secretory portion)으로 나뉜다. 분지된 관복합샘은 복합대롱샘, 복합꽈리샘, 복합대롱꽈리샘 등 종류에 따라 구조가 다양하다(그림 3-38). 복합대롱꽈리샘(복합관상샘, compound tubular gland)의 형태를 가지는 대표적인 샘은 브루너 샘(Brunner's gland or duodenal gland)이다(그림 3-43).

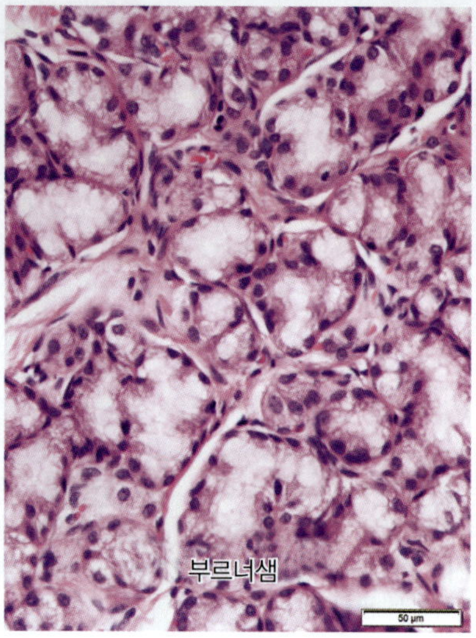

그림 3-43 브루너 샘. 샘창자의 점막밑층에 위치해 있는 대표적인 복합대롱꽈리샘임. H&E 염색, 400배

브루너 샘은 샘창자의 점막밑층에 존재하는 복합대롱꽈리샘으로 주요기능은 알칼리 성분이 풍부한 점액을 분비(mucus-rich alkaline secretion)하여 위(stomach)에서 소화된 산(acid)이 풍부한 유미즙(chyme)을 중화하는 데 도움을 준다.

분비물의 화학적 성상에 따른 분류(classifications by the chemical properties of excretion materials)

소화계통, 호흡계통, 비뇨생식기 계통에 있는 많은 외분비샘들은 점액성, 장액성, 혼합성으로 구분되는 물질을 분비한다.

점액샘(mucous gland)

점액샘은 거대 당화단백질(glycosylated protein)이 많이 포함된 점성이 있는 물질인 점액원(mucinogen)을 분비한다. 세포질에 존재하는 점액원 방울(mucinogen droplet)은 H&E 염색에서 흐리게 거품(foamy) 같이 보인다. 점액원은 수화(hydration)되어 매우 끈적한 당단백질을 함유한 겔(gel) 같은 점액소(mucin)로 된다. 점액소는 보호작용(protection)을 하고 세포표면 보호윤활작용(lubrication)을 하며 점액(mucus)의 주요성분이다.

점액샘에는 홑분비샘과 뭇세포샘이 존재한다. 홑분비샘으로 대표적인 술잔세포는 소화기, 호흡기, 생식관의 상피에 걸쳐 널리 분포하고 있으며 뭇세포샘은 대롱샘(관, tubule)이나 꽈리샘(샘포, acinus)의 형태를 가지고 있다.

점액샘의 모든 점액소를 생성하는 세포는 핵은 납작하고 아래에 위치하며 약한 호산성 세포질을 보이는 비슷한 조직학적 미세구조를 나타낸다. 점액세포는 단백질 합성이 적기때문에 리보솜과 과립세포질내그물(rER)의 수가 상대적으로 적으나 분비물에 탄수화물을 첨가시키고 막으로 둘러싸인 분비소포(점액방울, secretory vesicle)를 포장하기 때문에 골지체가 잘 발달되어 있다.

분비물의 분비방식은 세포외 유출(exocytosis) 방식인 샘분비(merocrine secretion)이다. 조직학적 염색법은 점액방울(mucous droplet)을 용해시키므로 일반적인 H&E 염색에서 세포질은 빈 공포가 가득 차 있는 것처럼 관찰되며, PAS (periodic acid Schiff) 염색에서는 양성 반응을 나타낸다(그림 3-44). 순수점액샘으로는 술잔세포가 대표적이지만, 점액샘이 주를 이루는 침샘인 혀밑샘(설하선, sublingual gland)도 있다.

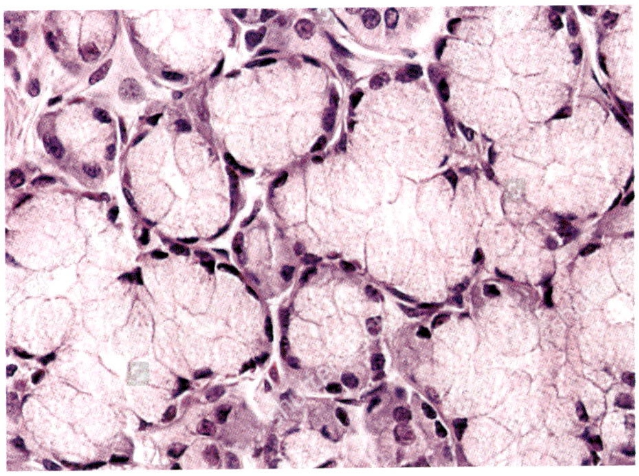

그림 3-44 점액샘. 혀밑샘 대부분의 세포는 세포질의 점액으로 인해 핵이 가장자리로 밀려 있음. H&E 염색, 400배

장액샘(serous gland)

분비물은 이자(췌장, pancreas)처럼 단백질이 주성분이며, 점액샘에서는 효소가 많이 함유된 수용성 체액을 분비한다. 샘세포는 단백질을 합성하고 분비하는 소기관이 발달되어 있으며 형태학적으로 입방, 원주 또는 피라미드 세포들이 모여 포도송이 구조와 비슷한 샘꽈리(acinus) 구조를 형성하고 있다.

장액샘은 H&E 염색에서 세포질이 점액샘보다는 진하게 염색(basophilic cytoplasmic staining)되고 샘꽈리 내의 작은 공간을 빽빽하게 둘러싸고 있다.

귀밑샘(parotid gland)(그림 3-45), 눈물샘(lacrimal gland), 이자의 외분비부(exocrine pancreas)는 순수한 장액샘으로 이루어져 있지만, 턱밑샘(submandibular gland)(그림 3-46) 같은 큰 침샘이나 작은 침샘 또는 상부 기도의 벽에 나타나는 혼합 장점액샘(mixed seromucous gland)에서도 장액 세포들이 존재한다.

일부 장액샘은 세포질 자유면으로 효소원전구체(zymogen precursor)인 펩시노겐(pepsinogen), 트립시노겐(trypsinogen) 등의 효소원과립(zymogen granule)을 소화관 내로 분비한다.

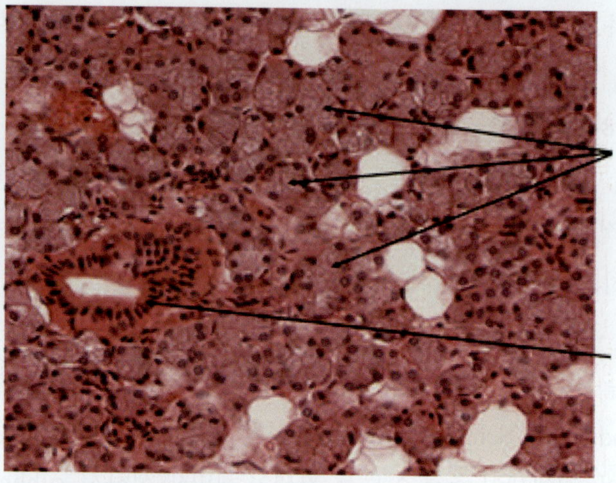

그림 3-45 귀밑샘(parotid gland). 장액샘의 분비물은 단백질을 많이 함유하고 있어 H&E 염색에서 세포질이 진하게 염색되며 귀밑샘은 순수한 장액샘임. H&E 염색, 200배

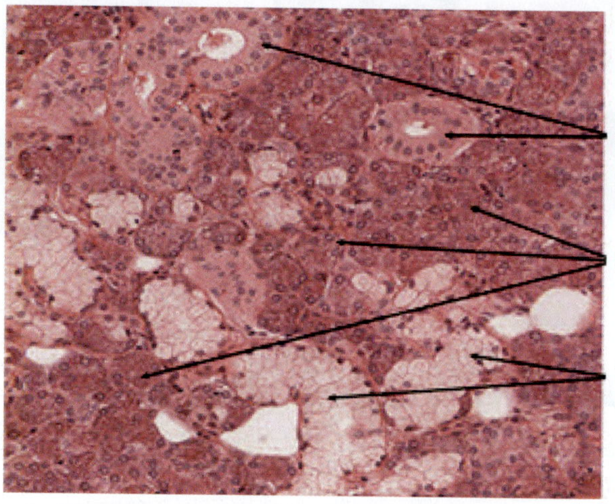

그림 3-46 턱밑샘(submandibular gland). 턱밑샘은 장액샘과 점액샘으로 구성되어 있는 혼합샘임. H&E 염색, 200배

혼합샘(mixed gland)

복합샘이라고도 하며, 하나의 샘 속에 각각 장액분비물과 점액분비물을 함께 생성하는 샘꽈리(분비단위, acini)들이 존재한다. 몇몇 점액샘꽈리의 주변에는 장액을 분비하는 세포집단인 장액반달(serous demilune)이 있다. 혀밑샘(설하선, sublingual gland)과 턱밑샘(악하선, submandibular gland)이 복합샘의 예들이다(그림 3-47).

샘세포의 분비물 배출 양식에 따른 분류(classification by mode of secretion)

외분비샘들은 샘세포에서 분비되는 분비물의 배출방식에 의해 샘분비샘(merocrine gland), 부분분비샘(apocrine gland), 온분비샘(완전분비, holocrine gland)이라는 세 가지 기전으로 분비생성물을 방출한다(그림 3-48).

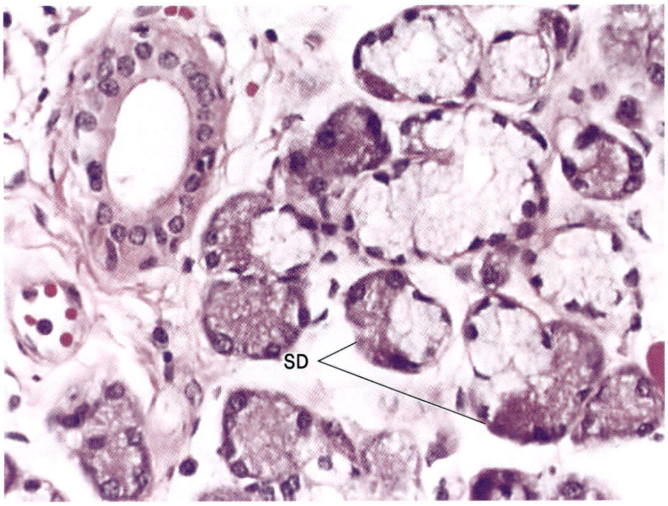

그림 3-47 장액샘과 점액샘이 함께 존재하는 혼합샘. 점액샘꽈리 주변에 장액을 분비하는 장액반달이 보임. H&E 염색, 400배
SD : 장액반달(serous demilune)

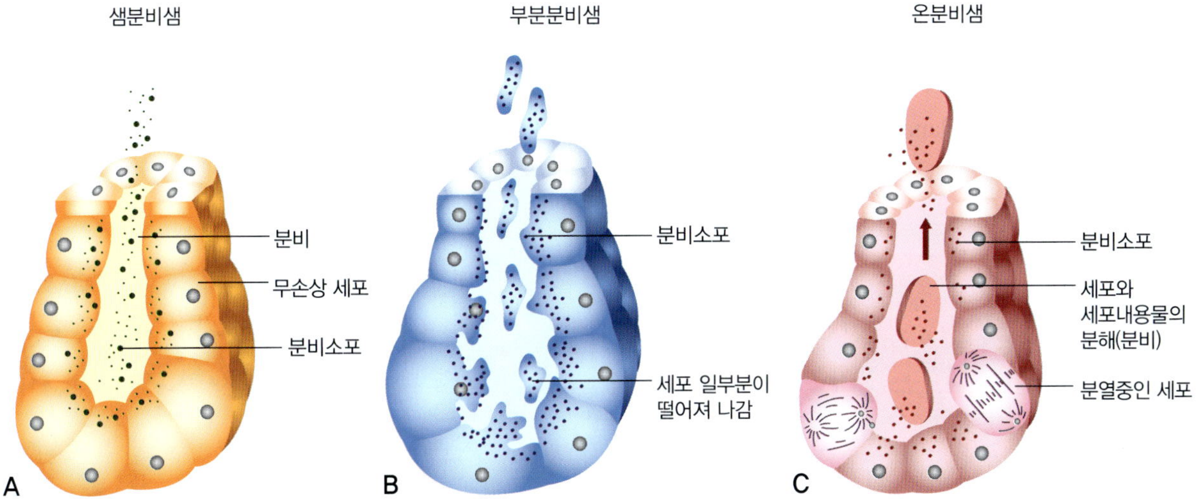

그림 3-48 샘의 분비방식 모식도. 샘분비샘(merocrine gland)은 분비소포가 세포막에 융합되어 세포외 유출에 의해 분비되는 방식이고 부분분비샘(apocrine gland)은 자유표면쪽 세포질의 일부가 떨어져 나가는 것이며, 온분비샘(완전분비, holocrine gland)은 전체세포가 분해되어 떨어져 나가는 샘분비 방식임

샘분비샘(merocrine gland)

가장 흔한 샘으로 일명 누출분비샘(eccrine gland)이라고도 한다. 분비세포에서 세포막이나 세포질의 손실 없이 분비소포가 세포막에 융합되어 세포외유출(exocytosis)을 통하여 분비생성물만을 방출한다(그림 3-48 A). 이와 같은 분비는 점액이나 장액샘 생성물의 전형적인 방출 방식으로 귀밑샘(parotid gland)(그림 3-49), 이자의 외분비샘, 피부의 땀샘(sweet gland) 등 대부분의 샘에서 볼 수 있다.

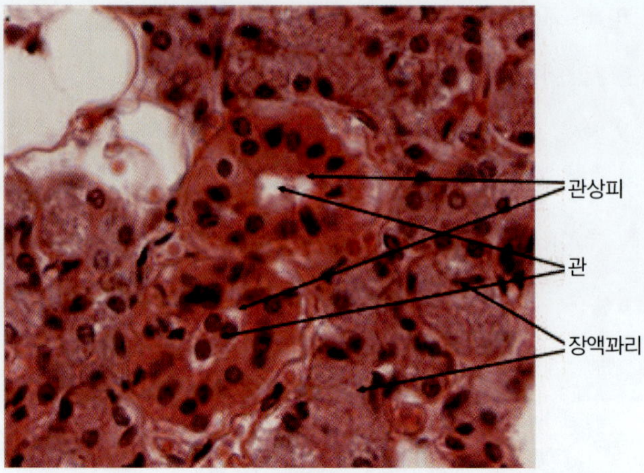

그림 3-49 귀밑샘. 장액샘(serous gland)으로 구성되어 있으며 전형적인 샘분비샘 방식으로 분비물을 세포외로 방출함. H&E, 600×

부분분비샘(apocrine gland)

분비세포에서 형성된 분비물이 꼭대기쪽(자유표면쪽)의 세포질 일부분이 분비하는 동안 분비물과 함께 세포체로부터 분리되어 방출되는 방식이다(그림 3-48 B). 예를 들면 젖샘과 땀샘 내 지방분비물과 세포막이 깨지지 않고 세포막으로 쌓인 소포의 방출방식이다. 젖샘(mammary gland)(그림 3-50), 겨드랑 부위의 겨드랑샘(axillary gland) 등이 이에 속한다.

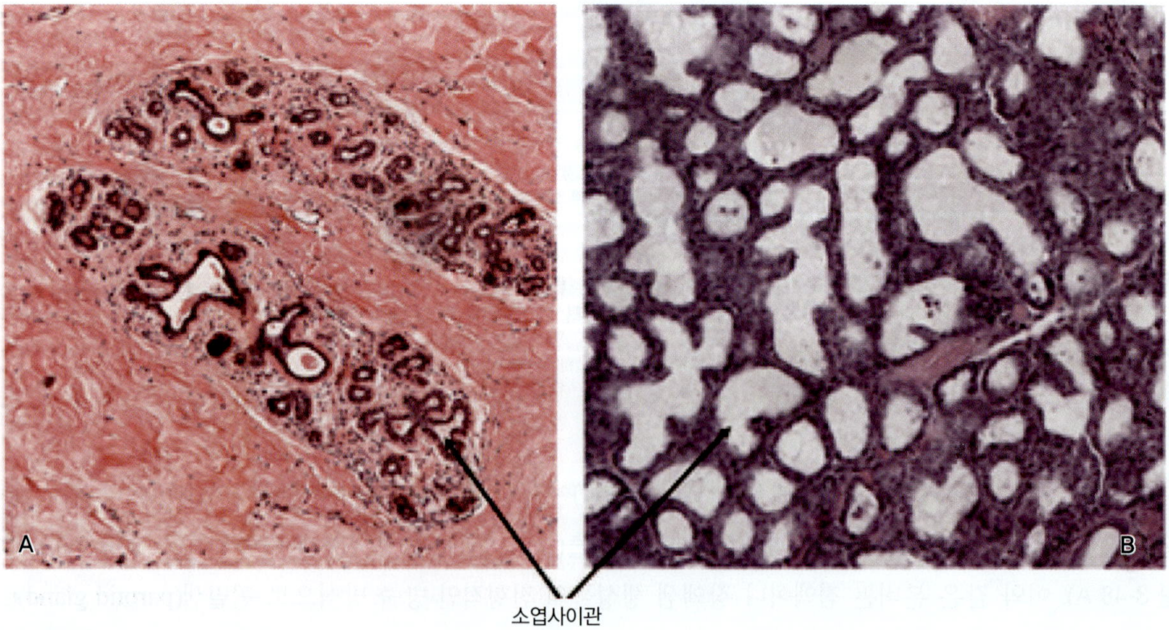

그림 3-50 젖샘. **A.** 비수유(inactive, non lactating) 상태의 젖샘은 샘세포의 내경이 좁음. H&E 염색, 100배 **B.** 수유(active, lactating) 상태의 젖샘은 샘세포가 팽창되어 있음. H&E 염색, 400배

온분비샘(완전분비샘, holocrine gland)

분비세포가 성숙하여 죽은 다음(cell lysis), 그들의 생성물을 분비하는 동안 세포 전체가 함께 분비물로 되어 방출되는 독특한 형태의 샘으로 기름샘 내 분비물을 배출하기 위해 세포파괴를 동반한다(그림 3-48 C). 대표적인 샘은 피부의 기름샘(sebaceous gland)(그림 3-51)이다.

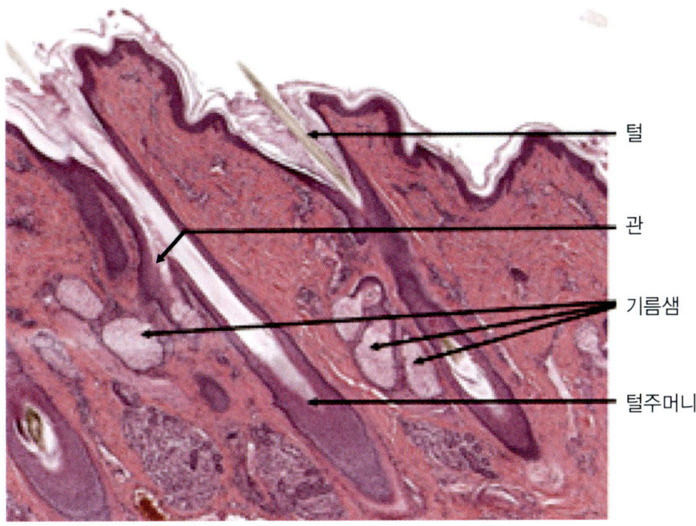

그림 3-51 피부 기름샘. 피부의 기름샘은 전형적인 온분비샘으로 분비물로 세포 전체가 배출되는 양식이며, 세포 자신은 소멸함. H&E 염색, 100배

내분비샘(endocrine gland)

도관이 존재하지 않는 내분비샘은 분비물인 호르몬(hormone)을 표적기관(target organ)에 도달하기 위해 혈관이나 림프관으로 방출된다.

주요 내분비 샘으로는 부신(adrenal gland), 뇌하수체(pituitary gland, hypophysis), 갑상샘(thyroid gland), 부갑상샘(parathyroid gland), 가슴샘(thymus) 솔방울샘(pineal gland), 이자, 난소(ovaries), 태반(placenta), 고환(testis) 등이 있다(그림 3-52). 특히 이자의 이자섬(islets of Langerhans), 고환의 사이질세포(interstitial cells of Leydig)는 장기에 비해 작은 비중을 차지하며 버팀질(기질, stroma) 속에 묻혀 있다. 내분비샘에서 분비되는 호르몬들은 펩티드(peptide), 단백질(protein), 변형된 아미노산(amino acid), 스테로이드(steroid)와 당단백질(glycoprotein)로 구성되어 있다. 내분비샘의 자세한 내용은 각론에서 다루기로 한다.

내분비샘의 형태에 의한 분류(classification by morphological characteristics of gland)

내분비샘의 분비세포들은 끈(cell cord), 소포(follicle), 또는 혼합형태를 이루고 있으며, 이들 주위에는 모세혈관이 잘 발달해 있다.

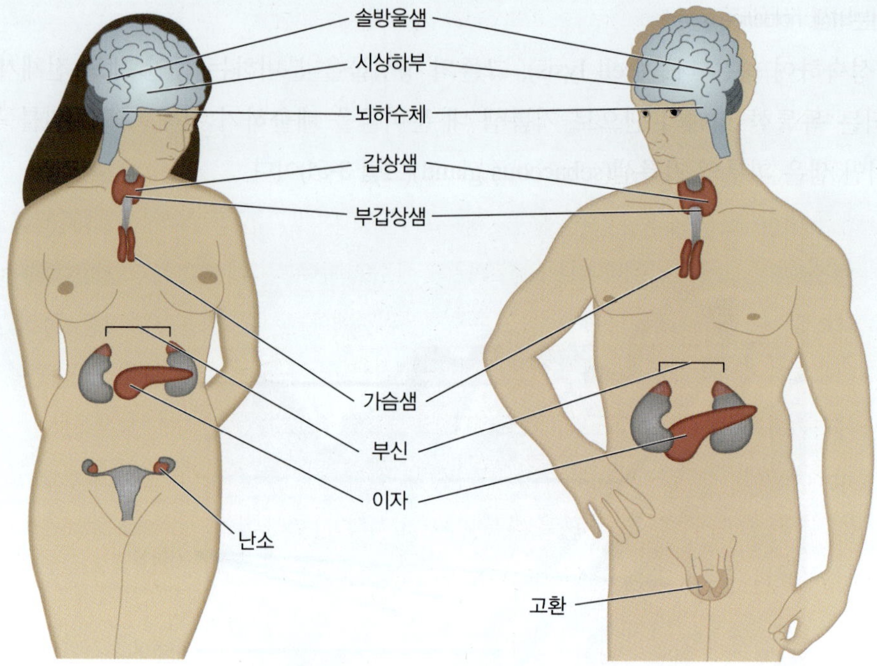

그림 3-52 인체 주요 내분비샘의 종류

내분비샘에서 가장 일반적인 세포의 배열은 끈(cell cord)의 형태를 이루고 있으며, 세포들이 모세혈관 또는 굴모양혈관(sinusoid) 주위에 서로 연결되어 나열하고 있는 형태이다(그림 3-53). 분비된 호르몬은 세포 내에 저장되고 적절한 신호자극 또는 신경자극에 의해 방출된다. 부신, 뇌하수체 앞엽, 부갑상샘이 여기에 속한다.

소포(follicle) 형태로 배열된 내분비샘은 분비세포들이 소포를 형성하고 있으며, 소포는 분비된 호르몬을 저장하는 공간으로 이용된다. 방출신호에 의해 저장된 호르몬이 소포세포에 재흡수되고 결합조직으로 분비되어 모세혈관으로 들어간다(그림 3-53). 갑상샘이 여기에 속한다.

내분비샘에 따라 실질(parenchyma)에 외분비단위와 내분비단위 모두를 가지고 있으며, 이런 형태의 혼합샘은 이자(pancreas)(그림 3-54, 55), 난소(ovary), 고환(testis) 등이 여기에 속한다.

일부 내분비세포들은 독립된 분비기관을 이루지 않고, 소화관과 기도를 따라 다른 분비세포들 사이에 산재해 있으며, 이를 APUD(amine precursor uptake and decarboxylation cell)로 통합해서 부르고 있다. 이 세포는 퍼진신경내분비계통(diffuse neuroendocrine system, DNES) 세포라고도 불리워졌었다. 이 세포 중 일부는 은염(silver ion)에 염색되기 때문에 은친화세포(argentaffin cell) 또는 호은성 세포(argyrophil cell)라고 부른다. APUD세포는 소화관 곳곳에 분포하며 다양한 주변 분비 호르몬, 내분비 호르몬, 신경분비 호르몬을 생산하는 기능을 한다. 이 세포들의 세포질에는 잘 발달된 과립세포질내그물과 골지복합체, 다량의 미토콘드리아가 존재하며 소화관의 관내강에 노출된 개방형(open type)과 노출되지 않은 폐쇄형(closed type)의 두 가지 종류로 구분한다. 개방형은 길고 가느다란 꼭대기돌기(apical processes)들을 통해 관내강에 확장되어 노출되어 있으며, 폐쇄형은 확장되어 있지 않다. 이들 세포는 특히 소화관, 호흡계통 등에 널리 존재하는 각각의 장내분비세포(enteroendocrine cell)와 호흡내분비세포(respiratory endocrine cell)이다.

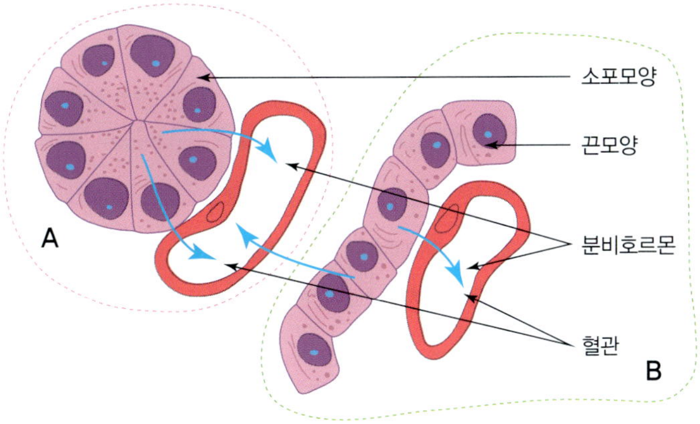

그림 3-53 내분비샘의 형태학적 특징에 따른 분류. **A.** 내분비세포들은 모세혈관 주위에서 소포를 형성하여 결합조직으로 호르몬을 분비한다. **B.** 내분비세포들이 모세혈관 주위에서 서로 연결된 끈 모양을 형성하여 분비호르몬을 결합조직으로 방출함

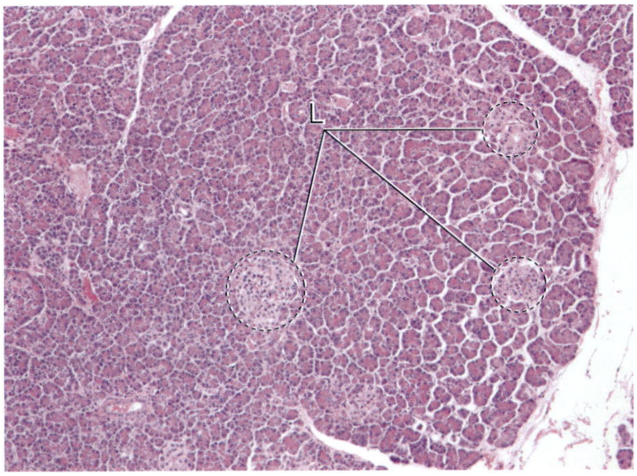

그림 3-54 이자섬. 이자내에 산재해 있음. H&E염색, 100배
L : 이자섬

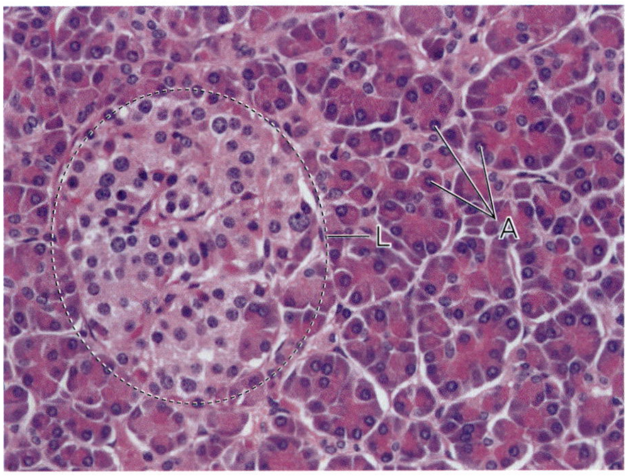

그림 3-55 이자섬. 이자내에 존재함. H&E염색, 400배,
L : 이자섬(랑게르한스섬) A : 샘꽈리세포

Chapter

04 결합조직(Connective Tissues)

학습목표
Learning Objective

1. 결합조직(connective tissue)의 구성성분을 열거한다.
2. 결합조직의 기원과 분화에 대하여 설명한다.
3. 결합조직의 기능과 구성 그리고 분류에 대하여 설명한다.
4. 결합조직의 세포구성성분 중 다음과 같은 고정형세포에 대하여 설명한다.
   1) 섬유모세포 2) 지방세포 3) 혈관주위세포
   4) 비만세포 5) 큰포식세포
5. 결합조직의 세포구성성분 중 다음과 같은 이주형세포에 대하여 설명한다.
   1) 형질세포 2) 호중구 3) 호산구
   4) 호염기구 5) 림프구 6) 단핵구
6. 결합조직 섬유의 종류와 기능 및 구조의 차이점을 설명한다.
7. 바탕질(ground substance)의 구성성분을 설명한다.
8. 고유결합조직의 세포와 기질의 특성에 따라 분류한다.
9. 배아결합조직의 분류와 특성을 설명한다.

결합조직(connective tissue)

결합조직은 신체의 다른 조직(tissue)과 기관(organ)을 지지하고 연결하거나 분리해주는 생물학적 조직으로 상피조직(epithelial tissue), 근육조직(muscle tissue), 신경조직(nervous tissue)과 연속된 결합체를 형성하고 있으며, 또한 다른 결합조직의 구성물들과 함께 기능적으로 생체의 통합된 기능을 유지하는 구성물질이기도 하다(그림 4-1). 결합조직은 중추신경계통(central nervous system)을 제외한 대부분의 신체에서 관찰되며, 모두 체액(body fluid) 속에 존재한다.

결합조직의 기원과 분화(origin and differentiation)

대부분의 결합조직은 배아조직의 중간층인 중배엽(mesoderm)에서 기원한다. 이 층에서 배아의 여러 세포로 분화할 가능성이 있는 세포인 중간엽세포는 몸 전체로 이동하여 힘줄(tendon), 피막(capsule) 같은 고유결합조직과 고정 및 유주 세포들을 만들어내며, 뼈조직(bone tissue), 연골(cartilage), 혈액(blood)과 같은 특수결합조직들도 생산한다(그림 4-2).

결합조직의 기능(fucntions)

결합조직의 기능으로는 구조적 지지, 물질교환의 매개체, 저장, 방어 및 보호가 있다. 구조적 지지 기능으로는 신체의 구조적 뼈대를 제공하고 상피조직과 근육조직을 연결함으로써 이루어진다. 이런 기능은 뼈, 연골, 뼈와 뼈 사이를 서로 함께 붙들고 있는 인대(ligament), 뼈와 근육을 부착시켜주는 힘줄(tendon) 등이 담당하고 있다.

또한 물질 교환의 매개체(medium for exchange) 역할을 수행한다. 대사폐기물, 영양원, 산소 등이 혈액과 신체의 많은 세포들 사이에서 이루어진다. 반면에 에너지를 저장하는 기능으로는 지방조직에서 이루어진다. 마지막으로 신체의 방어(defense)와 보호(protection)에 도움을 준다. 결합조직은 세균의 침입이나 파급을 막는 물리적 장벽을 형성함으로써 신체를 보호한다. 이는 세포 찌꺼기나 이물질, 세균 등을 파괴하거나 탐식하는 큰포식세포, 항원에 대한 항체를 형성하는 면역세포(B세포, T세포), 염증의 조절을 돕는 약리학적 물질(사이토카인)을 생산하는 방어작용의 세포들이 관여한다.

결합조직의 분류(classification)

성숙한 결합조직은 고유결합조직(connective tissue proper)과 특수결합조직(specialized connective tissue)으로 분류한다. 고유결합조직은 성긴결합조직(loose connective tissue), 치밀결합조직(dense connective tissue), 그물조직(reticular tissue), 지방조직(adipose tissue)의 네 종류로 분류하며, 특수결합조직은 연골(cartilage), 뼈(bone), 혈액세포(blood cell)로 분류하고 있다.

배아결합조직은 중간엽결합조직(mesenchymal connective tissue)과 점액성 결합조직(mucous connective tissue)으로 분류한다.

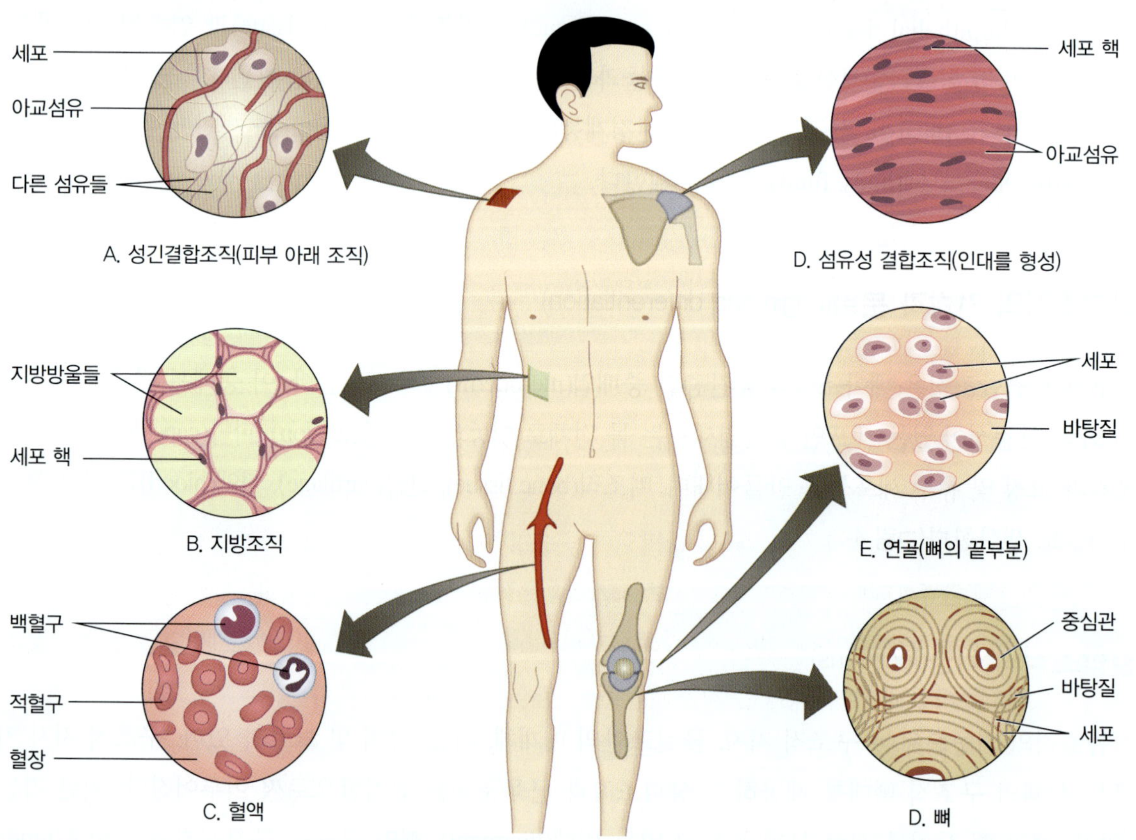

그림 4-1 결합조직의 구성. 결합조직은 아교섬유, 지방조직, 혈액, 연골, 뼈 등으로 구성되며, 신체와 장기의 형태를 유지하고 통합적 기능을 제공하는 구성물질임

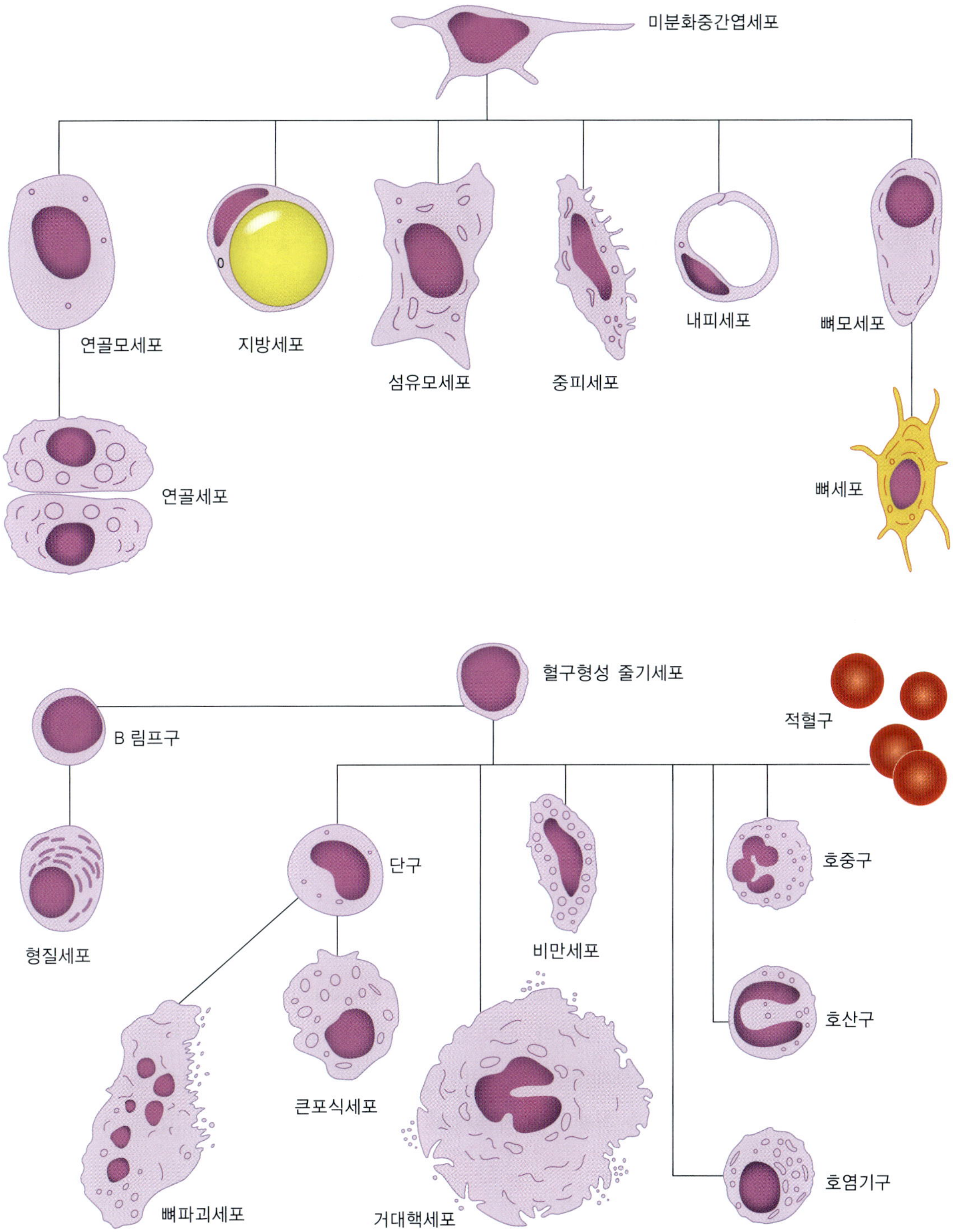

그림 4-2 결합조직 내의 세포에 대한 기원과 분화. 배아중간엽세포(embryonic mesenchymal cell)로부터 유래되어 여러 종류의 세포로 분화할 수 있는(multipotental) 결합조직 세포계통의 모식도

결합조직의 구성(components)

결합조직에는 세포, 섬유, 바탕질의 세 가지 구성요소가 있다(그림 4-3).

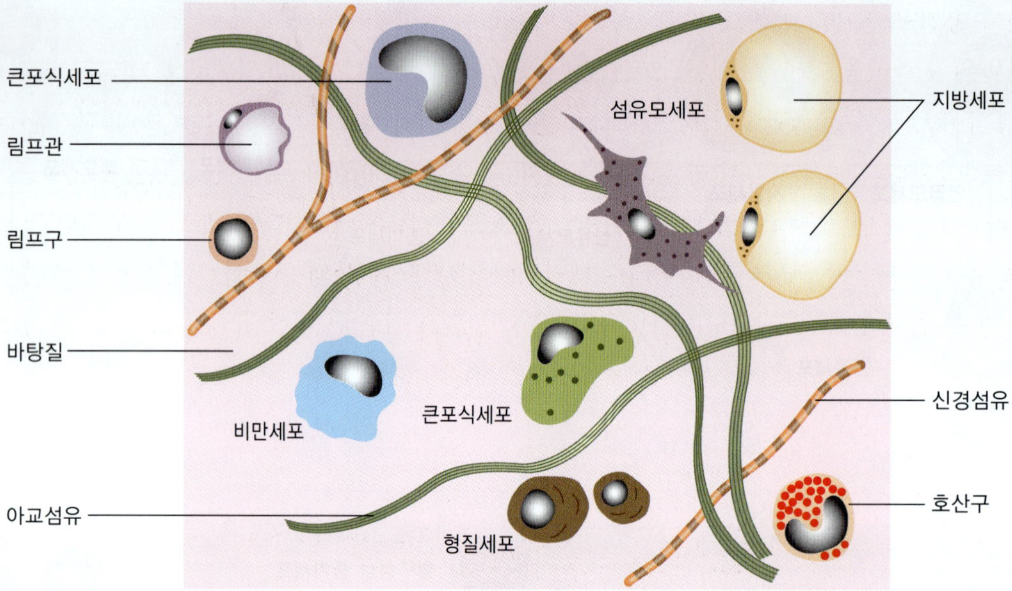

그림 4-3 결합조직의 구성 성분. 결합조직의 주요 성분으로 백혈구, 지방세포, 섬유모세포 등의 세포성분들, 아교섬유나 탄력섬유 등과 같은 섬유성분들, 바탕질이 있음

결합조직 내에 존재하는 세포는 고정세포(fixed cells)와 주로 혈구세포로 구성된 이주세포(transient or wandering cells)로 나눌 수 있다. 섬유(fibers)에는 아교섬유(collagen fiber), 탄력섬유(elastic fiber), 그물섬유(reticular fiber)가 있으며 특히 아교섬유는 인대나 힘줄의 가장 중요한 구성성분이다.

세포사이 물질인 바탕질(무형질, extracellular matrix, ground substance)은 각종 특수결합 조직세포들이 기능을 수행하는 장소이기 때문에 중요하다. 상피조직과는 대조적으로 세포외 바탕질이 매우 풍부하여 세포들은 그 속에 파묻힌 것 같이 산재하는 조직이다. 결합조직의 세포사이물질은 조직의 물리적인 성질, 즉 밀도, 견고성, 탄성, 인장력 등을 결정하는 점에서 세포성분보다 더 중요한 의미를 가지고 있다.

결합조직의 세포 구성 성분(cellular components)

결합조직의 세포성분에는 결합조직 내에서 발생하여 한 곳에 머물면서 각각 그들의 기능을 수행하는 고정세포(fixed cell)와 운동성이 있어 혈류를 순환하거나 결합조직 속을 돌아다니는 이주세포(transient cell, free cell)로 크게 두 무리로 구별한다(표 4-1).

표 4-1 결합조직세포의 종류 및 기능

세포 유형		특징과 주요기능
고정세포	섬유모세포	결합조직 섬유(connective tissue fiber)와 세포외 바탕질(extracellular matrix)을 합성하여 주조적 뼈대를 형성, 상처치유(wound healing)
	지방세포	에너지 저장소(energy reservoir)로서 중성지방(neutral fats)을 합성하고 저장, 열 생성(heat production)
	혈관주위세포	혈관의 수축에 관여하며, 신체의 도처에 모세혈관과 세정맥의 혈관내피세포를 감싸고 있다.
	비만세포	약리적 활성이 있는 물질인 염증의 화학적 매개체를 유리(예 : 히스타민)하여 염증반응과 즉시 과민반응을 중재
	큰포식세포	결합조직내에 존재하는 조직구로서 이물질(foreign substance)과 세균의 포식작용
이주세포	형질세포	B 림프구에서 분화되어 항체(antibody)를 생성하고 분비함으로써 면역반응(immune reaction) 유발
	림프구	백혈구의 한 종류로서 T 림프구와 B 림프구가 있으며, 신체의 면역반응에 중추적인 역할
	호중구	급성 염증 부위에서 세균을 포식
	호산구	세포독성 물질을 분비하여 기생충 감염에 대한 신체방어, 알레르기(allergy) 반응을 완화시키고 항원-항체 복합체를 포식하여 제거
	호염기구	알레르기 질환과 바이러스에 감염되었을 때 그 수가 증가하여 신체 방어를 담당. 약리학적인 물질들을 유리시켜 염증반응을 조절
	큰포식세포	혈액 내의 단구가 결합조직으로 이주하여 이물질(foreign substance), 손상되고 노화된 세포, 세균의 포식작용

고정세포(fixed cell)

고정세포는 결합조직 내에서 발생하여 거주하는 세포로서 한 곳에 머물며 각각 그들의 기능을 수행한다. 안정성이 있어 대체로 수명이 긴 것이 특징으로 섬유모세포(fibroblast), 지방세포(adipose cells), 혈관주위세포(pericyte), 비만세포(mast cell), 큰포식세포(macrophage) 등이 있다.

섬유모세포(fibroblast)

섬유모세포는 결합조직 내에서 가장 최소로 분화된 세포이며, 가장 많은 세포이다. 섬유모세포라는 이름은 발생과정에서 뿐만 아니라 성인에서도 섬유 형성능을 가진 세포라는 의미에서 붙여진 것이며, 세포크기가 작고 비활동상태의 세포를 섬유세포(fibrocyte)라 부른다.

미분화중간엽세포(undifferentiated mesenchymal cell)에서 기원한 세포로 아교섬유, 그물섬유, 탄력섬유를 만드는 세포로서 전단계물질을 생합성하고 분비하며, 각종 세포외 바탕질 성분을 생산하므로 이 세포에는 단백질 합성에 관여하는 소기관들이 발달되어 있다.

기능은 결합조직의 모든 세포외 바탕질(무형질, extracellular matrix)과 아교섬유, 그물섬유 및 탄력섬유 등을 합성하는 것이다. 체내에서 구조적 뼈대를 유지하는 작용을 하며, 염증 또는 상처 치유(wound healing)와 같은 특수한 상황에서 섬유모세포는 빠르게 증식하여 활발한 대사활동을 수행하는 중요한 역할을 한다.

세포의 형태는 방추형으로 끝이 분지된 세포질 돌기(process)를 뻗고 있으며, 이와 같은 세포의 모양은 세포 밖의 환경에 따라 수시로 변한다. 예를 들면, 연골의 연골모세포, 뼈의 뼈모세포도 섬유모세포의 변형된 모습이다. 세포의 핵은 긴 타원형으로 한 개 혹은 두 개의 핵소체(nucleoli)와 가는 과립형 염색질을 가지고 있으며 호염기성을 나타낸다(그림 4-4).

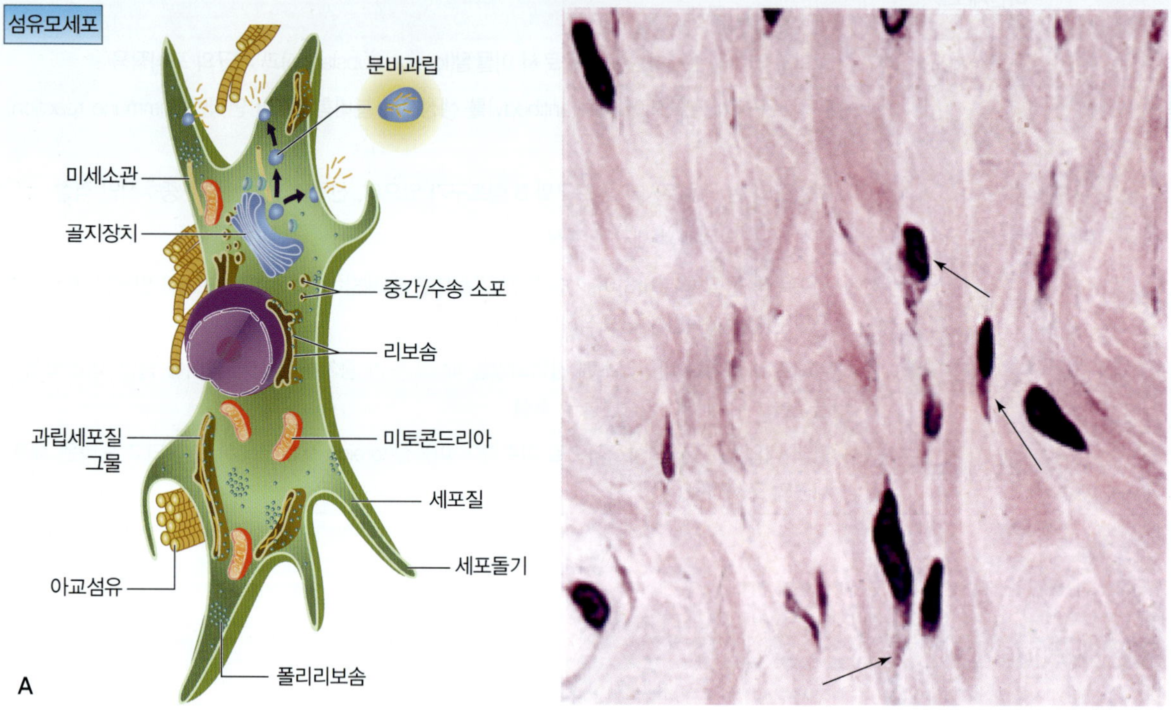

그림 4-4 섬유모세포. A. 섬유모세포에 대한 모식도. B. 결합 조직내에 존재하는 방추형의 세포가 섬유모세포(화살표)임. H&E 염색, 400배

지방세포(adipocyte, fat cell)

지방세포가 수적으로 우세한 결합조직을 지방조직(adipose tissue)이라 한다. 많은 지방세포는 체내 다양한 기관의 결합조직 내에서 단독으로 존재할 때도 있으며 주로 작은 집단 또는 큰 집단인 지방조직으로 관찰된다.

지방세포는 미분화된 섬유모세포 유사 중간엽세포(undifferentiated fibroblast-like mesenchymal cells)에서 유래하며(그림 4-5), 지방을 가지고 있는 완전히 분화된 세포로 세포분열을 하지 않는다. 지방세포에는 세포질에 단 한 개의 매우 크고 흰색을 띤 지방방울로 채워진 홑칸지방세포(unilocular fat cells)인 백색지방세포(white adipose cell)와 미토콘드리아 사이에 여러 개의 지방방울을 갖고 있는 뭇칸지방세포(multilocular fat cells)인 갈색지방세포(brown adipose cell)의 두 종류가 있다.

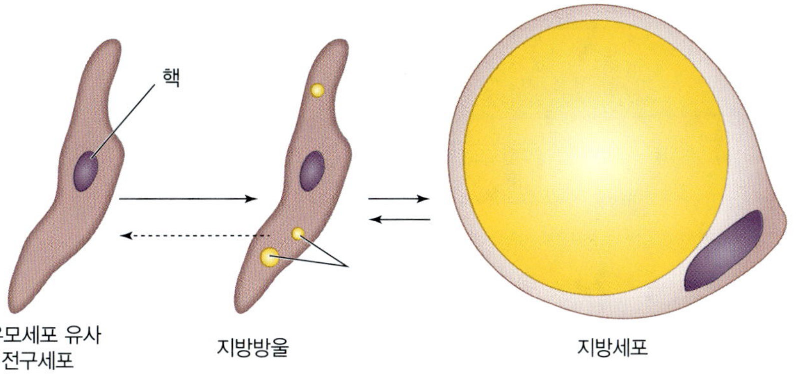

그림 4-5 지방세포의 분화. 미분화된 섬유모세포 유사 전구세포로부터 분화되어 지방세포로 성장하면 더 이상 분화되지 않음

이들은 중성 지방(triglyceride, TG)을 합성하여 저장하며, 체내 에너지 대사에서 핵심 조절인자이고, 열(heat)의 생성에 중요한 역할을 한다. 피부밑조직, 창자사이막, 사타구니, 겨드랑 부위 등에 많이 분포하고 있다. 중성지방은 물에 녹지 않고 삼투압에도 영향을 미치지 않으며 농축될 수 있는 특성을 가지고 있다. 따라서 가용성과 에너지 수요에 대응할 수 있는 영양소로 중요하다. 중성 지방은 탄수화물보다 2배 이상의 높은 열량(9.3 kcal/g)을 보유하기 때문에 에너지 생산용 체내 저장물질로써 가장 효과적인 단순 분자이다. 일반 세포는 정상적인 상태에서 비교적 적은 양의 지방을 저장할 수 있으나 지방세포는 지방방울(lipid droplet)로서 중성 지방을 농축할 수 있는 특수한 기능을 갖고 있다. 또한 지방세포는 신경과 호르몬 자극 모두에 반응하고 물질대사가 매우 활발하여 일부는 호르몬과 다양한 물질을 분비하기에 중요한 내분비세포로 인식되고 있다.

지방조직은 열을 거의 전도하지 않는 독특한 물리적 특성으로 인해 체온 유지에 도움을 주며, 조직과 조직 사이의 공간을 채워 일부 장기를 고정시키고 충격 흡수에도 도움을 준다. 피부 밑층의 지방조직은 신체 표면의 형태를 형성하며 손바닥과 발바닥에서는 납작한 모양으로 저장되어 충격을 흡수(shocks absorber)하는 역할을 한다.

지방을 염색하는 방법으로는 오스뮴산(osmium acid), 수단(Sudan) 염료, 나일블루(nile blue) 및 오일레드 오(Oil red O) 등을 이용한 특수염색이 많이 이용된다.

지방세포의 형태에 따른 분류(morphological classification of adipocytes)

백색지방세포(white adipose cell, unilocular adipose cell)

직경이 120 μm 이상인 커다란 원형 세포로 지방조직에서는 다각형으로 관찰되며, 핵은 지방에 눌려서 한쪽에 밀려 있는 초생달 모양으로 보인다. 세포질 대부분을 차지하는 지방은 조직 처리과정에서 용해되고 지방방울을 싸고 있던 얇은 세포질 테두리만 남아 반지(signet ring) 모양을 나타낸다(그림 4-6). 전자현미경하에서는 핵주위에 소수의 골지복합체가 존재하고 미토콘드리아와 과립세포질 그물은 소수가 관찰되지만 리보솜은 풍부하다. 성인에서 관찰되는 대부분의 지방조직은 백색지방 세포로 이루어져 있는 백색지방조직이다. 백색지방조직은 에너지 생산에 중요한 중성 지방을 저장하고 있다.

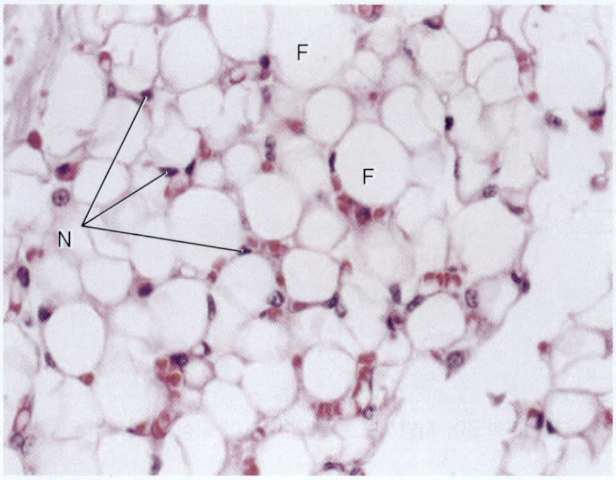

그림 4-6 백색지방조직. 핵의 세포의 변연부에 위치하고 있음. H&E 염색, 200배

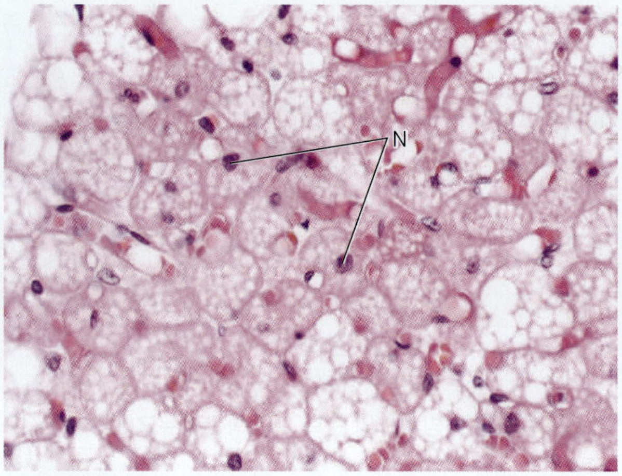

그림 4-7 갈색지방조직. 세포질에는 작은 지방방울을 가지고 있고 대부분의 핵은 세포질의 중심부에 위치하고 있음. H&E 염색, 200배, N : 핵, F : 지방세포 N핵

갈색지방세포(brown adipose cell)

세포질에 여러 개의 지방방울을 가지는 세포로, 다량의 농축된 시토크롬(cytochrome)을 함유하여 세포 전체가 갈색을 띈다(그림 4-7). 태아와 신생아에서 주로 관찰되고 동면을 하는 동물에는 많이 존재한다. 백색지방세포보다 더 작고 다각형 모양이고 주로 난원형인 갈색지방세포의 세포질에는 작은 지방방울로 채워져 있다. 갈색지방세포는 하나의 지방방울보다 여러 개의 작은 지방방울 형태로 지방을 저장하기 때문에 구형의 핵이 형질막에 의해 압박을 받지 않아 핵은 한 쪽으로 치우쳐 있지 않고 세포 중심부에 위치한다. 과립세포질내그물(rER)은 없지만 무과립세포질내그물(sER)이 존재하며, 백색지방세포보다 더 많은 미토콘드리아를 갖고 있지만 자유리보솜은 적다.

지방의 저장과 배출(storage and release of fat)

백색지방세포의 중성 지방(triglyceride) 저장은 음식물이 소화되는 동안 샘창자(duodenum)의 이자지방 분해효소(pancreatic lipase)에 의해 지방산(fatty acid)과 글리세롤(glycerol)로 분해되고 작은창자상피세포(intestinal epithelium)는 분해된 지방산과 글리세롤을 흡수하여 무과립세포질내그물에서 중성지방으로 재에스테르화(re-esterified)한다. 그 후 중성 지방으로 재에스테르화된 것들은 단백질로 둘러싸여 지름이 0.3~1.5 μm의 작은 지질단백질 입자인 유미입자(암죽미립, chylomicrons)로 형성되고 표면흡수세포의 바닥쪽가쪽(basolateral)에서 세포외 공간으로 방출된 후 암죽관(lacteal duct)으로 들어가서 림프에 의해 운반되어 혈류로 들어간다. 또한 부가적으로 간(liver)에서 합성된 초저밀도지질단백질(very low-density lipoproteins, VLDLs)이나 알부민(albumin)과 결합된 지방산은 림프나 혈액으로 수송된다.

모세혈관에 존재하는 유미입자, 초저밀도 지질단백질, 알부민과 결합된 지방산은 지방세포에서 만들어진 지질단백질 가수분해효소(lipoprotein lipase)에 의해 지방산과 단백질로 가수분해 된다. 지방산은 결합조직으로 들어가서 지방세포의 세포막을 통해 확산되어 지방세포에 들어간다. 지방세포에 들어온 지방산과 이미 지방세포 안에서 형성되어 있던 글리세롤 인산염(glycerol phosphate)과 결합하여 중성 지방을 형성하고 이미 형성되어 있던 지방방울에 합쳐지게 된다. 지방세포들은 인슐린 자극에 의해 포도당(glucose)을 지방산과 글리세롤로 바꿀 수 있다.

노르에피네프린(norepinephrine)은 지방세포 근처에 있는 교감신경세포의 신경말단(nerve ending)에서 분비된다. 또한 격렬한 운동 시 에피네프린(epinephrine)과 노르에피네프린은 부신속질로부터 분비된다. 이 두 호르몬은 지방세포의 세포막에 있는 각각의 수용체에 결합하여 아데닐산 고리효소(adenylate cyclase)를 활성화시켜 이차 전달자인 고리 AMP (cyclic adenosine monophosphate, cAMP)를 형성하고 그 결과 호르몬 감수성 지질가수분해효소(hormone sensitive lipase)를 활성화시킨다. 이 효소는 중성지방을 지방산과 글리세롤로 분해하여 혈류 내로 방출한다(그림 4-8).

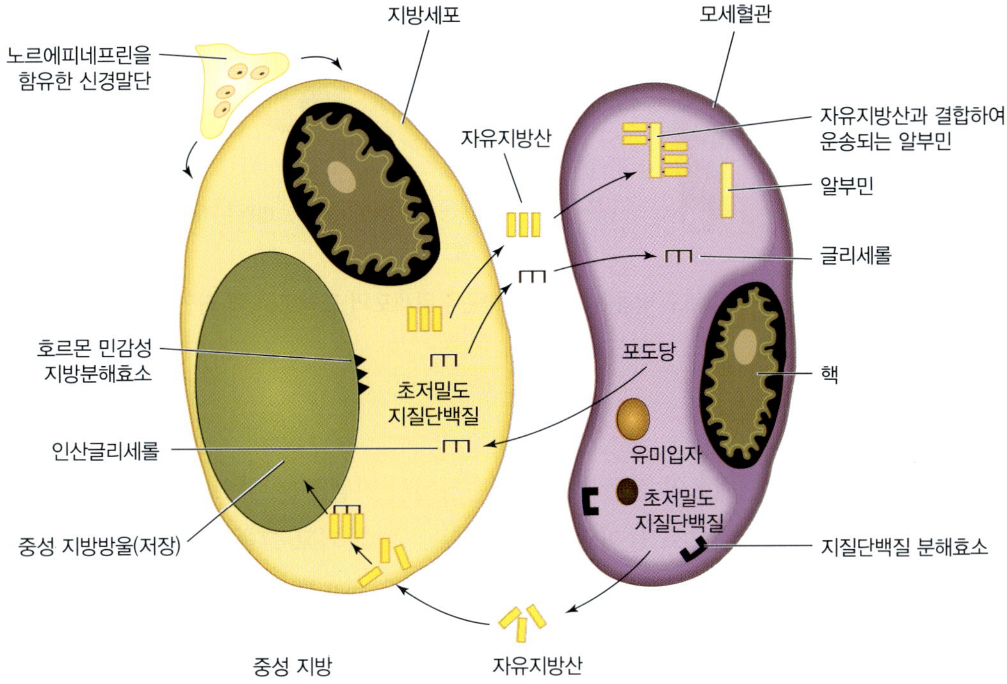

그림 4-8 지방의 저장과 배출기전. 중성 지방(triglyceride)은 창자와 간으로부터 유미입자(chylomicrons, chylo)와 초저밀도 지질단백질(very low-density lipoproteins, VDLD)이라는 지질단백질 복합체(lipoprotein complex)의 형태로 림프관이나 혈관으로 운송된다. 지방조직(adipose tissue) 모세혈관 내피세포(capillary endothelial cell)에서 이 복합체는 지질단백질 분해효소(lipoprotein lipase)에 의해 자유지방산(free fatty acid)과 글리세롤(glycerol)로 가수분해되어 분비된다. 자유지방산은 모세혈관으로부터 지방세포의 안으로 확산되어 들어가고 인산글리세롤(glycerol phosphate)로 재에스테르화되어 중성 지방이 형성된다. 이 결과 중성 지방은 필요할 때까지 지방방울(lipid droplet)로 저장된다. 신경 말단에서 분비된 노르에피네프린(norepinephrine)이 고리형 아데노신1인산(cyclic adenosine monophosphate) 계통을 자극하면 호르몬 민감성 지방분해효소(hormone sensitive lipase)를 활성화하여 저장된 중성 지방을 자유지방산과 글리세롤로 가수분해한다. 이 물질들은 모세혈관으로 확산되어 가고 자유지방산은 알부민(albumin)과 결합하여 에너지원으로 이용되기 위해 먼 기관까지 운송됨

혈관주위세포(pericyte)

혈관주위세포는 로저세포(Rouget cells) 또는 벽세포(mural cells)라고도 하며, 미분화중간엽세포(undifferentiated mesenchymal cells)에서 기원한다. 수축성이 있는 세포인 혈관주위 세포는 모세혈관과 작

은 세정맥의 내피세포 주위를 둘러싸고 있으며 혈관 내피세포의 바닥판과 연결되어 있다(그림 4-9). 수축에 관여하는 액틴, 미오신, 트로포미오신을 가지는 민무늬근육세포와 내피세포의 성질을 갖고 있다.

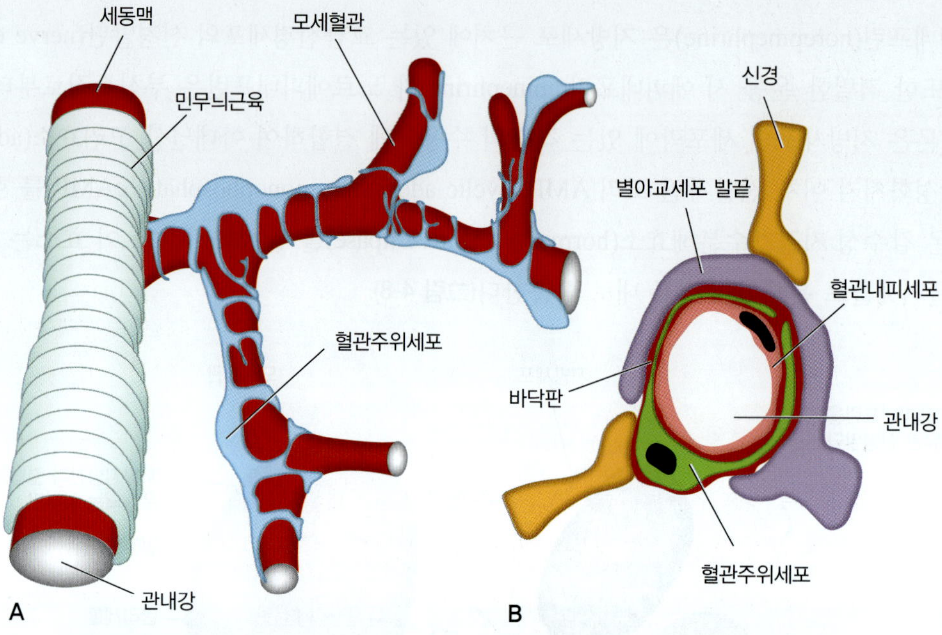

그림 4-9 혈관내피세포 밖을 덮고 있는 혈관주위세포의 모식도(A)와 단면도(B)

비만세포(mast cell)

다른 고정 세포와는 달리 비만세포의 전구세포는 뼈속질에서 기원하는 것으로 추정되며, 짧은 시간 동안 혈액 내를 순환하다가 결합조직으로 들어와서 비만세포로 분화되고 그들의 특징적인 세포질 내 과립을 획득한다. 비만세포는 몇 달 안되는 짧은 수명을 가지며 종종 세포분열을 하기도 한다.

비만세포는 신체 전반에 걸쳐 고유결합조직 내에 존재하며 특히 작은 혈관을 따라서 집중 분포한다. 또한 피부(skin)와 호흡계통(respiratory system), 비뇨생식기계(genitourinary system), 소화기계(digestive system)의 점막상피(mucosal epithelium) 등 넓은 부위에 다수 존재한다. 결합조직 내에 있는 비만세포들은 대부분 과립 내에 헤파린을 갖고 있지만 소화관 점막에 위치하는 비만세포들은 헤파린 대신 콘드로이틴황산염(chondroitin sulfate)을 함유하고 있다.

결합조직의 고정형 세포들 중 가장 큰 세포에 속하며, 불규칙한 타원형으로 직경이 20~30 μm 정도이다. 핵은 비교적 작고 둥글지만 세포질 안에 충만한 굵은 과립에 가려서 잘 보이지 않는다. 세포질 내의 수많은 과립들의 존재가 비만세포를 구별하는 특징이다(그림 4-10). 막에 의해 싸여 있는 과립들은 크기가 0.3~0.8 μm이며 과립 내에는 황산화 글리코사미노글리칸인 헤파린(heparin) 또는 콘드로이틴 황산염(chondroitin sulfate) 등 황산기 점액다당류 성분을 포함하고 있기 때문에 톨루이딘블루(toluidine blue)나 메틸렌블루(methylene blue)와 같은 염료에 변색성(이염색성, metachromasia)을 나타낸다(그림 4-11).

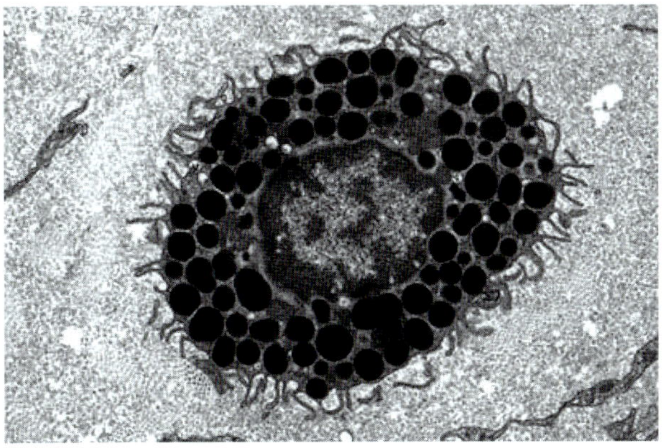

그림 4-10 비만세포. 세포질내에 다양한 형태의 많은 과립이 존재함. 투과전자현미경, 2,000배

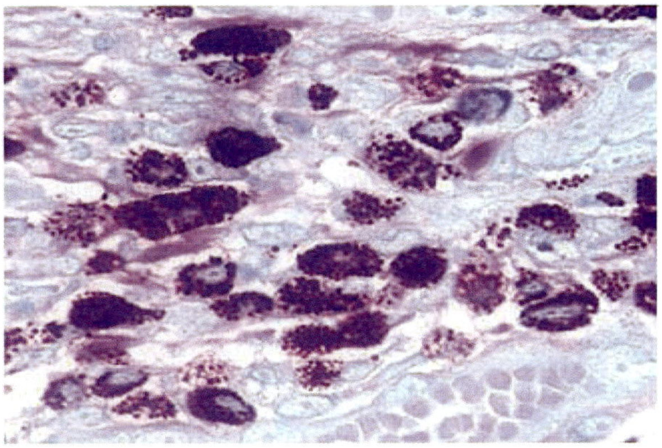

그림 4-11 비만세포. 위 점막의 고유층에 존재하는 비만세포로 톨루이딘블루에 의해 염색됨. Toluidine blue 염색, 200배

세포질에는 다양한 크기와 형태의 과립이 차 있으나 상대적으로 세포소기관은 발달되어 있지 않다. 세포소기관으로 수 개의 미토콘드리아, 소수의 과립세포질 내 그물, 적은 수의 골지복합체가 존재한다. 과립내의 물질은 염증 반응과 즉시과민 반응에 관여한다.

비만세포의 세포막에는 특이 항체인 면역글로불린 E (immunoglobulin E, IgE) 수용체(receptor)가 하나의 비만세포 표면에 약 300,000개 정도 존재하며, 이 수용체가 외부의 항원을 인식하면 비만세포가 활성화되어 세포막의 투과성이 변하게 되어 수 초 내로 세포질 과립의 내용물인 일차매개체(primary mediator)를 방출한다. 일차매개체 과립 성분들은 항응고 기능을 나타내는 헤파린(heparin), 모세혈관과 세정맥의 투과성을 높여 주거나 기관지를 수축시키는 히스타민(histamine) 외에 콘드로이틴 황산염, 중성 단백분해효소(neutral protease), 아릴설파타제(aryl sulfatase), 호산구화학주성인자(eosinophil chemotactic factor, ECF), 호중구화학주성인자(neutrophil chemotactic factor, NCF) 등 과민성을 유발시키는 여러 가지 인자를 생산하여 분비한다.

또한 비만세포는 세포막의 지질에서 아라키돈산(arachidonic acid) 전구체가 전환되어 류코트리엔(leukotrienes), 트롬복산(thromboxanes), 프로스타글란딘(prostaglandins)과 같은 2차 매개체(secondary mediator)를 분 단위로 합성하여 분비하며, 분비된 1차 매개물로 인해 시간 단위로 사이토카인(cytokine), 케모카인(chemokine), 성장호르몬(growth hormone) 등을 분비한다.

비만세포의 활성화와 탈과립화(mast cell activation and degranulation)

비만세포는 면역글로불린 E (IgE)의 고도친화성 세포표면 Fc 수용체(FceRI)를 갖고 있어 독물, 꽃가루, 어떤 약물과 같은 이물 단백질(antigen, 항원)에 대한 반응을 유도한다. 기능은 면역계통에서 즉시 과민반응(immediate hypersensitivity reaction, 아나필락시스 반응; anaphylactic reaction)인 염증반응을 개시한다. 비만세포의 탈과립화 과정은

1) 항원에 첫 번째로 노출되면 형질세포에서 IgE 항체 형성을 유도한다. 이들은 비만세포의 세포막에 있는 FceRI 수용기에 결합한 다음 이 세포들은 민감화(sensitizing)시킨다.

2) 같은 항원에 이차적으로 노출되면 항원은 비만세포 표면의 IgE에 결합하고, 결합된 IgE 항체는 교차결합(cross-linking)을 일으키고, 수용체들을 집단화시킨다.
3) 교차결합과 집단화는 막결합수용체 커플링 인자(receptor coupling factors)를 활성화시키고 차례로 최소한 두 가지 독립적인 과정을 개시한다. 즉, 과립에서 일차매개체(primary mediators)를 유리하거나 세포질 또는 막지방에서 유래된 아라키돈산(arachidonic acid) 전구체로부터 이차매개체(secondary mediators)를 유리시킨다. 이미 형성된 매개체의 유리는 아데노신2인산(adenosine diphosphate, ADP)을 고리AMP (cyclic adenosine monophosphate, cAMP)로 전환하는데 필요한 효소인 아데닐고리화효소(adenylate cyclase)의 활성화에 의해서 이루어진다.
4) 이러한 cAMP 양의 증가는 세포 내 저장부위로부터의 칼슘이온(Ca^{2+})의 분비를 활성화시키고 세포외 공급원으로부터의 유입을 촉진시킨다.
5) 그 결과 세포질 내의 Ca^{2+}의 증가는 분비과립들이 세포막과 다른 분비과립과 융합하도록 한다. 이러한 과정들은 결국 과립을 터뜨려서(탈과립화, degranulation) 히스타민, 헤파린, 중성 단백질 분해효소, 아릴설파타제 호산구화학주성인자, 호중구화학주성인자, 기타 효소들이 포함된 과립 내의 함유물을 분비한다.
6) 막부착 IgE의 교차결합은 인지질분해효소 A2 (phospholipase A2)를 활성화시키고 이러한 작용은 막인지질에서 아라키돈산을 형성한다.
7) 아라키돈산은 류코트리엔, 프로스타글란딘, 트롬복산 A2 (thromboxane A2)와 같은 이차매개체로 전환된다.
8) 일차와 이차 매개체들은 염증반응을 시작시키고, 염증장소로 백혈구들을 끌어들여 신체 방어 체계를 활성화시키고 염증의 정도를 조정한다(그림 4-12).

큰포식세포(macrophage)

큰포식세포의 어원은 그리스어(*Greek*)인 makros(large, 크다)와 phagein(eat, 먹다)에서 유래되었다.

이 세포는 결합조직내에 존재하는 조직구이다. 큰포식세포는 기능적 활성 상태나 존재하는 조직에 따라 매우 다양한 형태학적 특징을 나타낸다. 일반적으로 직경이 약 10~30 μm이고 세포의 표면은 일정하지 않으며, 짧고 뭉툭한 돌기에서부터 손가락 같은 돌기(사상위족, filopodia)까지 다양한 형태의 돌기들로 덮여 있는 불규칙한 형태를 나타낸다(그림 4-13).

한쪽으로 치우친 핵은 불규칙한 타원형 또는 콩팥 모양이고, 염색질 과립이 굵고 많아서 진하게 염색되며 보통 핵소체가 보이지 않는다. 세포질은 비교적 풍부하며 호염기성이고 작은 공포와 작은 치밀과립이 많이 존재한다. 전자현미경으로 관찰하면 포음작용이나 포식작용이 활발한 세포에서 전형적으로 나타나는 형태학적 특징인 주름과 돌기가 있는 톱니모양의 불규칙한 세포 표면을 볼 수 있으며, 잘 발달된 골지장치, 현저한 과립세포질내그물, 수많은 용해소체를 보여주는데, 이들은 광학현미경에서 작고 치밀한 과립으로 나타난다.

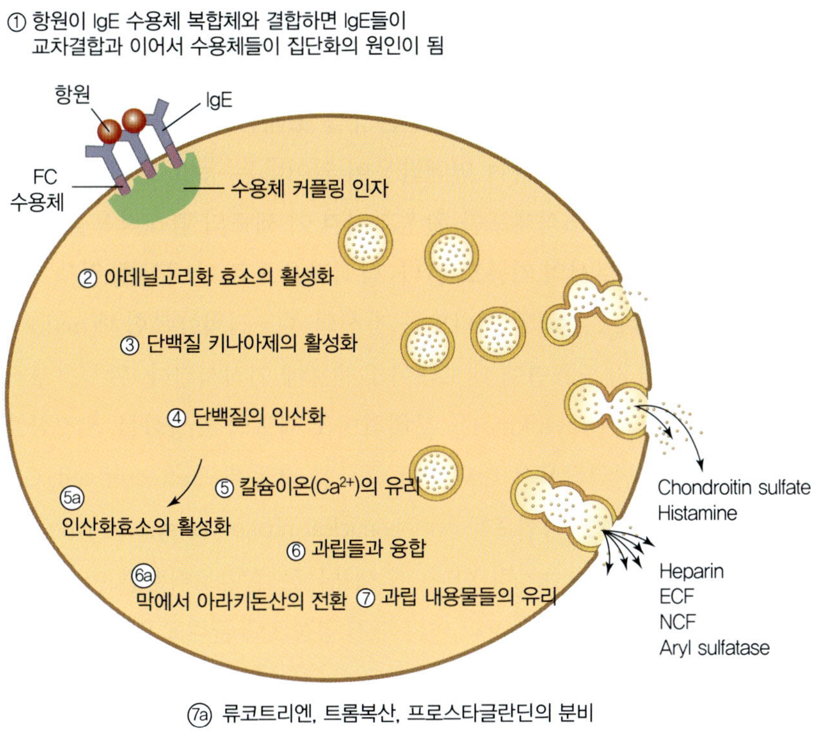

그림 4-12 비만세포의 세포막에서 항원과 결합된 면역글로불린 E와 수용체 복합체의 교차결합으로 인한 탈과립화의 모식도

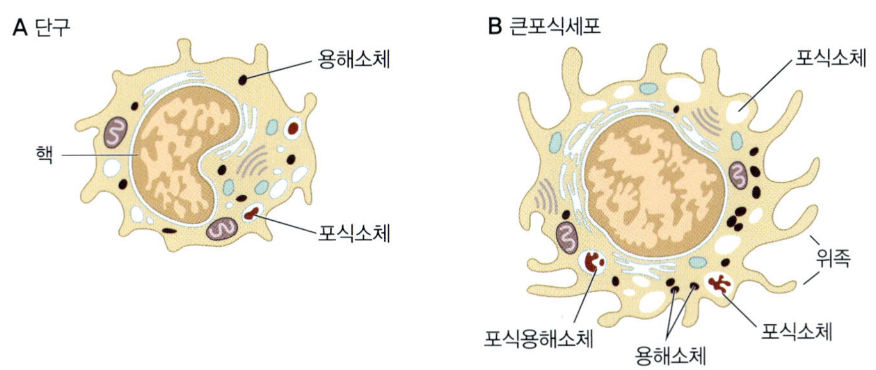

그림 4-13 단구와 큰포식세포의 비교. 단구는 지름이 10~15 μm이며, 큰포식세포는 지름이 약 21 μm임

큰포식세포의 기능(functions)

세포잔존물(cellular debris)과 같은 손상되고 노화된 세포, 이물질(foreign substances), 미생물(microbes), 암세포(cancer cell) 등을 탐식(phagocytosis)하고 제거함으로써 체내의 방어기전을 돕는다. 용해소체에 있는 가수분해 효소의 작용으로 섭취한 물질을 소화함으로써 외부 침입자로부터 신체를 보호한다.

큰포식세포는 면역계(immune system)에서도 중요한 역할을 담당한다. 선천면역(innate immunity)에 관여하고 미생물에 대해 독성을 갖는 반응성 산소종(reactive oxygen species)과 반응성 질소종(reactive nitrogen species)의 효소를 생성하며, 단백질 분해소화(proteolytic digestion)를 이용하여 미생물을 파괴한다. 또한 감염부위 혹은 외상이나 혈액공급의 중단으로 죽은 조직이나 호중구를 탐식하며, 세포자멸사

(apoptosis)과정에서 나타나는 세포자멸소체(apoptotic body)를 탐식한다. 큰포식세포가 여러 가지 염증반응에 의하여 활성화되면 여러 가지의 지질매개물질(lipid derived mediators)이나 보체단백질, 사이토카인(cytokine) 등을 만들어 염증 반응에 관여하여 조직의 손상을 초래하기도 한다.

적응면역(adaptive immunity)에도 관여하여 면역반응이 일어나는 동안 T 세포에 항원을 제시(antigen presentation)하여 분비된 인자들이 큰포식세포를 활성화시켜 이 세포의 탐식작용을 증가시키는 항원제시세포(antigen presenting cells, APC)로서의 기능도 한다. 탐식작용으로 단백질 항원을 받아들인 후 작은 펩티드로 분해하며(antigen processing), 분해된 펩티드를 자신의 주조직적합복합체(major histocompatibility complex, MHC)와 결합시켜 다시 세포표면에 내보내어 T 세포에 인식시킨다. 활성큰포식세포들이 인터류킨-1(interleukin-1)과 같은 사이토카인(cytokine)을 분비하여 T 세포의 활성화를 촉진함으로써 세포매개성 면역반응과 체액성 면역반응에서 면역작용을 나타내는 중요한 작동세포(effector cell)로 활동한다.

단구를 포함하여 큰포식세포는 단핵포식세포계통(mononuclear phagocytic system, MPS)에 속하며, 결합조직에 존재하는 큰포식세포를 조직구(histiocytes)라 한다. 이 세포들은 결합조직뿐만 아니라 간, 림프기관, 허파, 뼈, 중추신경, 피부 등 세포가 위치하는 조직에 따라 여러 가지 명칭으로 불리고 있다(표 4-2, 그림 4-14).

표 4-2 단핵포식세포계통의 세포

부위	명 칭
혈액	단구(monocyte)
결합조직	조직구(histiocyte)
뼈	뼈파괴세포(osteoclast)
간	별큰포식세포(쿠퍼세포 : Kupffer cell)
폐	허파꽈리큰포식세포(alveolar macrophage, 먼지세포[dust cell])
중추신경계	미세아교세포(microglia)
림프조직	큰포식세포(macrophage)
피부	표피속큰포식세포(수지상세포, dendrite cell)
콩팥	혈관사이세포(mesangeal cell)

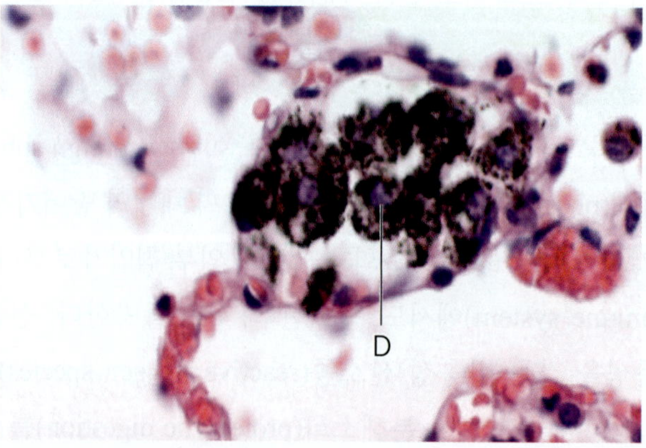

그림 4-14 허파꽈리큰포식세포(D). 허파꽈리주머니내에는 탄분을 탐식하고 있는 큰포식세포가 관찰되고 있으며 이 세포를 먼지세포(dust cell)이라고 부름. H&E 염색, 400배

이주세포(자유세포 : free cell, 방랑세포 : wandering cell)

이주세포는 중배엽이 아닌 대부분 뼈속질(bone marrow)에서 기원하여 혈류를 순환한다. 운동성이 있으며, 적정한 자극이나 신호를 받게 되면 그들의 고유한 기능을 수행하기 위하여 결합조직으로 이주하여 기능을 수행한다. 이런 운동을 하는 대부분의 세포는 대체로 수명이 짧기 때문에 줄기세포(stem cells)로부터 계속적으로 대체된다. 이주세포에는 형질세포(plasma cells), 림프구(lymphocytes), 호중구(neutrophils), 호산구(eosinophils), 호염기구(basophils), 단구(monocytes), 일부 큰포식세포(macrophages) 등이 있다(표 4-1).

형질세포(plasma cell)

형질세포는 전형적인 성긴결합조직 안에서는 전체적으로 흩어져 있지만 드물게 나타나며, 이물질 또는 미생물(microorganisms)에 의한 만성염증(chronic inflammation)에서 잘 관찰할 수 있으며 특히 항원 자극이 지속적으로 이루어지고 있는 소화관의 점막고유층이나 림프절에서 잘 관찰된다. 체내에서 항원(antigen)과 접촉한 B 림프구로부터 유래되어 분화된 형질세포는 항체인 면역글로불린(immunoglobulin)을 생성하고 분비한다. 세포의 형태는 큰 타원형으로 직경이 약 20 μm 정도이고 수명은 2~3주로 비교적 짧다. 구형의 핵은 세포질 한쪽으로 편재되어 있고, 중심에서 방사상으로 짙게 염색되는 뭉친염색질(이질염색질, heterochromatin)을 가지고 있으며 이로 인해 광학현미경상에서 특징적인 시계판 모양(clock face)이나 수레바퀴 모양의 바퀴핵(wheel nucleus)을 나타낸다(그림 4-15).

반면에 세포질에는 빽빽하게 들어 차 있는 잘 발달된 과립세포질내그물로 인해 강한 호염기성(basophilic)을 나타낸다. 몇 개의 미토콘드리아만이 과립세포질내그물 주변에 흩어져 있다. 핵 가까이 위치하

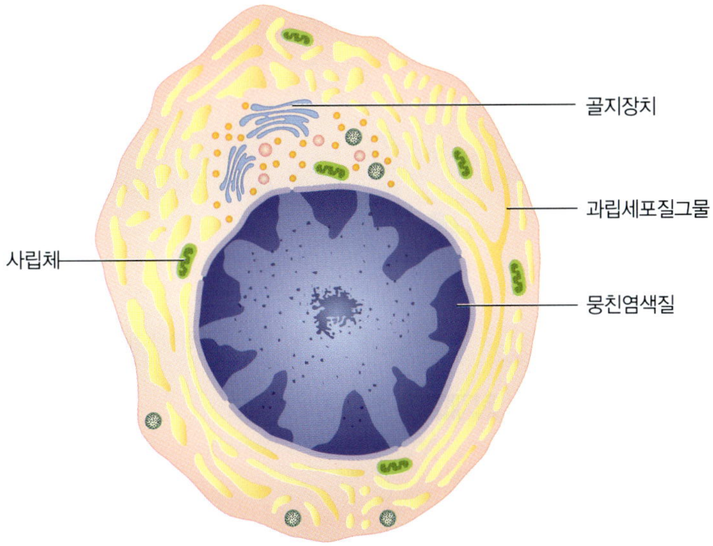

그림 4-15 형질세포의 모식도. 형질세포는 핵이 편재되어 있으며 중심에서 방사상으로 짙게 염색되는 수레바퀴모양 뭉친염색질을 가지고 있음

는 세포소기관인 골지복합체와 중심소체는 잘 발달되어 있으나 광학현미경상에서는 염색되지 않아 핵 주변이 흐리게 염색되어 보인다. 전자현미경상에서는 핵주변에 커다란 골지복합체와 한쌍의 중심체(centrosome)가 잘 관찰된다. 다른 유주세포와는 달리 혈액에는 없고 결합조직에만 존재하는 형질세포는 세포 분열능이 없다. 일부 형질세포는 세포질 내에 균질성의 호산성 물질을 볼 수 있는데, 이를 럿셀소체(Russell's body)라고 부른다. 이것은 세포의 퇴행성 변화를 나타내는 소견이며 사람에서는 구개편도(palatine tonsil)에서 자주 관찰된다.

호중성 백혈구(호중구, neutrophil)

세포질내에 과립을 가지고 있는 과립구(granulocyte)로서 조직내에서는 다형핵백혈구(polymorphonuclear leukocyte, PMN cell)라고 부른다. 수많은 세포질돌기들을 가진 지름이 약 12~15 μm인 구형의 세포로서 혈액을 순환하고 있으며, 핵은 3~5개의 연결된 분엽(lobulated nucleus)으로 분절되어 있는 것이 특징이다(**그림 4-16**). 순환백혈구 중에서 약 60%로 가장 많다.

이 백혈구는 세포질 내에 에오신 Y (eosin Y) 같은 산성 염료 및 methylene blue 같은 염기성 염료에 다같이 약하게 염색되는 호중성의 특수과립을 가지고 있다. 감염 시 처음으로 반응하는 세포로 감염 동안 일시적으로 그 수가 증가하며, 리소좀(lysozyme), 아교질분해효소(collagenase), 엘라스타제(elastase) 등이 포함된 많은 과립을 세포질에 함유하고 있다. 급성 염증(acute inflammation)시에 세균 등 이물질들을 탐식하여 소화시키는 기능을 하며, 염증 반응의 한 결과로 고름(pus)을 형성한다. 이 고름은 죽은 호중구와 세포 붕괴물이 축적되어 형성된 것이다.

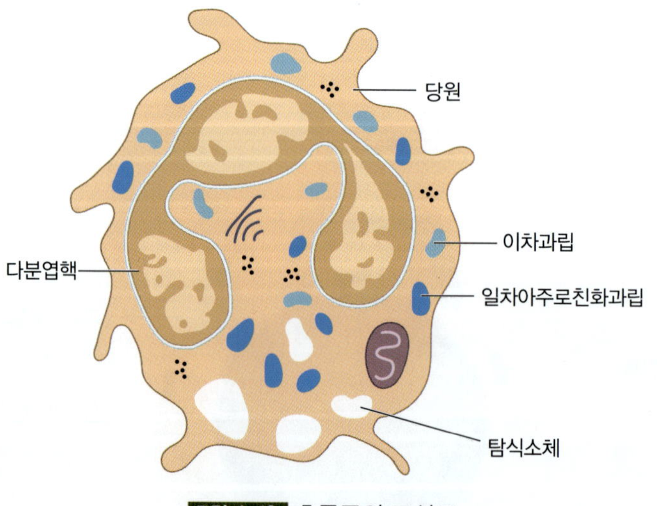

그림 4-16 호중구의 모식도

호중구의 생성과 분화(origin and differentiation)

혈구형성 줄기세포에서 기원하고 뼈속질에서 생성되며, 과립구집락자극인자(granulocyte colony-stimulating factor, G-CSF)에 의해 자극되어 생산된다. 성인에서는 하루에 1×10^{11}개 이상의 호중구가 생산되는

데, 이들은 단지 약 6시간에 걸쳐 혈액을 순환하다 미생물이 침입한 후 수시간 내 감염 부위로 이동하며, 조직으로 들어간 후 수시간 동안 기능을 하다가 죽게 된다. 순환 호중구가 이 기간 안에 염증부위에 보충되지 않는다면 그 호중구는 세포자멸사(apoptosis)가 진행되거나 간혹 지라에 상주하는 큰포식세포에 의해 탐식된다.

호산성 백혈구(호산구, eosinophil)

뼈속질에서 유래하는 과립구의 하나로 두 개의 엽으로 된 핵(bi-lobed nucleus)을 가지고 있다. 호산구 과립은 에오신과 같은 산성 염료에 염색이 잘되는 염기성(basic) 과립이다(그림 4-17). 세포질의 과립에는 주요염기성 단백질(major basic protein, MBP), 호산구양성 단백질(eosinophilic cationic protein), 과산화효소(peroxydase) 등의 효소와 퍼포린(perforin)과 같은 세포벽에 구멍을 내는 단백질들을 보유하고 있다. 정상 결합조직에는 소수로 존재하나 호흡기도 및 소화계통의 점막고유층에 다수 분포해 있으며, 특히 과민성 염증(allergic inflammation) 부위에 많이 분포하고 있어 알레르기(allergy) 염증부위에 유인되어 알레르기 반응을 완화시키고 항원-항체 복합체를 제거한다. 호중구와 마찬가지로 백혈구화학주성인자(leukocyte chemotatic factors)들에 의해 염증 부위로 이동한다. 호산구도 탐식세포(phagocytic cells)중의 하나로 세포독성 물질(cytotoxin)을 분비하여 기생충(parasites)을 사멸시킨다. 세포 표면에 있는 보체 C3b의 수용체를 통하여 활성화되면 강력한 반응성이 있는 산소화합물(reactive oxygen metabolites)들을 생성하여 기생충을 파괴한다.

호염기성 백혈구(호염기구, basophil)

뼈속질에서 유래하는 과립구의 하나로 뼈속질에서 성숙하여 혈액 속에서 순환한다. Romanowsky 염료에 보라색으로 염색되는 산성 과립을 가지고 있는 세포로서(그림 4-18), 주머니 모양의 핵을 가지고 있으며 혈액백혈구의 1% 미만을 차지하므로 도말표본에서 관찰하기가 힘들다.

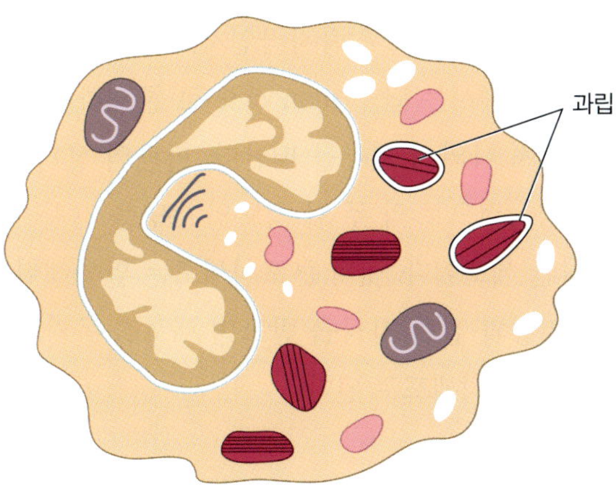

그림 4-17 호산구의 모식도

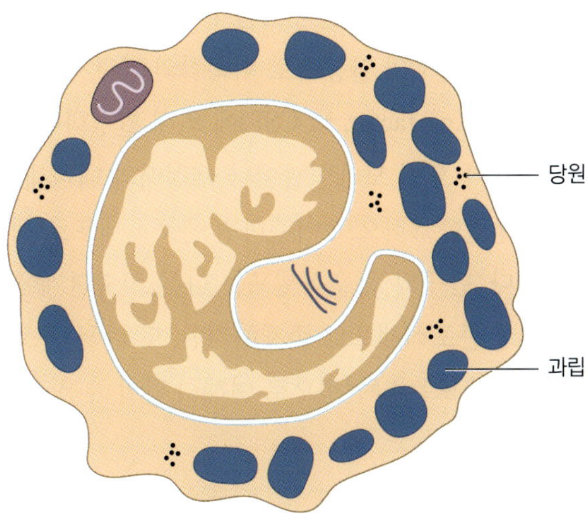

그림 4-18 호염기구의 모식도

세포 표면에는 친화력이 높은 IgE 수용체를 가지고 있으며, IgE 항체와 항체에 결합된 항원에 의해 활성화되어 세포 내의 과립인 과산화효소(peroxidase), 헤파린(heparin), 히스타민(histamine) 등과 같은 여러 가지 매개물질들을 분비하여 비만세포처럼 알레르기 반응을 유도한다. 그러므로 이 세포는 알레르기성 질환과 바이러스성 질환에 감염되었을 때 그 수가 증가한다. 조직 안에서는 정상적으로 존재하지 않지만 어떤 염증 부위에서 약리학적 과립 물질들을 유리시켜 염증반응을 시작, 유지, 조절하기도 한다.

림프구(lymphocyte)

모든 림프구는 뼈속질에서 기원하며 적응면역반응에서 가장 핵심적인 역할을 한다. 일반적으로 분화 기원에 따라 세 가지 형(types)의 림프구가 존재하는데, 이는 항체를 생성하여 체액성 면역(humoral immunity)을 담당하는 B 림프구와 세포매개성 면역(cellular mediated immunity)에 관여하는 T 림프구, 바이러스에 감염된 세포나 종양세포를 선택적으로 인식한 뒤 살해하는 자연살해세포(natural killer cells, NK cells)가 있다. B 림프구와 T 림프구는 작은 림프구라 하고 세포질 내 과립이 없는 반면, 자연살해세포는 큰 림프구라 하고 세포질 내 과립성 구조물이 존재한다.

림프구는 결합조직 안에 존재하는 세포 가운데 가장 작은 세포로서 B 림프구와 T 림프구는그 지름이 6~9 μm에 달한다. 진하게 염색된 큰 핵은 둥글고 세포의 대부분을 차지하며, 세포질이 얇은 테두리 모양으로 보이며 호염기성을 띤다. 림프구는 대부분의 결합조직에 소수만 존재하지만 만성 염증(chronic inflammation) 부위에서는 다량수가 출현한다.

단구(monocyte)

일종의 무과립백혈구로서 단핵탐식세포(mononuclear phagocyte)이다. 모든 백혈구 중 지름이 10~15 μm로 가장 크고 콩팥모양(kidney-bean shape)의 핵을 가지며, 세포질에는 잘 발달된 용해소제, 포식공포, 세포골격미세섬유를 포함하고 있다. 선천면역을 담당하고 정상 상태의 결합조직에서는 매우 드물며, 염증 신호에 대한 반응이 오면 단구는 감염된 조직으로 이동하여(약 8~12시간) 큰포식세포로 성숙·분화하여 활발한 탐식기능을 수행한다(**그림 4-19**).

단구는 백혈구의 일종으로 뼈속질의 전구세포에서 기원하며 큰포식세포 집락자극인자(macrophage colony-stimulating factor, M-CSF)에 의해 활성화된다. 순환 혈액 내에서는 단구(monocyte)로 존재하다가 적절한 신호가 오면 모세혈관이나 세정맥의 내피세포 사이를 빠져 나와서 혈류를 떠난다. 혈관의 상피벽을 통과하여 결합조직으로 이주하면 큰포식세포로 성숙하는데 정상적으로 약 두 달 정도의 수명을 가지며 기능을 한다. 단구와 큰포식세포는 다른 성숙단계에 있는 동일한 세포이다. 몇몇 큰포식세포는 활동성이 없는 고정형 큰포식세포로 존재하지만, 또 다른 큰포식세포는 염증과 같은 자극을 받으면 세포질 돌기가 없어지고 구형 또는 타원형으로 변해서 활발히 움직이는 이주형 큰포식세포로 된다.

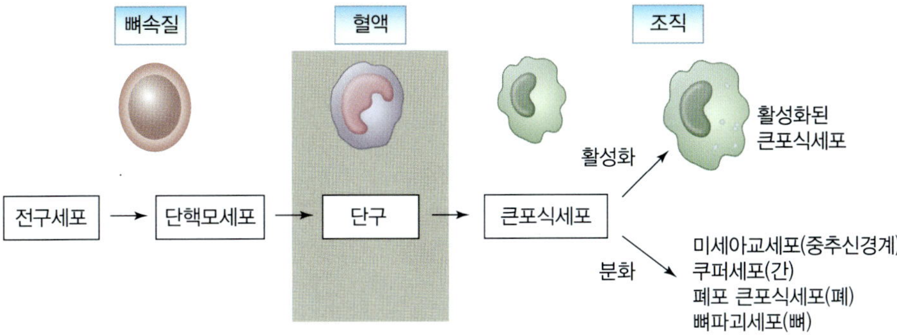

그림 4-19 단구의 분화과정

결합조직의 섬유(fiber)

세포외 바탕질(extracellular matrix)에 존재하는 섬유는 장력(tension)과 탄력성(elasticity)을 제공하며, 종류에는 아교섬유(collagen fiber), 그물섬유(reticular fiber), 탄력섬유(elastic fiber) 등의 세 종류가 있다. 아교섬유와 탄력섬유는 결합조직에 존재하는 2개의 주된 섬유성 단백질로서 독특한 생화학적 및 기계적 특성을 지니며, 이는 그들의 구조적 특성에 기인한다. 이들 섬유들은 다양한 비율로 분포되며, 섬유의 종류, 굵기, 방향 등에 따라 결합조직의 역학적인 성질이 좌우된다.

아교섬유(collagen fiber)

아교섬유는 척추동물의 결합조직에서 자연 발생적으로 생성되는 단백질의 한 종류로서 섬유모세포(fibroblast)에 의해 생성되며, 육안으로 희게 보여 백색섬유(white fiber)라고도 한다. 이 섬유의 주성분은 아교질(collagen)이라고 하는 섬유성 단백질로 구성되어 있고 인체에서 가장 풍부한 단백질로서 결합조직의 주성분이며, 신체에 존재하는 전체 단백질 중량의 25~35%를 차지하고 있다.

힘줄(tendon), 인대(ligament), 피부(skin)와 같은 섬유성 조직에서 가장 많이 발견되며, 길게 늘어진 섬유(elongated fibril) 형태를 하고 있다. 그 외 눈의 각막(cornea), 연골(cartilage), 뼈(bone), 혈관(blood vessels), 장관(gut), 척추사이원반(intervertebral disc) 등에서 바탕질의 주된 구성 요소이다. 아교섬유는 견인력에 대한 저항이 강하여 매우 질기지만 탄력은 없으며, 매우 큰 인장강도(tensile strength)를 보이고 굴절성이 크다.

아교섬유를 산이나 알칼리에 넣어서 분해시키면 지름 1.4 nm, 길이 280 nm의 트로포콜라젠 분자(tropocollagen molecules) 소단위로 구성되었으며, 평형으로 독특하게 중합, 계단식으로 배열된 섬유의 기본단위인 원시섬유(protofibril)로 이루어져 있다(그림 4-20). 트로포콜라젠 분자는 3개의 폴리펩타이드 사슬이 나선형으로 꼬여 있는 구조이며, 이 폴리펩타이드 사슬의 α-chain 아미노산 배열에 따라 약 20여 종 이상의 아형으로 구분한다(표 4-3).

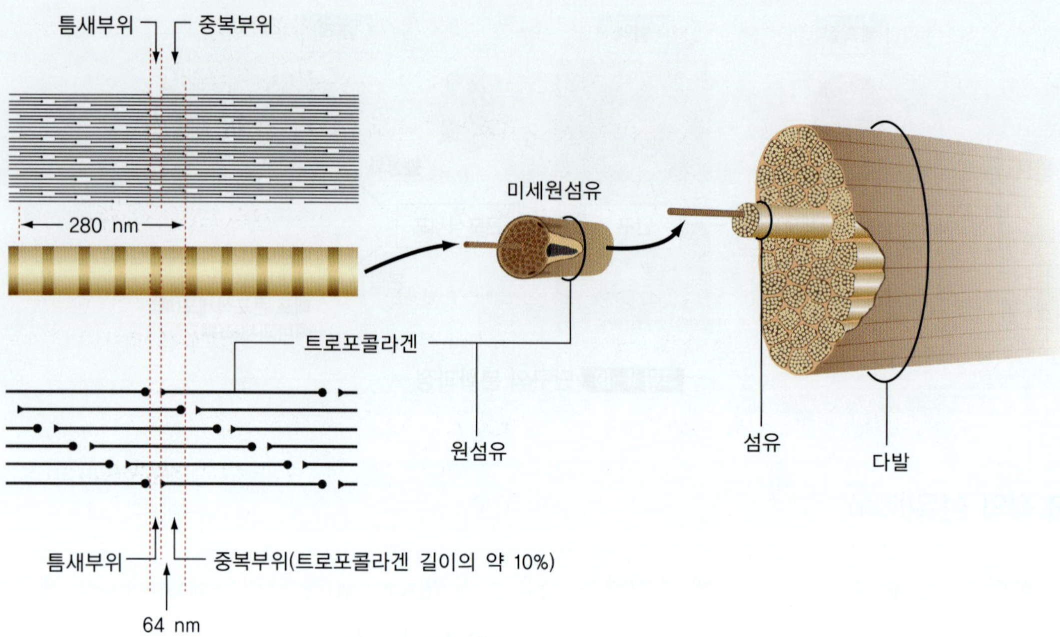

그림 4-20 아교섬유의 모식도

표 4-3 아교섬유의 주요 유형

분자형	분자식	합성세포	기능	분포 위치
I	[α1(I)]2α2(I)	섬유모세포 뼈모세포 상아질모세포 시멘트질모세포	장력에 저항	진피, 힘줄 인대, 기관의 피막, 뼈, 상아질 시멘트질
II	[α1(II)]3	연골모세포	압력에 저항	유리연골, 탄력연골
III	[α1(III)]3	섬유모세포, 그물세포 민무늬근세포 말이집세포, 간세포	지라의 구조틀을 형성 간, 림프절, 민무늬근, 지방세포	림프계, 지라, 간 심혈관계, 폐, 피부
IV	[α1(IV)]2α2(IV)	상피세포, 근세포 말이집세포	지주와 여과를 제공하는 바닥판의 치밀판 그물형성	바닥판
V	[α1(V)]2α2(V)	섬유모세포 중간엽세포	I형 아교질 및 태아 기질과 관련	진피, 힘줄, 인대, 기관의 피막, 뼈, 시멘트질, 태반
VII	[α1(VII)]3	섬유모세포	치밀판을 묶는 고정원섬유를 형성	표피와 진피 연결부위

아교섬유는 지름이 1~10 μm로서 매우 다양하며 각각의 섬유는 바탕질의 결합성분인 점액단백질로 결합되어 다발을 형성하고 있다. 아교질을 구성하는 아미노산은 글리신(glycin), 프롤린(proline), 하이드록시프롤린(hydroxyproline), 하이드록시라이신(hydroxylysine)이다.

아교섬유를 광학현미경으로 관찰하면 무구균질상으로 구조적 특징을 볼 수 없으나, 전자현미경상으로는 64 nm의 간격을 두고 가로무늬가 보이며 평행으로 달리는 직경이 약 10~300 nm 되는 가는아교원섬유(collagen microfibril)를 볼 수 있다. 오스뮴 같은 중금속으로 염색한 후 투과전자현미경으로 관찰 시 64 nm마다 반복되는 일련의 규칙적인 가로무늬를 볼 수 있으며, 이는 아교섬유의 특징적인 소견이다(그림 4-21).

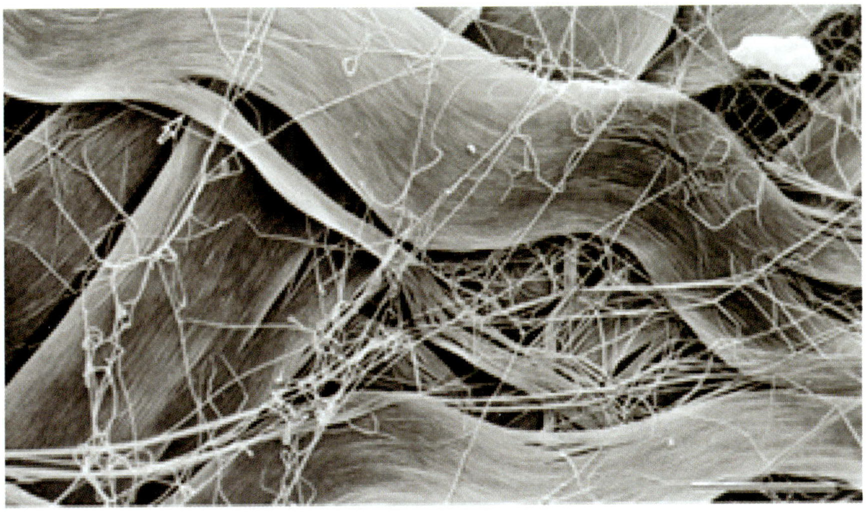

그림 4-21 아교섬유. 섬유다발이 서로 교차하여 존재함. 전자 현미경

아교섬유는 염색하지 않았을 경우 무색을 띠지만, 호산성 성질을 갖고 있어 H&E 염색에는 분홍색, van Gieson 염색에서는 적색, Masson's trichrome 염색에서는 청색으로 염색된다(그림 4-22, 23).

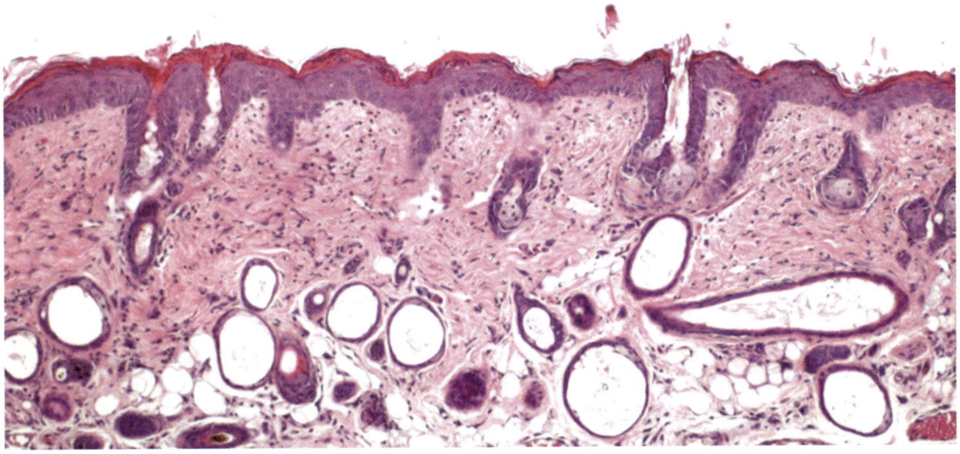

그림 4-22 아교섬유. 피부의 진피에는 아교섬유가 치밀하게 배열되어 있음. H&E 염색, 100배

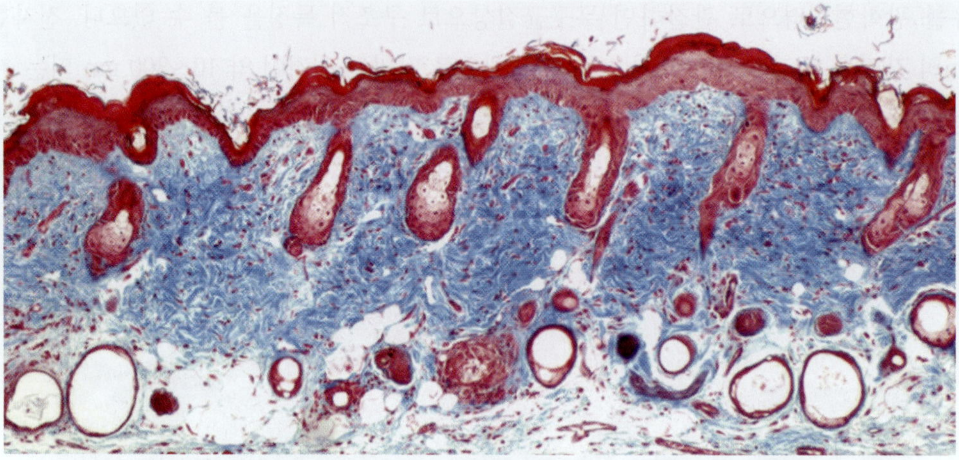

그림 4-23 아교섬유. 피부의 진피층에는 치밀하게 배열되어 있는 아교섬유가 청색으로 염색되어 있음. Masson trichrome 염색, 100배

그물섬유(reticular fiber)

그물섬유는 결합조직에 존재하는 섬유의 한 종류이며 가는 그물모양의 형태로 교차결합(crosslinks)되어 있기 때문에 레티큘린(reticulin)이라고도 한다. 그물세포(reticular cells)라 하는 변형된 섬유모세포에 의해 생성되는 3형 아교질(type III collagen)이 그물조직의 주섬유 성분이며, 직경이 0.1∼2 μm로 매우 가는섬유들에 의해 일부 장기에 광범위한 그물을 형성한다.

그물섬유는 아주 가는섬유들이 서로 얽혀져서 조밀한 그물(mesh network)을 형성하여 그물조직의 기본 뼈대를 이루고 있으며, 특히 간(liver), 콩팥, 민무늬근육, 지방조직, 내분비기관과 같은 실질 기관, 뼈속질(bone marrow), 지라, 림프조직(lymphatic tissues) 등에서 가는그물세공(fine meshwork, reticulin)들이 교차결합하여 구조적 뼈대를 형성하여 장기를 지지하고 있다. 또한 상피 바닥판 아래에 있는 섬유 그물판의 구성성분이기도 하다.

그물섬유는 H&E 염색에서는 관찰되지 않으나 도은 염색을 하면 음영이 침착되어 검게 염색되며, 이와 같은 은염과의 친화력 때문에 호은성 섬유(argyrophilic fiber)라고도 한다. 또한 PAS 양성 반응을 보이는데 제 III형 아교질에 풍부한 단백당질이 결합되어 있기 때문이다(그림 4-24).

탄력섬유(elastic fiber)

결합조직의 탄력성은 대부분 세포외 바탕질(extracellular matrix)에 탄력소(elastin) 단백질이 다발(bundles)로 존재하는 탄력섬유에 의해 제공된다. 탄력섬유의 중심부는 탄력소로 구성되어 있으며, 그 주위를 미세원섬유(microfibril)가 둘러싸고 있다. 각 미세원섬유는 약 10 nm의 직경으로 당단백질인 피브릴린(fibrillin)으로 구성되어 있으며, 탄력섬유의 안정성에 관여한다.

탄력소는 무정형으로 글리신(glycin), 라이신(lysine), 알라닌(alanine), 발린(valine), 프롤린(proline)등의 아미노산이 풍부하다. 이중 라이신이 탄력성 유지에 중요한 역할을 한다. 그러나 아교섬유에 존재하는 하이드록시라이신(hydroxylycine)은 존재하지 않는다. 탄력소는 결합조직의 섬유모세포(fibroblasts)뿐만

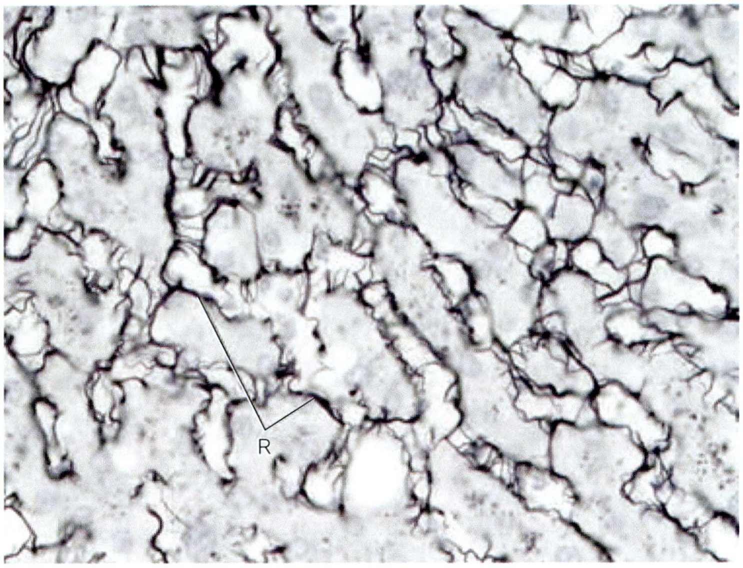

그림 4-24 그물섬유. 간세포를 둘러싸고 있는 그물섬유(R)가 세포를 지지해 주고 있음. 도은염색, 400배

아니라 혈관의 민무늬근 세포(평활근, smooth muscle cells)에 의해서 생합성된다. 육안적으로 황색으로 관찰되기 때문에 황색섬유(yellow fiber)라고도 한다.

탄력섬유는 결합조직에 고루 퍼져 있으나, 동맥, 피부, 허파의 중격, 후두의 성대인대(vocal ligament), 후두덮개(epiglottis), 기관 및 기관지, 귓바퀴 연골, 목덜미 인대 등에 많이 분포하고 있다. 특히 대동맥의 탄력섬유는 실 모양이 아닌 유창 탄력막이라고 하는 판상 구조를 이루고 있다. 아교질과는 달리 회복력이 좋고, 잘 파괴되지 않으며, 안정 상태의 길이보다 탄력성으로 인해 본래의 150%까지 끊어지지 않고 늘어난다.

탄력섬유는 H&E 염색에서 호산성으로 염색되지만 식별하기가 어려우나, 베르호프 염색(Verhoeff's method)에서 흑색(그림 4-25, 26), 바이게르트 레졸신푸신(Weigert resorcin fuchsin) 염색에서 짙은 자색, 오르세인(orcein stain) 염색에서 암갈색, 빅토리아 블루(victoria blue) 염색에서 청색으로 관찰할 수 있다.

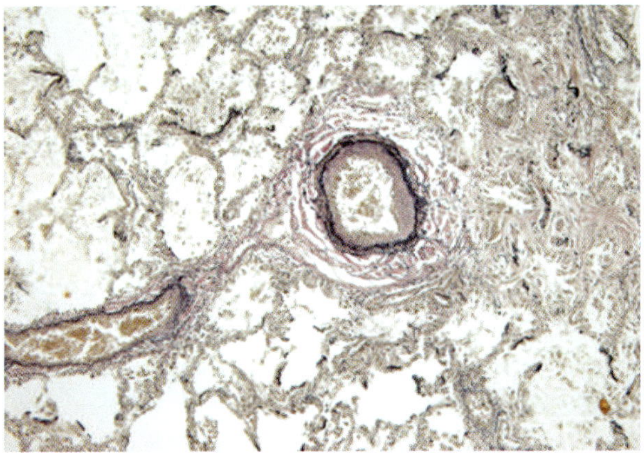

그림 4-25 탄력섬유. 허파꽈리 주변의 소동맥벽에 존재하는 탄력섬유가 검게 염색되어 있음. 베르호프 염색, 100배

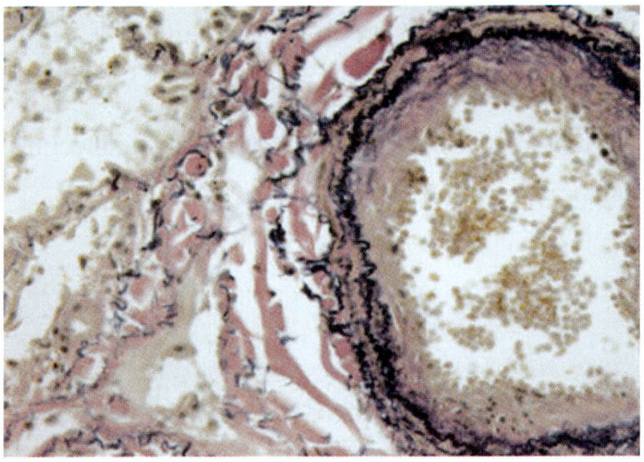

그림 4-26 탄력섬유. 허파꽈리 주변 소동맥의 중막에 존재하는 탄력섬유가 검게 염색되어 있음. 베르호프 염색, 400배

결합조직의 바탕질(ground substance)

수분을 함유한 무형의 물질성분(무정형)인 바탕질은 결합조직에서 섬유를 포함한 세포외 바탕질(extracellular matrix)의 비세포성 요소로 구성되어 있다. 세포사이물질(intercellular substance)이라고 불리는 바탕질은 결합조직의 종류에 따라 차이가 있으나 일반적으로 수화(hydrated)되어 있고 형태가 없는 물질로서 끈적끈적한 연한 졸(sol) 상태이거나 굳은 겔(gel) 상태인 산성 점액다당류(acid mucopolysaccharide)이다(**그림 4-3**). 바탕질은 세포와 섬유가 섞여 있는 투명한 조직액의 일부로서 물과 굴절률이 같기 때문에 신선한 상태에서는 보이지 않으며, 또한 H&E 염색한 슬라이드에서도 조직처리 과정 중에 제거되기 때문에 보이지 않는다. 하지만 도은법에서는 갈색과립으로 관찰되기도 하며, 염기성 염료에 의해서는 단백다당류를 함유하기 때문에 보라색(purple)으로 나타나는 이염성(metachromasia)을 보인다.

바탕질의 구성은 글리코사미노글리칸(glycosaminoglycan), 프로테오글리칸(proteoglycan), 부착당단백질(adhesive glycoprotein) 등이 주성분인 산성 점액다당류(acid mucopolysaccharide)로서 이들은 세포의 인식(cell recognition), 부착(adhesion), 이동(migration), 증식(proliferation)에 중요한 역할을 한다.

글리코사미노글리칸은 길고 가지를 갖지 않는 반복되는 다당류(2당 구조)로 이루어진 중합체로서 대표적인 산성 점액다당류(acid mucopolysaccharide)이며 케라틴황산염(keratin sulfate), 헤파란황산염(heparan sulfate), 헤파린(heparin), 황산화콘드로이틴(chondroitin sulfate)과 같이 황산화되어 있는 물질과 히알루론산(hyaluronic acid) 성분 같은 황산화되어 있지 않은 물질의 두 종류가 있다. 황산화콘드로이틴은 연골, 뼈, 각막, 피부 등에 많이 분포하여 조직을 단단하게 해주며, 히알루론산은 성긴결합조직(loose connective tissue) 뿐만아니라, 연골, 혈관, 관절, 눈의 유리체 등에 많이 존재하여 기질의 점도를 높여 줌으로써 윤활제(lubricating medium)의 역할과 세균이나 외부물질의 침투에 대해 방어 작용에 관여한다.

프로테오글리칸(proteoglycan)은 단백질과 복합된 산성 점액다당류로서 단백질 중심에 여러 가지 글리코사미노글리칸(GAGs)과 공유 결합되어 있으며, 세포외 바탕질이 겔(gel)상이 되도록 만드는 aggrecan aggregates라고 불리는 커다란 거대분자를 형성한다.

부착당단백질에는 바닥판(basal lamina)에 존재하는 분자량이 큰 당단백질로서 상피세포를 바닥판에 붙여 주는 역할을 하는 라미닌(laminin), 연골에서 연골세포를 아교질에 붙여 주는 역할을 하는 콘드로넥틴(chondronectin), 뼈의 오스테오넥틴(osteonectin), 세포외 바탕질 전체에 분포하고 있는 섬유결합소(fibronectin)가 있다.

고유결합조직(connective tissue proper)

고유결합조직의 종류(classification of connective tissue proper)

인체에서 가장 널리 분포하고 있는 고유결합조직은 세포와 세포사이물질의 구성 비율, 섬유의 종류와 배열상태, 위치, 기능 등을 고려하여 성긴결합조직(loose connective tissue), 치밀결합조직(dense connective tissue), 그물조직(reticular tissue), 지방조직(adipose tissue)의 네 종류로 구분한다.

성긴결합조직(loose connective tissue)

성긴결합조직은 전신에 분포하는 고유결합 조직의 하나로 피부의 표피 바로 아래부위 공간을 채우거나, 점막 고유층과 장막에서와 같이 주위 조직과 연결시키거나, 혈관과 신경을 둘러싸며 조직과 조직 사이의 틈새를 메우는 역할을 한다.

성긴결합조직에 존재하는 세포는 주로 섬유모세포(fibroblast)이며 그 외에도 큰포식세포, 지방세포(adipose tissue), 비만세포(mast cell), 미분화세포(undifferentiated cell)도 관찰할 수 있다. 이 조직에는 많은 양의 바탕질과 체액이 세포사이를 메우고 있다.

섬유 성분은 주로 아교섬유로 성글게 분포하고 있으며, 탄력섬유와 그물섬유도 존재하나 양은 매우 적다. 또한 작은 신경섬유와 세포에 산소와 영양분을 공급하는 혈관들이 분포하고 있다.

소화관의 점막에 있는 성긴결합조직을 고유판(lamina propria)이라 하며, 이 조직은 소화기관이나 호흡기관의 상피층 아래에 바로 붙어서 존재하기 때문에 미생물, 이물 등과 같은 항원에 쉽게 노출될 수 있는 부위이다. 따라서 성긴결합조직에는 염증이나 알레르기 반응, 면역반응에 관여하는 이주 세포들도 많이 존재한다.

치밀결합조직(dense connective tissue)

성긴결합조직에 비해 아주 많은 양의 섬유들과 적은 수의 세포들로 구성되는 것이 특징이며, 성긴결합조직에서 볼 수 있는 대부분의 같은 성분도 포함하고 있다. 치밀결합조직도 아교섬유가 많고 세포성분이나 무형바탕질 성분이 적기 때문에 조밀하게 배열되어 있으며, 이 조직 안에 있는 아교섬유다발들의 배열과 방향은 힘에 저항하도록 만들어져 있다. 섬유들의 배열상태에 따라 치밀불규칙결합조직과 치밀규칙결합조직으로 나눈다.

치밀불규칙결합조직(dense irregular connective tissue)

아교섬유 다발의 방향이 불규칙적이고 파상으로 치밀하게 배열된 양상을 보이고 모든 방향의 장력에 저항할 수 있도록 섬유들이 서로 교차해서 그물구조로 되어 있으며, 섬유모세포는 아교섬유 다발들 사이에 산재한다. 피부의 진피(dermis), 지라(spleen), 고환(testis), 난소(ovary), 콩팥(kidney), 림프절(lymph node)의 피막, 연골막, 뼈막, 신경집 등이 여기에 속한다.

치밀규칙결합조직(dense regular connective tissue)

섬유다발들이 일정한 방향으로 평행하고 잘 정돈된 양상을 보이며, 아교질(collagenous)형과 탄력(elastic)

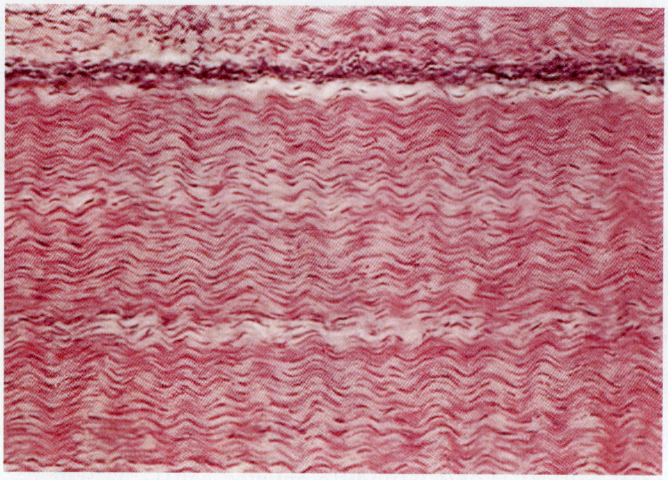

그림 4-27 치밀규칙결합조직. 아교섬유가 물결치듯이 한 방향으로 치밀하게 배열되고 있음. H&E 염색, 400배

형으로 구분한다. 아교섬유다발들이 일정한 방향으로 배열되어 있어 같은 방향으로 계속 받는 힘의 장력에 저항성을 갖게 되며 힘줄(tendon), 인대(ligament) 등이 해당된다(그림 4-27).

지방조직(adipose tissue)

지방세포는 성긴결합조직 속에 널리 분포해 있으며, 지방세포들이 특히 어느 한곳에 모여 큰 덩어리를 이루고 있는 조직을 지방조직이라 한다. 지방세포들은 중배엽에서 유래하고 그물섬유에 의해 둘러싸여 지방 소엽(lobule)을 이루며, 소엽 속에는 많은 모세혈관과 각종 결합조직세포들이 존재한다.

지방조직은 기능, 형태, 색, 분포 부위, 대사적 활성에 따라 홑칸지방세포(unilocular adipose tissue)로 구성된 백색지방조직(white adipose tissue)과 뭇칸지방세포(multilocular adipose tissue)로 구성된 갈색지방조직(brown adipose tissue)의 두 가지로 분류한다.

홑칸지방세포는 하나의 지방방울을 포함하고 있으며 이런 세포로 이루어진 지방조직은 흰색을 띠게 된다. 모세혈관 그물이 전체적으로 잘 분포되어 있어 혈관공급이 잘 이루어진다(그림 4-6). 형질막에는 자유지방산(free fatty acid)과 글리세롤(glycerol)의 분비와 흡수를 촉진하는 인슐린(insulin), 성장호르몬(growth hormone), 노르에피네프린(norepinephrine), 글루코코티코이드(glucocorticoid)와 같은 여러 물질들의 수용체를 보유하고 있다. 홑칸지방세포는 전신의 피부밑조직에 잘 발달된 지방층을 이루며, 남녀와 나이에 영향을 받아 특정부위에 많이 존재하기도 한다. 남자의 경우는 목, 어깨, 엉덩이 근처, 허리 둘레에 지방이 저장된다. 나이에 따라서 배벽도 부가적으로 저장 부위가 된다. 여자의 경우는 가슴, 허리, 엉덩이, 허벅지 바깥부분에 많이 축적된다. 그물막(대망막, omentum)과 창자사이막(장간막, mesentery)은 남녀 모두 지방이 축적되는 곳이다. 홑칸지방세포가 모여 있는 조직인 백색지방조직은 에너지 저장소로서의 대표적 기능과 더불어 충격흡수, 열 손실 방지, 여러 기관의 지지 및 보호기능을 하게 된다.

갈색지방조직은 뭇칸지방세포로 구성되어 있으며, 한 세포 내에 지방을 여러 개의 지방방울로 저장한다(그림 4-7). 혈관이 지방세포 가까이에 위치하고 있으며 혈관분포가 잘 발달되어 있다. 백색지방조직과는 달리 열 생산을 위한 주된 결합조직으로 잘 발달된 혈관분포와 다수의 미토콘드리아가 존재하며, 그 안에 들어 있는 시토크롬(cytochrome) 때문에 황갈색에서 붉은색을 띤다. 뭇칸지방세포에 존재하는 많은 수의 미토콘드리아로 인해 열을 발생하는 것으로 알려지고 있다. 갈색지방조직은 신경전달물질인 노르에피네프린(norepinephrine)이 중성 지방을 지방산과 글리세롤로 분해시키며, 이 과정에서 화학결합에너지가 열에너지로 전환되어 열을 발생한다. 갈색지방 세포들은 백색지방세포보다 20배나 높게 지방산을 산화할 수 있으며 열 발생은 추운 환경에서는 세 배나 증가되기 때문에 특히 동면동물에서 잘 발달되어 있으며 설치류에도 많이 존재한다.

갈색지방조직은 사람의 성인에서 존재하는지에 대해서는 아직 명확하지 않지만, 태아와 신생아에서 잘 발달되어 있으며 목 부위와 어깨뼈 사이 부근에 존재한다. 나이가 들어감에 따라 점차 감소하며, 성인이 되면 거의 백색지방조직으로 대치된다.

지방조직의 발생(histogenesis of adipose tissue)

지방세포는 미분화 배아줄기세포에서 유래된다. 미분화 배아줄기세포는 전지방세포(preadipocytes)로 발생된 후 일련의 활성 인자들의 영향으로 지방세포로 분화되고 일차 지방형성(primary fat formation)과 이차 지방형성(secondary fat formation)의 두 가지 분리된 과정을 통해 형성된다.

일차 지방형성은 태생 초기에 일어나며 전지방세포로 여겨지는 상피모양 전구세포(epithelioid precursor cells) 집단이 발생하여 태아의 특정 부위에 분포하고 갈색지방조직의 형태를 띤다. 이차 지방형성은 태아발생 후반기에 다른 방추형의 전구세포(fusiform precursor cells)가 배아결합조직의 여러 군데에서 분화하며 지방이 축적되기 시작하고 세포내에서는 하나의 지방방울로 융합되어 성인에서 볼 수 있는 홑칸지방세포가 형성된다.

배아결합조직(embryonic connective tissue)

중간엽조직과 점액성 결합조직으로 분류한다.

중간엽조직(mesenchymal tissue)

미분화 성긴결합조직(undifferentiated loose connective tissue)의 한 형태로 대부분 중배엽(mesoderm)에서 파생된다. 중간엽(mesenchyme)은 성기게 구성되어 있는 발생기의 결합조직이다. 그러므로 중간엽조직은 배아에만 존재하며, 그물섬유가 드문드문 존재하는 겔(gel)과 같은 바탕질에 들어 있는 중간엽세포로 구성된다. 중간엽세포(mesenchymal cell)의 핵은 타원형으로 섬세한 염색질망과 뚜렷한 핵소체를 가지고 있다. 이 세포는 흐리게 염색되는 빈약한 세포질을 가지고 있으며 여러 방향으로 작은 돌기(process)들을 뻗고 있다. 태생기에 분화되어 분산되기 때문에 성인에서는 대부분 존재하지 않는다.

점액성 결합조직(mucous connective tissue)

주로 히알루론산(hyaluronic acid)으로 구성되어 있으며, 섬유모세포와 제1형, 제3형의 아교섬유들이 성글게 분포하는 gel과 같은 기질을 보이는 무정형의 성긴결합조직이다. 이 조직은 와튼아교질(Wharton's jelly)이라고 알려져 있는데, 이는 탯줄(umbilical cord)과 태아의 진피 밑 결합조직에서만 관찰되며 그 외 드물게 안구의 유리체, 관절액 등에서 볼 수 있다. 기능은 세균이나 독소의 유입을 막는 역할을 한다. 이 조직에는 주로 섬유모세포가 존재한다.

Chapter

05 연골조직(Cartilage)

학습목표
Learning Objective

1. 연골의 종류와 그 분포 부위를 열거한다.
2. 연골조직의 기본구조에 대해 설명한다.
3. 연골 구조와 기능에 따라 분류한다.
4. 연골막의 구조와 기능에 대하여 설명한다.

연골(cartilage)은 뼈와 함께 인체를 지지하는 특수한 결합조직(connective tissue)으로 기계적 스트레스에 잘 견딜 수 있다. 연골은 연골세포와 세포사이바탕질(extracellular matrix, ECM)로 구성되며, 세포사이바탕질은 아교섬유와 무형질로 이루어져 있다. 무형질은 프로테오글리칸(proteoglycan), 글리코사미노글리칸(glycosaminoglycans, GAGs)과 당단백질(glycoprotein)을 주성분으로 한다. 연골은 세포사이바탕질 성분에 따라 3종류로 나눌 수 있으며, 유리연골, 탄력연골, 섬유연골이 이에 해당된다.

연골모세포(chondroblast)가 세포사이바탕질을 분비하여 작은 공간에 갇히게 되며, 이 작은 공간을 연골세포방(lacunae)이라고 한다. 연골세포방에 갇힌 연골모세포를 연골세포(chondrocyte)라고 한다. 연골세포들은 위치에 따라 서로 떨어져 있기도 하고, 연골세포무리(chondrocyte aggregate, 동형세포무리 isogenous cell group)를 이루기도 한다.

연골의 종류와 분포(classification and distribution of cartilage)

태아기에는 몸의 뼈대가 주로 연골로 이루어져 있으며, 연골은 출생 전과 이후에 긴뼈의 발생과 성장을 유도한다. 이와 같이 태아기의 연골이 뼈의 주형의 역할을 하며 후에 뼈로 대체되는 결정적인 역할을 한다.

성인의 연골은 관절과 지지가 필요한 부위인 갈비뼈, 귀, 코 등에 분포한다. 연골은 세포사이바탕질과 세포의 종류에 따라 유리연골, 탄력연골, 섬유연골로 나뉜다. 유리연골이 가장 일반적인 형태의 연골이며 II형 아교질이 주성분이다. 탄력연골은 II형 아교질과 함께 탄력섬유가 풍부하며, 섬유연골은 I형 아교질이 풍부하다(그림 5-1).

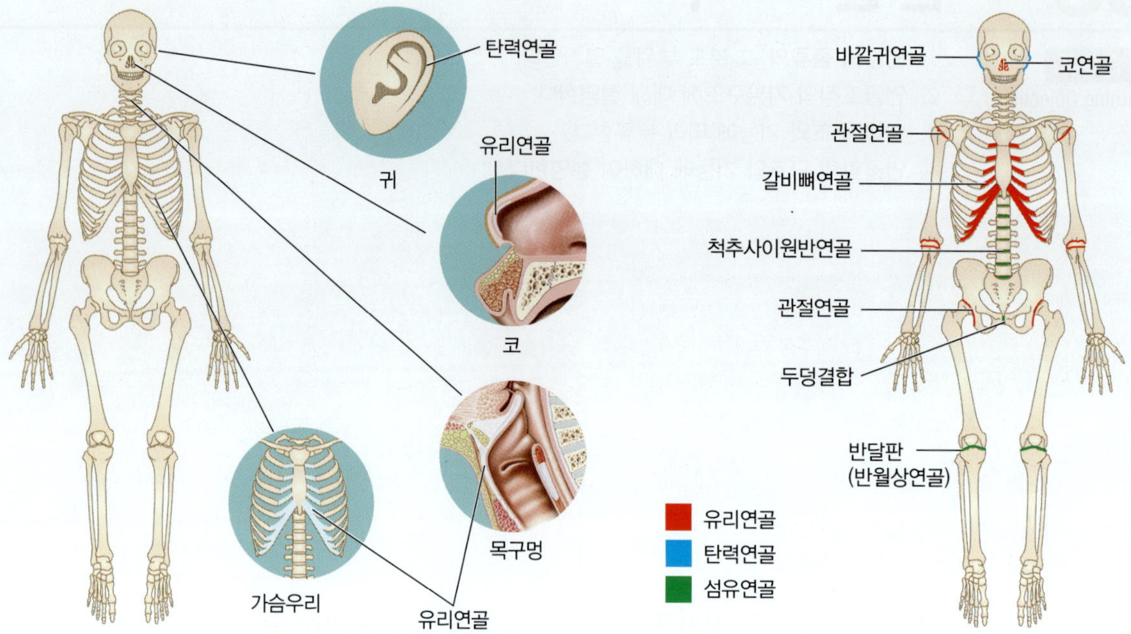

그림 5-1 연골의 종류와 분포(성인)

연골조직의 기본구조(components of cartilage)

연골의 세포(cells of cartilage)

연골에는 연골발생세포(chondrogenic cell), 연골모세포(chondroblast), 연골세포(chondrocyte) 등 3종류의 세포가 존재한다(**그림 5-2**).

연골발생세포(chondrogenic cell)

중간엽세포(mesenchymal cell)에서 기원하고 덧붙이성장(appositional growth)에 관여하며 연골막의 세포층에 존재하는 이 세포들은 연골모세포로 분화된다. 이 세포는 방추형이며 난원형의 핵과 한 개 내지 두 개의 핵소체를 가지고 있으며 세포질 양은 매우 적으나 자유리보솜이 발달되어 있다.

연골모세포(chondroblast)

연골바탕질을 생성하는 세포로 연골막의 안쪽 세포층에 있는 연골발생세포에서 발생한다. 연골모세포는 원형에서 타원형으로 단백질 합성이 왕성함을 나타내는 호염기성의 세포질을 가지고 있다.

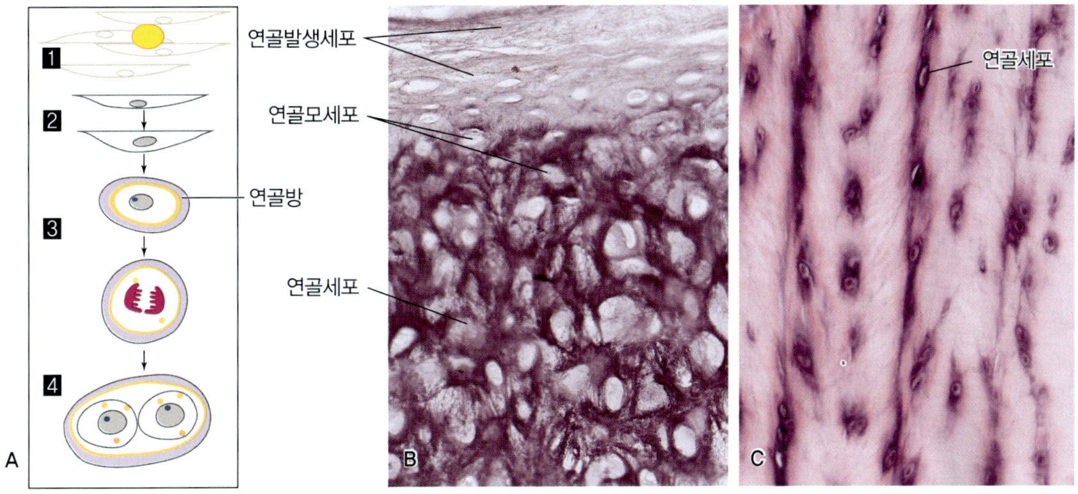

그림 5-2 연골세포의 분화. A. 연골세포의 분화모식도. B. 유리연골. 연골막의 연골발생세포가 연골 모세포를 거쳐 연골세포로 분화됨. 기관연골. H&E. 400배 C. 섬유연골. 치밀하게 배열되어 있는 결합조직 사이에 연골세포가 존재함. 척추사이원반. H&E, 400배

연골세포(chondrocyte)

바탕질에 싸여 있는 연골방 내에 존재하는 세포이다. 가장자리 근처에 존재하는 연골세포는 타원형이며 연골 안쪽에 존재하는 세포는 원형이다. 연골세포는 핵소체가 뚜렷한 큰 핵과 단백질합성 세포들에 존재하는 세포소기관들을 관찰할 수 있다. 어린 연골세포는 많은 미토콘드리아, 과립세포질내그물, 잘 발달된 골지복합체와 글리코겐 등과 약하게 염색되는 세포질을 가지고 있다. 반면 오래된 연골세포는 대체로 활동이 없고 세포소기관들이 감소되어 있으나, 다시 연골모세포로 전환되면 활발하게 단백질 합성을 다시 시작할 수 있다.

연골바탕질(matrix of cartilage)

연골바탕질은 유형성분인 섬유(fibers)와 무형질(ground substance)로 나누어진다.

섬유(fibers)

섬유는 아교섬유(collagen fiber, 대부분 II형 아교질[type II collagen])로 구성되어 있으나(표 5-1), 일부 연골에는 탄력섬유(elastic fiber)가 풍부하게 존재한다. 연골 속의 아교섬유(collagen fiber)는 치밀하며, 일반 아교섬유와는 달리 64 nm 간격의 가로무늬가 분명치 않다. 이는 바탕질 안의 산성 점액다당류인 글리신(glycine), 프롤린(proline), 하이드록시프롤린(hydroxyproline), 하이드록시라이신(hydroxylysine)이 트로포콜라겐(tropocollagen triple helix) 분자들의 중합을 방해하여 전형적인 아교섬유로 형성되는 것을 방해하기 때문이다. 탄력섬유는 아교섬유보다 1.5배 잘 늘어나는데, 이는 글리신(glycine), 라이신(lysine), 알라닌(alanine), 발린(valine), 프롤린(proline)으로 이루어진 탄력소(elastin)가 있기 때문이다. 탄력섬유는 탄력소와 미세원섬유(microfibril)로 구성되어 있다.

표 5-1 아교질형의 종류

아교질 유형	주요 분포조직	기원 세포
I	성긴 결합조직과 치밀결합조직; 아교섬유 (loose and dense ordinary connective tissue; collagen fibers)	섬유모세포와 그물세포; 민무늬근 세포 (fibroblasts and reticular cells; smooth muscle cells)
	섬유연골(fibrocartilage)	
	뼈(bone)	뼈모세포(osteoblasts)
	상아질(dentin)	상아질모세포(odontoblasts)
II	유리연골과 탄력연골(hyaline and elastic cartilage)	연골모세포(chondrocytes)
	눈의 유리체(vitreous body of eye)	망막세포(retinal cells)
III	성기결합조직; 그물섬유 (loose connective tissue; reticular fibers)	섬유모세포와 그물세포 (fibroblasts and reticular cells)
	진피의 유두층(papillary layer of dermis)	민무늬근 세포; 내피세포 (smooth muscle cells; endothelial cells)
	혈관(blood vessels)	
IV	기저막(basement membranes)	상피세포와 내피세포(epithelial and endothelial cells)
	눈의 수정체 피막(lens capsule of eye)	수정체 섬유(lens fibers)
V	태막; 태반(fetal membranes; placenta)	섬유모세포(fibroblasts)
	기저막(basement membranes)	
	뼈(bone)	
	민무늬근(smooth muscle)	민무늬근 세포(smooth muscle cells)
VI	결합조직(connective tissue)	섬유모세포(fibroblasts)
VII	표피기저막(epithelial basement membranes)	섬유모세포(fibroblasts)
	고정원섬유(anchoring fibrils)	각질세포(keratinocytes)
VIII	각막(cornea)	각막섬유모세포(corneal fibroblasts)
IX	연골(cartilage)	
X	비대연골(hypertrophic cartilage)	
XI	연골(cartilage)	
XII	진피유두층(papillary dermis)	섬유모세포(fibroblasts)
XIV (undulin)	그물진피(reticular dermis)	섬유모세포(fibroblasts)
XVII	물집유사 천포창항원(bullous pemphigoid antigen) P170	각질세포(keratinocytes)

무형질(ground substance)

주로 황산화 글라이코사미노글라이칸(sulfated glycosaminoglycan)으로 구성되어 있는 프로테오글리칸(proteoglycan), 특히 어그레칸(aggrecan)이 주성분을 이루고 있다. 연골기질에서는 많은 수의 프로테오글리칸 분자가 글라이코사미노글라이칸의 하나인 히알루론산(hyaluronic acid)에 연결단백질(link protein)에 의해 연결되어 거대분자(macromolecule)를 이룬다. 이 거대분자는 아교섬유(collagen fiber)와도 결합되어 있다. 프로테오글리칸 분자는 무형질의 당단백질(glycoprotein)인 콘드로넥틴(chondronectin)에 의해 아교섬유에 부착되어 있다.

연골의 바탕질은 다량의 프로테오글리칸질을 함유하고 있기 때문에 호염기성을 보인다. 특히 연골세포방 주변부에 강한 호염기성을 나타내는 부위를 영역바탕질(territorial matrix)이라 하며, 연골세포방 사이, 즉 약한 호염기성으로 엷게 염색되는 부위를 영역사이바탕질(interterritorial matrix)이라 한다(그림 5-3). 영역사이바탕질은 아교섬유가 덜 조밀하며 황산화콘드로이틴이 결합된 프로테오글리칸질이 풍부하여 이염색성(metachromasia)이 강하며, periodic acid-Schiff (PAS) 반응에 강한 양성 반응을 나타낸다.

연골의 종류와 기능(classifications and functions of cartilage)

연골의 종류(classifications)

연골은 바탕질에 존재하는 섬유의 종류와 배합형식에 따라 유리연골(hyaline cartilage), 탄력연골(elastic cartilage), 섬유연골(fibrocartilage)로 분류한다(그림 5-3, 표 5-2).

표 5-2 주요 연골 종류의 비교

	유리연골	탄력연골	섬유연골
세포바깥바탕질의 주요 양상	균질, II형 아교질과 어그레칸 함유	II형아교질, 어그레칸, 탄력섬유	I형 및 II형 아교질
주요 세포	연골세포, 연골모세포	연골세포, 연골모세포	연골세포, 섬유모세포
연골세포의 일반적 배열	하나씩 혹은 적은 수의 동형세포무리	일반적으로 적은 수의 동형세포무리	하나씩 혹은 동형세포무리가 일렬로 배열
연골막의 유무	있음(뼈끝판과 관절연골 제외)	있음	없음
분포부위	기관, 기관지	바깥귀, 바깥귀길, 귀(인두)관 등	척수사이원판, 두덩결합
기능	관절표면을 부드럽게 하고 마찰력을 줄여 줌. 호흡 기도의 구조 유지	유연성과 탄력성 제공 연부조직 지지	완충, 인장력 제공, 압박이나 찢어짐에 저항

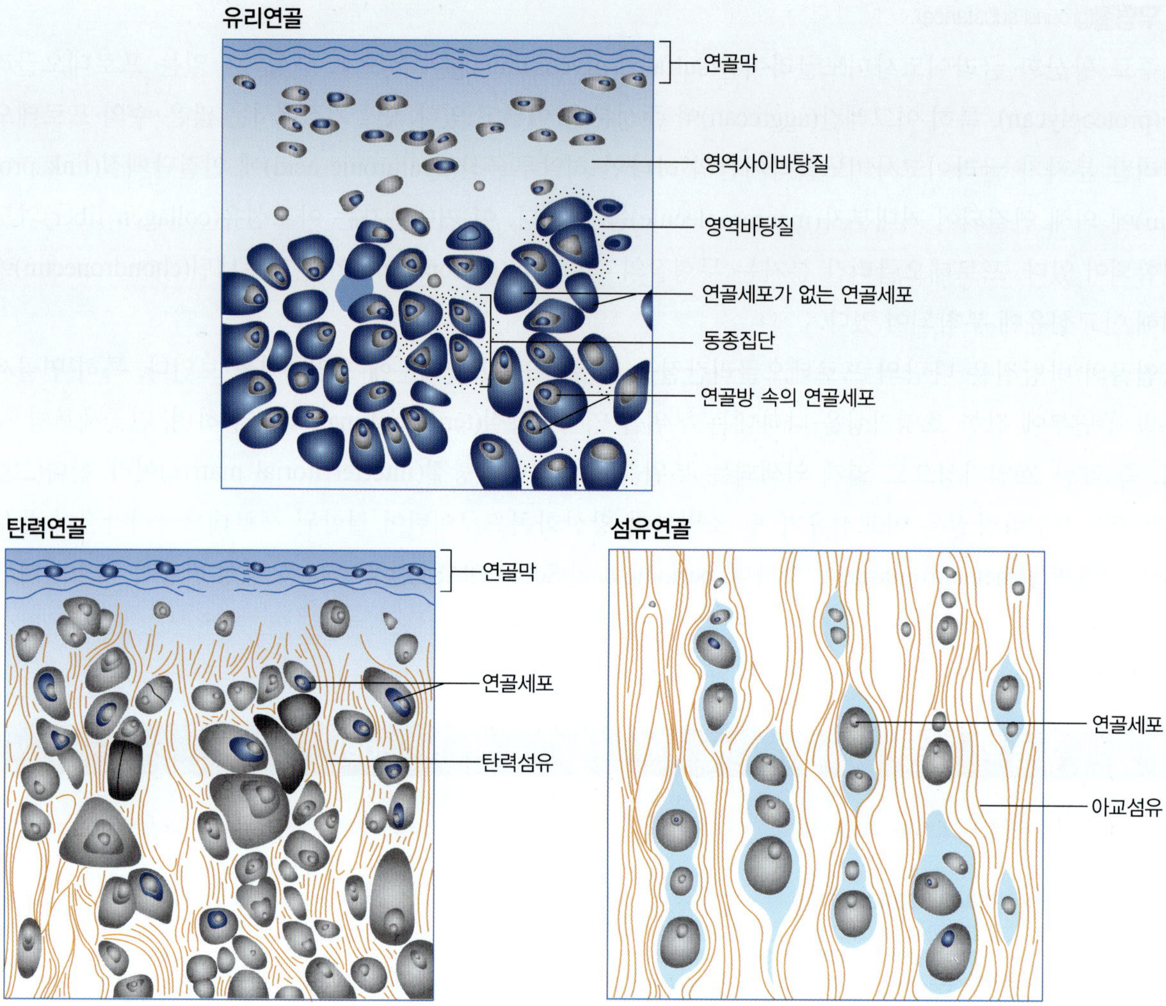

그림 5-3 연골의 종류 및 구조 모식도

유리연골(hyaline cartilage)

인체에서 가장 널리 분포하는 청회색(호염기성, basophilic)을 띠는 반투명한 조직이다. 바탕질에는 아교섬유 특히 II형 아교질과 어그레칸의 복합체가 풍부하지만 이들은 주위의 바탕질과 굴절률이 거의 같기 때문에 일반염색 표본에서는 구별되지 않는다. 그러나 연골방의 주변을 둘러싼 세포바깥바탕질에는 아교질이 적고 프로테오글리칸이 풍부하여 조금 다른 염색성을 보이는데(이염색성, metachromasia), 이 부분을 영역바탕질(territorial matrix)이라고 한다.

이 연골은 코연골(nasal cartilage), 후두의 방패연골(thyroid cartilage), 기관연골(tracheal cartilage)과 기관지연골(bronchial cartilage), 복장뼈와 관절을 이루는 갈비뼈 끝부분(costal cartilage), 운동성 관절의 관절면(articulating surface) 등에 분포하여 지지기능과 보호역할을 한다(**그림 5-4**). 또한 유리연골은 배아발생(embryogenesis) 동안 연골판(cartilage template)을 형성하여 뼈 성장에도 중요하게 관여한다.

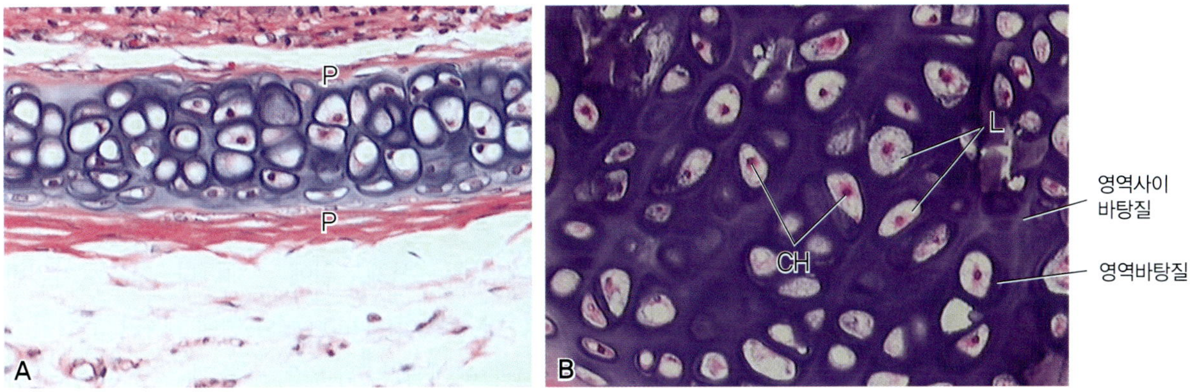

그림 5-4 유리연골. A. 기관지 주위의 연골판으로 양쪽 가장자리에는 연골막(P)이 존재함. H&E 염색, 200배, B. 연골판의 중심부에 위치하고 있는 연골세포(CH)는 연골방(L)내에 존재하고 있음. 폐, H&E 염색, 400배

탄력연골(elastic cartilage)

유리연골과 비슷하나 바탕질 내에 탄력섬유(elastic fiber)가 다량 존재하여 신선상태에서 황색을 띠며 유리연골보다 불투명하게 보인다(그림 5-5).

연골세포는 유리연골에 비해 세포가 크고 많아 영역사이바탕질이 비교적 적으며 주로 산재성으로 분포한다. 유리연골에 비해 유연성과 탄력성이 크며 주변조직을 지지하는 역할을 한다. 탄성이 요구되는 부위인 귓바퀴연골(auricular cartilage), 후두덮개연골(epiglottis cartilage), 후두에서 쐐기연골(cuneiform cartilage), 바깥귀길(external acoustic meatus)과 속 귀인두관(auditory tube)연골 등에서 볼 수 있다. 탄력연골은 연골막으로 둘러싸여 있다.

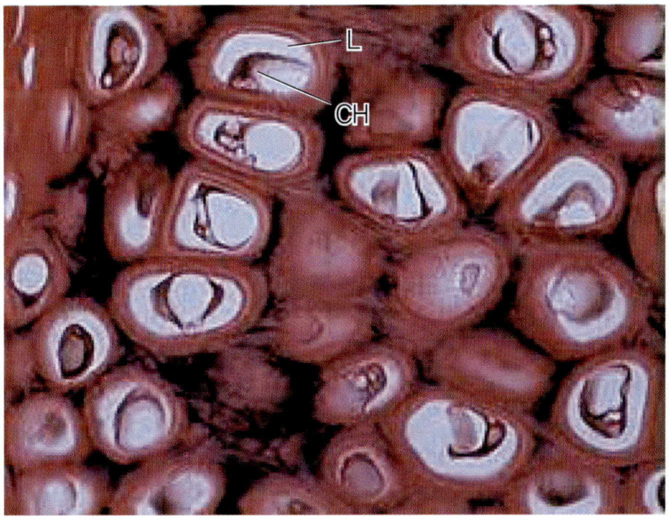

그림 5-5 탄력연골. 연골세포가 크고 많이 존재하여 영역사이 바탕질에 작은 것이 특징이며 이곳에 많이 있는 탄력 섬유가 검게 염색되고 있음. 귀바퀴, Verhoeff's elastic fiber 염색, 600배

섬유연골(Fibrocartilage)

유리연골과 치밀결합조직의 중간형으로 연골기질의 대부분이 아교섬유로 구성되어 있는 연골이다. 바탕질 안에 아교섬유가 많은 것이 특징이며 압박이나 잡아 늘이는 장력에 대한 저항력이 강하다. 섬유연골은 다른 연골조직과 달리 세포외 바탕질에 1형 아교섬유가 대부분이어서 호산성을 띤다. 그리고 섬유연골은 일반 결합조직과 같은 방식으로 발생하기 때문에 다른 연골과는 달리 연골막(perichondrium)이 없다(**그림 5-6**). 압박이나 장력에 대한 저항력이 강하여 몸을 지탱하는 신체부위에 존재한다. 척추사이원반(intervertebral disc), 두덩결합(pubic symphysis)과 같은 섬유연골결합(symphysis)이 대표적인 부위이며, 턱관절(temporomandibular joint)의 관절원반(articular disc)과 뼈에 닿는 부위의 힘줄과 인대 주위 등에 국한되어 있다.

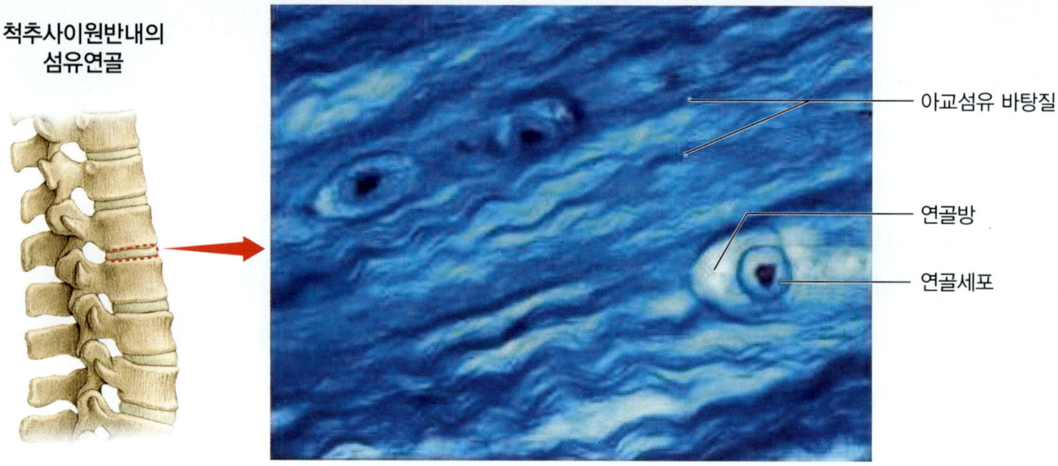

그림 5-6 섬유연골. 치밀결합 조직내에 연골세포들이 존재하고 있음. 척추사이원반, Masson's trichrome stain, 400배

연골막(perichondrium)의 구조와 기능(structures and functions)

관절면을 제외한 연골 표면을 싸고 있는 치밀한 결합조직막을 연골막이라 한다. 이들은 연골을 둘러싸고 있는 치밀결합조직으로 혈관이 풍부하며, 연골의 영양, 성장 및 재생을 주관하는 조직이다. 연골막은 바깥층과 속층으로 이루어진다. 바깥층은 아교섬유가 치밀하게 배열된 섬유층(fibrous layer)이며, 속층은 아교섬유가 적고 중간엽세포에서 유래한 많은 연골모세포(chondroblast)가 있는 연골발생층(chondrogenic layer)이다. 연골모세포는 연골세포로 분화하여 연골을 형성한다(**그림 5-7**).

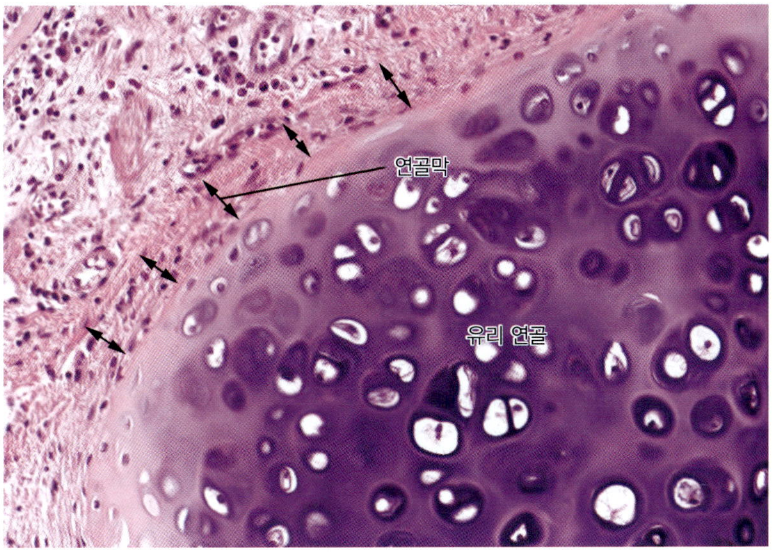

그림 5-7 연골막. 주위의 결합조직과 연결되어 있는 바깥층과 연골에 접해있는 속층으로 구분된다. C자형 연골은 양쪽면에 연골막이 존재하고 연골끝판은 기관근에 의해 연결되어 통로를 형성함. 기관, H&E 염색, 400배

연골의 발생과 성장, 재생, 퇴행(Developments, growth, regeneration and degeneration of cartilage)

연골의 발생(chondrogenesis)

연골세포는 중간엽에서 기원하며 세포들의 변형과정을 연골발생이라고 한다. 이 중 첫 번째로 관찰되는 것은 중간엽세포의 돌기가 없어져 세포 모양이 둥글게 변하는 것이다. 이와 같은 세포들은 빠르게 증식하여 중간엽세포의 집단을 형성한다. 이 집단 세포들이 연골모세포로 분화되어 연골바탕질을 분비하며 생성된 바탕질에 둘러싸인 연골모세포를 연골세포라 한다. 연골세포는 세포분열능을 가지고 있으며 연골방 내 여러 개의 세포집단을 형성하는데, 이러한 세포집단을 동형세포무리(isogenous cell group)라고 한다.

연골의 성장방식에는 사이질성장(interstitial growth)과 덧붙이성장(appositional growth)이 있다. 사이질성장은 연골모세포가 유사분열하여 연골세포 무리를 형성하고 세포 사이에 바탕질이 축적되어 세포 간격이 벌어져 연골이 커지는 성장방식이다. 덧붙이성장은 연골막에서 일어나는데, 연골막의 연골형성세포(섬유모세포)가 새로운 연골모세포로 분화하고 그 주위에 바탕질이 축적됨에 따라 연골세포로 분화하여 연골 표면에 덧붙임으로써 연골이 커지는 방식을 말한다. 덧붙이성장은 사이질성장보다 약간 늦게 시작하나 전 생애를 통하여 계속 일어난다.

연골의 재생(regeneration of cartilage)

연골의 재생은 연골막에서 연골발생능력이 있는 성장 중의 연골에서만 가능하다. 연골이 상해를 받으면 일시적으로 그 부위에서 괴사성(necrotic) 및 위축성(atropic) 변화가 일어난다. 연골막으로부터 새롭게 형성된 결합조직이 손상된 부위를 메우고 그 속의 연골발생세포가 연골모세포로 분화되어 새로운 연골을 형성한다.

연골의 퇴행(degenerative change of cartilage)

연골의 재생에는 산소농도와 밀접한 관련이 있다. 산소농도가 높으면 뼈로 분화되고 산소농도가 낮으면 연골이 된다. 연골의 퇴행성 변화는 유리연골과 섬유연골에서 일어나며, 특히 유리연골에서 흔하다. 반면 탄력연골에서는 퇴행성 변화가 거의 일어나지 않는다. 유리연골에서 흔히 나타나는 퇴행성 변화로 바탕질 속의 수분이 감소하고 아교섬유가 많아지면서 굵어진다. 또 유리연골과 섬유연골에서 나타나는 퇴행성 변화로서 바탕질의 석회화(calcification)가 일어나기도 한다.

연골의 조직생리학(histophysiology of cartilage)

연골 대사에는 비타민과 호르몬이 영향을 미친다. 비타민 A는 뼈끝판의 성장을 촉진하고, 비타민 C는 연골의 섬유 및 무형질의 합성과 유지에 관여하며, 비타민 D는 연골의 석회화를 촉진한다. 성장자극호르몬은 연골세포의 분비활동과 뼈끝판 세포의 유사분열을 촉진하고 티록신(thyroxin)은 연골세포의 대사활동을 촉진하며, 성호르몬은 연골의 성장과 섬유형성을 작극한다. 부신겉질자극호르몬(adrenocorticotropic hormone, ACTH)과 코르티코이드(corticoid)는 연골의 성숙과 뼈끝판의 골화를 지연시킨다.

Chapter

06 뼈조직(Bone Tissue)

학습목표
Learning Objective

1. 뼈조직의 일반구조과 기능에 대하여 설명한다.
2. 다음 세포들의 구조와 기능에 대하여 설명한다.
   1) 뼈발생세포
   2) 뼈모세포
   3) 뼈세포
   4) 뼈파괴세포
3. 뼈의 성숙도 및 밀도에 따라 뼈구조를 설명한다.
4. 치밀뼈의 층판구조에 대하여 설명한다.
5. 뼈단위를 설명할 수 있다.
6. 뼈조직의 발생을 구분하여 설명한다.
7. 뼈의 성장과 재구성에 대하여 설명한다.

뼈는 인체에서 가장 단단하고 석회화된 결합조직으로 정적인 조직이라 생각하기 쉽지만, 뼈에 가해지는 힘에 반응하여 형태가 계속적으로 변하는 동적인 조직이다. 뼈는 압력(compression)이 가해지면 뼈흡수(bone resorption)로 이어지며, 장력(tension)은 새로운 뼈를 발생시킨다(**그림 6-1**). 뼈조직(bone tissue)은 특수 결합조직이면서 지지조직으로 뼈세포(실질 세포성분)와 무기질이 침착된 바탕질로 구성되어 있다.

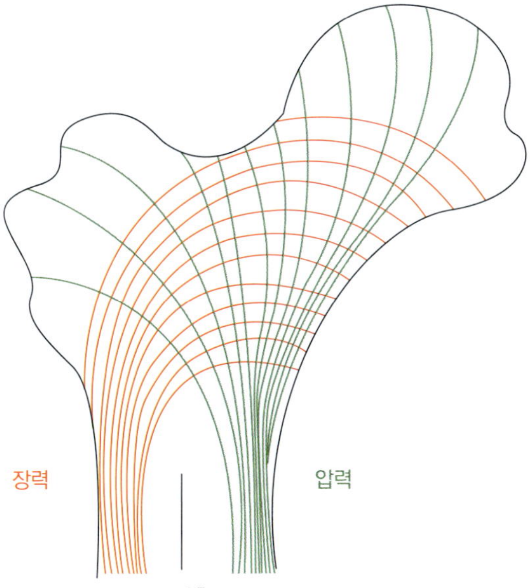

그림 6-1 넙다리뼈의 압력 및 장력 방향

뼈조직의 일반구조 및 기능(structures and functions of bone tissue)

뼈는 모양에 따라 긴뼈(long bone), 짧은뼈(short bone), 납작뼈(flat bone), 불규칙뼈(irregular bone) 등으로 구분한다. 또한 밀도에 따라 2종류로 분류하며, 이는 조직학적으로 일정한 두께의 치밀한 고형조직인 치밀뼈(compact bone)와 뼈돌기들이 서로 엉성하게 붙어서 입체망을 형성하고 있는 해면뼈(spongy bone, 갯솜뼈)로 이루어져 있다. 뼈조직(bone tissue)은 특수하게 분화한 뼈세포와 다량의 무기질이 침착된 세포사이바탕질로 이루어진 매우 단단한 결합조직이다(그림 6-2).

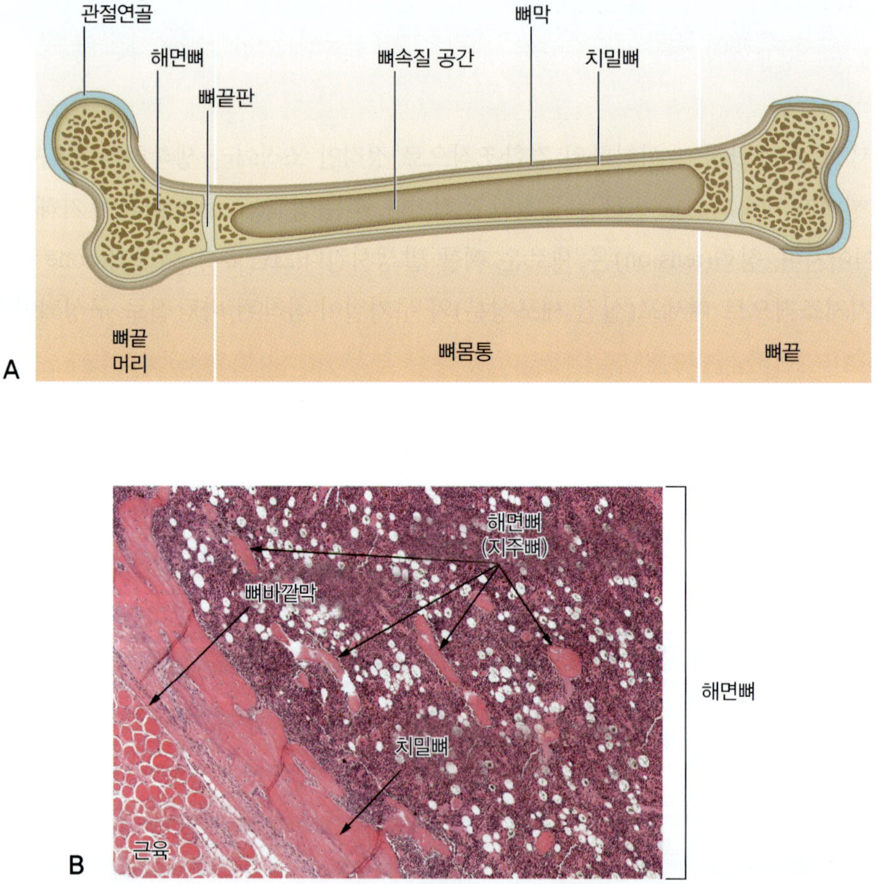

그림 6-2 뼈조직. A. 넙다리뼈 모식도. B. 뼈끝. 뼈바깥막(periosteum)으로 둘러싸여 있고 안쪽에는 치밀뼈(compact bone)가 존재하며 내강에는 치밀뼈에서 뼈속질 공간으로 벗어나온 해면뼈(spongy bone, cancellous bone)와 뼈속질(bone marrow)이 존재함. H&E 염색, 100배

치밀뼈(compact bone)는 아교섬유의 배열에 따른 층판구조가 매우 조밀하게 이루어져 있다. 뼈에 작용하는 물리적 힘의 방향과 혈관의 주행방향에 따라 같은 뼈에서도 부위별로 층판의 배열양상이 다르다. 해면뼈는 긴뼈의 양쪽 뼈끝(epiphysis)에 위치하며 짧은뼈와 납작뼈의 속부분에 존재한다. 불규칙한 수많은 잔기둥이 서로 얽혀서 그물모양을 이루고 잔기둥 사이의 공간에 뼈속질(골수)이 차 있다. 치밀뼈는 긴

뼈의 몸통(diaphysis)과 뼈끝(epiphysis)의 바깥쪽에 존재하고 짧은뼈와 납작뼈의 표면층에서 관찰된다. 이 뼈는 매우 치밀하여 육안으로는 구멍이 보이지 않는다.

뼈의 기능은 다양하다. 뇌와 척수를 포함하여, 가슴안 장기들인 허파와 심장들과 같은 실질 장기들을 보호하는 일차적인 구조의 틀을 제공한다. 다리, 골반, 척주의 뼈는 몸을 지지하고 뼈에 부착하는 근육들의 지렛대 역할을 하여 운동 시 근육운동을 배가시킨다. 또한 뼈는 인체의 다양한 무기질 저장소 역할을 담당하며 칼슘(calcium)과 인산염(phosphate)의 주요 저장소이므로 전해질 균형을 유지하는데 중요한 역할을 하며, 혈구형성 기관인 뼈속질(bone marrow)로 구성된 중앙부의 공간인 뼈속질공간(marrow cavity)을 포함하고 있어 조혈기능을 담당한다. 인산칼슘과 같은 알칼리염을 흡수하거나 분비하여 혈액의 과도한 pH 변화를 막는 완충작용을 함으로써 산-염기평형에도 기여하며, 외부원소를 흡수하는 성질을 가지고 있어 혈액 내 존재하는 독성 효과를 완화하는 해독작용을 하기도 한다.

뼈는 단단한 조직으로 이루어져 있어 일반 조직처럼 조직절편으로 자르기 어려우므로 현미경 관찰을 위해서 탈회절편(decalcified section)과 연마절편(ground section)을 만들어 관찰한다. 탈회는 고정이 끝난 뼈조직을 산성 용액이나 에틸렌다이아민테트라아세트산(ethylenediaminetetraacetic acid, EDTA)과 같은 킬레이트(chelate)를 처리하여 뼈조직 내 칼슘염을 모두 제거하는 과정이다. 산성 용액을 이용한 탈회절편에서는 탈회되는 동안 뼈세포들이 뒤틀리게 되고 뼈층판 구조를 명확하게 보기 어렵지만, 뼈 조직을 관찰하는 데 가장 많이 이용되고 있다. 연마절편은 뼈를 톱으로 얇게 자른 다음 연마유리판 사이에 끼워 연마제를 이용하여 현미경 관찰이 가능할 만큼 충분히 얇게 갈아서 만드는 것이다. 연마절편은 세포를 비롯한 유기질성 구조물은 관찰이 어렵지만 뼈방, 뼈세관, 뼈층판 구조를 잘 관찰할 수 있다.

뼈는 세포성분과 이들 세포 사이에 존재하는 뼈바탕질(bone martrix)로 이루어져 있으며, 뼈바탕질은 주로 칼슘으로 구성된 무기질 성분과 대부분 아교섬유로 구성된 유기질 성분으로 구성된다. 뼈는 혈액세포를 생산하는 뼈속질를 포함하고 있다.

뼈바탕질(bone matrix)

무기질(minerals)

건조된 체중의 약 65%를 차지하는 뼈의 무기질 성분의 대부분은 칼슘(calcium)과 인(phosphorus)으로 구성되며, 그 밖에 중탄산염(bicarbonate), 구연산(citrate), 마그네슘(magnesium), 나트륨(sodium), 칼륨(potassium) 등이 포함되어 있다.

칼슘과 인은 기본적으로 수산화인회석결정[hydroxyapatite crystal, $Ca_{10}(PO_4)_6(OH_2)$] 형태로 존재하지만, 결정체 형태가 아닌 무정형의 형태로 존재하기도 한다. 수산화인회석(hydroxyapatite) 결정은 제I형 아교섬유의 주행 방향에 따라 평행하게 배열되어 있으며, 무정형의 바탕질에 둘러싸여 있다. 결정의 표면 이온은 물을 끌어 당겨 수화껍질(hydration shell)을 형성하고 이 수화껍질은 세포 외액과의 이온교환이 가능하도록 한다.

뼈가 인체에서 가장 견고하고 강한 것은 아교질과 함께 수산화인회석결정이 존재하기 때문이다. 만약 뼈를 탈회한다면 원래 모양은 유지하나 탄력성이 있는 질긴 고무처럼 될 것이며, 뼈에서 유기질 성분을 제거한다면 무기질의 골격은 원래 모습을 유지하나 극히 부서지기 쉬워 쉽게 골절될 수 있다.

유기질(organic substance)

뼈바탕질의 유기질은 건조된 뼈의 약 35%를 차지하며, 아교질과 단백-탄수화물 복합체(protein-carbohydrate complex)로 구성되어 있다. 뼈바탕질이 PAS (periodic acid Schiff, PAS) 용액에 염색되고 약간의 이염색성(metachromasia)을 나타내며, 이런 특성은 콘드로이틴황산염(chondroitin sulfate)과 같은 황산화 글리코사미노글리칸을 함유하고 있다는 것을 보여주는 것이다. 여러 종류의 당단백질이 뼈바탕질에 존재하며 이러한 당단백질에는 뼈를 견고하게 하고 수산화인회석에 결합하는 오스테오칼신(osteocalcin)과 오스테오폰틴(osteopontin)이 있다.

뼈막(periosteum)

뼈바깥막(골외막, periosteum)

뼈바깥막은 뼈의 바깥면을 싸고 있는 두꺼운 치밀결합조직층으로서 속층, 중간층, 바깥층으로 구별된다. 속층은 뼈발생층(osteogenic layer)이라고도 하며, 뼈모세포가 엉성하게 배열해 있고 혈관이 풍부한 층이다. 중간층은 미분화성 뼈발생세포가 있는 부위이다. 바깥층은 불규칙하게 배열한 아교 및 탄력섬유로 된 두꺼운 섬유결합조직층으로서 섬유층(fibrous layer)이라고도 부르며, 그 속에 소수의 섬유모세포들이 존재하고 신경섬유와 혈관들도 많다.

뼈속막(골내막, endosteum)

뼈속막은 뼈기관의 속에 형성되어 있는 뼈속질공간의 벽과 해면뼈 잔기둥의 표면을 덮고 있는 얇은 세포결합조직층이다.

뼈속질(골수, bone marrow)

뼈속질은 뼛속의 뼈속질공간과 해면뼈잔기둥 사이의 공간에 들어 있는 혈관이 풍부한 그물조직으로서 뼈속막을 경계로 뼈조직과 분리되어 있다. 뼈속질조직은 동맥, 정맥, 모세혈관으로 이루어진 혈관구획(vascular compartment)과 이 혈관 사이의 불규칙한 결합조직으로 된 혈구생성구획(hematopoietic compartment)으로 구분된다.

뼈속질에 분포하는 동맥은 영양동맥에서 기인하여 영양 구멍을 지나 뼈속질에 이르면 중심동맥으로 되며, 이 중심동맥은 뼛속막 쪽을 향하여 방사상으로 세동맥과 모세혈관을 내고 있다. 뼈속질의 모세혈관은 대부분 굴모세혈관(sinusoid)으로서 직경이 50~70 μm이며, 굴모세혈관의 내피세포들은 부착반점과 틈새이음에 의하여 서로 연결되어 있는 관통내피(perforated endothelium)로 혈구가 혈관 속으로 들어가는 통로로 이용되고 있다.

혈구생성구획은 그물섬유를 만드는 그물세포(reticular cell)와 포식기능이 있는 큰포식세포(macrophage)들이 복잡하게 얽혀 있는 뼈속질버팀질(medullary stroma), 혈구생성의 줄기세포를 비롯하여 발생 중이거나 성숙한 각종 혈구들, 중간엽줄기세포(mesenchymal stem cell), 큰포식세포, 지방세포, 비만세포, 뼈모세포, 뼈파괴세포 등 여러 세포들로 구성된 실질로 이루어져 있다. 뼈속질의 그물세포나 큰포식세포들은 집락자극인자(colony stimulating factor, CSF)라 부르는 시토카인(cytokine)을 분비하여 혈구생성세포의 증식과 분화에 관여한다.

세포의 종류 및 기능(classifications and functions of cells)

뼈의 세포(cells of bone)

뼈에 존재하는 세포들에는 뼈발생세포, 뼈모세포, 뼈세포, 뼈파괴세포로 4종류가 있다(그림 6-3).

뼈발생세포(osteoprogenitor cell)

뼈발생세포는 뼈막의 속세포층, 중심관(central canal, Haversian canal)의 안쪽면, 뼈속막(endosteum)에

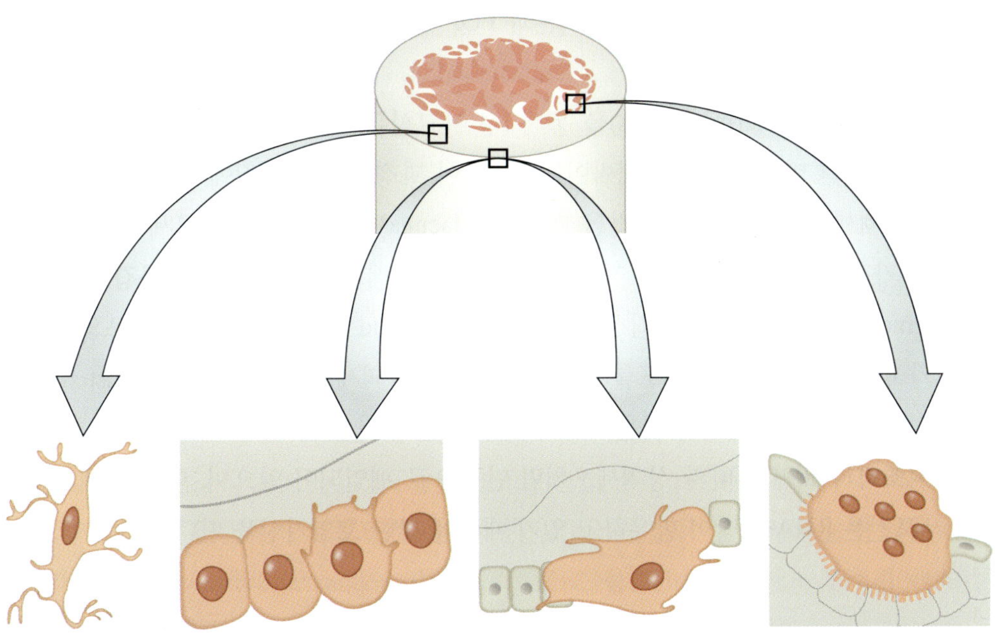

그림 6-3 뼈에 존재하는 세포에 대한 모식도. 뼈를 구성하는 세포의 종류에는 뼈세포, 뼈모세포, 뼈발생세포, 뼈파괴세포가 있음

위치하고 있다. 배아의 중간엽세포에서 기원하는 세포들은 유사분열을 하며 뼈모세포로 분화할 수 있는 잠재능을 가지고 있다. 또한 낮은 산소농도하에서 이 세포들은 연골발생세포(chondrogenic cell)로도 분화할 수 있다.

뼈발생세포는 방추 모양을 하고 있고 옅게 염색되는 세포질에는 산재된 과립세포질내그물(rough endoplasmic reticulum, rER)과 덜 발달된 골지장치(Golgi apparatus)가 존재한다. 그러나 자유리보솜은 아주 풍부하게 존재한다. 뼈발생세포의 핵은 염기성 염료에 미약하게 염색되고 세포질의 양은 적으며 산성 염료에 미약하게 염색된다. 뼈발생세포들은 활발한 뼈성장시기 동안에 가장 활동적이다. 유사분열을 하며, 뼈모세포로 분화하는 뼈발생(osteogenesis)의 전구세포(precursor)이다.

뼈모세포(osteoblast)

뼈모세포는 뼈발생세포에서 기원하며, 아교질(collagen), 단백당(proteoglycan), 당단백질(glycoprotein) 등의 뼈바탕질 유기물질의 합성과 뼈의 합성을 돕는다.

뼈모세포는 입방형 내지 원주형 세포로 뼈의 표면을 따라 단층으로 배열하고 있으며, 활발하게 바탕질을 분비 중일 때는 강한 호염기성 세포질을 나타낸다. 뼈모세포는 I형 아교질 외에도 비아교단백질도 함께 분비하며 이중 비아교단백질은 뼈 무기질화에 필요한 오스테오칼신(osteocalcin), 밀폐구역(sealing zone)의 형성에 필요한 오스테오폰틴(osteopontin), 인테그린(integrin)에 붙어 보체활성 저해에 관여하는 뼈시알단백질(bone sialoprotein, BSP)이 대표적이다.

뼈모세포와 석회화 기질의 사이에는 석회가 침착되지 않은 얇은 기질층이 형성되어 있으며, 이를 풋뼈조직(osetoiod tissue)이라 한다. 풋뼈의 주요 성분은 I형 아교섬유(type I collagen), Ca^{2+} 이온과 결합하는 오스테오칼신, PO_4^- 이온이다. 고농도의 Ca^{2+} 이온과 PO_4^- 이온은 수산화인회석 결정을 만들어서 점점 뼈바탕질을 석회화되도록 만든다.

뼈모세포가 바탕질 소포(matrix vesicles)를 통해 I형 아교섬유, Ca^{2+} 이온과 PO_4^- 이온을 배출함으로써, 뼈모세포는 방금 생성된 뼈바탕질로 둘러싸이게 된다. 이 과정에서 바탕질에 파묻힌 세포를 뼈세포(osteocyte)라고 하며, 뼈세포가 존재하는 공간을 뼈세포방(lacuna)이라고 한다. 뼈모세포의 세포막에는 여러 가지의 성분들을 가지고 있으며, 이들 중 가장 중요한 것이 인테그린(integrins)과 부갑상샘호르몬수용체(parathyroid hormone receptor)이다. 부갑상샘호르몬(parathyroid hormone)이 뼈모세포의 수용체와 결합하면 뼈모세포가 활성화되어 뼈파괴세포를 활성화시키는 뼈파괴세포자극인자(osteoclast stimulating factor)를 분비하여 뼈파괴세포로 하여금 뼈를 재흡수하도록 간접 작용한다.

뼈모세포는 뼈조직의 표면을 따라 상피세포처럼 단층으로 배열되어 있으며, 핵은 대체로 크고 핵소체가 뚜렷하다. 세포질은 RNA를 많이 함유하고 있기 때문에 강한 호염기성을 띤다.

뼈표면세포(bone lining cell)

뼈표면세포는 길고 납작한 세포로 납작하고 긴 핵을 가지고 있고, 세포질에는 발달이 미약하다. 뼈면세포는 활동이 거의 끝나 표면으로 밀려난 휴식기의 뼈모세포 혹은 뼈줄기세포로 추정된다. 적당한 자극을 받으면 다시 뼈모세포로 활성화되는 것으로 생각된다.

뼈세포(osteocyte)

뼈세포는 뼈모세포에서 분화된 성숙한 세포로서, 석회화된 뼈바탕질의 뼈세포방(lacuna) 내에 존재한다. 뼈세포는 뼈바탕질을 유지하고 뼈에 가해지는 기계적인 부하들을 감지한다(그림 6-4).

치밀뼈의 구조에서 뼈세포방에서 방사 모양으로 뻗어 있고 좁은 터널모양의 공간인 뼈세관(bone canaliculi)이 존재하며, 이 공간에는 뼈세포의 세포질 돌기(process)에 의해 인접한 세포와 서로 소통을 유지한다. 뼈세관 안에 있는 세포질 돌기는 주위 뼈세포의 세포질 돌기와 틈새이음(gap junction)을 형성하며, 틈새이음을 통해 이온과 작은 분자의 물질들이 서로 이동한다. 또한 뼈세관은 뼈세포에 영양공급을 하는 대사물을 함유하고 있다.

뼈세포는 둘러싸고 있는 뼈세포방의 모양에 순응하여, 핵이 납작하고 세포질 내에 세포소기관이 적으며, 특히 뼈모세포에 비해 과립세포질내그물과 골지장치가 많이 감소한 상태이다. 뼈세포가 비활성화 세포인 것처럼 보이지만, 실제로는 뼈 유지에 필수적인 물질을 분비한다. 뼈세포는 바탕질을 흡수함과 동시에 미네랄을 침착시켜 뼈밀도(bone density)를 증가시킨다. 뼈세포는 압력감지기(strain sensor)를 가지고 있어서 뼈에 부하가 걸릴 때, 뼈세포방과 뼈세관에 있는 세포바깥액(extracellular fluid)이 이동하면서 뼈형성에 기여하는 생화학적 신호를 분비하도록 자극하여 뼈밀도를 조절한다.

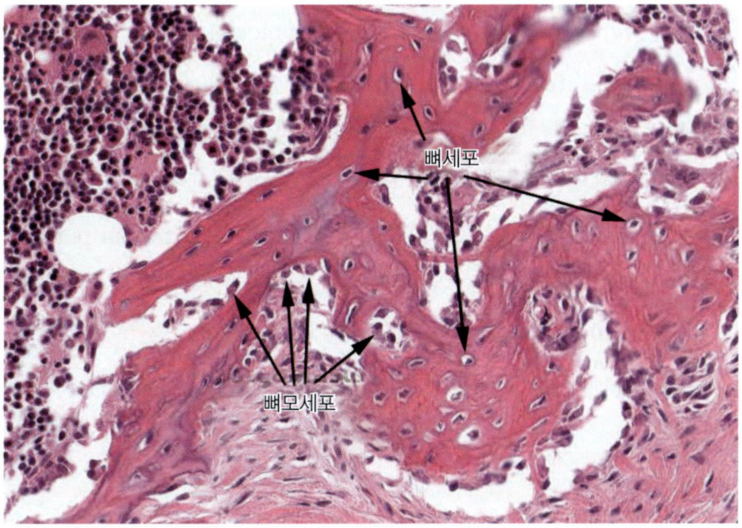

그림 6-4 해면뼈. 치밀뼈에서 뼈속질 공간으로 뻗어나온 뼈로 가장자리에는 뼈모세포가 존재하고 뼈내에는 뼈세포방에 있는 뼈세포가 관찰됨. H&E 염색, 400배

뼈파괴세포(osteoclast)

뼈파괴세포의 전구체인 단핵포식세포계가 융합하여 만들어진 매우 커다란 세포이며, 활동성을 지닌 뭇핵세포로 20~150 μm의 직경을 가진 6~50개 이상의 핵을 보유하며 호산성 세포질을 가진다(**그림** 6-5).

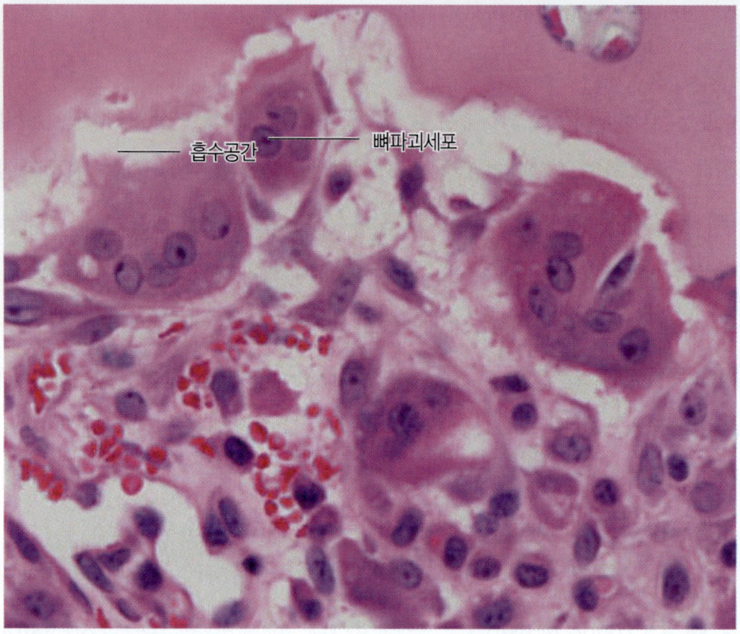

그림 6-5 뼈파괴세포. 뼈속막쪽의 흡수공간내에 존재하고 핵을 여러 개 가지고 있는 뭇핵세포임. H&E 염색, 600배

뼈파괴세포는 뼈를 흡수하는 능력을 가지고 있으며, 흡수공간(Howship's lacuna)이라고 불리는 얕게 패인 부위에 자리잡고 있다. 뼈파괴세포들은 세포자멸사(apoptosis) 과정을 통해 사멸된다.

뼈파괴세포 속의 탄산탈수소효소(carbonic anhydrase)는 세포 내에서 물(H_2O)과 이산화탄소(CO_2)로부터 탄산(carbonic acid, H_2CO_3)의 형성을 촉진시킨다. 탄산은 세포 내에서 수소이온(H^+)과 중탄산이온(HCO_3^-)으로 분리된다. 중탄산이온은 나트륨이온(Na^+)과 함께 세포막을 통해 밖으로 나가 모세혈관으로 들어간다. 뼈파괴세포의 주름가장자리 세포막 내에 있는 양성 펌프(proton pump)가 수소이온을 뼈파괴세포 밑 구획으로 수송시켜, 미세환경의 수소이온 농도를 낮춘다. 바탕질의 무기질 성분이 산성 환경에 의해서 용해되고 방출된 무기질은 뼈파괴세포의 세포질로 들어가고 난 후, 인접한 모세혈관으로 수송된다.

또한 뼈파괴세포의 용해소체 내 가수분해효소와 아교질분해효소(collagenase)는 탈회된 뼈바탕질의 유기물을 파괴시킨다.

뼈의 재형성(bone remodeling)

뼈는 지속적인 재형성 과정을 거치면서 유지된다. 뼈파괴세포에 의해 뼈가 흡수 또는 제거되고 이후 뼈모세포에 의해 연속적으로 새로운 뼈가 형성된다. 이러한 뼈재형성 과정은 뼈 전체에 걸쳐 산재된 뼈재형성 단위(basic multicellular unit, BMU)가 기본으로 일어나며, 이 뼈재형성 단위들은 부갑상샘 호르몬(parathyroid hormone, PTH)과 칼시트리올(calcitriol, 1,25(OH)$_2$D$_3$) 등의 전신적 호르몬에 의한 영향뿐만 아니라 주변 뼈의 미세환경에 의해 국소적인 조절을 받게 되며, 뼈재형성이 독립된 단위를 기본으로 이루어진다는 점에서 볼 때, 국소적으로 분비되는 호르몬과 사이토카인들이 재형성 과정에서 중요한 역할을 할 것으로 생각된다(그림 6-6).

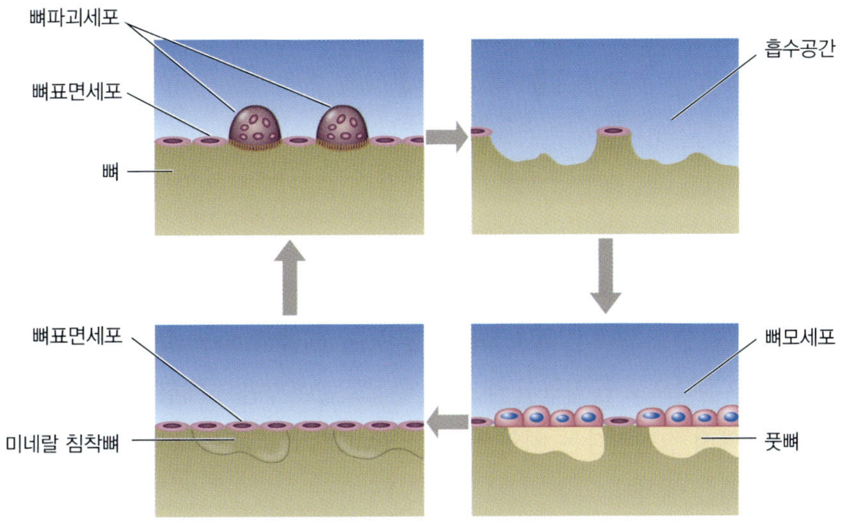

그림 6-6 뼈의 재형성 과정 모식도

뼈의 재형성 기전(mechanism of bone remodeling)

오스테오프로테그린(osteoprotegrin, OPG)은 종양 괴사 인자 알파(tumor necrosis factor-alpha, TNF-α, 또는 TNF)의 수용체에 속하며, 세포막 도메인(transmembrane domain)이 없는 수용성 수용체(soluble receptor)이다. 오스테오프로테그린은 란클(receptor activator for nuclear factor κB ligand, RANKL)에 대한 비신호적 억제 수용체(nonsignaling decoy receptor)로 뼈파괴세포형성(osteoclastogenesis)을 억제할 뿐만 아니라 성숙 뼈파괴세포에도 영향을 끼쳐 뼈파괴세포 중재적 뼈흡수(osteoclast mediated bone resorption)의 주요한 조절 단백질이다(그림 6-7).

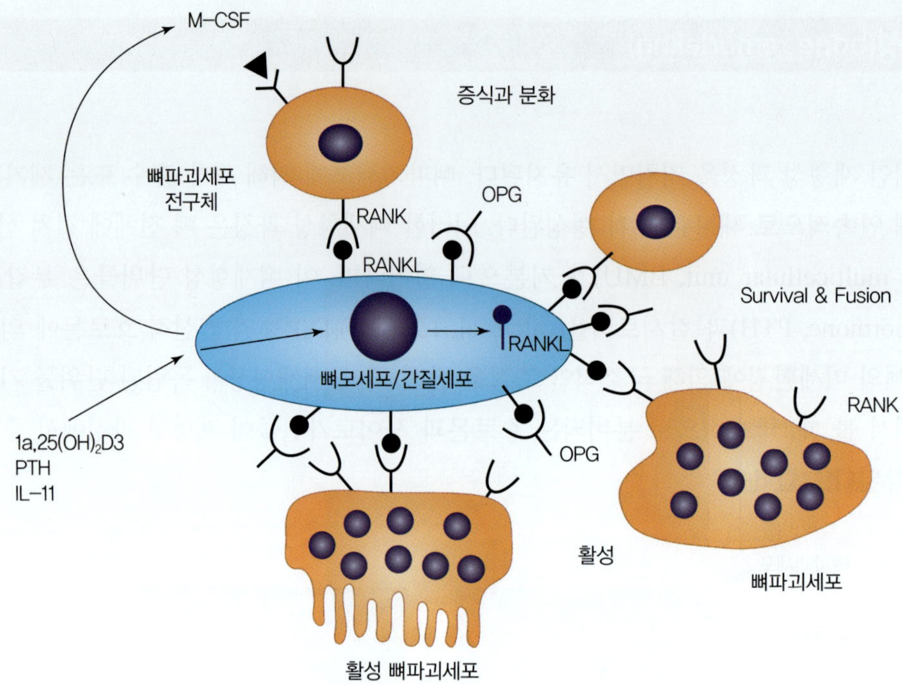

그림 6-7 뼈의 재형성 기전 모식도

뼈조직(bone tissue)은 특수하게 분화된 몇 종류의 세포와 다량의 무기질이 침착된 세포사이바탕질로 이루어진 매우 단단한 특수 결합조직이다. 뼈조직은 일생 동안 뼈발생(bone development)과 뼈흡수(bone resorption) 과정을 통하여 부분적으로 끊임없이 새로 생겨나고 없어지면서 재형성(remodeling)되고 있다. 뼈의 구조는 역학적 자극에 의해서 결정된다는 뼈의 볼프법칙(wolff's law of bone)에 적응한다. 볼프법칙은 형태와 기능에서 상호보완의 좋은 예이다.

뼈재형성은 뼈모세포(조골세포)와 뼈파괴세포(파골세포)의 상호작용을 통해서 이루어진다. 만약 뼈사용이 적다면 뼈파괴세포는 기질을 제거시키고 불필요한 무게를 감소시킨다. 뼈사용이 많아지거나 부하가 뼈의 특정부위에 지속적으로 적용된다면, 뼈모세포는 새로운 뼈조직을 침착시키고 뼈를 두껍게 한다.

뼈조직은 뼈모세포에 의한 유기질성 기질의 형성과 석회화(calcification)라고 하는 두 단계를 거쳐 형성된다. 뼈모세포가 석회화 기질 속에 묻히면 뼈모세포가 뼈세포로 되고, 뼈조직의 표면에는 다시 다른 뼈모세포에 의하여 새로운 뼈조직이 덧붙여 형성된다. 뼈는 연골과 달리 실질 자체가 증대되는 성장, 즉 사이질성장은 하지 않는다.

뼈흡수(bone resorption)는 뼈조직의 유기질성 기질과 무기질을 동시에 용해시켜 제거하는 현상을 말하며, 재흡수의 일차적인 목적은 혈장 내 칼슘농도를 조절하는 데 있으며 뼈흡수는 뼈모세포와 뼈파괴세포의 상호작용에 의하여 이루어진다. 뼈파괴세포에 의한 뼈흡수 작용은 부갑상샘호르몬(parathyroid hormone)과 칼시토닌에 의해 조절되며, 이 중 부갑상샘호르몬은 재흡수를 촉진시키고, 칼시토닌(calcitonin)은 재흡수를 억제시키는 작용을 한다.

뼈의 성숙도 및 밀도에 따른 뼈분류(classifications by maturation and density of bone)

뼈 구조(bone structure)

뼈는 성숙도에 따라 일차뼈와 이차뼈로 나누며, 밀도에 따라 치밀뼈와 갯솜뼈(해면뼈)로 구분한다.

일차뼈되기중심(primary ossification center)은 여러 뼈에서 이미 임신 초기 3개월(first trimester) 초반에 형성되기 시작하고 이차뼈되기중심(secondary ossification center)은 연골모형의 뼈끝(epiphlysis)에서 좀 더 후에 나타나며 일차뼈되기 중심의 발생과 유사한 방식으로 발생한다.

일차뼈(primary bone)

일차뼈는 태아발생 중의 뼈수복(bone repair) 과정에서 처음 만들어지는 뼈로 미성숙뼈(immature bone) 또는 격자뼈(woven bone)라고도 부른다. 일차뼈는 발생 중인 태아의 주된 뼈 형태로 후에 이차뼈로 대체된다. 성인에서 일차뼈가 관찰되는 곳은 이틀뼈(alveolar bone), 힘줄이 부착하는 곳의 뼈 부위, 머리덮개뼈(calvaria)의 봉합부위 등이다.

이차뼈(secondary bone)

이차뼈는 바탕질의 아교섬유가 평행하게 중첩된 층판상 배열을 이루고 있어 성숙뼈(mature bone) 또는 층판뼈(lamellar bone)라고도 부른다. 이차뼈에서 각 층판의 아교섬유는 같은 방향으로 배열하여 3~7 μm 두께의 층판을 이루고 있으며, 이와 같은 층판들이 섬유의 배열 방향을 달리하여 마치 합판과 같이 중첩되어 있다. 이차뼈의 바탕질은 석회화가 잘 되어 있어 일차뼈보다 더 단단하다.

긴뼈를 기준으로 뼈기관은 조직학적으로 일정한 두께의 치밀한 고형조직인 치밀뼈(compact bone)와 뼈돌기들이 서로 엉성하게 붙어 있는 해면뼈(spongy bone)로 이루어져 있다. 이 중에서 치밀뼈는 뼈기관의 바깥부분을 이루며 해면뼈는 치밀뼈 속에 형성되어 있어 이를 각각 겉질뼈(cortical bone)와 속질뼈(medullary bone)라고도 부른다. 성인의 뼈에서 대략 80%가 치밀뼈이며 해면뼈는 약 20%에 불과하다. 뼈기관 속에는 혈구생성조직인 뼈속질(골수, bone marrow)이 들어 있는 넓은 뼈속질공간(marrow cavity, medullary cavitiy)이 있다.

해면뼈(cancellous bone, 갯솜뼈 : spongy bone)

해면뼈도 석회화되어 단단하지만 미세한 모양은 스펀지와 같이 듬성듬성한 구멍이 뚫린 외형을 나타낸다. 뼈속질(bone marrow)에는 뼈잔기둥(bone trabeculae)과 뼈가시(bone spicule)라고 하는 뼈 돌기들이 엉성하게 서로 얽혀서 그물모양의 망을 이루고 있다(그림 6-8 A). 긴뼈(long bone)의 경우는 주로 뼈끝에, 짧은뼈(short bone)와 불규칙뼈(irregular bone), 납작뼈(flat bone)에는 뼛속의 뼈속질공간에 형성되어 있다.

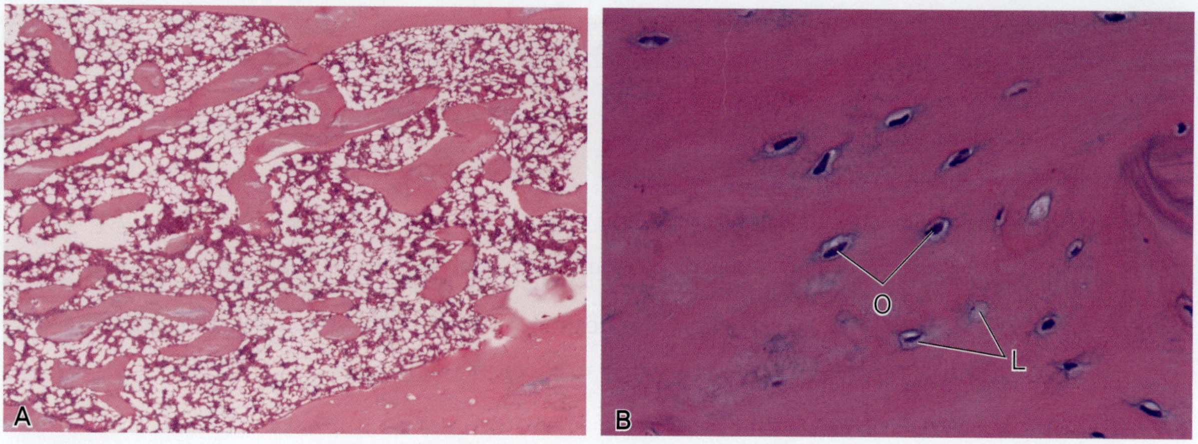

그림 6-8 해면뼈와 치밀뼈. A. 해면뼈는 뼈속질 공간내에 존재하고 뼈잔기둥과 뼈가시로 구성되어 있음. H&E 염색, 100배 B. 치밀뼈는 겉질뼈라고도 하며 층판구조로 되어 있고 뼈세포망(L)내에 뼈세포(O)가 관찰됨. H&E 염색, 400배

해면뼈는 바깥쪽면에 존재하는 밀도가 높은 뼈인 치밀뼈의 안쪽면으로부터 뼈속질공간까지 돌출되어 있으며, 뼈잔기둥 사이는 뼈속질(bone marrow)로 차 있다. 치밀뼈에 형성되어 있는 뼈단위(osteon)와 같은 규칙적인 모양의 층판이 불규칙하게 배열되어 있으나 혈관은 분포하고 있지 않다. 따라서 변방내에 존재하는 뼈세포들은 뼈속질로 채워져 있는 뼈속질공간으로부터 확산에 의해 영양을 공급받는다.

뼈속질은 긴뼈의 뼈속질공간을 차지하는 부드러운 물질로 혈액세포가 만들어지는 적색뼈속질(red bone marrow)와 주로 지방으로 구성된 황색뼈속질(yellow bone marrow)이 존재한다. 나이가 들수록 팔다리뼈속질의 적색뼈속질은 황색뼈속질로 대체된다.

치밀뼈(compact bone)

치밀뼈는 모든 뼈의 바깥쪽 표면을 형성하고 있으며 해면뼈의 바깥쪽은 항상 치밀뼈로 덮여 있다(그림 6-8 B). 치밀뼈는 얇은 뼈의 층들인 층판(lamella)으로 구성되어 있고, 층판은 긴뼈의 뼈몸통에서 잘 관찰할 수 있으며, 4개의 층판구조로 나눌 수 있다. 층판구조는 바깥주위층판(outer circumferential lamella), 속주위층판(inner circumferential lamella), 뼈단위동심층판(하버스층판, concentric lamellae of osteon), 사이질층판(interstitial lamella)이 있다(그림 6-9).

바깥주위층판은 뼈막(periosteum)의 바로 안쪽에 존재하며, 뼈몸통의 가장 바깥부분을 형성한다. 이 층판에는 뼈막에서 뼈로 박히는 관통섬유인 샤피섬유(Sharpy fiber)가 있다. 속주위층판은 바깥주위층판만큼 넓지 않다는 것을 제외하고는 바깥주위층판과 비슷하며, 뼈속질공간을 완전히 둘러싼다. 치밀뼈의 많은 부분이 풍부한 뼈단위로 구성되며, 뼈단위 구조는 중심관(Haversian canal)으로 알려진 혈관공간 주위를 동심원상으로 배열된 층판들로 구성되어 있다(그림 6-10).

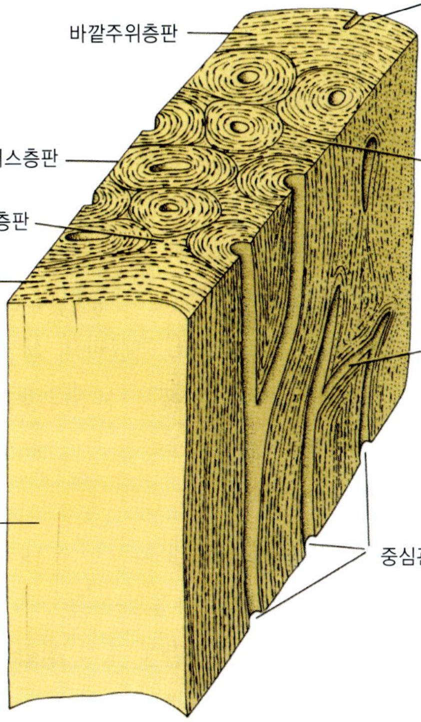

그림 6-9 치밀뼈의 층판 구조 및 맥관 모식도

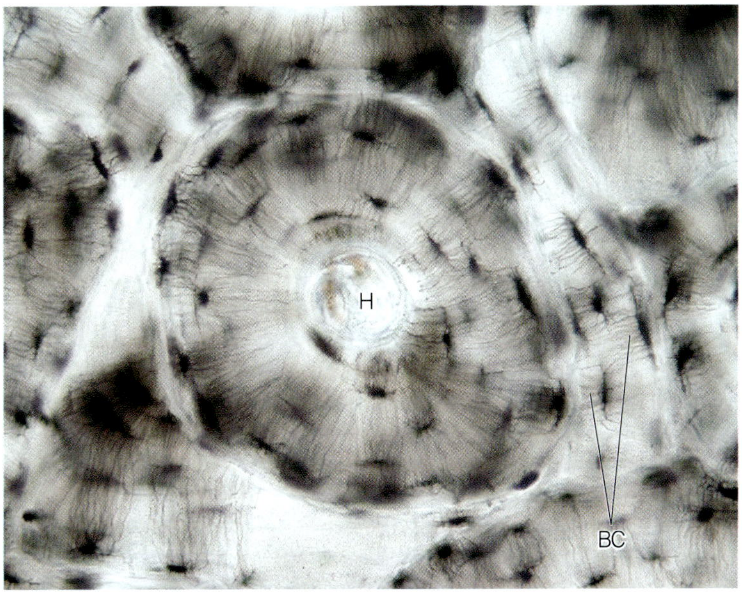

그림 6-10 치밀뼈의 뼈층판. 치밀뼈의 연마절편(ground section)으로 하버스층판과 사이질층판이 관찰되며 중심관(Haversian canal, H)과 뼈세관(bone canaliculi, BC)이 존재함. 가로절단(transverse section)

뼈단위동심층판은 치밀뼈의 가운데 부위를 이루는 뼈층판으로, 하버스층판(Harversian lamellae)이라고 부른다. 하버스층판은 하버스관을 중심으로 동심원상을 이루어져 있으며, 하버스관과 그 주위의 섬유층판을 이루는 기둥모양의 구조물을 뼈단위(osteon)라고 부른다. 각각의 뼈단위는 가는 결합선(cementing line)에 의해 경계지어지는데, 결합선은 적은 양의 아교섬유와 대부분이 석회화된 무형질로 구성되어 있다. 아교섬유다발은 하나의 층판 내에서는 서로 평행하게 주행하지만 인접한 층판의 아교섬유다발에 대해서는 거의 수직으로 배열한다. 이 배열은 아교섬유가 각 층판 내에서 중심관 주위로 나선형 배열을 하지만 인접한 층판 부분에서는 다르게 주행하기 때문에 가능하다. 뼈단위의 직경은 100~500 μm이고 길이는 몇 mm로부터 몇 cm 되는 것까지 매우 다양하며, 중심관의 직경도 20~100 μm로 다양하다.

한 층의 뼈모세포와 뼈발생세포로 덮여 있는 중심관에는 신경다발을 포함한 결합조직이 있다. 인접한 뼈단위들의 중심관들은 관통관(Volkmann's canal)에 의해서 서로 연결되어 있다. 관통관은 중심관에 대해서 비스듬이 혹은 수직으로 위치하고 있다.

뼈의 재형성은 우선 뼈파괴세포가 뼈단위를 흡수하게 되고 이후에 뼈모세포들이 출현하게 된다. 뼈단위의 잔유물을 사이질층판(interstitial lamella)이라고 지칭되는 불규칙한 모양의 층판파편으로 남아 있으며, 뼈단위에 의해 둘러싸이게 된다. 뼈단위처럼 사이층판들 또한 결합선에 의해 둘러싸여 있다.

뼈조직의 형성(formation of bone tissue)

뼈의 형성(ossification)

태생 5주경 사지에 있는 중간엽(mesenchyme)은 치밀해지기 시작해 중간엽성 뼈를 형성하고 태생 6주가 되면 연골모형을 형성한다. 태생 8주경에는 연골모형의 중앙에서 석회화가 일어나 연골세포가 죽게 되고 그 자리에 혈관이 풍부한 결합조직이 들어차게 된다. 이들 중 일부 세포는 뼈모세포로 분화되어 뼈바탕질을 생산하여 미성숙뼈(immature bone)가 형성된다.

뼈의 형성은 세포의 분화, 기질의 형성, 석회화 등이 일어나는 복잡한 과정으로 뼈발생(osteogenesis) 또는 뼈되기(ossification)라고도 한다. 뼈의 형성은 막내뼈되기(intramembranous bone formation)와 연골내뼈되기(endochondral bone formation)를 통해 이루어진다(**그림 6-11**). 막내뼈되기는 중간엽조직에서 시작되지만, 연골내뼈되기는 유리연골에서 시작되어 뼈를 형성하게 된다.

막내뼈되기(intramembranous bone formation)

대부분 납작뼈는 막내뼈되기에 의하여 생성된다. 이 과정은 세포들이 서로의 긴 돌기들을 통해서 서로 접촉하고 있다. 혈관분포가 아주 풍부한 중간엽조직에서 뼈가 직접 만들어지기 때문에 직접뼈 형성이라고도 한다. 중간엽세포가 뼈모세포로 분화한 후 뼈모세포들은 뼈바탕질(bone matrix)을 분비하고 뼈가시

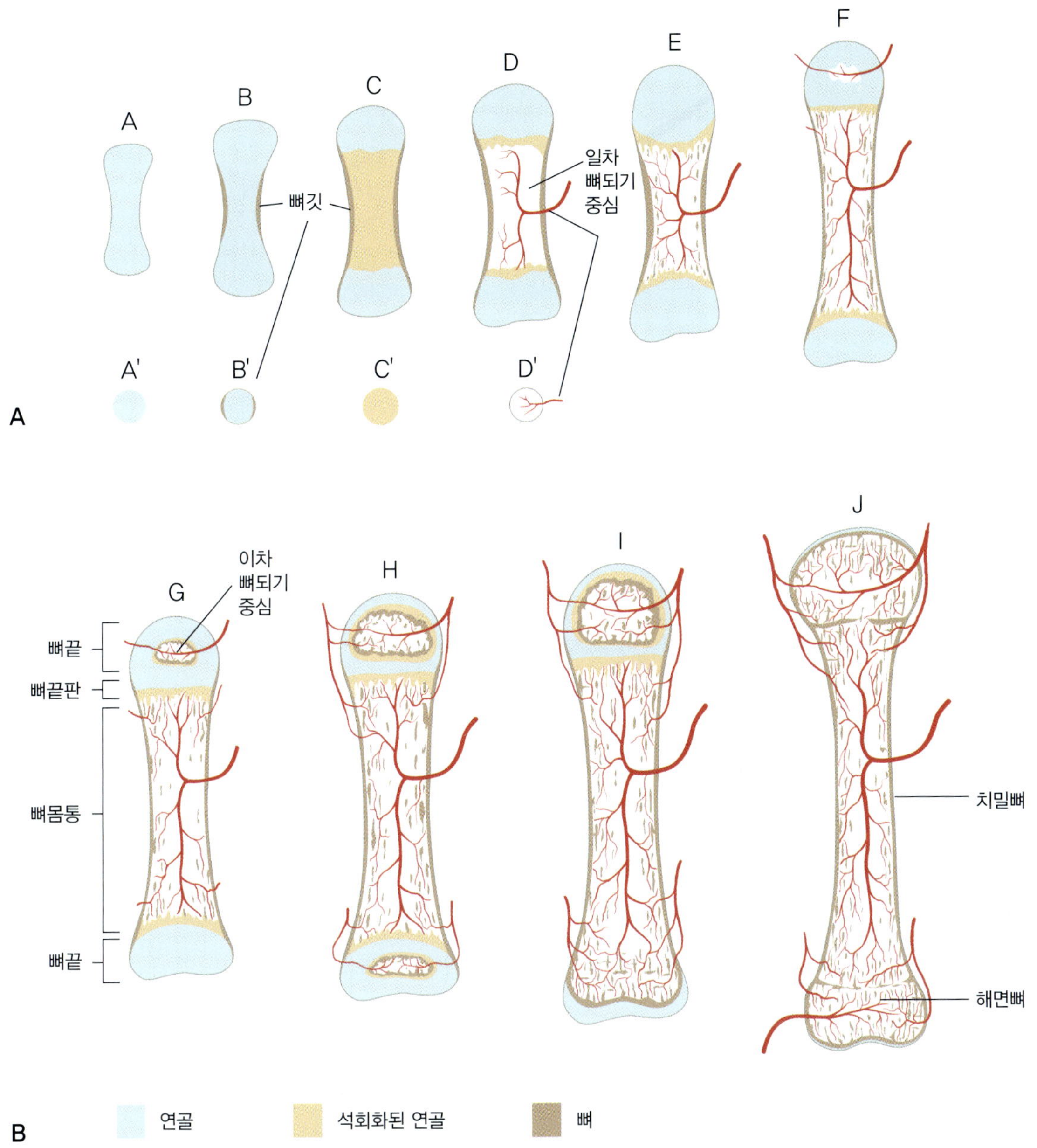

그림 6-11 연골 내 뼈되기 모식도. **A.** 일차뼈되기, **B.** 이차뼈되기

(spicule)와 뼈잔기둥(trabeculae)의 그물을 형성하며, 이렇게 형성된 뼈의 표면에는 뼈모세포들이 존재한다(그림 6-12). 초기 뼈발생이 시작되는 지점을 일차뼈 발생중심이라고 한다. 발생 중인 뼈가시들과 뼈잔기둥들의 아교섬유들은 일차뼈에 불규칙하게 배열된다. 석회화는 풋뼈조직(osteoid tissue)이 형성된 다음에 빠르게 일어난다. 뼈모세포가 분비한 자신의 바탕질에 갇히게 되면 뼈모세포는 뼈세포가 된다. 뼈세포돌기들은 형성되고 있는 뼈에 의해 둘러싸여 뼈세관 구조가 만들어진다.

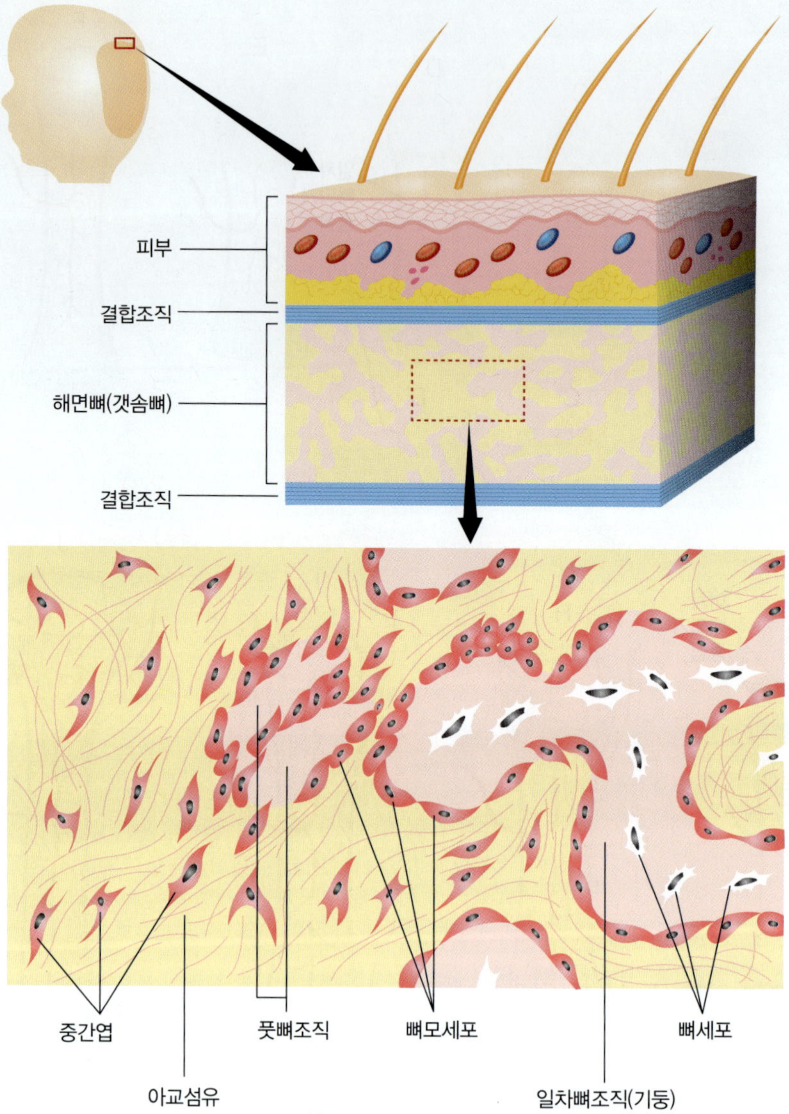

그림 6-12 막내뼈되기의 모식도

연골내뼈되기(endochondral bone formation)

대다수 몸에 있는 긴뼈와 짧은뼈는 연골내뼈되기에 의해 형성된다. 이러한 방식의 뼈 발생은 두 가지 단계로 이루어진다. 우선 유리연골이 형성되고 있어서 유리연골이 성장해서 뼈 발생 과정의 구조적인 뼈대역할을 하게 된다. 이 과정은 연골이 뼈로 대체되기 때문에 간접뼈 형성이라고 한다.

뼈의 성장(growth of bone)

긴뼈를 기준으로 세로단면의 중심부를 뼈몸통(diaphysis)이라고 하며, 각 끝의 팽창된 머리는 뼈끝(epiphysis)이라 한다. 어린이와 청소년은 유리연골의 뼈끝판(epiphyseal plate)이 뼈몸통과 뼈끝의 뼈속질 공간을 분리시킨다. 이것은 X선 사진에서 긴뼈의 끝에 투명한 선으로 관찰되며 이를 성장판이라 부른다. 뼈끝판은 뼈의 길이 성장을 하는 구역이다. 성인에게 뼈끝판은 없으며 더 이상 뼈의 길이가 성장하지 않지만, 뼈끝판의 위치에서 뼈표면에 있는 뼈끝선(epiphyseal line)을 볼 수 있다. 뼈끝판은 조직학적 특징에 따라 5개의 층으로 나눌 수 있다(그림 6-13).

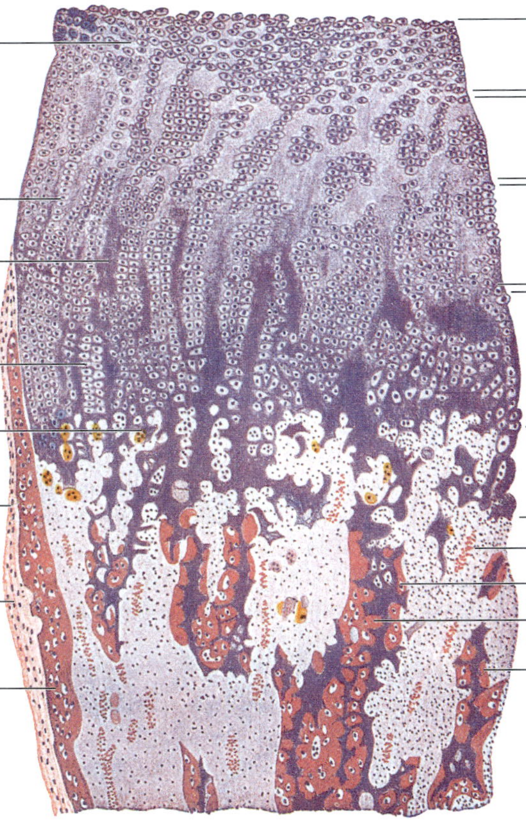

그림 6-13 뼈끝판. 연골세포의 특징에 따라 예비연골층, 세포증식층, 세포비대층, 석회화층, 뼈침식층으로 구분됨.

예비연골층(zone of reserve cartilage, 연골휴지층; zone of resting cartilage)은 비활동성 연골세포가 있는 유리연골로 연골의 끝부분에 해당된다. 세포증식층(zone of cell proliferation)은 휴지층에 이어진 부위로 연골세포가 유사분열에 의하여 증식하고 있으며 세포 모양이 납작하고 가로로 중첩되어 있다. 세포비대층(zone of cell hypertrophy)은 연골세포가 더 이상의 분열이 일어나지 않고, 뼈속질공간 쪽으로 가면서 크기가 점차 커져 난원형의 비대연골세포(hypertrophic chondrocyte)로 된다. 석회화층(zone of calcification)은 연골세포 주위의 바탕질에 석회화가 일어나 석회화연골(calcified cartilage)이 된다.

마지막 층인 뼈침식층(zone of bone deposition)은 뼈속질공간 쪽에서 뼈파괴세포(osteoclast)가 석회화된 연골을 침식처리하며, 침식된 부위로 혈관과 함께 들어온 뼈발생세포가 뼈모세포로 분화하면서 잔여 석회화연골의 표면에 배열하여 뼈조직을 형성한다.

관절(joint, articulation)

관절은 뼈와 뼈 사이의 연결부위로 연결되어 있는 뼈 사이의 구조와 운동의 정도에 따라 분류할 수 있다(그림 6-14).

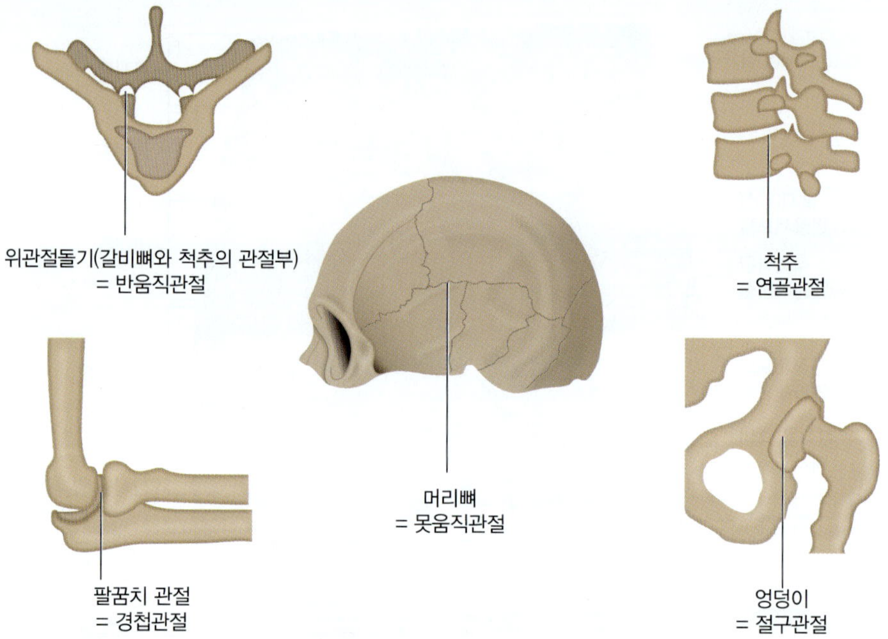

그림 6-14 관절의 종류

관절을 이루고 있는 뼈 사이에 윤활액(synovial fluid)이 존재하여 운동이 자유로운 움직관절(diarthrosis)과 뼈들이 서로 단단히 부착되어 운동이 매우 제한적이거나 전혀 일어나지 않는 연결인 못움직관절(synarthrosis)로 구별된다.

못움직관절은 조직의 형태에 따라 섬유조직으로 된 섬유관절(fibrous joint)과 연골로 되어 있는 연골관절(cartilaginous joint)로 나뉜다. 섬유관절에는 인대결합(synesmosis), 봉합(suture), 못박이관절(gomphosis)이 있으며, 연골관절에는 유리연골로 된 유리연골결합(synchondrosis)과 섬유연골로 된 섬유연골결합(symphysis)이 있다.

움직관절(diarthrosis)

움직관절은 자유롭게 운동할 수 있는 관절로서 섬유결합조직으로 된 관절주머니(articular capsule)에 의해 둘러싸여 있고 빈 공간을 관절안(articular cavity, 관절강)이라 하며, 그 속에 점도가 있는 투명한 윤활액(synovial fluid)이 들어 있다. 따라서 이와같은 관절을 윤활관절(synovial joint)이라고도 부른다. 관절 안에 노출된 양쪽 뼈 면을 관절면(articular surface)이라고 하며, 유리연골로 덮여 있기 때문에 관절연골(articular cartilage)이라고 부른다(그림 6-15).

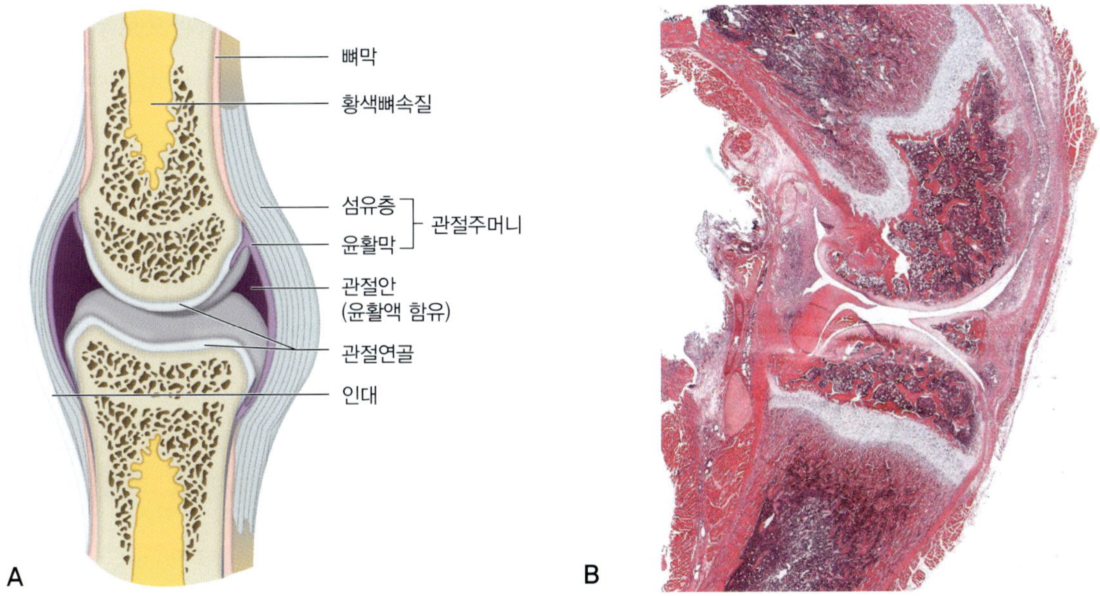

그림 6-15 움직관절. A. 움직관절의 모식도 B. 손가락관절. 움직관절의 하나로 손가락뼈 사이에 관절안을 형성하고 있음. H&E 염색, 40배

관절연골(articular cartilage)

관절연골은 유리연골로 이루어져 있으나 연골막이 없는 것이 특징이다. 관절연골에는 다른 연골과 마찬가지로 혈관이 없다. 따라서 영양분과 산소는 윤활액에서의 확산이나 윤활막의 내면 가까이에 있는 모세혈관으로부터 스며듦으로 공급된다. 관절연골의 노화현상으로 중년에서 노년기에 나타나는 주로 체중부하관절(weight-bearing joint)에서 나타나는 퇴행성 질환인 골관절염(osteoarthritis, OA)이 있다.

관절주머니(articular capsule, joint capsule)

관절주머니는 바깥의 섬유막과 그 안쪽의 윤활막으로 이루어져 있다.

섬유막(fibrous membrane) 또는 섬유층(fibrous layer)

섬유막 또는 섬유층은 관절을 이루고 있는 두 뼈의 뼈바깥막의 바깥층을 연결하고 있는 치밀한 섬유결합조직으로 된 층으로 혈관이 적다. 섬유막은 탄력성이 거의 없고 움직관절의 안정성에 기여한다.

윤활막(synovial membrane) **또는 윤활층**(synovial layer)

윤활막 또는 윤활층은 윤활공간에 노출되고 있는 성긴결합조직층으로서 부위에 따라서는 윤활막이 속공간으로 돌출하여 윤활주름(synovial fold, 윤활융모 synovial villus)을 이루기도 한다. 윤활막에서 윤활세포는 여러 층으로 배열되어 상피세포층처럼 보인다. 윤활막에는 혈관, 림프관 및 신경이 많이 분포해 있다. 모세혈관은 창난모세혈관으로 표면 가까이까지 분포해 있어 혈액과 윤활액 사이의 물질교환이 용이하다.

윤활액(synovial fluid)

윤활액은 맑은 노란색으로 점성이 있고 약알칼리성 액체이며 윤활막의 모세혈관으로부터 흘러 나온 누출액(transudate)이다.

관절반달(articular meniscus)**과 관절원반**(articular disc)

관절반달은 치밀규칙결합조직과 섬유연골로 이루어진 초승달 모양의 구조물로서 무릎관절에서 볼 수 있다(**그림 6-16**). 관절원반은 관절안을 가로지르는 치밀규칙섬유조직으로 원반형이며 관절주머니에 이어져 있다.

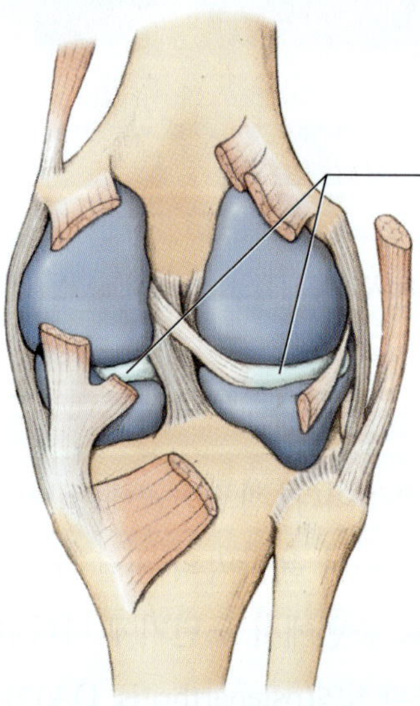

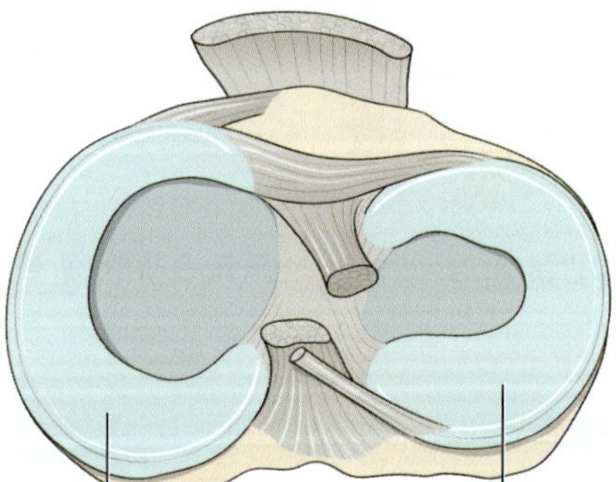

그림 6-16 관절반달의 구조(meniscus anatomy)

못움직관절(synarthrosis)

못움직관절은 운동성이 거의 없거나 매우 제한적인 운동만이 가능하도록 되어 있는 관절이며, 뼈 사이의 조직에 따라 섬유관절(fibrous joint)과 연골관절(cartilaginous joint)로 구별한다.

섬유관절(fibrous joint)

섬유관절은 이웃하고 있는 뼈가 치밀결합조직으로 연결되어 있는 형태의 관절을 말하며, 이 관절에는 인대결합, 봉합 및 못박이관절이 있다.

인대결합은 정강종아리관절(tibiofibular joint)에서 볼 수 있다. 봉합은 머리뼈에서만 볼 수 있으며, 섬유조직의 아교섬유는 뼈바깥막을 뚫고 뼈바탕질 속으로 뿌리박고 있어 매우 단단히 결합되어 있다. 못박이관절은 치아뿌리와 이틀뼈(alveolar bone) 사이의 관절인 치아이틀관절(dentoveolar articulation)이 이에 해당된다.

연골관절(cartilaginous joint)

연골관절은 연골에 의하여 결합되어 있는 관절을 말하며, 연골의 종류에 따라 유리연골결합과 섬유연골결합으로 구별한다.

유리연골결합(synchondrosis)은 갈비뼈(rib)와 복장뼈(sternum) 사이의 연결과 같이 관절을 이루는 뼈가 유리연골에 의하여 연결되어 있는 형태이다. 섬유연골결합(symphysis)은 관절을 이루는 두 뼈가 섬유연골에 의하여 연결되어 있는 형태이며, 운동의 정도가 매우 미약한 관절이다. 두덩결합과 척추뼈사이의 척추사이원반(intervertebral disc)이 대표적인 관절이다.

Chapter

07 혈액(Blood)

학습목표
Learning Objective

1. 혈액의 구성 및 기능을 설명한다.
   1) 혈장과 혈청을 구별하여 설명할 수 있다.
   2) 혈액세포를 구분하고 특성을 설명할 수 있다.
2. 혈액의 특징을 설명한다.
3. 혈구의 형성과정을 설명한다.
4. 혈구의 종류를 열거한다.

혈액(blood)은 림프액(lymph)과 함께 특수결합조직의 일종으로 세포외 바탕질이 액체로 이루어져 있는 액체결합조직(fluid connective tissue)이다. 정상인의 신선한 혈액은 비중이 1.052~1.064이고 pH 7.2~7.4인 약알칼리성의 붉은 액체이며 전체 몸무게의 7%를 차지한다. 정상 성인의 경우 대략 5리터 가량이며, 심혈관계를 통해 우리 몸을 순환한다. 혈액에는 바탕질인 혈장(plasma)이 존재하며, 맑고 밝은 노란색 액체로 혈액량의 거의 대부분을 구성하고 있다. 혈장 내에는 세포성분(cellular elements)인 적혈구(erythrocyte, RBC), 백혈구(leukocyte, WBC), 혈소판(platelet) 등의 혈액세포가 존재한다(그림 7-1). 응고하지 않은 혈액을 원심분리하면 세 층으로 분리된다. 즉, 전체 용적의 약 55%를 차지하는 혈장이 윗부분을 이루고 적혈구가 모여 있는 전체용적의 약 44%가 아래에 가라앉아 있으며, 백혈구와 혈소판이 들어 있는 흰색의 백혈구연층(buffy coat)이 두 층 사이의 약 1% 부분을 차지한다.

혈액의 기능(function of blood)

혈액의 주요기능은 운반, 조절, 보호기능이다. 우선 혈액은 우리 몸을 순환하므로 물질운반을 위한 운반체로 이용되어 각종 영양물, 노폐물, 산소, 이산화탄소, 호르몬 등 생명유지에 필수적인 다양한 물질들을 세포와 조직에 운반한다. 또한 체온조절, 체액의 삼투압과 산-염기의 조절을 통하여 우리 몸의 항상성을 유지하는 조절의 기능이 있다. 뿐만 아니라 백혈구를 운반하여 우리 몸의 다양한 결합조직으로 이동시킨다. 이를 통해 감염의 확산을 차단하는 기능을 한다. 즉, 각종 미생물과 암세포를 공격하여 제거하거나 항체를 생성하여 항원을 중화시키고(표 7-1)

표 7-1 혈구세포의 기능

세포의 종류	주요 기능
적혈구(erythrocyte)	산소(O_2)와 이산화탄소(CO_2)의 운반
호중구(neutrophil)	세균을 탐식(phagocytosis)
호산구(eosinophil)	기생충 감염에 대한 방어 : 염증과정의 조절(modulation)
호염기구(basophil)	히스타민(histamine) 및 다른 염증매개 물질(inflammation mediator)
단구(monocyte)	조직으로 이동하여 탐식기능을 하는 큰포식세포가 됨 : 원생동물, 바이러스, 노화세포 등을 탐식하여 분해
B 림프구(B lymphocyte)	항체 생산(형질세포 plasmocyte)
T 림프구(T lymphocyte)	바이러스에 감염된 세포제거
자연살해세포(natural killer cell)	암세포나 바이러스에 감염된 세포제거
혈소판(platelet)	혈액응고

혈액의 구성(composition of blood)

혈액은 구성성분, 바탕질의 화학적 조성, 섬유의 유무 등에서 다른 여러 결합조직과 다르다. 혈액은 혈장과 고형성분(formed element)으로 구분되며, 고형성분에는 적혈구(erythrocyte), 백혈구(leukocyte)와 혈소판(platelet)이 있다(표 7-2).

말초혈구의 관찰은 임상검사에서 매우 중요한 부분으로 혈액도말 염색법(Wright-Giemsa stain, 라이트-김자 염색)을 통해 혈구를 염색하여 혈구세포를 관찰하게 된다(표 7-2, 그림 7-1).

표 7-2 혈액(blood)의 구성

액상성분(fluid element)	고형성분(formed element)
혈장(plasma)	적혈구(erythrocyte) 백혈구(leukocyte) 과립백혈구(granular leukocyte) 호중구(neutrophilic leukocyte) 호산구(acidophilic leukocyte) 호염기구(basophilic leukocyte) 무과립백혈구(agranular leukocyte) 단구(monocyte) 림프구(lymphocyte) 혈소판(platelet)

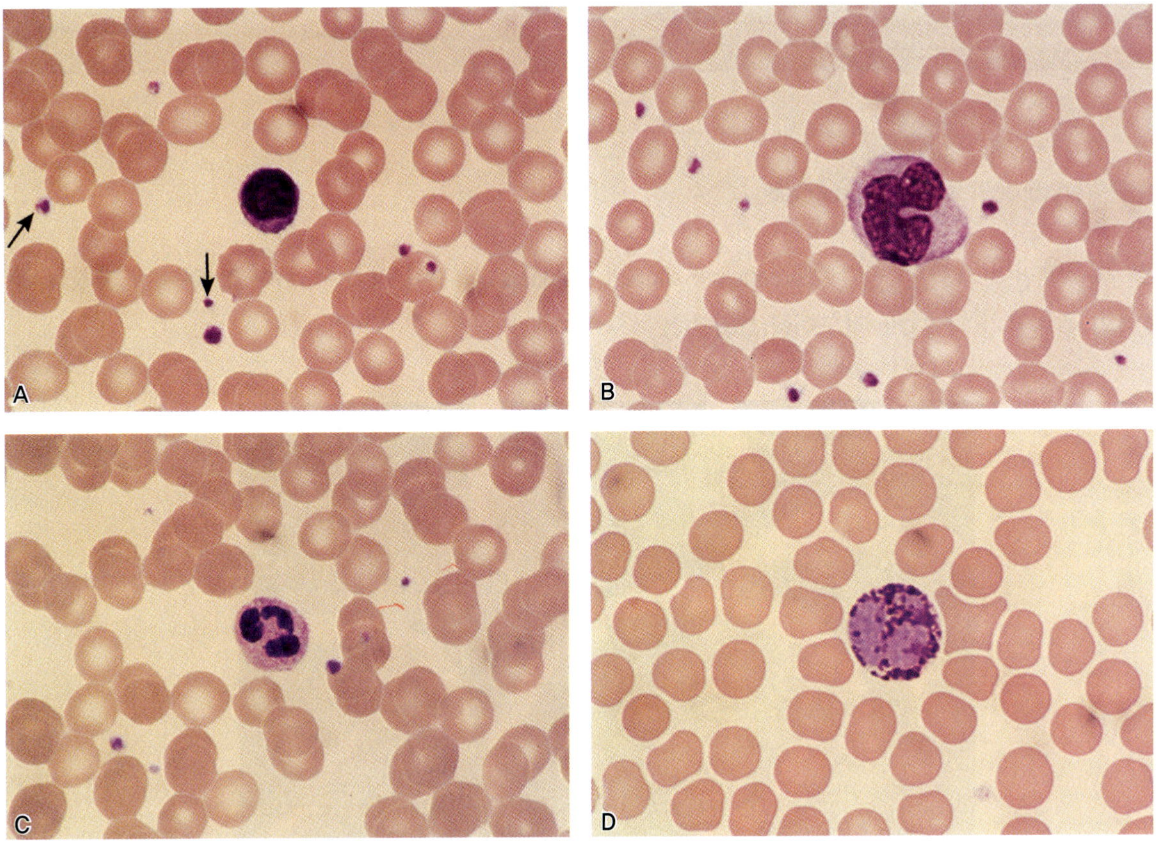

그림 7-1 순환혈액의 혈구. A. 림프구와 혈소판(화살표), B. 단핵구, C. 호중구, D. 호염기구, 라이트 염색, 1000배

혈장(plasma)

응고과정 중 혈장 내의 섬유소원이 활성화되어 혈구와 복잡한 그물구조(응고물)를 형성한다. 이때 남아 있는 혈장의 노란색 액체성분을 혈청(serum)이라 한다.

혈장은 황색을 띠는 액체성분으로 주성분은 수분(90%)이고, 일부분으로 단백질 성분이 9%, 각종 유기질과 무기질, 질소화합물, 영양분, 전해질, 질소폐기물, 호르몬, 가스성분이 1% 정도를 차지한다. 혈액응고된 혈병을 제거하고, 남겨지는 액상 성분이 혈청(serum)이다. 혈청은 응고단백질인 피브리노겐이 없다는 것만 제외하고 혈장과 본질적으로 똑같다.

혈장단백질은 총 6~9 g/dL 정도가 존재하고 주요 성분은 알부민(albumin), 글로불린(globulin), 섬유소원(fibrinogen), 지질단백질(lipoprotein), 당단백질 등이 있다. 이들 중 가장 많은 부분을 차지하는 알부민은 혈액의 삼투압 조절과 각종 물질의 운반체로서 작용한다. 글로불린(globulins)은 세 가지의 하위분류로 나뉜다. 분자량이 가장 작은 것에서부터 가장 큰 것으로 알파(α), 베타(β), 감마(γ) 글로불린으로 나뉜다. 글로불린은 물질 수송, 응고, 면역에서 다양한 역할을 수행한다. 섬유소원(fibrinogen)은 섬유소(fibrin)가 활성화되기 전 상태이며, 혈액응고의 형태를 형성하는 끈적끈적한 단백질이다.

세포성분(cellular elements)

적혈구(erythrocytes, red blood cells)

적혈구는 양면이 오목한 원반형(biconcave shaped disc)으로 직경이 약 7.5 μm이고, 두께는 가장 두꺼운 부분인 주변부가 약 2 μm 정도이다(그림 7-2).

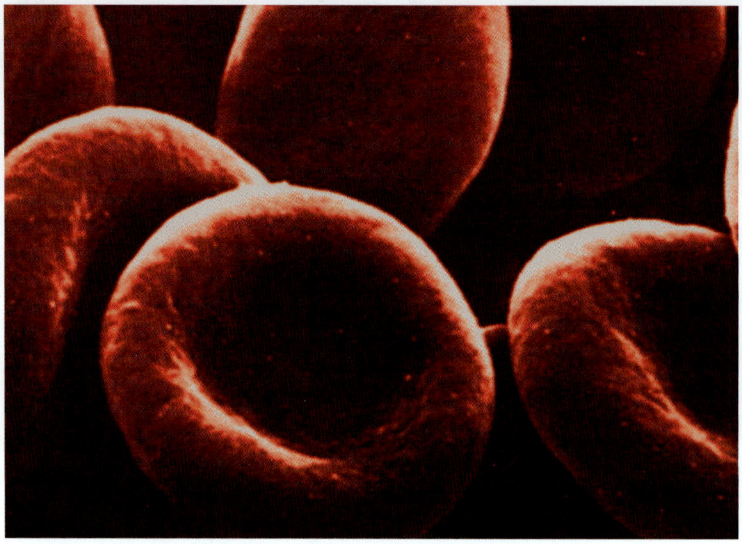

그림 7-2 적혈구. 양면이 오목한 원반형으로 산소와 이산화탄소를 운반하기 최적합한 모양임. 주사전자현미경, 7,500배

뼈속질에서 적혈구가 발달하고 성숙하는 동안에는 핵을 가지고 있지만 순환계로 들어올 때에는 가지고 있는 핵과 세포질 내 소기관들이 소실되고 대신 산소 및 이산화탄소와 결합하여 운반하는 철을 함유한 색소인 헤모글로빈(hemoglobin, Hb)으로 충만되어 있다. 김자(Giemsa) 혹은 라이트(Wright) 염색 시 적혈구들은 분홍색으로 염색된다. 혈액의 붉은색은 혈색소(hemoglbin, Hb) 때문이며, 철(iron)을 포함한 가스 수송단백질은 정상적으로 유일하게 적혈구 내에서만 찾아볼 수 있다. 혈색소는 글로빈(globins)이라 부르는 4개의 단백질 결합으로 구성되며 141개의 아미노산을 가지는 알파 결합과 146개의 아미노산을 가지는 베타 결합이 있다. 헴(heme) 그룹이라 부르는 비단백질 구성요소는 단배질 끝에 붙어 있다.

적혈구는 허파로부터 산소를 공급받아 말초조직으로 운반하거나 말초조직으로부터 이산화탄소를 가져와 허파로 운반하여 배출한다. 적혈구는 혈액에서 가장 많은 고형성분이기 때문에 현미경 검사 시에 흔하게 관찰되는 세포이다. 혈액표본의 총 적혈구 숫자는 남녀간에 다소 차이(여성 380~520만 개/μL, 남성 450~590만 개/μL)가 있지만, 전체 혈구의 99%를 차지한다. 혈색소의 농도는 보통 남성은 13~18 g/dL이고, 여성은 12~16 g/dL이다.

빈혈(anemia)은 혈액 내 헤모글로빈 농도가 정상치 이하인 상태를 의미하며, 이는 적혈구의 수가 감소하였거나 헤모글로빈의 양이 감소한 경우에 해당된다. 적혈구 세포막의 세포 외 표면에는 개인의 혈액형을 결정하는 특이적인 탄수화물 사슬이 존재하며, 수혈(transfusion) 시 탄수화물 사슬의 형태가 다를 때 항원으로 작용하며 면역학적 기전에 근거한 수혈부작용으로 용혈이 일어난다. 적혈구의 수명은 약 120일이며, 이들은 지라, 뼈속질, 간에 있는 큰포식세포에 의해 파괴된다.

백혈구(leukocytes, white blood cells)

백혈구는 총 혈액량의 1% 이하로 적혈구에 비해 훨씬 적으며 정상 성인의 경우에는 6,500~10,000개/μL이다. 적혈구와는 달리 백혈구는 순환계통 내에서는 특별한 기능이 없지만, 감염 등 자극을 받으면 혈관의 내피세포 사이를 빠져나와 결합조직으로 이동하며 자극부위에서의 원인을 제거하여 신체를 보호하는 면역기능을 수행한다.

백혈구는 외부물질로부터 신체를 방어하기 때문에 면역세포로 분류되기도 한다. 면역은 호중구, 호산구, 단구(큰포식세포)가 연관된 선천면역(innate immunity)과 림프구, 큰포식세포가 연관된 적응면역(adaptive immunity)으로 분류한다. 적응면역은 주로 림프구가 관련되어 있으며, 림프구에는 T 림프구와 B 림프구로 존재한다. T 림프구는 세포매개성 면역(cell mediated immunity)을 유발하며, B 림프구는 체액성 면역(humoral immunity)을 유발한다. 하지만 T 림프구와 B 림프구는 광학현미경으로 구분이 불가능하기 때문에 면역조직화학염색(immunohistochemistry)을 이용하여 구분한다.

백혈구는 세포질내 과립의 존재여부에 따라 과립백혈구(granular leukocyte)와 무과립백혈구(agranular leukocyte)로 분류한다. 과립백혈구에는 호중구(neutrophil), 호산구(eosinophil), 호염기구(basophil)가 있으며, 무과립백혈구에는 림프구(lymphocyte)와 단구(monocyte)가 있다(그림 7-3).

호중구(neutrophil)

정상 상태에서 백혈구 중 그 숫자가 가장 많으며 총 백혈구의 60~70%를 차지한다. 호중구는 세균 감염 등으로 인한 급성 염증 때 가장 먼저 출현하여 탐식기능과 방어기능을 나타낸다.

세포의 직경은 9~12 μm이며 핵(multilobed nucleus)은 다엽으로 되어 있는것이 특징이다. 호중구는 다양한 핵 모양 때문에 뭇형핵백혈구(다형핵백혈구, polymorphonuclear leukocytes, PMNs)라 불린다. 여성의 호중구 중 약 3%의 세포에서는 불활성화된 X 염색체인 성염색질이 북채모양(drumstick)으로 관찰되며 바소체(barr body)라고 부른다.

호중구의 세포질은 풍부하며 크기와 염색성이 다른 두 종류의 과립, 즉 작고 특이적인 과립(specific granule)과 보다 큰 아주르친화과립(azurophilic granule)이 존재한다. 특이과립은 라이트 염색(Wright's stain)에서 분홍색을 나타내고, 인지질분해효소(phospholipase), 아교질분해효소(collagenase) 등 다양한 효소들이 포함되어 있으며, 호중구에서 전체 세포질 과립의 70%를 차지한다. 반면 아주르친화과립은 특이과립보다 약간 크고 아주르염료에 이염색성(metachromasia)을 나타내며, 이는 일차용해소체(primary lysosome)로 과산화효소(peroxidase), 산성 인산분해효소(acid phosphatase) 등을 함유하고 있다.

호산구(eosinophil)

호산구는 전체 백혈구의 2~4%를 차지하며 직경은 10~14 μm이다. 호산구 핵은 일반적으로 얇은 가닥으로 연결된 두 개의 커다란 배엽을 가지고 있으며, 세포질에는 많은 수의 특이과립과 아주르친화과립을 가지고 있다. 특이과립들은 타원형이며, 김자(Giemsa)나 라이트(Wright) 염색에 붉은색으로 염색된다. 비특이적 아주르친화과립들은 용해소체이며, 호중구에 존재하는 가수분해효소와 유사하다. 이들의 기능은 기생충을 사멸하는 것과 천식(asthma), 고초열(hay fever) 등 알레르기 반응(allgery reaction)에서 탐식된 항원-항체결합체를 가수분해하는 것이다.

호염기구(basophil)

호염기구는 전체 백혈구의 1% 미만이며 직경도 8~10 μm로 다른 과립백혈구에 비해 작다. 핵은 S자 모양이며 보통 핵은 세포질에 존재하는 큰 특이과립들에 덮여 있다. 호염기구의 특이과립들은 김자(Giemsa) 혹은 라이트(Wright) 염색에서 푸르게 혹은 검게 염색된다. 특이과립들은 히스타민, 헤파린, 호산구화학주성인자, 호중구화학주성인자, 과산화효소를 가지고 있다. 비특이적 아주르친화과립들은 용해소체이며, 호중구의 그것과 유사한 효소들을 가지고 있다. 특히 과립 속의 헤파린은 강한 음이온성 황산화 점액다당류(sulfated mucopolysaccharide)로 염기성 염료에 이염색성(metachromasia)을 나타낸다(**그림 7-3**).

염증반응 시 히스타민(histamine)의 유리는 혈관을 이완시키고 민무늬근육을 수축시키며, 혈관의 투과성을 증가시킨다.

림프구(Lymphocyte)

림프구는 전체 백혈구의 20~40%를 차지하며 직경이 8~10 μm로서 적혈구보다는 약간 크며 핵이 세포의 대부분을 차지하고 있다. 형태학적으로 크기에 따라 림프구는 작은림프구, 큰림프구의 두 종류로 나눌 수 있으며, 분자병리학적으로 CD 분자(clusters of differentiation protein)에 따라 나눌 수 있다. 순환혈액에 나타나는 림프구는 대부분이 작은림프구로 림프절 등에서 나타나는 큰림프구와 혼동해서는 안 된다.

림프구의 대부분을 차지하는 둥글고 큰 핵은 대부분이 뭉친염색질로 되어 있어 짙게 염색되며 세포의 가장자리에 위치하는 세포질은 밝은 청색으로 호염기성을 나타낸다.

기능적으로 림프구는 보통 B 림프구와 T 림프구로 나누며, T 림프구는 가슴샘(thymus)의 겉피질에서 분화되고 세포성 면역반응에 관여한다. 반면 B 림프구는 체액성 면역에 관여하고, 사람에서는 뼈속질(bone marrow)에서 성숙 후 림프(lymph) 또는 지라(spleen)에서 활성화되어 종자중심(germinal center)을 형성하며 체액성 면역반응에 관여한다(**그림 7-3**).

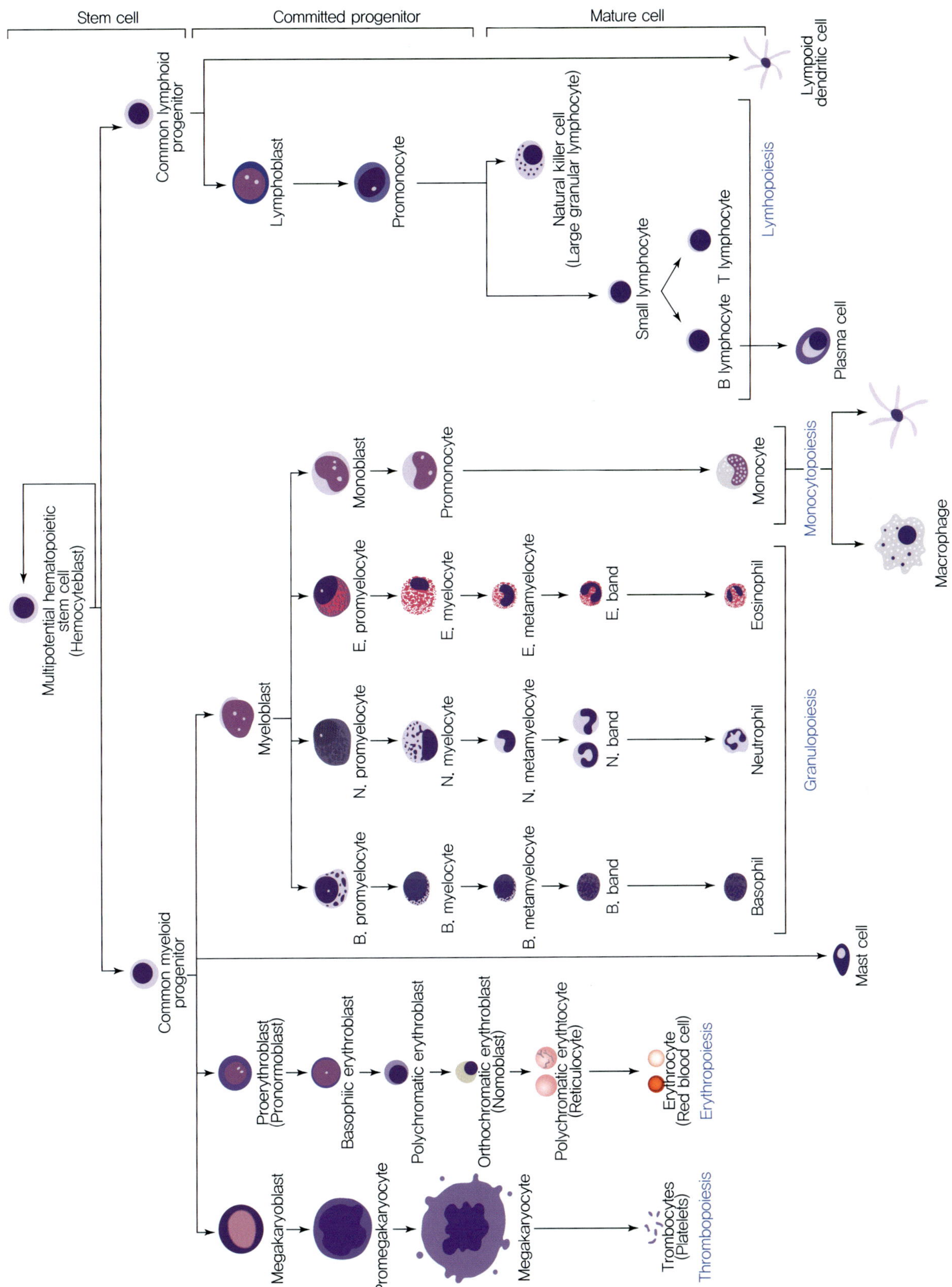

그림 7-3 적혈구와 백혈구의 분화 및 성숙과정 모식도

단구(Monocyte)

단구는 정상 성인 전체 백혈구의 3~8%를 차지하며 직경이 12~15 μm로 가장 큰 백혈구이다. 핵은 콩팥 또는 말발굽모양으로 한쪽이 함몰되어 있고 비교적 풍부한 세포질은 청회색을 띠는 약한 호염기성이며, 약간의 아주르친화과립이 들어 있다(그림 7-3).

단구는 모세혈관 밖으로 빠져나가 여러 기관의 결합조직에서 큰포식세포(macrophages)로 분화되어 탐식작용을 한다. 결합조직에 상주하는 탐식세포를 조직구(histiocyte)라고 하며, 기관에 따라 그 명칭이 다르게 불리운다. 예컨대 중추신경계 속의 신경아교세포의 유형인 미세아교세포(microglia), 허파꽈리 안의 허파꽈리큰포식세포(alveolar macrophage, dust cell), 뼈파괴세포(osteoclast), 간 굴모세혈관(sinusoid) 안의 간 별큰포식세포(kupffer cell) 등이 있다.

큰포식세포는 조직에서 미생물 등 외부 항원 물질을 분해한 후 분해한 펩티드 조각을 세포표면에 "표시(expression)"한다. 이와같은 역할을 하는 세포들을 항원제시세포(antigen presenting cells, APCs)라 부른다.

뼈속질에서 기원한 단구는 혈액 속에서 며칠 순환하다가 결합조직으로 들어가며, 결합조직에서의 수명은 60~90일 정도이다(그림 7-3).

혈소판(platelets, thrombocytes)

혈소판은 뼈속질내 거대핵세포(megakaryocyte)의 세포질에서 떨어져 형성된 세포조각(fragments)으로 핵이 없고 직경이 2~4 μm 되는 작은 원반모양이다(그림 7-3). 정상 성인의 혈소판 수는 250,000~400,000개/μL이며, 수명은 14일 미만이다.

혈소판은 혈관수축제(vasoconstrictors), 혈소판 플라그(platelet plugs), 혈액응고를 촉진시키기 위해 응집소(procoagulants)나 응고요소를 분비, 염증부위에 호중구와 단구를 유인하기 위한 화학물질을 분비하는 등 다양한 기능을 수행한다.

혈액세포의 처리

혈액세포들은 비혈액세포에 비하여 수명이 비교적 짧다. 적혈구의 수명은 약 120일이며, 수적 균형을 이루고 있다. 적혈구는 지라와 같은 적혈구 제거기관에 존재하는 큰포식세포에 의하여 처리되며, 큰포식세포는 늙은 적혈구도 통째로 탐식하여 처리한다. 큰포식세포는 표식된 적혈구의 헤모글로빈을 글로빈(globin)과 헴(heme)으로 분해하고, 헴은 다시 빌리루빈(bilirubin)과 철로 분해한다. 이렇게 적혈구의 분해로 생겨난 빌리루빈은 간으로 운반되어 쓸개즙(bile juice) 형성에 쓰이며, 철분은 큰포식세포에 보관되었다가 뼈속질에서 새로운 적혈구 생성에 다시 사용된다.

백혈구의 수명은 종류에 따라 다르며, 혈액 속에 늙거나 죽은 세포는 지라와 간에 있는 큰포식세포에 의하여 제거된다.

혈구의 형성과정(process of hematopoiesis)

혈액세포는 혈구생성조직(조혈조직; hematopoietic tissue, hemopoietic tissue)에서 계속해서 생겨나며, 정상적으로는 이 세포들이 충분히 성숙되었을 때 혈관 속으로 배출된다. 혈구생성조직에 있는 전구세포로부터 고유의 구조와 기능을 가진 혈액세포로 발생해 나오는 과정을 혈구생성(조혈; hematopoiesis, hemocytopoiesis)이라고 한다.

출생 전 혈구생성은 배아 및 태아의 난황주머니, 간, 지라, 뼈속질에서 이루어진다. 이에 비하여 출생 후에는 뼈속질에서만 형성되는데, 뼈속질에서는 뼈속질계 세포인 적혈구, 과립백혈구, 거대핵세포, 단구가 발생 분화해 나오고 림프조직에서는 림프구가 성숙된다. 림프조직에는 지라, 림프절, 가슴샘, 편도, 그 밖에 소화관과 호흡계통의 점막 및 점막밑조직에 산재하는 림프소절 등이 있다.

적혈구생성(erythrocytopoiesis)은 조혈줄기세포(hematopoietic stem cell, HSC)에서 기원한 적혈구계세포집락생산(erythrocyte colony forming unit, CFU-E)으로부터 시작되며, 이 과정의 첫 단계로 구별되는 세포가 전적혈모세포(proerythroblast)이고, 이 세포에서 호염적혈모세포(basophilic erythroblast), 다염적혈모세포(polychromatophilic erythrocyte), 정염적혈모세포(orthochromic erythroblast) 및 그물적혈구(reticulocyte)가 차례로 생겨나며, 마지막으로 적혈구가 분화되어 혈액 내로 들어온다.

줄기세포에서 순환적혈구로 성숙되기까지의 소요시간인 세대시간은 약 7일이며, 성숙한 적혈구의 수명은 약 120일이다. 적혈구생성은 주로 콩팥과 간에서 분비되는 적혈구생성인자(erythropoietin)인 일종의 당단백질성 호르몬에 의하여 조절된다.

적혈구생성(erythrocytopoiesis)

전적혈모세포(proerythroblast)

전적혈모세포는 적혈구생성계열의 전 단계 세포로서 직경이 14~19 μm이고 핵은 둥글고 큰 편으로 이질염색질이 적으며, 1~2개의 핵소체가 존재한다. 세포질은 호염기성을 나타내며, 이 세포가 분열하면 호염적혈모세포가 된다(그림 7-4).

호염적혈모세포(basophilic erythroblast)

호염적혈모세포는 전적혈모세포에 비하여 다소 작고 직경이 12~17 μm이며, 이질염색질이 풍부한 둥근 핵을 가지고 있다. 세포질의 주변부에는 미세관들이 세포막을 따라 둥글게 배열해 있어 세포의 모습을 유지하고 있다(그림 7-5).

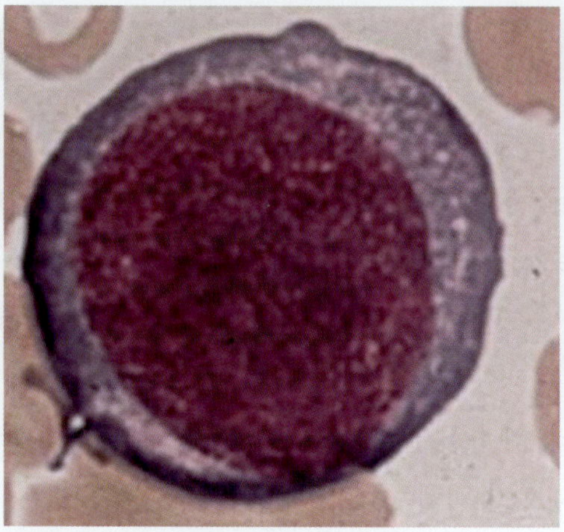

그림 7-4 전적혈모세포. 과염색성의 원형의 핵과 소량의 세포질을 가지고 있음. 뼈속질도말, Giemsa 염색

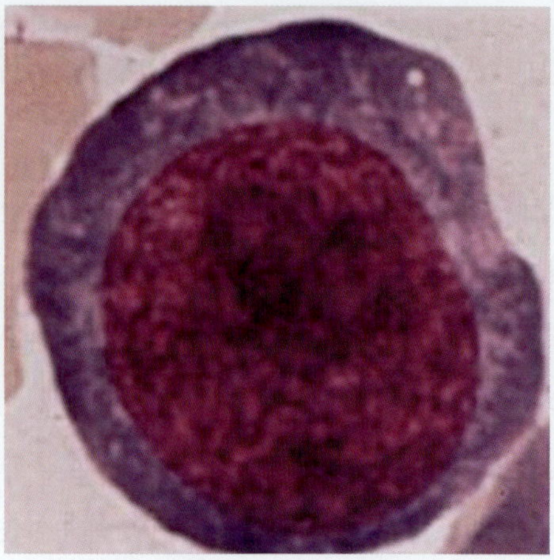

그림 7-5 호염적혈모세포. 원형의 핵과 소량의 세포질을 가지고 있으며 전적혈모세포보다 작음. 뼈속질도말, Giemsa 염색

다염적혈모세포(polychormatophilic erythroblast)

다염적혈모세포는 직경이 10~15 μm이고, 농축된 핵을 가지고 있으며, 소기관들은 호염적혈모세포에 비하여 적다. 광학현미경상 세포질에 호산성을 띠는 부위가 나타나는데, 이 부위가 헤모글로빈이 축적된 곳이다(그림 7-6).

정염적혈모세포(orthochromic erythroblast)

정염적혈모세포는 구형 또는 난원형이며, 직경이 8~12 μm이다. 핵은 둥글고 한쪽으로 치우쳐 있으며, 이질염색질로 조밀하게 차 있어 농축핵(pyknotic nucleus)으로 보인다. 다량의 헤모글로빈이 포함되어 있어 광학현미경상 비교적 강한 호산성을 띠며, 투과전자현미경에서는 세포 전체가 어둡게 보인다(그림 7-7).

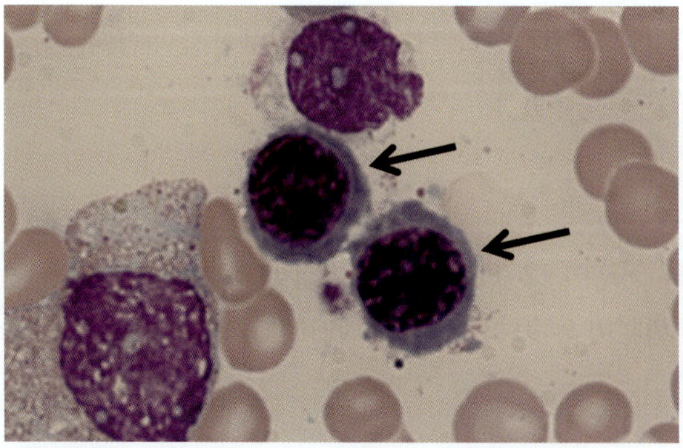

그림 7-6 다염적혈모세포. 농염된 원형의 핵과 소량의 세포질을 가지고 있음. 뼈속질도말, Giemsa 염색

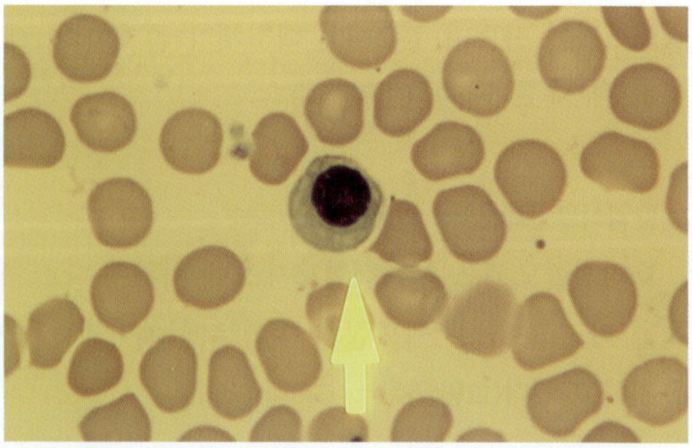

그림 7-7 정염적혈모세포. 농염된 원형의 핵이 한쪽으로 치우쳐 있고 중등도의 세포질이 존재함. 뼈속질도말, Giemsa 염색

그물적혈구(reticulocyte)

그물적혈구는 정염적혈모세포에서 핵이 축출되고 난 신생 적혈구로서 직경은 7.2~9 μm이다. 그물적혈구가 생겨나서 24~48시간을 지나는 동안 호염기성 그물 구조물뿐만 아니라 다른 소기관들도 모두 소실되어 성숙한 적혈구가 된다. 성숙한 적혈구는 굴모세혈관의 벽을 통과하여 혈액으로 들어가 순환하게 된다. 정상 순환혈액 속에도 그물적혈구가 나타나는데, 그 수는 전체 적혈구의 0.8~1.0% 정도이다(그림 7-8).

과립백혈구 생성(granulopoiesis, granulocytopoiesis)

과립백혈구 생성은 다능뼈속질줄기세포에서 기원한 각각의 과립백혈구-큰포식세포 집락자극인자(granulocyte-macrophage colony-stimulating factor, GM-CSF)에서 시작되며, 이 세포에서 분화하는 첫 단계의 세포가 뼈속질모세포(myeloblast)이다.

뼈속질모세포(myeloblast)

뼈속질모세포는 과립백혈구 계열에서 형태학적으로 구별되는 첫 단계의 세포로서 비교적 작아 직경이 약 15 μm이며, 2~3개의 핵소체가 있는 둥근 핵을 가지고 있다. 세포질에는 비교적 강한 호염기성을 나타낸다(그림 7-9).

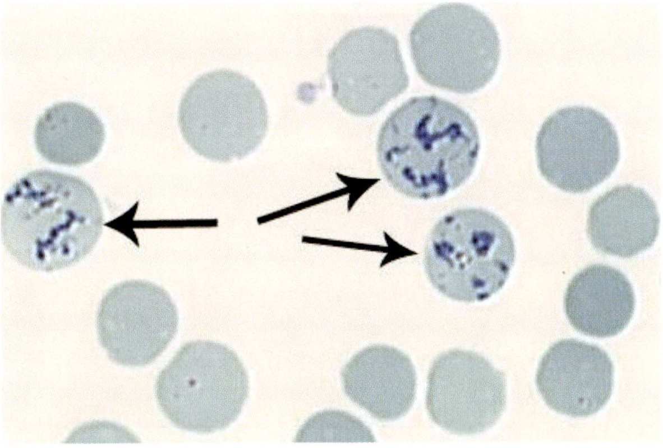

그림 7-8 말초혈액의 그물적혈구(다염성 적혈구, Poly chromatic erythrocyte). 세포질내에 그물 모양의 구조물이 존재함. MB 염색, 1,000배

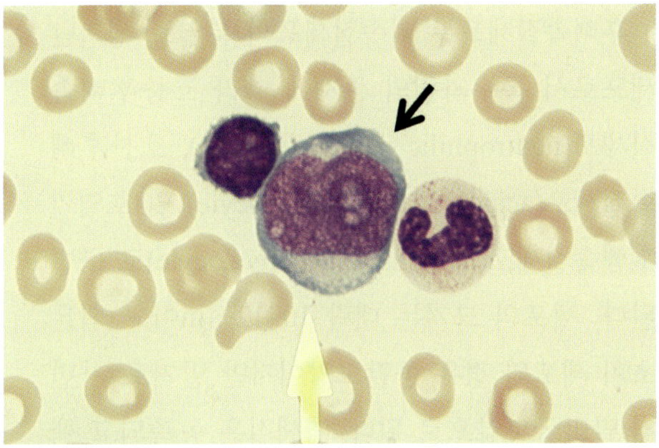

그림 7-9 뼈속질모세포. 원형의 핵과 중등도의 호염기성 세포질이 존재함. 뼈속질도말, Giemsa 염색

전뼈속질세포(promyelocyte)

전뼈속질세포는 과립백혈구 생성 중에 나타나는 가장 큰 탐식세포로서 직경이 약 18~24 μm이며, 핵은 난원형 또는 콩팥모양으로 소량의 이질염색질과 1~3개의 핵소체를 가지고 있다. 세포질에는 호아주르과립이 나타난다(그림 7-10).

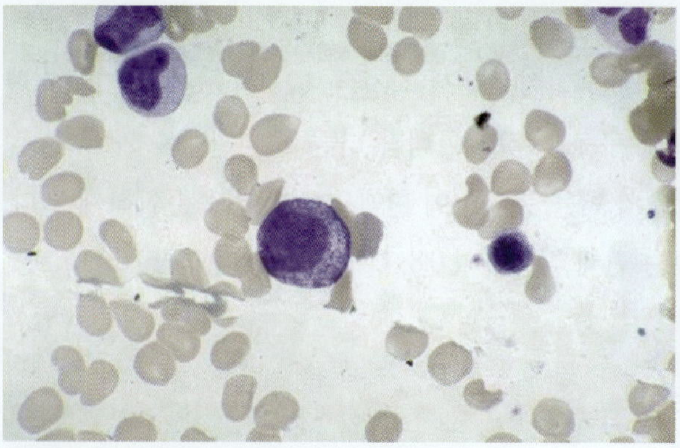

그림 7-10 호중성 전뼈속질세포. 원형의 핵이 한쪽으로 치우쳐 있고 중등도의 세포질을 가지고 있음. 뼈속질도말(Giemsa 염색, 1,000배)

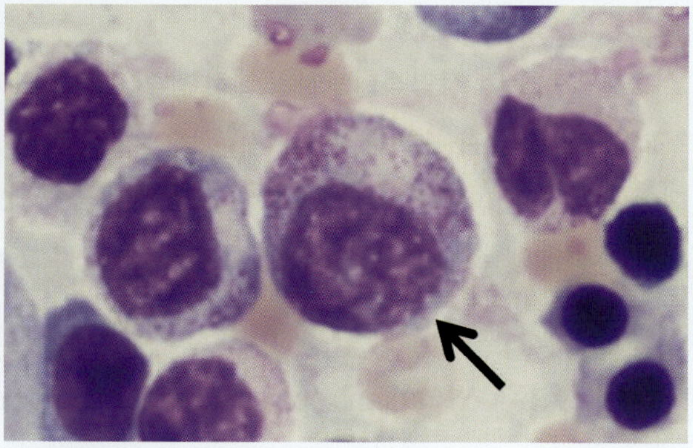

그림 7-11 호염성 뼈속질세포. 난원형의 핵이 한쪽으로 치우쳐 있고 세포질에서 과립이 관찰됨. 뼈속질도말, Giemsa 염색

뼈속질세포(myelocyte)

뼈속질세포는 과립백혈구 생성의 과정에서 특수과립이 나타나는 첫 단계의 세포이다. 세포의 직경은 대략 12~16 μm이고, 핵은 핵막함입이 이루어져 있는 난원형으로 편재해 있으며, 이질염색질이 비교적 많고 핵소체를 가지고 있다(그림 7-11).

후뼈속질세포(metamyelocyte)

후뼈속질세포는 뼈속질세포의 분열로 생겨난 세포로서 특수과립의 존재에 따라 호중후뼈속질세포(neutrophilic metamyelocyte), 호산후뼈속질세포(acidophilic metamyelocyte) 및 호염기후뼈속질세포(basophilic metamyelocyte)로 구별된다. 세포의 크기는 대략 10~12 μm이고 핵은 초기 세포의 경우 콩팥모양이지만 말기로 가면서 말발굽모양으로 된다. 염색질은 농축되고 핵소체는 없어진다. 세포질에는 호아주르과립과 특수과립이 함께 존재하며, 말기 세포일수록 특수과립을 더 많이 가지고 있다. 늦뼈속질세포는 더이상의 분열능력이 없으며, 다만 형태학적 변화가 일어나며 특히 핵의 농축과 분엽화 현상을 통하여 성숙될 뿐이다. 핵의 분엽화는 호중백혈구의 경우 2~5엽으로, 호산 및 호염기백혈구에서는 보통 2엽으로 나뉘어 있다.

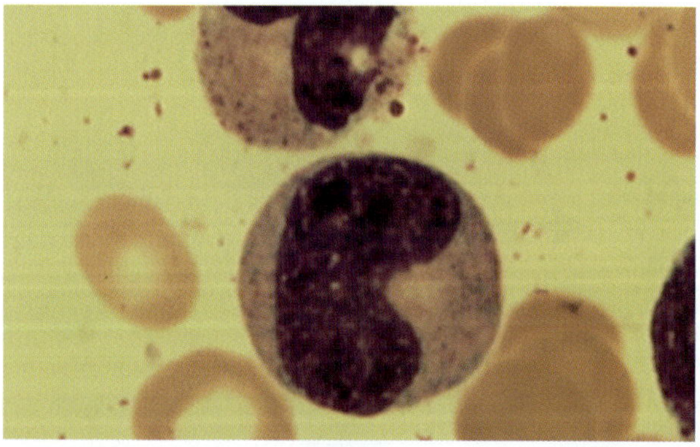

그림 7-12 호중성 후뼈속질세포. 말발굽 또는 콩팥모양의 커다란 핵과 호중성 과립을 가지고 있음. 뼈속질도말, Giemsa 염색

뼈속질에서의 과립백혈구 생성 과정에서 줄기세포로부터 성숙한 과립백혈구로 분화되기까지는 10~14일 정도가 소요되며, 완전히 성숙된 과립백혈구는 순환혈액으로 나와 약 6~10시간 정도 머물다가 결합조직으로 이주한다(그림 7-12).

간상핵구(band cell; stab cell)

세포의 직경은 9~15 μm이고 핵은 길게 만곡되어 보통 U자형이다.

분절핵구(Segmented cell)

세포의 직경은 9~15 μm이고 핵은 편재되어 있으며, 2~5개의 분절로 나뉘어져 있다.

단구 생성(monocytopoiesis)

단구 생성은 과립백혈구 생성에서와 같은 공통의 줄기세포인 과립백혈구-큰포식세포 집락자극인자(granulocyte-macrophage colony-stimulating factor, GM-CSF)에서 발생하며, 단구모세포(monoblast)와 풋단구(전단구, promonocyte)의 단계를 차례로 거쳐 성숙한 단구(mature monocyte)가 생겨나는 것으로 알려져 있으나 두 세포는 형태학적으로 명확히 구별되지 않는다. 줄기세포에서 단구로 분화되기까지는 3일 정도 소요되며, 혈액 속에서는 16시간 미만의 비교적 짧은 시간밖에 머무르지 않는다.

거대핵세포 생성(megakaryocytopoiesis)

거대핵세포 생성에서 거대핵세포(megakaryocyte)는 다능뼈속질줄기세포에서 기원한 거대핵세포 집락자극인자(Megakaryocyte colony-stimulating factor, Meg-CSF)에서 발생하며, 먼저 거대핵모세포(megakaryoblast)와 전거대핵구세포(promegakaryocyte)의 단계를 거쳐 생겨난다. 이렇게 형성된 거대핵세포로부터 혈소판이 형성된다.

거대핵모세포(megakaryoblast)

거대핵모세포는 거대핵세포 생성과정에서 가장 먼저 생성된 세포로써 직경이 대략 15~25 μm인 구형 또는 난원형 세포이다. 핵은 깊은 핵막함입이 이루어져 있는 불규칙한 모습이며, 이질염색질이 많고 몇 개의 핵소체가 들어 있다. 세포질에는 다량의 과립세포질내그물과 많은 리보솜으로 인하여 호염기성이 강하다. 분열능력이 왕성하며, 분열과정에서 세포질 분열이 없이 핵분열만이 불완전하게 일어난다. 세포는 점차 커지고, 핵은 완전히 분리되지 않아 다양한 형태의 불완전한 소엽을 이루며, 세포질의 호염기성은 점차 감소한다. 거대핵모세포의 분열로서 생겨난 8 n 이상의 뭇배수체세포를 전거대핵세포라 한다(그림 7-13).

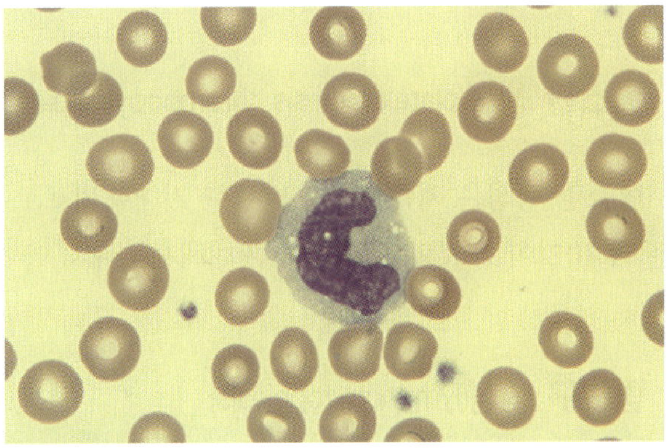

그림 7-13 거대핵모세포. 구형 또는 난원형의 세포로 핵은 불완전한 분엽이며 세포질은 중등도양임. 뼈속질도말, Giemsa 염색, 1,000배

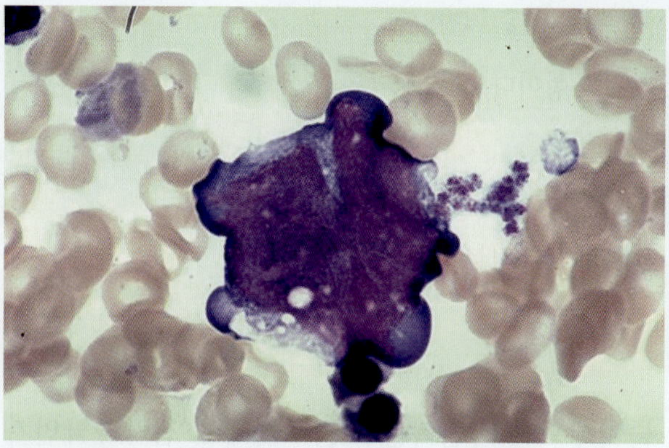

그림 7-14 전거대핵세포. 원형의 세포는 불완전한 소엽구조의 핵과 과립상의 세포질을 가지고 있음. 뼈속질도말, Giemsa 염색, 1,000배

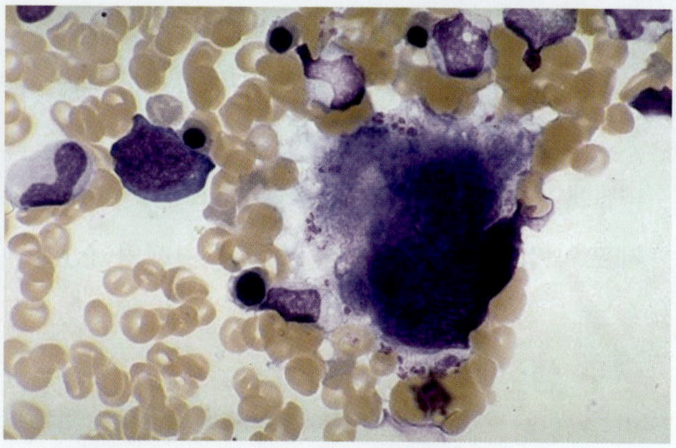

그림 7-15 거대핵세포. 세포는 원형으로 소협형태의 핵을 가지고 있음. 뼈속질도말, Giemsa 염색, 1,000배

전거대핵세포(promegakaryocyte)

전거대핵세포는 직경이 약 30~45 μm인 둥근 세포로서 불완전한 소엽을 이루고 있는 뭇배수성 핵을 가진 것이 특징이다. 세포질에는 여러 개의 중심소체와 골지복합체가 핵주위에 위치하고, 호아주르과립들을 비롯한 각종 소기관들이 널리 퍼져 있다(그림 7-14).

거대핵세포(megakaryocyte)

거대핵세포는 전거대핵세포에서 분화한 세포로서 염색체 수가 16 n, 32 n, 심지어는 64 n의 뭇배수체세포이다. 세포의 대체적인 모습은 구형이며, 직경은 대략 50~70 μm이나 100 μm까지 매우 큰 것도 있다. 핵은 뭇배수성이면서 여러 불완전한 소엽으로 나뉘어 있고, 여러 개의 핵소체를 가지고 있다(그림 7-15).

혈소판 생성(plateletpoiesis, thrombocytopoiesis)

혈소판 생성은 뼈속질에서 발생한 거대핵세포로부터 이루어진다. 줄기세포에서 혈소판이 형성되기까지는 약 10일이 소요되며, 하나의 거대핵세포에서 약 2,500개의 혈소판이 생겨나는 것으로 알려져 있다.

림프구 생성(lymphocytopoiesis)

림프구 생성에서 다능림프줄기세포에서 분화하는 첫 단계 세포가 림프모세포이다. 림프모세포(lymphoblast)는 비교적 크고 뚜렷한 핵소체가 있는 큰 핵을 가지고 있으며, 세포질은 강한 호염기성을 나타낸다. 림프모세포가 전림프구(prolymphocyte)를 거쳐 림프구로 분화하는 과정에서는 다른 백혈구 발생에서처럼 핵의 분엽화나 특수과립의 출현은 없지만 세포가 작아지고 핵의 이질염색질이 점차 농축되며, 세포질에 소수의 호아주르과립이 나타난다.

혈구생성의 조절

혈구생성을 조절하는 물질은 체액성 성장조절물질로써 혈구형성 성장인자(hematopoietic growth factor)라 하며, 적혈구 생성인자(erythropoietin), 집락자극인자(colony stimulating factor), 여러 종류의 인터루킨(interleukin) 등이 있다.

혈구생성의 조절 인자 중 적혈구 생성인자는 분자량이 약 34,000인 일종의 당단백질로서 주로 콩팥겉질의 요세관 주위에 있는 모세혈관의 내피세포와 간세포에서 분비되는 것으로 알려져 있다. 적혈구 생성 이외의 다른 세포군의 발생에 관여하는 집락자극인자(colony stimulating factor, CSF)가 있다. 인터루킨 중 인터루킨-3(interleukin-3, IL-3)는 뭇계열세포 성장촉진(multi-CSF)이라고도 하며, 전능적혈구생성줄기세포를 자극하여 각종 계열의 집락을 형성하도록 한다(표 7-3).

표 7-3 각종 혈구생성인자(hematopoietic growth factor)의 주요기능과 기원

성장인자	주요기능	기원
적혈구 생성인자(erythropoietin)	CSF.E 분화자극	콩팥혈관사이세포, 간세포
트롬보포에틴(thrombopoietin)	CSF.Meg 증식 및 분화 유도	불명
GM.CSF	CSF.GM 유사분열과 분화 촉진, 과립백혈구 활동 촉진	T 림프구, 내피세포
G.CSF	CSF.GM(특히 과립백혈구 계열) 유사분열과 분화 촉진, 호중구 백혈구 활동 촉진	큰포식세포, 내피세포
M.CSF	CSF.GM(특히 단핵구 계열) 유사분열과 분화 촉진	큰포식세포, 내피세포
IL-1	IL-3 및 IL-6과 함께 PHSC 증식 촉진, 적혈구계열 전구세포 분화 억제	단구, 큰포식세포,내피세포
IL-2	활성화한 T 및 B 세포 유사분열 자극, 자연살해세포 분화유도	활성화한 T 및 B 세포
IL-3	IL-1 및 IL-6과 함께 PHSC 증식 촉진	활성화한 T 및 B 세포
IL-4	T 및 B 세포 활성 자극, 비만세포와 호염기구 백혈구 발생 자극	활성화한 T 세포
IL-5	CFC.Eo 유사분열 촉진, 호산백혈구 활성 자극	T 세포
IL-6	IL-1과 IL-3과 함께 PHSC 증식 촉진, 세포독성 T 세포와 B 세포 분화 촉진	단구, 섬유모세포
IL-7	MHSC 분화 촉진, 자연살해세포 분화 자극	불명
IL-8	호중백혈구의 이주 및 탈과립 유도	백혈구, 내피세포, 민무늬근육세포
IL-9	비만세포 활성화와 증식 유도, 조력 T 세포 증식 촉진	조력 T 세포
IL-10	큰포식세포, T 세포 및 자연살해세포에서 사이토카인 생산 억제, 세포독성 T 세포 분화 촉진, B 세포와 비만세포 증식 촉진	큰포식세포, T 세포
IL-12	자연살해세포 자극, 세포독성 T 세포와 자연살해세포 기능 증강	큰포식세포
감마 인터페론(γ-interferon)	B 세포와 단핵구 활성화, 세포독성 T 세포 분화자극	T 세포, 자연살해세포

GM.CSF : granulocyte-macrophage colony-stimulating factor
G.CSF : granulocyte colony stimulating factor
M.CSF : macrophage colony stimulating factor
PHSC : pleuripotential hematopoietic stem cell
MHSC : multipotential hematopoietic stem cell

Chapter

08 근육조직(Muscular Tissue)

학습목표
Learning Objective

1. 근육의 특징을 열거한다.
2. 근육을 형태학적으로 구분하고 분포부위를 열거한다.
3. 뼈대근 세포의 구조적 특징에 대하여 설명한다.
4. 뼈대근의 구축(organization)에 대하여 설명한다.
5. 심장근 세포의 구조적 특징에 대하여 설명한다.
6. 민무늬근 세포의 구조적 특징에 대하여 설명한다.
7. 세 가지 근세포의 수축기전을 비교 설명한다.

근육조직(근조직, muscular tissue)은 수축운동이라는 기능을 하기 위하여 분화된 근육세포(근세포, muscle cell)와 이들의 부속 결합조직으로 이루어져 있으며, 이 결합조직 속에 대사물질의 운반을 위한 혈관과 수축조절에 관여하는 신경이 분포하고 있다.

중배엽 기원의 근육조직(muscle tissue)은 몸을 움직이거나 심장박동, 호흡, 혈관의 수축, 장관의 연동운동, 배뇨, 안전성, 열생산, 당조절 등 생존에 필요한 신체운동에 관여한다. 근육의 구조적 단위는 근육세포(myocyte)인데, 그 모습이 길기 때문에 근육섬유(muscle fibers)라고도 하며, 수축의 효과를 높이기 위해 가늘고 긴 섬유상 구조를 이루고 있어 일명 근육원섬유단백질(myofibrillar protein)이라고 한다.

근육조직은 일반적으로 광학현미경상에서 근육세포에 나타나는 가로무늬(횡문, striation)의 유무에 따라 가로무늬근육(횡문근육, striated muscle)과 민무늬근육(평활근육, smooth muscle)으로 구별한다.

근육조직은 형태와 기능적 특성에 따라 뼈대근육(skeletal muscle), 심장근육(cardiac muscle), 민무늬근육(smooth muscle)으로 구분한다(그림 8-1, 표 8-1). 근육세포는 길쭉한 모양이고 규칙적으로 반복되는 근육미세섬유(myofilament)의 배열 유무에 따라 가로무늬근육(striated muscle)과 민무늬근육(smooth muscle)으로 나뉜다. 가로무늬근육세포는 어둡고 밝은 가로띠가 번갈아 나타나는 특징을 보이며, 뼈대근육세포와 심장근육세포가 여기에 해당된다. 가로무늬근육에는 몸의 맘대로근(수의근, voluntary muscle)의 대부분을 이루고 있는 뼈대근육(skeletal muscle)과 극히 제한적으로 심장에만 존재하는 제대로근(불수의근, involuntary muscle)인 심장근육(cardiac muscle)이 존재한다. 반면 민무늬근육세포는 가로무늬가 존재하지 않으며 혈관, 내장 등의 벽에 분포한다. 근육세포의 구성요소를 서술하기 위해 독특한 용어(terms)들이 사용된다. 이러한 용어로서, 근육세포의 세포막을 근육형질막(sarcolemma), 세포질을 근육세포질(sarcoplasm), 무과립세포질내그물을 근육세포질그물(sarcoplasmic reticulum), 미토콘드리아를 사르코솜(sarcosomes)이라고 한다. 근육세포들이 길고 넓은 형태를 하고 있기 때문에 근육섬유(muscle fibers)라고 부른다.

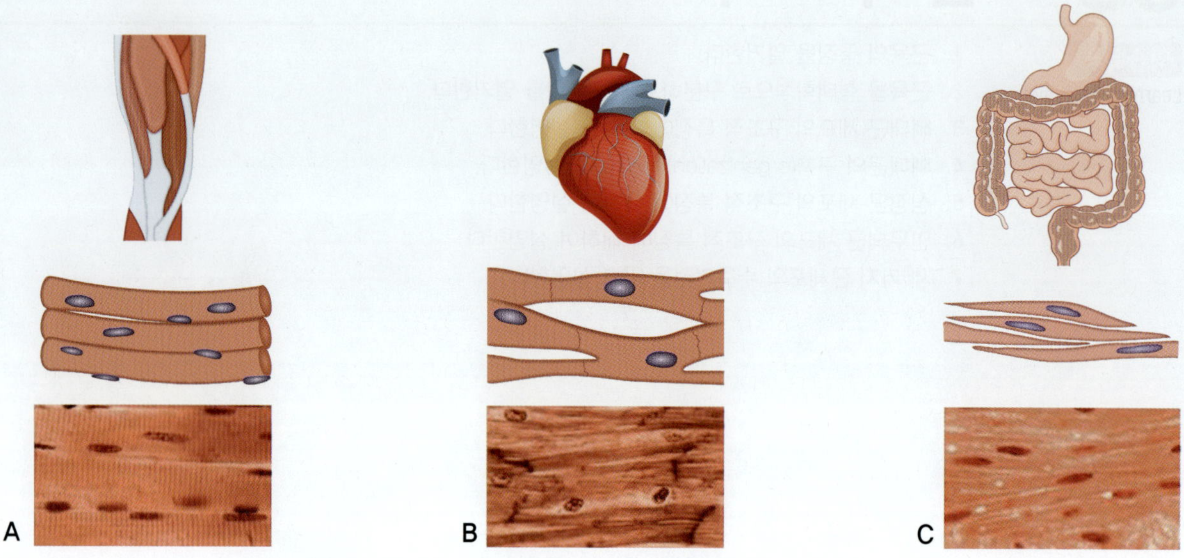

그림 8-1 근육 종류별 모식도. A. 뼈대근육, B. 심장근육, C. 민무늬근육

표 8-1 뼈대근육, 심장근육, 민무늬근육의 비교

특징	뼈대근육	심장근육	민무늬근육
위치	뼈대 계통과 관계	심장	내장과 혈관의 벽, 눈의 홍채, 털주머니의 털 세움근
세포 모양	긴 원통형 섬유	짧은 분지세포	방추형 세포
세포 길이	100 μm~30 cm	50~100 μm	30~200 μm
세포 넓이	10~500 μm	10~20 μm	5~10 μm
줄무늬	존재	존재	없음
핵	다핵, 근육속막에 인접	일반적으로 단핵, 세포 중앙에 위치	단핵, 세포 중앙에 위치
결합조직	근육속막, 근육다발막, 근육바깥막	근육속막	근육속막
근육세포질그물	많음	존재	적음
T 세관	존재, 좁음	존재, 넓음	없음
틈새이음	없음	사이원반에 존재	단일 단위 민무늬근육에 존재
칼슘 공급	근육세포질그물	근육세포질그물과 세포외액	주로 세포외액
신경분포와 조절	몸운동섬유(수의적)	자율섬유(불수의적)	자율섬유(불수의적)
신경 자극 필요성	필요	불필요	불필요
조직 재생의 형식	제한적 재생, 대부분 섬유화	제한적 재생, 대부분 섬유화	상대적으로 좋은 재생 능력

뼈대근육(골격근, skeletal muscle)

뼈대근육 대부분은 뼈에 부착되어 있지만 혀, 식도, 위, 일부 얼굴 및 조임(sphincter)근육들은 예외적으로 뼈에 부착되어 있지 않다.

뼈대근육은 맘대로근육(voluntary muscle)으로 보통 하나 이상의 뼈에 부착된다. 보통 의식적인 조절하에 있어 수의적이라 하며, 언제 뼈대근육을 수축할 것인지를 결정할 수 있다. 현미경으로 보면 밝은띠와 어두운띠가 교대로 나타나서 가로무늬근육(횡문근, striated muscle)이라고도 한다. 뼈대근육세포는 길이가 길어 보통 근육섬유(muscle fiber) 또는 근섬유(myofiber)라고 부른다.

근육과 연관된 결합조직막은 아교섬유, 탄력섬유, 섬유모세포로 구성되며, 근육섬유를 서로 결합시키고 근육섬유에서 형성된 힘의 전달에 필수적이며, 혈관, 림프관, 신경이 많이 분포한다. 근육 전체를 둘러싸고 있는 치밀결합조직을 근육바깥막(epimysium)이라 한다.

뼈대근육을 구성하는 근육세포들은 서로 연결됨이 없이 독립적으로 존재하나, 규칙적으로 배열된 크고 작은 다발을 형성하고 있다. 근육 전체는 치밀하고 불규칙한 아교질 결합조직인 근육바깥막에 의해 싸여 있다. 근육바깥막에서 기원한 얇은 결합조직인 근육다발막(perimysium)은 근육섬유다발(bundle, fascicle)을 싸고 있다. 그물섬유와 바깥판으로 이루어진 근육속막(endomysium)은 각각의 근육세포를 싼다(그림 8-2).

뼈대근육의 막들은 결합조직으로 구성되며, 신경과 혈관을 포함한다. 이러한 결합조직 요소들은 서로 연결되어 있어 각각의 근육세포에 의해 만들어진 수축력이 잘 전달된다. 뼈대근육의 바깥막은 결합조직 성분으로 이어져 뼈에 부착된다. 부착은 직접과 간접의 두 가지 형태가 있다. 간접부착(indirect attachment)은 근육을 뼈나 다른 조직으로 연결하는 힘줄(tendon)이나 널힘줄(aponeuroses)은 근육을 싸고 있

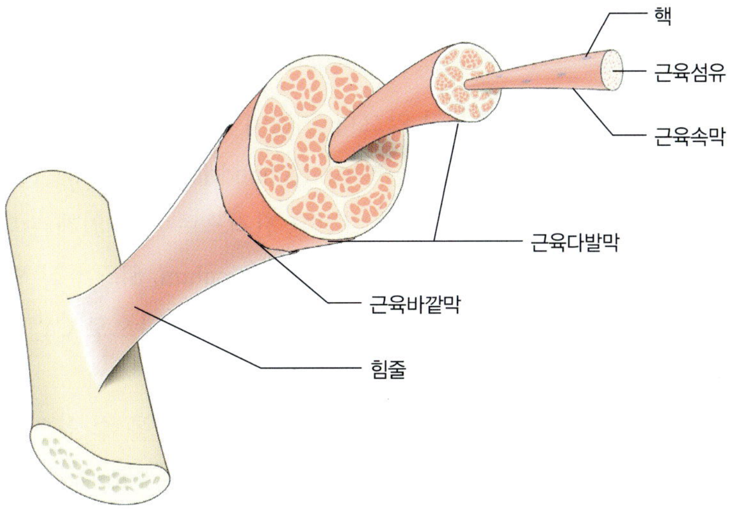

그림 8-2 뼈대근육의 구조 모식도

는 결합조직막에서 이어진 것으로 수축력을 이용하여 운동할 수 있게 한다. 반면, 직접부착(direct attachment)은 말 그대로 근육과 뼈가 직접 붙어 있는 것으로, 위팔세갈래근(triceps brachii)의 가쪽머리와 위팔근(brachialis)에서 관찰할 수 있으며, 모서리를 따라 부착한다.

뼈대근육(skeletal muscle)

뼈대근육은 의지에 따라 강력하고 신속하게 수축될 수 있도록 고도로 분화되어 있으며, 가로무늬가 나타나는 가늘고 긴 원통형 모양의 뭇핵세포이다. 길이는 4~10 cm, 직경은 10~100 μm 정도로 세포의 크기는 근육의 종류 또는 세포에 따라 차이가 많다. 핵은 근육형질막 바로 아래에 위치하고 있어 핵이 세포의 중앙에 위치하는 민무늬근육 및 심장근육과 쉽게 구별할 수 있으며 세포에 따라 많은 수의 핵이 존재한다(**그림 8-3**).

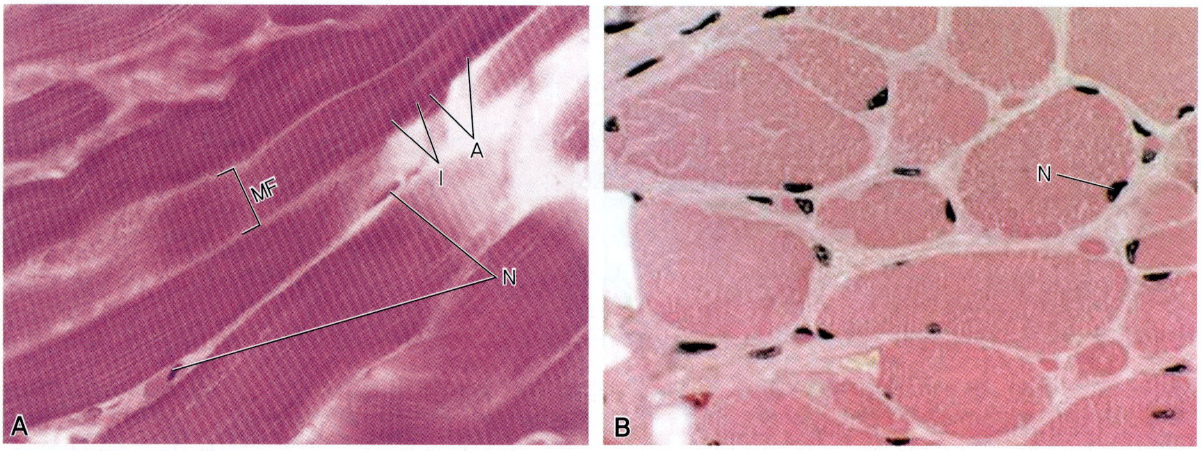

그림 8-3 뼈대근육. **A.** 세로단면으로 긴 모양의 근섬유(myofiber, MF)는 핵(N)이 가장자리에 위치하고 밝은띠(I)와 어두운 띠(A)가 교대하여 관찰됨. H&E 염색, 400배 **B.** 가로단면으로 핵은 세포의 가장자리에 여러개가 관찰됨. H&E 염색, 400배

근육세포질(sarcoplasm)은 길이가 일정하지 않으나 직경이 1~2 μm 되는 원통형 다발의 근육원섬유(myofibril)로 채워져 있으며, 그 밖에 미토콘드리아(mitochondria), 골지장치, 글리코겐(glycogen), 지질 등이 있어 과립상으로 나타나고, 근원섬유 사이에 일정한 간격으로 끼어 있게 된다. 또 근원섬유 주위에는 복잡한 그물구조물, 즉 근육세포질내그물(sarcoplasmic reticulum, SR)이 잘 발달되어 있으며 수축에 필요한 칼슘을 저장하고 있다. 자극이 전달되면 문이 열리고 세포액 안으로 Ca^{2+}이 분비되어 근육수축에 작용한다.

뼈대근육세포를 세로로 세절하면 밝고 어두운 띠로 구성된 무늬를 볼 수 있으며, 편광현미경(polarized microscope)으로 보면 이중굴절성(birefringent)으로 나타나는 어두운 띠(anisotropic band, A띠)와 단일굴절성(monorefringent)으로 나타나는 밝은 띠(isotropic band, I띠)가 교대로 보여지는 것을 알 수 있다(**그림 8-4 A**).

밝은 띠 가운데 어둡게 나타나는 가는 선이 있으며, 이를 Z 원반(Z disk, Z선, Z line)이라 하고, Z 원반과 Z 원반 사이를 근육원섬유마디(sarcomere)라 한다.

근육조직의 가장 작은 수축단위인 근육원섬유마디는 이웃하는 근육원섬유마디들과 나란히 사슬처럼 연결하고 있기 때문에 근육세포 전체를 볼 때 특징적인 가로무늬(transverse striation)를 나타나게 된다. 전자현미경으로 보면, Z 원반과 Z 원반 사이(근육원섬유마디)의 중간부분에 A띠가 있으며, A띠의 양 옆에는 I띠의 반쪽 부분이 위치하고 있다. 그리고 A띠의 가운데에는 비교적 밝은 가로 띠가 나타나는데 이를 투명띠(H띠)라 하며, 또 H띠의 가운데에는 가는 어두운 선이 나타나는데 이를 M선(M line)이라고 한다. 근육이 수축하는 동안, 다양한 가로띠들은 특징적인 변화를 한다. I띠는 점점 좁아지고, H띠는 점차 사라지며, Z 원반은 서로 가깝게 이동한다. 그러나 A띠의 길이는 변화가 없다. 또한 뼈대근육세포의 가로단면을 광학현미경으로 보면 근형질에 근육원섬유가 조밀하게 분포해 있는 다발을 이루고 있는 여러 다각형의 구역을 볼 수 있는데 이를 콘하임시야(Cohnheim's field)라고 한다(**그림 8-4 A**).

뼈대근육에는 미오글로빈 색소(myoglobin pigment)가 존재하고 혈액공급이 풍부하여 분홍색 혹은 붉은색이다. 미오글로빈은 혈색소(hemoglobin)와 유사하지만 더 작은 산소운반 단백질이다.

뼈대근육의 근육원섬유(myofibril)는 긴 원통형의 근육미세섬유다발(myofilamentous bundle)로 가득 차 있고, 직경은 1~2 μm이며 길이는 일정하지 않다. 근육원섬유의 일정한 부위에 있는 근육미세섬유(myofilament)는 장축을 따라 평행하고 매우 규칙적으로 배열하여 수축단위인 근육원섬유마디(sarcomere)를 이루고 있으며 두 종류의 근육미세섬유(myofilament)로 구성되어 있다. 액틴(actin) 단백질로 구성된 직경 5 nm 정도의 가는근육미세섬유(thin myofilament)와 미오신(myosin) 단백질로 구성된 직경 10 nm 정도의 굵은근육미세섬유(thick myofilament)로 근육원섬유의 장축을 따라 나란히 배열되어 깍지를 낀 형태로 존재하고 있는 것을 볼 수 있다(**그림 8-4 B, C**). 이는 근육마디 연결부위인 Z 원반에서 기원하여 양쪽의 근육원섬유마디 중앙을 향해 굵은근육미세섬유 사이에 평행하게 배열되어 있으나, 근육원섬유의 끝은 서로 맞닿아 있지 않고 어느 정도의 거리를 두고 떨어져 있으며, 그 거리는 수축의 정도에 따라 다르다.

가는근육미세섬유와 굵은근육미세섬유가 일정한 길이만큼 겹쳐져 있는 A띠를 가로 절단하면, 하나의 굵은근육미세섬유는 여섯 개의 가는 미세섬유가 동심원상으로 일정한 간격을 두고 둘러싸는 형태로 존재한다. 가는근육미세섬유와 굵은근육미세섬유가 서로 겹치는 부위의 가로단면은 중심에 굵은근육미세섬유가 있고 각 꼭지점에는 가는근육미세섬유가 배열된 육각형 구조를 이루고 있다(**그림 8-5**).

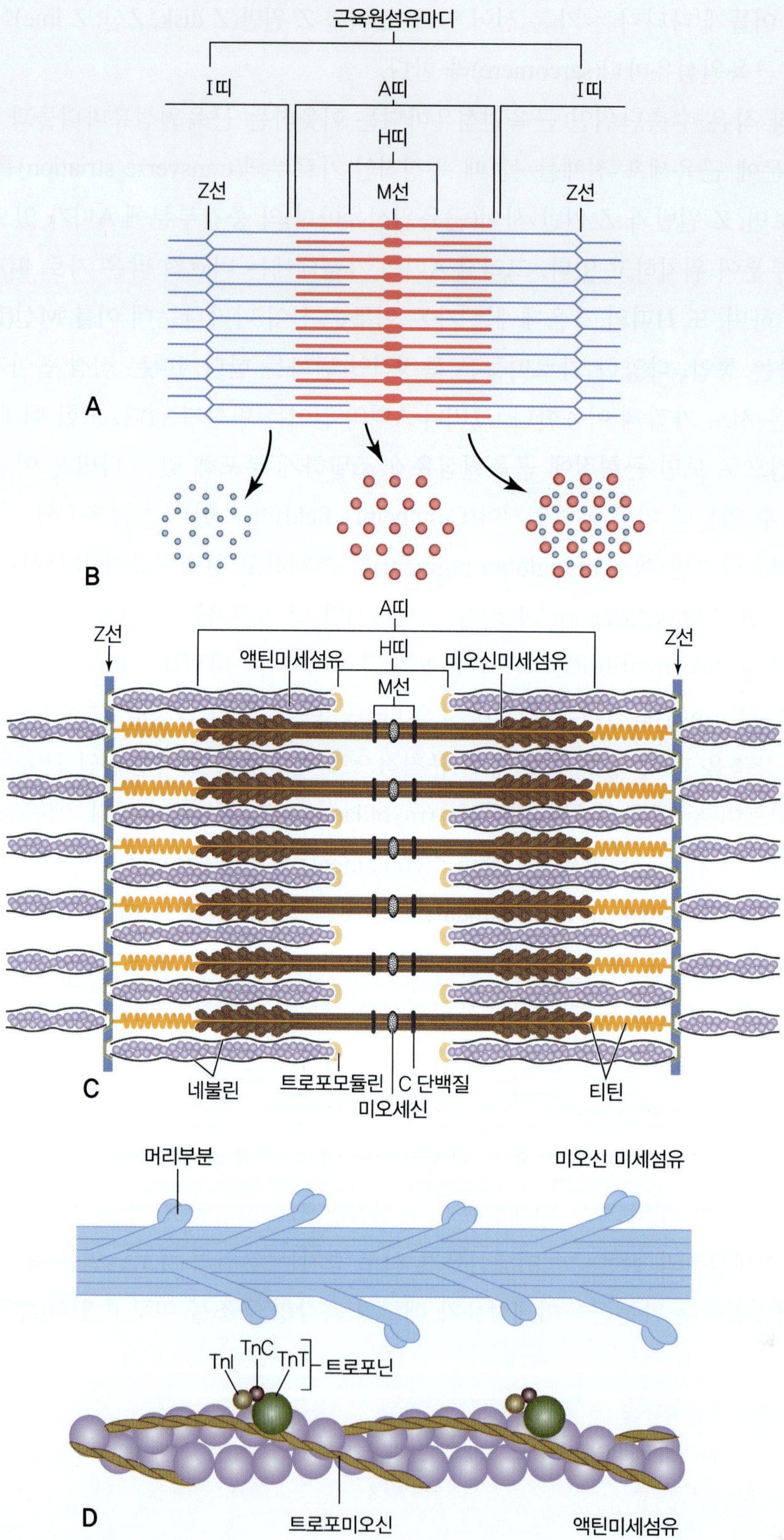

그림 8-4 근육의 절단면 모식도. **A.** 근육원섬유마디, **B.** 근육원섬유마디의 가로단면, **C.** 근육미세섬유. 근육의 세로절단면을 H&E 염색하여 광학현미경으로 관찰할 때 뼈대근육세포에서 규칙적이며 반복적으로 나타나는 띠는 어두운 편광에서 나타나는 굴절성에 따라 이중굴절성을 보이는 어두운띠(A띠, ansiotropic band)와 단일굴절성을 나타내는 밝은띠(I 띠, isotropic band)로 구분한다. 특히 밝은띠의 가운데에 가늘고 짙은 선을 끝가로막(Z선)이라 함, **D.** 근육미세섬유의 모식도로 윗쪽은 굵은 근육미세섬유이고 아래는 가는근육미세섬유임.

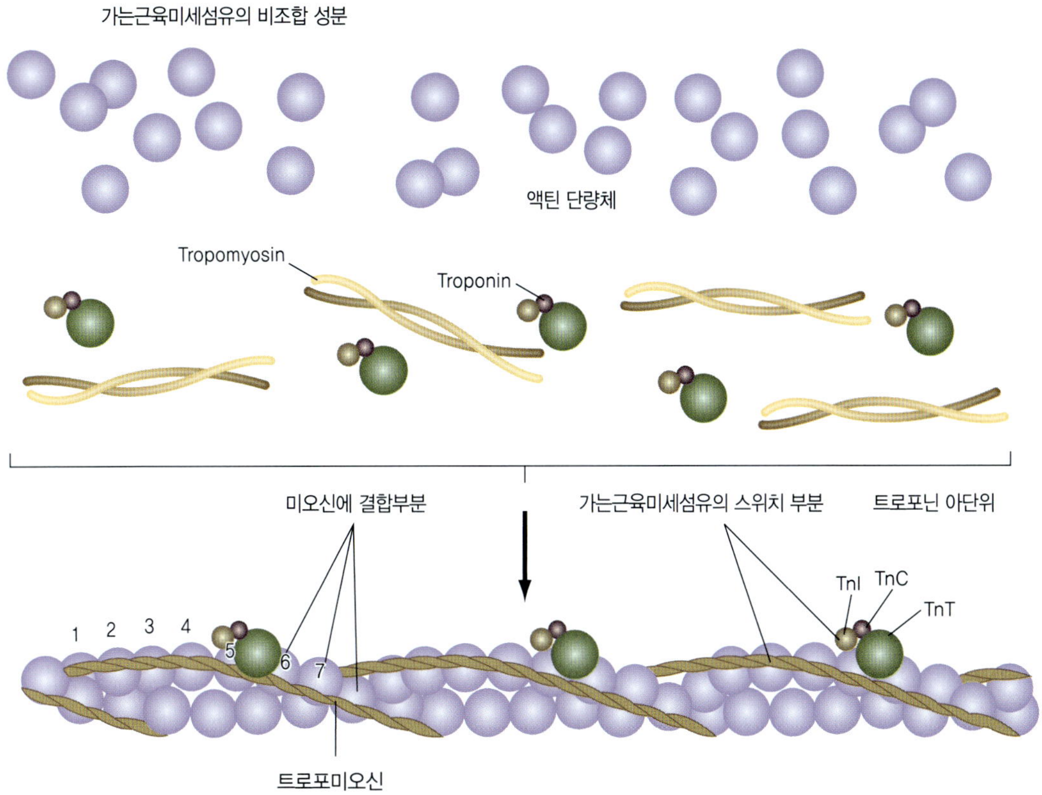

그림 8-5 가는근육미세섬유의 모식도. 뼈대근육 미세섬유를 구성하는 단백질에는 액틴(actin), 트로포미오신(tropomyosin), 트로포닌(troponin), 미오신(myosin) 등이 있으며, 미오신과 액틴은 뼈대근육을 구성하는 전체 단백질의 55%를 차지하고 있음

뼈대근육섬유의 종류(types of skeletal muscle)

섬유의 직경, 미오글로빈의 양, 미토콘드리아의 수, 근육세포질그물의 분포정도, 다양한 효소의 농도, 수축 속도에 따라 근육섬유는 적색(red), 백색(white), 중간(intermediate) 근육섬유로 구분할 수 있으며 대부분의 뼈대근육은 비교적 일정한 비율로 세 종류의 형을 모두 포함하고 있다(그림 8-6, 표 8-2).

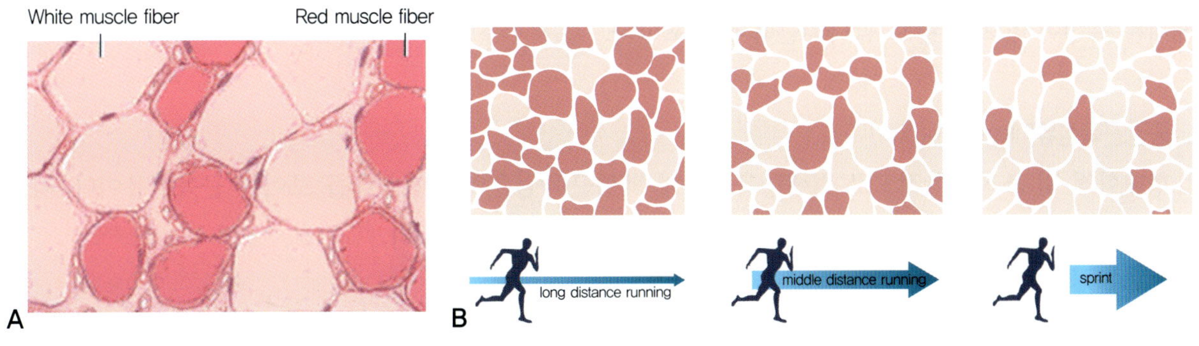

그림 8-6 뼈대근육섬유. A. 가로단면 모식도로 백색근육섬유와 적색근육섬유를 관찰할 수 있음. B. 적색근육섬유는 오랫동안 움직임이 많은 부위에서 잘 발달되어 있으며 백색근육섬유는 단시간에 강력하게 움직이는 부위에서 잘 발달됨.

표 8-2 뼈대근육 섬유의 종류

종류	미오글로빈	사립체	효소	수축
적색 근육섬유	풍부	많음	산화성 효소 풍부 ATPase 약함	서서히 반복 쉽게 피로하지 않음
백색 근육섬유	적음	소량	산화성 효소 적음 인산화효소와 ATPase가 풍부	빠르고 쉽게 피로
중간 근육섬유	중간	중간	중간	중간

적색근육섬유(red muscle fiber)

백색근육세포에 비하여 직경이 작고 가늘며, 세포 주위에 모세혈관이 잘 발달되어 있다. 또한 큰 미토콘드리아가 월등히 많고 미오글로빈도 풍부하다. 미토콘드리아는 근세포질막 아래와 근육원섬유의 사이에 많아 미토콘드리아 효소에 기인되는 숙신산탈수소효소(succinic dehydrogenase, SDH) 검출을 위한 효소조직화학적 반응에서 암적색으로 짙게 염색된다.

따라서 근육세포들은 피로에 잘 견디며 이로인해 장거리 운동량이 많은 철새의 가슴 근육과 포유류의 사지에서 잘 관찰된다. 뿐만 아니라, 갈비사이근육(intercostal muscle), 씹기근육(mastication muscle), 안구근육(ocular muscle) 등에 많이 분포하고 있다. 사람의 등부위 긴 근육들도 자세를 유지하기 위해 지속적이고 느린 수축을 하므로 적색근육섬유로 구성되어 있다.

백색근육섬유(white muscle fiber)

적색근육섬유에 비하여 직경이 훨씬 크고 세포 주위에 모세혈관이 적게 분포한다. 또한 적색근육세포에 비하여 근육원섬유는 굵지만 Z 원반은 오히려 얇고, 미토콘드리아의 수와 미오글로빈의 양도 적으나, 당원은 많이 포함하고 있다.

미토콘드리아는 적색근섬유에 비해 작을 뿐만 아니라 근세포질막 아래와 근육원섬유 사이의 근육세포질에 소수만이 분포하고 있어 약한 숙신산탈수소효소(succinic dehydrogenase) 활성도를 나타낸다. 수축시 전도율은 적색근육섬유에 비해 빠르므로 빠른섬유라 한다. 이 근육의 운동에너지는 주로 무산소성 당분해작용(glycolysis)으로부터 얻어진다. 이 근육섬유는 빠르게 수축하여 큰 힘을 낼 수 있으나 빨리 피로해지는 특성이 있으며, 주로 팔다리근육에 분포한다.

중간근육섬유(intermediate fiber)

형태학적 및 조직화학적으로 적색근육섬유와 백색근육섬유의 중간형태를 보이는 근육섬유이다. 사람의 뼈대근육은 대개 이들 세 종류의 근육섬유들이 복합되어 이루어진다.

근육의 수축과 이완(muscle contraction and relaxation)

근육의 수축과 이완은 아래와 같은 순서로 진행된다(그림 8-7 A).

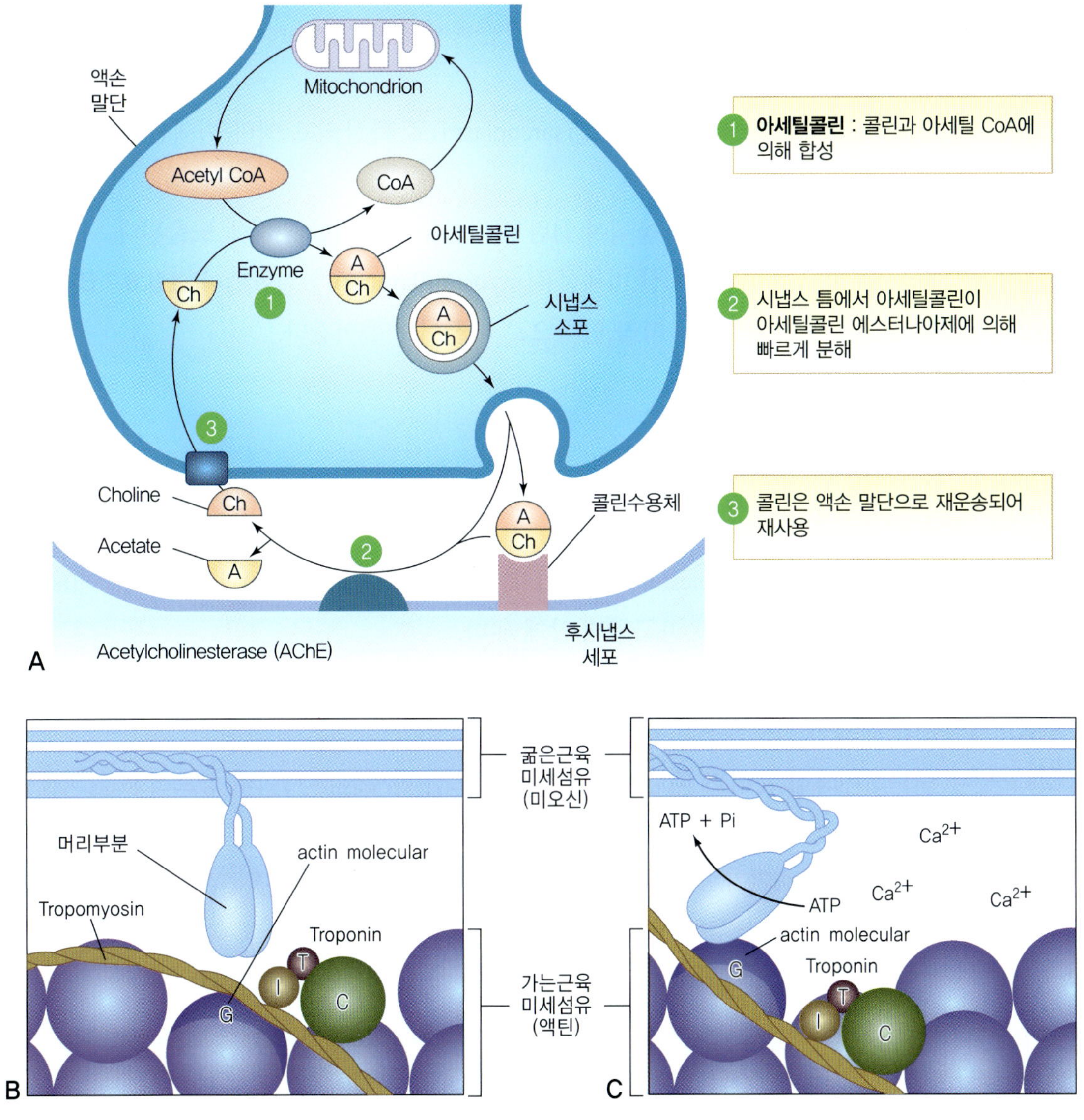

그림 8-7 근육의 수축과 이완. **A.** 자극전달과정 모식도, **B** and **C.** 근육미세섬유의 수축기전(**B.** 휴지기, **C.** 수축기) 모식도. 뼈대근육이 수축할 때 근육세포에서 근육원섬유마디의 길이가 줄어들어 세포 전체의 길이가 짧아지고 굵어진다. 근육이 수축되는 동안 본래 길이에는 변화 없이 액틴 미세섬유가 미오신 미세섬유 사이로 미끌어져 들어가 겹치는 부분이 증가한다. 이미 형성되었던 액틴 근육미세섬유–미오신 근육미세섬유 다리(actin–myosin bridge) 연결은 미오신이 새로운 ATP 분자들과 결합한 다음에 분리된다. 이러한 작용의 결과로 미오신 머리부위가 다시 원래 자리로 돌아오게 되며 다음 수축주기가 일어날 수 있도록 준비하는 단계이다. 만일 새로운 ATP를 이용할 수 없다면 액틴 근육미세섬유–미오신 근육미세섬유의 복합체는 변화가 생기지 않고 결합된 상태로 유지되는데, 이런 경우는 사후경직에서 볼 수 있음

근섬유 수축(contraction of muscle fiber)

① 아세틸콜린(acetylcholine, ACh)이 운동신경 말단에서 분비된다.
② 아세틸콜린이 신경근육연접(neuromuscular junction, NMJ) 사이로 확산된다.
③ 근육형질막(sarcolemma)이 자극을 받고 근육자극(활동전위, action potential)이 가로세관(T관, T tubule)을 통하여 섬유 깊숙이 Ca^{2+}을 전달하고 근육세포질그물(sarcoplasmic reticulum)에 다다른다.
④ 칼슘이온이 근육세포질그물에서 근육세포질(sarcoplasm)로 확산되고 액틴 미세섬유의 트로포닌 C (troponin C) 분자에 결합한다.
⑤ 트로포미오신(trophomyosin) 분자가 움직여 액틴 미세섬유의 특별한 위치에 노출된다.
⑥ 액틴 미세섬유(actin filament)와 미오신 미세섬유(myosin filament)가 결합된다(그림 8-7 B).
⑦ 액틴 미세섬유와 미오신 미세섬유를 따라 안쪽으로 미끌어져 들어간다.
⑧ 수축이 일어나면 근섬유는 짧아진다.

근섬유 이완(relaxation of muscle fiber)

① 아세틸콜린 분해효소(acetylcholinesterase)가 아세틸콜린을 콜린(choline)과 아세트산염(acetate)으로 분해시켜 근육형질막이 더 이상 자극받지 않게 된다.
② 칼슘이온이 근육세포질그물 안으로 활발히 수송된다.
③ 액틴 미세섬유와 미오신 미세섬유의 결합이 깨어진다.
④ 트로포닌과 트로포미오신 분자가 액틴 미세섬유와 미오신 미세섬유 사이의 상호작용을 억제한다.
⑤ 액틴 미세섬유와 미오신 미세섬유가 미끌어지면 떨어진다.
⑥ 근육이 이완하고 다시 휴식기가 찾아오면 근섬유는 길어지게 된다.

근육세포질내그물과 가로세관계통(sarcoplasmic reticulum & transverse tubule system)

근육형질막의 특징은 일반 세포막과는 달리 근육원섬유 사이에서 서로 얽혀 있는 가로세관(T tubule, transverse tubule)이라는 수많은 긴 세관구조의 함입에 이어져 있다.

포유동물의 가로무늬근육에서 가로세관은 섬유를 가로방향으로 가로지르고 뼈대근육에 존재하는 A띠와 I띠가 만나는 면에서 잘 발달해 있다. 이러한 세관들은 A띠와 I띠 경계면에 하나가 존재하는 구조로 이루어져서 하나의 근원섬유마디(sarcomere)에는 두 개의 가로세관이 존재한다. 이렇게 가로세관은 섬유 속으로 깊이 뻗어 있어 근형질막의 탈분극 파동 전달을 용이하게 한다.

가로세관계통에 연관된 근육세포질그물(sarcoplasmic reticulum)은 가로세관뿐만 아니라 A띠와 I띠에 근접해 밀접한 관계를 맺고 있다. 세포 내 칼슘을 저장하고 있는 근육세포질그물은 각각의 근육원섬유 주위에서 그물을 형성하고 각 A-I 이음부에서는 팽창된 종말수조(terminal cisternae)를 형성한다. 항상 두 개의 종말수조가 가로세관을 사이에 두고 세관에 붙어 있는 세동이(triad) 형태를 이루고 있다.

근육세포질그물은 뼈대근육 세포질 안에 있는 칼슘이온의 제거(이완을 유발)와 유입(수축을 유발)을 통해 근육의 수축을 조절한다. 신경자극으로 근육세포질그물의 칼슘이온 방출은 가로세관에 의해 전달된 탈분극 파동에 의해 이루어지고, 이에 따라 근육세포질그물 수조 속에 농축된 칼슘이온들이 미오신 미세섬유와 액틴 미세섬유가 중첩된 근처로 수동적으로 방출되며 그곳에서 칼슘이온들은 트로포닌에 결합하여 트로포미오신의 위치를 변경시킴으로써 액틴-미오신의 다리를 형성하게 된다(그림 8-8).

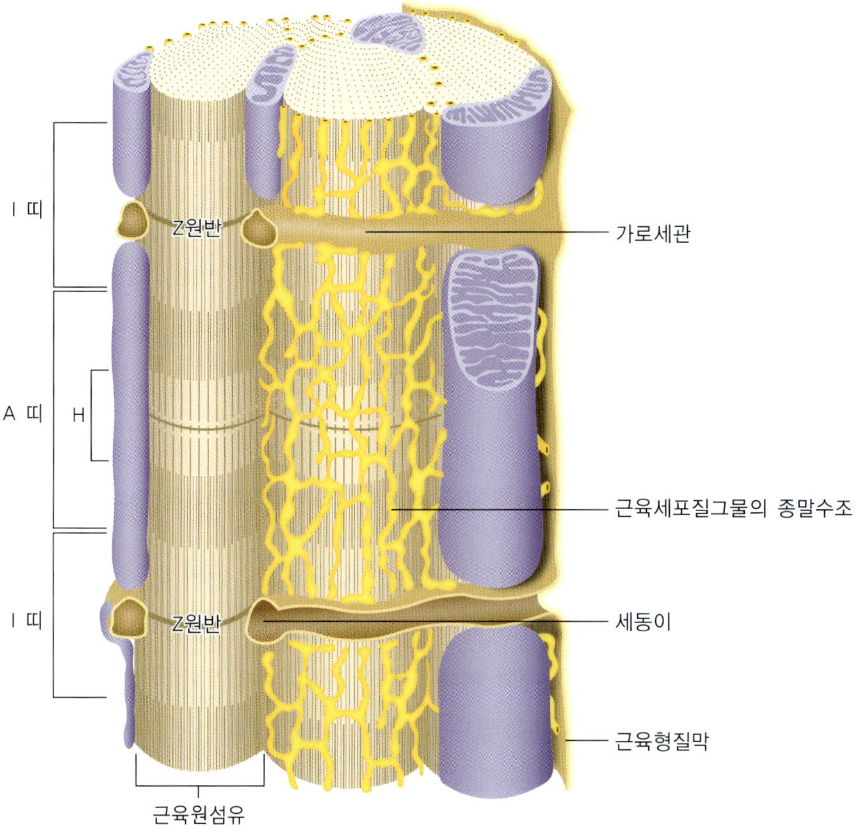

그림 8-8 뼈대근육의 모식도

뼈대근육의 신경지배(innervation of skeletal muscle)

뼈대근에 분포하는 신경은 운동신경섬유와 감각신경섬유로 나뉜다. 운동신경섬유의 종말은 운동종말판(motor end plate)을 형성하며 감각신경섬유는 신경힘줄방추(neurotemdinous spindle)와 신경근육방추(neuromuscular spindle)를 형성하여 근육세포와 연접하고 있다.

원심성 신경종말(efferent ending) **또는 운동성 종말**(motor ending)

뼈대근육에 분포하는 원심성 신경종말(또는 운동성 종말)은 뼈대근육세포에 연접하여 운동을 지배한다. 하나의 운동신경세포와 그 신경이 지배하는 여러 근육세포를 합쳐서 운동단위(motor unit)라고 한다.

운동종말판(motor end plate)

운동종말판(운동종판, motor end plate)은 한 가닥의 운동신경섬유가 한 개의 뼈대근육세포에 접근하여 독특한 형태의 신경근육연접(neuromuscular junction, myoneural junction)을 이루고 있는 원심성 종말이다.

구심성 신경종말

힘줄기관(tendon organ) **또는 신경힘줄방추**(neurotendinous spindle)

힘줄기관(또는 신경힘줄방추)은 힘줄섬유다발의 사이에 형성되어 있는 감각신경종말로서 골지힘줄기관(Golgi tendon organ)이라고도 부르며, 힘줄의 긴장(tension)을 느끼는 일종의 고유감각 수용기이다. 이 종말은 아교섬유와 납작한 섬유세포로 구성된 피막으로 싸여 있는 방추형 기관으로서 길이는 약 1 mm이다.

근육방추(muscle spindle) **또는 신경근육방추**(neuromuscular spindle)

근육방추(또는 신경근육방추)는 뼈대근육에서 수축의 정도를 감지하는 고유감각 수용기로서 방추형이고 굵기는 100~200 μm이며 길이는 0.5~7 mm이다. 일반 뼈대근육세포인 방추밖근육섬유(방추외근섬유, extrafusal muscle fiber)와 같은 방향으로 길게 위치한다.

뼈대근육의 조직발생과 재생(histogenesis and regeneration of skeletal muscle)

뼈대근육은 중배엽에서 기원한 근육모세포(근모세포, myoblast)로부터 발생한다. 뼈대근육의 성장은 유아기까지는 세포수의 증가와 더불어 세포 자체가 커지지만, 소아기까지는 근육세포의 수는 증가하지 않고 근육세포가 융합됨으로써 커진다. 소아의 뼈대근육의 재생은 매우 제한적이다. 근육이 심한 상해를 받아 근육속막까지 파괴되었을 경우에는 근육세포는 재생되지 않고 결합조직이 그 결손부위를 채운다.

심장근육(심근, cardiac muscle)

심장근육은 심장의 심근층(myocardium)에만 존재한다. 뼈대근육과 마찬가지로 가로무늬의 특징을 가지고 있지만 뼈대근육과는 그 특징이 다르다. 심장근육은 의식적으로 조절할 수 없어 제대로(involuntary) 근육이라고 한다. 심장근육은 모든 신경 연결이 끊어져 있더라도 율동적인 수축운동, 즉 심장박동을 일으킨다. 심장근육은 자율신경계통(autonomic nervous system, ANS)에 의한 지배를 받는다. 자율신경계통은 사람의 의식적인 인지나 조절 없이 수행하는 신경계통의 분지이다. 자율신경계통은 심장 박동을 일으키진 않지만 심박수나 수축력을 조절한다. 심장세포는 심지어 신경 자극 없이도 율동적으로 뛴다.

심장근세포는 독립적인 뼈대근육세포나 민무늬근육세포와는 달리, 세포들이 긴 사슬처럼 서로 연결되어 있으며, 이는 세포와 세포 사이를 연결해주는 이음복합체가 발달되어 있기 때문이다. 또한 가끔 분지되어 이웃세포와 결합하여 매우 복잡한 입체적인 그물구조를 이루고 있다(**그림 8-9**).

심장근육세포는 흔히 두 갈래로 분지하여 이웃에 있는 세포와 연접하며, 심실을 쥐어 짤 수 있도록 매우 조밀하게 짜여진 세포다발로 구성된다. 성숙된 심장근육세포는 지름이 약 10~20 μm이고 길이가 100~150 μm이다. 심장근육세포는 너무 작아서 심장근육섬유라고 하지 않고 근육세포(myocyte) 또는 심장세포(cardiocyte)라고 부른다.

뼈대근육과 같이 가로무늬가 있으며, 핵은 대부분 타원형으로 한 개가 중심부에 위치하며, 가끔씩 두 개의 핵이 존재하기도 한다.

성인의 심장근육층은 심장근육세포가 서로 연결되어 있는 그물이 여러 층으로 배열되어 있다. 각 층은 혈관과 신경, 심장전도계통을 포함하고 있는 얇은 결합조직판에 의해 서로 분리된다. 모세혈관은 세포 사이 결합조직으로 침투하여 모든 심장근육세포 주위에 풍부하고 밀집된 모세혈관계 그물을 형성하며, 결합조직인 근육속막(endomysium)으로 둘러싸여 있다(**그림 8-9**).

심장근육세포는 자발적으로 수축할 수 있고 고유리듬을 가진다는 것이 뼈대근육, 민무늬근육과 다르다. 심장근육세포 부피의 절반은 미토콘드리아로 채워져 있다. 이는 심장근육세포가 많은 양의 에너

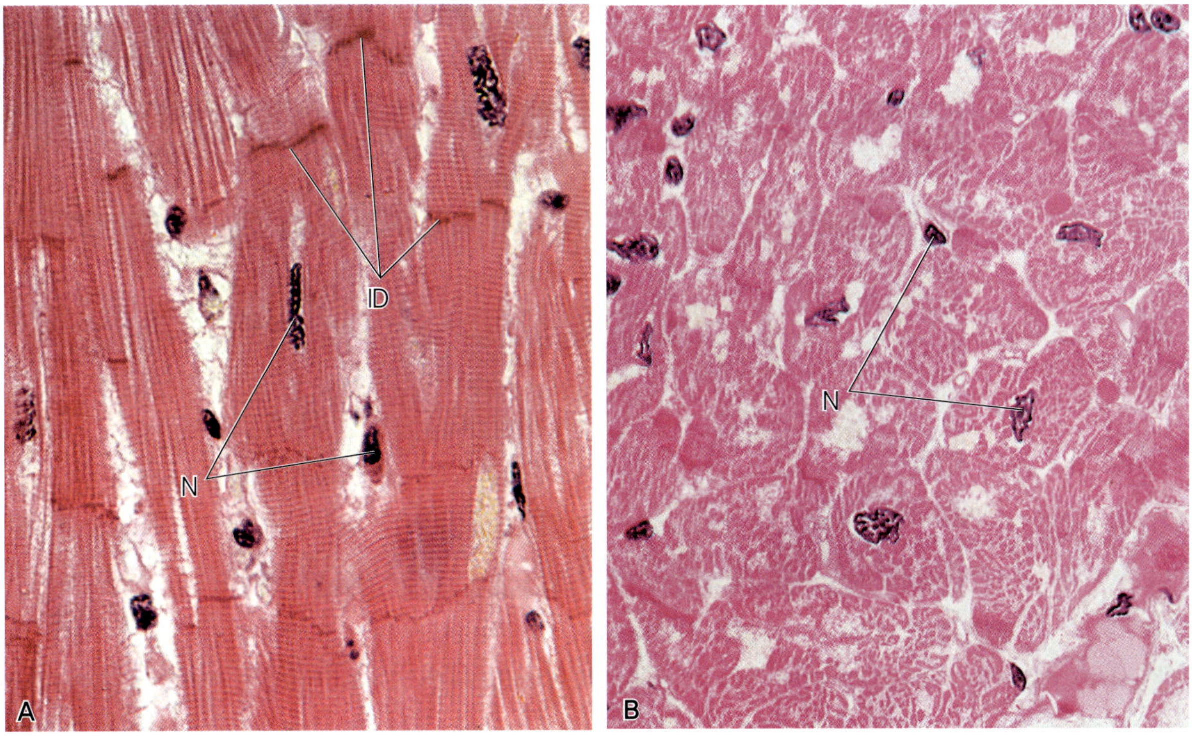

그림 8-9 심장근육. **A.** 세로단면으로 핵(N)은 근육세포의 중심부에 위치하고 이음복합체인 사이원반(intercalated disc, ID)이 존재함. H&E 염색, 400배 **B.** 가로단면으로 핵(N)은 근육세포의 중심부에 위치하고 근육세포는 다각형으로 관찰됨H&E 염색, 400배

지를 소비하고 있음을 보여준다. 심장근육세포에는 미오글로빈(myoglobin)이 풍부하여 산소요구도가 높다. 노화된 심장근육세포에는 지방갈색소(lipofuscin)과립이 잘 관찰되며 특히 핵의 양쪽 부위에 잘 나타난다.

심장근육세포에 있는 수축단백질의 구조와 기능은 뼈대근육과 같다. 그러나 심장근에는 뼈대근육과 달리 하나의 가로소관은 하나의 팽창된 종말수조와 연결되어 두동이(diad)라고 하는 특징적인 구조를 하고 있어 가로소관 계통과 근육세포질그물은 심장근세포에서 규칙적으로 발달되어 있지 않다. 오른심방의 심방근육세포에는 혈압을 낮추는 작용을 하는 물질인 심방나트륨 이뇨펩티드(atrial natriuretic peptide, ANP)를 함유하는 과립을 가진다. 이 펩티드는 콩팥 세뇨관의 나트륨과 물의 재흡수 능력을 감소시키는 작용을 한다.

사이원반(intercalated disc)

심장근육세포들은 사이원반이라고 하는 고도로 특화된 종말연접을 형성한다(그림 8-10). 근육세포의 세포막은 사이원반 구조 형성에 관여하고, 이로 인해 대부분의 부위에서 15~20 nm 미만의 공간에 의해 분리되어 있다. 사이원반은 부착막(fasciae adherent)과 결합체(desmosome)가 풍부한 가로부분(transverse portions)과 틈새이음(gap junctions)이 풍부한 가쪽부분(lateral portions)을 가지고 있다. 하나의 세포에서 다음 세포로 빠른 정보의 흐름을 가능하게 하는 틈새이음은 세포들이 나란히 놓여 있는 부위에서 서로 가까이 접촉할 수 있다. 사이원반은 H&E 염색에서 희미하게 관찰되며, 정확한 감별을 위해서는 전자현미경으로 관찰하는 것이 좋다.

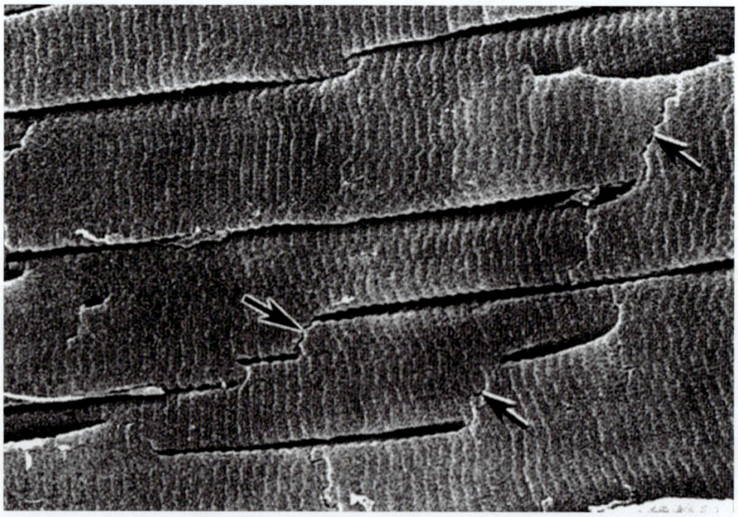

그림 8-10 사이원반. 심장근육세포의 연결부에 존재하는 구조물(화살표)임. 주사전자현미경.

특수 심장근육세포(specialized cardiac muscle)

심장근육에는 보통의 심장근육세포 외에 기능적으로 다른 두 종류의 특수한 세포들이 존재한다. 그중 하나는 심장의 흥분전도에 관여하는 특수한 심장근육세포들로서 결절세포(nodal cell), 이행세포(transitional cell) 및 푸르킨예세포(심장전도근육세포, Purkinje cell)들이다. 이 세포들은 심방과 심실의 심장근육속막(endocardium)에 접하고 있는 부위에 존재하며 심장박동을 위한 흥분을 유도하는 심장흥분전도계통(impulse-conducting system of heart)을 구성하고 있다. 보통의 심장근육세포에 비하여 크기가 훨씬 크고 근육원섬유가 적으므로 일반적으로 밝게 나타나는 염색성을 보인다.

다른 하나는 특수한 펩티드를 분비하는 내분비성 심장근육세포이다. 이 세포는 혈관을 확장시켜 혈압을 낮추는 역할을 하는 호르몬을 분비한다.

심장근육세포의 결합조직과 신경(connective tissue and nerve of cardiac muscle cell)

심장근육세포의 겉에는 바깥판이 형성되어 있고, 각 근육세포 사이에는 아교섬유와 성긴결합조직이 존재한다. 심장근육에는 자율신경섬유와 감각신경섬유가 분포하고 있다. 교감신경줄기에서 유래하는 교감신경섬유(sympathetic nerve fiber)와 미주신경의 부교감신경섬유(parasympathetic nerve fiber)는 결합조직을 따라 들어와서 근육속막의 특수 심장근육세포들로 이루어진 결절(node)에 분포한다.

심장근육의 조직발생과 재생(histogenesis and regeneration of cardiac muscle)

심장근육은 배아발생초기(발생 20일경)의 심장속막관(endocardial tube) 주위에 있는 중간엽조직에서 발생한다. 이 중간엽세포들은 활발한 유사분열에 의하여 증식되고 서로 근접하여 사이원반의 구조를 이룬다.

오랫동안 심하게 운동하거나 노동에 종사한 사람에서 심장판막폐쇄부전증(valvular inefficiency), 고혈압증(hypertension)과 같은 병적상태에서는 심장의 작업량을 감당하기 위해서 심장근육의 비대(hypertrophy)라는 현상이 나타나며 근육원섬유의 크기가 현저히 커진다. 심장근육의 재생은 소아기 이후에는 일어나지 않는다. 심장근육이 외과적으로 상해를 받거나 심근경색증(myocardial infarction : MI) 등으로 부분적 괴사에 빠졌을 경우에는 근육세포는 재생되지 않으며, 손상받은 부위는 결합조직으로 대치되어 영구적인 흉터조직(scar tissue)으로 남는다.

민무늬근육(평활근, smooth muscle)

두꺼운미세섬유와 가는미세섬유 모두가 나타나지만 서로 나란히 정렬되어 있지 않으며, 눈으로 볼 수 있는 줄무늬나 근원섬유마디(근절)를 생성하지 않아 가로무늬가 없다. 이런 형태학적 특징때문에 민무늬근육이라고 부른다. 이 근육은 제대로근으로 Z 원반은 존재하지 않는다. 민무늬근육은 눈의 홍채와 피부에서 발견되지만 대부분의 민무늬근육은 소화기계, 호흡기계, 생식기계, 혈관 등 대부분 내장기관을 구성하고 있어 내장근육(visceral muscle)이라고도 한다. 민무늬근육은 수의조절이 아닌 자율신경계통, 호르몬, 국소적인 생리 변화에 의해 조절된다.

민무늬근육세포는 직경이 5~6 μm, 평균 길이가 약 0.2 mm인 길다란 방추형의 세포이다. 세포들은 양쪽 끝에서는 점점 얇아지지만, 중심부위는 2개 이상의 핵소체가 존재하는 타원형의 핵을 가지고 있다(**그림 8-11**).

수축기능 뿐만 아니라 단백질 합성 능력이 있으며, 특히 아교질, 탄력섬유, 글리코사미노글리칸(glycosaminoglycan), 프로테오글리칸(proteoglycan)과 성장인자를 합성한다.

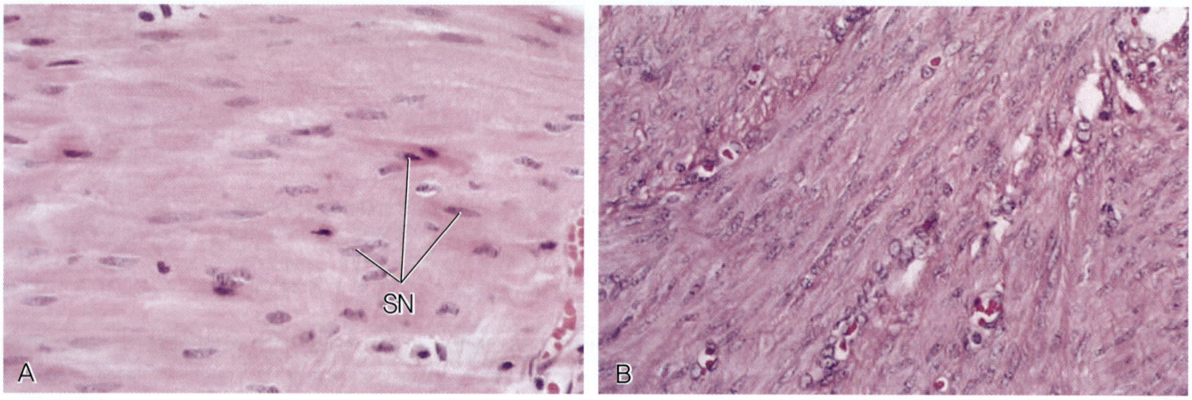

그림 8-11 민무늬근육. **A.** 세로단면으로 세포질의 경계가 다소 불명확하고 대체로 원형의 핵(SN)을 가짐, H&E 염색, 400배 **B.** 가로단면으로 방추형의 세포가 관찰되고 핵은 주로 타원형임. H&E 염색, 200배

세포들은 서로 잘 밀착되기 위해 한 세포의 가는 부분이 이웃세포의 굵은 부위 옆에 놓이게 된다. 이러한 배열을 하고 있는 민무늬근육을 가로 절단하여 관찰하면, 근세포의 직경은 매우 다양하며, 직경이 큰 가운데 부위에는 핵이 나타나지만, 직경이 작은 끝 부위에서는 핵이 나타나지 않는다. 세포의 형태는 수축 또는 이완상태에 따라 달라지게 되는데, 수축하면 세포의 전체 길이가 짧고 굵어지면서 세포 표면에 많은 톱니 같은 주름이 형성되고 핵은 나선형으로 꼬이게 된다(**그림 8-12**).

전자현미경으로 민무늬근육 세포를 관찰해보면, 핵의 양 끝쪽 근형질에는 미토콘드리아, 폴리리보솜, 과립세포질내그물의 구조, 골지복합체, 소수의 용해소체가 관찰된다. 근육세포질그물의 발달은 미약하며, 가로세관이 존재하지 않는다. 또한 세포질에는 10 nm의 중간섬유가 정교하게 배열되어 있다. 데스민

(desmin)은 모든 민무늬근육에서 중간미세섬유를 구성하는 주된 단백질이며 비멘틴(vimentin)은 혈관에 존재하는 민무늬근육에서 관찰되는 성분이다.

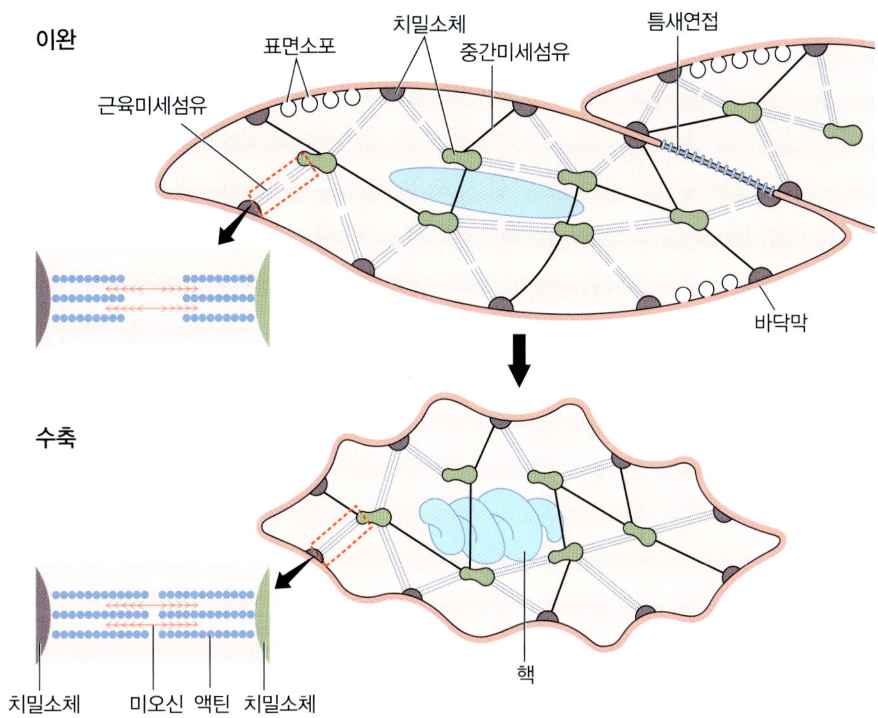

그림 8-12 민무늬근육의 이완과 수축 모식도

민무늬근육의 수축(contraction of smooth muscle)

민무늬근육의 수축은 다른 근육의 수축보다 더 느리지만 에너지를 거의 소비하지 않고 지속적으로 힘있는 수축을 지탱할 수 있다. 수축 부위에 따라서 신경자극과 호르몬 자극 또는 근육 자체에서 일어나는 부분적인 변화에 의해서 시작된다. 수축은 액틴 미세섬유와 미오신 미세섬유의 구조 및 배열에 연관되어 있고 이들 근육미세섬유는 뼈대근육세포처럼 규칙적으로 배열해 있지 않으며 서로 섞여 있어 가로무늬를 형성하지 않는다. 액틴 미세섬유와 미오신 미세섬유의 수적 비율은 액틴미세섬유가 10~15배 정도로 월등히 많다.

민무늬근육의 수축도 뼈대근육에서의 활주설과 유사한 기전에 의해 수축이 일어난다는 것이 밝혀졌다. 수축성 자극이 가해지면 탈분극되어 근육세포질그물의 칼슘이온이 근육형질 내로 방출되어 수축을 유도하며, 이때 미오신 미세섬유가 같은 방향으로 인접해 있는 액틴 미세섬유와 결합한 다음 미오신 미세섬유 사이로 미끄러져 들어가게 된다. 그 결과 세포의 길이가 짧아지고 세포뼈대 성분인 중간미세섬유는 그대로 있어 세포의 표면이 톱니와 같이 불규칙하게 되며, 이와 같이 수축된 세포 속에서 핵은 나선형으로 꼬여지게 된다(그림 8-12). 민무늬근육의 수축과 이완은 자율신경의 각종 신경전달물질과 호르몬에 의해 조절되며, 대부분 신경자극이 없는 상태에서 저절로 수축된다.

근육조직의 재생(regeneration of muscle tissue)

성인에서 근육의 세 가지 유형은 손상 후 재생되는 능력이 각기 다르다. 심장근육세포는 재생할 수 있는 능력이 없다. 심근경색(myocardial infarction)이 오면, 섬유모세포(fibroblast)는 손상된 구역으로 이동하여 세포분열을 일으키고 손상받은 부위를 대체하여 섬유결합조직인 흉터조직(scar tissue)으로 남는다. 뼈대근육세포는 유사분열 능력을 가지고 있지는 않지만, 위성세포(satellite cell)가 존재하기 때문에 조직은 재생될 수 있다. 이때 재생세포의 근원은 위성 세포일 것으로 생각된다. 위성 세포는 각 성숙된 근육섬유를 둘러싸는 바닥판집(basal laminal sheath)에 위치하는 단핵 원주형 세포로 성글게 분포되어 있다. 정상적으로는 손상이나 어떤 자극 후에 잠재적인 위성 세포가 활성화되고 분화되며 새로운 뼈대근육 섬유를 형성하기 위해서 결합한다. 민무늬근육세포에서는 유사분열 능력을 유지하고 있다. 이러한 능력은 특히 임신자궁, 혈관 및 위창자관의 근육층에서 유사분열하는 모습을 관찰할 수 있다. 외상이나 병변에 의해 민무늬근육세포가 손상을 받으면 근육세포가 유사분열(mitosis)을 하거나 주위의 미분화중간엽세포로 분화되어 증식됨으로써 재생된다.

Chapter

09 신경조직(Nervous Tissue)

학습목표
Learning Objective

1. 신경조직의 발생
2. 신경세포의 구조(형태) 및 기능적 특징
3. 신경섬유(Nerve fiber)의 구조
4. 신경절(Ganglion)
5. 신경세포 연접(시냅스)을 통한 신호의 전달
6. 신경아교세포의 종류 및 세포학적 특징과 기능
7. 중추신경계통(CNS)
8. 말초신경계통(PNS)
9. 신경세포의 퇴행성 변성과 재생

신경조직(nervous tissue)은 서로 연결되어 있는 수많은 신경세포로 구성되며, 체내의 신경세포 사이에는 정보를 전달하는 복잡한 연결망이 형성되어 있다. 어떤 신경세포는 말단이 특화되어 수용체(receptor)를 형성하며, 이는 기계자극, 화학자극 및 열자극과 같은 서로 다른 종류의 자극을 받아들여 그 신호를 신경 임펄스로 변환시켜 중추신경계통으로 전달한다. 이러한 신경 임펄스(impulse)는 신경세포를 통하여 중추로 전달된 후 감각이 인식되거나, 운동반응으로 나타나게 된다.

신경조직은 통합통신망으로 몸 전체에 분포되어 있으며, 해부학적으로 크게 중추신경계통(central nervous system, CNS)과 말초신경계통(peripheral nervous system, PNS)으로 나눌 수 있다. 중추신경계통에는 뇌(brain)와 척수(spinal cord)로 구성되고 말초신경계통에는 뇌신경(cranial nerve), 감각신경(sensory nerve)과 운동신경(motor nerve)을 포함하는 척수신경, 신경세포의 군집인 신경절(ganglia)로 구성되어 있다. 말초신경계통의 운동성분은 중추신경계통에서 발생한 흥분이 하나의 신경세포를 통해 직접 뼈대근육에 전달되는 몸신경계통(somatic nerve system)과 중추신경계통에서 발생한 흥분이 하나의 신경세포를 통하여 자율신경절로 전달하는 자율신경계통(autonomic nerve system)으로 나뉜다.

중추신경과 말초신경조직 내의 세포는 신경세포(nerve cell 또는 neuron)와 신경아교세포(glial cell)로 구성되어 있다. 신경세포는 많은 돌기를 가지고 있으며, 기능상 다른 세포로부터의 신호를 받아들이는 수용부위인 가지돌기(dendrite)와 수용부위에서 받아들인 자극을 전달하는 전도부위인 축삭(axon)과 전달하는 효과부위로서의 축삭종말(axon terminal)로 구분한다. 신경아교세포는 짧은 돌기를 가지고 있으며 신경세포를 지지하거나 보호하며 중추신경계통의 다양한 활동들에 대한 조력의 역할, 세포의 방어, 신경영양 등에 대하여 깊이 관여한다.

신경조직의 발생과정(developments of nervous tissues)

신경조직의 발생은 수정된 배자에서 세 개의 초기 배아층(trilaminar embryonic layer)의 상부에 있는 외배엽(ectoderm)에서 신경상피가 되도록 유도하는 척삭(notochord)에서 분비되는 신호물질에 의하여, 등쪽 정중앙 부위의 외배엽이 두터워지며 신경판(neural plate)이 형성된다. 이 신경판은 양쪽의 가쪽면이 서로 합쳐져 원통형의 모양을 만들며, 수일 내 융합되어 신경관(neural tube)을 형성하게 된다. 신경관의 앞쪽 끝은 장차 뇌가 되며, 꼬리쪽은 척수가 된다. 신경관의 세포들은 신경세포와 대부분의 신경아교세포로 분화하게 된다. 한편, 신경관으로 통합되지 못한 신경판의 가쪽 가장자리 부분의 신경능선(neural crest)은 신경상피에서 분리되어 중간엽이 되며, 신경능선세포는 광범위하게 이동하여 말초신경계통의 모든 세포뿐 아니라 다른 비신경세포(nonneuronal cell)로도 분화된다(그림 9-1).

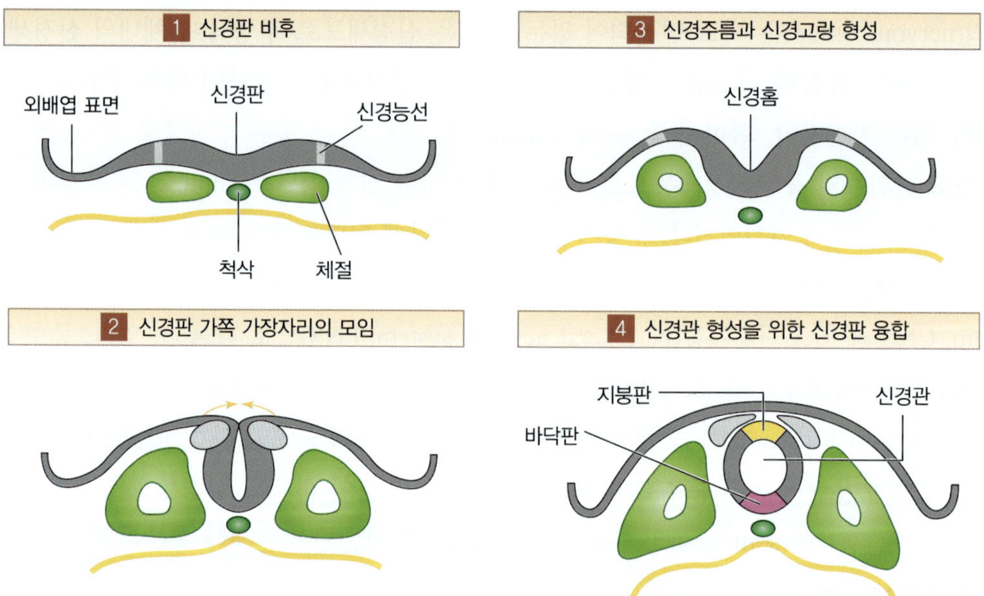

그림 9-1 신경관 형성의 초기 단계. 1. 신경판의 비후단계, 2. 신경판의 가쪽 가장자리의 결합, 3. 신경주름과 고랑의 형성, 4. 신경판 융합으로 인한 신경관의 형성

신경세포의 구조(structure)와 기능적 특징(functional characteristics)

신경세포의 구조(structures of neuron)

신경세포는 핵과 그 주위의 세포질로 구성되며, 중추신경계통과 말초신경계통을 이루는 기능적 단위이다. 대부분의 신경세포는 세포체(cell body), 가지돌기(dendrite), 축삭(axon) 등 크게 세 부분으로 구성된

다. 세포체는 핵과 대부분의 세포소기관(cell organelle)을 가지고 있으며, 기능상 다른 세포로부터 신호를 받아들이는 수용부위로서의 역할도 담당한다. 가지돌기는 세포체에서 뻗어 나오는 다수의 긴 돌기로서 신경연접(synapse)이라는 특수구조인데 다른 신경세포로부터의 자극을 수용한다. 축삭은 신경자극을 전도하는 밋밋한 돌기로서 그 굵기와 길이가 매우 다양하다. 특정연접부위에 종말을 내어 신경자극을 효과기(신경, 근육 및 샘세포 등)에 전달하는 역할을 한다. 또한, 축삭은 세포체의 축삭둔덕(axon hillock)에서 하나의 돌기로 시작하지만 진행과정에서 축삭곁가지를 내기도 하고, 또 끝부분이 여럿으로 나뉘어져 종말가지를 형성하기도 한다.

신경세포의 형태는 크기, 돌기의 수, 분지상 등에 따라 매우 다양하다. 대부분의 신경세포는 세포체로부터 뻗어나오는 돌기의 수에 따라 홑극신경세포(unipolar neuron, 거짓홑극신경세포; pseudounipolar neuron), 두극신경세포(bipolar neuron), 뭇극신경세포(multipolar neuron), 무극신경세포(anaxonic neurons) 등으로 분류할 수 있다(그림 9-2).

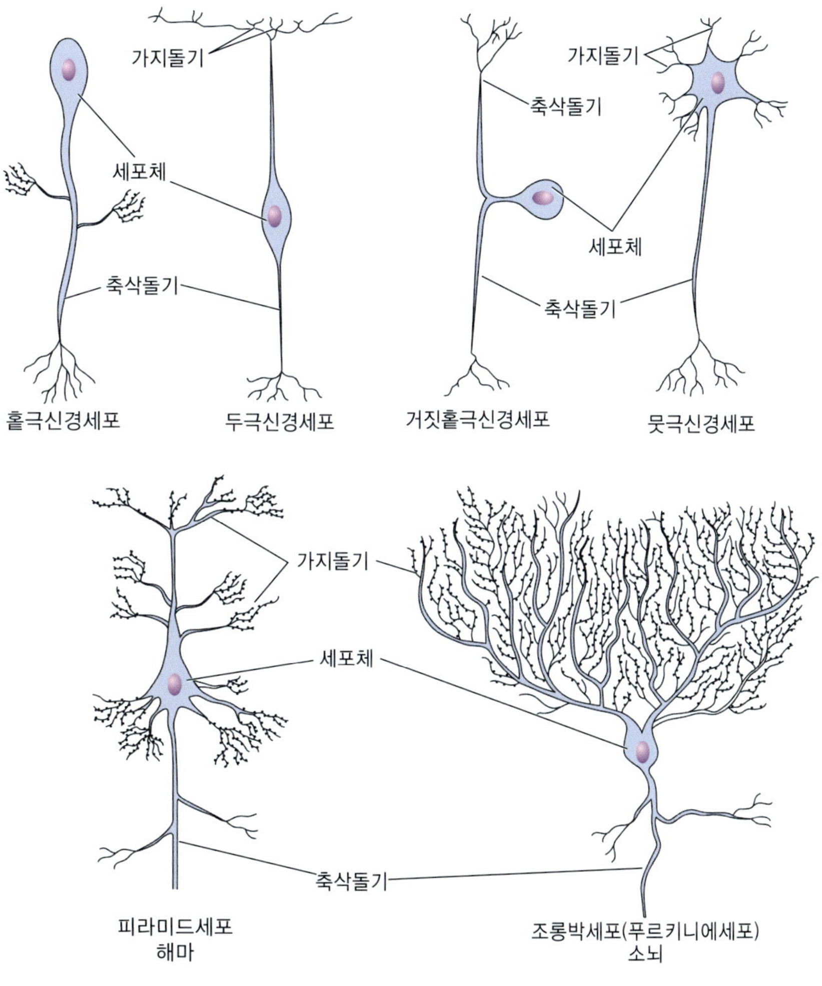

그림 9-2 신경세포의 다양한 형태

홀극신경세포는 세포체에서 하나의 돌기만 나오지만, 이 돌기가 나중에 말초가지와 중추가지를 낸다. 중추가지는 중추신경계통으로 들어가며, 말초가지는 신체의 표적기관으로 뻗는다. 홀극긴경세포는 뒤뿌리신경계통으로 들어가고, 뒤뿌리신경절과 뇌신경절의 일부에서 존재한다. 두극신경세포는 세포체에서 나오는 2개의 돌기, 즉 하나의 가지돌기와 하나의 축삭을 가지고 있다. 두극신경세포는 망막, 후각점막, 속귀의 달팽이신경절, 안뜰신경절에서 관찰된다. 뭇극신경세포의 경우가 가장 흔한 형태이며, 세포체로부터 다양한 배열양식을 보이는 다수의 가지돌기와 하나의 축삭이 나온다. 뭇극신경세포는 신경계통 전반에 골고루 분포하는 신경세포이다. 반면 무극신경세포의 경우는 많은 가지돌기를 가지고 있지만 축삭이 존재하지 않기 때문에 활동전위를 만들지 못한다. 그러나, 인접한 신경세포의 전기적 변화를 조절할 수 있다(그림 9-3).

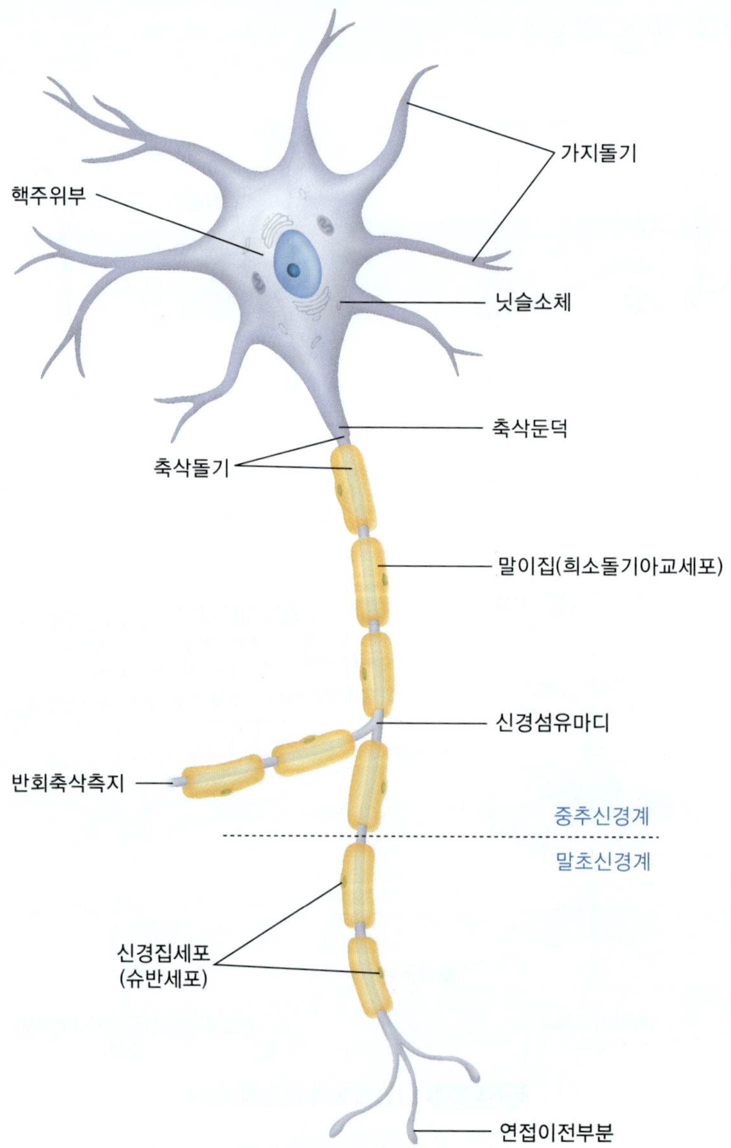

그림 9-3 신경세포의 모식도

신경세포의 기능적 특징(functional characteristics of neuron)

신경세포는 기능적 특징에 따라 감각신경세포(sensory neuron), 운동신경세포(motor neuron), 사이신경세포(interneuron)로 세분화할 수 있다. 감각신경세포는 들신경(구심성, afferent nerve)으로서 몸 전체에 분포되어 있는 수용기로부터 자극을 받아들인다. 운동신경세포는 날신경(원심성, efferent nerve)으로서 근육섬유와 샘과 같은 효과기관(effector organ)으로 자극을 보낸다. 몸운동신경(somatic motor nerve)은 의식적으로 통제가 가능하며, 대부분 뼈대근육(skeletal muscle)으로 분포하는 반면에, 자율운동신경(autonomic motor nerve)은 각종 샘, 심장근육(cardiac muscle), 대부분의 민무늬근육(smooth muscles)에 분포하여 무의식적 활동을 통제하게 된다. 사이신경세포의 경우는 다른 신경세포 사이에서 관계를 형성하여 복잡한 기능적 회로(circuit)를 만든다. 일반적으로, 사이신경세포는 뭇극 또는 무극신경세포로 이루어져 있으며, 사람의 중추신경계통에 있는 신경세포의 약 99%를 차지하는 것으로 보고된다(그림 9-4).

중추신경계통에 존재하는 대부분의 신경세포체는 회색질(gray matter)에서 발견되며, 축삭은 백색질(white matter)에 밀집하여 존재한다. 신경세포체의 밀도 차이가 회색 혹은 백색의 색깔로 보이는 하나의 요인으로 작용한다. 말초신경계통에서 세포체는 신경절, 후각점막과 같은 일부 감각영역에서도 관찰되며 축삭은 신경에서 다발형태로 묶여 존재한다.

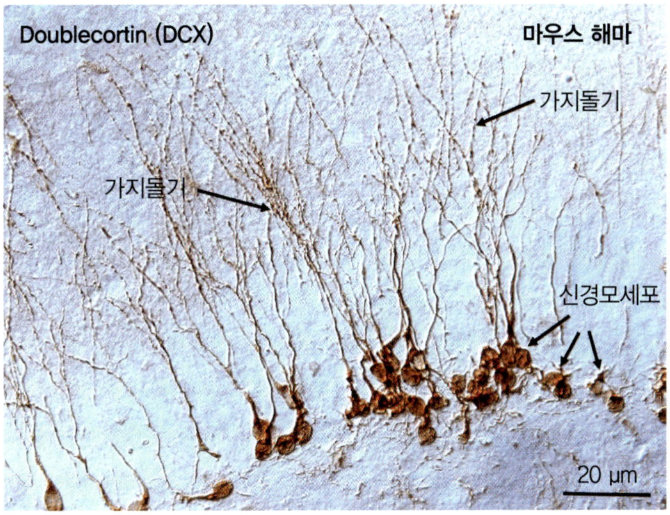

그림 9-4 마우스의 해마(hippocampus)에서의 신경아세포체(neuroblast cells) 및 가지돌기(dendrites)(doublecortin [DCX] 항체를 이용한 면역조직화학 염색, 200배)

세포체(cell body or perikaryon)

세포체는 신경세포에서 돌기를 제외한 부분이며, 실제로 대부분의 세포질은 세포체에서 나오는 돌기에 존재한다. 핵은 대부분의 세포에서 풍부한 합성 활동을 하고 있는 퍼진염색질(euchromatin)을 가지며, 간혹 신경세포에서는 농축된 비활성의 뭉친염색질(heterochromatin)을 가지는 경우도 있다. 핵소체도 뚜렷하게 관찰된다. 대부분의 세포체가 다른 신경세포에서 발생하는 흥분성(excitory) 또는 억제성(inhibitory)

자극을 전달하는 연접(synapse)을 통해 수많은 신경종말을 받아들일 수 있다. 세포체는 니슬소체(Nissl body)라고 하는 호염기성 물질을 포함하고 있는데, 이것은 자유 무리리보소체와 과립세포질내그물의 거대한 집합체로서 활발한 단백질 합성을 담당하고 있다. 이러한 호염기물질의 양은 신경세포의 형태와 기능적 상태에 따라 다르게 나타날 수 있으며, 운동신경세포와 같이 큰 신경세포에서 풍부하게 나타난다. 신경미세섬유(neurofilament)인 중간섬유(intermediate filament)는 세포체와 돌기에 모두 풍부하게 존재하고 있다. 신경미세섬유는 특히 은염색(silver staining)을 통하여 광학현미경으로 관찰이 가능하다. 신경세포에는 용해소체에 의한 소화 후 남겨진 잔여소체로 구성된 지방갈색소(lipofuscin)와 같은 색소침착물질의 포함물이 존재하기도 한다(**그림 9-5**).

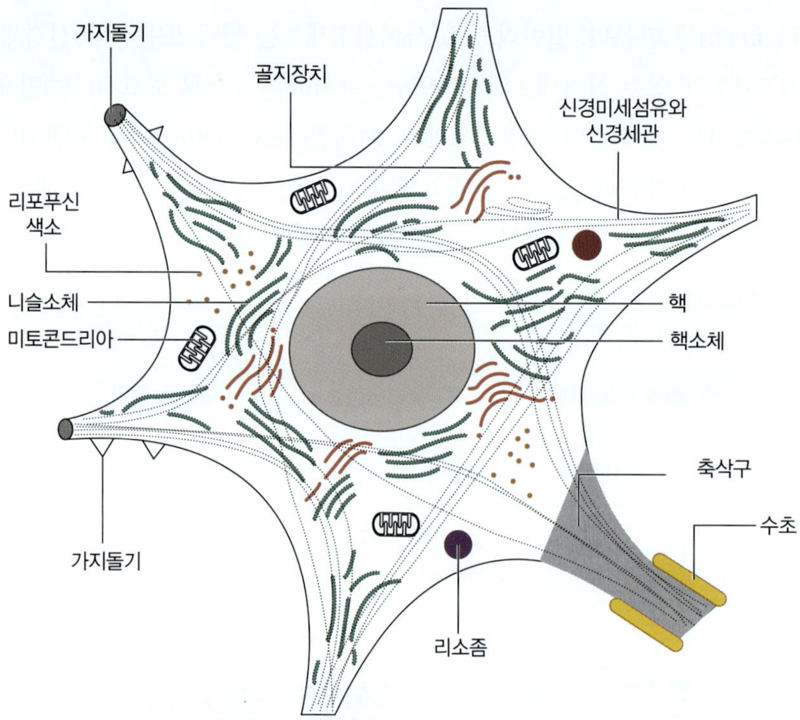

그림 9-5 신경세포체의 구성성분

가지돌기(dendrite)

가지돌기는 신경세포의 수용성 세포막이 변형된 부분으로서, 대개 나뭇가지처럼 분지된다. 가지돌기는 주로 수많은 연접으로 둘러싸여 있으며, 신경세포에서 신호를 수용하고 처리하는 주요 장소로 알려져 있다. 가지돌기의 바닥층은 일반적으로 세포체에서 나오며, 가지돌기 내에는 골지장치(Golgi complex)를 제외한 일반적인 세포소기관들이 존재한다. 거의 일정한 지름을 유지하는 축삭의 형태와는 달리 가지돌기는 분지하면서 훨씬 가늘어진다. 가지돌기의 세포질은 일반 세포질과 기본적으로 유사하나 가지돌기가 분리되는 부분에서는 세포뼈대(cytoskeleton)가 더 많이 존재한다. 가지돌기에서 이루어지는 수많은 연접은 수백, 수천의 자극을 수용하고 통합하는 역할을 한다. 연령이 증가하거나 또는 영양상태가 충분하지 않을 때 가지돌기의 수가 감소할 수 있다.

축삭(axon)

축삭은 세포체의 축삭둔덕으로부터 나오며, 길이와 두께 모두 다양할 수 있다. 세포체의 피라미드 모양 부분인 축삭둔덕은 닛슬소체가 없으며, 세포체에서 가지돌기의 반대편에 위치한다. 축삭형질(axoplasm)은 짧은 무과립세포질내그물(smooth endoplasmic reticulum, sER), 길고 가는 미토콘드리아(mitochondria)와 많은 신경잔섬유(neurofilament)를 가지고 있다. 그러나 축삭형질을 유지하기 위해서는 주로 세포체에 의존하게 되는데, 만약 축삭이 손상을 입게 되면 그 말초부분은 빠르게 퇴화한다.

축삭을 따라 물질들이 양방향으로 활발히 이동되기도 하는데, 세포체에서 합성된 세포소기관과 고분자는 축삭을 따라 선행성 이동(anterograde transport)에 의해 세포체에서 연접종말까지 이동한다. 역행성 이동(retrograde transport)은 그 반대방향으로 세포 내 섭취에 의해 들어온 물질을 말초에서 세포체까지 운반하게 된다. 이것은 바이러스나 독소 같은 것들도 이동시킬 수 있다. 반대방향으로 운반하는 물질이동은 신경과학 분야에서 신경세포의 경로를 추적하는 데 이용되며 분해되어야 할 작은 물질이나 단백질들은 세포체 내 용해소체로 수송된다. 역행성 이동은 신경세포의 경로(pathway)를 연구하는 데 응용될 수 있으며, 과산화효소(peroxidase) 또는 다른 표지자(marker)를 축삭종말을 포함한 영역 내로 주입하면, 일정기간 후 전체 축삭종말의 분포를 조직 화학적으로 확인 가능하다. 양방향으로의 축삭이동에는 미세관의 운동단백질이 이용된다. 미세관에서 활성화된 아데노신삼인산효소(ATPase)인 키네신(kinesin)은 선행성 소포이동을 매개하며, 유사한 아데노신삼인산효소(ATPase)인 세포질 디네인(dynein)은 역행성 이동을 수행한다(그림 9-6).

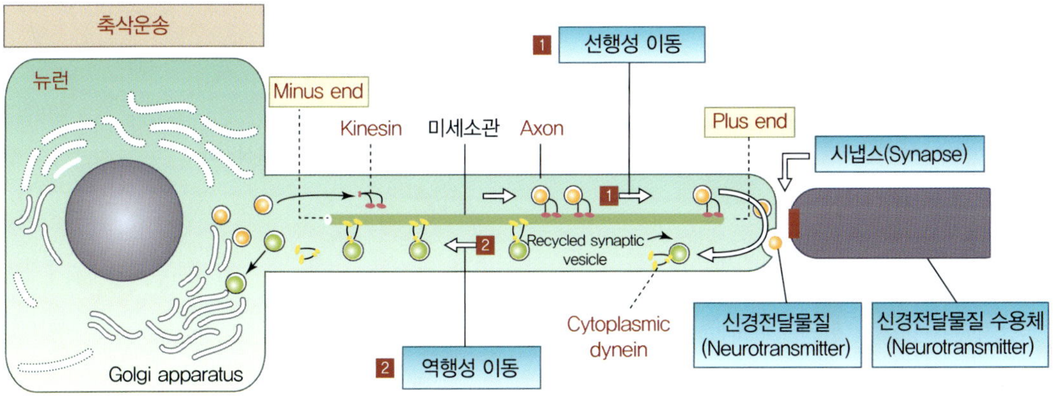

그림 9-6 축삭을 통한 물질의 이동

신경섬유(nerve fiber)

신경세포는 세포체에서 세포질의 일부가 돌출하여 섬유를 형성하여 길게 뻗어 나온 돌기이다. 신경섬유는 축삭과 이를 둘러싼 외배엽성 신경집으로 이루어져 있다. 말이집은 신경집세포에서 만들어지고 말이집의 유무에 따라 말이집신경섬유(myelinated nerve fibers)와 민말이집신경섬유(unmyelinated nerve fibers)로 분류된다.

신경집세포(neurolemmocyte; 슈반세포, Schwann cell)는 축삭과 말이집을 싸고 있는 얇은 세포로 하나의 핵을 가지고 있으며 말초신경계통에서만 볼 수 있고 신경능선(neural crest)의 전구세포에서 유래된다. 중추신경계에서 말이집을 형성하는 세포는 희소돌기아교세포(oligodendrocyte)이다. 희소돌기아교세포가 분지를 내어 여러 개의 축삭을 둘러쌀 수 있는 데 반해, 슈반세포는 말이집을 형성하여 하나의 축삭의 한 분절만을 둘러싼다. 이로 인해 축삭말이집에 인접한 신경집세포 사이에는 작은 말이집마디(랑비에결절, node of Ranvier)를 형성하게 된다(그림 9-7).

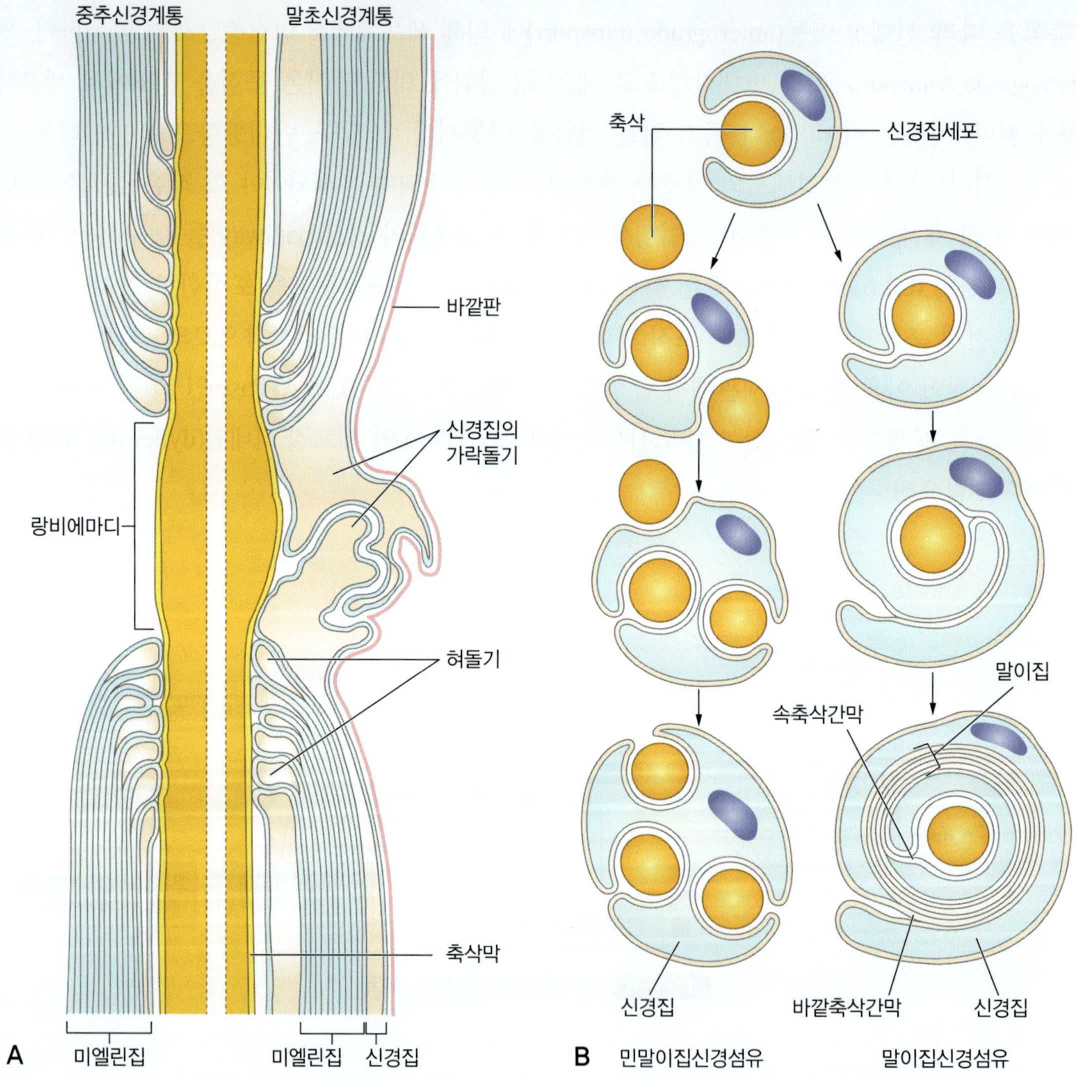

그림 9-7 **A.** 중추 및 말초신경계통의 말이집 섬유에서 랑비에마디(node of Ranvier)의 구조를 비교한 모식도, **B.** 말초신경계의 민말이집신경섬유와 말이집신경섬유의 형성과정 모식도

신경절(ganglion)

신경절은 보통 타원형으로 말초신경을 지나는 도중 신경세포가 모여 치밀결합조직에 의해 싸여 마디처럼 보인다. 결합조직과 피막에 의하여 지지되며 신경과 연결되어 있다. 신경자극을 전달하는 중간 정류장의 역할을 하며 신경자극의 방향에 따라 감각신경절(sensory ganglion)과 자율신경절(autonomic ganglion)로 구분된다.

감각신경절은 중추신경계통으로 가는 구심성 자극을 받아들이는 것으로 뇌신경과 연결되는 뇌신경절(cranial ganglion)과 척수신경의 등쪽뿌리와 연결되는 척수신경절(spinal ganglion)이 있다. 뇌척수신경절(craniospinal ganglion)의 신경세포는 거짓홑극신경원으로 돌기는 시작점에서 1개이지만 곧 T자형으로 중추와 말초를 향하여 분지하며 세포의 돌기는 2개이다.

자율신경절은 자율신경이 팽대된 부분으로서 신경세포는 주로 뭇극신경원이다. 복강신경절, 위창자사이막신경절, 기타 각종 장기 내에 있는 종말신경절 등이 있다. 이 신경절 세포들 주위에는 방추상의 작은 세포가 둘러싸고 있는데, 이 세포들을 외투세포 또는 위성세포(satellite cell)라고 한다.

신경세포 연접(synapse)을 통한 신호의 전달(signal transmission)

신경세포는 다른 신경세포나 신경세포가 분포된 근육 또는 분비샘과 서로 정보를 교환한다. 흥분(자극)의 변화가 신경세포에서 신경세포로 전달되는 원리(neural circuits)는 신경계 기능의 기초가 된다. 신경계를 이루고 있는 수많은 신경세포 사이에서 일어나는 신경전달의 가장 일차적인 방법으로는 신경세포 사이의 신경전달물질 분자의 방출에 의해 일어나는 화학적 연접(interneural chemical synpase)이다. 일반적으로 연접에서 흥분전달은 한쪽 방향으로만 향해서 일어나며, 이때 흥분을 전하는 쪽을 연접전막(presynaptic membrane)이라 하고 흥분을 받아들이는 쪽을 연접후막(postsynaptic membrane)이라 하며 이들 사이에는 연접틈새(synaptic cleft)라는 구조물도 존재한다. 연접에서 자극(임펄스) 전달은 전기적 혹은 화학적으로 일어날 수 있다. 즉, 연접에는 화학적 연접과 전기적 연접이 존재한다.

화학적 연접은 두 신경세포 사이에 가장 흔한 신호전달방식이다. 연접전막(presynaptic membrane)은 1개 혹은 더 많은 신경전달물질(neurotransmitter)을 연접틈새(synaptic cleft)로 유리시킨다. 연접틈새는 첫 번째 세포의 연접전막과 두 번째 세포의 연접 후막 사이에 있는 20~30 nm의 작은 틈새이다. 신경전달물질은 연접틈새를 가로질러 연접후막에 있는 이온통로수용체로 확산된다. 이후 방출된 신경전달물질은 이 수용체에 결합함으로써 연접후막을 탈분극시켜 활동전위를 발생시킬 수 있는 역치에 도달하게 되면 이를 흥분성 연접후전위(excitatory postsynaptic potential)라 한다. 이 연접은 연접후막에서 자극(임펄스) 생성을 촉진하므로 흥분성 연접이라고 한다. 따라서 연접은 자극(임펄스) 전도를 촉진하거나 억제할 수 있으며 이를 통해 신경활성을 조절한다(표 9-1, 그림 9-8).

표 9-1 화학적 연접 신경전달(chemical synaptic transmission)

1	신경성 화학전달자(acetylcholine, glutamate, γ-aminobutyric acid [GABA] 등) 연접소포(synaptic vesicle) 형태로 저장하며, kinesin을 매개로 한 선행성 전달방식에 의하여 연접종말(synaptic terminal)로 전달
2	연접소포의 막에는 vesicular docking proteins이라는 단백체들이 다수 포진되어 있음
3	연접전막(presynaptic membrane)에 존재하는 voltage-sensitive Ca^{2+} 채널에 고농도의 Ca^{2+} 이온에 의한 축삭의 탈분극 현상에 의하여 synaptic vesicle들의 exocytosis 유도
4	분비된 소포들이 연접후막(postsynaptic membrane)에 존재하는 수용체들과 만나 정보를 전달
5	시냅스틈(synaptic cleft)으로 분비되었던 소포들은 MAO (mitochondrial enzyme monoamine oxidase)에 의하여 퇴화되거나, 다시 절전섬유로 endocytosis 방법에 의하여 흡수됨

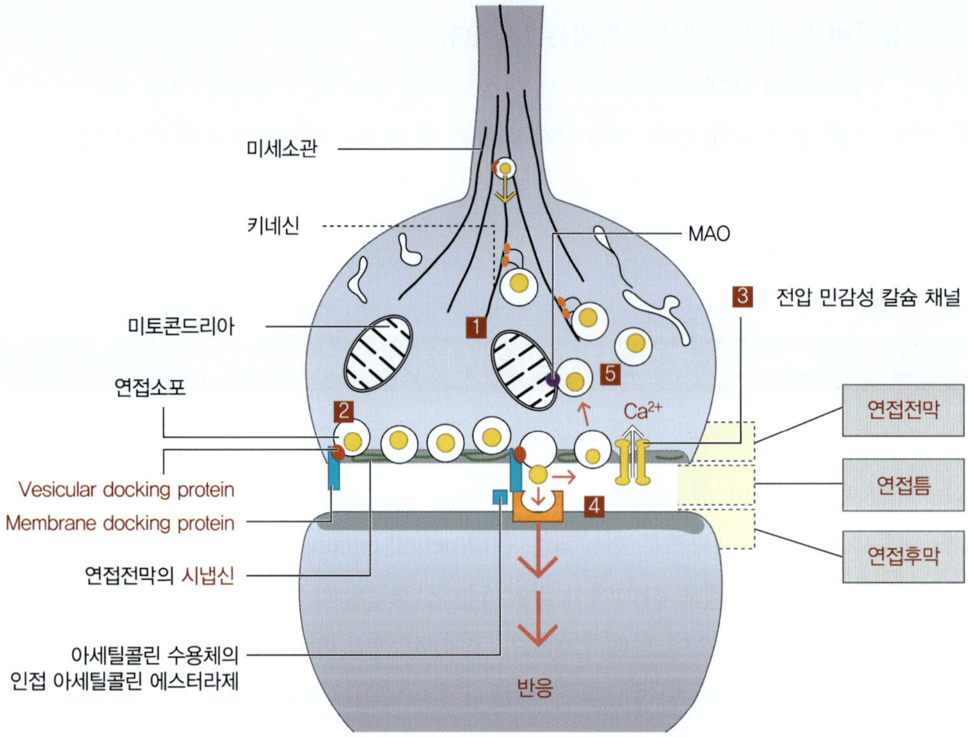

그림 9-8 화학적 연접 신경전달방식에 대한 모식도 및 기전

전기적 연접(electrical synapse)은 포유류에서는 아주 드물지만, 뇌줄기, 망막 및 대뇌 겉질에서 관찰할 수 있다. 전기적 연접은 세포에서 다른 세포로의 이온 이동이 자유로운 틈새이음(gap junctions)이 대표적인 예이다. 자극(임펄스) 전달은 화학적 연접보다 전기적 연접을 통하는 것이 훨씬 더 빠르다.

신경아교세포의 종류 및 세포학적 특징과 기능 (types, characteristics and functions of glial cells)

신경아교세포는 신경계통을 구성하는 세포의 대다수(90% 이상)를 차지하고 있다. 최근 연구에 의하면 신경아교세포가 단순히 신경세포가 매몰되어 있는 구조를 지지하지 않는다고 알려져 있다. 신경아교세포는 생물학적으로 많은 것이 알려져 있지는 않으나 신경아교세포와 신경세포 사이 또는 신경아교세포 사이의 상호작용이 신경계통에서 일어날 수 있는 기능이 있을 것으로 생각된다. 신경아교세포와 교통하는 신경세포는 신경연접에서 ATP를 방출함으로써 신경전달을 한다. 신경아교세포는 신경의 발생, 활성, 형성, 손상으로부터 회복에 중요한 역할을 한다. 신경아교세포는 유사분열을 하지만 신경세포는 유사분열을 하지 않는다.

중추신경계통(CNS)에서 볼 수 있는 신경아교세포는 별아교세포(astrocytes), 희소돌기아교세포(oligodendrocytes), 미세아교세포(microglia), 뇌실막세포(ependymal cells)가 있다(표 9-2). 별아교세포는 일반염색으로 엷게 염색되는 타원형의 핵을 가지는데, 신경아교세포 중 가장 큰 핵을 가진다. 은염색(silver stain)에서는 신경아교원섬유(glial fibrils)를 함유하는 수많은 돌기를 볼 수 있다. 형태학적으로 별아교세포는 별 모양의 세포로서 신경아교세포 중 가장 크며 2종류가 존재한다. 백색질에서는 돌기가 길고 가늘며 적당하게 분지된 반면, 회색질에서의 돌기는 길이가 더 짧고 고도로 분지된다. 백색질에 존재하는 별아교세포는 섬유성별아교세포(fibrous astrocytes)라 하고 회색질에 존재하는 별아교세포는 원형질성별아교세포(protoplasmic astrocyte)라 불린다(그림 9-9).

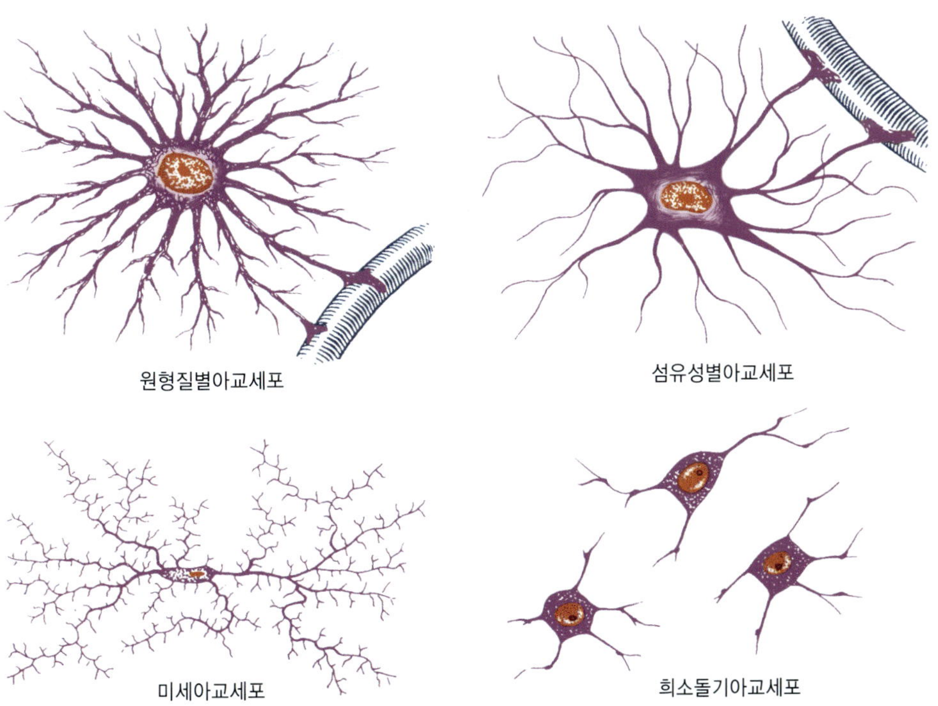

그림 9-9 신경아교세포들의 형태

원형질성별아교세포는 풍부한 세포질, 큰 핵, 짧은 돌기를 가지는 세포이다. 몇몇 돌기는 끝이 발돌기(pedicels)의 형태로 혈관과 연결되어 있다. 뇌나 척수의 표면 근처에 있는 다른 원형질성별아교세포는 발돌기가 연질막과 접하여 연질-아교막(pia-glial membrane)을 형성한다. 섬유성별아교세포(fibrous astrocyte)는 소수의 세포소기관, 자유리보솜, 글리코겐 및 퍼진염색질을 함유하고 있다. 이 세포의 돌기는 길고 대부분 가지를 내지 않는다(**그림 9-10**). 신경세포의 대사물질과 이온을 청소하는 기능을 가지며, 또한 신경전달물질인 노르에피네프린과 혈관작용창자펩티드(VIP)에 의해 자극될 경우, 저장하고 있던 글리코겐으로부터 포도당을 유리시킴으로써, 대뇌겉질 내에서 에너지 대사에 기여한다. 중추신경계통의 주변부에 위치하는 별아교세포는 혈관을 덮는 연속적인 층을 형성하고 혈액과 중추신경조직 사이의 대사물질 교환, 항생제(antibiotics), 화학물질(chemical), 박테리아 독소 등의 물질이 혈관으로부터 뇌조직으로 들어가는 것을 막는 혈액-뇌장벽(blood brain barrier)을 유지하는 것을 돕는다. 별아교세포는 중추신경계통이 손상되었을 경우 증식하여 흉터조직(scar tissue)을 형성하는 재생과정에도 관여하며 신경세포의 이온 및 화학적 환경의 조절에 참여한다.

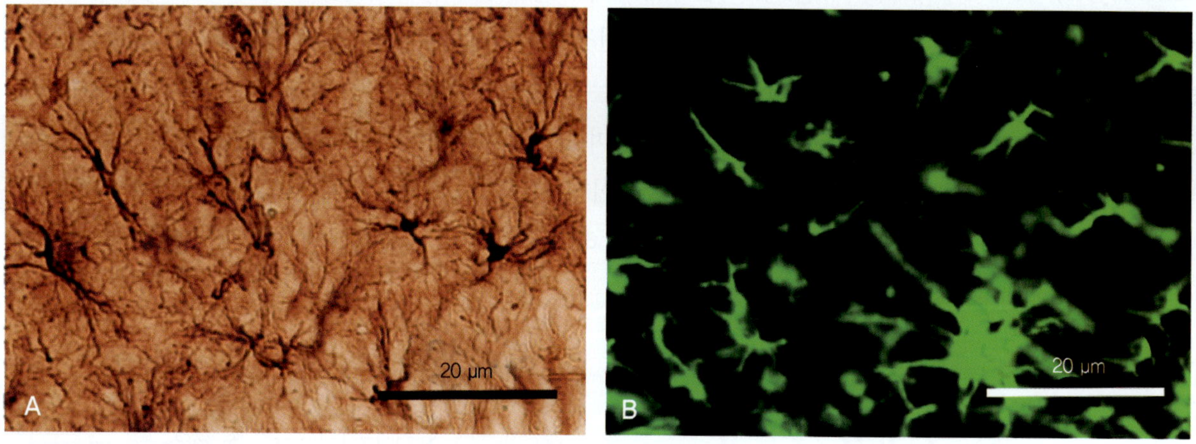

그림 9-10 대뇌에서의 별아교세포. **A.** 면역조직화학염색법을 통한 쥐의 해마에서의 별아교세포(GFAP 면역염색, 400배), **B.** 면역형광염색법을 통한 쥐의 해마에서 별아교세포(GFAP 형광항체염색, 400배)

희소돌기아교세포는 비교적 돌기분지가 적은 편이며, 일반염색에서 짙게 염색된 작은 핵으로 보인다. 가장 어둡게 염색되는 희소돌기아교세포는 중추신경계통의 회색질과 백색질에 모두 존재한다. 회색질에서 희소돌기아교세포는 신경세포 주위 위성세포(perineuronal satellites)의 역할을 하며, 성장인자를 합성하여 인접한 신경세포에 성장신호를 보낸다. 또한 신경손상에 아주 민감한 것으로 알려져 있다. 백색질에서는 중추신경계통에서 축삭 주변을 둘러싸서 활동전위(action potential)를 빠르게 전달하는 말이집(myelin sheath)을 형성한다.

미세아교세포는 발생기의 혈관 형성 당시 중추신경계통으로 유입되는 중배엽기원(mesodermal origin)의 세포이다. 중추신경계통에 전반적으로 산재해 있는 미세아교세포는 작고 어둡게 염색되며, 희소돌기아교세포와 비슷한 모양을 가지고 있다. 일반염색 표본에서 작고 긴 색소친화성 핵을 통해 식별된다. 도은염색에서는 극성 돌기를 가진 작고 긴 세포로 관찰될 수 있다. 중추신경계통의 손상이 있을 때 미세아교세포가 반응하여 증식하고 보호작용을 한다. 뇌에서 미세아교세포는 다른 세포보다 먼저 활성화되며 큰포식세포로 변하여 항원을 제시하거나 포식기능을 수행한다. 활성화된 미세아교세포는 종양괴사인자와 사이토카인을 분비하여 신경연접신호전달과 신경세포에 대한 성장효과를 보인다. 미세아교세포는 바이러스 감염, 자가면역, 신경변성 질환에서 중요한 역할을 하는 것으로 여겨진다(그림 9-11).

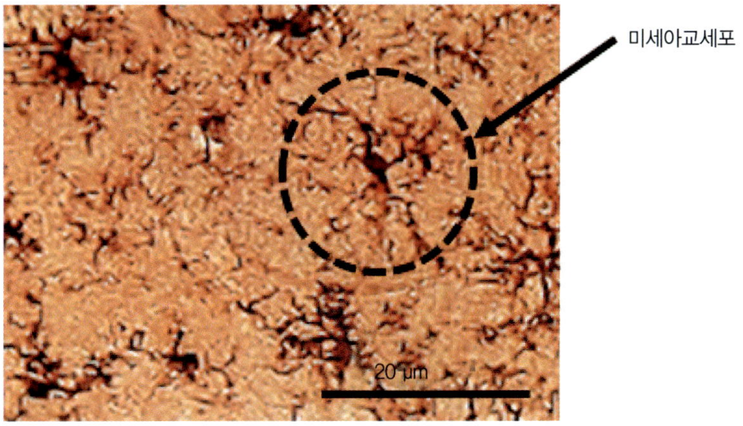

그림 9-11 쥐의 해마에서 미세아교세포(microglia). IBA-1 항체를 이용한 면역염색(400배)

뇌실막세포는 뇌의 뇌실막과 척수의 중심관을 덮고 있는 단층의 입방 또는 원주상피세포이다. 세포질에는 많은 미토콘드리아와 중간섬유다발이 존재하고 세포의 내강 쪽에는 뇌척수액(cerebrospinal fluid)의 이동을 촉진하는 섬모도 관찰된다. 뇌실의 뇌실막세포 중 일부는 변형되어 맥락얼기(choroid plexus)를 형성하는데, 맥락얼기는 뇌척수액 일부 성분의 분비와 유지를 담당한다.

말초신경계통의 신경아교세포는 신경절아교세포(ganglionic gliocytes, satellite cells)와 신경집세포(neurolemmocytes, Schwann cells)가 있다(표 9-2). 신경절아교세포는 말초신경계통의 신경세포의 세포체를 둘러싼다. 뇌 및 척수(감각) 신경절에서 신경절아교세포(satellite cells)는 각 신경세포의 세포체 주위에

표 9-2 신경아교세포(neuroglial cell)의 기원과 기능

아교세포 유형	위치	기능
별아교세포(astrocyte)	중추신경계(CNS)	구조의 지지, 재생과정(repair process), 뇌혈관장벽(Blood-brain barrier; BBB), 대사물질교환
희소돌기아교세포 (oligodendrocyte)	중추신경계(CNS)	말이집 형성(myelination), 전기적 절연(insulation)
미세아교세포(microglia)	중추신경계(CNS)	포식작용(phagocytic activity)
뇌실막세포(ependymal cell)	중추신경계(CNS)	중추신경계통 내강을 덮음(lining)
신경집세포(Schwann cell)	말초신경계(PNS)	말이집 형성(myelination), 전기적 절연
신경절아교세포(satellite cell)	말초신경계(PNS)	신경절에 있는 세포체를 덮음

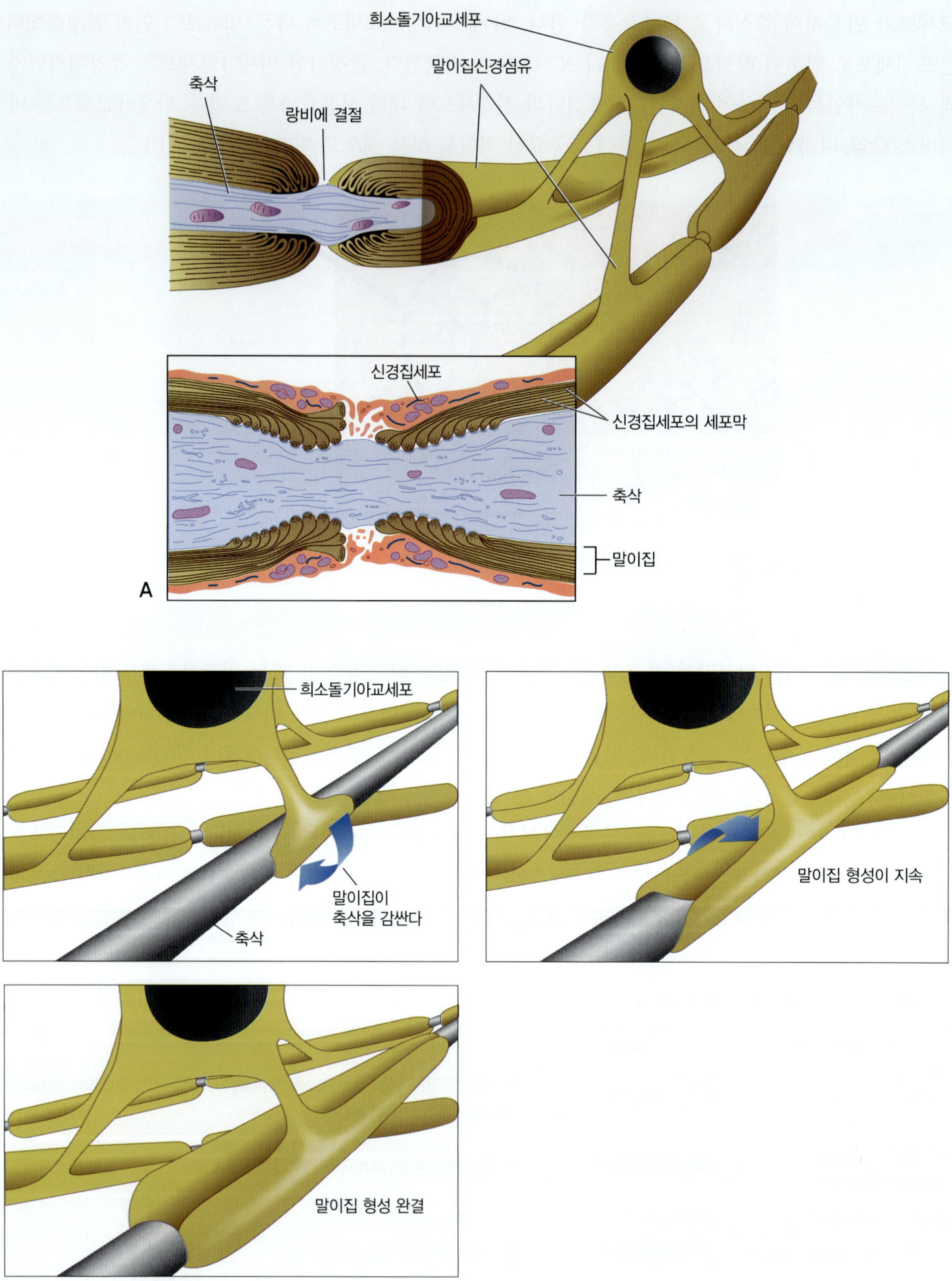

그림 9-12 A. 랑비에 결절과 말이집 모식도, B. 희소돌기아교세포의 말이집 형성과정 모식도

치밀한 피막을 형성한다. 신경조직을 구성하는 신경세포와 신경아교세포는 다른 조직의 세포와는 달리 한 가지 방법으로 염색해서는 세포 또는 세포구성 요소를 모두 나타내지 못한다. 따라서 신경조직의 구조를 이해하기 위해서는 여러 가지 염색방법을 이용하여 그 결과를 종합하여야 한다. 신경집세포는 축삭을 덮거나 말이집을 형성하는 말초신경계통의 신경아교세포이다. 이것은 말이집축삭과 민말이집축삭을 모두 감싼다. 말이집으로 둘러싸인 축삭을 말이집신경이라 부른다(그림 9-12, 표 9-2).

중추신경계통(central nervious system)

중추신경계통(CNS)은 뇌(brain)와 척수(spinal cord)로 구성되며, 또한 발생학적으로 뇌에서 유래되는 망막(retina)과 시각신경(optic nerve)도 중추신경계통에 포함된다. 뇌는 크게 뇌줄기(brain stem), 대뇌(cerebrum), 소뇌(cerebellum)로 구성된다. 또한 중추신경계통을 절단해 보면 육안으로 백색질부, 회색질부, 회색질과 백색질이 혼재된 부위로 구분할 수 있다. 백색질은 대부분이 말이집신경섬유, 일부인 민말이집신경섬유, 신경아교세포 등으로 구성되어 있다. 백색질은 축삭을 둘러싸고 있는 말이집이 많아 주로 백색으로 보이게 된다. 중추신경계통의 말이집은 말초신경계통의 말이집보다 얇다. 회색질은 신경세포체의 집단체와 가지돌기, 신경아교세포, 민말이집신경섬유로 구성되어 있다. 특히 회색질에는 신경세포의 세포체, 신경아교세포, 신경그물이 풍부하다.

대뇌겉질(cerebral cortex)

대뇌는 좌우 쌍을 이룬 대뇌반구(cerebral hemisphere)로 이루어져 있다. 각 대뇌반구는 표면에 대뇌고랑에 의해서 구분되는 대뇌이랑(cerebral gyrus)이 존재하며, 대뇌겉질(cerebral cortex)이라고 하는 회색질로 덮여 있다. 대뇌겉질에는 특징적으로 꼭대기가 표면을 향한 다양한 형태의 피라미드모양세포체(pyramidal-shape cell body)가 존재하고 이 신경세포를 피라미드신경세포(pyramidal neuron)라 부른다. 대뇌겉질은 신경세포의 형태에 따라 6개의 층으로 나눌 수 있으며, 뇌막쪽에서부터 분자층(molecular layer), 바깥과립층(external granular layer), 바깥피라미드층(external pyramidal layer), 속과립층(internal granular layer), 속피라미드층(internal pyramidal layer), 다형세포층(multiform layer) 순으로 구분된다(그림 9-13).

분자층은 대뇌의 가장 표면 쪽에 위치하고 있는 층으로 주로 신경그물에서 유래한 작은 사이신경원인 피라미드세포의 꼭대기 가지돌기와 같은 쪽과 반대쪽 대뇌반구, 시상에서 기원하는 축삭 끝가지로 구성되어 있다. 바깥과립층에는 작은 피라미드세포와 과립세포들로 구성되어 있다. 작은 피라미드세포의 꼭대기 가지돌기는 분자층으로 뻗고 있다. 바깥피라미드층은 인접한 대뇌겉질로 축삭을 보내는 작거나 중간 크기의 피라미드 신경세포가 분포한다. 속과립층은 특수한 감각정보를 받아들이는 작은 별신경세포(small satellite neuron)로 구성되며 대뇌겉질의 두꺼운 감각영역을 이룬다. 속피라미드층에는 축삭을 백

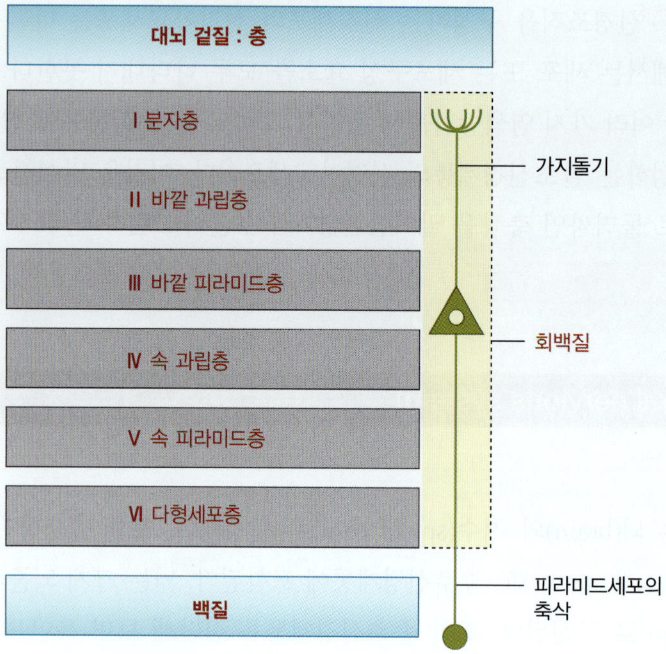

그림 9-13 대뇌겉질의 6개층을 구분한 모식도

색질로 보내는 중간 크기 및 큰 피라미드 신경세포가 분포하며, 특히 이 층은 겉질의 운동영역에서 두껍다. 다형세포층(multiform layer)에는 많은 방추모양 신경세포가 분포하며, 이 층의 깊은 부위에는 겉질을 출입하는 신경섬유로 구성된 대뇌백색질이 위치한다.

소뇌겉질(cerebellum cortex)

바깥쪽의 분자층(molecular layer), 중간의 조롱박세포층(purkinje cells), 안쪽의 과립층(granular layer)의 세층으로 구성되어 있다. 조롱박세포는 상당히 큰 세포로 가지돌기가 고도로 발달되어 있다. 한 방향으로만 계속 분지하여 부채 모양으로 나타난다. 각각의 조롱박세포는 수백만의 흥분성, 억제성 연접을 받아 통합하여 적절한 반응을 한다. 조롱박세포는 소뇌겉질에서 유일하게 외부로 정보를 보내는 세포이며, 신경전달물질을 이용하는데, 여기에서는 gamma-aminobutyric acid (GABA)를 사용하여 항상 억제성 조절이 일어난다.

척수(spinal cord)

척수는 척주관 속에 존재하는 중추신경으로 부위에 따라 목분절(cervical segment), 가슴분절(thoracic segment), 허리분절(lumbar segment), 엉치분절(sacral segment), 꼬리분절(coccygeal segment)로 나뉜다(그림 9-14). 단면을 보면 백색질이 주변부에 위치하며 회색질은 중심부에 H자 모양을 하고 있다. H자의 가로연결부위 중심에는 원시신경관의 내강에서 기원한 뇌실막세포(ependymal cell)로 덮여진 작은 중심관(central canal)이 위치해 있다. H자의 위 수직막대는 척수의 뒤뿔(dorsal horns)이라고 하며 뒤뿌리신경절(dorsal root ganglion)에 세포체가 위치하는 감각신경의 중심돌기가 들어오는 부위이다. 사이신경(interneuron)의 세포체도 마찬가지로 뒤뿔에 위치한다. 사이신경의 세포체는 중추신경계통에만 존재하며, 여기서 감각신경과 운동신경 사이에서 통합을 위한 교통그물을 형성한다. 사이신경세포는 몸의 신경세포 중 대다수를 차지한다. H자의 아래 수직막대는 척수의 앞뿔(ventral horns)이라 부르고 축삭이 앞뿔을 통해 척수에서 나가는 큰 뭇극운동신경세포의 세포체가 분포하고 있다.

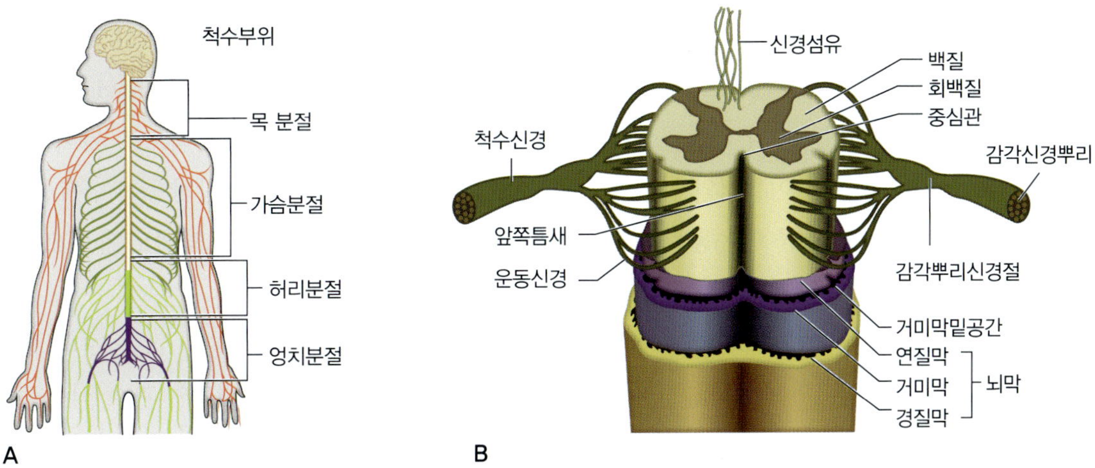

그림 9-14 척수의 분절나눔(A)과 척수의 기본 구조(B)

말초신경계통(peripheral nervous systems)

말초신경계통은 뇌신경(cranial nerve)과 척수신경(spinal nerve)으로 이루어져 있으며 이들의 신경뿌리, 말초가지(distal branches), 신경절(ganglion)을 포함하고 있다. 뇌신경은 뇌에서 시작되어 두개강을 빠져 나오고, 척수신경은 척수에서 시작되어 척추관을 통하여 나온다. 신경뿌리(nerve root)는 두개강 내 혹은 척추관 내에서 뇌척수막에 싸인 뇌신경과 척수신경의 세포체부위(proximal region)를 말한다.

각 신경섬유는 몸(somatic) 또는 내장(visceral)이라는 용어로 구분되며, 몸신경섬유(somatic fibers)는 피부, 뼈대근육 및 관절에 분포하고 있고, 내장신경섬유(visceral fibers)는 심장근육, 민무늬근육, 샘에 분포하고 있다. 내장날섬유(visceral efferent fibers)를 자율신경계통(autonomic nervous system, ANS)이라 한다. 내장날경로에는 (1) 신경절이전신경세포(preganglionic neuron)의 세포체는 중추신경계통에 있고, (2) 신경절이후신경세포(postganglionic neuron)의 세포체는 자율신경절에 존재한다.

신경섬유(nerve fibers)

신경섬유는 축삭의 기능을 용이하게 수행하도록 특화되어 있다. 아교세포의 집으로 둘러싸인 축삭이 포함되어 있다. 말초신경섬유에서 축삭은 신경집세포(Schwann cell)에 의해 둘러싸여 있으며, 신경집은 축삭의 지름에 따라 축삭 주위에 말이집을 형성하거나 형성하지 않을 수도 있다.

말이집신경섬유(myelinated nerve fiber)는 말초신경계통에서 신경집세포가 생성한 말이집에 의해 둘러싸인 신경섬유의 축삭을 의미한다. 함입된 신경집세포의 형질막이 축삭의 바깥을 휘감아 둘러싸 말이집이 형성된다. 이와 같이 축삭, 말이집, 신경집세포로 이루어진 신경섬유는 뇌신경과 척수신경에 분포하고 있다. 축삭 말이집에 인접한 신경집세포 사이에 작은 말이집마디(랑비에 결절, node of Ranvier)가 나타난다. 이 부위의 축삭은 신경집세포의 깍지를 낀 손가락모양의 돌기에 의해서만 부분적으로 싸여 있다. 마디에서 축삭막(axolemma)은 사이질액의 이온에 노출되어 있으며, 높은 농도의 전압작동성 나트륨이온통로가 있다. 이 전압작동성 나트륨 이온통로는 활동전위를 재개하며, 신경자극의 도약전도를 일으켜, 마디에서 마디로 자극이 매우 빠르게 이동하게 된다.

민말이집신경섬유(unmyelinated nerve fiber)는 말이집에 의해 둘러싸여 있지 않은 많은 수의 짧은 축삭으로 다른 신경세포돌기와 아교세포돌기 사이를 자유롭게 주행한다. 이러한 지름이 가장 작은 축삭은 신경집세포에 의해 단순하게 둘러싸여 있다. 이들 민말이집신경섬유에서 신경아교세포는 여러 겹의 말이집을 형성하지 않는다. 민말이집신경섬유를 따라 말이집마디도 존재하지 않는다. 흥분은 도약전도되지 않으므로 말이집축삭보다 전달속도가 현저히 떨어진다.

신경절(ganglion)

신경절은 신경세포체와 그들을 둘러싼 아교위성세포를 포함하는 전형적인 타원형 구조로서, 미세한 치밀결합조직에 의해 지지되며, 더 치밀한 피막으로 둘러싸여 있다. 신경자극을 전달하는 중간 정류장의 역할을 하기 때문에 각각의 신경절에서 신경은 한 방향으로 들어가고 다른 방향으로 나간다. 신경자극의 방향에 따라 신경절은 감각(sensory) 또는 자율(autonomic) 신경절로 구분된다.

감각신경절은 중추신경계통으로 가는 구심성 자극을 받아들이는 것으로 뇌신경과 연결된 뇌신경절(cranial ganglion)과 척수신경의 등쪽뿌리와 연결된 척수신경절(spinal ganlion)이 있다. 뇌척수신경절(craniospinal ganglion)의 신경세포는 거짓홑극신경원으로 돌기는 시작점에서는 1개이지만 곧 T 자형으로 중추와 말초를 향하여 분지하며 세포의 돌기는 2개이다. 자율신경절은 자율신경이 팽대된 부분으로 신경세포는 주로 뭇극신경원이며, 복강신경절, 위창자사이막신경절, 기타 각종 장기 내에 있는 종말신경절 등이 있다. 이 신경절 세포들 주위는 방추상의 작은 세포가 둘러싸고 있다. 이를 외투세포 또는 신경절아교세포(위성 세포, satellite cell)라고 한다.

신경세포의 변성과 재생(degeneration and regeneration of neurons)

신경세포의 돌기가 절단되었을 때 니슬소체(Nissl body)에 반점융해가 나타나는 현상을 역행성 변성(retrograde cell degeneration)이라고 한다. 손상부위나 정도 및 신경세포의 종류에 따라 다르지만 돌기가 재생되면 니슬소체도 원래대로 복원된다.

신경섬유를 절단하면 절단부의 중심과 말단의 단면 가까운 부분에 매우 빠르게 축삭과 수초의 변성이 나타난다. 이것을 일차변성 또는 상해변성(primary or traumatic degeneration)이라고 한다. 절단부에서 세포체 쪽의 대부분 세포가 사멸하지 않는 한 변성되지 않으며, 말초 쪽은 전체에 걸쳐서 변성이 일어난다. 이것을 이차변성 또는 왈러변성(secondary or Wallerian degeneration)이라고 하며 축삭과 말이집이 붕괴된다.

말초신경에서는 후에 비대한 신경집세포의 축삭(Bungner's band)이 생기고 절단부 중심 쪽에서 재생된 축삭이 신경집세포의 축삭 내로 들어가 말초로 진행하여 효과기 또는 수용기에 도달하여 신경종말을 형성하며 기능의 재생, 즉 재생(regeneration)이 가능하다. 이와 반대로 중추신경에서 사람의 경우 의학적 현상으로써 변성 및 사멸한 신경섬유의 재생은 거의 일어나지 않는다.

Chapter

10 순환기계통(Circulatory System)

학습목표
Learning Objective

1. 심장의 일반구조
2. 심장의 자극전도계통(impulse–conducting system)
3. 심장근육섬유의 특징
4. 혈관벽의 구조 및 조직
5. 혈관계통
6. 림프관계통

순환기계통(circulatory system)은 심장의 박동에 의해 혈액세포, 영양물질, 호르몬, 대사산물 등으로 구성된 혈액을 신체 각 조직으로 보내는 일을 한다. 순환기계통은 심혈관계통(cardiovascular system)과 림프관계통(lymph vascular system)으로 이루어지며 성인의 전체 혈관길이는 100,000~150,000 km에 달한다. 심장혈관계통은 혈액을 심장에서 조직 또는 조직에서 심장의 모든 방향으로 운반하며 림프관계통은 과다한 세포외조직액에서 수집된 림프를 심장혈관계통으로 되돌려 회수하는 기능을 가진다. 그러므로 림프관계통은 단일 방향의 수송계통이지만, 심장혈관계통은 양쪽 방향의 순환계통이다.

심장의 일반구조(general structures of heart)

심장(heart)은 순차적인 박동에 따라 수축하며, 순환기계통을 통해 혈액을 내보내는 심장근육으로 구성된다. 심장은 두 개의 심방(atrium)과 두 개의 심실(ventricle)로 이루어지며, 좌우의 심방과 심실은 심방사이막(interatrial septum)과 심실사이막(interventricular septum)에 의하여 나뉜다(그림 10-1). 오른심방과 오른심실의 사이에는 오른방실판막(right atrioventricular valve, 삼첨판막; tricuspid valve)이 위치하고 왼심방과 왼심실 사이에는 왼방실판막(left atrioventricular valve, 이첨판막; bicuspid valve, 승모판막; mitral valve)이 존재하며, 왼심실에서 대동맥으로 연결되는 부위와 오른심실에서 허파동맥으로 이어지는 곳에서는 혈액의 역류를 방지하기 위하여 각각 대동맥판막(aortic valve)과 허파동맥판막(폐동맥판, valve of pulmonary trunk)을 관찰할 수 있다. 오른심실(right ventricle)은 허파순환을, 왼심실(left ventricle)은 전신순환으로 혈액을 밀어 보낸다. 오른심방(right atrium)은 온몸에서, 왼심방(left atrium)은 허파정맥으로부터 혈액을 받는다. 심장벽을 구성하는 세 개의 층은 가장 안쪽의 심장속막(심장내막, endocardium), 중간의 심장근육층(myocardium), 가장 바깥쪽의 심장바깥막(epicardium)으로 구성된다. 심장골격(cardiac skeleton)

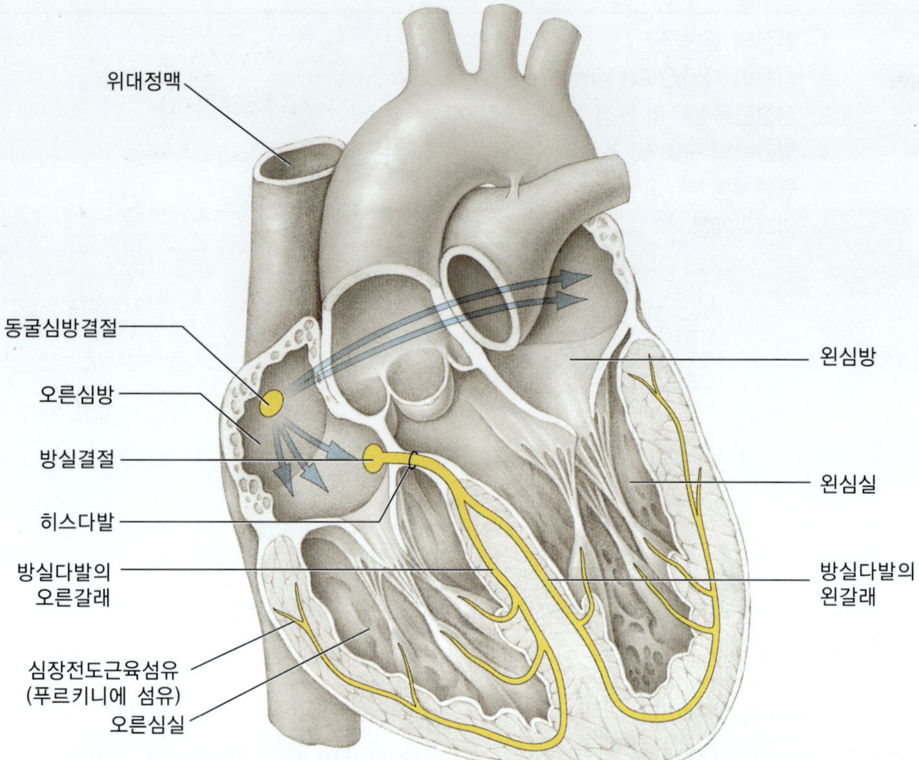

그림 10-1 심장의 자극 전도로 모식도

은 치밀한 결합조직으로 구성되며, 심장의 구조적 틀과 심장근육의 부착지점을 제공한다. 또한 판막(valve)의 기저부로도 작용한다. 심장에서는 심방나트륨이뇨펩타이드(atrial natriuretic peptide)라고 불리는 호르몬도 생성한다.

심장속막은 안쪽의 아주 얇은 내피층과 결합조직, 중간의 민무늬근육섬유(smooth muscle fibers)로 된 근육탄력층(myoelastic layer)과 결합조직, 바깥쪽으로 심장속막밑층(subendocardial layer)이라 불리는 결합조직이 심장근육층과 연결된다. 심장의 신호전달계통(impulse-conducting system)은 변형된 심장근육 섬유로 구성되는데, 이 또한 심장속막밑층에 위치한다(그림 10-2).

심장근육층은 주로 심장근육으로 이루어진 가장 두꺼운 층으로 심장의 각 방을 나선으로 감고 있다. 혈액을 온몸순환 및 허파순환으로 내보내려면 강한 힘이 필요하므로 심장근육층은 심방벽보다 심실벽에서 더 두꺼워져 있고, 특히 왼쪽심실에서 가장 두꺼운 근육층을 볼 수 있다(그림 10-3).

심장바깥막은 단층편평상피로 이루어진 중피(mesothelium)가 지지해 주고, 혈관과 신경을 포함하는 성긴결합조직층으로 구성되어 있다. 심장바깥막은 심장을 싸고 있는 심장막(pericardium) 중의 내장쪽층 심장막(visceral layer of pericardium)에 해당된다. 심장으로 들어오고 나가는 큰 혈관이 있는 곳에서 심장바깥막은 벽쪽층심장막(parietal layer of pericardium)으로 전환된다. 심장이 뛰는 사이에 심장조직은 심장바깥막에 쌓인 지방조직이 완충역할을 하며, 두 심장막의 장막(serous)을 덮고 있는 중피세포가 분비한 윤활액(lubricant fluid)이 심장막 사이의 마찰을 줄여준다.

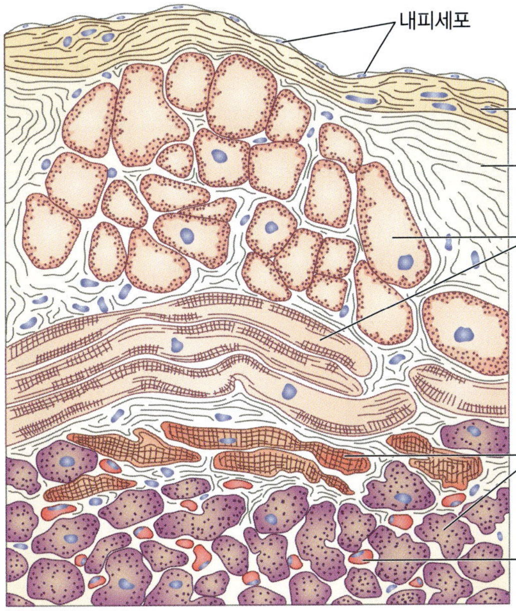

그림 10-2 심실벽을 이루는 심장속막의 구조. 내피세포 아래에는 약간의 민무늬근육세포들이 존재하고, 그 밑의 넓은 심장속막밑층에는 푸르키니에 섬유(Purkinje fiber)의 다발이 자리함

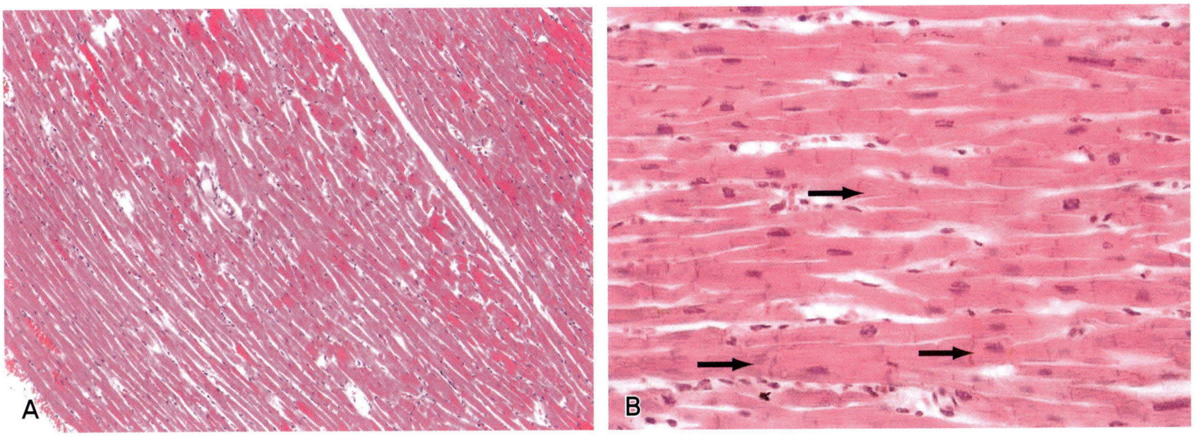

그림 10-3 심장근육. **A.** 저배율 사진(H&E 염색, 100배), **B.** 고배율 사진(H&E 염색, 400배). 심장근육세포와 세포를 연결하는 사이원반(화살표)이 관찰됨

심장의 자극전도계통(impulse conducting system)

심장속막밑층과 심장근육층 내에는 변형된 심장근육세포로 구성된 심장전도계통(impulse conducting system of the heart)이 있는데, 심장을 규칙적으로 수축시키기 위하여 탈분극된 전기파동을 생성하고 심장근육층을 확산시켜 전달한다. 이 전달계통은 오른심방에 있는 특수화된 심장근육의 두 개의 결절, 굴심방결절(sinoatrial (SA) node, pacemarker)과 방실결절(atrioventricular (AV) node), 방실다발(bundle of

His), 심장속막밑전도그물(subendocardial conducting network)로 이루어진다. 방실다발은 오른쪽 섬유삼각부위의 심장뼈대를 뚫고 들어가 방실 사이막의 막성 사이막 뒤쪽에 도달한 후 두 줄기로 분지되어 오른심실과 왼쪽심실에 각각 분포한다. 각 줄기는 심장전도근육섬유로 구성되며 결국 줄기는 많은 분지로 나뉘어 심실의 심장근육층에 이르러 심장근육섬유에 연결된다. 심장전도근육섬유(Purkinje fiber)는 대체로 심장근유섬유보다 굵고 다량의 근형질을 갖고 있다(그림 10-4). 근형질에는 글리코겐(glycogen)이 많이 분포하지만 약간의 근원섬유는 주로 근육세포 주변에 분포한다.

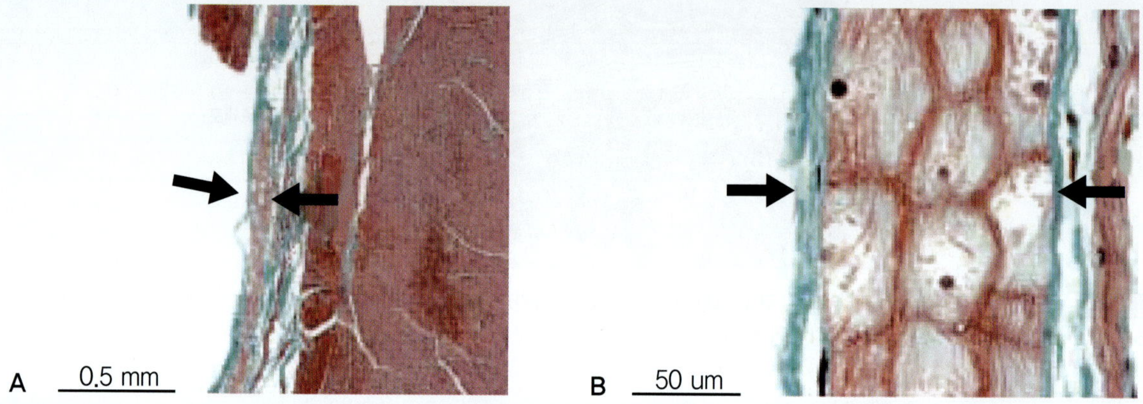

그림 10-4 심장전도근육세포(푸르키니에 세포). **A.** 저배율 사진(Masson trichrome 염색, 100배), **B.** 고배율 사진(Masson trichrome 염색, 400배)

심장의 혈관, 림프관 및 신경(vascularization, lymphatics and innervation of heart)

심장동맥(관상동맥, coronary arteries)은 굵은 근육형 동맥으로 혈류를 조절하는 세로배열의 민무늬근육세포다발과 상피성 근육세포를 속막에 가지고 있다. 심장동맥에서 심장근육층, 심장바깥막, 심장골격, 심장판막의 주변부에 치밀한 모세혈관그물을 공급한다. 심방으로 환류되는 혈액은 세정맥과 정맥으로 합쳐져 심장정맥굴(관상정맥동, coronary sinus)을 거치거나 직접 심장속막에 개구하여 오른쪽 심방으로 돌아간다.

모세림프관(lymphatic capillaries)은 심장 결합조직 속에서 그물망을 이룬다. 이들은 더 큰 림프관으로 연속된다. 림프관은 좌우 심장동맥을 따라 올라가 오른쪽 것은 앞세로칸림프절(anterior mediastinal lymph node)로 이어지고, 왼쪽 것은 기관지림프절(bronchial lymph node)로 연결된다.

자율신경계통의 부교감신경가지와 교감신경가지 모두 심장에 분포되어 있다. 심장의 기저부에서 광범위하게 퍼져 신경얼기(nerve plexus)를 형성한다. 동굴심방결절과 방실결절 근처에는 신경절세포와 신경섬유가 존재한다. 이들 신경섬유는 심장박동의 생성에는 영향을 미치지 않지만, 동굴심방결절에 분포하는 신경은 심장박동의 주기(heart rhythm)에 영향을 준다. 부교감신경가지(미주신경, vagus nerve)를 자극하면 심장박동이 천천히 일어나며, 교감신경을 자극하면 심장박동조율기의 주기가 빨라진다.

혈관벽의 구조 및 조직(structures and tissues of blood vessel wall)

대부분의 혈관들은 구조적으로 유사한 특징이 있으며, 이러한 특징들은 혈관을 서로 다른 집단으로 분류하는 데 기준이 된다. 그러나 모세혈관이나 세동맥의 혈관벽은 완전히 변형되어 있고(그림 10-5), 큰 혈관에 비하여 단순하다. 일반적으로 동맥은 인접한 정맥에 비하여 더 두꺼운 혈관벽을 가지지만 그 직경은 더 작다. 또한 조직 절편에서 보면 동맥은 둥글고 혈관의 관내강에 혈액이 거의 없다. 모세혈관을 제외하고 모든 혈관벽에는 내피세포 외에 민무늬근육과 결합조직이 있다. 혈관에서 이러한 조직의 양과 배열은 혈압과 같은 기계적 인자(mechanical factors)와 조직이 요구하는 대사적 인자(metabolic factor)에 의해 좌우된다.

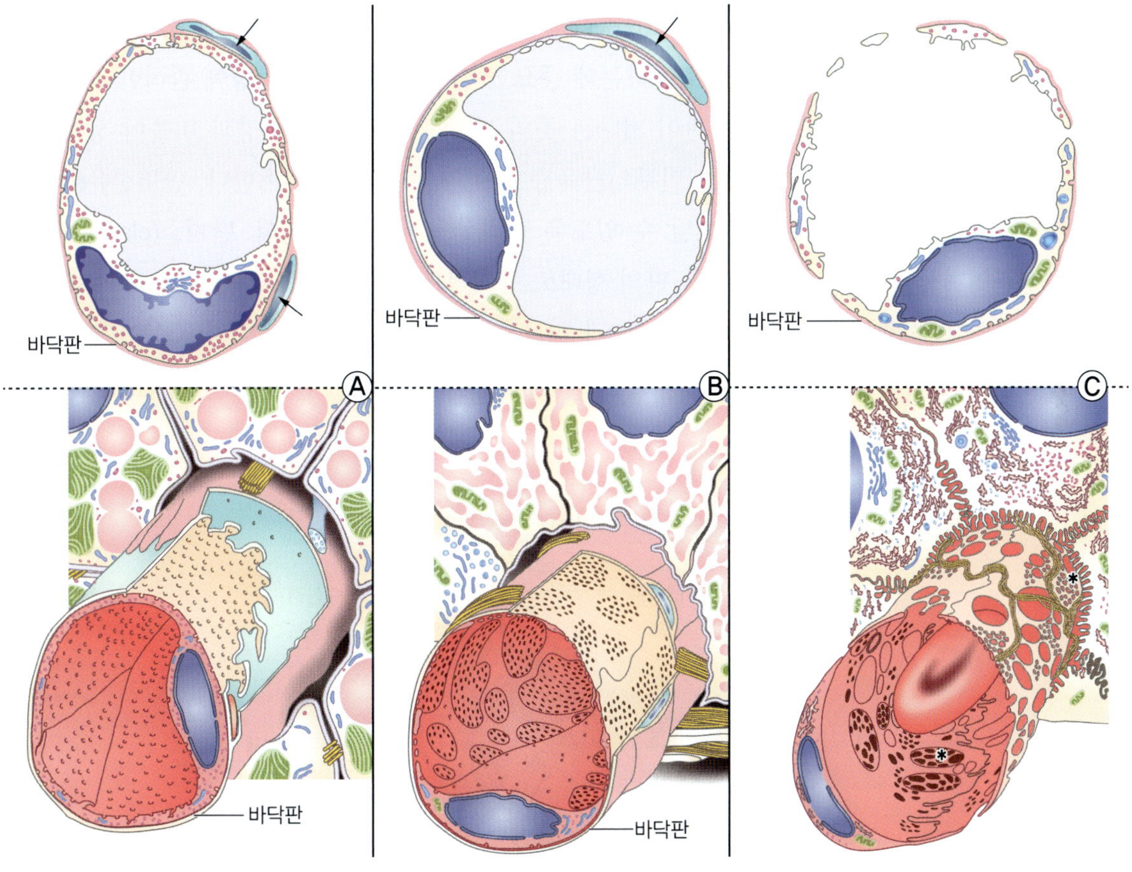

그림 10-5 세 가지 모세혈관 유형의 모식도로서 위쪽의 횡단면과 아래쪽의 입체모식도. **A.** 갈색지방조직의 연속모세혈관(continuous capillary), **B.** 갑상샘에 있는 창모세혈관(fenestrated capillary), **C.** 간에 있는 굴모세혈관(sinusoidal capillary). 화살표는 혈관주위세포(pericyte)의 세포질돌기, 별표(*)는 체판(sieve plate)을 가리킴

내피(endothelium)는 특수화된 상피로서 두 내부 구획 사이, 즉 혈장(blood plasma)과 사이질조직액(interstital tissue fluid) 사이에서 반투과성 장벽으로 작용한다. 내피세포의 바닥판(basal lamina)은 잘 분화되어 있어 단순확산, 능동확산, 수용체매개 세포내이입(receptor-mediated endocytosis), 세포통과(transcytosis) 등 물질의 양방향 교환을 중재하고 적극적으로 관여한다.

혈관내피세포 성장인자(vascular endothelial growth facotr, VEGF)는 배아 중간엽에서는 혈관계통(vascular system)의 형성(혈관신생, vasculogenesis)을 자극하며 성인에서는 혈관계통을 유지하고 정상적 발생과 조직의 재생, 복구 또는 종양 등의 병리학적 변화가 유발되었을 때 기존의 작은 혈관에서 모세혈관이 발아하여 자라나게 하는 것(혈관신생, angiogenesis)을 돕는다. 두 과정에서는 혈관생성인자(angiopoietin)가 내피세포를 자극하여 혈관벽의 다른 조직형성에 필요한 민무늬근육과 섬유모세포(fibroblast)를 끌어들인다.

민무늬근육(smooth muscle)은 모세혈관보다 큰 모든 혈관의 벽에 존재하며 나선형으로 여러 겹 배열되어 있다. 세동맥(arterioles)과 소동맥(small arteries)에서 민무늬근육 세포들은 매우 많은 틈새이음(gap junction)으로 연결되어 전반적인 혈압을 조절하는데 중요한 혈관수축과 혈관확장에 관여한다(그림 10-6).

결합조직(connective tissue) 성분은 혈관이 지나는 곳의 기능적 요구에 따라 양과 비율이 정해진다. 아교섬유는 내피밑층(subendothelial layer), 민무늬근육층 사이와 바깥막에 존재한다. 탄력섬유(elastic fiber)는 압력에 의해 혈관벽의 팽창이 일어날 수 있도록 탄력성을 부여하게 된다. 탄력소(elastin)는 큰 동맥의 주요 성분이며 근육층 사이에 평행한 판의 형태로 규칙적으로 분포한다. 무형질(ground substance)을 이루는 성분인 프로테오글리칸(proteoglycans)과 히알루론산(hyaluronate)의 양과 조성이 혈관마다 다양하며, 특히 투과성에 영향을 미치므로 서로 다른 혈관벽의 물리적 또는 대사적 특성에 관여한다.

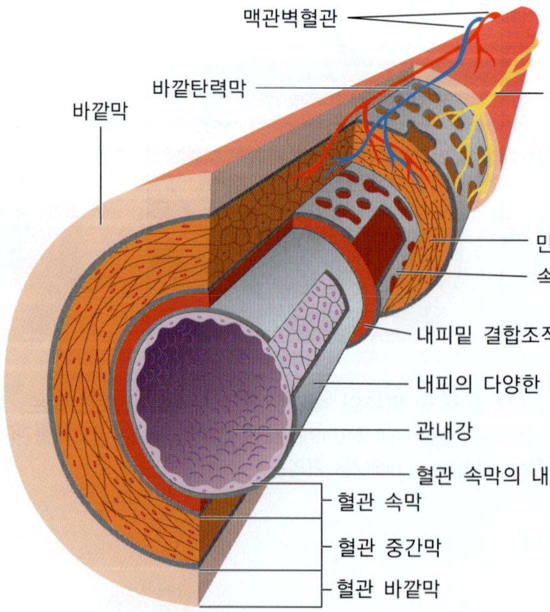

그림 10-6 동맥의 각 층을 표시한 모식도

미세혈관계통보다 큰 모든 혈관의 벽은 대체로 비슷한 구성과 성분으로 이루어져 있으며 혈관이 분지될수록 지름의 크기가 작아지고 그에 따라 성분도 점차 변화된다. 소동맥에서 세동맥으로 전환되는 곳은 구성 성분의 변화가 그리 뚜렷하지 않다. 그러나 모든 큰 혈관들은 혈관속막(tunica intima), 혈관중간막(tunica media), 혈관바깥막(tunica adventitia or externa) 등 세 개의 동심원상의 층 또는 막(tunics)으로 이루어져 있다(그림 10-6).

혈관의 조직학적 구조(structures of blood vessels)

혈관속막은 내피세포와 성긴결합조직인 내피밑층, 아주 약간의 민무늬근육으로 구성되어 있다. 동맥과 큰 정맥의 속막에는 뚜렷한 경계선인 속탄력판(internal elastic lamina, 속탄력막; internal elastic membrane)이 존재하며 탄력판에는 구멍이 있어 혈액 내의 물질이 혈관벽의 바깥쪽까지 확산될 수 있다.

혈관중간막에는 주로 민무늬근육이 나선형으로 동심원상 배열을 하고 있다. 근육섬유 사이에는 다양한 양의 탄력섬유, 탄력판, 그물섬유(reticular fiber), 프로테오글리칸 등이 산재해 있다. 모세혈관이나 모세혈관 이후 세정맥에는 혈관중간막이 없으며, 혈관주위세포(pericyte)가 혈관중간막을 대신한다.

혈관바깥막은 혈관을 덮고 있는 바깥면을 말하며 이곳에는 주로 I형 아교섬유가 길이로 배열되어 있고 사이에는 탄력섬유도 관찰된다. 바깥막은 대부분의 동맥에서는 얇은 반면, 정맥에서는 매우 잘 발달되어 있다. 바깥막은 혈관이 주행하는 기관의 버팀질(stroma) 결합조직과 이어진다. 일부 혈관의 중간막에는 바깥막과 경계되는 얇은 바깥탄력판(external elastic lamina, 바깥탄력막; external elastic membrane)이 관찰되기도 한다.

맥관벽혈관(세정혈관, vasa vasorum)

큰 동맥과 정맥의 벽에는 작은 혈관이 분포하게 되는데 이를 맥관벽혈관이라고 부른다. 이 혈관은 주로 바깥막에 존재하지만 일부는 바깥막쪽의 중간막에까지 분포하고 있다. 큰 혈관은 두껍고 단단하기 때문에 혈관내강을 통한 확산으로 혈관 전층의 세포들에게 영양분을 공급하기 어렵기 때문에 혈관중간막과 혈관바깥막의 깊은 곳에 있는 세포들은 맥관벽혈관(vasa vasorum)에 의해 영양분을 공급받는다. 정맥 혈액은 동맥 혈액에 비하여 적은 산소와 영양분을 가지고 있기 때문에 맥관벽혈관은 동맥보다는 정맥의 혈관벽에 더 많이 분포한다. 모세림프관(lymphatic capillary)은 정맥의 혈관중간막을 뚫고 들어갈 수 있으며, 동맥에서는 혈관바깥막에만 존재한다. 이것은 혈관벽을 통한 압력(transmural pressure)의 차이와 연관성이 있다.

동맥(artery)

동맥은 혈액을 심장에서부터 모세혈관까지 운반하는 혈관으로 왼심방에서 왼심실로 내려온 혈액을 대동맥을 통해 몸 전체의 모세혈관까지 이동시키는 혈관과 오른심방에서 오른심실로 내려온 혈액을 허파동맥(폐동맥, pulmonary artery)을 통해 폐의 폐포벽 모세혈관까지 이동시키는 혈관을 포함한다. 동맥은 분지되어 갈수록 직경이 작아지고 혈관벽도 얇아지게 된다. 동맥은 크기와 조직학적 특성에 따라 탄력동맥(elastic arteries), 근육동맥(muscular arteries), 소동맥(small arteries), 세동맥(arterioles)으로 나눈다.

탄력동맥은 큰동맥(large artery) 또는 전도동맥(conducting artery)이라 하기도 하며 직경 1 cm 이상으로 다량의 탄력성분을 가지고 있다. 대동맥(aorta), 허파동맥, 각 동맥의 분지인 팔머리동맥(brachiocephalic artery), 빗장밑동맥(subclavian artery), 온목동맥(common carotid), 온엉덩동맥(common iliac artery) 등이 탄력동맥에 속한다. 이들은 신체의 더 작은 동맥에 혈액을 전달하는 것이 주된 역할이다. 탄력동맥의 가장 중요한 특징은 두꺼운 중간막이며 10 μm 두께의 탄력층(elastic lamellae)이 민무늬근육섬유의 층과 교대로 배열되어 있다. 속막은 잘 발달되어 있고, 내피밑층 결합조직의 사이에 민무늬근육이 존재한다. 내피밑층에는 속탄력판이 형성되어 있지 않으며, 이 층의 탄력섬유는 중간막으로 이어져 있다. 가로 절단면에서 주름이 자주 보이는 것은 사망 시 혈압이 떨어지고 혈관이 수축하기 때문이다. 중간막에는 많은 민무늬근육세포와 30개 이상의 탄력층판이 동심원상 구조를 이루고 있다. 성인의 탄력동맥 중에서 가슴대동맥(thoracic aorta)에는 50여 개의 탄력층판이 존재하고 배대동맥(abdominal aorta)에는 30여 개의 탄력층판이 관찰되기도 한다. 바깥막은 성긴결합조직층으로 중간막보다 훨씬 얇으며 그 속에는 가는 탄력섬유가 드문드문 분포하고 있다. 또한 별도의 바깥탄력판도 형성되어 있지 않으며, 맥관벽혈관은 바깥막과 바깥쪽의 중간막에 분포하고 있다.

근육동맥은 중동맥(medium sized artery) 또는 분배동맥(distributing artery)이라고도 하며, 직경이 2 mm에서 10 mm에 이르는 동맥들이다. 이 동맥은 혈액을 기관에 분배하고 중간막의 민무늬근육(smooth mucscle)을 수축 또는 이완시켜 혈압을 조절한다. 속막은 내피세포와 내피밑층으로 구성되어 있고 내피밑층은 아교섬유, 그물섬유, 탄력섬유, 소수의 민무늬근육세포로 이루어져 있고 속탄력막(internal elastic lamina)이 매우 뚜렷이 나타난다. 중간막은 민무늬근육세포와 성긴결합조직으로 이루어져 있는 가장 두꺼운 층이며, 민무늬근육 세포가 나선상으로 10~60여 층을 형성하고 있다. 민무늬근육세포 사이에는 다양한 양의 아교섬유, 그물섬유, 소량의 탄력섬유가 섞여 있다. 중간막의 마지막 구조물인 바깥탄력막(external elastic lamina)은 큰 근육동맥에만 존재한다. 바깥막은 섬유결합조직으로 되어 있고 림프모세혈관, 맥관벽혈관(vasa vasorum), 신경이 관찰되는데, 이들 구조물들이 중간막 쪽으로 파고 들어가는 경우도 있다.

소동맥은 근육동맥에서 이어지고 있는 가는 동맥이고 이 동맥이 분지하여 세동맥으로 이어지게 된다. 혈관의 직경으로 구분할 경우 소동맥의 경우는 0.1~2 mm의 크기의 혈관을 가리키고 세동맥은 10~100 μm의 크기이다(그림 10-7). 소동맥은 계속 분지하면서 점점 작은 혈관이 되는데, 중간막이 3~4층의 민무늬근육으로 될 때까지 분지하며, 여기서 더 분지하면 민무늬근육이 한두 층밖에 없는 세동맥(arterioles)이 된다. 세동맥은 혈액과 조직액 간의 교환이 일어나는 미세순환계통(microvasculature)의 시작이다. 내피밑층(subendothelial layer)은 아주 얇고 탄력판이 없다. 중간막 민무늬근육은 원형으로 배열되어 있으며 바깥막(adventitia)은 소동맥과 세동맥 모두에서 매우 얇아 눈에 잘 띄지 않는다. 세동맥은 분지하여 연결(anastomoses)을 형성하거나 기관의 실질세포를 둘러싸는 모세혈관그물(capillary network)이 이어진다. 민무늬근육 세포는 세동맥을 닫는 조임근(sphincter) 역할을 하며, 모세혈관에 주기적으로 혈액을 흐르게 한다. 세동맥은 혈압을 결정하는 주요 인자로 작용한다.

일부 조직과 기관에서 특수한 기능을 수행하기 위해서 세동맥이 다른 경로를 형성하기도 한다. 피부의 세동맥은 체온조절을 위하여 모세혈관을 우회하여 세정맥과 바로 연결되며 이러한 동정맥우회로(동정맥연결, arteriovenous shunt)의 중간막과 바깥막은 두껍고 교감신경과 부교감신경 섬유가 풍부하다.

미세순환계통의 또 다른 형태로는 정맥의 문맥계통(portal system)을 들 수 있다. 정맥문맥계통에서 혈액은 문맥으로 연결된 두 개의 모세혈관그물을 연속해서 지난다. 이러한 배열은 물질이 심장으로 돌아가서 온 몸에 분배되는 것보다 매우 효율적이다. 정맥문맥계통의 가장 좋은 예로는 간의 간문맥계통(hepatic portal system)과 뇌하수체전엽의 시상하부-뇌하수체문맥계통(hypothalamic-hypophyseal portal system)으로 둘 다 매우 중요한 생리학적 역할을 한다(그림 10-7, 8).

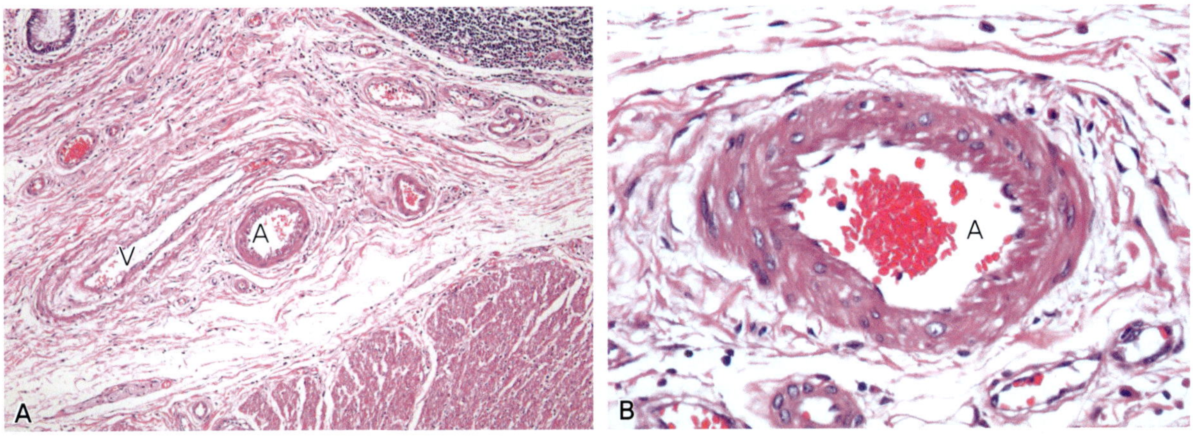

그림 10-7 잘록창자 점막밑조직의 혈관. A. 세동맥(A)과 세정맥(V)의 광학현미경 사진(H&E 염색, 200배). B. 세동맥(A)의 광학현미경 사진(H&E 염색, 400배).

모세혈관그물(capillary beds)

모세혈관은 혈관의 종말가지로 내피세포만으로 이루어진 직경이 4~10 μm의 매우 가는 혈관으로 모세혈관앞세동맥과 모세혈관뒤세정맥을 연결하고 있으며 매우 복잡한 그물구조를 이루고 있다. 특히 허파, 간, 콩팥, 대다수의 샘, 점막 등에서는 모세혈관얼기가 매우 치밀하게 이루어져 있다. 모세혈관은 전체 혈관 계통의 90% 이상을 차지하는 혈관이다. 모세혈관의 조임근은 주기적으로 열리고 닫히므로, 어느 때에도 대부분의 모세혈관은 기본적으로 비어 있으며, 총 혈액량의 5% 정도만이 모세혈관을 지나고 있게 된다. 모세혈관의 얇은 벽, 아주 넓은 표면적, 느린 박동혈류 등은 혈액과 조직 사이 물과 용질을 교환하기에 매우 적합한 구조를 가지고 있다. 따라서 혈액과 주변 조직의 대사물질이 교환되고 이 교환을 조절하게 된다. 모세혈관은 내피의 연속성과 굵기와 같은 전자현미경적 특징에 따라 연속모세혈관(continuous capillaries; 민창모세혈관, non-fenestrated capillaries), 창모세혈관(fenestrated capillaries), 불연속모세혈관(discontinuous capillaries; 굴모세혈관, sinusoid)으로 나뉜다(그림 10-5).

연속모세혈관은 모세혈관 중 가장 흔한 종류로 갈색지방조직, 근육, 고환, 난소, 허파, 중추신경계, 가슴샘, 림프절, 외분비샘, 뼈, 골수, 콩팥의 곧은 혈관 등에서 관찰할 수 있다. 연속모세혈관은 조금씩 겹쳐진 내피세포 사이에 치밀하게 잘 발달된 폐쇄이음(occluding junction)이 많이 있어, 내피의 연속성이 유지되는 모세혈관으로 내피를 가로질러 일어나는 대사물질의 교환을 조절할 수 있다. 미세구조로 소포가 많이 존재하는데, 이는 고분자의 세포통과(transcytosis) 방식으로 내피의 세포질을 양쪽으로 오가게 된다.

창모세혈관은 내피세포의 벽에 창이 있는 것이 특징이다. 물질이 내피를 통과하는 분자교환이 연속모세혈관보다 훨씬 자유롭다. 일부 창들은 프로테오글리칸으로 된 아주 얇은 격막으로 가로막혀 있기도 하다. 다른 창들은 아주 얇은 내피세포를 통과하는 순간 양쪽 면에서 동시에 막의 함입이 일어나 생긴 통로라고 볼 수 있다. 바닥판은 연속되어 있고 창을 덮고 있다. 창모세혈관은 조직과 혈액 사이에 물질이 빠르게 교환되는 콩팥, 위장관의 점막, 윤활막(synovial membrane), 안구의 맥락막(choroid), 내분비샘 등의 기관에서 찾아볼 수 있다.

불연속모세혈관은 위치하는 구조의 모양에 맞추어 불규칙모세혈관이라고도 부르며, 이것은 위치하는 구조의 모양에 맞추어 불규칙한 혈액 통로를 형성한다. 내피세포에는 격막이 없는 큰 구멍이 뚫려 있다. 내피세포들 사이에는 넓고 불규칙한 틈이 있어 전체적으로 불연속 층을 형성한다. 굴모세혈관은 매우 불연속적 바닥판이 있고 지름이 30~40 μm 정도로 커서 혈류속도가 느리다는 것이 다른 모세혈관들과 다른 점이다. 골수, 간, 지라, 뇌하수체와 부신과 같은 내분비샘의 일부에서 관찰된다.

정맥(vein)

동맥을 거쳐 모세혈관으로부터 흘러나온 혈액은 모세혈관이후세정맥(post-capillary venule), 세정맥(venule), 소정맥(small vein), 중정맥(medium-sized vein), 대정맥(large vein)을 거쳐 심장으로 들어간다. 정맥에 들어오는 혈액은 혈압이 매우 낮으므로 중간막의 민무늬근육세포가 수축하고, 주변 근육이나 기관이 바깥에서 압박해 주는 힘으로 혈액을 심장 쪽으로 보내게 된다. 혈관속막에서 돌출된 판막이 혈액의 역류를 방지한다. 일반적으로 정맥은 비슷한 동맥과 비교하였을 때 직경이 크고 속공간이 넓은 것이 특징이지만, 벽의 두께는 상대적으로 얇다. 정맥의 벽도 혈관속막, 혈관중간막, 혈관바깥막으로 나누나, 각 층의 경계가 뚜렷하지 않다. 대부분의 정맥에서는 혈관바깥막이 혈관중간막보다 현저히 잘 발달되어 있다. 또한 정맥에서는 동맥에서 잘 발달되어 있는 속탄력판과 바깥탄력판이 거의 관찰되지 않으며, 큰 정맥에서만 약간의 탄력섬유가 존재한다(그림 10-8).

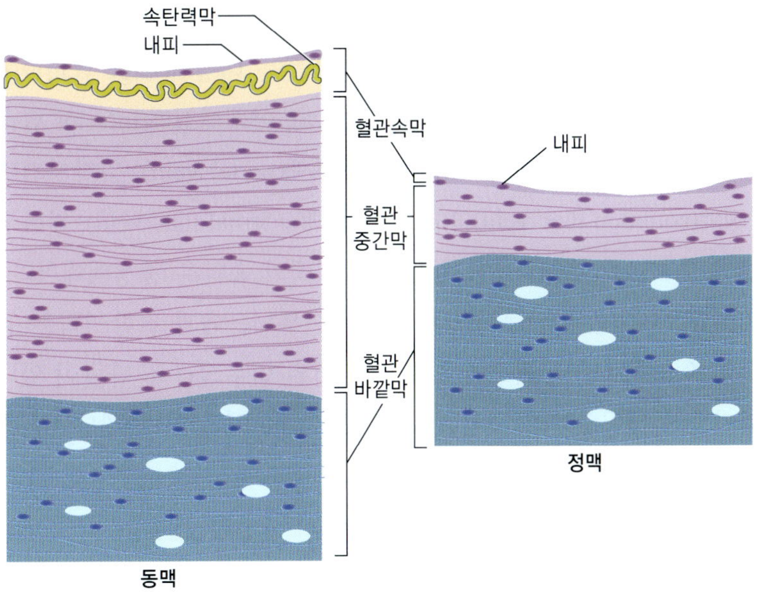

그림 10-8 동맥과 정맥의 구조 모식도

모세혈관뒤세정맥(post-capillary venule)은 보통 직경이 10~50 μm이고 길이가 50~700 μm로 매우 짧다. 모세혈관뒤세정맥의 벽은 얇은 내피세포와 바닥판이 혈관주위세포(pericyte)와 그물섬유로 둘러싸여 있다. 혈관주위세포는 모세혈관에 비해 훨씬 많다. 이들 혈관은 혈액과 세포틈새 사이에 대사물질 및 체액의 교환이 가능하므로 기능적으로 보통 모세혈관과 비슷하다.

혈액은 모세혈관뒤세정맥과 근육세정맥(muscular venule)을 거쳐 소정맥으로 흐르게 된다. 모세혈관뒤세정맥에서 세정맥으로의 구조 변화는 서서히 일어난다. 모세혈관 바로 다음에 이어지는 모세혈관뒤세정맥은 지름이 15~20 μm 정도라는 것말고는 혈관주위세포가 있는 모세혈관과 별 차이가 없다. 감염이나 조직이 손상된 곳의 모세혈관뒤세정맥은 혈장성분의 혈관밖유출(extravasation)이 일어나고 백혈구가 내피에 부착하여 순환계통을 떠나는 중요한 장소이다. 림프절에서도 모세혈관뒤세정맥을 통해 혈액 내의 림프구가 림프조직으로 이동하게 된다.

근육세정맥의 벽부터는 혈관속막, 혈관중간막, 혈관바깥막의 구조를 형성하기 시작한다. 혈관속막은 내피세포와 얇은 내피밑층 사이에서 연속된 바닥판으로 이루어져 있고 혈관중간막은 1~2층의 민무늬근육세포가 동심원상으로 배열되어 있고 사이에는 소량의 아교섬유을 관찰할 수 있다. 바깥막은 소수의 섬유모세포가 있는 성긴결합조직으로 구성되며 다소 두껍게 이루어져 있다.

지름이 0.2~1 mm 이하인 소정맥과 1~10 mm인 중정맥이 정맥의 대부분을 차지한다. 지름이 2 mm 이상인 중정맥에서는 얇은 판상의 속막주름인 판막이 관찰되기 시작한다. 판막의 표면에는 내피세포로 둘러싸여 있고 그 사이에는 얇은 아교섬유층이 존재하며, 아교섬유 사이에는 탄력섬유그물도 관찰된다. 판막은 소정맥과 대정맥에는 존재하지 않으며 중정맥이라고 하더라도 뇌, 척수, 뇌척수막의 중정맥, 머리뼈속의 정맥굴(venous sinus), 배꼽정맥(umblical vein), 골수의 정맥 등에는 존재하지 않는다. 소정맥과 중정맥들은 상응되는 근육동맥의 바로 옆에서 주행하며, 속막의 내피밑층은 얇은 편이고, 중간막에는 민무늬근육 세포의 작은 다발들이 그물섬유 및 탄력섬유그물과 섞여 있다. 잘 발달된 바깥막에는 아교섬유가 풍부하다.

심장 근처에서 탄력동맥과 짝을 지어 주행하는 큰 정맥들을 대정맥(large vein)이라고 한다. 대정맥은 직경이 1 cm 이상인 정맥으로 위대정맥(superior vena cava), 아래대정맥(inferior vena cava), 팔머리정맥(brachiocephalic vein), 속목정맥(internal jugular vein), 문맥(portal vein), 위창자간막정맥(superior mesenteric vein), 온엉덩정맥(common iliac vein), 바깥엉덩정맥(external iliac vein), 지라정맥(splenic vein), 콩팥정맥(renal vein), 홀정맥(azygos vein) 등이 속한다. 대정맥의 속막은 중정맥에서와 거의 같으나 내피밑층이 다소 잘 발달해 있다. 중간막은 상대적으로 얇으며 민무늬근육과 결합조직층이 교대로 배열되어 있다. 대정맥의 바깥막은 중간막보다 두꺼우며 세로로 배열된 민무늬근육 다발이 있다. 중간막과 바깥막 둘 다 탄력섬유가 있지만 동맥처럼 속탄력섬유(internal elastic fiber)와 바깥탄력섬유(external elastic fiber)로 구성되어 있지 않다(표 10-1).

표 10-1 각종 혈관 유형의 형태학적 특징

혈관	직경	속막	중간막	바깥막
탄력동맥(대동맥)	> 1 cm	내피 내피밑층 민무늬근육다발	가장 두꺼움 민무늬근육 탄력판(30~75층판)	중간막보다 얇음 소량의 탄력섬유 맥관벽혈관
근육동맥(중동맥)	2~10 mm	내피 내피밑층 민무늬근육 속탄력막	가장 두꺼움 민무늬근육(10~60층) 소량의 탄력섬유	중간막보다 얇음 소량의 탄력 섬유 바깥탄력막 맥관벽혈관
소동맥	0.1~2 mm	내피 내피밑층 속탄력막	두꺼움 민무늬근육(3~10층)	중간막보다 얇음 소량의 탄력섬유
세동맥	10~100 μm	내피 얇은 내피밑층 속탄력막(±)	민무늬근육(1~2층)	얇음
모세혈관	4~10 μm	내피	없음	없음
모세혈관뒤세정맥	10~50 μm	내피 혈관주위세포 빈약한 내피밑층	없거나 또는 소수의 민무늬근육세포	얇음
근육세정맥	50~200 μm	내피 내피밑층	민무늬근육(1~2층)	중간막보다 두꺼움
소정맥	0.2~1 mm	내피 내피밑층	민무늬근육(2~4층)	중간막보다 두꺼움 소량의 탄력섬유
중정맥	1~10 mm	내피 내피밑층 소량의 민무늬근육 소량의 탄력섬유 판막 형성	민무늬근육 소량의 탄력섬유	중간막보다 두꺼움 소량의 탄력섬유 민무늬근육 맥관벽혈관
대정맥	> 1 cm	내피 내피밑층 소량의 민무늬근육	민무늬근육(2~15층)	가장 두꺼움 소량의 민무늬근육 맥관벽혈관

림프관계통(lymphatic vascular system)

사람 몸에는 혈관계통 외에 아주 얇은 벽으로 된 또 하나의 운반 통로가 존재한다. 즉, 조직공간에서 림프(lymph)라 불리는 여분의 세포사이질액을 모아 혈액으로 돌려보내는 통로이다. 림프는 한쪽 방향으로만 흐르며 순환하지는 않는다. 전신으로부터 림프관을 통해 모인 림프는 두 개의 큰 림프관인 오른림프관(right lymphatic duct)이나 가슴림프관(thoracic duct)을 거쳐 혈관 내로 유입된다. 오른림프관은 몸의 오른쪽 머리, 목, 가슴, 팔에서 모아진 림프가 흘러가는 곳으로 오른쪽 속목정맥(internal jugular vein)과 빗장밑정맥(subclavian vein)이 합쳐지는 곳에서 오른팔머리정맥(right brachiocephalic vein)으로 이어진다. 가슴림프관은 몸의 오른쪽 위 부위를 제외한 나머지 대부분의 몸 부위로부터 모아진 림프액이 흐르는 곳으로 왼쪽의 속목정맥과 빗장밑정맥의 연결부로 이어진다. 림프관과 혈관의 연결부에는 판막이 있어서 혈액이 림프관으로 역류되는 것을 방지한다.

모세림프관과 림프관은 중추신경계통, 표피, 연골, 속귀, 눈확(안와), 뼈, 골수, 가슴샘, 치아, 태반과 같은 일부분을 제외하고는 몸 대부분의 조직과 장기에 걸쳐 존재한다. 모세림프관은 끝이 막혀 있는 얇은 벽을 가진 모세림프관이며 좀 더 가늘어진 한 층의 내피세포층과 불완전한 바닥판으로 구성되어 있다. 내피세포들은 서로 겹쳐 있지만 세포 사이에 틈새가 있어 관내강으로 쉽게 출입할 수 있다. 내피세포들은 창을 가지고 있지 않으며, 서로가 치밀이음부를 형성하지 않는다. 혈관이 있는 조직이라면 림프모세혈관(lymphatic capillaries 또는 lymphatics)도 가지고 있다. 림프의 내피세포(endothelial cell)들 사이의 틈새는 탄력섬유로 된 고정잔섬유 다발에 의해 벌어진 채로 유지된다.

림프모세혈관은 합쳐져서 좀 더 큰 림프관을 이룬다. 림프관의 주행경로에는 림프절이 존재한다. 림프관은 정맥과 비슷하지만 벽이 더 얇고 막(tunics)의 구분이 어렵다. 림프관에는 정맥보다 더 많은 수의 판막이 있다. 림프관은 림프로 가득 차 팽창되어 있다. 정맥처럼 림프관 내의 순환은 외부에서 가하는 힘의 도움을 받으며 판막이 있어 림프를 한 방향으로 흐르게 한다.

림프관계통은 세포사이질의 림프를 모아서 다시 혈액으로 돌려보내는 것 이외에도 림프절과 림프조직을 순환하며 여러 기관에서 기능을 하는 림프구(lymphocytes), 항체, 그 외 여러 면역물질들을 온 몸에 분배하는 역할도 한다.

Chapter

11 면역계와 림프기관(Immune System and Lymphoid Organs)

학습목표
Learning Objective

1. 면역계의 개요에 대하여 설명한다.
2. 면역계의 세포에 대하여 설명한다.
   1) 림프구에 종류와 특징에 대하여 설명한다.
   2) 항원제시세포의 종류와 특징에 대하여 설명한다.
   3) 면역에 관계하는 보조세포의 종류를 열거한다.
3. 림프기관에 대하여 설명한다.
4. 일차림프기관의 종류와 특징에 대하여 설명한다.
   1) 골수의 기능과 특징, 그리고 구조를 설명한다.
   2) 가슴샘의 위치, 구조, 세포의 특징과 기능을 설명한다.
5. 이차림프기관의 종류와 특징에 대하여 설명한다.

면역계(immune system)

면역계(immune system)는 면역기능에 관여하는 세포나 조직이 모여서 이루어진 하나의 체계로서 면역계의 세포들은 혈관과 림프관을 순환하며, 인체의 내·외부 자극에 의해 모든 조직에 산재되어 존재할 수 있다. 면역계는 체내의 다양한 이물질, 바이러스, 미생물 등 다양한 감염원으로부터 신체를 방어하며, 병원균에 대한 효과적인 보호기전을 일으키게 된다.

면역계는 사람에 존재하지 않는 이물질(foreign substance)을 인식하며 이때 인식된 이물질을 항원(antigen)이라고 한다. 항원은 세균, 바이러스, 원생동물, 기생충과 같은 외인성 물질(exogenous agents)과 종양세포, 바이러스 감염세포 등의 내인성 물질(endogenous agents)의 분자성분이다. 면역세포가 인체로 들어온 항원을 인식하게 되면 그 항원을 제거할 수 있도록 림프구가 활성화되어 림프구의 증식이 유도되고 그 수가 늘어나는 과정과 림프구의 분화로 인해 항원 제거에 필요한 새로운 기능을 얻게 되는 과정으로 나타난다. 효과적으로 항원을 제거하며, 또한 면역세포들은 계속해서 새롭게 만들어지고 사멸되는 순환 과정을 거치게 되므로 일부의 면역조직은 면역세포 생성에 필요한 세포상호작용을 가능하게 하는 구조를 가지고 있고 일부의 면역세포들은 한 조직에 머물러 있지 않고 끊임없이 우리 몸을 순환하는 특성으로 인해 상대적으로 적은 수의 림프구를 가지고도 효과적인 면역반응이 가능하게 된다.

면역계는 면역반응에 관여하는 기관(lymphoid organs)과 림프구, 과립구(granulocytes), 단핵포식계 등의 세포로 구성되어 있다.

면역계는 선천면역(innate immunity)과 적응면역(adaptive immunity, 후천면역 : acquired immunity)으로 구분된다. 선천면역은 개체가 태어나면서부터 지닌 유전적 소인이나 생리적 결과에 의해 감염증에 대한 저항성이 차이가 있지만, 이런 감염에 자연적으로 발생하는 면역기전이다. 이런 선천면역은 신속하게 반응하지만, 비특이적(nonspecific)인 초기 방어기전을 담당한다. 선천면역에 관여하는 세포는 호중구

(neutrophil), 호산구(eosinophil), 호염기구(basophil), 큰포식세포(macrophage), 비만세포(mast cell), 가지돌기세포(dendritic cell), 자연살해세포(natural killer cell, NK cell) 등이 있다.

적응면역은 특정 미생물에 대한 연속적인 노출에 의해 그 강도 및 방어능력이 증가되는 면역반응으로, 특이적(specific)이지만, 반응하는데 다소 시간이 걸린다. 또한 특정 감염원(specific pathogen)을 구별할 수 있는 능력이 있으며, 이들 항원을 제거하는 것이 목적이다. 선천면역에 비해 더 전문화되고 면역현상이 오래 유지되는 강력한 면역체계이다. 적응면역과 관련된 세포는 B 세포와 T 세포이다. 적응면역반응은 체액성 면역(humoral immunity)과 세포매개성 면역(cell mediated immunity)의 두 가지 유형으로 분류된다. 체액성 면역은 B 세포가 만들어낸 단백질, 즉 항체(antibody)가 체액내 감염된 미생물에 반응하여 이 물질을 중화시키거나 다양한 작동기전(effect mechanism)에 의해 표적미생물을 제거하는 방어기전이다. 세포매개성 면역은 T 세포에 의해 매개되며 큰포식세포와의 상호작용에 의해 미생물, 외부세포(종양 또는 이식조직), 바이러스에 감염된 세포에 작용하여 분해하는 반응이다. 이때 T 세포의 역할은 세포 사멸을 유도하기도 하며 염증반응을 조절하거나 B 세포의 활성을 유도한다.

림프기관의 구조(structures of lymphoid organs)

림프기관은 자유세포 외에 상피세포 또는 그물조직으로 이루어진 3차원적 그물 구조로 이루어져 있다. 상피세포 또는 그물조직과 면역세포가 모여 대형 림프기관, 즉 가슴샘, 지라, 림프절을 형성한다. 림프조직의 작은 집단인 림프소절(lymphoid nodule)은 대부분 소절형태로 모여 있으며, 소화기계(편도 : tonsil, 파이어판 : Peyer's patch, 막창자꼬리 : appendix), 호흡기계, 비뇨기계에 존재한다. 림프구는 널리 분포되어 있는 림프구조와 혈액, 림프, 림프조직을 통해 계속적으로 순환하여 면역활성 세포(immunocompetent cell)에 의한 정교하고 효율적인 감시 및 방어체계를 마련해 준다(그림 11-1).

면역계의 세포(cells of immune system)

면역계의 세포들은 정상적으로 혈액과 림프 속에서 순환하고, 림프기관 속에서 해부학적으로 확인되는 집단으로 존재하거나, 거의 모든 조직 안에서 산재되어 존재한다. 백혈구 중 면역반응에서 가장 중요한 역할을 하는 세포가 T 세포나 B 세포와 같은 림프구(lymphocytes)들이지만, 실제로 면역반응은 림프구에만 나타나는 것이 아니라, 비만세포(mast cells), 호중구(neutrophils), 호산구(eosinophils), 호염기구(basophils), 큰포식세포(macrophages), 가지돌기세포(수지상세포, dendritic cells)와 같은 보조세포(accessory cells)라고 하는 다른 여러 가지 세포들과의 상호작용 결과로 나타난다. 보조세포들은 항원을 림프구에 제시하기도 하며(antigen presenting cell), 활성화된 림프구가 면역반응을 진행하는 작동세포(effector cell)로 작용하여 항원을 제거하는 데에도 중요하게 작용한다.

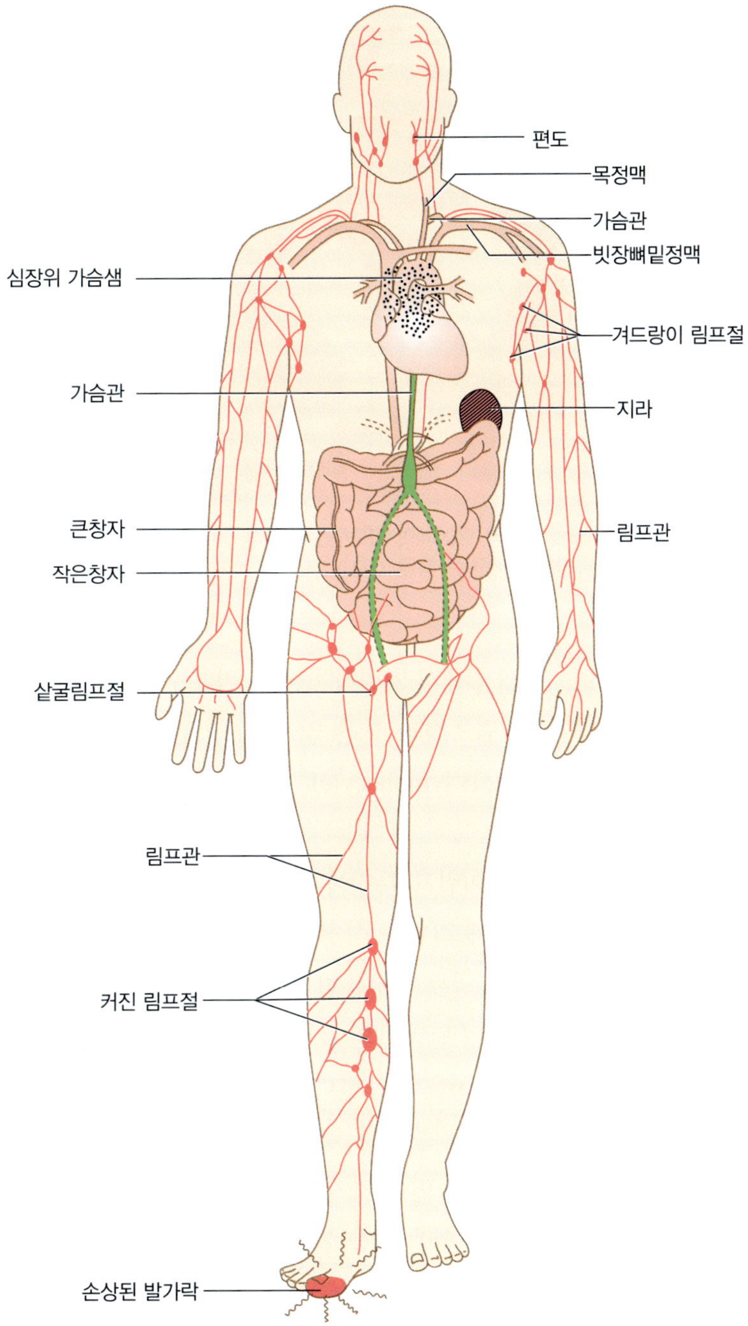

그림 11-1 인체의 림프기관 분포도

림프구(lymphocytes)

림프구는 면역계통의 이주세포로 항원을 인지한 뒤 특이적인 반응을 일으키는 적응면역반응에서 가장 핵심적인 역할을 담당하는 세포이다. 또한 다양한 항원(antigens)을 인지할 수 있는 수용체(receptors)를 만드는 유일한 세포로 순환하는 백혈구의 20~40%를 차지하고 있으며(그림 11-2), 림프절 내에서는 세포

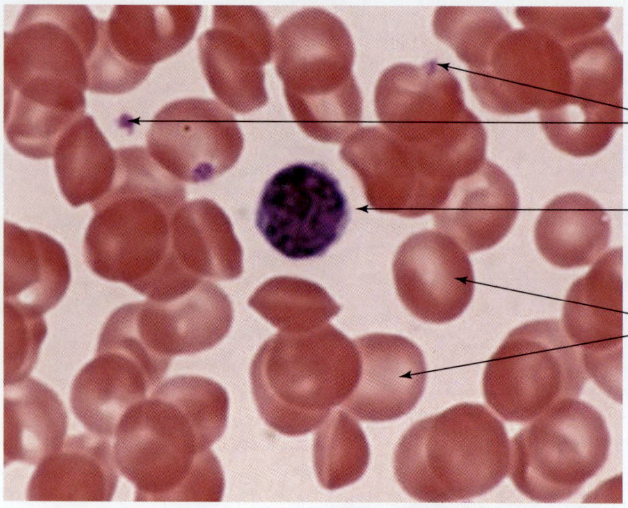

그림 11-2 림프구의 광학현미경 사진(Wright's 염색, 200배). 림프구는 지름이 8~10 μm이며 세포질은 작은 테(rim) 모양이다. 세포질 내 과립이 존재하지 않으며 경계가 명확한 하나의 둥근 큰 핵을 가지고 있음

의 99%를 차지하고 있다. 모든 림프구는 골수에서 기원하지만, T 림프구는 가슴샘에서 성숙하며, B 림프구는 골수에서 미감작림프구로 분화한 후 림프절과 같은 말초림프기관에서 성숙을 완료한다. 림프구는 기능과 표현형의 차이에 따라 B 세포(B cell, B lymphocyte), T 세포(T cell, T lymphocyte), 자연살해세포(natural killer cell; NK cell)로 구분된다.

림프구들은 형태학적으로는 구분이 매우 어렵고 특징이 뚜렷하지 않는 세포로 특히 T 림프구와 B 림프구는 현미경으로 구별이 불가능하기 때문에 림프구 아형 간의 구분은 보다 정확하게 구분하기 위해서는 세포 표면에서 발현하는 특징적인 단백에 의해서 구분한다. 기능적으로 독특한 림프구 집단을 구별하기 위해 막표면(membrane surface)에 발현되는 단백들의 표현형 표지자(phenotyping marker)인 분화표지분자군(분화집단, cluster of differentiation, CD)을 이용한다. CD 표지자들은 각기 다른 종류의 림프구들을 구별하게 해줄 뿐만 아니라 이들을 발현하는 종류의 세포에서 많은 기능들을 수행하고 있다. 예를 들어 B 세포는 CD21, CD79a 등과 같은 분자를 표면에 가지고 있고 모든 T 세포는 공통적으로 CD3 분자를 표면에 가지고 있기 때문에 면역조직화학적 염색 등을 이용하여 B 세포와 T 세포를 구분할 수 있다.

림프구는 혈액에서 시작하여 림프조직 및 비림프조직을 거쳐 바로 혈액으로 돌아오거나 림프를 거쳐 다시 혈액으로 돌아오는 순환구조를 반복한다. 림프구재순환(lymphocyte recirculation)이라 불리는 이러한 과정은 생체 전체에 걸친 면역반응의 전파를 촉진하며 외부 침입체와 생체 자체의 세포 변성에 대한 효과적인 감시체계를 가능하게 한다. 대부분의 림프구는 허파, 간, 골수와 같은 장기를 통과 후 세정맥(venule)을 거쳐 혈액으로 되돌아가며, 이에 반하여 일부 림프구는 림프를 통해 이러한 장기를 떠나 들림프관을 통하여 림프절로 유입된다.

B 세포(B 림프구)

B 세포는 공통림프전구세포(common lymphoid precursor cell)가 골수(bone marrow)에서 분화과정을

거쳐 생성된다. 생성된 B 세포는 혈액과 림프액을 따라 미성숙 상태로 순환하며 말초림프기관인 림프절이나 지라로 이동하여 완전히 성숙된다. 성숙된 B 세포의 표면에는 IgM과 IgD의 두 항체를 모두 발현하고 있으며 림프절이나 지라에서 적절한 항원 자극에 의하여 증식하여 최종적으로 항체를 분비하는 형질세포(plasma cell)(그림 11-3)로 분화하여 면역글로불린(immunoglobulin)을 분비하거나 일부는 기억세포(memory cells)로 분화하여 골수나 혈액에 존속하다가 동일한 항원이 반복되어 침입하였을 경우 신속하게 인식하여 면역반응을 유도한다.

B 세포는 혈액을 순환하는 림프구의 10~15%를 차지하고 있으며, 적응면역반응 중 항체가 생성되는 체액성 면역반응의 토대를 이룬다.

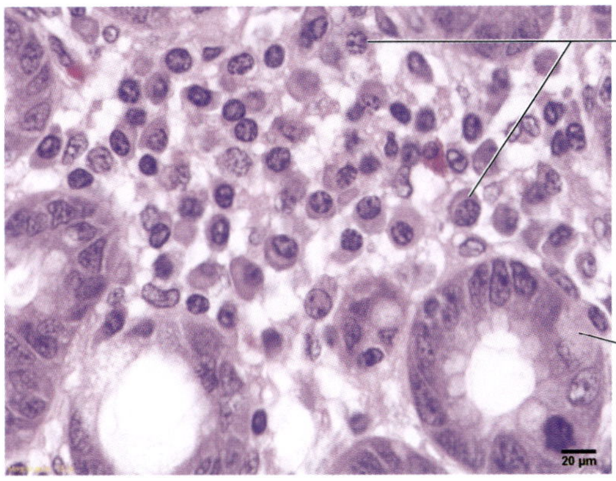

그림 11-3 장에 분포되어 있는 다수의 형질세포의 광학현미경 사진(H&E 염색, 400배). 형질세포는 성숙한 B 림프구이며, 많은 양의 항체인 면역글로불린을 생산한다. 형질세포는 신체의 결합조직, 특히 위장관 부위(gastrointestinal tract)에 많이 분포되어 있다. 형질세포의 형태는 난원형이며 핵 속에 이질염색질이 수레바퀴 모양(cart-wheel pattern), 시계판 모양(clock-face pattern)으로 관찰된다. 세포질은 과립세포질그물(rough endoplasmic reticulum)이 많이 존재하여 약한 호염기성을 나타냄

T 세포(T 림프구)

T 세포는 혈액 림프구의 65~80%를 차지한다. 골수의 줄기세포에서 기원된 T 세포는 가슴샘(thymus)에서 성숙을 완료한 후 림프절, 지라, 창자점막, 피부림프조직 등으로 떠나게 된다.

T 세포는 면역 반응을 조절하는 기능을 가지고 있는 세포로서 직접 세포를 파괴하는 작용을 나타내어 세포매개성 면역반응(cell-mediated immunity)에서 중요한 역할을 담당한다. 항원을 단독으로 인지할 수 있는 B 세포의 세포막 항체와는 달리 T 세포 수용체는 주조직적합복합체(major histocompatibility complex, MHC) 분자라고 하는 세포막 단백에 결합된 항원만을 인지한다. T 세포는 특이한 표지의 발현과 기능상의 활성에 따라 도움 T 세포(helper T cell), 세포독성 T 세포(cytotoxic T cell), 조절 T 세포(regulatory T cell, 억제 T 세포 : suppressor T cell) 등으로 분류한다.

도움 T 세포는 항원제시세포(antigen presenting cells, APC)가 제시한 제2형 주조직적합복합체(class II MHC)와 항원 펩티드(peptide)의 복합체를 인식하여 면역반응을 조절한다. 도움 T 세포의 표면에는 CD4 분자를 발현하며 B 세포와 큰포식세포를 자극하는 시토카인(cytokine)을 분비하여 B 세포의 항체 생산과 큰포식세포의 방어기전을 활성화시키는 데 필수적이다.

세포독성 T 세포는 CD8 분자를 세포 표면에 발현하며 증식 및 분화과정이 이루어지기 위해서는 성숙한 도움 T 림프구가 분비하는 시토카인이 필요하다. 세포독성 T 세포의 기능은 표적세포(target cell)가 보여주는 제1형 주조직적합복합체(class I MHC)와 항원 펩티드의 복합체를 인식하여 퍼포린(perforin)이라는 단백질을 분비함으로써 바이러스에 감염된 세포의 표면에 구멍(pore)을 내어 살해할 수 있다.

조절 T 세포는 CD4와 CD25 분자들을 모두 발현하며 도움 T 세포의 반응을 억제하고 면역반응을 조절하는 기능을 한다.

자연살해세포(natural killer cell; NK cell)

이 세포에는 B 세포와 T 세포에 특징적인 표지분자(marker molecule)가 없어 B 세포나 T 세포보다 덜 특이적인 항원인식 체계에 의존하기 때문에 선천면역(innate immunity)계의 구성요소에 속한다. 자연살해세포의 표현형 표지자인 분화표지분자군은 CD56이다. 순환하는 혈액 내에는 10% 이하로 존재하며, 현미경에서 보여지는 형태학적 특징으로 인해 큰 과립성 림프구로 알려졌다. 이들 세포의 주된 기능은 바이러스에 감염된 세포와 일부 종양세포를 세포독성 작용에 의해 제거하는 과립이 존재하는 림프구이다.

항원제시세포(antigen presenting cells)

항원제시세포(antigen presenting cells, APC)는 조직에서 미생물 항원을 전문적으로 포획한 후 이들을 림프조직으로 운반하며, 림프조직으로 이동한 항원제시세포에 의해 항원이 막 표면으로 제시되어 림프구에 의해 인식된다. 항원제시세포의 종류에는 단핵구포식세포계에 속하는 가지돌기세포(dendritic cell), 큰포식세포(macrophage)가 있으며, 그 외에 B 세포 등이 있다. 이 외에 면역기능에 관여하는 보조세포(accessory cells)로서 과립구(granulocytes)인 호중구, 호산구, 호염기구, 비만세포(mast cell) 등이 있다.

T 세포가 항원을 인식하고 면역반응을 유발하기 위해 항원제시세포는 항원을 탐식한 후 용해소체에 의해 펩티드 형태로 분해한 물질을 내부에서 합성된 주조직적합복합체 II (major histocompatibility complex II, MHC II)와 결합한 복합체의 형태로 세포표면에 항원을 제시하여야 한다.

최근의 연구는 면역계의 세포에서 항원이라 불리는 이물질에 대해 반응해서 분비되는 신호전달물질인 시토카인(cytokine)을 통해 서로 정보교환을 하며, 면역에 관련된 세포들의 활성을 조절한다. 시토카인은 큰포식세포, B 세포, T 세포, 비만세포 등 면역세포를 포함한 많은 세포들에 의해서 생성된다. 큰포식세포에 의해 분비된 시토카인에 의해 도움 T 세포가 활성화되며, 활성화된 T 세포는 B 세포와 세포독성 T 세포를 활성화시키기 위해 다른 시토카인(cytokine; 림포카인, lymphokine)들을 분비한다. T 세포수용체(T cell receptor)와 시토카인들은 체액성 면역반응이 이루어지는 데 필수일 뿐만 아니라 세포매개성 면역반응의 기본 토대를 이룬다. 백혈구에 작용하는 시토카인은 인터루킨(interleukin, IL)이라고 하며, IL-1, IL-2, IL-3, IL-4, IL-5, IL-6 등 적어도 30여 종 이상이 알려져 있다. 인터루킨은 B 세포, T 세포, 큰포식세포의 활성화 등 면역기능 조절 외 자가면역질환 등과 관련이 있다. 또한 바이러스에 감염된 세포에서 분비하여 주변의 감염되지 않은 세포에 작용해 바이러스의 증식을 억제하는 물질의 발현을 유도하는 시토카인인 인터페론(interferon, IFN)은 B 세포의 분화 촉진과 자연살해세포의 작용을 증강시킨다.

기타 시토카인에는 T 세포에서 형성되는 여러 종류의 집락자극인자(colony-stimulating factor)가 있으며, 이들은 림프계통과 조혈계통을 연결해 주는 고리가 된다. 알파 및 베타 종양괴사인자(alpha and beta tumor necrosis factor)와 변형성장인자 베타(transforming growth factor beta) 등 기타 시토카인은 염증, 종양에 대한 방어, 세포 성장, 창상 치유 등과 연관되어 있다.

림프조직 또는 림프기관(lymphatic tissue or lymphatic organs)

림프조직은 대개 많은 수의 면역세포들이 모여서 만들어진 조직으로 항원에 대한 적절한 면역반응의 유도와 없어지는 면역세포를 보충하기 위하여 여러 가지 면역세포들의 상호작용이 용이하게 일어나도록 구성되어 있다.

각 림프기관에 의해 공유되는 두 가지 중요한 기능은 림프구 성숙에 필요한 성장인자 및 기타 분자신호를 제공하는 것과 성숙하는 림프구의 인식과 선택을 위한 자가항원을 제시하는 것이다. 적응면역반응의 항원인식과 림프구의 활성화에 필요한 세포상호작용이 최적화되기 위해서는 림프구와 항원제시세포(APCs)가 한정된 조직이나 기관 내 또는 외래 항원이 운반되어 집결되는 부위에 집중적으로 모여 있다. 그 중 비교적 적은 양의 림프조직이 소화관, 호흡기관, 비뇨생식기계와 같은 일부 기관의 점막에 단순히 모여 있는 형태를 퍼진림프조직(diffuse lymphoid tissue)이라 하며, 이 경우 주위 조직과의 경계가 불확실하다. 이에 비하여 많은 림프구가 밀집하여 둥근 구조물을 이루고 있는 경우를 림프소절(lymphoid nodule or lymphoid follicle)이라 한다. 림프소절이 피막에 의해 둘러싸여 독립된 기관을 이루고 있는 경우 림프기관이라고 한다. 림프구는 호염기성으로 염색되는 뚜렷한 핵과 매우 적은 양의 세포질을 가지므로 림프조직을 H&E 염색하여 보았을 때 대체로 진한 청색으로 보이는 많은 세포들이 조밀하게 모여 있는 것이 관찰된다.

림프기관은 크게 골수(bone marrow)와 흉선(thymus)으로 구성된 일차림프기관(primary lymphatic organs), 림프절(lymph node), 지라(spleen)로 구성된 이차림프기관(secondary lymphatic organs), 막창자꼬리(충수돌기, appendix), 편도(tonsil), 파이어반(Peyer's patch) 등과 같은 작은 림프소절로 존재하는 특수림프조직(specialized lymphatic tissues)으로 분류한다(**그림 11-4**).

림프기관 중 림프절, 가슴샘, 지라는 결합조직인 피막으로 둘러싸여져 있으나, 퍼진림프조직은 피막에 싸여 있지 않다. 면역계를 구성하는 일부 면역세포들이 기능적으로 비정상적일 경우 자신의 조직 내 특정 분자에 대하여 반응하여 공격함으로써 자가면역질환(autoimmune disease)을 유발할 수 있다.

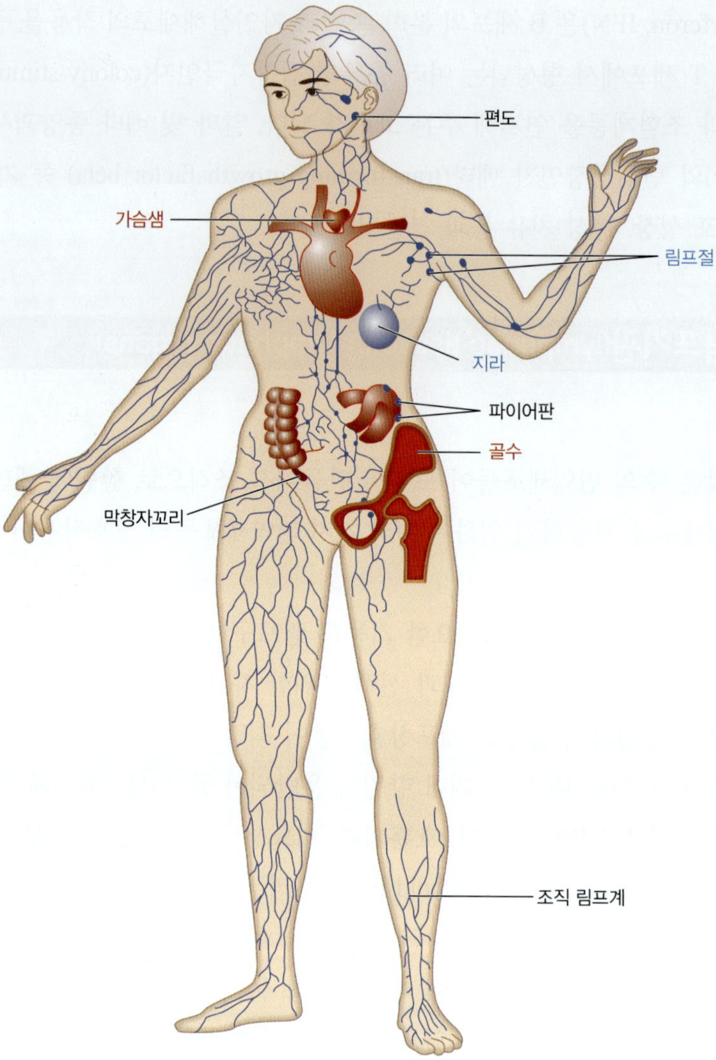

그림 11-4 인체 림프기관의 모식도. 일차림프기관은 붉은색 글씨, 이차림프기관은 푸른색 글씨, 특수림프조직은 검은색 글씨

일차림프기관(primary lymphatic organs)

일차림프기관은 생산적 림프기관(generative lymphoid organs)이라고도 한다. 림프구가 처음으로 항원 수용체를 발현하는 곳으로 표현형적, 기능적 성숙이 일어나는 장소이기도 하며 새로운 면역세포가 생성되는 기관이다. 미성숙 림프구를 성숙시키고 특정 항원에 대해 특이적(specific)인 B 세포 수용체(B cell receptor, BCR)와 T 세포 수용체(T cell receptor, TCR)를 발현하여 면역적격성(immunocompetent)을 갖게 한다. 골수와 가슴샘이 대표적 기관에 속한다.

골수(bone marrow)

모든 혈액의 세포(blood cell)는 조혈줄기세포(hematopoietic stem cell)로부터 생성된다. 골수 속의 공통조혈줄기세포(common hematopoietic stem cell, HSC)는 성장인자(growth factors)인 집락자극인자(colony stimulating factors, CSF)와 적혈구생성인자(erythropoietin, EPO : 적혈구생성 촉진 인자로 콩팥에서 생성)의 자극으로 과립구(granulocytes), 단구(monocytes), 가지돌기세포(수지상세포, dendrite cells), B 림프구, T 림프구, 자연살해세포, 적혈구(erythrocytes), 혈소판(platelets) 등의 혈구세포들이 생성된다(**그림 7-3, 11-5**). 또한 골수는 혈구세포의 발달과 보충을 담당할 뿐만 아니라 척추동물 성체의 일생을 통해 조혈줄기세포를 유지하는 역할을 한다. 조혈줄기세포의 자기재생, 골수계 세포와 미성숙 B 세포의 증식 및 분화에 관여하는 미세환경도 제공한다.

혈구세포는 임신 초기에는 배아의 난황(embryonic yolk sac)에서 생성되며, 임신 삼개월 이후에는 태아의 간(liver)과 지라(spleen)에서 생성된다. 임신 말기부터 평생에 걸쳐 골수(bone marrow)에서 조혈줄기세포가 혈구를 생산하게 된다.

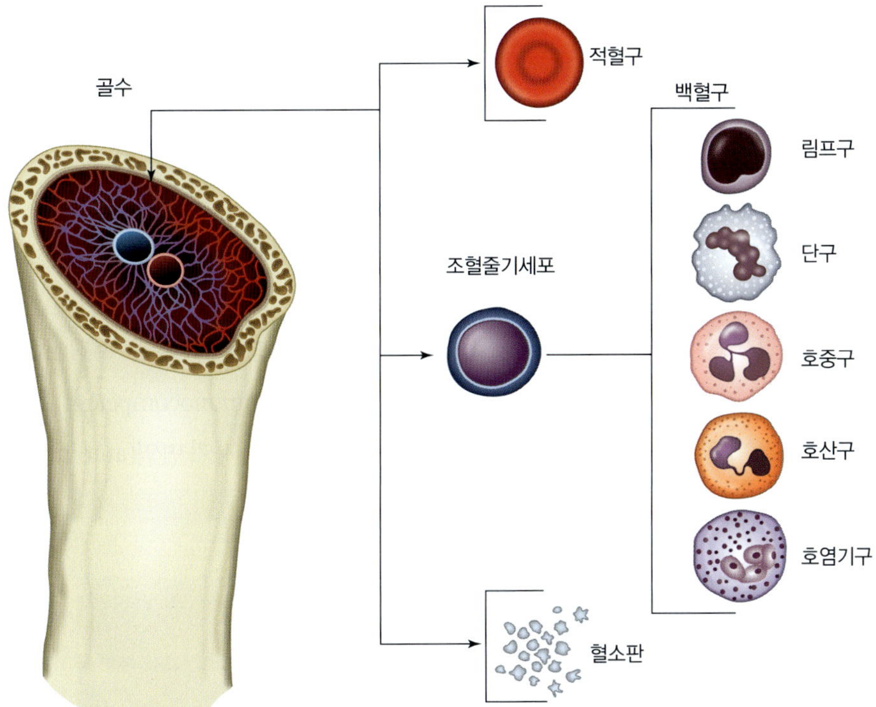

그림 11-5 골수에서 생성되는 혈구세포의 모식도. 적색골수(red bone marrow)의 해면모양 그물구조에는 골수의 전구세포와 그들을 성숙시킬 수 있는 여러 세포들이 모여 있으며, 대부분의 혈구들이 생성됨

가슴샘(thymus)

가슴샘은 T 세포의 발달 및 성숙에 관여하는 기관으로 B 세포와는 달리 T 세포의 전구세포는 골수를 떠나 다른 일차림프기관인 가슴샘으로 이동하여 면역학적 능력을 얻게 되어 성숙한 T 세포로 분화된다.

가슴샘은 연령에 따라 발육정도가 크게 달라 신생아에서 사춘기까지 약 70 g 정도로 가장 잘 발달해 있고, 그 이후에는 위축하기 시작하여 성인이 되면 3 g 정도로 현저히 작아지며 이후 지방조직(adipose tissue)으로 대치된다. 하지만 나이든 성인에서도 가슴샘은 계속 기능을 할 수 있다.

가슴샘은 위가슴세로칸에 위치하고 심장의 큰혈관 위로 펼쳐져 있으며, 치밀불규칙결합조직인 피막(capsule)에 싸인 왼쪽과 오른쪽의 두 개의 엽(lobes)으로 구성되어 있고, 각 엽은 얇은 섬유성 사이막(격벽, septa)에 의해 다수의 소엽(lobules)으로 나뉜다(그림 11-6).

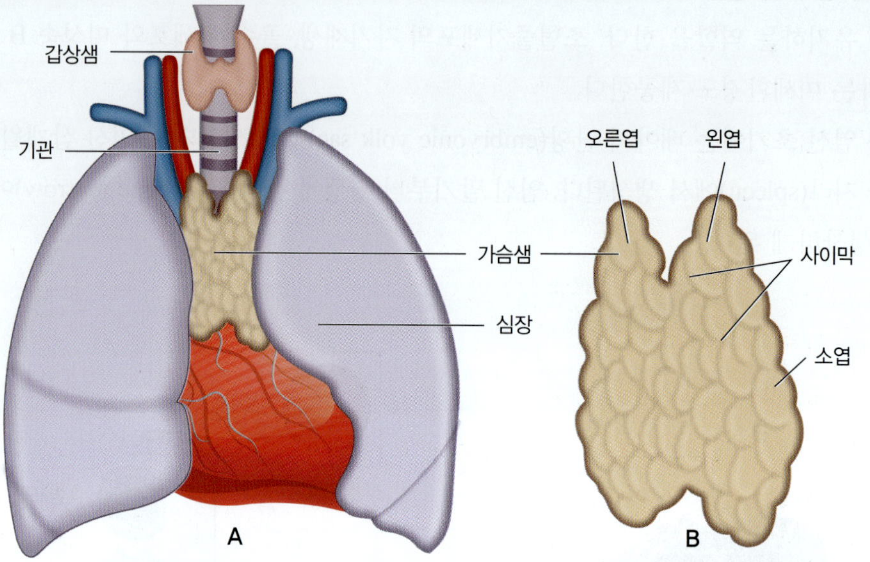

그림 11-6 가슴샘의 위치(A)와 가슴샘 엽과 소엽(B)의 모식도

각각의 소엽은 짙게 염색되는 바깥쪽의 겉질(cortex)과 옅게 염색되는 안쪽의 속질(medulla)로 나뉜다(그림 11-7). 가슴샘의 주된 기능은 T 세포들이 성숙되어 면역적격성(immunocompetent)을 갖게 되면 중추관용(central tolerance)을 유도하며, 이를 통하여 조절 T 세포와 함께 자가면역(autoimmunity)을 방지하는 역할을 수행한다.

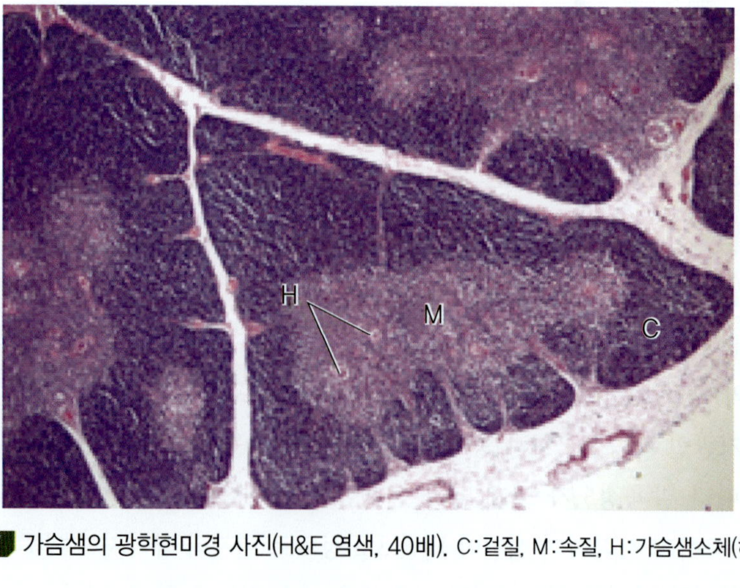

그림 11-7 가슴샘의 광학현미경 사진(H&E 염색, 40배). C:겉질, M:속질, H:가슴샘소체(하살소체)

겉질(피질, cortex)

가슴샘 겉질의 주된 세포는 가슴샘세포(thymocytes)와 겉질상피세포(cortical epithelial cell)이며 그 외 너스세포(nurse cell), 큰포식세포들로 구성된다. 가슴샘에서 다양한 성숙단계에 있는 미성숙 T 세포들을 가슴샘세포(thymocyte)라 한다. 겉질에는 가슴샘세포가 많아 조직학적으로 H&E 염색에서 속질보다 더 어둡게 보인다.

면역능력이 없는 T 림프구들은 골수를 나와서 가슴샘 겉질의 가장자리로 이동한 후, 그곳에서 증식과 분화 후 면역학적 능력이 있는 T 림프구로 성숙한다. 가슴샘 겉질의 상피그물세포는 속질의 상피그물세포와 함께 폐쇄이음(occluding junction)인 부착반점(desmosome)에 의하여 연접을 이루며 전체적으로 입체적인 세포버팀질그물망(cellular stromal network)을 형성하고 있다. 이 구조가 속질로부터 겉질을 분리시킨다. 이러한 상피그물세포들은 가슴샘 겉질을 완전히 고립시키기 때문에, 발달 중인 T 림프구가 외부 항원에 접촉되는 것을 막아준다.

겉질에서 T 림프구가 증식하므로 이 부위에는 미성숙한 T 세포가 다수 존재한다. 발달 중인 T 림프구의 대부분은 겉질 내에서 죽으며, 큰포식세포에 의해 제거되지만 살아남은 소수의 세포는 가슴샘의 속질로 이동하며 여기에서 소정맥(venule)의 벽을 통과하여 혈액 속으로 들어간다. 이들 T 림프구는 혈액을 통해 비가슴샘림프성 구조(nonthymic lymphoid structure)로 이동하여 특정한 부분에 자리잡게 된다.

속질(수질, medulla)

가슴샘 속질은 겉질로 둘러싸인 속부분으로 적은 수의 림프구들이 산재하여 분포하고 내피세포에서 유래한 상피그물세포의 수가 많기 때문에 겉질에 비해 훨씬 밝게 염색된다.

염색성에서는 속질과 겉질의 경계는 뚜렷하지 않으며 속질에는 겉질의 것과 유사한 모양의 속질상피세포(medullary epithelial cell)들이 널리 분포한다. 이 세포들의 돌기는 서로 부착반점으로 연결되어 복잡한 세포그물구조를 이루고 있다.

이 세포그물구조 내에 림프구를 포함한 몇 가지 세포들이 존재한다. 속질에 산재하는 림프구는 작은 림프구로서 그 대다수는 겉질에서 분화하여 속질로 이주한 T 세포이다. 속질에는 림프구 외에 가슴샘가지돌기세포들이 널리 분포하고 있다.

가슴샘가지돌기세포는 겉질에는 거의 존재하지 않으며, 주로 속질에 존재한다. 또한, 큰포식세포도 존재하지만 겉질에 비해서 그 수가 적다.

가슴샘 속질에서 가장 특징적인 구조인 가슴샘소체(하살소체, thymic corpuscle, Hassalls corpuscle)도 관찰된다(그림 11-8). 가슴샘소체는 동심원적으로 배열되어 있는 납작한 상피그물세포로 구성되며, 이 세포들은 퇴행되어 세포질이 각질화될 수 있으며, 석회화되기도 한다. 가슴샘소체는 나이가 들면서 숫자가 증가하고 발달 단계에 따라 크기가 다양하며, 속질에서 T 림프구가 죽은 장소일거라 추정되지만, 기능은 아직 밝혀져 있지 않다.

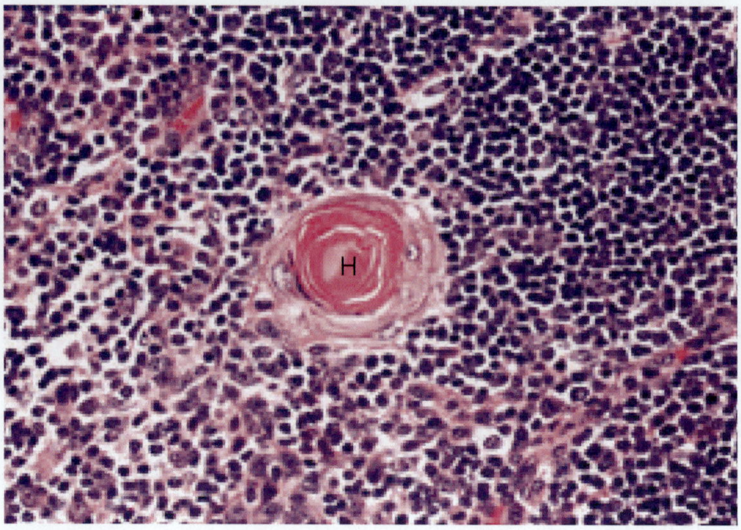

그림 11-8 가슴샘의 속질 내 가슴샘소체(H)의 광학현미경 사진(H&E 염색, 400배)

이차림프기관(secondary lymphatic organs)

이차림프기관은 신체 전체에 분포하여 말초기관(peripheral organ)이라고도 하며 몇 가지 해부학적 특징들을 공유한다. 이차림프조직은 면역세포가 외래항원에 대한 림프구 반응이 개시되고 발달하여 면역반응이 일어나는데 필요한 조직으로 외부 물질을 효율적으로 포획하고 농축하여 항원 특이적인 T 세포 유도 및 B 세포로부터 항체의 생성을 유도한다.

대표적으로 림프절(lymph node)과 지라(비장, spleen)가 있으며, 그 외 충수(appendix), 편도(tonsil), 파이어판(Peyer's patch) 등과 같은 작은 림프소절로 존재하거나 특정한 조직적 구조를 형성하지 않고 다른 조직에 흩어져 있는 점막 관련 림프조직(mucosal associated lymphoid tissue, MALT)과 같은 퍼진림프조직(diffused lymphatic tissue)인 특수림프조직(specialized lymphatic tissues)들도 존재한다.

림프절(lymph node)

림프절은 림프관을 따라 몸 전체에 분포하고 있지만, 겨드랑이(axilla), 샅(groin) 부위, 목의 큰 혈관 주위, 가슴 부위(흉부), 배 부위(복부), 특히 창자간막(mesentery)에 많이 있다. 상피에서 만나는 항원 또는 조직으로부터 림프관을 통해 운반되어온 항원과 접촉하여 적응면역반응이 개시되기 좋은 해부학적 특징을 갖는 가장 특화된 이차림프조직이다. 또한 적혈구의 흐름과 운명을 조절하기도 하는 다른 이차림프기관인 지라와는 달리 림프절은 면역반응의 조절에만 그 역할을 한다. 림프절은 혈관과 림프관에 모두 연결되어 있어 조직 공간으로 유입된 항원이 처음으로 만나게 되는 조직화된 면역기관이기도 하다.

림프절은 형태학적으로 크게 동심원 구역인 겉질(피질, cortex), 곁겉질(paracortex), 속질(수질, medulla)의 세 부분으로 나누며 각각의 미세환경은 뚜렷하게 차이가 있다(그림 11-9, 10). 이 세 부분은 모두 내피세포로 덮인 굴모세혈관이 풍부한데, 이곳은 림프로 채워지는 공간이다. 림프절의 실질에는 T 림프구, B 림프구, 큰포식세포, 가지돌기세포, 기타 세포들로 채워진 굴계(sinus system)가 있으며 혈관이 분포되어 있다. 이러한 림프계 세포들은 림프에 의해 림프절로 들어온 항원(세균, 미생물 등)을 큰포식세포가 포식하여 면역학적으로 반응한다.

항원은 콩팥 모양인 림프절의 볼록한 표면의 판막(valve)이 있는 들림프관(입수관, afferent lymphatic vessel)을 통해 림프액과 함께 들어와 림프절 피막 밑의 작은 동공인 피막밑굴(subcapsular sinus)에 도달하게 된다. 림프절에 유입된 항원을 림프구가 효율적으로 인식하고 조직적으로 세포매개성 면역반응과 체액성 면역반응을 유도할 수 있는 이상적인 미세환경이 조성된다. 오목한 부위에 림프절 문(hilum)은 동맥, 신경이 들어가고 정맥은 밖으로 나간다. 그리고 림프절 문에 있는 날림프관(출수관, efferent lymphatic vessel)을 통해 림프액이 림프절에서 빠져 나온다. 날림프관은 림프절로 림프가 역류하는 것을 막는 판막들을 가지고 있다. 각각의 림프절은 섬유성결합조직인 피막(capsule)에 의해 둘러싸여 있으며 이로부터 결합조직이 안쪽으로 뻗어 나와 잔기둥(지주, trabecula)을 형성한다(그림 11-9).

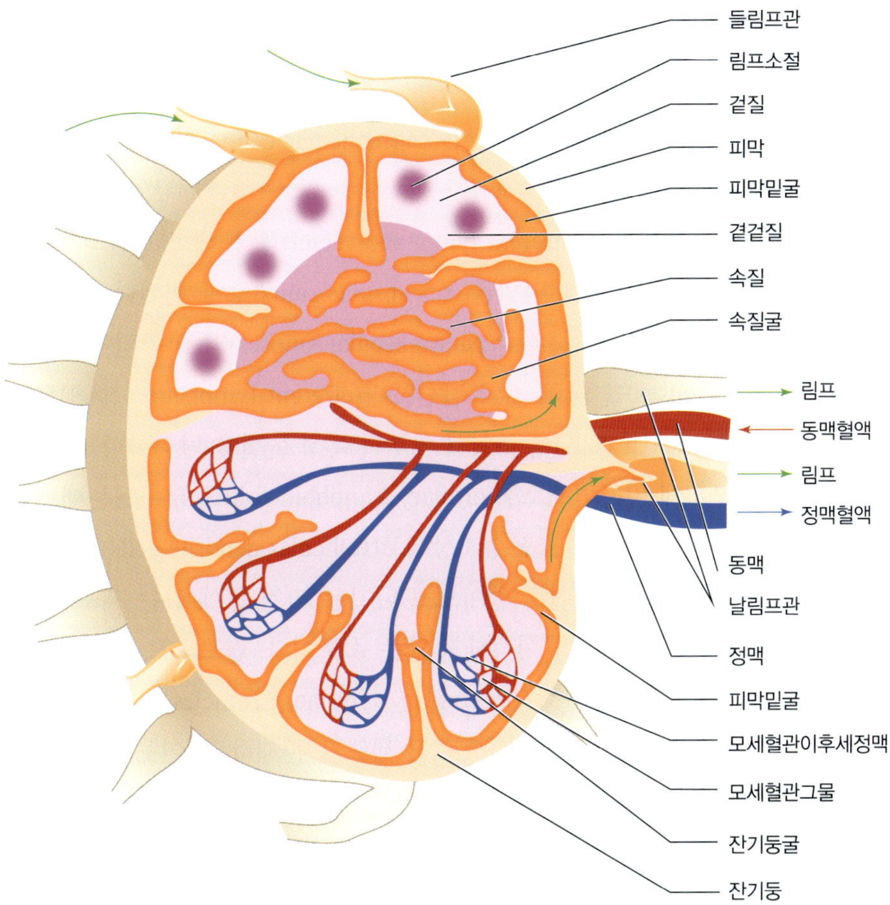

그림 11-9 림프절에서 혈액과 림프 순환을 표시한 모식도

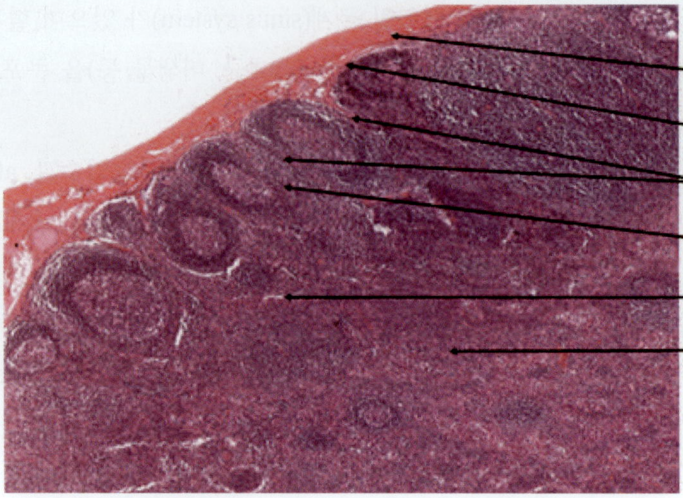

그림 11-10 림프절의 광학현미경 사진(H&E 염색, 40배)

겉질(피질, cotex)

림프절의 가장 바깥층으로 치밀불규칙결합조직인 피막(capsule)에 싸여 있고, 피막은 림프절 실질로 잔기둥(trabeculae)을 통해 겉질(cortex)의 바깥부분에서 림프절문(hilum) 근처로 뻗은 불완전한 구획을 형성한다(그림 11-9). 피막과 잔기둥에 매달린 그물결합조직(recticular connective tissue)으로 전체 림프절의 구조적 형태가 만들어진다.

항원은 감염된 조직으로부터 들림프관(afferent lymphatic vessel)을 통해 림프절의 볼록한 면에서 림프절의 여러 곳에서 피막을 통과한 림프는 피막밑굴(subcapsular sinus)로 유입된다. 피막밑굴은 잔기둥과 평행한 겉질굴(cortical sinuses) 혹은 잔기둥곁굴(paratrabecular sinuses)과 연속되어 있고, 림프액은 겉질굴을 지나 속질굴(medullary sinuses)을 통해 결국 날림프관(efferent lymphatic vessel)으로 나간다. 큰포식세포는 별그물세포(stellate reticular cells)에 붙어서 외부의 특정 물질을 탐식한다.

겉질(cortex)의 불완전한 구획에 일차림프소절(primary lymphoid follicles)이 있는데, 이곳에는 주로 B 림프구들이 존재하며, 그 외 큰포식세포와 소포수지상세포(follicular dendrite cells)들이 소포(follicles) 형태로 배열되어 있다. 일차림프소절은 림프절로 들어오고 나가는 과정 중에 있는 세포들로서 아직 항원에 노출되지 않아 종자중심(germinal center)을 형성하지 않는 소포이다. 림프소포 중 가운데가 밝게 염색되는 종자중심을 형성하는 소포를 이차림프소절(secondary lymphoid follicles)이라고 한다. 이차림프소절은 항원이 노출된 반응에 의해서만 형성되는데, 주로 B 세포가 존재하고, 이곳에서 B 세포가 분화하여 기억 B 세포(memory B cell)와 형질세포(plasma cell)가 만들어지며(그림 11-11, 12), 형질세포에서 면역글로불린을 분비하게 된다.

림프절에서 겉질과 속질 사이가 속겉질(paracortex)이며, 가슴샘 의존지역이다. 림프소절은 거의 없고, 대부분 T 림프구가 존재하며, 그 외 조직에서 림프절로 이동한 가지돌기세포도 존재한다.

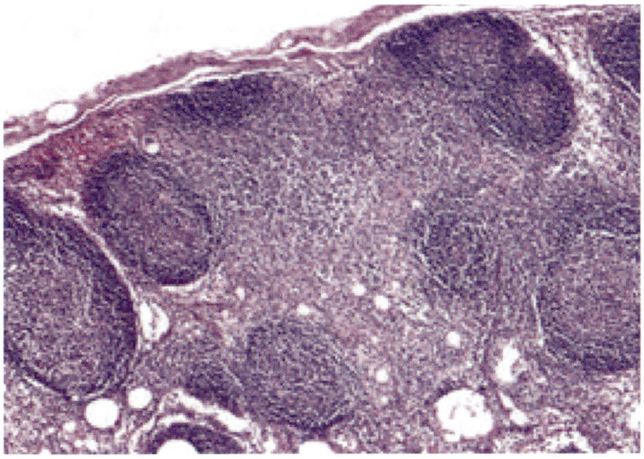

그림 11-11 림프겉질의 림프소절 광학현미경 사진(H&E 염색, 100배)

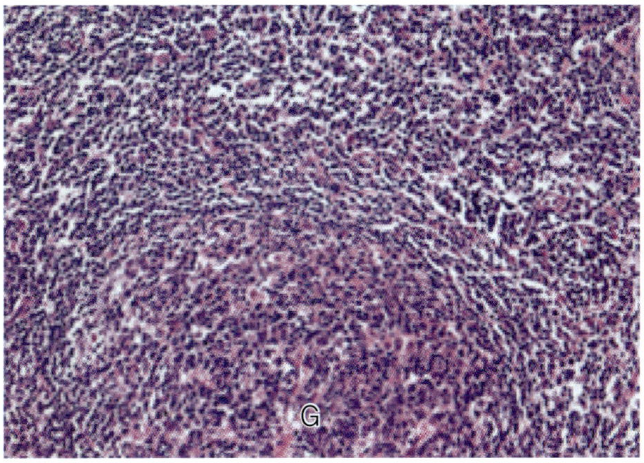

그림 11-12 이차림프소절의 종자중심(G) 광학현미경 사진(H&E 염색, 200배)

속질(medulla)

속질은 림프절의 가장 안쪽에 위치하며, 겉질에서 온 림프구들은 속질굴(medullary sinus)로 들어가고 그곳에서 날림프관(efferent lymphatic vessel)을 통해 림프나 림프구들이 림프절을 나가기 때문에 림프구나 림프가 수시로 림프관을 통하여 들어오며, 다시 림프절을 떠나가는 것을 가능하게 한다. 속겉질에서 뻗어 나온 끈 모양의 속질끈(medullary cord)에는 림프구와 형질세포, 비교적 드물게 큰포식세포들이 그물섬유와 그물구조 안에 섞여 있다.

속질의 조직학적 단면에서 잔기둥(trabeculae)을 볼 수 있는데, 이것은 림프절문의 두꺼워진 피막에서 나오며 잔기둥을 통해 혈관이 림프절의 안팎으로 전달된다. 림프절을 통해 여과되는 항원은 소포가지돌기세포(follicular dendritic cell)에 의해 포획되고, 림프절에 있거나 이동한 림프구는 항원을 인식한다. 만약 항원이 인식되고 B 세포가 활성화되면, B 세포는 일차림프소절로 이동해서 증식해 종자중심을 만들어서, 일차림프소절이 이차림프소절로 바뀐다. 새로 만들어진 세포들은 기억 B 세포와 형질세포로 분화해서 겉질을 떠나 속질끈을 형성한다.

순환(circulation)

림프는 림프절의 피막(capsule)을 가로지르는 들림프관(afferent lymphatic vessel)을 통해 피막밑굴(subcapsular sinus)로 들어간다. 이로부터 림프는 잔기둥의 옆을 달리는 중간동(intermediate sinus)을 지나 림프절 내부로 들어가 속질굴(medullary sinus)에 도달한다. 매우 복잡하게 구성되어 있는 피막밑굴과 속질굴은 림프의 흐름을 느리게 만들어 큰포식세포가 쉽게 이물질을 포식하여 분해하기 쉽게 해준다. 림프는 또한 림프조직으로 침투해 들어가 겉질에서 속질 쪽으로 천천히 흐르며 각 림프절문(hilum)에 있는 날림프관(efferent lymphatic vessel)으로 모인다.

림프굴(lymphatic sinus)을 지나는 동안 항원의 99% 이상과 다른 세포 찌꺼기(cell debris)들은 겉질굴(cortical sinuses)을 가로지르고 있는 큰포식세포의 포식작용에 의해 제거된다. 들림프관과 날림프관에는 판막(valve)이 있어 림프가 한 방향으로만 흐를 수 있게 해 준다. 림프절로 들어가는 혈관은 작은 동맥으로 한정되어 있으며, 문을 통해 들어가 림프소절에서 모세혈관을 형성한다. 림프소절에서 작은 정맥이 시작되어 림프절문을 통해 바깥으로 나간다(그림 11-9).

지라(비장, spleen)

지라(spleen)는 몸에서 가장 큰 림프기관으로 정상 성인에서는 약 150 g이며, 부피는 포함하고 있는 혈액의 양에 따라 크기가 다양하다. 사춘기 이후에는 매우 느리지만 점진적으로 감소하는 경향이 있다.

지라는 배 안(복강)의 좌측 위쪽에 위치한 나뭇잎 모양의 이차림프기관으로 복막에 싸여 있다. 혈관이 왕성하게 분포되어 있으며, 탐식세포(phagocytic cell)들이 풍부하다. 혈액 내 항원이나 림프구는 지라동맥을 통해 들어오고 지라 정맥을 통해 나간다.

주된 기능은 순환에서 오는 노화로 수명이 다하거나 손상된 적혈구와 입자들을 제거하며, 혈액을 통해 전달되는 미생물 같은 항원에 대한 적응면역반응을 개시하므로 혈액매개병원체(blood-borne pathogen)에 대한 면역반응을 조절하는 기관이다. 그러므로 지라는 혈액 내에 있는 항원과 바로 반응하므로 중요한 항체형성기관이기도 하며 다른 림프기관과 마찬가지로 활성화된 림프구(activated lymphocyte)를 생성한다. 또한 혈액을 여과하기 때문에 혈액 내 항원을 포획하는데 전문화되어 전신성 감염에 대한 면역반응에서도 중요한 기관이다.

지라가 없는 사람(splenectomy)은 폐렴사슬알균(*Streptococcus pneumoniae*) 및 수막염균(*Neisseria meningitidis*)과 같은 피막세균의 감염과 인플루엔자균(*Haemophilus influenzae*)에 대단히 민감하다. 이는 미생물들이 옵소닌화 및 탐식작용에 의해 정상적으로 청소되지 않기 때문이며, 지라가 없는 사람의 경우 이 청소기능에 결함이 있다.

지라의 조직학적 구조(histological structures of spleen)

지라는 치밀불규칙결합조직인 피막(capsule)으로 둘러싸여 있으며, 피막에는 수많은 잔기둥(trabeculae)이 안쪽으로 뻗어 있어 보호 및 구조적인 지지를 제공하고 있다. 피막의 대부분은 아교섬유로 이루어져 있으나, 약간의 탄력섬유와 소량의 민무늬근육세포도 포함되어 있다.

혈액은 지라문(hilum)이라 하는 오목한 부분의 피막을 관통하여 단일의 지라동맥(splenic artery)이 지라의 실질(parenchyma)로 들어가고, 조직 내에는 점차로 작은 세동맥으로 분지되어 있는 구조이다(그림 11-13 A). 피막에서 유래한 잔기둥은 지라속질(splenic pulp)을 불완전한 여러 구역(compartment)으로 나누어 준다.

신선한 지라의 절단면(cross section)을 육안으로 보면 실질에서 붉은 부분으로 둘러싸인 흰 점들을 관찰할 수 있는데, 이 점들은 림프소절로 이루어진 백색속질(white pulp)이라 하고 림프구, 큰포식세포, 가지돌기세포, 다른 백혈구들로 채워져 있다. H&E 염색에서 짙은 호염성의 림프조직으로 관찰된다. 적색속질(red pulp)은 혈액이 풍부한 암적색의 조직 부분으로 H&E 염색에서 호산성으로 관찰되며 길게 배열된 구조인 지라끈(splenic cord, 빌로트끈 : Billroth's cord)으로 구성되어 있다(그림 11-14). 지라끈은 지라동굴(splenic sinus) 사이에 위치한다. 지라동굴은 혈액이 들어 있는 굴모세혈관으로 서로 연결되어 매우 복잡한 통로를 이루며, 지라동굴의 사이를 메우고 있는 그물조직이 지라끈이다. 지라동굴의 내피층은 보통내피와 달리 방추형이며, 유창편평세포(fenestrated flattened cell)로 이루어져 있어서, 적색속질과 지라동굴 내부의 물질교환이 쉽게 이루어질 수 있게 해 준다. 지라속질에는 림프관이 없다.

지라 조직에서 구분될 수 있는 미세환경 구획은 해부학적 또는 기능적으로 크게 백색속질(white pulp)과 적색속질(red pulp)로 나뉜다. 백색속질은 림프구가 풍부하며 넓게 퍼져 있는 가장자리구역(marginal zone)에 의해 나누어져 있으며, 적색속질은 혈액으로 채워진 혈관굴(vascular sinusoid)로 구성되어 있다(그림 11-13 B).

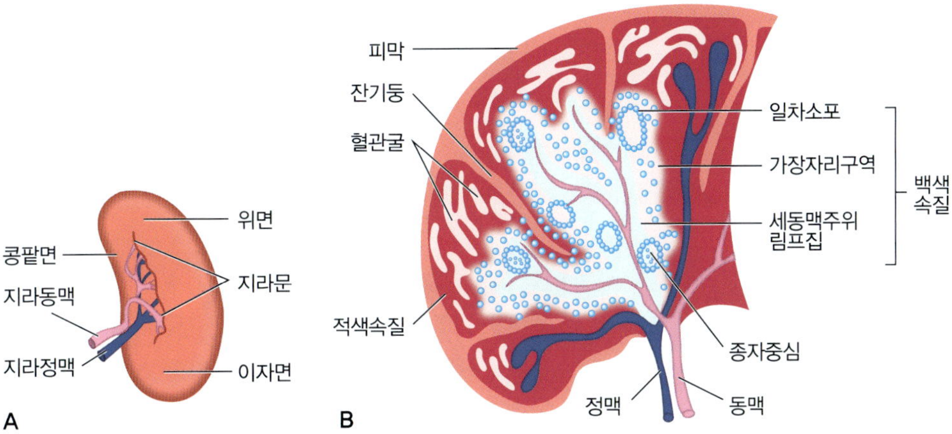

그림 11-13 A. 지라의 내장면(visceral surface)과 혈관의 해부학적 모식도. B. 잔기둥과 혈관의 분포를 볼 수 있는 지라의 조직학적 단면도

지라에 존재하는 세포들은 다른 림프구조와 같이 림프구, 큰포식세포, 가지돌기세포, 적혈구 등으로 구성되어 있다.

백색속질(white pulp)

백색속질은 치밀하게 채워진 림프구들의 수많은 집단으로 구성되어 있으며, 그 기능은 혈액을 통해 전달되는 항원에 대한 적응면역반응을 증진시키는 것이다.

조직학적 구조는 백색속질 속으로 뻗어 있는 중심동맥(central artery)이 더 작은 여러 가지들인 세동맥으로 나누어지며, 가장자리굴을 싸고 있는 가장자리구역(marginal zone)으로 들어간다. 세동맥 주위는 주로 T 림프구들이 테두리로 둘러싸여 있는 세동맥주위림프집(periarteriolar lymphoid sheath, PALS)을 형성한다(그림 11-13 B). 세동맥주위림프집 주위에는 주로 B 림프구로 구성되어 있는 림프소절(lymphoid follicles)이 형성되어 있으며 종자중심(germinal center)을 형성할 수 있는데, 이는 항원에 노출된 것을 의미한다(그림 11-15). 세동맥주위림프집과 림프소절은 백색속질을 구성한다(그림 11-14).

백색속질과 적색속질 사이에는 지라동굴과 퍼진 림프조직(diffuse lymphatic tissue)으로 구성된 가장자리구역(marginal zone)이 있다. 이 구역에는 활발하게 탐식작용을 하여 특정한 혈액매개 병원체들에 대응하여 일차방어를 제공하는 큰포식세포와 깍지가지돌기세포(interdigitating dendritic cell, APC)들이 많이 있으며, 형질세포, T 림프구, B 림프구도 존재한다.

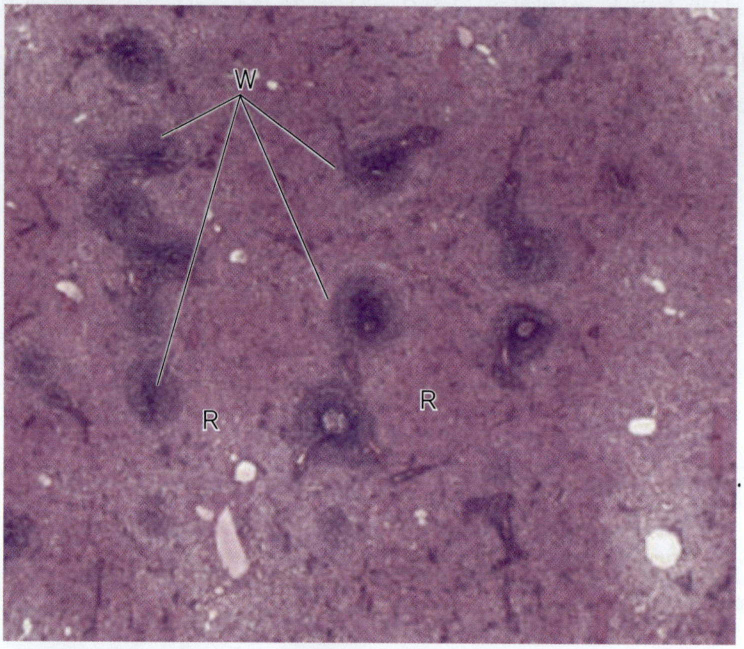

그림 11-14 지라의 광학현미경 사진(H&E 염색, 40배). W : 백색속질, R : 적색속질

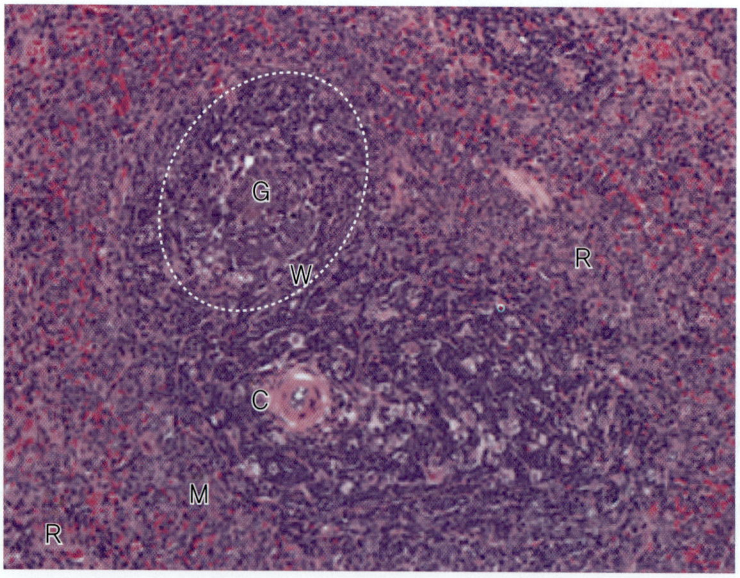

그림 11-15 지라의 광학현미경 사진(H&E 염색, 400배). W : 백색속질, R : 적색속질, C : 중심동맥, G : 종자중심, M : 가장자리구역

중심세동맥의 끝은 적색속질로 들어가면서 2~6가닥으로 나뉘는데 이 가지를 붓털세동맥(penicillar arteriole)이라 하며, 세 부분으로 구성되어 있다. 붓털세동맥의 첫 부분을 속질세동맥(pulp arteriole)이라 하며, 여기까지는 세동맥주위림프집으로 얇게 싸여 있다. 두 번째 부분을 집세동맥(sheathed arteriole, 타원소동맥)이라 하는데, 큰포식세포, 그물세포 및 그물원섬유들이 혈관을 중심으로 동심원상으로 둘러싸고 있는 부분이다. 세 번째 부분이 종말동맥모세혈관(terminal arterial capillaries)이다.

중심동맥에서 기원하는 많은 속질세동맥은 백색속질(white pulp)에서 적색속질(red pulp)로 나오지만, 림프소절을 둘러싸고 있는 가장자리구역(marginal zone)으로 다시 돌아가 이 구역에 있는 지라동굴로 들어간다. 따라서 혈액은 가장자리구역의 가장자리동굴(marginal sinus)로 들어가면서 큰포식세포가 많은 곳을 통과하게 된다. 이 세포들은 혈액 내 항원인 세균, 다른 특정한 이물질 등을 탐식한다. 가장자리구역에서 제거되지 못한 물질은 지라동굴의 가장자리에 있는 적색속질에서 제거된다.

혈액 내에는 많은 항원(blood antigen)이 있어 지라의 면역 활성에 중요한 역할을 하며, 백색속질에서 만들어진 림프계 세포들은 항원에 대해 반응한다. 혈액을 통해 지라동맥으로 유입된 항원과 림프구는 가장자리구역에 존재하는 세포와 접촉하고, 이곳에서 큰포식세포나 가지돌기세포가 항원을 포획하여 세동맥주위림프집으로 운반하게 된다. 기억 B 세포(B memory cell)와 형질세포(plasma cell)는 림프소절에서 만들어지는 반면, 어떤 형질세포는 가장자리구역에 머물면서 항체를 만들고, 가장자리동굴로 항체를 분비한다. 그러나 대부분의 형질세포는 골수로 이동하여 항체를 만들고 골수의 정맥굴로 분비한다.

적색속질(red pulp)

적색속질은 늙거나 결손이 있는 적혈구가 파괴되어 제거되는 곳으로 큰포식세포들은 미생물, 손상된 세포, 항체로 싸인(옵소닌화된) 세포들을 제거하여 혈액의 중요한 여과기능을 하며, 수많은 적혈구와 큰포식세포, 약간의 림프구가 존재한다.

적색속질의 구조는 굴모양혈관들이 그물처럼 엮여 있어 해면을 닮았는데, 해면 안의 공간은 정맥굴을 나타내며 공간 사이의 해면은 특징적인 구조인 지라끈(splenic cord)이 있는 그물조직(reticular tissue)이다. 지라동굴(splenic sinuses)의 내피층은 보통 내피와 달리 방추형이다. 또한 인접한 세포들 사이의 공간은 직경이 2~3 μm 정도이거나 더 작기 때문에 유연하게 형태를 변화시킬 수 있는 세포만이 이를 쉽게 통과하여 적색속질끈에서 지라동굴의 내강으로 들어갈 수 있다. 지라끈에서 연속된 정맥굴은 그물섬유에 의해 각각 얇은 끈처럼 둘러싸고 있다. 그물섬유는 정맥굴의 긴 축에 직각으로 놓이며 바닥판(basal lamina)에 의해 덮여 있다. 이렇게 지라동굴은 비연속적인 바닥판을 갖고 있다.

지라끈(splenic cord)은 그 틈으로 누출된 혈액이 번져 나올 수 있는 그물섬유의 느슨한 그물구조로 되어 있다. 그물섬유는 별그물세포(stellate reticular cells)에 의해 감싸여 있는데, 이 세포는 아교섬유가 혈소판과 반응(혈액응고)하는 것을 막는다. 큰포식세포(macrophage)는 굴모세혈관 근처에 특히 많다. 적색속질에 널리 형성되어 있는 지라동굴의 혈액은 짧은 속질정맥(pulp vein)으로 모아지며, 이 정맥은 계속하여 잔기둥속의 잔기둥정맥으로 이어지고 잔기둥정맥은 지라정맥(splenic vein)으로 연결되어 지라문을 통하여 지라를 떠난다.

특수림프기관(specialized lymphatic organs)

특수림프기관은 국소면역조직(local lymphoid tissues)으로 점막관련림프조직(mucosal associated lymphoid tissue, MALT)이라고도 하며, 주로 상피세포 아래에 존재하는 림프조직이다. 상피 사이에 존재하는 독특한 세포인 M 세포(microfold cell, M cell)를 통해 항원이 유입하게 되며 점막 상피 아래의 점막고유층(lamina propria)에 형성되어 있는 림프소절(lymphoid follicle)은 항원을 접촉하였을 때 종자중심(germinal center)을 형성하며 주로 B 세포들이 존재하여 면역글로불린 A (immunoglobulin A, IgA)를 분비한다(그림 11-16, 17). 이곳에 존재하는 림프구들은 HEV (high endothelial venule)라는 특수한 형태의 세정맥의 내피세포 사이를 통과하여 조직으로 이동한 림프구이다. 림프소절이 구조화(organization)되어 있는 특수림프기관으로는 편도(tonsil), 파이어판(Peyer's patch), 충수돌기(appendix), 피부(skin) 등이 있다.

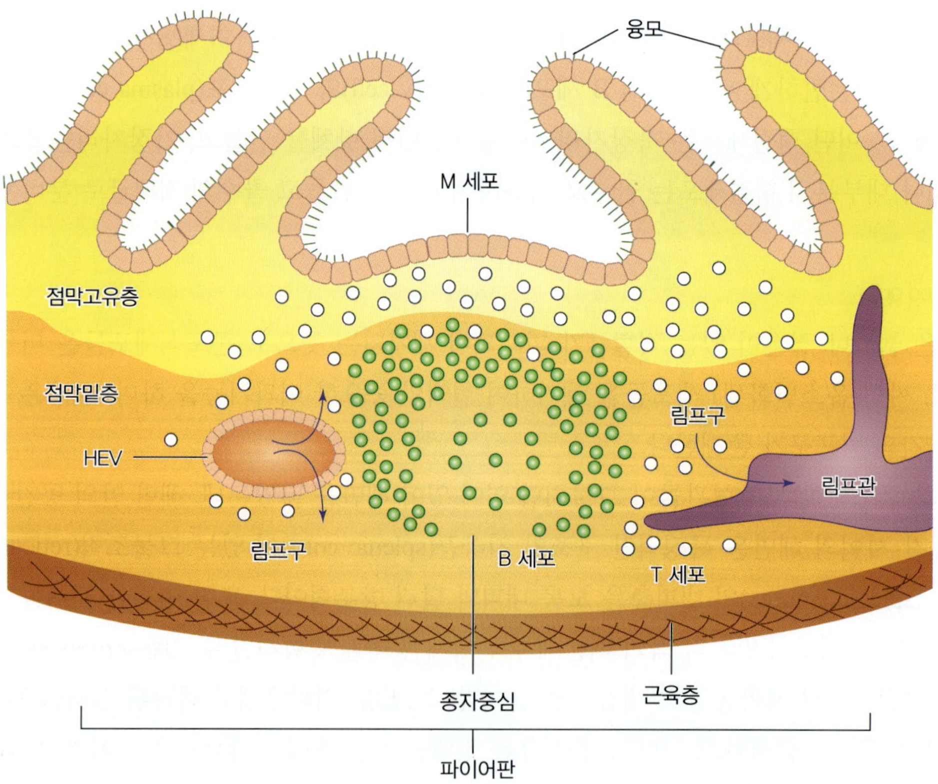

그림 11-16 M 세포의 모식도. M 세포는 항원을 통과시켜 수송하는 역할을 하며, 소화관의 조직학적 구조는 미세융모(microvilli)가 없고 주변 원주세포에 비해 납작하다. M 세포를 통해 점막을 통과한 항원은 궁극적으로 면역글로불린 A를 분비하는 B 세포를 활성화시킴

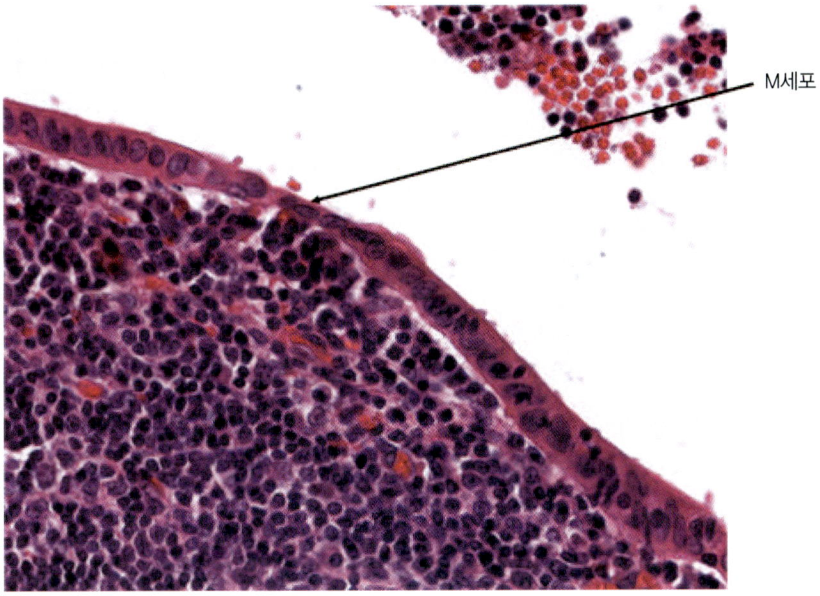

그림 11-17 충수돌기의 M 세포 광학현미경 사진(H&E 염색, 400배). M 세포는 주위 세포와 비교하여 납작하며 항원이 통과하는 독특한 세포임

편도(tonsil)

편도는 입안 뒤 및 코인두 점막에 존재하는 매우 크고 불완전한 피막으로 둘러싸인 림프소절 무리를 형성하는 구조(lymphoid follicular structure)(그림 11-18)로 이곳에 있는 면역세포들은 입과 코 등의 상부 호흡기(upper respiratory organ)로 들어오는 항원에 대한 방어기능을 담당한다. 편도에는 림프구, 큰포식세포, 비만세포 등이 존재한다.

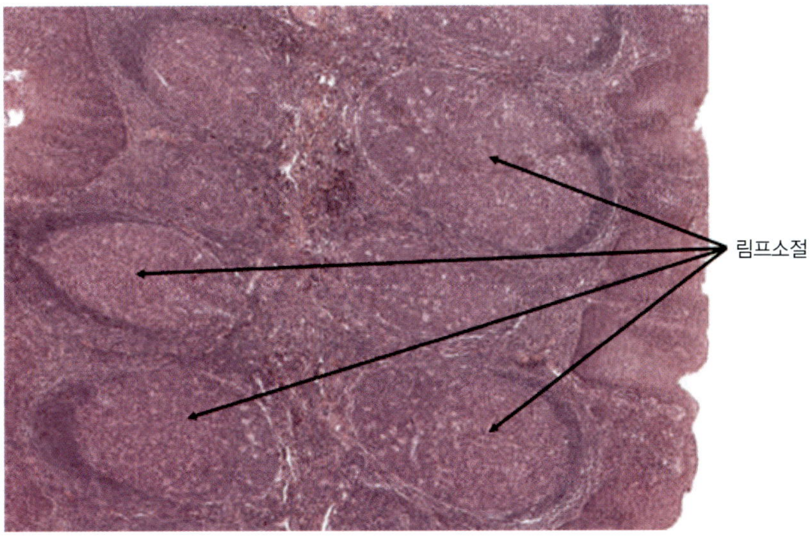

그림 11-18 편도의 광학현미경 사진(H&E 염색, 200배). 림프구들이 구형의 집단으로 모여 림프소절(lymphoid follicles)을 이루며, 대개 종자 중심(germinal center)을 형성하고 있음

편도는 위치에 따라 입천장편도(palatine tonsil), 혀편도(lingual tonsil), 인두편도(pharyngeal tonsil)로 분류한다. 구강과 인두에 있는 편도는 공기나 음식물이 지나가는 길목으로 림프구를 만들거나 면역반응을 준비해서 이곳을 통과하는 항원들과 반응한다.

입천장편도(구개편도, palatine tonsils)

두 개의 입천장편도는 입 안과 입인두 경계에 위치해 있다. 입천장 표면은 비각질중층편평상피로 덮여 있으며, 상피에는 편도실질로 함입되어 들어간 10~20개의 깊은 샘움(음와, crypt)인 편도샘움(tonsilar crypt)이 있다. 샘움의 내강에는 간혹 탈락된 상피세포, 죽은 백혈구, 세균, 음식물 찌꺼기와 다른 항원물질들이 발견된다. 상피 아래에는 퍼진림프조직과 함께 많은 수의 림프소절이 편도샘움 주위에 형성된다. 림프조직 아래에는 결합조직성 피막이 편도를 불완전하게 둘러싸고 있다.

편도선염(tonsillitis)이 생긴 경우 이 부분은 화농성의 흰 점(purulent spot)으로 나타난다. 편도의 실질은 B 세포를 만드는 많은 수의 림프소절로 구성되며, 항원과 반응하여 대부분은 종자중심을 가지고 있다 (그림 11-19, 20). 입천장 편도의 깊은 곳은 치밀섬유피막이며 주변이 결합조직에서 분리되어 있다. 이러한 피막은 편도가 감염(infection)되었을 때 더 이상 퍼져 나가지 못하게 하는 장벽(barrier)의 역할을 한다.

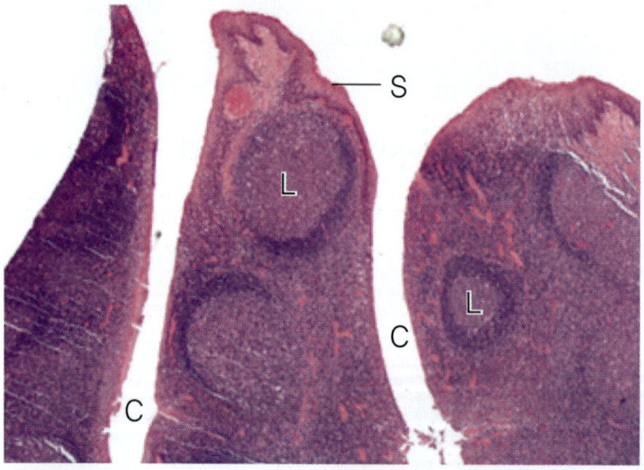

그림 11-19 목구멍편도의 광학현미경 사진(H&E 염색, 40배). S : 중층편평상피, C : 샘움, L : 림프소절

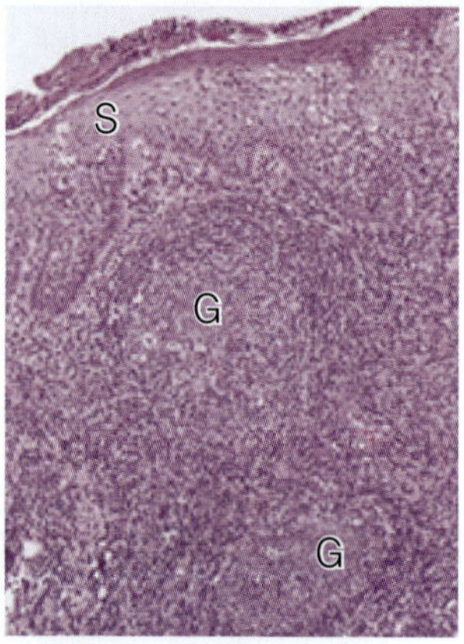

그림 11-20 목구멍편도의 광학현미경 사진(H&E 염색, 200배). S : 중층편평상피, G : 종자중심

혀편도(lingual tonsil)

혀편도는 혀뿌리부위에 위치하며, 표면은 비각질중층편평상피로 덮여 있다. 각각의 편도는 하나의 샘움(crypt)을 가지고 있어서, 샘움의 바닥으로 점액성 작은 침샘들의 관이 열린다. 목구멍편도와 유사하지만 분명한 피막은 존재하지 않는다.

인두편도(pharyngeal tonsil)

코인두(nasopharynx)의 천장에 위치하는 하나의 편도이다. 편도의 표면은 호흡관의 전형적인 상피인 거짓중층섬모원주상피로 덮여 있고, 중층편평상피반점이 흩어져 있으며 밑면에는 얇은 피막이 있다. 인두편도의 실질은 림프소절로 구성되며, 이들 중 일부는 종자중심을 가지고 있다. 퍼진림프조직과 림프소절이 존재하는 점막의 표면에 얕은 함입부는 있지만 인두편도는 샘움 대신에 가늘고 긴 주름이 있다.

파이어판(Peyer's patch)

파이어판은 창자관련림프조직(gut associated lymphoid tissue, GALT)으로 빈창자(jejunum)에서 돌창자(ileum)까지 곳곳에 존재하나 돌창자에 더 많으며, 창자 전체에는 점막밑층에서 근육층까지 30~40개의 림프소포가 뭉쳐서 산재하는 것으로 알려져 있다. 파이어판의 림프소절도 종자중심을 가지는 이차소포로 발달할 수 있다(그림 11-21). 항체를 생산하는 형질세포의 수가 지라, 림프절 및 골수를 합친 것보다도 훨씬 많다.

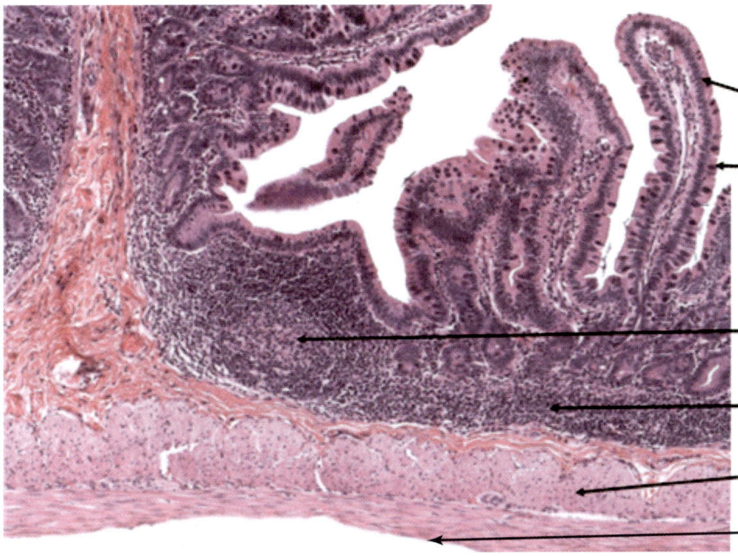

그림 11-21 돌창자의 파이어판 광학현미경 사진(H&E 염색, 200배). 돌창자의 점막밑층에 림프소절인 파이어판이 존재하며, 항원의 노출로 인하여 이차소포인 종자중심이 형성되어 있음

각 림프소절의 위에 있는 점막은 창자의 속공간 쪽으로 둥글게 돌출하여 돔(dome) 모양을 이루고 있고, 그 겉은 표면상피로 덮여 있다. 각 림프소포에서 B 세포를 생산하는 종자중심은 근육층 쪽으로 치우쳐 위치한다. 이곳에는 림프모세포와 함께 도움 T 세포, 항원을 제공하는 가지돌기세포, 큰포식세포도 존재한다. 종자중심의 바로 위에는 림프구가 조밀하게 모여 있는 외투부위가 있으며, 표면상피와 외투 사이, 림프소절 사이의 고유판에는 많은 림프구가 침윤되어 있는데, 이들의 상당수는 T 세포이다.

파이어판의 림프소절을 덮고 있는 표면상피는 흡수세포와 미세주름세포(microfold, M cell)로 이루어져 있으며, 창자내분비세포들은 나타나지 않는다. 미세주름세포는 림프소절 표면의 흡수세포들 사이에 널리 분포해 있다. 미세주름세포의 첨단면에는 짧은 미세융모와 미세주름이 불규칙하게 형성되어 있는데, 이 미세융모나 미세주름 사이의 세포막에는 창자의 속공간에 있는 항원성 거대분자들을 섭취하는 매우 작은 오목들이 곳곳에 형성되어 있으며, 이 오목으로부터 섭취소포(endocytotic vesicle)가 만들어진다.

미세주름세포를 통한 항원성 거대분자의 운반과정에서, 먼저 항원성 거대분자가 첨단면 세포막에서 형성되는 섭취소포를 통하여 세포 속으로 흡수되며, 이 소포가 바닥가쪽면에 위치한 오목쪽으로 이동한 다음 가지돌기세포 및 림프구와 마주하고 있는 세포막 부위에서 항원성 분자를 세포사이질로 방출한다. 방출된 항원성 거대분자는 곧 가지돌기세포에 결합하여 림프구에 제공되고, 항원성 분자에 노출된 림프구는 가지돌기세포와 함께 바닥막창을 통하여 고유판으로 빠져나가는 근처의 림프관을 통하여 림프절로 이주하면서 그곳에서 이차림프소절을 형성하는 것을 포함하여 다양한 적응면역반응을 유도한다. 이를 통하여 B 세포는 면역글로불린 A (IgA)를 분비하는 형질세포로 분화하며, 면역글로불린 A는 흡수상피세포를 통과하여 창자의 속공간 내로 수송되고 잠재적으로 해로운 항원과 결합하여 이를 중화시킨다.

충수돌기(appendix)

충수돌기는 국소면역계의 창자관련림프조직(gut associated lymphoid tissue, GALT)으로 소화관의 면역반응에 중요한 역할을 담당한다. 충수돌기 역시 점막밑층에 림프소절이 존재하며 항원과 반응하여 종자중심을 가지는 이차소절로 발달한다(그림 11-22).

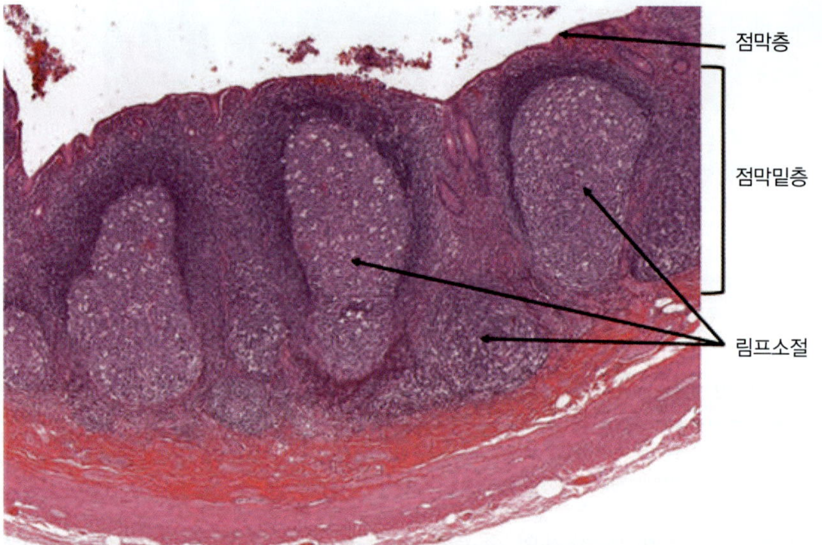

그림 11-22 충수돌기의 광학현미경 사진(H&E 염색, 100배). 충수돌기 점막밑층에 존재하는 림프소절이 항원과 반응하여 이차소절인 종자중심이 형성되어 있음

피부(skin)

피부는 몸에서 가장 큰 기관으로 표피면역계(cutaneous immune system)가 존재하며, 비특이적인 선천방어에 중요한 역할을 한다. 피부를 통하여 침입하는 항원 및 병원체들을 막고 있는 중요한 해부학적 장벽(barrier)이다. 바깥의 표피층(epidermal layer)은 각질세포(keratinocyte)라고 하는 특별한 상피세포로 되어 있는데, 여러 가지 사이토카인을 분비할 수 있어서 국소적인 염증반응을 유발할 수 있다. 표피 상피

세포와 기질 사이에는 항원을 포식하거나 세포 내로 이입하는 가지돌기세포의 일종인 랑게르한스 세포(Langerhans cell)가 산재해 있다. 랑게르한스 세포는 항원을 탐식하면 성숙되어 국소 림프절로 이동하여 미감작 T 림프구를 활성화시키는 강력한 항원전달세포로 작용한다. 랑게르한스 세포와 더불어 상피에는 표피내림프구(intraepidermal lymphocytes)가 존재하며 대부분이 T 림프구이다.

Chapter

12 소화기계(Digestive System)

학습목표 Learning Objective

1. 소화관과 부속기관의 일반적 구조에 대하여 설명한다.
2. 소화관과 부속기관의 차이를 설명한다.

제1절 구강과 부속샘 및 인두

1. 구강점막의 구조에 대하여 설명한다.
2. 단단입천장과 물렁입천장 점막의 구조를 비교한다.
3. 혀의 일반적인 구조에 대하여 설명한다.
4. 혀유두의 종류와 위치 및 구조에 대하여 설명한다.
5. 맛봉오리의 구조와 분포부위를 열거한다.
6. 치아(teeth)의 구조에 대하여 설명한다.
7. 침샘(salivary gland)의 종류에 따른 구조적 차이를 설명한다.
8. 인두의 일반적 구조에 대하여 설명한다.

제2절 식도와 위

1. 식도벽의 일반적 구조에 대하여 설명한다.
2. 위벽의 일반적 구조에 대하여 설명한다.
3. 위표면상피의 구조적 특징을 설명한다.
4. 고유위샘을 이루는 세포의 종류를 열거하고, 그 구조적 특징과 기능을 설명한다.
5. 위몸통부분, 들문부분 및 날문부분의 점막 구조를 비교한다.

제3절 작은창자와 큰창자

1. 작은창자벽의 일반구조에 대하여 설명한다.
2. 작은창자점막의 특수구조(돌림주름, 융모, 미세융모)를 설명하고 중요성을 지적한다.
3. 단백질, 탄수화물 및 지질의 흡수과정에 대하여 설명한다.
4. 무리림프절(Peyer's patch)의 구조와 기능에 대하여 설명한다.
5. 막창자꼬리의 일반적 구조에 대하여 설명한다.
6. 막창자, 잘록창자 및 곧창자의 일반적 구조에 대하여 설명한다.
7. 항문관의 일반적 구조에 대하여 설명한다.
8. 작은창자와 큰창자의 구조적인 특징을 비교한다.
9. 다음 상피세포의 분포부위, 구조적 특징 및 기능에 대하여 설명한다.
   1) 흡수세포
   2) 술잔세포
   3) 호산성 과립세포(Paneth cell)
   4) 미분화세포
10. 창자내분비세포(enteroendocrine cell)의 종류, 분포부위 및 기능에 대하여 설명한다.

제4절 간과 담낭

1. 간의 일반적 구조에 대하여 설명한다.
2. 간소엽, 문맥소엽 및 간샘포의 구별과 기능적 의의에 대하여 설명한다.
3. 문맥관의 간세동이에 대하여 설명한다.
4. 간세포의 구조에 대하여 설명한다.
5. 담즙의 배출경로를 열거한다.
6. 간의 기능과 재생에 대하여 설명한다.
7. 간의 혈관분포에 대하여 설명한다.
8. 쓸개벽의 일반구조에 대하여 설명한다.

소화계통(digestive system, alimentary system)은 입안(구강, oral cavity), 소화관(alimentary tract), 부속샘(associated gland)으로 구성되어 있고, 음식물의 섭취, 씹기, 삼키기, 소화, 흡수, 소화되지 않은 잔유물 제거 등의 역할을 한다. 입안은 입술(lips), 입천장(palate), 혀(tongue), 치아(teeth), 인두(pharynx) 등으로 구성되어 있고, 소화관은 식도(esophagus), 위(stomach), 작은창자(small intestine), 큰창자(large intestine), 곧창자(rectum), 항문(anus)으로 구성되며, 부속기관으로서 큰침샘(major salivary gland), 이자(pancreas), 간(liver), 쓸개(gallbladder) 등으로 구성된다(그림 12-1). 이 저서에서는 각 소화기관의 조직학적 구조와 기능에 대하여 서술하고자 한다.

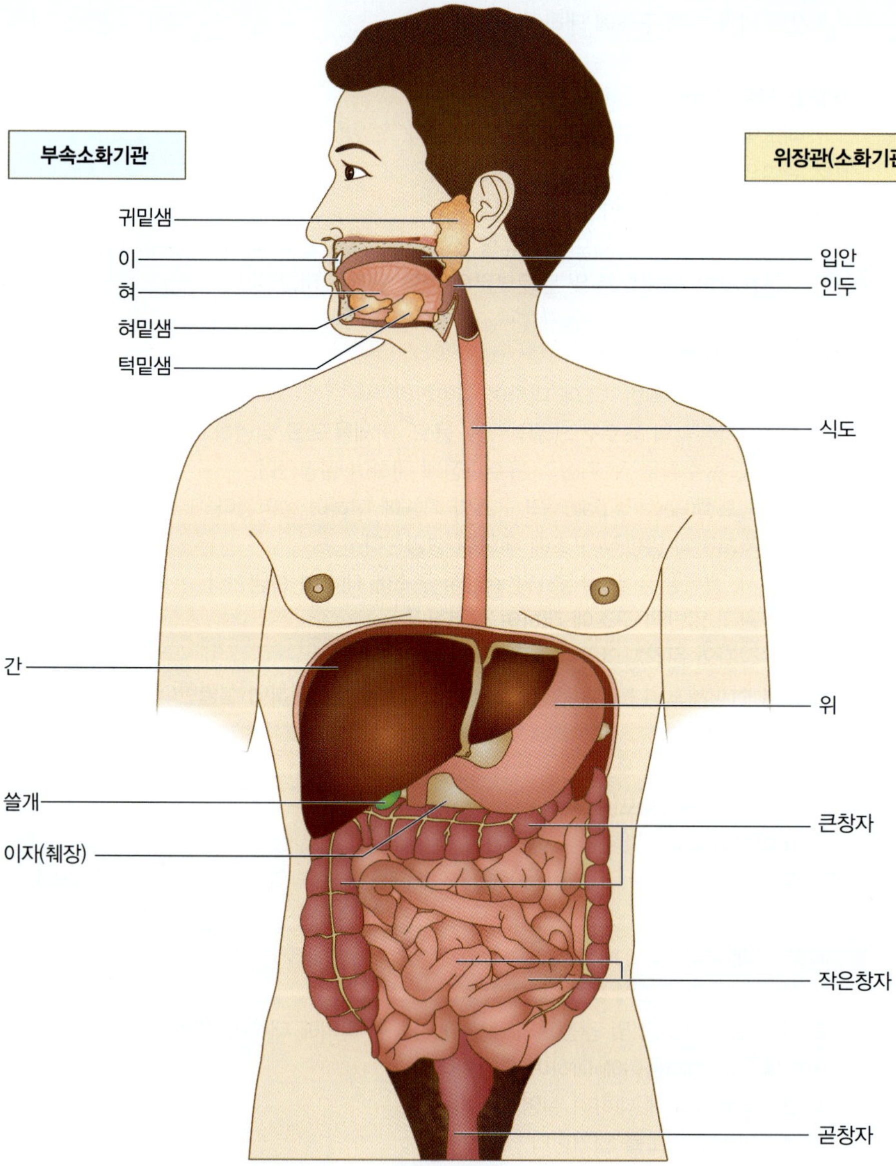

그림 12-1 소화기계의 소화관과 부속기관의 모식도

소화(digestion) 과정에는 많은 단계가 있으며, 그 첫 번째는 구강(oral cavity)인 입(mouth)에서 시작한다. 음식물(food)은 입 안에서 치아(teeth)로 씹어(mastication) 작은 조각으로 부서지고 침(saliva)과 섞이게 된다. 침의 분비는 침 속에 포함되어 있는 촉매효소(catalytic enzyme)인 아밀라제(amylase)로 인해 음식물을 작고 부드러운 덩어리로 만들어 식도(esophagus)와 위(stomach)로 보낸다. 위에서 분비되는 위액(gastric juice)과 점액(mucus)은 소화를 계속 진행하게 해준다. 근육의 수축으로 인한 연동운동(peristalsis)은 음식물을 유미(chyme) 상태로 만들어 영양분을 소장에서 흡수할 수 있도록 더 작은 입자로 분해하고 물과 미네랄은 대장에서 흡수한 후 소화 찌꺼기들은 항문을 통해 배변하게 된다. 소화관의 길이는 대략 9 m 정도이다.

소화관의 일반적 구조(general structure of digestive organs)

소화관은 네 개의 조직층(4 layer tunica)으로 구성되며, 이 층들은 자율신경(교감 및 부교감 신경)과 감각신경섬유에 의해 조절된다. 소화관은 점막(mucosa), 점막밑조직(submucosa), 근육층(muscularis externa), 장막(또는 바깥막, serosa or adventitia)으로 구성된다(그림 12-2). 이러한 층의 구성은 소화관 전체에 걸쳐 비슷한 형태를 나타내지만 식도, 위(그림 12-3), 작은창자, 큰창자에서 더욱 뚜렷이 구분된다.

다음은 소화관(gastrointestinal tract) 4층의 일반적 특징이다.

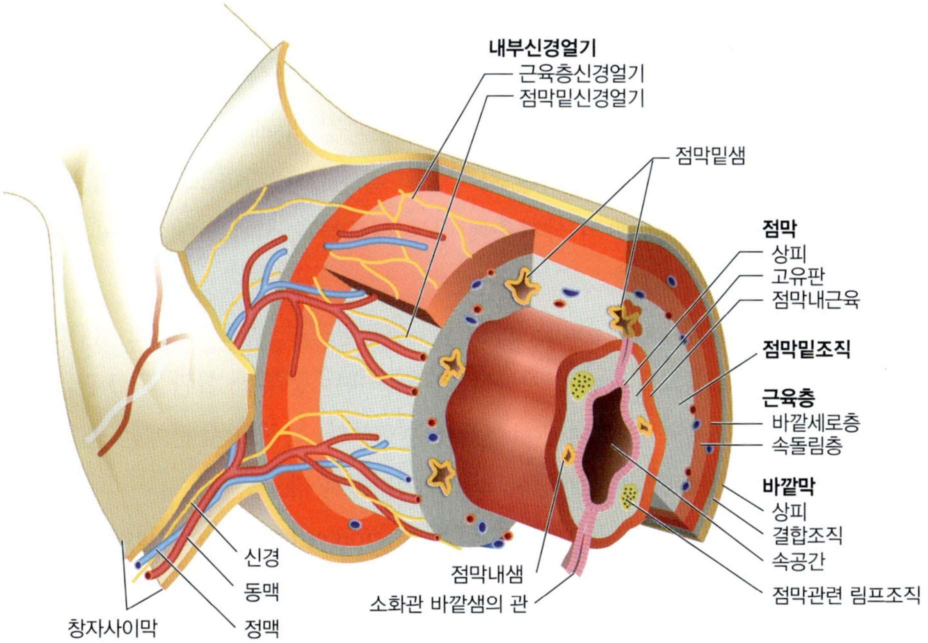

그림 12-2 소화관의 일반적 구조 모식도

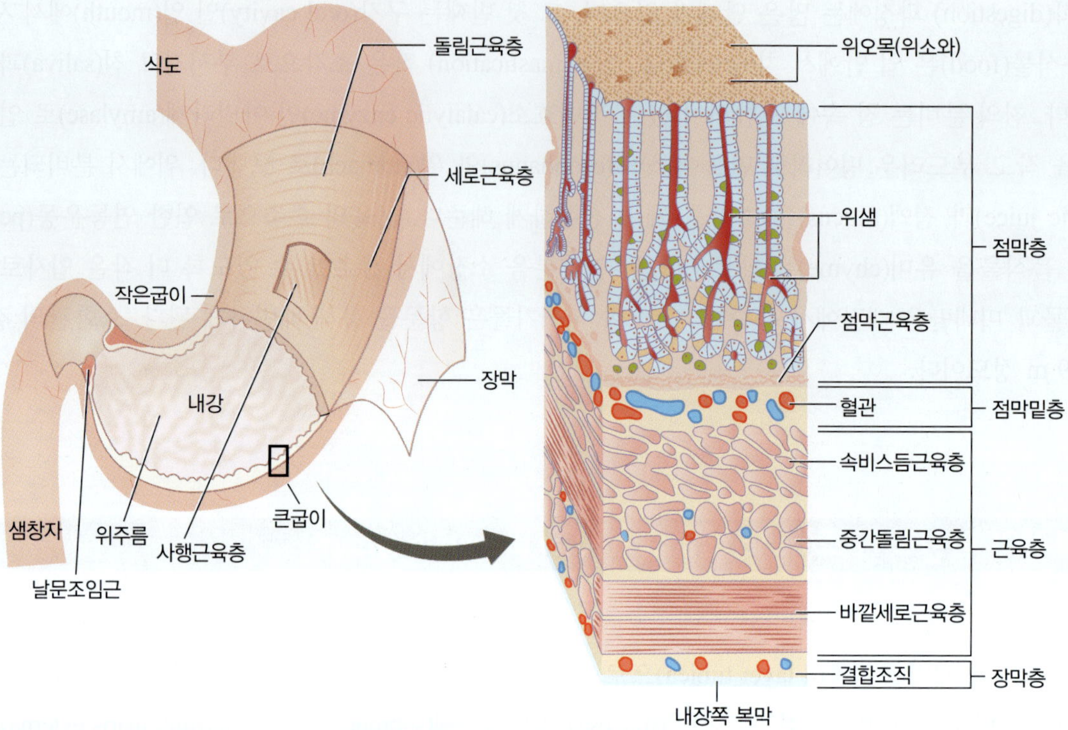

그림 12-3 위의 조직학적 구조 모식도

점막층(mucosa layer)

점막은 상피(epithelium), 고유판(lamina propria), 점막내근육(muscular mucosae)을 총칭하여 일컫는다.

소화관 속공간(lumen)의 자유면에는 상피세포(epithelial cell)로 덮여 있으며, 그 상피층(epithelial layer)의 주된 기능은 소화관의 내용물과 조직 사이에 선택적 투과장벽(selectively permeable barrier)의 역할을 하고, 음식물의 운송과 소화를 돕고, 소화된 음식물의 흡수를 촉진하고, 소화계통의 활성에 영향을 주는 호르몬을 생성하는 것이다. 소화관의 상피층에 있는 세포들은 점액을 생성하여 윤활작용이나 보호작용을 한다.

상피층 하단에는 성긴결합조직(loose connective tissue)과 림프구, 큰포식세포, 섬유모세포, 형질세포 등 여러 가지 세포들로 이루어진 고유판이 위치하고, 고유판에는 풍부한 혈관, 림프관, 민무늬근육과 가끔씩 림프소절(lymphoid nodule), 작은 분비샘(gland)이 존재한다. 특히 고유판에는 큰포식세포와 림프구가 많이 존재하여 다량의 면역글로불린 A가 생산되어 방어기능을 제공한다.

점막내근육은 속돌림층(inner circular layer)과 바깥세로층(outer longitudinal layer)으로 이루어진 얇은 민무늬근육으로 고유판을 감싸고 있어 점막밑층과 점막층을 구분시켜 주며, 점막층의 국소적인 움직임(mucosa movement)을 가능하게 해준다.

점막밑층(submucosa layer)

점막밑조직은 점막을 에워싸고 불규칙치밀결합조직으로 구성된 탄력섬유층이다. 점막밑조직에는 점막층보다 더 크고 많은 혈관과 림프관, 샘조직, 점막밑신경얼기(submucosal plexus, Meissners plexus)라 불리는 자율신경계통이 존재한다. 분비샘과 명확히 보이는 림프조직을 보유하기도 한다. 식도와 샘창자를 제외한 점막밑조직에는 샘이 관찰되지 않는다.

점막층의 고유판과 점막밑층의 조직에 존재하는 많은 면역세포와 림프절은 점막연관림프조직(mucous associated lymphoid tissue, MALT)을 구성하고 있다. MALT와 같은 림프소절은 특정 세균이나 바이러스의 침입에 대항하여 방어작용의 기능을 담당한다. 입안과 식도, 항문관을 제외한 소화관 전체는 손상받기 쉬운 얇은 단층원주상피로 덮여 있기 때문에 림프소절의 면역기능이 필요하기 때문이다. 상피 바로 아래에 위치하는 고유판에는 큰포식세포와 림프모양세포(lymphoid cell)가 밀집되어 있는 부위가 존재하며, 이 림프 모양 세포들 가운데 일부는 활발히 항체를 형성한다. 이 항체는 주로 면역글로불린 A (IgA)로, 세포투과(transcytosis) 과정을 거쳐 장내 표면의 상피세포에서 생성되는 분비단백질(secretory protein)과 결합되어 창자속공간(intestinal lumen)으로 분비된다. 이러한 IgA 복합체는 소화성 효소에 의한 단백질용해(proteolysis)에 저항성을 가지면서 바이러스나 세균 같은 여러 가지 특정 병원균의 침입에 대항하여 방어작용을 하는 것으로 알려져 있다.

근육층(muscularis externa)

점막밑조직을 둘러싸고 있는 두꺼운 근육층은 꿈틀운동(연동운동, peristaltic activity)에 의해 소화관 속의 내용물을 이동시키는 작용을 한다. 근육층은 식도를 제외하고는 일반적으로 속돌림층(inner circular layer)과 바깥세로층(outer longitudinal layer)으로 이루어진 민무늬근육으로 구성된다. 속공간쪽의 안쪽 근육층은 근섬유 방향이 일반적으로 원형이다. 그러나 바깥 근육층은 세로축으로 배열되어 있다. 이들 두 개의 근육층 사이의 결합조직에는 혈관과 림프관뿐만 아니라 근육층신경얼기(myenteric plexus, Auerbach plexus)가 존재하는데, 이곳에는 자율신경계통의 많은 작은 신경절이 모여 있다. 점막밑신경얼기와 함께 창자신경계통(enteric nervous system)을 형성하여 근육층의 수축은 장관내용물을 혼합시키고 앞으로 밀어내는 역할을 하는데, 이러한 창자신경계에 의해 유발되고 조절된다.

장막층 또는 바깥막층(serosa or adventitia)

장막(또는 바깥막)은 근육층을 둘러싸는 얇은 층으로서 성긴결합조직(loose connective tissue)으로 되어 있으며 많은 혈관과 림프관, 지방조직이 존재하며, 중피(mesothelium)라 하는 단층편평상피(simple squamous epithelium)로 덮여 있다. 복강 내에서 장막층은 내장을 지지하는 기능을 하는 창자간막(mesentery)과 연속되어 있다. 양쪽면이 중피로 덮인 얇은 막인 창자간막은 복강을 덮고 있는 장막인 복막

(peritoneum)을 이루고 있다. 소화관의 일부는 바깥막(adventitia)으로 대체되는데, 바깥막은 중피가 없이 주변조직들과 융합되어 있는 결합조직으로 이루어져 있다.

입안(구강, oral cavity)

입안은 입술(lips), 치아(teeth), 입천장(palate), 혀(tongue) 등(**그림 12-4**)에 둘러싸인 공간으로 중층편평상피(stratified squamous epithelium)로 덮여 있으며, 부위에 따라 각질화(keratinized)되어 있거나 혹은 부분적 각질화, 또는 비각질화(nonkeratinized)되어 있기도 하다. 피부 표피에서의 각질화된 표면과 같이 입안의 표면상피세포는 끊임없는 표피탈락(desquamation) 과정을 거친다. 그러나 표피에서와는 다르게 비각질화되어 있거나 과각화(parakeratinized)되어 있는 입안상피세포의 탈락된 세포에는 핵을 보유하고 있다.

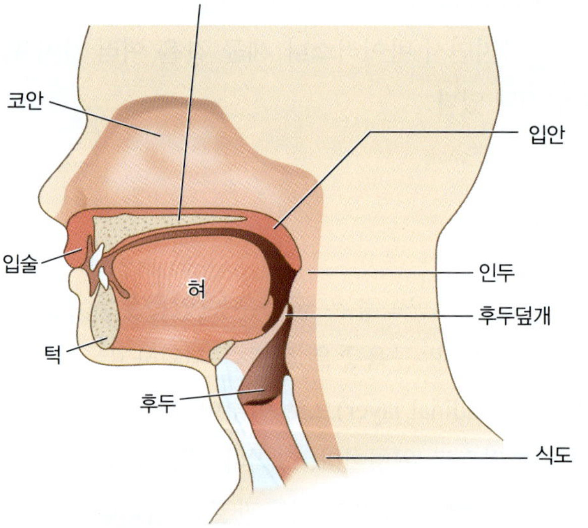

그림 12-4 입의 조직학적 구조 모식도

입술(lips)

윗입술과 아랫입술은 보통 서로 접촉하고 있고, 입안의 입구를 형성하며, 소화, 말하기 등 다른 형태의 소통을 위해 뛰어난 운동성을 가지고 있고, 입술 속에는 입술을 움직이는 뼈대근육(가로무늬근육, striated muscle)이 잘 발달되어 있다.

입술에서는 피부의 각질상피가 입안의 비각질상피로 이행되는 것을 관찰할 수 있다. 입술은 바깥부위(cutaneous area), 붉은입술부위(홍순; red area, vermilion zone), 점막부위(mucosa)의 세 부위로 나눌 수 있다(**그림 12-5**).

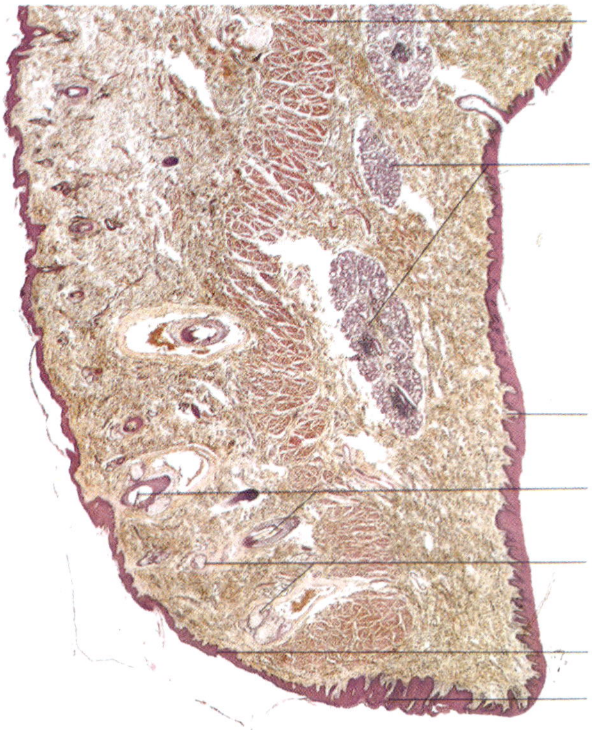

그림 12-5 입술의 조직학적 구조 광학현미경 사진(H&E 염색, 25배)

입술의 바깥부위(cutaneous area)는 각질중층편평상피(keratinized stratified squamous epithelium)이며, 얇은 피부로 덮여 있고 표피층과 진피층으로 구분된다. 땀샘(sweat gland), 많은 수의 털주머니(모낭, hair follicle), 기름샘(sebaceous gland) 등이 발달되어 있다. 붉은입술부위(vermilion zone)는 피부로 덮여 있는 선홍색 부위로 아주 얇은 각질중층편평상피이며, 피부와 입안 점막층 사이에서 이행하는 부위이다. 모세혈관이 풍부하며, 피부 표면에 근접하여 입술이 분홍색을 띤다. 땀샘과 털주머니가 없고 기능을 하는 샘이 없어서 혀로부터 나온 침을 통해 수분이 유지된다. 점막부위(mucosa area) 안쪽의 점액면은 항상 젖어 있고 두껍고 각질화되지 않은 상피와 많은 작은 침샘을 가진 점막층이 위치하는 비각질중층편평상피(nonkeratinized stratified squamous epithelium)로 덮여 있다. 고유판에는 피부의 진피에서 볼 수 있는 것과 유사한 유두(papillae)가 나타나며, 그 아래로 작은 침샘들이 산재해 있는 점막밑조직이 계속된다.

입천장(구개, palate)

입천장은 단단입천장(경구개, hard palate)과 물렁입천장(연구개, soft palate), 목젖(uvula)의 세 부분으로 이루어져 있으며(그림 12-6), 중층편평상피로 덮여 있다. 입천장은 구강과 비강을 분리하여 준다. 앞쪽에 위치한 단단입천장은 움직임이 없고, 선반 모양의 뼈가 들어 있다. 반면에 물렁입천장에는 뼈대근육이 있어 움직일 수 있으며, 점막밑조직에서 많은 점액샘이 발견된다.

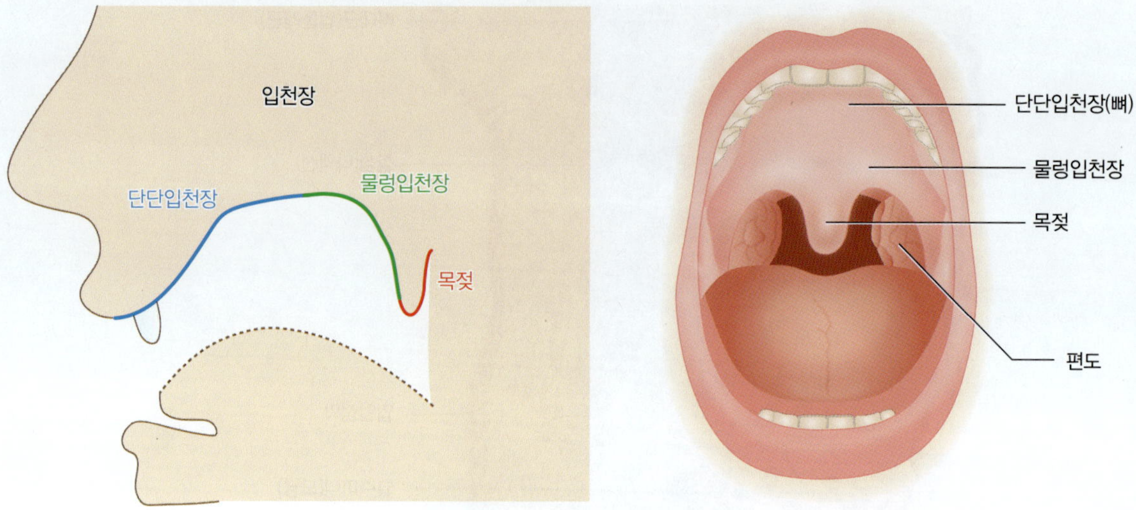

그림 12-6 입천장의 구조 모식도

주로 뼈 부위로 구성되어 있는 단단입천장은 앞쪽 2/3 지점까지이고, 각질중층편평상피(keratinized stratified squamous epithelium)이다. 각질층 아래에는 치밀불규칙결합조직으로 구성되어 있다. 후방 1/3 지점까지인 물렁입천장은 근육성으로 구성되어 움직임이 가능하며, 이 근육층을 경계로 하여 입쪽면(oral side)과 코쪽면(인두쪽면, nasal side)의 구조가 서로 다르다. 입쪽면에는 비각화성 중층편평상피 아래 치밀한 불규칙결합조직이며, 코쪽면에는 거짓중층섬모성 원주상피(pseudostratified ciliated columnar epithelium)로 이루어져 있다. 고유판에는 구강샘(palatine gland)인 작은 침샘(salivary gland)들이 곳곳에 분포한다. 물렁입천장의 뒤쪽 가운데 끝부분에 있는 목젖은 끝이 둥근 원추형으로 겉은 점막으로 덮여 있으며, 그 중심부에는 목젖근이 수직으로 배열해 있다. 목젖의 고유판에는 점액성 구강샘이 존재한다.

혀(tongue)

혀는 입안의 가장 큰 구조물로서 점막층에 의해 덮인 가로무늬근(striated muscle)의 덩어리로 이루어진 근육성 기관(bulk of the skeletal muscle)으로 음식물을 씹고 넘기는 과정에서 중요한 역할을 한다. 근육섬유들은 세 방향으로 서로 교차하여 배열되어 있는 근섬유다발(bundle)을 형성하고 있어 뛰어난 운동성을 지니게 된다. 이들은 대부분 결합조직과 분리되어 있으며 작은 근육 다발들 사이의 결합조직에는 고유판이 끼어 들어가서 점막을 근육 중심에 강하게 부착시켜 주는 역할을 한다(그림 12-7).

점막은 부위에 따라 그 구조가 다양하다. 혀 아래면의 점막은 전형적인 점막층으로 둘러싸여 부드럽고 매끈한 반면, 혀의 등쪽면 앞쪽 약 2/3 부위에는 불규칙하며 수백 개의 작은 다양한 형태의 혀유두(lingual papillae)라고 불리는 작은 융기(eminence)들로 덮여 있다. 뒤 쪽 1/3 부위와 혀의 뿌리 부위에는 두꺼운 혀편도(lingual tonsils)를 가지고 있다. 혀유두는 다양한 형태와 기능을 가지며, 상피와 고유판의 돌출된 구조물로 분계고랑 앞쪽의 등쪽면 혹은 가쪽면에 위치한다(그림 12-8).

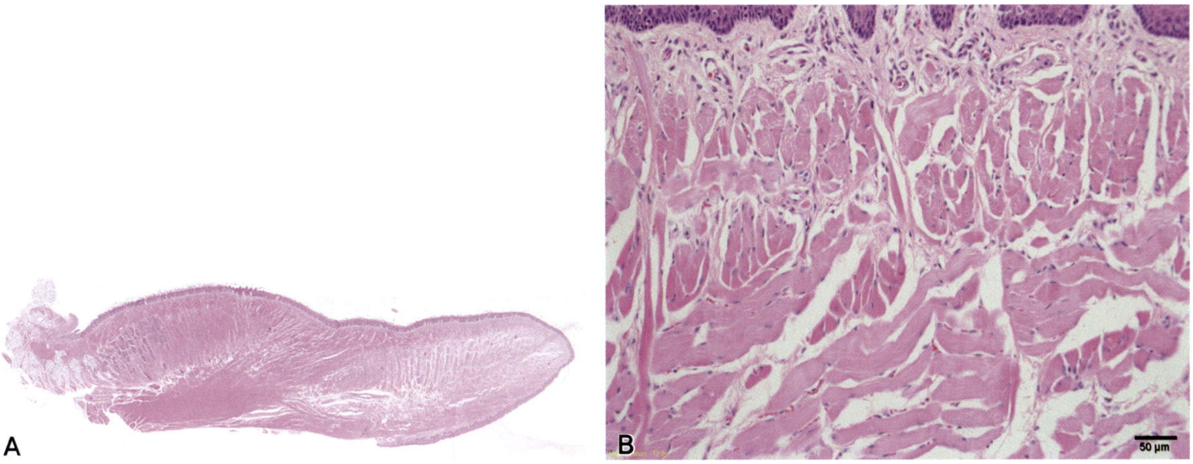

그림 12-7 혀의 조직학적 구조(A)와 혀의 근육섬유다발 방향(B)의 광학현미경 사진

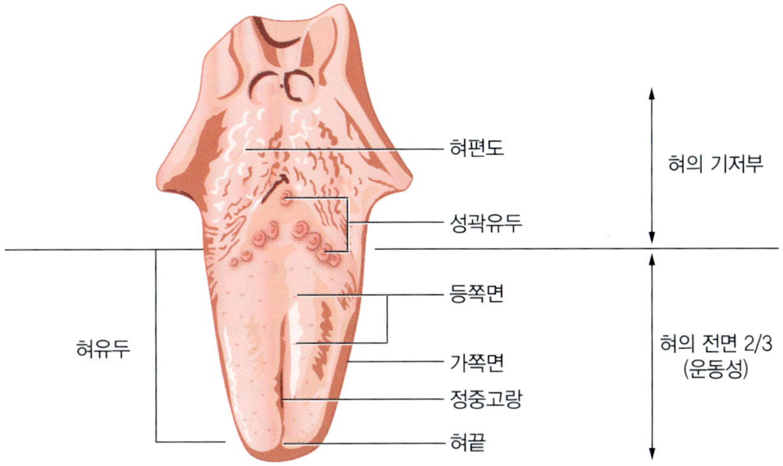

그림 12-8 혀의 구조 모식도

혀는 등쪽면(dorsal surface), 배쪽면(ventral surface), 좌우 두 면의 가쪽면(lateral surface)으로 구분한다. 등쪽면은 불규칙하며 수백 개의 작은 다양한 형태의 융기인 혀유두(lingual papillae)라는 돌출구조가 존재하는 앞쪽 3분의 2 지점까지인 큰 부위(mobile tongue)와 림프조직이 잘 발달되어 있으며 혀의 뿌리 부위에 두꺼운 혀편도(lingual tonsil)를 가지고 있기 때문에 울퉁불퉁한 뒤의 3분의 1 지점까지인 작은 부위(base of tongue)로 되어 있다. 혀유두와 혀편도 부위는 V자 모양의 분계고랑(sulcus terminalis)에 의해 분리된다. 배쪽면의 점막은 매우 부드러우며, 비각화성 편평상피로 구성되어 있다.

혀유두는 점막이 튀어 나온 것으로 형태와 기능에 따라 네 가지 종류로 구분된다.

실유두(filiform papillae)

대부분 각질중층편평상피로 덮여 있고, 그 수가 가장 많고 혀의 전 표면에 걸쳐서 나타난다. 등쪽면이 거칠게 보이는 가느다란 구조물로 길어진 원뿔 형태로서, 각질화로 인해 표면을 회색 또는 흰색으로 보여 혀의 거친면을 만든다. 음식물을 한 곳으로 모아 씹는 과정(저작과정)에서 음식물이 잘 움직일 수 있도록 돕는 역할을 한다. 맛봉오리(taste bud)를 가지고 있지 않다(**그림** 12-9 A).

버섯유두(fungiform papillae)

수가 적은 편으로 실유두 사이에 낱개로 나타나면서 버섯처럼 둥근 표면의 넓은 모자를 가지고 있다. 상피밑 모세혈관고리(subepithelial capillary loop)를 지나는 혈액 때문에 실유두 사이사이에 붉은 반점을 보이며, 고유판 중심부위로 신경이 분포되어 있다. 모자의 등쪽에 맛봉오리를 가지고 있다.

잎새유두(foliate papillae)

사람에서는 별로 발달되어 있지 않지만, 동물에게는 많이 존재한다. 혀의 가쪽 양면쪽에 따라 분포하는 평행한 고랑(parallel ridge) 모양의 구조이며, 두 개 이상의 평행한 이랑(ridge)과 고랑(furrow)으로 이루어져 있다. 에브너 장액샘(gland of von Ebner)의 작은 침샘(minor salivary gland)의 도관은 고랑의 아래쪽으로 열린다. 분계구 앞에 위치하며, 노년층에서는 잘 보이지 않고 흔적만 남아있다. 맛봉오리가 존재한다(**그림** 12-9 C).

성곽유두(circumvallate papillae)

직경이 약 1~3 mm인 가장 큰 유두이다. 분계고랑 바로 앞쪽에 있는 8～12개의 혀유두로, V-모양으로 배열하고 있다. 상피세포로 덮인 고랑으로 둘러싸여 있으며, 고랑의 바닥에는 많은 장액샘(gland of von Ebners) 분비액이 각 혀유두 주위를 둘러싸고 있는 깊은 고랑으로 분비된다. 성곽유두의 측면과 고랑의 상피에 존재하는 많은 맛봉오리 위로 침과 같은 분비액(fluid)이 계속 흐르게 된다. 또한 이 샘은 지방가수분해효소도 분비하여 맛봉오리 위에 소수성 층(hydrophobic layer)이 형성됨으로써 맛봉오리의 기능이 저해되는 것을 막는다. 이러한 분비액의 흐름은 맛봉오리가 새로운 미각자극을 받아 처리할 수 있도록, 맛봉오리 부근으로부터 음식물 조각을 제거하는 중요한 역할을 한다(**그림** 12-9 B).

맛봉오리(미뢰, taste bud)는 짠맛(salty), 단맛(sweet), 신맛(sour), 쓴맛(bitter), 감칠맛(umami)을 감지하는 상피 속 감각기관으로, 혀유두 중 버섯유두, 잎새유두, 성곽유두와 물렁입천장, 인두, 후두덮개 등의 상피에 위치하고 있으나, 실유두에서는 볼 수 없다. 혀 표면의 중층상피 속의 방추형 세포로 이루어졌으며 H&E 염색에서 주위의 상피보다 희미하게 방추형세포로 이루어진 타원형 구조로 보인다. 길이는 약 70~80 μm이고, 폭은 약 30~40 μm이다. 음식물의 일반적인 화학성분을 탐지하는 역할을 하며 각 성곽유두의 바깥면에 약 250여 개 정도가 존재한다(**그림** 12-10, 11).

혀의 표면과 입안의 뒤쪽에는 약 3,000개의 맛봉오리가 있으며, 많은 수의 작은 침샘에 의해 끊임없이 씻긴다. 각 맛봉오리는 50~90개의 세포로 구성되며, 이 세포 중 약 반 가량은 길어진 미각세포(gustatory cell, taste cell)이다. 나머지 세포는 가느다란 지지세포(supportive cells), 면역세포, 느리게 분화하면서 다른 형태의 세포를 만드는 바닥의 줄기세포(stem cell)로 구성된다. 세포들은 평균 10일 정도 생존하다가 퇴화한다.

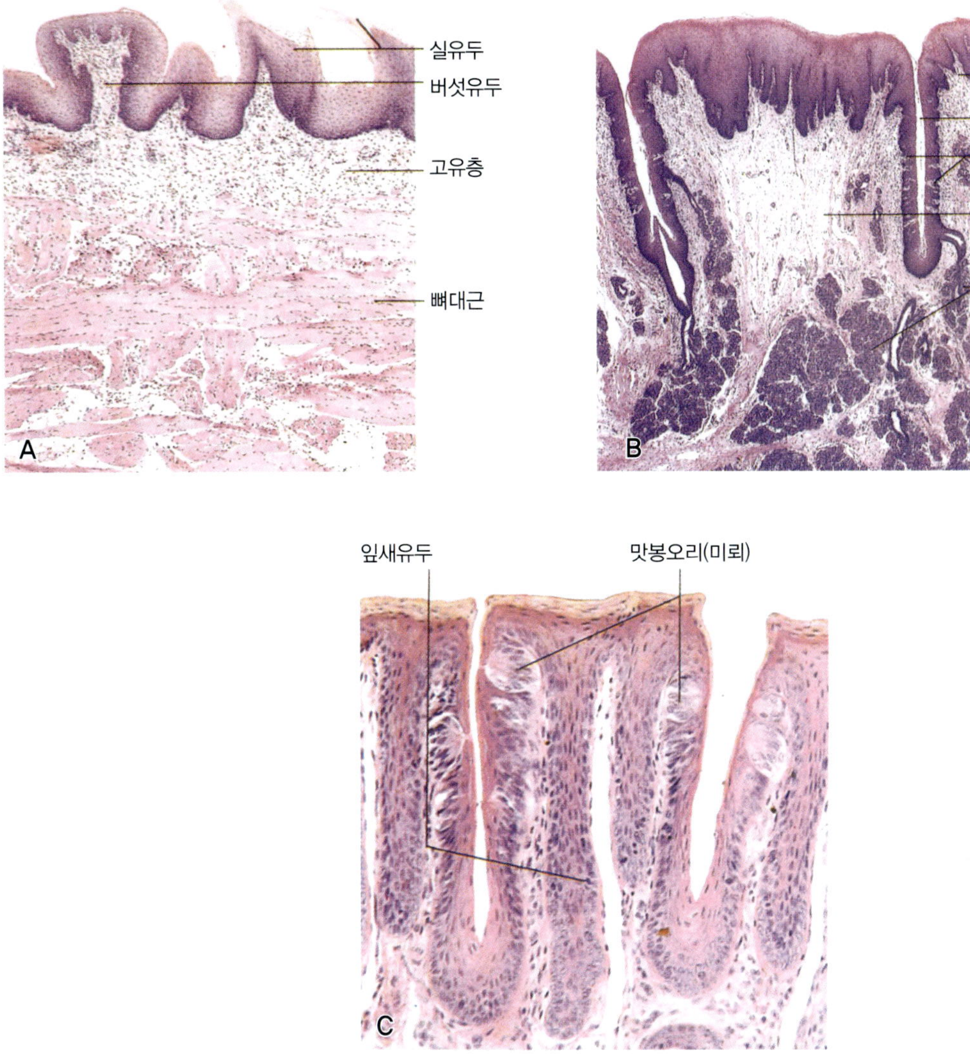

그림 12-9 혀유두 세 가지 종류의 광학현미경 사진. **A.** 실유두(H&E 염색, 40배), **B.** 성곽유두(H&E 염색, 100배), **C.** 잎새유두(H&E 염색, 200배)

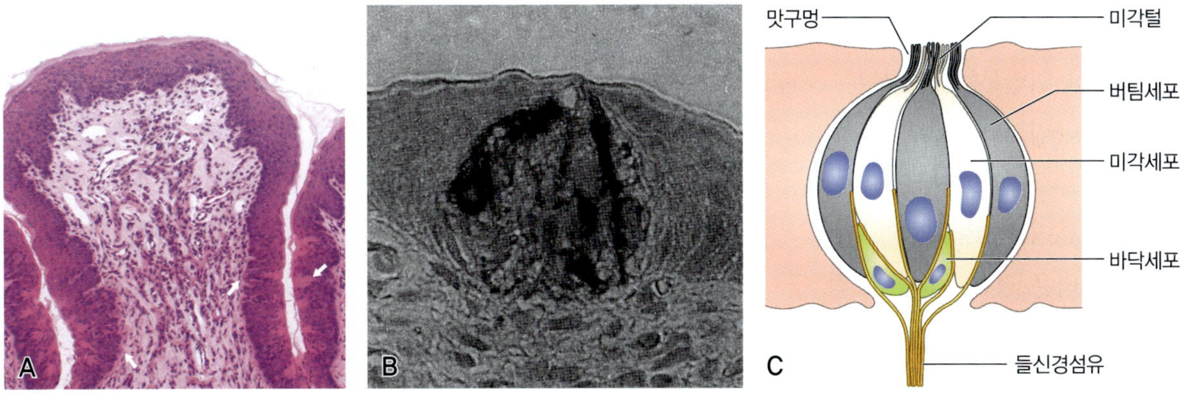

그림 12-10 맛봉오리의 모식도와 광학현미경 사진. **A.** 바깥쪽 유두벽상피에 맛봉오리(흰 화살표)가 출현(H&E 염색, 100배), **B.** 사이토케라틴(cytokeratin)으로 면역조직화학 염색하여 맛봉오리를 보여주는 사진(200배), **C.** 맛봉오리의 세포구성을 보여주는 모식도

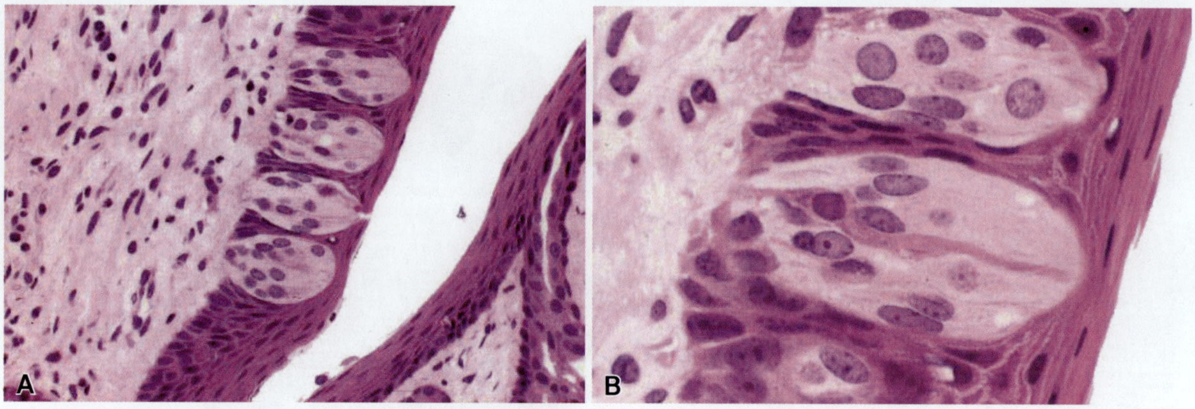

그림 12-11 맛봉오리 광학현미경 사진. **A.** 맛봉오리(H&E 염색, 200배), **B.** 맛봉오리 광학현미경 사진(H&E 염색, 400배)

각각의 맛봉오리 바닥은 바닥판 위에 위치하며 미각세포와 신경연접을 형성하는 감각신경 축삭이 분포한다. 자유면쪽 끝은 맛구멍(taste pore; 2 um)이라고 하는 편평상피 사이의 작은 구멍을 통해 입 안 환경에 노출된다. 침 속에 용해된 입자는 맛구멍을 통해 가느다란 미세융모(microvilli)와 접하고 세포 표면의 맛수용체와 반응한다(**그림** 12-10).

맛봉오리는 네 종류의 세포로 구성되어 있다. 예비세포로서의 기능을 담당하는 바닥세포(basal cell; 제IV형 세포)와 바닥세포에서 만들어진 뒤 성숙하여 밝은세포로 성장하고 이어서 중간세포가 되거나 죽는 어둠세포(dark cell; 제I형 세포), 밝은세포(light cell; 제II형 세포), 중간세포(intermediate cell; 제III형 세포)로 이루어져 있다. 신경섬유는 맛봉오리로 들어가 제I형, 제II형, 제III형 세포들과 연접하며, 연접한 세포들은 맛을 감지하는 기능을 할 것으로 추정한다.

인두(pharynx)

인두는 입 안에서 공기와 음식물이 지나는 통로인 호흡기계통(respiratory system)과 소화기계통(digestive system)으로 이행되는 공간으로 코부위(nasal region)와 후두(larynx) 사이에 존재하는 12~15 cm 길이의 근육섬유성 불완전한 관상기관이다. 인두는 해부학적으로 크게 세 부분인 코인두(인두코부분, nasopharynx), 입인두(인두입부분, oropharynx), 후두인두(인두후두부분, laryngopharynx)로 구분한다. 코인두는 뒤콧구멍, 나비뼈, 인두 뒷벽과 물렁입천장 사이에 위치하는 부분이며, 입인두는 목구멍의 뒤에 있는 부분으로 후두덮개의 상단까지 이르고 있고, 후두인두는 후두의 후두덮개 상단에서 반지연골의 뒷면에 이르는 부분이다(**그림** 12-12).

인두의 벽은 점막, 점막밑조직, 근육층, 바깥막으로 이루어져 있다. 점막의 상피층은 호흡부위와 호흡부위를 제외한 인두 부분으로 나누어지는데, 호흡부위는 거짓중층섬모원주상피(pseudostratified ciliated columnar epithelium)이며, 술잔세포(goblet cell)가 존재한다. 호흡부위를 제외한 인두 부분은 비각질중층편평상피(nonkeratinized stratified squamous epithelium)로 구성되어 있다. 점막의 고유판은 치밀결합조직(dense connective tissue)으로 코인두부위에는 홑림프소절들이 가끔 존재하기도 한다. 인두의 점막

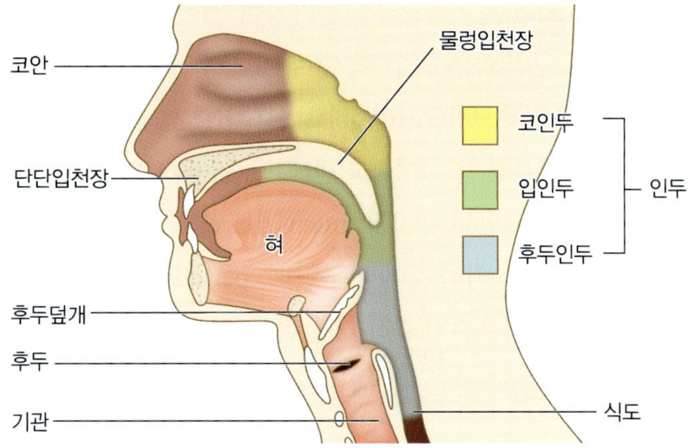

그림 12-12 인두의 해부학적 분류의 모식도

에는 점막근육층이 없어 고유판 바로 아래에 점막밑조직이 직접 이어져 있다.

점막밑조직은 성긴결합조직으로 이루어져 있으며, 곳곳에 작은 점액샘인 인두샘(pharyngeal gland)이 존재한다. 근육층은 뼈대근육으로 이루어진 층으로 속층은 세포방향으로, 바깥층은 돌림방향이나 비스듬히 배열되어 있다. 바깥막은 근육층의 곁에 있는 성긴결합층으로 이웃 결합조직으로 이어지고 있다.

치아(teeth)

치아는 치아뿌리(root), 치아목(cervix), 치아머리(crown) 등 세 부분으로 구분된다. 성인에서는 정상적으로 32개의 영구치아(permanent teeth)가 위턱뼈(maxillary bone)와 아래턱뼈(mandibular bone) 양측의 대칭적인 이틀활(arch)에 배열되어 있으며, 각 사분면(quardrant)에는 2개의 앞니(절치, incisior), 1개의 송곳니(견치, canine), 2개의 작은어금니(소구치, premolar), 3개의 큰어금니(대구치, molar), 합하여 총 8개의 치아가 존재한다. 영구치아가 나기 전에는 20개의 젖니(deciduous, milk teeth)가 있으며, 나머지 영구어금니는 탈락치아 없이 생성된다. 각 치아는 이틀(alveolus)이라는 뼈소켓(bony socket) 속에서 치밀불규칙아교결합조직인 치아인대(치주인대, periodontal ligament)에 의해 지지되고 있다. 잇몸(gingiva 또는 gum)도 치아를 지탱한다. 잇몸의 상피는 구강과 상피 밑 결합조직 공간 사이를 차단한다.

치아의 종류에는 영구치 중 20개로 먼저 생성되는 젖니(유치, primary teeth, deciduous teeth, milk teeth)와 12개의 큰어금니인 간니(영구치아, permanent teeth)가 있다.

치아는 입 안에서 볼 수 있는 치아인 치아머리(치관, crown), 이틀 속에 담겨 있는 부위인 치아뿌리(치근, roots), 잇몸 부위로 치아머리와 치아뿌리 사이의 부분인 치아목(치경, neck or cervix)으로 구성되어 있다. 치아머리는 매우 단단한 사기질(에나멜질, enamel)로 덮여 있으며, 치아뿌리는 시멘트질(cementum)로 덮여 있다. 두 덮개구조는 치아목(cervix)에서 만난다.

치아의 일반적인 구조를 보면, 치아의 내부는 무기질 함량이 많은 상아질(dentin)이라는 석회화된 구조(calcified material)가 존재하며, 상아질이 안쪽의 조직으로 채워져 있는 치수공간(pulp chamber)을 둘러싸고 있다. 치아속질(치수, dental pulp)은 상아질에 둘러싸여 있는 부분으로, 치아속질공간(pulp chamber)과 치아뿌리관(root canal)으로 구분되는 공간 속에 위치하며, 혈관과 신경이 잘 분포되어 있고, 간엽결합조직, 아교섬유(collagen fiber), 섬유모세포(fibroblast), 간엽줄기세포로 구성되어 있다. 치아속질공간의 각 뿌리 부위에서 좁아져 뿌리 끝부분인 치아뿌리관(치근관, root canal)은 치아뿌리끝구멍(치근단공, apical foramen)을 통해 치아인대공간(periodontal ligament space)과 연결되며, 이를 통해 혈관, 림프관, 신경들이 치아속질로 들어가거나 나온다. 치아인대(치근인대, periodontal ligament)는 시멘트질과 이틀뼈(alveolar bone)에 삽입된 아교섬유의 섬유결합조직 다발이며, 각 치아는 이틀(치조, alveolus)이라는 뼈소켓(bony socket) 속에서 치밀불규칙결합조직인 치아인대에 의해 지지되고 있다(그림 12-13).

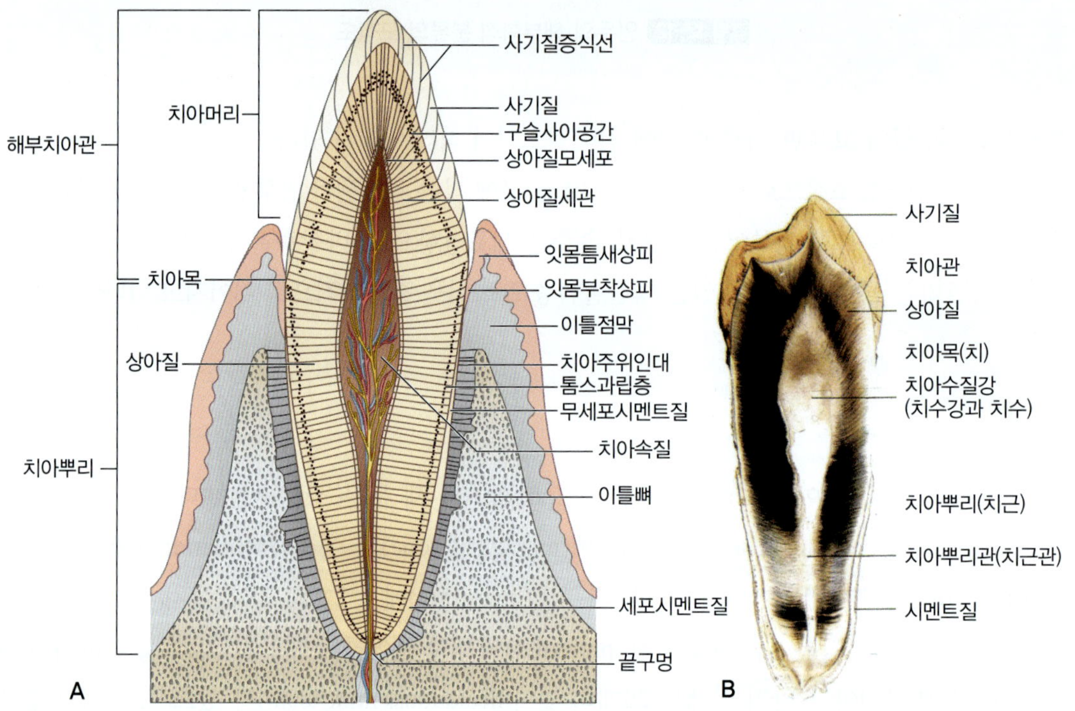

그림 12-13 앞니(incisor)와 그 주위 잇몸(gingiva)의 수직 단면을 보여주는 모식도. 치아머리, 치아목, 치아뿌리로 구분된다. 치아의 조성은 이차속질과 이를 둘러싸는 상아질, 사기질, 시멘트질이 있다. 잇몸은 치아목 주위를 덮고 있는 씹기점막(masticatory mucosa)으로 치아와 접하는 부위는 잇몸틈새상피와 잇몸부착상피로 구분됨

상아질(dentin)

상아질은 치아의 속질공간을 둘러싸고 있는 석회화한 조직으로서, 몸에서 두 번째로 단단한 물질이며 황색이고 탄력성이 매우 좋아서 손상받기 쉬운 치아머리 쪽은 사기질로 덮여 있고 뿌리 쪽은 시멘트질로 덮여 있다. 상아질 전체적인 모습은 치아의 모습과 비슷하며, 생체에서 반투명한 옅은 노란색을 띤다. 상아질의 화학적 조성은 칼슘수산화인회석(calcium hydroxyapatite)이 65~70%를 차지하고, 유기질이 20~25%이며 물이 약 10%를 차지하고 있다. 대부분의 유기질은 프로테오글리칸(proteoglycan)과 당단백질(glycoprotein)이 주성분인 제1형 아교질(type I collagen)이다. 상아질은 상아질모세포(odontoblast)로부터 분비되며, 이 세포는 치수의 주변에 위치하며, 속질공간을 덮고 있어 치수공간과 상아질을 분리시켜

준다. 각 세포의 핵은 세포질의 바닥에 존재한다. 상아질모세포의 세포질에서 뻗어 나온 가늘고 가지 친 돌기를 상아질모세포돌기(odontoblast process, 톰즈 섬유; Tomesfiber)라고 하며, 상아질 전체를 수직방향으로 관통한다. 이 돌기들은 상아질이 두꺼워질수록 점점 길어지며, 상아질세관(dentinal tubule)이라고 불리는 작은 세관 내에 존재한다. 상아질세관은 상아질과 사기질 사이의 연결부위에서 많은 가지로 나누어진다. 상아질모세포돌기의 직경은 세포체 부위에서 3~4 μm이나 원위부로 갈수록 점점 가늘어진다(그림 12-13).

사기질(에나멜질, enamel)

사기질은 외배엽성 기원으로 인체에서 가장 단단한 구조로, 96%는 칼슘수산화인회석(calcium hydroxyapatite)이며, 아주 적은 양의 단백질과 아교섬유는 단 2~3%의 유기성분으로 이루어져 있다. 사기질의 유기성분은 각질 같고, 분자량이 큰 당단백질(glycoprotein)이며, 티로신(tyrosine)이 풍부한 에나멜린(enamelin)이다. 불소와 같은 다른 이온은 수산화인회석결정(hydroxyapatite crystal)에 의해 흡수되기도 한다. 사기질은 일정한 형태로 서로 맞물려 있는 사기질막대(enamel rods, 각기둥; prism)라 불리는 기둥으로 구성된다. 각각의 사기질막대는 직경이 5 μm이며 다른 사기질의 얇은 층으로 둘러싸여 있다. 각각의 사기질막대는 사기질층 전체 두께를 통과하여 뻗어 있는데 대략 2 mm 정도 된다. 사기질막대의 정교하게 서로 맞물린 배열은 사기질의 단단함을 만들어주며 음식물을 씹는 과정 중에 발생하는 높은 압력을 견딜 수 있게 해 준다.

사기질은 사기질모세포(ameloblast)에 의해 하루에 4~8 μm 정도의 조각이 만들어진다. 연속되는 막대 조각은 사기질막대를 형성하며 상아사기질이음부에서 사기질면까지 사기질로 덮인다. 사기질모세포(ameloblast)는 치아가 잇몸을 뚫고 입안으로 나오기 전에 죽기 때문에, 사기질이 손상을 받으면 재생되지 않는다(그림 12-13, 14).

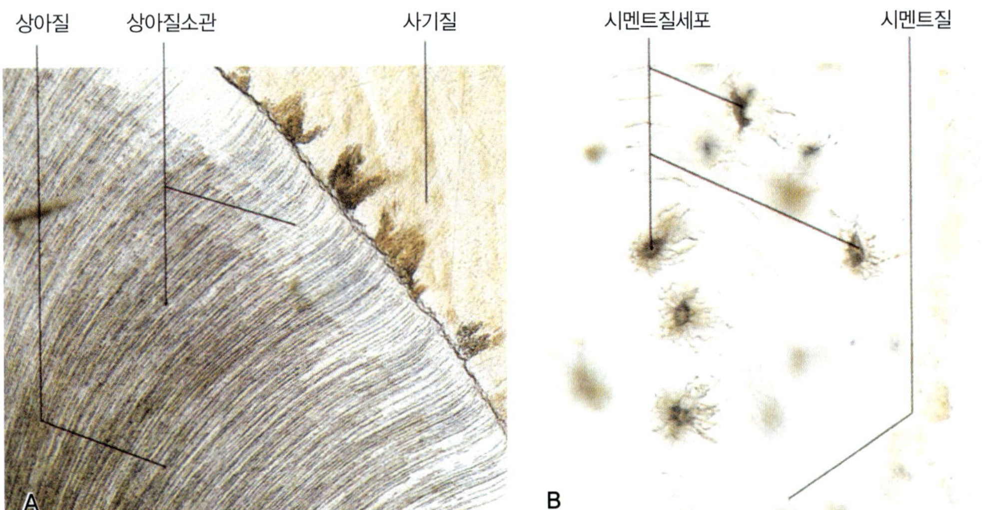

그림 12-14 송곳니(canine tooth)의 연마표본에서 관찰한 상아질–사기질연결부. **A.** 사기질에서 표면에 대하여 비스듬히 이루어져 있는 증식선(incremental line)이 식별됨. **B.** 상아질–사기질연결부의 사진. 사기질에서 줄무늬처럼 나타나는 사기질막대(enamel rod)의 다발이 다소 엇갈려 있다. 상아질에는 조밀하게 배열한 상아질세관(dentinal tubule)이 비교적 곧고 평행하게 형성되어 있으며, 불규칙한 모습의 구슬사이공간(interglobular space)이 공기로 차 있어 검게 나타남(Braus)

시멘트질(cementum)

시멘트질은 치아에서 세 번째 무기질화된 조직으로 치아뿌리에만 분포한다. 혈관이 없는 것을 제외하고는 하버스계통(haversian system, 골원)의 뼈와 조성이 비슷하나 간혹 고령에서 하버스계통이 형성되기도 한다. 시멘트질은 소강(lacunae) 속 시멘트질세포(cementocyte)에 의해 생성되며 뿌리끝부분에서는 두꺼워져 있다. 시멘트질세포의 돌기는 좁은 소관(canaliculi)을 통하여 서로 교통한다. 시멘트질은 뼈조직처럼 부서지기 쉬우며, 압력에 의해 쉽게 재흡수되거나 새로운 조직을 형성한다. 치아주위인대가 파괴되면, 시멘트질은 괴사되며 재흡수된다. 시멘트질은 치아가 성장함에 따라 계속해서 생성된다. 시멘트질의 성장에 따라 뿌리와 이틀부분은 계속 부착되어 있다(**그림 12-4**).

치수(tooth pulp)

치수는 상아질모세포, 섬유모세포, 림프구, 형질세포, 큰포식세포, 아교원섬유(thin collagen fibrils), 바탕질(ground substance)로 구성된 성긴결합조직이다.

치수에는 신경과 혈관이 풍부하게 분포되어 있다. 혈관과 말이집신경섬유(myelinated nerve fiber)는 치아뿌리끝구멍(apical foramen)을 통해 치아인대와 연결된다. 혈관과 신경은 이 구멍을 통하여 치수로 들어가고 나온다. 치수의 신경섬유는 혈관운동에 관여하는 교감신경섬유와 동통을 전달하는 감각신경섬유 두 종류가 있다. 동통섬유(pain fiber)는 얇은 말이집신경섬유이며 세포밀집대 바로 밑에서 Raschkow 신경얼기(Raschkowplexus)를 형성한다. 신경섬유가 세포밀집대를 통과한 후, 민말이집으로 되어 상아질모세포 사이 공간을 관통하며 상아질세관으로 들어간다.

치아관련 구조(other structures of teeth)

치아인대(periodontal ligament)는 치아뿌리의 시멘트질과 뼈이틀 사이의 치아인대공간에 위치한다. 이틀뼈와 치아뿌리 사이를 단단히 붙여주는 것은 치밀불규칙아교결합조직이다. 치아인대는 이틀뼈의 뼈외막(periosteum) 역할을 하기도 한다. 치아인대의 섬유는 씹는 과정 동안 받는 압력을 견디도록 견고하게 구성되어 있다.

치아인대의 아교질은 성숙되지 않은 조직의 아교질과 유사하다. 자기방사법(autoradiography)으로 확인하면 단백질의 교체속도(turnover rate)가 아주 빠르며, 수용성(soluble) 아교질의 함량이 높다.

이틀(alveolus)은 치아인대와 직접 접하고 있다. 이틀은 성숙되지 않은 뼈(그물섬유성막성뼈, woven bone)로 아교섬유가 성인뼈에서 볼 수 있는 전형적인 층판구조(lamellar pattern)로 배열되어 있지 않다. 치아인대의 많은 아교섬유다발이 이틀뼈와 시멘트질 속으로 들어가 두 구조를 연결해 주고 있다. 치아뿌리에 가장 가까이 있는 뼈는 뼈소켓(socket)을 형성하며, 혈관과 신경은 이틀을 관통하여, 치아뿌리끝구멍을 통해 치수로 들어간다.

잇몸(gingiva)은 위턱뼈와 아래턱뼈의 뼈외막(periosteum)에 단단히 결합되어 있는 점막으로, 중층편평상피는 격렬한 마찰에 노출되어 전체 혹은 일부가 각질화되어 있다. 상피의 아래에는 치아인대와 같이 제1형 아교섬유가 주성분인 치밀불규칙아교결합조직이 분포한다. 치아에 가까운 부위의 잇몸 상피는 치아뿌리를 향하여 1~2 mm 진행한 후 반결합체(hemidesmosome)를 형성하며 사기질면에 부착되어 있다. 잇몸과 치아 사이에 있는 1~2 mm 깊이의 공간을 잇몸고랑(gingival sulcus)이라고 한다.

소화관(alimentary tract)

소화관은 식도(esophagus), 위(stomach), 소장(small intestine), 대장(large intestine), 항문(anus)으로 구성된다.

식도(esophagus)

식도는 인두와 위 사이에 존재하며, 길이가 약 20~25 cm 정도 되는 근육으로 이루어진 관으로, 목부위(cervical part), 가슴부위(thoracic part), 배부위(abdominal part)로 나뉜다(**그림 12-15**). 식도는 잘게 씹은 음식덩이(bolus)를 입인두(oral pharynx)에서 위(stomach)로 운반하는 기능을 담당한다.

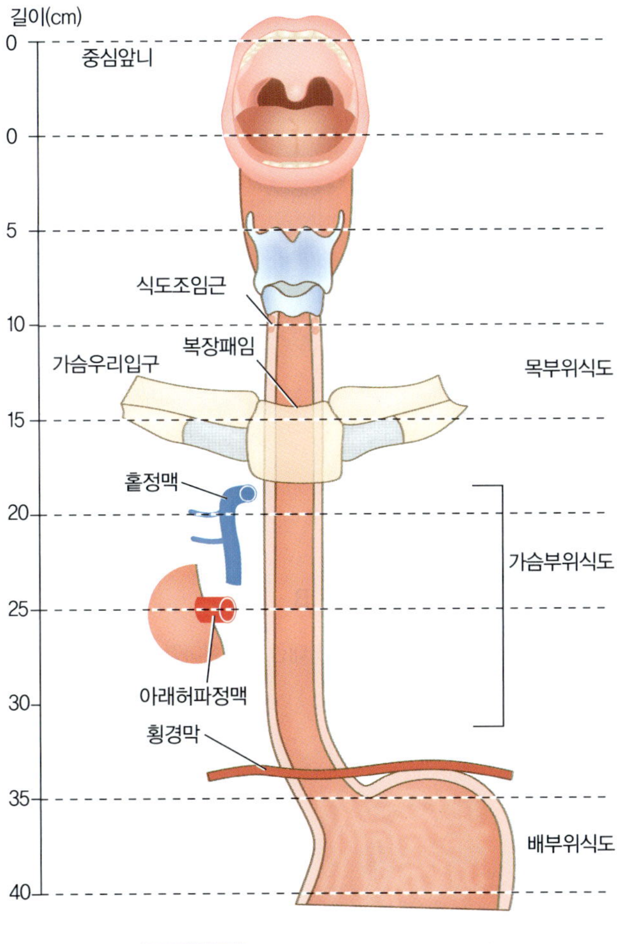

그림 12-15 식도의 구분과 위치 모식도

점막 전체에 걸쳐 속공간(관내강) 쪽으로 돌출된 세로주름(longitudinal fold)으로 인해 식도는 막힌 것처럼 보이나 음식물에 의해 식도가 확장되면 세로주름이 사라지면서 식도의 속공간이 넓어진다(그림 12-16).

식도의 부위별 조직학적 구조를 보면, 점막(mucosa)은 상피층, 점막고유판(lamina propria), 점막내근육(세로방향의 민무늬근육)의 세 개의 층으로 구성되어 있다(그림 12-17).

상피층(epithelial layer)의 두께는 약 0.5 mm의 두께로 비각질중층편평상피(nonkeratinized stratified squamous epithelium)이다(그림 12-18). 상피층은 평소에는 속공간(관내강)이 닫혀 있다가 음식물을 삼킬 때에만 잠깐씩 열리며, 소화관의 다른 부위보다 재생속도가 훨씬 느려서 기저층에서 새로 만들어진 세포가 표면에 도달하는 데 약 3주가 걸린다. 상피세포들 사이사이에 항원제시세포(antigen presenting cells, APCs)인 랑게르한스세포(Langerhans cells)가 존재하여 주조직적합복합체(major histocompatibility complex II, MHC II)를 합성하여 항원결정인자를 부착한다. 고유판은 아교섬유(collagen fiber), 그물섬유(reticular fiber), 탄력섬유(elastic fiber)가 존재하는 성긴결합조직이며, 혈관과 림프관이 풍부하다. 위(stomach)와 인두에 가까운 쪽의 고유판(lamina propria)에 존재하는 들문식도샘(분문식도샘, esophageal cardiac gland)에서는 중성의 점액을 분비하여 식도의 속공간을 덮어 음식덩이가 지나갈 때 윤활작용을 한다. 고유판에서 점막연관림프조직(mucous associated lymphoid tissue, MALT)에 속하는 림프소절이 가끔씩 관찰된다. 점막내근육은 세로길이 방향으로 배열된 한 층의 민무늬근육섬유들로 이루어져 있으며 위와 가까워질수록 점차로 두꺼워진다.

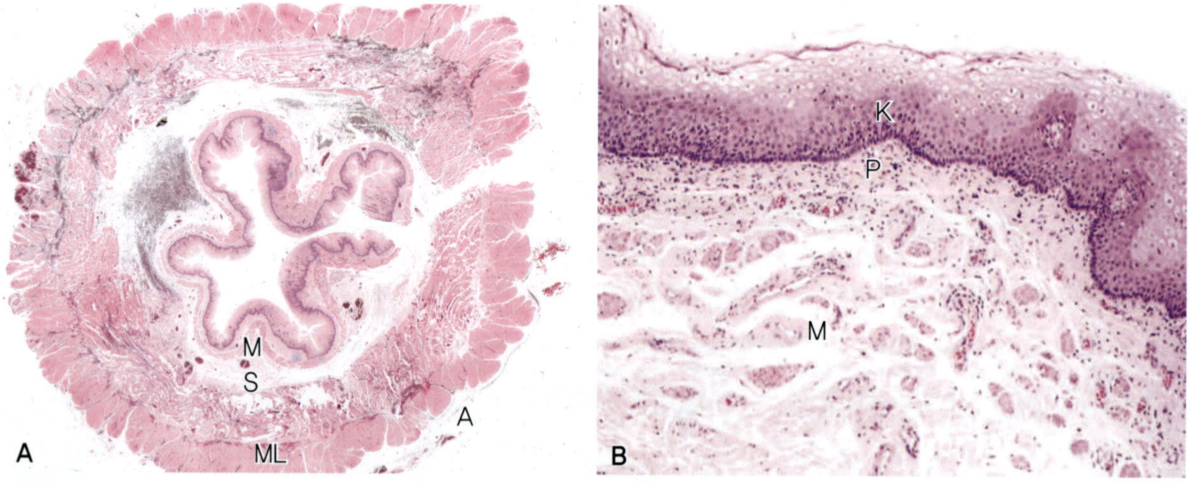

그림 12-16 식도. **A.** 식도의 절단면에서 소화관의 네 개의 주요 층에 대한 광학현미경 사진(H&E 염색, 25배). **B.** 식도 점막의 광학현미경 사진(H&E 염색, 200배).

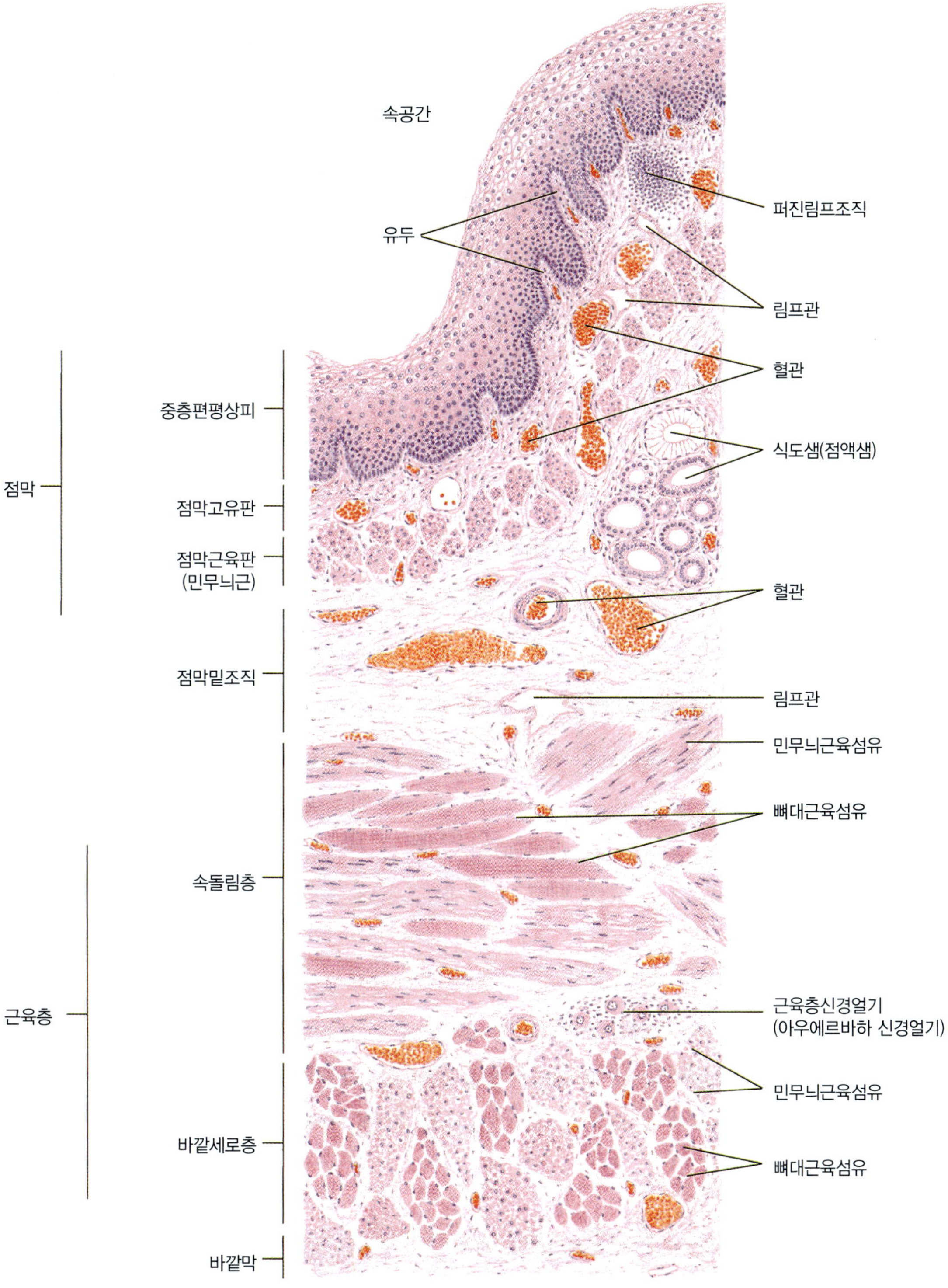

그림 12-17 식도의 여러 층 모식도

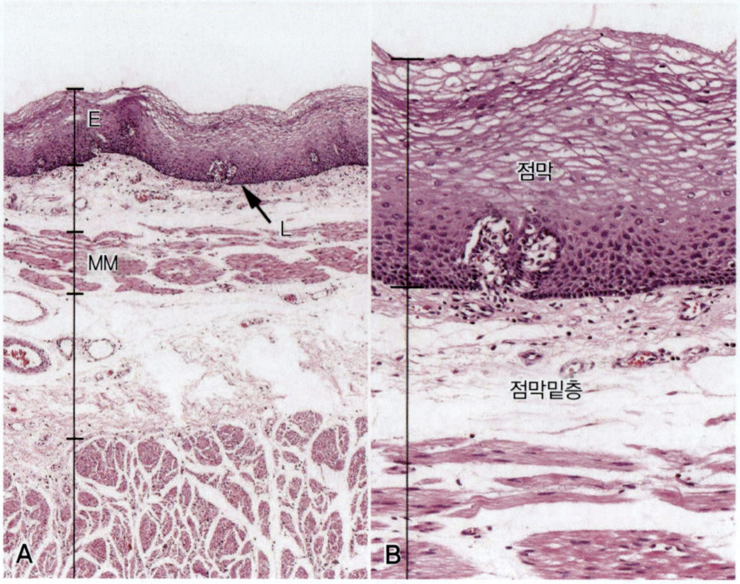

그림 12-18 식도 중간부분 점막밑조직의 광학현미경 구조. **A.** 저배율(H&E 염색, 40배), **B.** 고배율(H&E 염색, 200배). E : 상피(epithelium), MM : 점막근육(muscularis mucosa), L : 고유판(lamina propria).

점막밑층(submucosa)의 조직학적 특성은, 치밀불규칙결합조직이며 잘 발달된 탄력섬유로 구성되어 있다. 식도벽이 유연성을 갖는 이유는 두터운 아교섬유와 탄력섬유로 구성되어 있기 때문이다. 점막밑층에는 고유식도샘(esophageal gland proper)이 존재하여 점막층을 윤활하게 하고 보호하는 기능을 하고 있으며, 큰 혈관과 림프관, 부교감신경절을 포함하고 있다. 고유식도샘은 점액분비샘(mucous gland)과 장액샘(serous gland)이 있으며, 점액세포(mucous cells)는 납작한 형태의 핵이 바닥 쪽에 위치하고 꼭대기쪽 세포질은 점액질의 분비과립들로 가득 차 있다. 장액세포(serous cells)의 핵은 둥글고 세포 중앙에 위치하며, 펩시노겐(pepsinogen)과 라이소자임(lysozyme)을 분비관을 통해 식도의 속공간(관내강)으로 분비한다. 점막밑신경얼기는 일반적으로 근육층의 속돌림층에 인접한 점막밑층에 위치하고 있다. 소화관에서 점막밑조직에 샘조직이 관찰되는 부위는 샘창자(duodenum)와 식도뿐이다.

근육층의 조직학적 특성은, 속돌림층(inner circular layer)과 바깥세로층(outer longitudinal layer)의 2층으로 구분되며, 뼈대근육(skeletal muscle)과 민무늬근육(smooth muscle)으로 구성되어 있다. 부위에 따라서 인두쪽 3분의 1에서는 속과 바깥근육층이 모두 뼈대근육으로만 구성되어 수의적으로 수축한다. 식도 중간부분의 근육층에서는 뼈대근육다발 사이에 민무늬근육다발이 섞여 있으며, 식도가 끝나는 아래쪽 3분의 1 부위의 근육층은 민무늬근세포로만 이루어진 속돌림층과 바깥세로층이 형성되어 있다. 근육층신경얼기(Auerbach's plexus)는 근육층의 속돌림층과 바깥세로층 사이에 존재한다(**그림 12-17**). 식도의 위쪽(인두와 입안)에서는 점막내근육(muscularis mucosae)이 탄력섬유층(layer of elastic fiber)으로 바뀐다.

외막의 조직학적 특성은 섬유성 결합조직으로 이루어져 있으며 가로막(횡격막, diaphragm)을 통과하기 전까지는 바깥막에 덮여 있지만 가로막을 통과한 후에는 장막으로 덮여 있다.

위(stomach)

위는 소화관에서 가장 확장된 부분으로 주머니 같은 모양을 하고 있으며, 수용력은 비어 있는 상태에서 부피가 약 50 mL이며 최대로 확장된 상태에서는 평균적으로 약 1,000~1,500 mL의 음식물과 위액(gastric juice)을 수용할 수 있다. 음식물로 위가 팽창되더라도 위의 속공간(관내강) 속 압력은 그렐린(ghrelin : hunger hormone으로 배고픔을 느끼게 하는 기능 외에도, 위 근육층의 민무늬근육 섬유를 이완하고 성장호르몬의 분비를 촉진) 호르몬의 분비에 따라 비교적 일정하게 유지된다.

주된 기능은 입 안에서 시작된 탄수화물의 소화과정을 계속 수행하며, 위식도이음부(gastroesophageal junction)를 통해 위로 들어온 음식물에 산성액(acidic fluids)을 가해주고, 근육의 작용에 의해 음식물을 점성이 강한 덩어리(미즙, chyme)로 변화시켜 간헐적으로 일정한 소량의 내용물을 날문판막(pyloric valve)을 통해 샘창자(십이지장, duodenum)로 보내게 된다. 위는 음식물을 액화시키는 작용 이외에 염산(acidic fluid, hydrochloric acid)의 분비, 펩신(pepsin), 렌닌(rennin), 위지질분해효소(gastric lipase)와 같은 효소의 분비뿐만 아니라 주변분비호르몬(paracrine hormone)의 생산에 의해 소화작용을 지속적으로 수행한다.

해부학적 위치에서 왼쪽으로 치우쳐 굽어 있으며 불룩한 왼쪽 가장자리를 큰굽이(대만부, great curvature)라 하고, 오른쪽의 오목한 가장자리를 작은굽이(소만부, lesser curvature)라 한다. 식도-위 연결부위에서 식도의 왼쪽 가장자리와 큰굽이의 사이에 잘록하게 들어간 각진 부위를 들문패임(cardiac notch)이라 한다.

해부학적 구조에서 식도에 이어져 있는 부위를 위들문(분문, cardia) 근처를 위들문부위(cardiac portion), 왼쪽에서 위로 불룩한 바닥을 위바닥부위(위저부, fundus portion), 가운데의 넓은 몸통부위(위체부, body portion), 몸통부위에서 위날문(유문, pylorus)에 이르는 위날문부위(pyloric portion)의 네 부분으로 구분한다(**그림 12-19**). 위들문부위는 식도-위 이음부 주위 1.5~3 cm 정도의 좁은 부위이며, 위바닥부위는 식도의 왼쪽에 위치한 돔(dome) 모양 부위로 가스로 차 있는 경우가 많다. 위바닥의 고유판에는 분지대롱샘(branched tubular gland)인 바닥샘(gastric gland, fundic gland)들이 가득 차 있으며, 이 샘은 위오목의 아래쪽으로 3~7개가 열린다. 위바닥샘 세포의 종류와 분포를 보면 목부분(neck)은 재생세포(regenerative cell)와 벽세포(parietal cell), 목점액세포(mucous neck cell)들로 구성된다. 위몸통부위는 위에서 가장 큰 부위로 식도를 통해 들어온 음식물을 미즙의 형태로 변화시키며, 벽세포(parietal cell), 으뜸세포(chief cell; 효소원세포, zymogenic cell), 창자내분비세포(enteroendocrine cell)들이 존재한다. 날문부위는 날문조임근(pyloric sphincter)에 의해 둘러싸인 깔때기 모양의 부위로 간헐적으로 미즙을 샘창자로 배출한다.

조직학적 유형으로 위의 부위 중 위바닥부위와 몸통부위는 동일하므로 세 부분으로 나눌 수 있다. 팽창되지 않은 위 점막과 점막밑조직으로 형성된 주름(rugae : 음식물과 위액에 의해 팽창 가능)은 위의 모든 부위에서 관찰되지만 위가 팽창되는 경우에는 사라진다. 위의 상피는 점막 속으로 함입되어 위오목(위막공, gastric pit, foveolae)을 형성하는데, 위오목은 들문 부위에서 가장 얕고 날문 부위에서 가장 깊으며, 위의 표면적을 넓히는 효과가 있다(**그림 12-19, 20**).

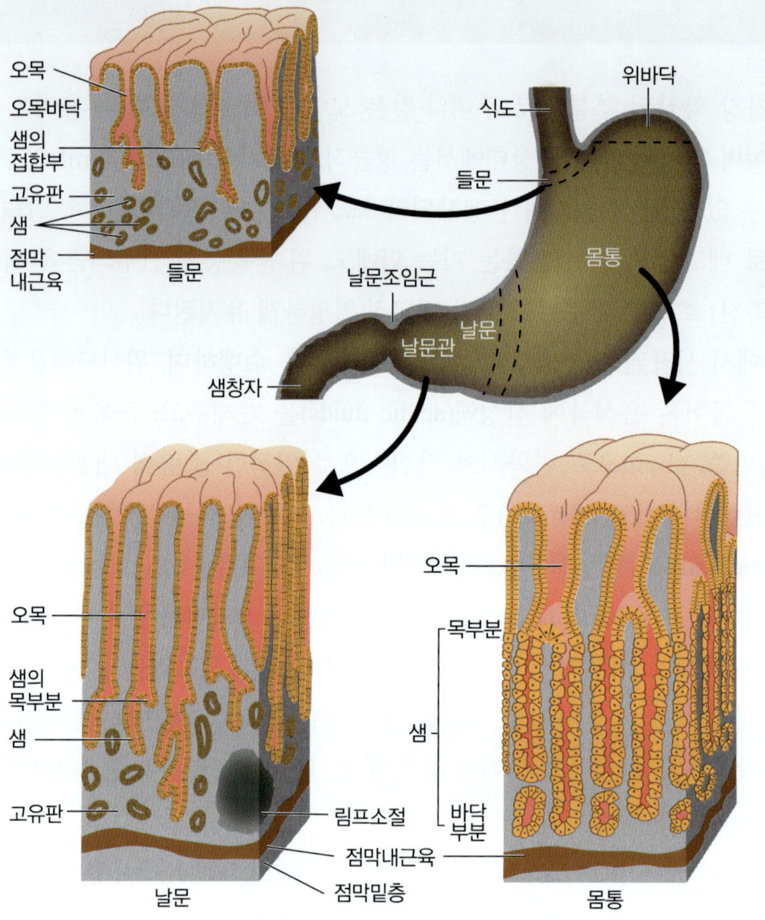

그림 12-19 위의 구조와 점막 모식도

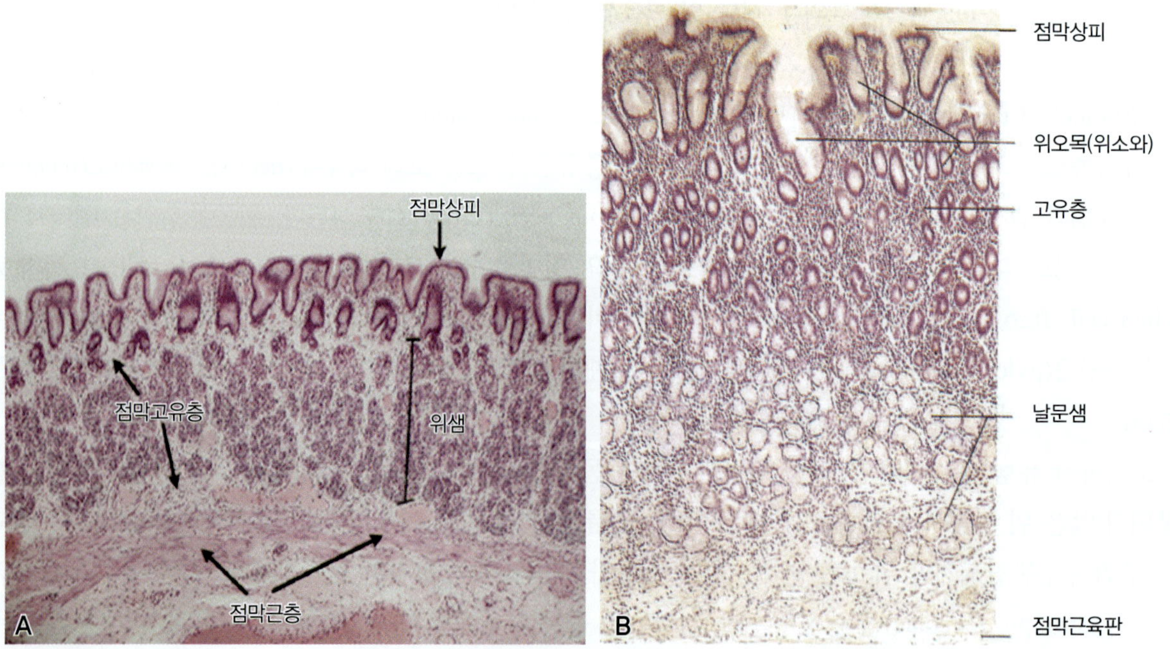

그림 12-20 위의 들문부위와 날문부위의 광학현미경 조직학적 구조. **A.** 위의 들문부위(H&E 염색, 40배), **B.** 위의 날문부위(H&E 염색, 100배)

점막층(mucosa)

위바닥을 덮고 있는 단층원주상피의 표면은 모든 상피세포에서 분비된 두터운 점액에 의해 덮여 있다. 점액은 위의 표면에 두꺼운 층을 형성하여, 위에서 분비되는 강산으로부터 자가소화(autodigestion)되는 것을 방지한다. 점막층의 두께는 약 0.5~1.5 mm 정도이며 위 점막(gastric mucosa)의 표면은 평탄한 식도점막과는 뚜렷이 구분된다. 점막 표면은 많은 고랑이 있고 위오목(gastric pit)이라고 하는 구조가 관찰되며, 이 구조는 표면상피가 고유판(lamina propria) 쪽으로 함입되어 들어가 형성한 구조이다. 위바닥부위에서 고유판의 상당부분은 위의 샘(gland)인 바닥샘(fundic or oxyntic gland)으로 알려진 위샘들이 존재한다(**그림 12-21**).

위바닥(fundus)의 점막층 구성은 위의 속공간을 덮는 상피(epithelium), 상피 아래의 결합조직인 고유판, 점막내근육을 형성하는 민무늬근육층(muscularis mycoso)의 세 가지로 구성된다(**그림 12-19, 21**).

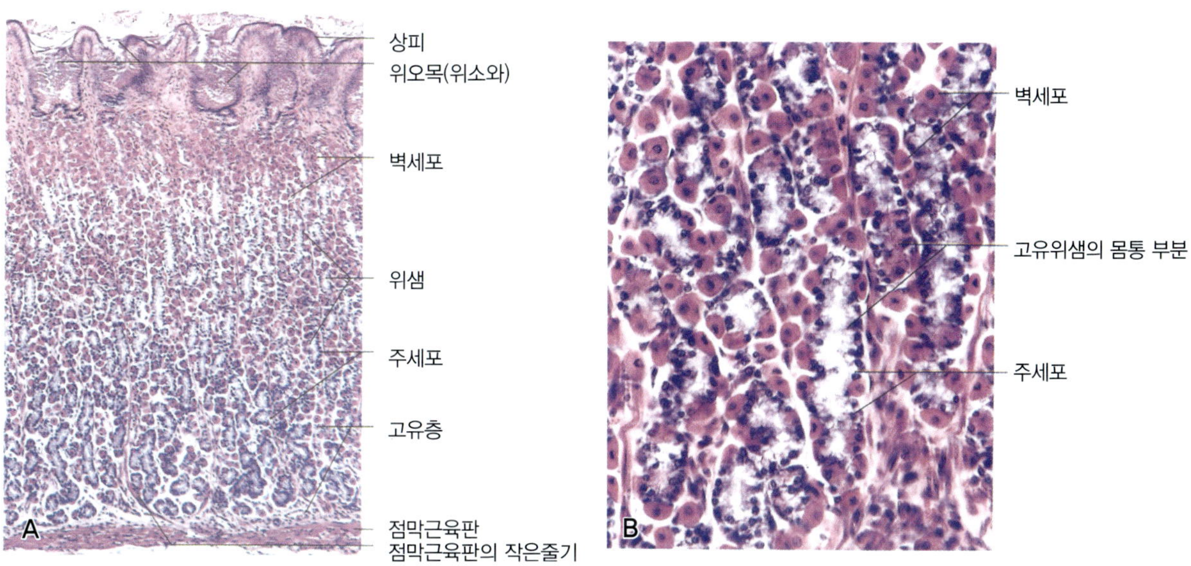

그림 12-21 위의 점막층의 광학현미경적 구조. **A.** 저배율 사진(H&E 염색, 100배), **B.** 고배율 사진(H&E 염색, 400배)

상피층의 표면상피세포(surface lining cells)는 20~40 μm의 단층원주상피(simple columnar epithelium)이며, 꼭대기면에는 짧은 미세융모가 성글게 나 있고 그 표면은 당질층으로 덮여 있다. 세포의 외측면에는 불규칙한 세포질돌기가 짧게 형성되며, 꼭대기면 쪽 가까이에는 이음복합체가 잘 이루어져 있다. 핵은 난원형으로 바닥막 쪽에 치우쳐 위치하고 많은 이질염색질을 가지고 있다. 세포질에는 약간의 긴 난원형 미토콘드리아와 납작한 수조의 과립세포질내그물, 소수의 용해소체, 약간의 리보솜이 널리 분포하며 잘 발달된 골지장치는 핵 상부에 위치하며, 특히 세포질의 위쪽에 다량의 점액원과립(mucinogen granules)이 있어 위의 표면을 덮고 있는 상피는 두터운 중성의 가시성 점액(neutral visible mucus)을 분비하므로 PAS (periodic acid Schiff) 염색에서 강한 양성 반응을 나타낸다. 분비된 점액은 위의 표면에 들러붙어 위의 표면이 자가소화(autodigestion)되는 것을 방지하는 보호작용을 한다. 가시성 점액은 또한 위내강에 있는 음식물의 수소이온 농도(pH)가 산성임에도 불구하고 이 점액 속의 중탄산염이온(HCO_3, bicarbonate ion)에 의해 상피세포와 점액 사이의 경계부분은 비교적 중성의 수소이온 농도 상태로 유지되므로 강한 산성 용액에 대하여 점막표면을 보호한다. 표면상피세포들은 위오목 속으로 계속 이어져 위오목의 상피를 형성하며, 재생세포(regenerative cells)들은 위오목의 바닥에도 존재하지만 위샘의 목부위(neck)에 더욱 많이 존재한다. 이 세포는 위오목의 바닥과 고유위샘의 목부분에 위치하는 미분화세포에서 분화해 나오며, 분화된 세포는 위오목의 벽을 따라 표면으로 이주하여 속공간면에 이르고, 수명이 다한 세포는 속공간으로 탈락 소실된다. 표면점액세포의 수명은 약 3~5일 정도로 알려져 있다.

점막고유판은 성긴결합조직으로 구성되며, 혈관, 림프관, 신경섬유가 존재하고 가끔씩 민무늬근육(smooth muscle)이 관찰된다. 고유판에는 형질세포(plasma cells), 림프구(lymphocytes), 비만세포(mast cells), 섬유모세포(fibroblasts) 등이 관찰된다. 위바닥 부위 고유판의 상당부분은 위샘(gastric glands)의 일종인 약 1,500만 개의 위바닥샘(fundic glands, oxyntic glands)이 빽빽하게 자리잡고 있다.

각각의 바닥샘들은 점막내근육에서 위오목으로 뻗어 있으며(branched tubular gland) 잘록부분(isthmus; differentiating mucus cells, stem cells, parietal cells), 목부분(neck; mucus neck cells, parietal cells, stem cells), 가장 긴 바닥부분(base; chief cells, parietal cells, enteroendocrine cells)의 3부위로 구분된다. 위바닥샘의 단층원주상피는 여섯 종류의 세포로 구성되는데, 표면상피세포(surface lining cell), 목점액세포(mucous neck cell), 벽세포(parietal or oxyntic cell), 재생세포(stem or regenerative cell), 으뜸세포(chief or zymogenic cell), 창자내분비세포(enteroendocrine cell; 퍼진신경내분비계통; diffuse neuroendocrine system, DNES) 등이다(그림 12-22).

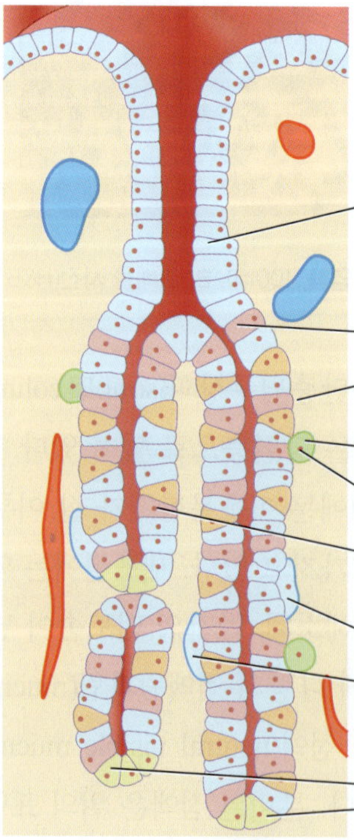

세포 형태	분비물질
목점액세포	점액(위벽보호)
	중탄산염
벽세포	위산(염산)
	내인자(칼슘이온흡수)
장크롬친화세포	히스타민(산자극)
주세포	펩시노젠
	위지질가수분해효소
D 세포	소마토스타틴(산저해)
G 세포	가스트린 (산자극)

그림 12-22 위오목에 열려 있는 고유위샘의 모식도

목점액세포(mucous neck cells)

위오목의 목부위와 벽세포(parietal cells) 사이에 존재하며, 용해성 점액을 분비하여 위샘을 보호한다. 세포 모양은 표면을 덮는 원주형 세포이지만, 주위 세포들에 의해 그 모양이 불규칙하며, 핵은 세포의 바닥쪽에 위치하고, 세포질에는 잘 발달된 골지복합체(Golgi complex)와 과립세포질내그물(rER) 등이 특징이다. 미토콘드리아는 바닥에 주로 존재한다. 세포질의 꼭대기에는 표면상피세포에서 생산하는 점액과는 달리 수용성 점액(soluble mucus)으로 가득 찬 난원형 또는 구형의 분비과립(secretory granules)이 분포하여, PAS 반응에 의해 진하게 염색된다. 목점액세포가 생산하는 수용성 점액은 미즙에 대한 윤활작용과 소화관을 따라 내려가는 과정에서의 마찰을 감소시키는 역할을 한다. 세포질의 자유면에는 미세융모가 있다. 벽세포들 사이에 집단(clusters) 또는 단독(single cell)으로 존재한다.

재생 또는 줄기세포(regenerative or stem cells)

위바닥샘의 목점액세포들 사이사이의 협부(isthmus)와 목 부위(neck regions)에서 흩어져 소수 존재하는 키가 작은 원주세포(columnar cell)이다. 바닥에 둥근 모양의 핵이 위치하며, 하나의 큰 핵소체(nucleolus)가 존재하고 뭉친염색질(heterochromatin)은 거의 없다. 유사분열(mitosis)상이 많이 보인다. 세포질에는 세포소기관들은 많지 않으나 리보솜(ribosome)을 많이 보유하고 있다. 재생세포는 분열에 의한 증식으로 위바닥샘, 위오목, 속공간(관내강) 쪽 표면에 있는 모든 세포들을 대체하며, 새로 만들어진 세포들은 아래쪽으로 위바닥샘을 향해 이동하거나 또는 위쪽의 위오목과 속공간쪽 표면을 향해 이동하게 된다. 상피세포, 퍼진신경내분비계통세포(DNES cells), 목점액세포의 대체주기는 매 5~7일 정도로, 재생세포의 증식률이 매우 높은 수준이다.

벽세포(parietal cell; 호산성 세포, oxyntic cells)

위바닥샘에 널리 분포하나 위바닥샘의 위쪽 2분의 1 지점인 중간지역에 주로 위치하며 샘의 위바닥에는 가끔씩만 관찰된다. 20~25 μm 정도 크기인 세포의 모양은 피라미드나 난원형 모양이며, 핵은 구형으로(spherical nucleus) 하나만 존재하고 중앙에 위치한다. 통상 염색표본에서 다른 세포들과 대조를 이루는 강한 에오진호성을 나타내는 세포질로 인해 호산성 세포(oxyntic cell, eosinophilic)라고도 한다(**그림 12-22, 23**).

염산과 위속공간으로 분비되는 당단백질은 돌창자(ileum)로부터 비타민 B_{12}를 흡수하는데 필요한 내인인자(gastric intrinsic factor)로 작용한다. 전자현미경상의 특징은 미토콘드리아가 많으며, 단백질 합성 장치인 과립세포질내그물(rER)과 골지복합체는 존재하기는 하나 그 수가 많지 않다. 분비되는 세포의 가장 큰 특징은 꼭대기쪽세포막(apical plasma membrane)의 함입에 의해 형성된 세포속모세관(intracellular canaliculi)으로 이들의 너비가 대략 1~2 μm로서 세포 속에서 나뉘어 있고, 모세관의 표면에는 다양한 크기의 수많은 미세융모가 형성되어 있다. 이들 세포속모세관과 인접한 부위의 세포질에는 관소포계(tubulovesicular system)라고 불리는 둥글거나 길쭉한 모양의 소포들이 존재한다. 미세융모의 수와 관소포계에 속한 소포의 수는 서로 반비례하며, 염산의 분비활성에 따라 변한다. 이 관소포계들은 염산을 생성하도록 자극받으면 세포막과 융합하여 많은 미세융모를 형성하며, 이에 따라 세포막의 표면적은 크게 증가하고, 관소포계의 소포 수는 줄어든다. 자극을 받지 않는 비활동성 상태에서 벽세포의 관소포계 수는 세포막 바로 아래 지역에서 볼 수 있으며, 모세관 자체가 위축되어 있을 뿐만 아니라 이 단계에서 세포에는 미세융모의 크기와 수도 크게 감소한다.

또한 세포속모세관 근처의 세포질에는 세관소포(tubulovesicule)가 존재하는데, 이 구조물은 특히 분비활동이 미약하거나 정지된 상태의 세포에서 잘 나타난다. 하지만 활동기 상태에서 수소이온(H^+)과 염소이온(Cl^-)의 생산을 자극받게 되면 세관소포가 근처에 있는 세포속 모세관의 막과 융합하여 세포막의 표면적이 크게 증가되는 현상이 발생하며 그에 따라 더 많은 미세융모가 형성된다(**그림 12-23, 24**).

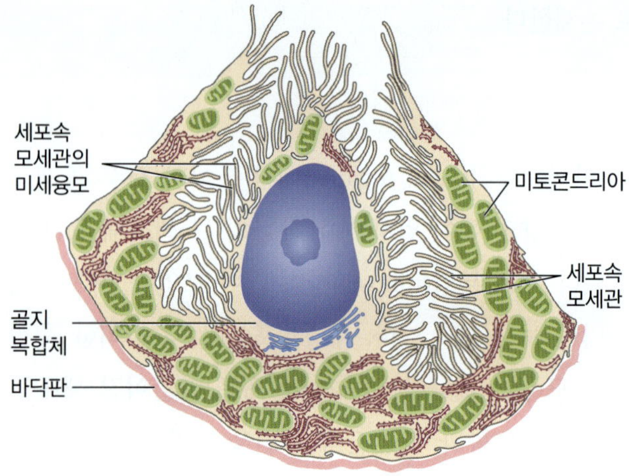

그림 12-23 벽세포의 미세구조 모식도

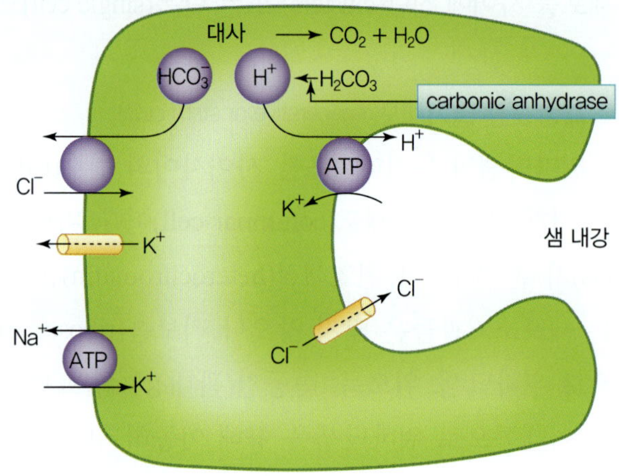

그림 12-24 벽세포에서 염산의 생성 과정 모식도

벽세포는 염산(hydrochloric acid, HCl)과 위내인인자(gastric intrinsic factor)를 분비하며, 벽세포의 분비는 두 종류의 다른 기전에 의해 일어난다. 그 중 하나는 콜린성 신경종말(cholinergic nerve ending)을 통해 이루어지는 신경성 자극이며, 다른 하나는 위점막에서 분비되는 히스타민과 가스트린이라는 폴리펩타이드에 의한 것으로, 이 물질들은 염산을 생산하도록 자극한다. 벽세포에서 생산되는 염산(HCl)의 합성 과정은 대사작용의 결과 생성된 이산화탄소(CO_2)가 물(H_2O)과 결합하여 벽세포에 풍부한 효소(enzyme)인 탄산탈수소효소(carbonic anhydrase)의 작용으로 탄산(carbonic acid, H_2CO_3)을 형성한다. 세포 내에서 탄산(carbonic acid, H_2CO_3)은 수소이온(H^+)과 중탄산이온(HCO_3^-)으로 해리되며, 해리된 수소이온(H^+)은 세포속모세관에 존재하는 나트륨-칼륨펌프(Na-K pump)의 작용으로 칼륨이온(K^+)과 교환되어 세포속모세관(canaliculus)으로 분비된다. 한편 혈액에서 기원된 염소이온(Cl^-)은 중탄산이온(HCO_3^-)과의 교환작용으로 벽세포의 바닥막을 통과하여 벽세포 내로 들어온 후 염소이온과 칼륨이온 채널(Cl^- & K^+ channels)을 통해 세포속모세관(canaliculus)으로 방출되고 세포속모세관의 속공간에서는 분비된 수소이온(H^+)과 염소이온(Cl^-)이 결합하여 염산이 형성된다. 벽세포의 바닥쪽 결합조직으로 배출된 중탄산이온은 혈액으로 흡수된다(**그림 12-24**). 벽세포에는 풍부한 미토콘드리아가 존재하여 높은 에너지 소모를 진행하는 칼륨펌프(K^+ pump)의 대사과정을 진행한다.

으뜸세포(효소원세포, chief cells)

위바닥샘은 몸통 부분에서 바닥 부분에 이르기까지 널리 분포하나 바닥으로 갈수록 현저히 많아진다. 세포의 모습은 입방형(cuboidal shape) 또는 피라미드형(pyramidal shape)이며, 세포질은 풍부한 과립세포질내그물(rER)과 잘 발달된 골지복합체가 풍부하여 호염기성 세포질(cytoplasmic basophilia)을 보이는데, 이는 단백질분비세포의 특징을 보여준다. 꼭대기면 쪽 세포질에는 풋효소(proenzyme)인 펩신(pepsin)의 전구물질인 펩시노겐(pepsinogen), 레닌(rennin), 위지질분해효소(gastric lipase) 등이 포함된 구형 또는 난원형의 분비과립으로 채워지고, 하부는 강한 호염기성을 갖는 것이 특징이다(그림 12-25). 전자현미경상 으뜸세포는 꼭대기면에 짧은 미세융모가 불규칙하게 나 있고, 이웃 세포와는 이음복합체에 의하여 서로 연결되어 있다. 핵은 난원형으로 바닥쪽에 치우쳐 위치하며 많은 양의 이질염색질과 뚜렷한 핵소체를 가지고 있다.

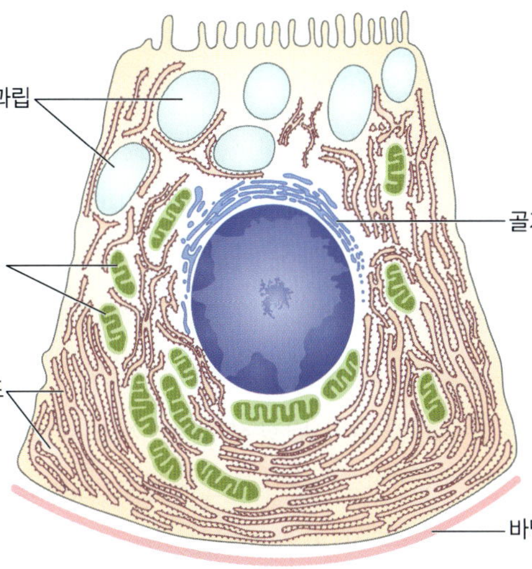

그림 12-25 으뜸세포의 미세구조 모식도

분비과립은 펩시노겐(pepsinogen)이 들어 있는 효소원과립(zymogen granule)으로 이 분비과립 속의 불활성 효소는 으뜸세포에서 속공간으로 분비되어 나가 위액 속 산성환경(acid environment)과 접촉하게 되면 빠르게 활성이 매우 높은 단백질가수분해효소인 펩신으로 전환된다. 펩시노겐 분비(세포외 유출, exocytosis)는 신경자극과 호르몬자극 모두에 의해 이루어지며, 미주신경(vagus nerve)을 통한 신경자극은 펩시노겐 분비의 가장 주된 인자이다. 이 펩신은 단백질을 보다 작은 펩티드(peptide)로 가수분해시킨다. 이런 이유로 인해 으뜸세포를 효소원세포(zymogenic cells)라고도 한다.

위창자내분비세포(enteroendocrine cell)

창자친크롬세포(enterochromaffin cell)라고도 하는 이 세포는 도은염색의 결과에 따라 은환원성 세포(argentaffin cell)와 호은성 세포(argyrophilic cell)로 분류한다. 즉, 도은법을 시행하는 과정에서 질산은용액을 작용시켰을 때 은환원성 세포의 분비과립은 은환원제의 첨가 없이도 스스로 질산은을 환원시키는 성질이 있으며, 호은성 세포의 분비과립은 은환원제를 작용시킴으로써 도은작용을 나타낸다.

위창자내분비세포들은 위샘의 위목(neck)과 위바닥(base) 부위에 있으며, 광학현미경으로 관찰 시 세포의 종류에 따라 분비과립의 형태만 다를 뿐 다른 뚜렷한 미세구조의 차이는 구분이 불가능하며, 동정하기 위해서는 전자현미경이 필요하다. 세포 형태는 원추형(coniform, pyramid form) 또는 난원형(ovoid form)이다.

위창자내분비세포는 내분비(endocrine)와 주변분비(paracrine) 기능을 가진 위점막의 상피세포에 산재되어 있다. 바닥막 쪽의 고유판으로 호르몬의 분비과립을 분비하여 퍼진신경내분비계통세포(diffuse neuroendocrine system cell, DNES cell)에 속한다. 지금까지 적어도 13종류의 서로 다른 퍼진신경내분비계통세포들이 밝혀졌으며 소화관뿐만 아니라 호흡기계통과 이자의 내분비 부분에도 존재한다. 일부 분비물은 중추신경계통에서 분비되는 신경분비와 동일한 것으로 알려져 있다.

세포 꼭대기가 속공간(관내강)에 노출 여부에 따라 두 가지 형으로 구분된다. 대부분의 경우 속공간에 접촉하지 않는 폐쇄형(closed type)이나, 일부 세포는 개방형(open type)으로 길고 가느다란 꼭대기돌기(apical processes)들을 통해 속공간에 노출되어 있으며 관내강을 지나는 음식물들의 상태를 감시하는 역할을 수행한다. 그 꼭대기면에 소수의 짧은 미세융모가 존재한다. 개방형 세포는 일차적 화학감수기(primary chemoreceptor)로 위샘속공간의 내용물을 감지하여 얻은 정보를 통해 호르몬을 분비하며, 소화관의 속공간이 아닌 결합조직 내로 모든 호르몬을 일차적으로 분비한다.

위창자내분비세포의 핵은 난원형으로 바닥막 쪽에 치우쳐 위치하며, 세포질에는 잘 발달된 과립세포질내그물, 골지복합체, 다량의 미토콘드리아가 존재한다. 각종 위창자내분비세포에서 분비과립이 주로 핵 밑의 바닥세포질에 모여 있음은 같으나 그 크기, 모양, 바탕질의 전자밀도가 세포의 종류에 따라 다르다.

위샘상피에는 형태와 기능이 다른 몇 종류의 위창자내분비세포들이 산재한다. 그 종류로는 세로토닌(serotonin, 5-hydroxytryptamime)을 분비하는 창자친크롬세포(enterochromaffin cell, EC cell), 벽세포(parietal cells)를 자극하여 염산을 분비하게끔 가스트린(gastrin)을 분비하는 G 세포(gastrin cell, G cell), 가스트린의 분비를 저해하여 염산 분비를 조절하는 소마토스타틴세포(somatostatin cell, D cell) 등이 있다. 이 중에서 창자친크롬세포와 소마토스타틴세포는 위바닥샘뿐만 아니라 위날문샘에 있는 다른 샘세포들의 사이에 홀로 산재되어 분포하며, 가스트린세포는 위날문샘에 국한하여 분포되고 있다.

들문부분, 위바닥, 날문부분 점막의 특징(differences in the mucosa of cardiac, fundic and pyloric regions)

들문(분문, cardia)은 위 입구로 1.5~3 cm 폭의 좁은 부위를 말한다. 점막은 위오목의 깊이가 얕고 샘이 나선형으로 꼬여 있는 샘(coiled gland)의 종말부분은 짧은 것이 위바닥부위(fundic region)와 차이가 난다. 위들문샘(cardiac gland)을 구성하는 세포들은 대부분 표면상피세포와 일부 목점액세포, 소수의 퍼진신경내분비계통(DNES) 세포, 벽세포로 구성되고 으뜸세포는 존재하지 않는다.

위바닥과 몸통(fundus & body)의 고유판에는 분지대롱샘(branched tubular gland)인 바닥샘(gastric gland, fundic gland)들이 가득 차 있으며, 이 샘은 위오목의 아래쪽으로 3~7개가 열린다. 위샘에서 상피세포들의 분포는 균일하지 않다. 위바닥샘 세포의 종류와 분포를 보면 목부분(neck)은 재생세포(stem or regenerative cell)와 벽세포(parietal cell or oxyntic cell) 및 목점액세포(mucous neck cell)들로 이루어진 반면, 위바닥(body)에는 벽세포(parietal cell), 으뜸세포(chief cell, 효소원세포; zymogenic cell), 창자내분비세포(enteroendocrine cell)들이 존재한다.

날문부분(유문부분, pyloric regions)의 점막은 샘을 구성하는 세포의 종류는 들문부위와 동일하지만, 날문부분에서 관찰되는 가장 흔한 세포의 종류는 목점액세포이다. 날문부분에는 벽세포와 으뜸세포는 거의 존재하지 않는다. 목점액세포는 점액 외에 많은 양의 효소와 라이소자임(lysozyme)이라고 하는 살균효소(bactericidal enzyme)도 분비한다. 위날문샘(pyloric glands)은 위오목의 길이가 길고 매우 구불구불한 나선형의 형태(branched tubular coiled gland)로 꼬여 있으며 가지를 치는 경향이 있고, 종말부분은 짧다. 들문부분과 샘을 비교하면 날문부분의 샘세포는 위오목이 들문이나 위바닥부위보다 깊어서 고유판의 절반까지 내려와 있는 양상이며, 분비부분이 짧은 나선모양이다. 이 샘은 가스트린세포가 날문샘의 점액세포들 사이에 존재하며, 위샘에 있는 벽세포의 산분비를 촉진시키는 가스트린을 분비한다. 다른 창자내분비세포(enteroendocrine cell)는 소마토스타틴(somatostatin, 성장억제호르몬)을 분비하여 다른 호르몬들의 분비를 억제시킨다.

점막내근육(muscularis mucosae)은 점막을 아래쪽의 점막밑조직과 분리시켜 주는 민무늬근육층이다. 이 층은 바깥세로층(outer logitudinal layer)과 속돌림층(inner circular layer)의 섬유로 구성되어 있다.

점막밑층(submucosa of the stomach)

점막밑층은 치밀불규칙결합조직(loose connective tissue)으로 이루어져 있으며, 고유판의 혈액공급과 림프 배출을 위한 혈관과 림프관(blood and lymphatic vessel)이 풍부하다. 관찰되는 세포들의 구성비율은 림프구(lymphocytes)와 비만세포(mast cells) 등 고유결합조직과 동일하다. 점막밑조직에도 자율신경계가 존재하며, 점막밑신경얼기(submucosal plexus, Meissner's plexus)는 항상 근육층(muscularis externa)과의 경계부위에 존재한다(그림 12-26).

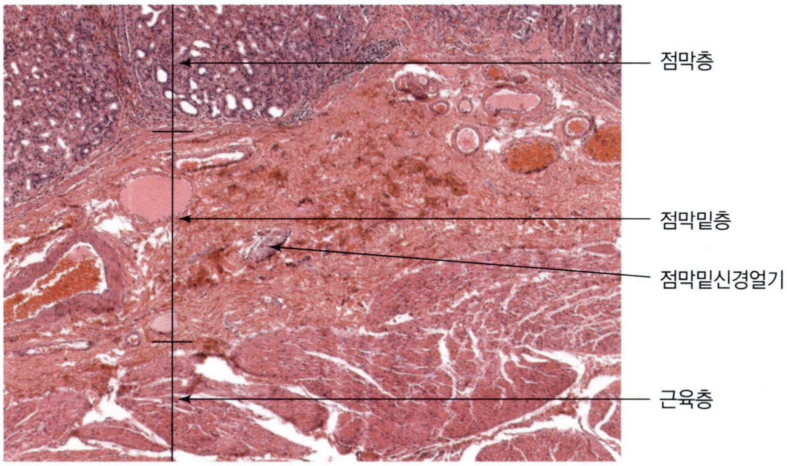

그림 12-26 위기저부(stomach fundus)의 점막밑층에 존재하는 점막밑신경얼기(submucosa plexus, Meissner's plexus)의 광학현미경 사진(H&E 염색, 200배)

근육층(muscularis externa of the stomach)

근육층에는 민무늬근육(smooth muscle)이 3층으로 배열되어 있다. 속비스듬층(innermost oblique layer)은 들문부분을 제외한 나머지 부위에서 구분하기 어려운 반면, 중간돌림층(middle circular layer)은 위 전체에 잘 발달되어 있고, 특히 날문부분에서 날문조임근(pyloric sphincter)이라 불리는 두드러진 구조를 형성하고 있다. 바깥세로층(outer longitudinal layer)의 부위는 들문과 위몸통 부위에서 잘 발달되어 있으나 날문에서는 발달이 미약하며, 근육층신경얼기(myentric plexus, Auerbach's plexus)는 중간돌림층과 바깥세포층 사이에 존재한다(그림 12-27).

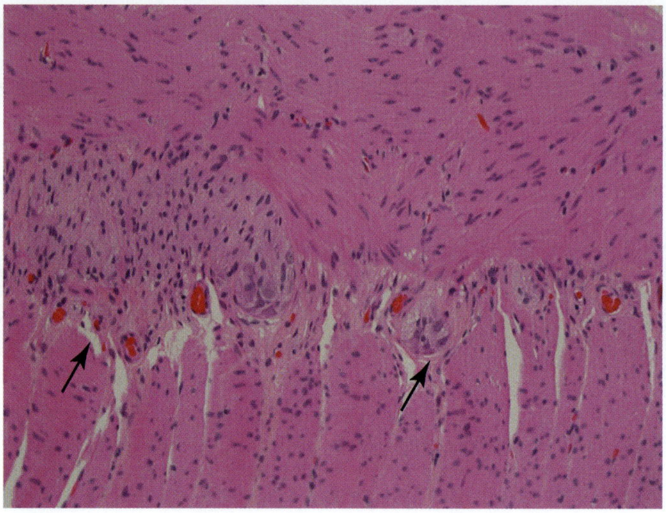

그림 12-27 위의 근육층 신경얼기(화살표)의 광학현미경 사진(H&E 염색, 200배)

장막층(serosa of the stomach)

위의 전체 부위는 얇고 성긴 장막밑결합조직(subserous connective tissue)과 이를 둘러싸는 매끈한 단층편평상피로 이루어진 장막(serosa)이 감싸고 있다. 장막으로 인해 위는 움직일 때 마찰을 거의 받지 않게 된다.

위의 조직생리학(histophysiology of stomach)

위에 존재하는 위샘(gastric glands)은 하루에 약 2~3 L의 위액(gastric juice)을 생산하여 위의 관내강으로 분비한다. 소화된 음식물의 흡수는 거의 일어나지 않지만 알코올(alcohol)과 같은 일부 물질들은 위점막을 통해 흡수된다.

각각의 근육층들은 조화롭게 수축하여 위 속의 내용물들을 휘젓고 끈적끈적한 액체 상태의 미즙(chyme)으로 변화시키며, 점막내근육의 독립적인 수축은 미즙을 위점막의 전체 표면에 골고루 퍼지도록 해준다.

분비 물질(secretory materials)

위에서 분비되는 물질로서 사이질 결합조직의 세포외액이 벽세포에 의해 운반되는 물(water), 벽세포에 의해 생산되는 염산(HCl)과 내인인자(gastric intrinsic factor), 으뜸세포에 의해 생산되는 펩시노겐(pepsinogen), 렌닌(rennin), 위지질분해효소(gastric lipase)이다. 그 외 가시성 점액(visible mucus)과 수용성 점액(soluble mucus)도 분비되는데, 가시성 점액은 표면상피에 의해 생산되며, 당질층을 형성하여 위점막의 상피를 보호하고 *Helicobacter pylori*의 생존에 적합한 중성 환경을 마련하여 준다. 수용성 점액은 목점액세포에 의해 생산되며, 위 상피층에 점액층을 형성하고 위 내용물에 섞이게 된다.

위내용물의 배출(emptying of gastric contents)

위는 늘어나는 정도와 상관없이 속공간(관내강) 속의 압력이 항상 일정하게 유지되는 이유는 근육층 신경얼기와 점막밑신경얼기 사이의 상호작용과 더불어 위에서 분비되는 호르몬인 그렐린(ghrelin)의 작용 때문이다. 위가 비어 있을 때에는 날문이 항상 열려 있지만, 꿈틀운동(perisralis) 동안에는 날문조임근이 날문을 막게 된다. 근육층의 수축과 동시에 순간적으로 일어나는 날문조임근의 이완은 위 내용물이 소량의 미즙 형태로 나뉘어 샘창자(십이지장, duodenum)를 향해 간헐적으로 배출되도록 해준다.

미즙이 위에서 샘창자로 배출되는 속도는 산도(acidity), 열량(calorie), 지방(fat)의 양, 미즙의 삼투질 농도(osmolarity) 등에 의해 차이가 난다. 미즙이 샘창자 쪽으로 이동하면 샘창자의 수용기가 반응하여 날문조임근이 순간적으로 닫히고, 날문방(pyloric antrum)의 근육층이 수축하여 미즙이 다시 위몸통 쪽으로 되돌아가 소화효소와 충분히 섞일 수 있게 된다.

위 내용물의 배출을 촉진시키는 인자들은 위의 늘어난 정도와 더불어 날문부분 근육층의 수축과 날문조임근의 이완을 촉진시키는 호르몬인 가스트린(gastrin)이다.

위 내용물의 배출을 억제시키는 인자들은 샘창자의 늘어난 정도, 과다한 양의 지방 · 단백질 · 탄수화물 · 삼투질 농도의 증가와 샘창자 속에 있는 미즙의 산도가 매우 높은 경우 등이며, 이 인자들은 가스트린의 반대작용을 하는 콜레시스토키닌(cholecystokinin) 분비와 위의 수축을 억제하는 위억제펩티드(gastric inhibitory peptide, GIP)의 분비를 자극하는 과정을 통해 신경되먹임기전(neural feedback mechanism)을 활성화시킨다.

작은창자(소장, small Intestine)

소화관에서 작은창자는 길이가 약 5~8 m 정도인 가장 긴 부위로서 해부학적으로 샘창자(십이지장, duodenum), 빈창자(공장, jejunum), 돌창자(회장, ileum)의 세 부분으로 나뉜다. 작은창자의 조직학적 구조는 비슷한 점이 많지만 부위별로 존재하는 약간의 차이들로 인해 구별이 가능하다.

소화는 입 안에서 시작하여 위와 작은창자를 지나는 동안 계속 진행되어 소화과정이 완결되며, 그 소화산물이 흡수(absorption)된다. 위(stomach)로부터 암죽(chyme)이 샘창자로 오게 되면 이 암죽을 계속적으로 용해화(solubilization) 및 소화기능을 수행하기 위해 샘창자 부위에서 소화효소와 알칼리성 완충액(buffer)을 이자(pancreas)에서 받으며, 간(liver)에서는 쓸개즙(bile)을 받는다. 아울러 점막에 있는 샘과 상피세포 역시 소화효소와 완충액을 만들어 소화작용에 기여한다. 각종 효소에 의하여 소화된 물질은 긴 작은창자를 지나는 동안 흡수되며, 동시에 암죽, 이자액, 쓸개즙의 수분과 전해질도 주로 작은창자의 원위부에서 재흡수된다. 즉, 작은창자는 음식물의 소화와 함께 소화과정을 거친 최종산물을 흡수하는 기능을 하고 있다. 작은창자는 길어서 소화산물과 상피의 흡수세포(absorptive cell) 사이뿐만 아니라, 음식물과 소화효소 사이의 접촉면을 크게 증가시키기 위하여 공간속 표면이 변형(modification)되어 있다(그림 12-28).

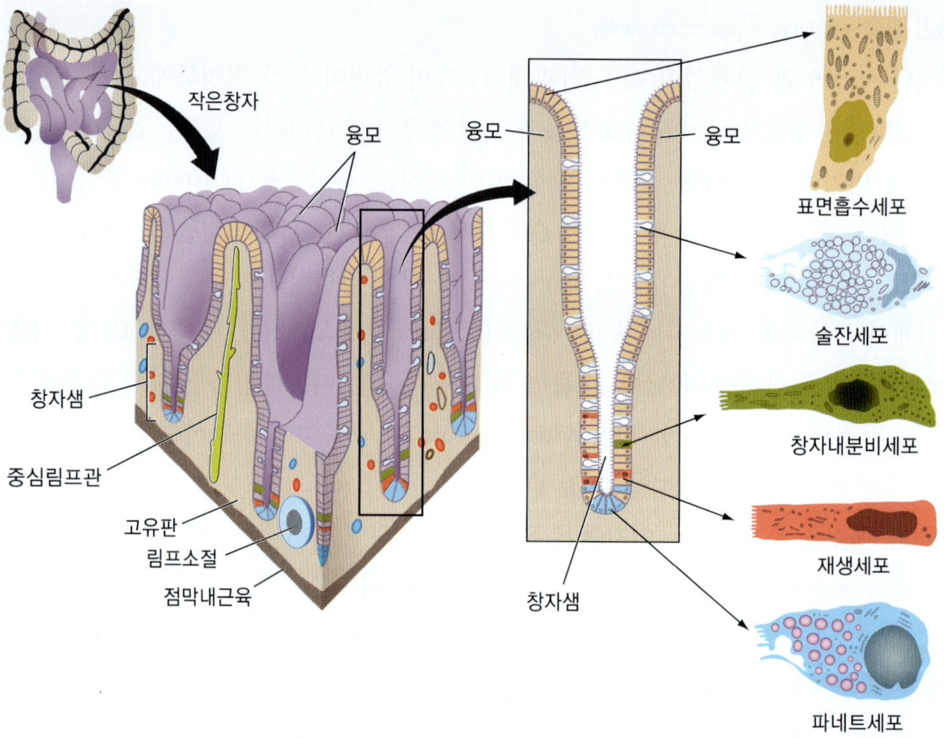

그림 12-28 작은창자점막과 구성 세포의 모식도

작은창자의 해부조직학적 특성(anato histological feature of small intestine)

작은창자의 속공간(관내강) 표면은 표면적을 증가시키기 위해 돌림주름(plicae circulares), 장융모(intestinal villi), 미세융모(microvilli), 창자샘(intestinal gland; 창자움, intestinal crypt; 리베르퀸움, crypt of Lieberkühn)과 같은 특수구조로 변형되어 있다.

돌림주름(윤상주름, plicae circulares)

돌림주름은 발견한 학자의 이름을 붙여 케르크링 판막(Kerckring's valve) 또는 케르크링 주름(Kerckring's folds)이라고도 한다. 육안으로 관찰이 가능하며, 점막과 점막밑층이 초승달 모양(crescent-shaped)

의 반원형 또는 나선형으로 접혀 융기된 부위이다. 기능적인 표면 부위를 증가시키기 위해 소장벽(intestinal wall)의 점막과 점막밑층이 크게 깊으며 영구적인 주름구조로 변형된 것이다(그림 12-29).

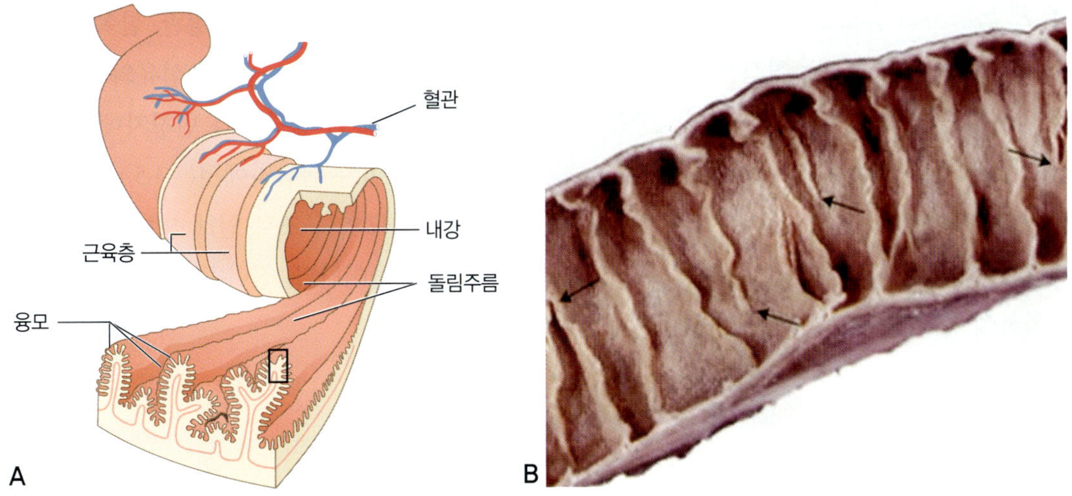

그림 12-29 작은창자 돌림주름. A. 작은창자의 모식도, B. 돌림주름(화살표)

돌림주름은 높이가 약 8 mm, 두께는 3~4 mm, 길이가 약 5 cm 정도이며, 위의 주름과 달리 샘창자와 빈창자에 영구적으로 고정되어 유동성이 없으며, 소화관을 따라 이동하는 미즙(chyme)의 속도를 감소시킨다. 이 주름들은 빈창자까지는 높고 규칙적으로 이루어져 있는 데 비하여 돌창자의 아래부위로 내려갈수록 점차 낮아지고 불규칙하게 이루어져 있다. 돌림주름은 샘창자의 몇 cm 부분부터 존재하기 시작하며, 빈창자의 전 부분에서 잘 발달되어 있고, 돌창자의 중간 부분까지만 존재한다. 돌림주름으로 인해 약 3배 정도 점막 표면적이 증가한다(그림 12-30).

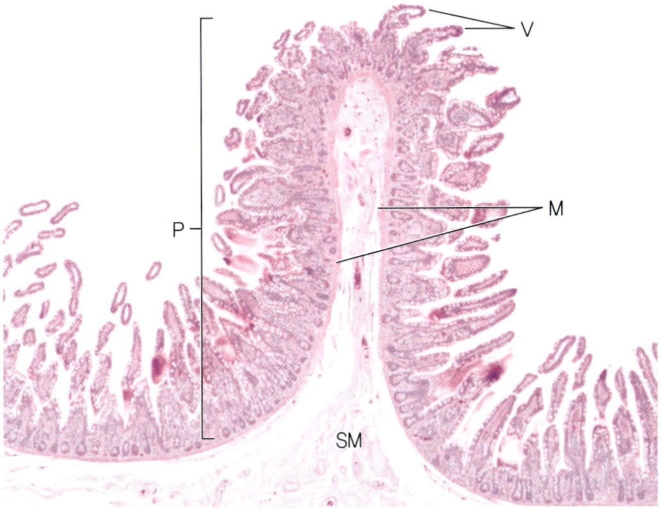

그림 12-30 빈창자 돌림주름의 광학현미경 사진(H&E 염색, 40배). P : 돌림주름(plicae circulares), V : 융모(villi), M : 점막(mucosa), SM : 점막밑층(submucosa)

장융모(intestinal villi)

작은창자의 장융모는 길이가 0.5~1.5 mm이고, 점막과 점막밑층이 접혀(fold) 돌출되어 형성된 구조이다. 샘창자에서는 나뭇잎 모양이며, 빈창자와 돌창자는 손가락 모양(finger-like projections)으로 빈창자의 융모가 돌창자의 융모보다 대체로 길다(**그림 12-31**). 각 융모의 중심부는 모세혈관, 한쪽 끝이 막힌 형태의 림프관(암죽관, lacteal), 성긴결합조직의 사이사이에 있는 약간의 민무늬 근육섬유와 다수의 림프모양세포(lymphoid cells)들로 구성되었다. 장융모는 영구적인 구조물로 샘창자와 빈창자에서 특히 잘 발달되었으며, 샘창자에서는 그 수가 빈창자나 돌창자보다 많고 높이는 샘창자에서는 1.5 mm 정도이며 차츰 줄어 돌창자에서는 약 0.5 mm 정도가 된다. 이처럼 섬세한 융모의 구조로 인해 생체에서는 표면이 마치 융단같이 느껴지게 되며, 작은창자의 표면적이 약 10배 정도 늘어난다. 점막근육층(muscularis mucosae)에 의하여 운동성을 갖는다.

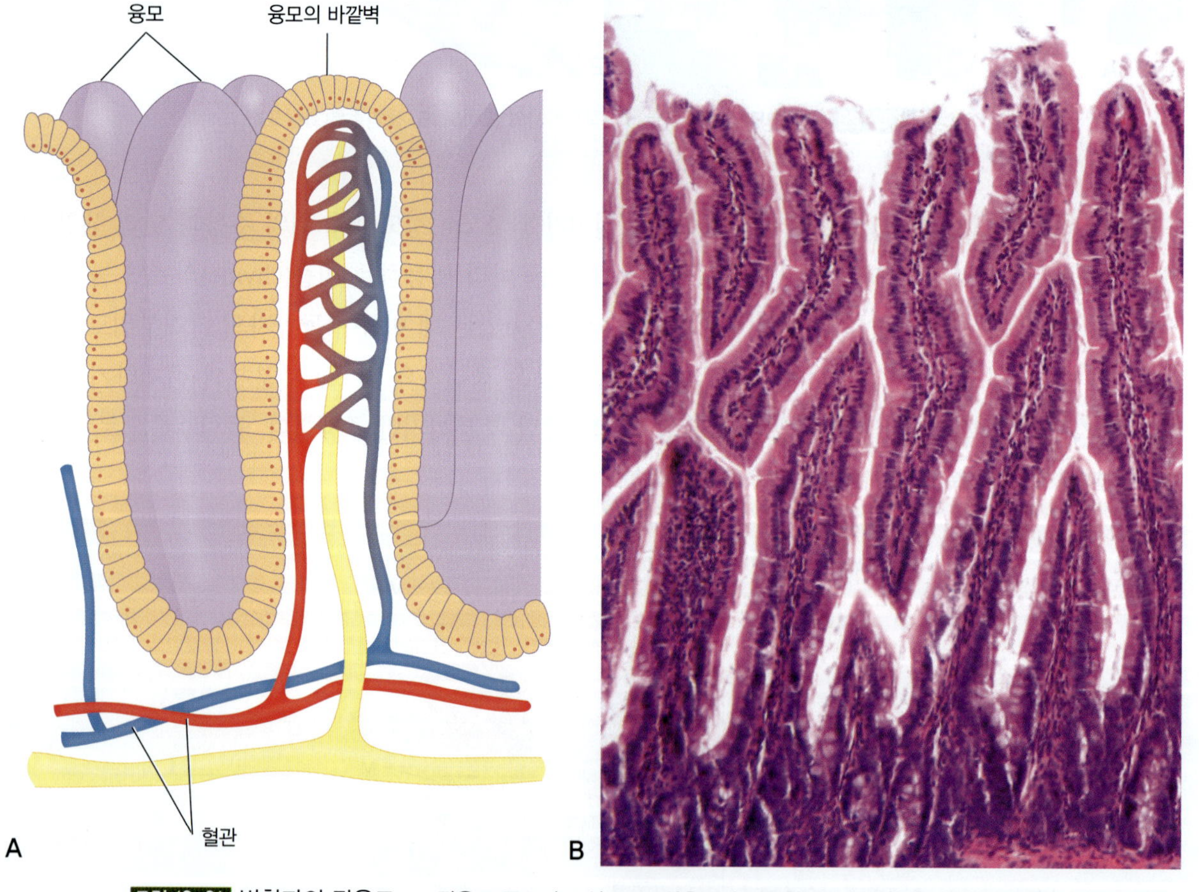

그림 12-31 빈창자의 장융모. **A.** 장융모 구조의 모식도, **B.** 장융모의 광학현미경 사진(H&E 염색, 200배)

미세융모(microvilli)

미세융모는 창자의 융모를 덮는 상피세포의 꼭대기쪽 세포막이 변형되어 생긴 것으로, 광학현미경(light microscope)으로 관찰 시 줄무늬가장자리(striated border)나 솔가장자리(brush border)라고 표현한다.

미세융모는 작은창자의 점막 표면적을 약 20~30배 증가시켜 흡수면적을 넓힌다. 점막이 증가할 수 있는 이유는 액틴 미세섬유(actin filaments)를 미세융모 안에 포함하고 있기 때문이다(그림 12-32).

전자현미경으로 관찰하면 줄무늬가장자리는 미세융모가 세포 표면에 밀집되어 있는 구조이며, 각 미세융모의 꼭대기쪽 표면의 세포질이 원통형으로 돌출된 형태로 관찰된다. 미세융모의 중심은 액틴 미세섬유(actin filament)와 중간섬유(intermediated filament)로 고정되어 있으며, 미세융모 아래쪽인 표면흡수상피의 윗부분에는 액틴 미세섬유와 중간섬유가 매우 복잡하게 얽혀 있어 종말막대(terminal web)로 관찰된다.

미세융모는 두꺼운 당질층(glycocalyx)으로 덮여 있어 자가소화(autodigestion)를 방지하고 당질층에 포함되어 있는 효소성분들은 소화의 최종단계에서 디펩티드(dipeptide)와 이당류(disaccharide)를 단량체(monomer)로 분해하는 역할도 한다.

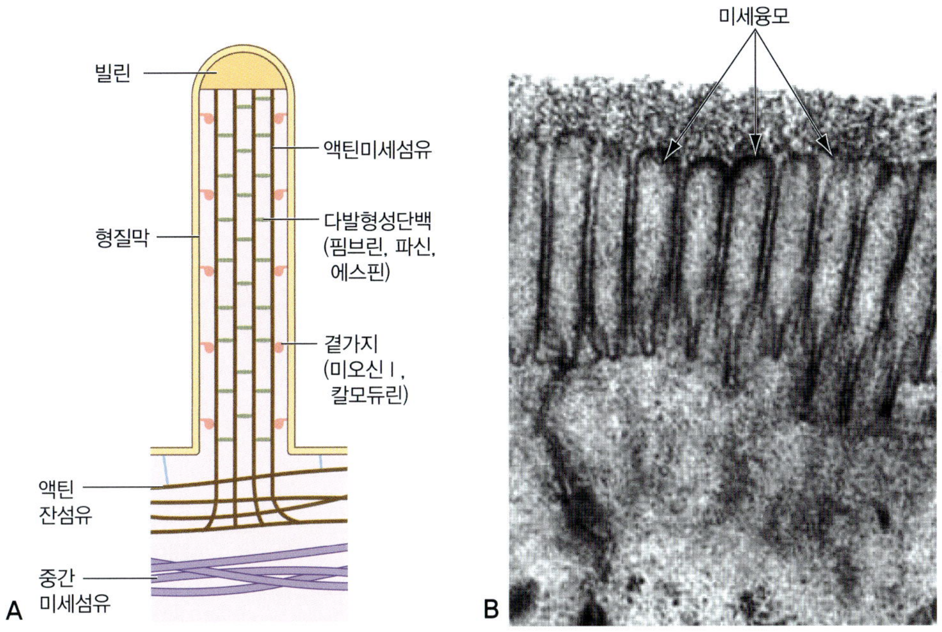

그림 12-32 작은창자의 미세융모. A. 미세융모 구조의 모식도, B. 미세융모의 전자현미경 사진

창자샘(intestinal gland; 창자샘움, intestinal crypt; 리베르퀸샘움, crypt of Lieberkühn)

창자샘은 원주상피세포 사이의 관과 유사한 구조(tubule like structure)를 보이며, 창자 표면상피의 표면적을 늘려준다. 장융모의 표면상피와 연속체를 이루고 있으며 분비관이 융모사이공간의 상피에 마치 구멍이 난 형태로 열리는 단순대롱샘(단순분지대롱샘) 구조이다.

창자샘의 상피세포들은 장내분비세포(enteroendocrine cell, 퍼진신경내분비계통세포; DNES), 표면흡수세포(surface absorptive cell), 술잔세포(goblet cell), 재생세포(regenerative cell; 미분화줄기세포, undifferentiated stem cell), 파네트세포(paneth cell) 등으로 구성되며, 미세융모가 있어 줄무늬가장자리(striated border)로 보이는 표면흡수세포와 점액을 분비하는 술잔세포는 샘의 위쪽 2분의 1을 차지한다. 술잔세포의 수명은 짧은 편인데, 이들은 점액원을 배출하고 나면 사멸하여 탈락한다. 샘의 아래쪽 2분의 1에는 표면흡수세포는 없고 약간의 술잔세포만이 존재하며, 대신 이곳에 존재하는 대부분의 세포는 왕성한 세포증식에 의해 창자샘, 점막표면, 융모에서 사멸된 세포들을 대치하는 재생세포(줄기세포)와 퍼진신경내분비계통세포, 파네트 세포가 산재되어 분포하고 있다. 장내분비세포는 샘세포의 바닥쪽 근처에 분포하고 있으며, 은환원성 세포(aggentaffin cells), 창자크롬친화세포(enterochromaffin cells), 세포토닌(serotonin)을 분비하는 APUD cell (APUD cell) 등이 있다(그림 12-33). 재생세포를 전자현미경으로 관찰 시 다른 세포소기관은 거의 없고 자유리보솜(free ribosome)이 많이 보이며, 핵에는 퍼진염색질(euchromatin)을 많이 함유하고 있다.

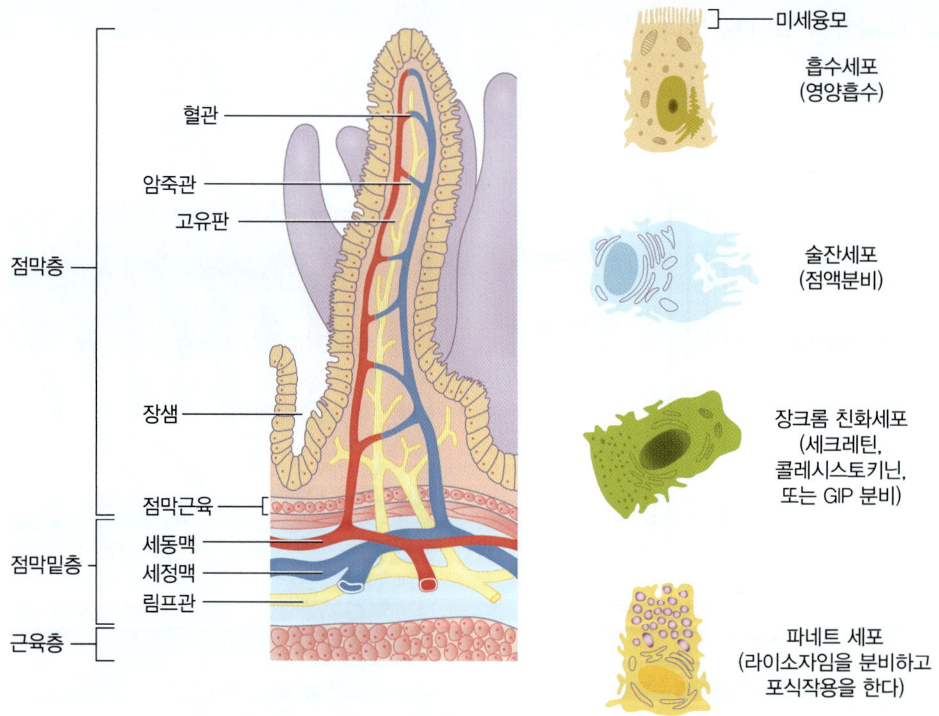

그림 12-33 작은창자 상피세포의 종류와 구조의 모식도

창자샘의 상피세포들은 3~6일까지 표면상피로 이동하며 융모의 끝까지 도달하면 탈락하며, 위(stomach)보다 빠른 재생능력을 보여준다(그림 12-34). 또한 이온(ion), 물(water), 면역글로불린 A (IgA), 항균성의 펩티드(antimicrobial peptides)와 같은 장액(intestinal juice)을 분비한다.

파네트 세포(Paneth cells)

파네트 세포(paneth cells)는 피라미드 모양(pyramidal shape)의 세포로, 창자샘움(intestinal crypts)의 바닥부위에 위치하며, 세포질 내에 분비과립(secretory granule)을 가지고 있는 외분비장액세포(exocrine serous secretory cells)이다. 세포질의 아랫부분은 단백질을 합성하는 과립세포질그물로 인해 호염기성을 나타내나 세포질 꼭대기에 위치한 호산성의 분비과립(apical eosinophilic secretory vesicles granules)들로 인해 다른 세포들과는 확연히 구별된다(그림 12-35).

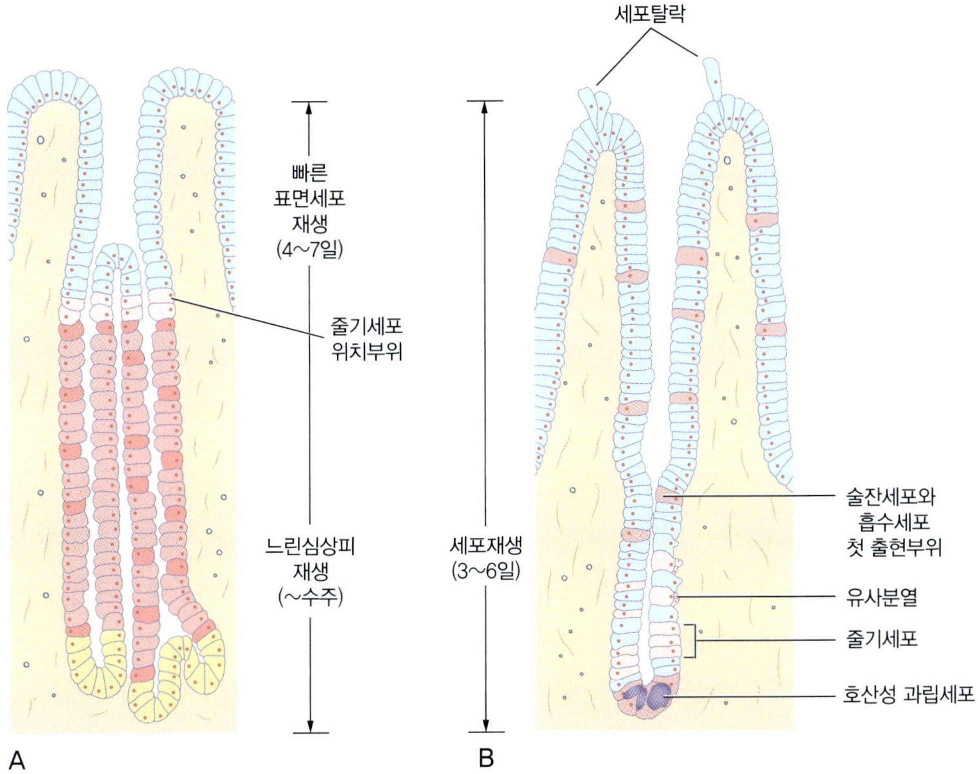

그림 12-34 위와 작은창자 상피세포의 재생능력 차이

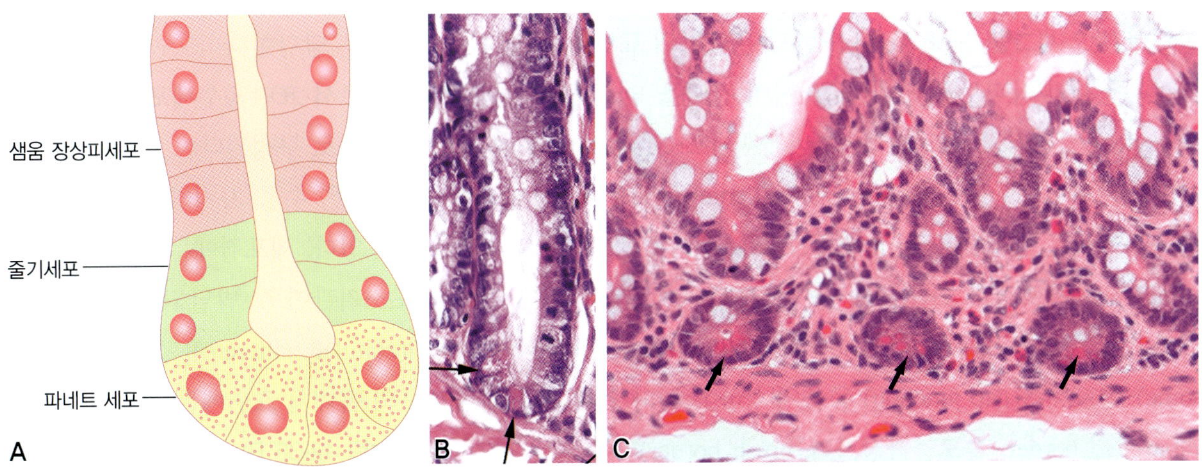

그림 12-35 파네트 세포. A. 파네트 세포 구조의 모식도, B. 파네트 세포(화살표)의 조직학적 사진(H&E 염색, 200배), C. 빈창자의 창자 샘움 바닥쪽에 있는 호산성 과립을 간직한 파네트 세포(화살표)의 조직학적 사진(H&E 염색, 200배)

호산성의 큰 분비과립(secretory granules)의 크기는 1.6 μm 정도이며, 난원형(ovoid form)으로 일부 박테리아의 세포벽을 분해할 수 있는 효소인 용해소체(lysozyme), 방어단백인 디펜신(defensin), 종양괴사인자-알파(tumor necrosis factor-α)와 면역글로불린(immunoglobulin) 등이 풍부하다. 용해소체는 항균성 활성(antibacterial activity)이 있기 때문에 장내세균총(intestinal flora) 조절에 중요한 역할을 한다. 전자현미경으로 관찰 시 잘 발달된 골지복합체, 다수의 과립세포질그물과 미토콘드리아, 꼭대기쪽에 위치한 커다란 분비과립들을 확인할 수 있다. 창자의 상피에 있는 다른 세포들과는 달리 파네트 세포의 수명은 약 20일 정도로 비교적 길며 끊임없이 라이소자임를 분비하여 재생세포와 다른 샘세포들을 덮어 보호한다.

작은창자의 조직학적 구조(histological structure of small intestine)

점막(mucosa)

점막상피

작은창자의 점막은 단층원주형의 상피(epithelium), 성긴결합조직의 고유판(laminar propria)과 얇은 점막근육판(muscularis mucosae)으로 이루어져 있다(그림 12-2). 점막의 표면에는 상피와 고유판으로 이루어진 장융모(intestinal villi)가 조밀하게 형성되어 있다. 융모의 사이에는 고유판에 형성되어 있는 창자샘움(intestinal gland; 창자샘움, intestinal crypt; 리베르퀸샘움, crypt of Lieberkühn)이 열려 있다.

작은창자의 벽과 부속샘에서 분비되는 효소에 의해서 소화된 내용물은 혈관과 림프관을 통해 소화산물을 흡수한다. 또한 접촉표면을 증가시키기 위해 점막과 점막밑조직이 반원형 또는 나선형으로 융기된 돌림주름(plicae circulares)이 존재하며, 이 주름은 빈창자(jejunum)에서 가장 특징적으로 발달되어 있다(그림 12-29).

그리고 창자 상피세포의 돌림주름, 장융모, 미세융모와 같이 창자 표면에 생긴 변형으로 인하여 영양분 흡수를 위하여 늘어나는 총 면적은 400~600배에 달한다. 융모 사이사이의 상피는 고유판을 향해 함몰되어 있으며(그림 12-36 A), 이 또한 작은창자의 표면적을 늘리는 데 일익을 담당한다.

작은창자의 상피는 융모와 융모 사이 간격을 덮고 있는 단층원주상피로서 표면흡수세포(장세포, enterocytes), 술잔세포, 퍼진신경내분비계통세포, M 세포(microfold cells) 등으로 구성된다.

표면흡수세포(surface absorptive cell, enterocyte)는 상피 중에서 가장 많은 수를 차지하고 키가 큰 원주세포로서 길이가 약 25 μm, 폭은 8~10 μm이며 둥근 핵은 바닥에 놓여 있다. 세포질에는 엔도솜(endosome), 과립세포질내그물(rER), 골지장치(Golgi apparatus)와 같은 세포소기관이 잘 발달되어 있다. 가쪽세포막은 인접한 세포와의 사이에 폐쇄띠(zonulae occludent), 부착띠(zonulae adherent), 결합체(desmosome), 틈새이음(gap junction) 등을 형성하고 있다. 한편 표면흡수세포의 꼭대기 표면에는 줄무늬가장자리(striated border; 솔모양가장자리, brush border)라는 얇은 층이 있다(그림 12-36 B). 전자현미경으로 보면, 줄무늬가장자리는 미세융모가 세포 표면에 밀집되어 있는 구조라는 것을 알 수 있다. 각 흡수세포에는 평균 3,000개의 미세융모가 있으며, 창자의 표면과 음식물이 접촉할 수 있는 표면적을 크게 늘려주어 소화의 최종단계에서 물(water), 미네랄(minerals), 아미노산(amino acid), 단당류(simple sugars), 지방(lipid)과 같은 영양분을 흡수하는 중요한 기능을 한다. 더불어 지방산을 중성지방(triglycerides)으로 재에스

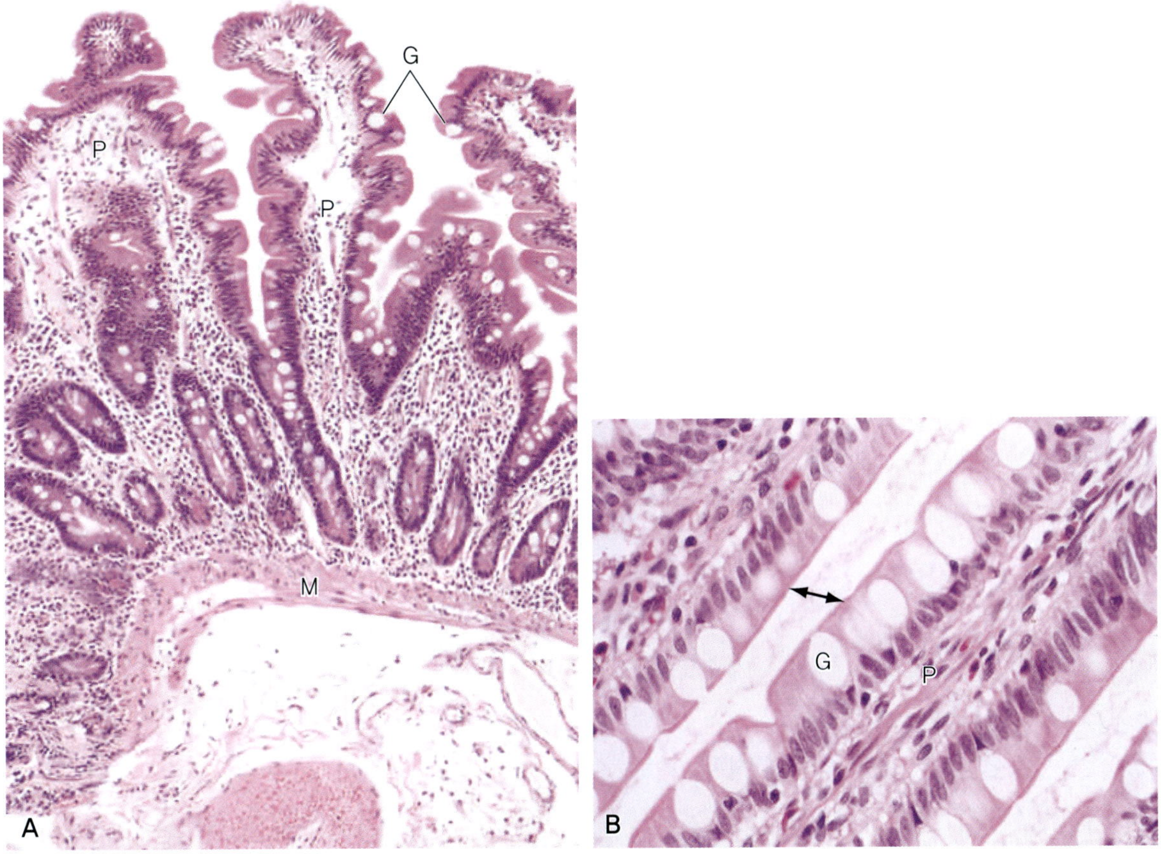

그림 12-36 샘창자융모. **A.** 저배율 사진(H&E 염색, 200배), **B.** 융모상피 표면의 솔가장자리(화살표) 광학현미경 사진(H&E 염색, 400배). G : 술잔세포, P : 고유판, M : 점막내근육

테르화(reesterization)하여 암죽미립(chylomicrones)을 형성하기도 하며, 흡수한 영양분을 몸 전체로 분배하기 위해 고유판 쪽으로 이동시킨다.

술잔세포(goblet cells)는 단세포샘으로 바닥부가 좁은 긴 술잔모양으로 그 꼭대기면에는 작은 미세융모가 성글게 나 있고, 외측면에는 이웃 세포와의 사이에 이음복합체를 이루고 있다. 핵은 윗부분이 오목 들어간 난원형으로 바닥부에 치우쳐 위치한다. 세포질에서 잘 발달된 골지복합체는 핵의 위쪽에 위치하며, 납작한 수조의 과립세포질내그물은 다량으로 핵 주위 및 바닥부의 세포질에 조밀하게 분포해 있고, 난원형의 미토콘드리아는 과립세포질내그물 수조의 사이에 널리 흩어져 있으며, 또한 골지복합체 근처에는 세포뼈대도 잘 발달해 있다. 꼭대기면의 넓은 세포질에는 다양한 둥근 점액과립(mucous granules)이 모여 있다(**그림** 12-37). 술잔세포의 분비과립에 포함되어 있는 점액질은 당단백질과 글리코사미노글리칸으로 이루어진 산성 점액질이며, 이 점액질은 분비과립이 꼭대기면 세포막에 붙어 창자의 속공간으로 배출된다. 방출된 점액질은 점막표면에서 윤활작용과 더불어 화학적·기계적 자극에 대한 상피의 보호에 관여한다. 술잔세포의 수명은 2~4일이며, 수명을 다하기까지 한 번 또는 두 번의 분비주기로 분비활동을 수행한다. 술잔세포의 수는 샘창자에서 가장 적고 돌창자 쪽으로 갈수록 그 수가 증가한다.

창자내분비세포(enteroendocrine cell)는 주변분비(paracrine) 호르몬과 내분비(endocrine) 호르몬을 생

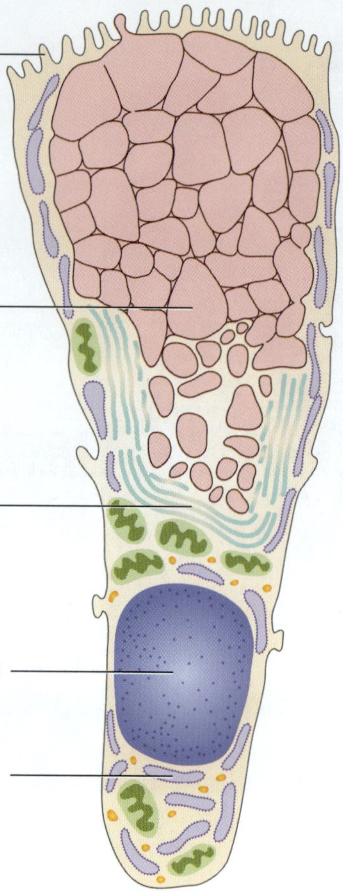

그림 12-37 술잔세포의 모식도

산하는 다양한 종류의 퍼진신경내분비계통세포(DNES cell)들이 있다. 융모와 융모 사이 표면을 덮고 있는 세포들 중 대략 1% 정도가 DNES cell에 해당한다.

M 세포(microfold cell, M cell)는 파이어판(Peyer's patch)의 림프소절(lymphoid nodule)을 덮고 있는 특수하게 분화된 편평상피세포이다(그림 12-38). M 세포는 창자의 속공간에 있는 항원(antigen)을 상피를 통과하여 세포내 이입(endocytosis)한 후 이동시키는 기능을 한다. 구조는 미세융모가 없고 납작하다. M 세포를 통해 점막을 통과한 항원은 궁극적으로 IgA를 분비하는 B 세포를 활성화시킨다(그림 12-39).

점막고유판(lamina propria)

고유판은 성긴결합조직(loose connective tissue)으로 융모의 중심부를 차지하고 있다. 아래쪽 점막내근육으로 뻗어 있

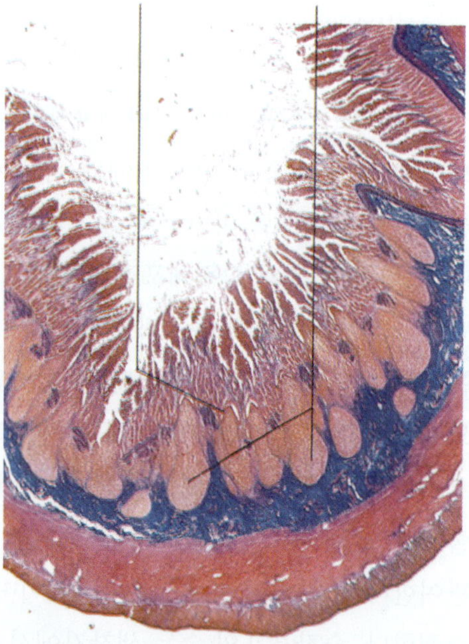

그림 12-38 돌창자 파이어판의 광학현미경 사진 (Masson trichrome 염색, 20배)

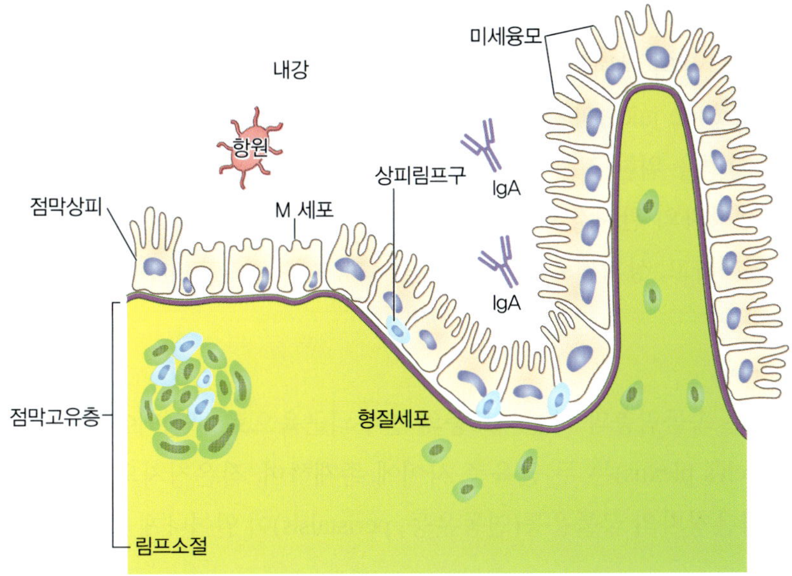

그림 12-39 M 세포의 모식도. M 세포는 항원을 통과시켜 수송하는 역할을 하며, 형태학적 구조는 미세융모가 없고 납작하다. M 세포를 통과한 항원은 IgA를 분비하는 B 세포를 활성화시키며 분비된 IgA 항체로 점막 감염에 중요한 작용을 함

는 나머지 고유판은 혈관이 풍부한 얇은 결합조직이다. 또한 림프관, 신경, 결합조직, 민무늬근육세포를 포함하고 융모의 중심까지 뻗어 있다. 이 중에서 민무늬근육세포는 흡수(absorption)하는데 중요한 융모의 규칙적인 운동을 담당하고 있다.

작은창자의 고유판에서 점막밑조직까지 각각 20~50개의 림프소절(lymphoid nodule)이 뭉쳐 있는 작은 결절인 파이어판(Peyer's patch)이 존재하는데, 이들은 창자의 표면상피를 미생물의 침입으로부터 막아주는 역할을 한다. 파이어판은 특히 돌창자에서 많이 발달해 있다. 속공간쪽에서 보면 파이어판은 융모가 없는 돔(dome) 모양의 지역으로 나타난다.

점막내근육(muscularis mucosae)

점막내근육은 작은창자에서 속돌림층과 바깥세로층의 민무늬근육으로 구성된다. 속돌림층의 근육섬유는 융모 쪽으로 들어가, 융모 중심부위의 결합조직을 지나 바닥막(basement membrane)까지 다다른다. 소화가 진행되는 동안 이들 근육섬유는 율동적으로 수축하면서 융모의 길이를 일분에 수차례씩 짧아지게 만든다.

점막밑층(submucosa)

작은창자의 점막밑조직은 탄력섬유로 이루어진 불규칙한 치밀결합조직으로서, 혈액과 림프의 공급이 풍부하다. 샘창자의 점막밑조직에는 점액샘인 샘창자샘(duodenal gland; 브루너샘, Brunner's gland)이라 불리는 샘조직이 존재하며, 점막밑층의 신경지배는 부교감신경으로 구성된 점막밑신경얼기(submucosal plexus, Meissner's plexus)가 담당한다. 샘창자샘은 분지대롱꽈리샘(branched tubuloalveolar gland)으로서 분비부위는 점액성 꽈리(mucous acini)를 닮아 있다. 샘창자샘의 관은 점막내근육을 뚫고 진행하여 창자샘의 바닥으로 열린다. 샘의 분비물은 점액성의 알칼리용액(alkaline, pH 8.1~9.3)으로, 샘창자로 넘어오는 산성 위액(acidic gastric juice)의 작용으로부터 샘창자점막(mucous membrane)을 보호하고, 내용물의 pH를 이자효소의 활성을 위한 적정 pH로 맞추어 준다. 또한 유로가스트론(사람표피성장인자; polypeptide hormone)을 샘창자의 관내강으로 분비하여 위(stomach)의 벽세포에 대한 직접적인 억제작용을 통해 위산의 생성을 억제하고, 상피세포의 세포분열을 촉진한다.

근육층(muscularis externa)

작은창자의 근육층은 속돌림층과 바깥세로층의 민무늬근육으로 구성되어 있다. 근육층신경얼기(myenteric plexus, Auerbach's plexus)는 두 근육층 사이에 존재하며, 작은창자의 근육층에 대한 신경지배를 담당한다. 근육층은 작은창자의 꿈틀운동(연동운동, peristalsis)이 일어나게 해준다.

장막층(serosa)

샘창자의 일부 부위에 존재하는 바깥막(adventitia) 이외의 모든 작은창자는 장막으로 덮여 있다.

작은창자의 부위별 특징(regional characteristics of small intestine)

샘창자(duodenum)는 길이가 25 cm 정도로 작은창자에서 가장 짧은 구획을 지니고 있다. 간에서 생성된 쓸개즙은 온쓸개관(common bile duct)을 통해, 소화액은 이자관(pancreatic duct)을 통해 샘창자로 배출되고, 샘창자의 융모는 빈창자나 돌창자에 비해 더 넓고 키가 크며 단위면적당 수도 더 많다. 점막밑층에 샘창자샘(Brunner's gland)이 있는 것이 특징이다. 그러나 빈창자나 돌창자에 비해 단위 면적당 술잔세포의 수는 더 적다.

빈창자(jejunum)의 융모는 샘창자에 비해 폭이 좁고 짧으며 그 수도 적지만, 단위 면적당 술잔세포의 수는 샘창자보다 많다.

돌창자(ileum)의 경우 융모는 작은창자의 세 부위 중에서 수가 가장 적고 길이도 가장 짧으며 폭도 가장 좁다. 고유판에는 파이어판(Peyer's patch)인 림프소절들이 존재하며, 파이어판이 있는 부위에서는 융모의 길이가 짧아지며 때로는 없어지기도 한다. 그러나 단위 면적당 술잔세포의 수는 가장 많다.

큰창자(대장, large intestine)

큰창자는 길이가 약 1.5 m이며, 막창자(맹장, cecum), 막창자꼬리(vermiform appendix), 잘록창자(결장, colon), 곧창자(직장, rectum), 항문(anus)으로 구분된다. 큰창자의 벽은 속공간 기관의 기본구조를 이

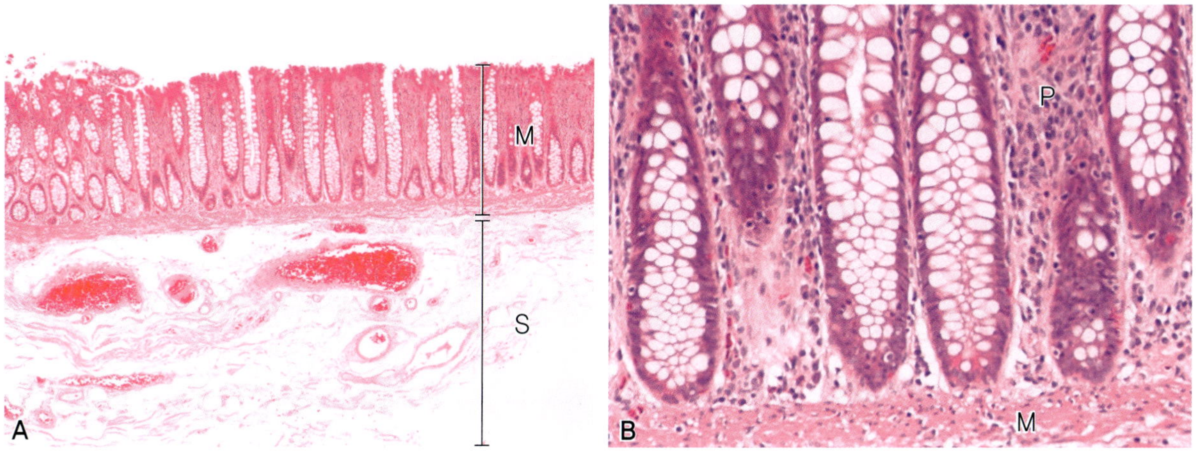

그림 12-40 잘록창자 점막의 광학현미경 사진. **A.** 저배율 사진(H&E 염색, 40배), **B.** 고배율 사진(H&E 염색, 400배). M : 점막층, S : 점막밑조직, 샘은 주로 술잔세포로 구성된 단층원주상피로 덮여 있음. P : 고유판, M : 점막내근육

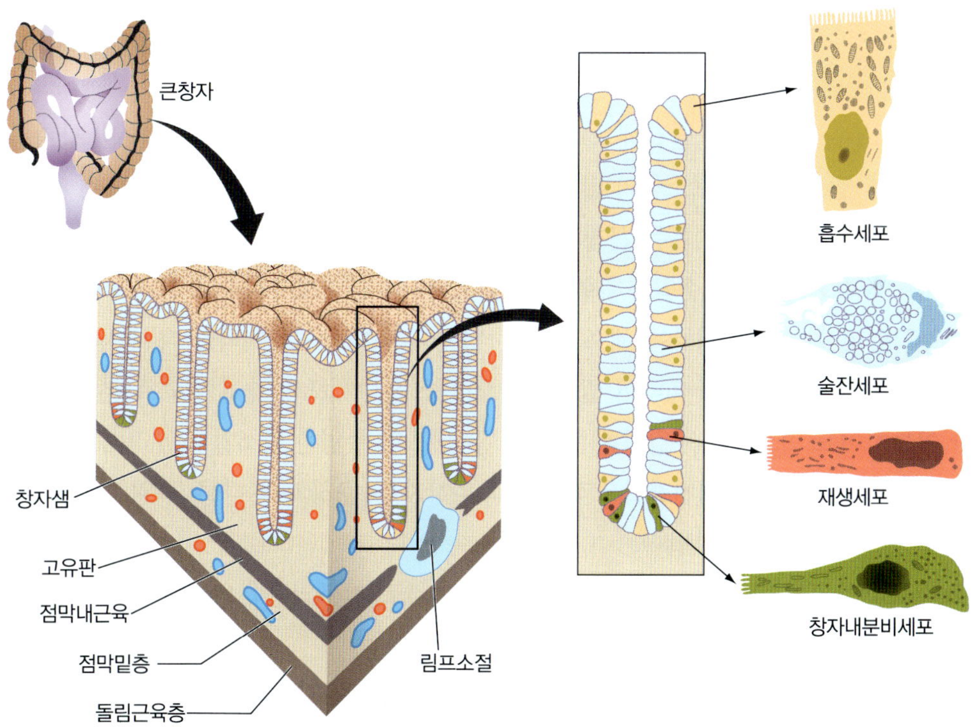

그림 12-41 큰창자점막과 구성 세포의 모식도

루고 있지만, 점막(mucosal membrane)에는 작은창자에 존재하는 주름(fold)도 없고 융모(villi)도 존재하지 않는다(**그림** 12-40).

막창자에서 돌창자로 역류를 방지하기 위한 조임근인 돌막창자판막(ileocecal valve)을 통해 미즙을 받아들인다. 융모가 없으나 창자샘(intestinal gland)은 잘 발달되었고, 구조는 작은창자와 유사하나 파네트세포는 존재하지 않는다(**그림** 12-41). 술잔세포는 막창자에서 구불창자에 이르기까지 수가 증가하지만 제일 많은 세포는 표면흡수세포이다. 퍼진신경내분비계통 세포들은 소수이지만 잘록창자에서도 여전히 존재한다. 재생세포는 빠르게 분열하여 6~7일마다 새로운 세포로 대치된다. 근육층의 바깥세로층이 표면을 따라 균일하게 분포하지 않고 구조는 잘록창자띠(taeniae coil)라는 3개의 얇은 리본형태의 근육다발 속에 모여 있다는 점에서 작은창자와 차이가 난다. 한편 잘록창자의 창자막에는 복막주렁(복막수, appendices epiploicae)이라 불리는 지방으로 가득찬 수많은 주머니들이 존재한다. 상피세포는 원주형이며, 짧고 불규칙한 미세융모가 있다. 이 장기의 주요 기능은 수분과 이온의 흡수, 대변의 형성, 점액의 합성 등이다.

막창자와 잘록창자

막창자는 돌창자의 끝에서 아래쪽으로 늘어진 주머니 모양의 부위이다. 잘록창자는 부위에 따라 오름잘록창자(상행결장, ascending colon), 가로잘록창자(transverse colon), 내림잘록창자(descending colon), 구불잘록창자(sigmoid colon)로 구분된다. 막창자와 잘록창자의 벽은 점막, 점막밑조직, 근육층, 장막으로 구성되어 있다.

점막의 표면상피는 흡수세포와 술잔세포로 된 단층원주세포이고, 고유판에는 많은 창자샘이 조밀하게 형성되어 있으며, 림프구와 림프소절이 많다. 림프소절들이 점막밑조직까지 존재하는 경우도 흔히 관찰된다. 이렇게 림프조직이 많은 이유는 큰창자에 박테리아가 아주 많이 살고 있기 때문이라고 추측된다. 창자샘은 길이가 약 0.5 mm인 단순곧대롱형이나 샘의 바닥부분이 2~3갈래로 짧게 나뉘어 있는 분지형인 것도 있다. 표면 및 샘상피를 이루는 세포 중에는 창자내분비세포를 제외한 다른 세포들은 샘의 바닥 근처에 있는 미분화세포의 분열에 의하여 발생한다. 이 중 흡수세포와 술잔세포로 분화한 세포들은 샘상피를 따라 이동하여 표면상피에서 탈락하는데, 이 두 세포의 수명은 약 6일로 알려져 있다.

점막밑조직은 혈관이 풍부한 성긴결합조직으로 작은창자나 큰창자의 다른 부위의 것과 특별히 다르지 않고 가끔 홑림프소절들도 나타난다.

근육층(muscularis externa)은 작은창자의 것과 마찬가지로 민무늬근육으로 구성된 속돌림층과 바깥세로층의 민무늬근육으로 이루어져 있다.

장막은 단층편평세포인 중피세포와 성긴결합조직의 장막밑조직으로 이루어진 내장쪽배막으로서 창자의 겉을 완전히 덮고 있으며, 창자의 길이를 따라 양쪽의 배막이 마주 붙어서 형성된 잘록창자간막(결장간막, mesocolon)에 이어간다.

막창자꼬리(충수, appendix)

막창자꼬리는 막창자(cecum)에서 돌출된 5~6 cm 정도 길이의 곁주머니(diverticulum)이다. 점막은 표면흡수세포와 술잔세포, 상피와 림프소절이 인접한 부위에 존재하는 M 세포들로 이루어진 단층원주상피로 구성된다. 막창자꼬리의 창자샘은 표면상피세포, 술잔세포, 재생세포, 수많은 퍼진신경내분비계통

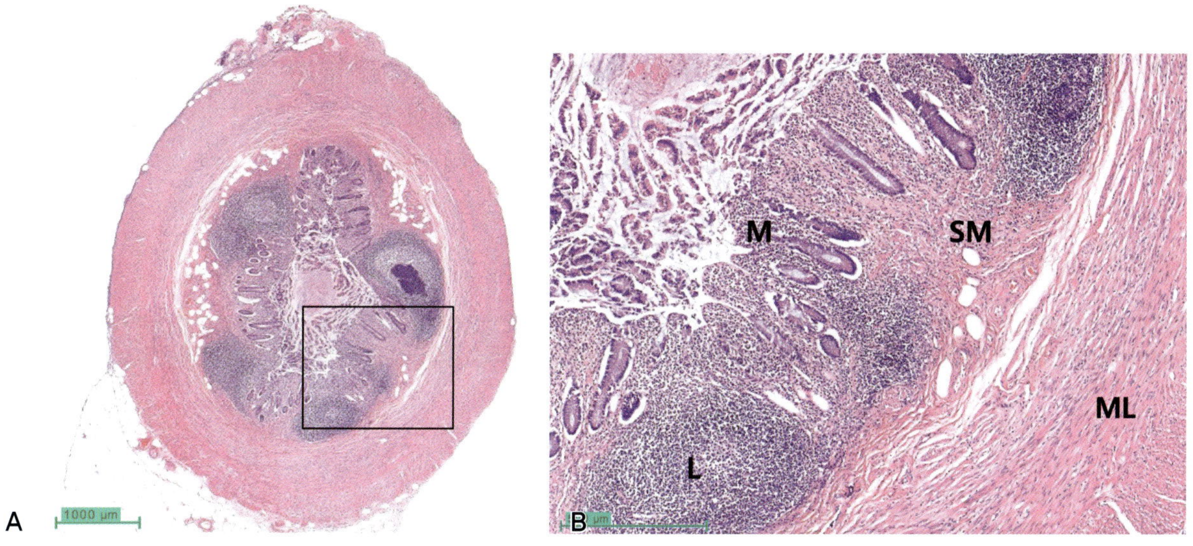

그림 12-42 충수돌기의 광학현미경 사진. A. 충수돌기 단면의 전체사진(H&E 염색, 25배), B. 충수돌기 단면의 확대사진(H&E 염색, 200배). L : Lymphoid nodule, M : mucosa, SM : submucosa, ML : Muscular layer. H&E 염색

세포, 드물게 존재하는 파네트 세포로 구성된다. 점막밑층에 림프소절이 많이 존재하기 때문에 속공간이 비교적 작고, 좁으며 불규칙하다. 비록 일반적인 구조가 큰창자와 유사하다 해도 창자샘의 수가 적고 그 길이가 더 짧으며 잘록창자띠가 존재하지 않는다(그림 12-42).

곧창자(직장, rectum)

잘록창자에서 이어지고 있는 큰창자의 한 부분으로, 그 길이는 약 15 cm이며, 비교적 곧게 내려가 항문관(anal canal)에 연결된다. 곧창자의 끝부분은 약간 넓어져서 곧창자팽대(rectal ampula)를 이루고 있다.

곧창자의 벽은 점막, 점막밑조직, 근육층, 장막 또는 바깥막으로 구성된다. 점막의 구조는 잘록창자의 것과 거의 같으며, 고유판 속에는 많은 창자샘들이 조밀하게 형성되어 있고, 이 샘들이 표면에 직접 열려 있다. 점막의 표면상피와 창자샘은 소수의 흡수세포와 다수의 술잔세포로 이루어져 있으며, 특히 창자샘에는 몇 가지 창자내분비세포가 산재해 있고, 미분화세포가 샘의 바닥쪽에 존재한다. 민무늬근육으로 된 점막근육층은 얇게 형성되어 있고, 점막 밑으로 혈관이 풍부한 점막밑조직이, 두껍게 형성된 속돌림근육층과 바깥세로근육층으로 이루어져 있으며, 근육층의 바깥쪽에 장막 또는 바깥막이 얇게 형성되어 있다. 곧창자의 위쪽 3분의 1 부위는 장막으로 나머지는 바깥막으로 되어 있다.

항문관(anal canal)

항문관은 점막과 피부의 이행부위로 곧창자에서 항문에 이르는 창자의 마지막 부위로 그 길이는 2.5~5 cm이다. 항문관의 위쪽 경계는 두덩곧창자근(puborectalis muscle)이 부착하고 있는 수준의 항문곧창자

경계(anorectal junction)이며, 아래쪽 경계는 항문에서 진정한 피부로 이어지는 항문피부선(anocutaneous line)이다. 항문관은 항문곧창자구역, 항문이행구역, 항문편평구역의 세 부위로 구분되며, 항문편평구역은 항문 주위의 항문피부(anal skin)로 이어진다. 항문 부위의 고유판에는 큰 정맥얼기(vein plexus)가 있는데, 확장되면 정맥류(varicose)가 형성되어 치질(hemorrhoid)이 발생한다.

소화샘(digestive glands)

침샘(salivary glands)

입안의 침샘은 외분비샘(exocrine gland)으로 소화, 윤활, 면역기능을 담당하는 조직으로 귀밑샘(parotid gland), 턱밑샘(submandibular or submaxillary gland), 혀밑샘(sublingual gland)으로 분류되는 세 개의 큰침샘(major salivary gland)이 있다. 큰침샘은 분지대롱꽈리샘(branched tubuloalveolar gland)이며 결합조직인 피막으로 싸여 있고, 이로부터 뻗어 나온 사이막(septum)에 의해 여러 개의 소엽(lobule)으로 나뉜다. 이 샘들은 일반적으로 장액세포(serous cell)와 점액세포(mucous cell)의 두 종류 분비세포와 관부분(duct portion)으로 구성되어 있다.

장액세포(serous cell)는 피라미드 모양이며, 핵은 둥글고 세포의 바닥쪽에 치우쳐 있다. 장액세포의 세포질 꼭대기에는 타이알린(ptyalin, salivary amylase)을 함유한 분비과립과 다당류를 분비하는 세포의 특징이 나타난다. 세포막 가쪽면 아랫부분에 인접한 분비세포들은 폐쇄띠(zonula occludens; 치밀이음부, tight junction)에 의해 부착되어 있다. 폐쇄띠 위쪽의 세포사이모세관(intercellular canaliculus)은 분비부분의 속공간으로 열린다. 장액세포는 모여서 중앙부에 속공간이 있는 구형의 세포집단인 꽈리(acinus, alveolus)를 형성한다.

점액세포(mucous cell)에서는 점액을 분비하는 세포의 특징이 나타난다. 핵은 바닥쪽에 위치하는데, 장액세포와는 달리 납작한 모양을 띤다. 대부분의 점액세포는 속공간 주위에 원통형으로 배열되어 있는 대롱(tubule) 형태의 세포집단을 이룬다.

사람의 턱밑샘(submandibular gland)에서는 장액세포와 점액세포가 특수한 형태로 배열되어 있다. 점액세포는 대롱샘(tubule) 형태로 배열되어 있지만, 그 종말부분(end)은 장액세포에 의해 둘러싸여 있는 구조인 장액반달(serous demilune)을 형성한다(그림 12-43 B).

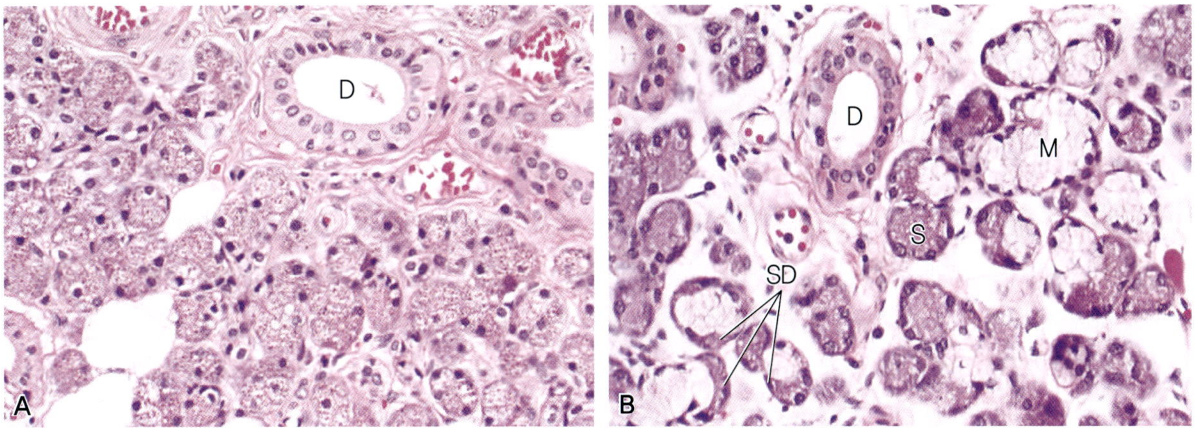

그림 12-43 침샘의 조직학적 특징. **A.** 귀밑샘 사진(H&E 염색, 200배), 순수장액샘으로 구성되어 있음. **B.** 턱밑샘 사진(H&E 염색, 200배). D : 소엽사이관, M : 점액샘, S : 장액샘, D : 줄무늬관, SD : 장액반달

귀밑샘(parotid glands)

귀밑샘은 우리 몸에서 가장 큰 침샘으로 전체 침 분비량의 30%를 차지하는 분지꽈리샘(branched acinar gland)이다. 사람의 귀밑샘 역시 순수 장액샘의 특징을 나타내지만(그림 12-43), 이 세포의 분비과립에는 PAS 반응에 양성인 다당류(polysaccharide)도 일부 존재한다고 알려져 있다. 귀밑샘에서 분비된 침에는 많은 양의 타이알린(ptyalin)과 IgA가 포함되어 있다. 타이알린은 전분을 분해하는데, 이러한 소화작용은 음식물이 위로 운반될 때까지 계속되다가 산성 미즙에 의해 효소가 불활성화되면서 끝난다. IgA는 입 안의 항원과 결합하여 면역작용을 한다.

턱밑샘(submandobular glands)

턱밑샘은 12~15 g 정도이지만 총침분비의 60%를 분비한다. 샘꽈리의 90%에서 장액성 타액을 생산한다. 나머지 샘꽈리에서는 점액성 타액을 만든다. 턱밑샘의 소엽속관(줄무늬관, striated duct)은 귀밑샘 또는 혀밑샘의 소엽속관보다 훨씬 길다. 따라서 조직절편상에서 다른 관들보다 많이 관찰되는 것이 특징이다. 턱밑샘의 피막은 실질 내로 들어가 두터운 사이막(septa)을 형성하여 엽(lobes)과 소엽(lobules)으로 나눈다. 나이가 들면 결합조직 내에 지방이 침윤되기도 한다.

혀밑샘(sublingual gland)

혀밑샘은 아몬드 모양의 침샘으로 큰침샘 중 가장 작으며, 전체 침 분비량의 약 5%를 분비한다. 혀밑샘의 분비부분은 점액분비세관과 장액반달(serous demilune)로 이루어져 있다. 턱밑샘과 같이 장액세포와 점액세포로 구성된 분지대롱꽈리샘(branched tubuloacinar gland)이지만, 점액의 함량이 더 많다. 분비부분의 점액세포 사이에는 세포사이모세관(intercellular canaliculus)이 잘 발달되어 있다.

이자(췌장, pancreas)

이자는 복막 뒤 셋째 허리뼈 높이에 가로로 놓여 있는 크고 긴 관이다. 각각 소화효소를 분비하는 외분비샘(exocrine gland)과 호르몬을 생성하는 내분비샘(endocrine gland)으로 구성된 혼합샘이다. 소화효소는 외분비부분의 세포에 의해 저장, 분비된다. 호르몬은 이자섬(islets of Langerhans)이라 불리는 내분비조직의 세포집단에서 합성된다(그림 12-44, 45).

외분비부분은 복합대롱꽈리샘(compound tubuloacinar gland)이며, 그 분비량은 하루에 1,200 mL 정도이다. 이자 분비관의 시작 부위를 사이관(intercalated duct)이라 하고(그림 12-45), 사이관의 상피세포는 샘꽈리 속공간으로 들어와 있는데, 이를 샘꽈리중심세포(centroacinar cell)라고 한다. 샘꽈리 중앙에 샘꽈리중심세포가 나타나는 것은 이자에서만 볼 수 있는 특징이다. 사이관이 만나 더 큰 소엽속관(intralobular duct)이 되고 이들이 모여 소엽사이관(interlobular duct)을 이룬다. 소엽사이관은 결합조직의 사이막을 따라 뻗어 이자관(main pancreatic duct)으로 합쳐지고 이자관은 온쓸개관(common bile duct)과 만나 샘창자유두(papilla of Vater)로 열린다. 이자 외분비부분의 샘꽈리세포는 수분 및 이온(ion)과 함께 이자아밀라아제(pancreatic amylase), 이자지질분해효소(pancreatic lipase), 리보핵산분해효소(ribonuclease), DNA 분해효소(deoxyribonuclease), 트립시노겐(trypsinogen), 키모트립시노겐(chymotrypsinogen), 카르복시펩티드분해효소(carboxypeptidase), 탄력소분해효소(elastase) 등의 효소 및 풋효소를 합성, 저장 분비한다. 이자의 분비는 샘창자 점막의 창자내분비세포(enteroendocrine cell)에서 분비되는 두 종류의 호르몬인 세크레틴과 콜레시스토키닌(cholecystokinin) 및 부교감신경섬유에서 유리된 아세틸콜린의 자극을 받아 분비된다. 샘꽈리중심세포와 사이관 상피세포는 중탄산염(bicarbonate)이 많은 염기성 액체성분을 대량 분비하여, 샘창자로 들어온 산성 미즙을 중화시켜주는 완충액의 역할을 한다.

이자섬(islets of Langerhans)은 혈관분포가 풍부한 구형의 세포무리로, 한 개의 이자섬에는 약 3,000개의 세포가 들어 있으며, 외분비부분 사이에 흩어져 있다(그림 12-45). 사람의 이자에는 100만 개 이상의 이자섬이 있으며 이자의 꼬리 쪽에 많아지는 경향을 보인다. 각각의 이자섬에는 옅게 염색되는 다각형 또는 원형의 세포들이 열을 지어 위치해 있으며, 그 사이에는 창모세혈관(fenestrated capillary)이 그물 모양으로 배열되어 있다. 실질세포와 혈관 모두 자율신경의 지배를 받는다. 각각의 이자섬을 둘러싸는 그물섬유로 이루어진 미세한 피막에 의해 주위의 외분비부분과 이자섬이 분리된다. 면역조직화학적 방법으로 염색하면 이자섬에서 A, B, D, F의 네 가지 세포를 관찰할 수 있다(그림 12-46). 이들 세포의 분비과립은 동물의 종(species)에 따라 다양하다. 사람에서 α세포의 과립은 크기가 일정하며 중심부는 밀도가 높고 주변부는 밝게 나타난다. β세포의 과립은 크기가 다양하며 중심부에 아연(zinc)이 결합되어 있는 불규칙한 모양의 인슐린 결정체를 함유하고 있다. δ세포에서 합성되는 소마토스타틴은 주변분비(paracrine) 및 내분비(endocrine) 작용을 보인다. 주변분비 작용이란 소마토스타틴이 주위 세포와 자체 세포의 호르몬 분비를 억제하는 것을 말한다. 이자폴리펩타이드세포에서 분비되는 호르몬인 이자폴리펩타이드는 이자의 외분비 기능을 억제한다. 이자섬에서 발견되는 네 가지 유형의 세포 수는 일정하지 않으며, 이자의 부

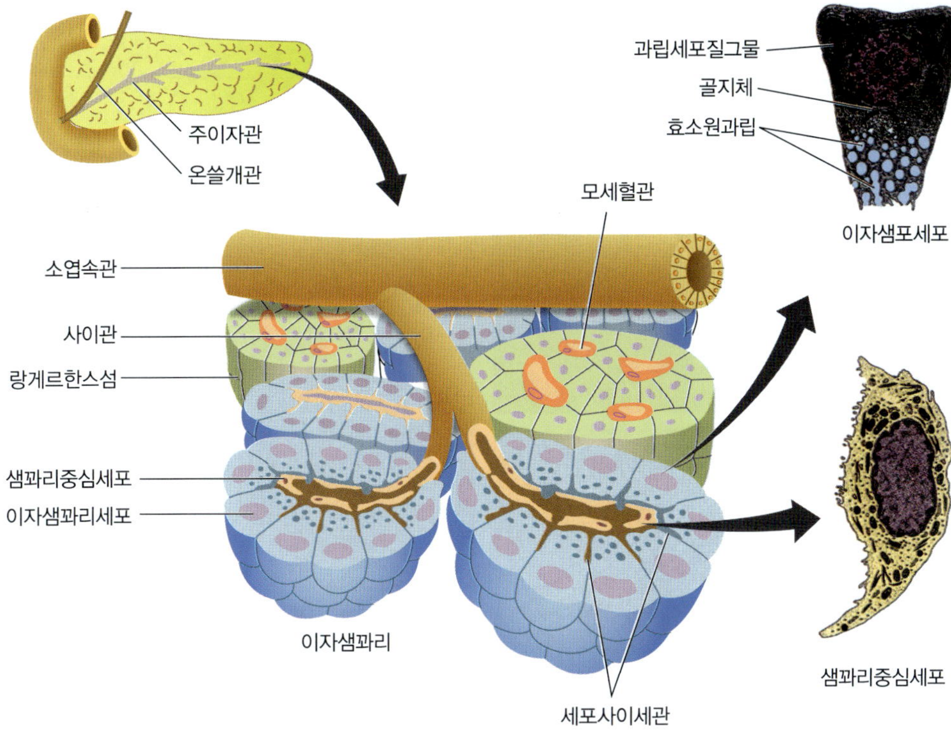

그림 12-44 이자와 구성세포의 모식도

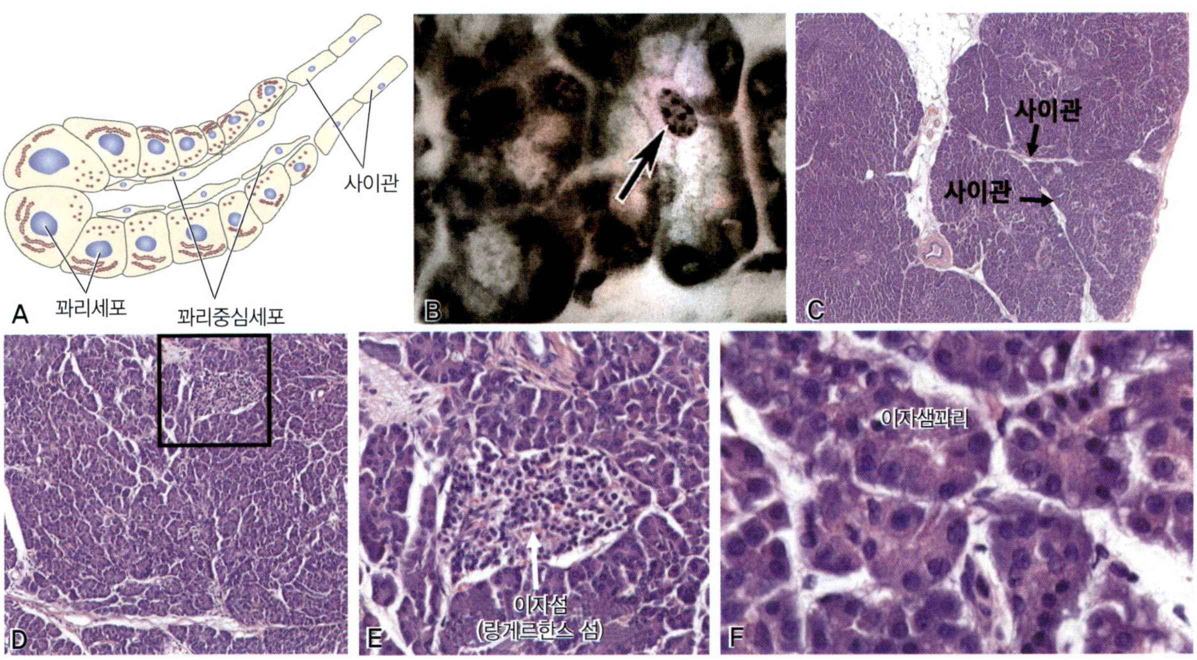

그림 12-45 사람 이자 외분비부에 있는 몇 개의 이자샘꽈리(pancreatic acinus)를 보여 주는 광학현미경 사진(H&E 염색). **A.** 이자샘꽈리와 샘꽈리중심세포 및 사이관(intercalated duct)의 관계를 나타내는 모식도, **B.** 사람 이자 외분비부에 있는 몇 개의 이자샘꽈리(pancreatic acinus)(→)를 보여주는 광학현미경 사진, **C.** 사람 이자조직의 광학현미경 사진(H&E 염색, 25배), **D.** 사람 이자조직의 샘꽈리와 이자섬의 확대사진(H&E 염색, 100배), **E.** 이자섬(pancreatic islet 또는 islet of Langerhans)의 확대사진(H&E 염색, 200배), **F.** 이웃한 여러 이자샘꽈리의 확대사진(H&E 염색, 400배)

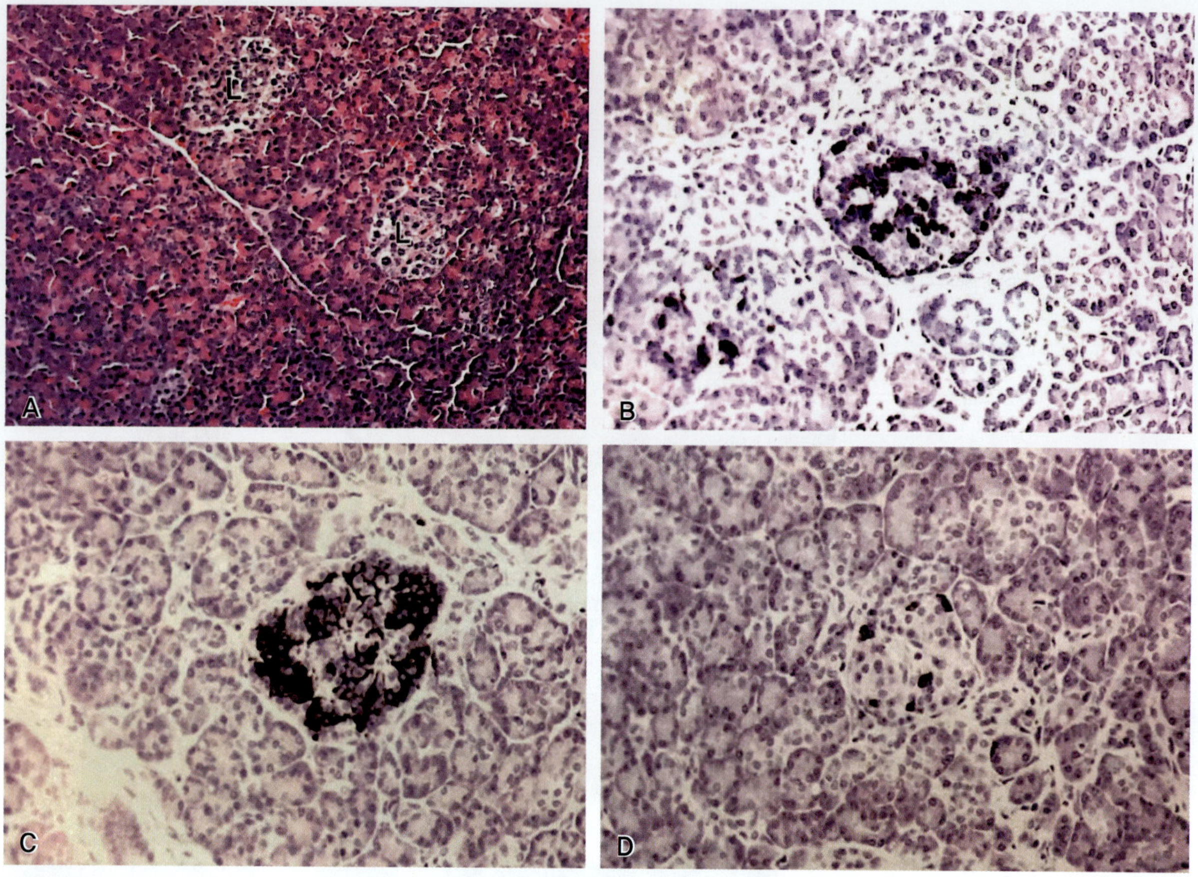

그림 12-46 이자의 내분비샘. **A.** 이자섬(L)의 광학현미경 사진(H&E 염색, 200배), **B.** 이자섬내 알파(α) 세포의 광학현미경 사진(면역조직화학염색, 200배), **C.** 이자섬내 베타(β) 세포의 광학현미경 사진(면역조직화학염색, 200배), **D.** 이자섬내 델타(δ) 세포의 광학현미경 사진(면역조직화학염색, 200배)

위에 따라 그 비율이 달라진다. 또한 전자현미경으로 관찰하였을 때, 이들 세포 모두 단백질 합성이 활발한 세포의 특징을 보이며 세포의 종류에 따라 분비과립의 크기와 전자밀도가 다르게 나타난다. α, β, δ세포의 10% 정도가 교감신경종말과 부교감신경종말 모두와 밀접하게 연관되어 있는 것으로 나타났다. 자율신경의 자극이 다른 세포에 전해지는 것은 틈새이음(gap junction)을 통해 이온의 전달이 이루어지기 때문이라고 추측된다.

간(liver)

간은 소화관(digestive tract)과 밀접하게 관련되어 있는 부속기관의 하나인 동시에 우리 몸에서 가장 큰 장기이다. 흡수한 영양분(nutrient)을 몸의 다른 부분에서 이용할 수 있게 가공해 주는 기관이다. 성인에서 간의 무게는 1.5 kg 정도이며, 남성에서 약간 더 무겁다. 간은 우상복부 가로막(diaphragm) 바로 아

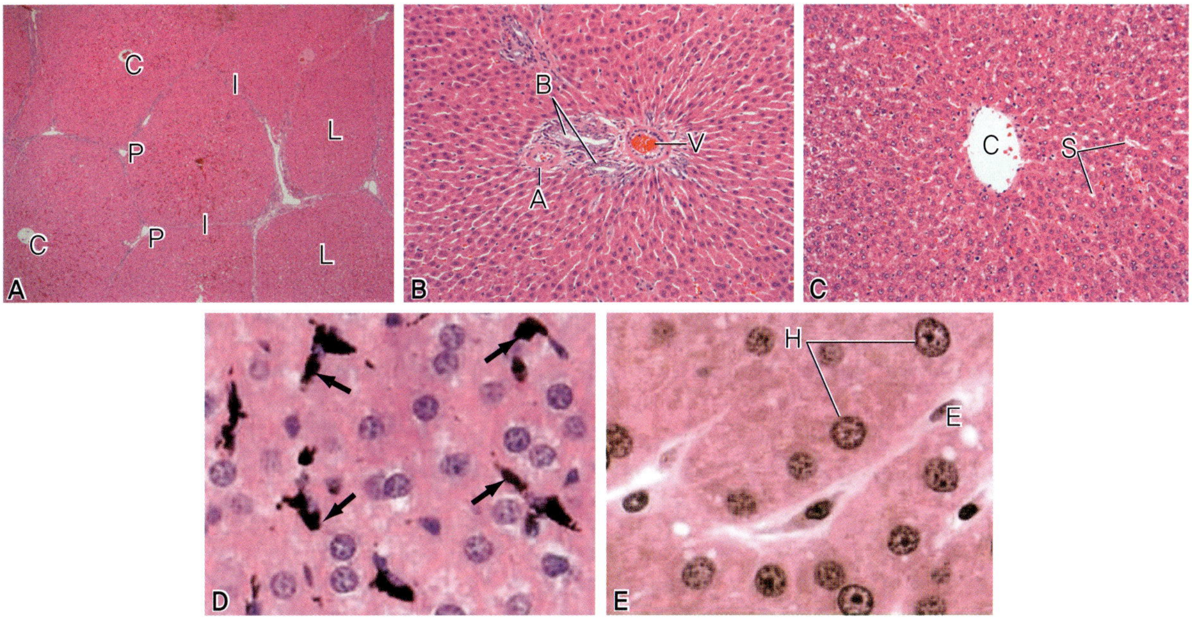

그림 12-47 간 정상조직의 조직학적 사진. **A.** 간소엽을 포함하는 광학현미경 사진(H&E 염색, 40배)(L : 간소엽, I : 소엽사이 결합조직, C : 중심정맥, P : 문맥공간), **B.** 문맥공간 내의 간세동이의 광학현미경 사진(H&E 염색, 200배)(A : 세동맥, V. 세정맥, B : 쓸개관), **C.** 간소엽 가운데에 위치한 중심정맥(C)의 광학현미경 사진(H&E 염색, 200배)(S : 굴모양혈관), **D.** 굴모양혈관 내의 별큰포식세포(화살표), 인디아잉크 투여 후 염색사진(H&E 염색, 400배), **E.** 굴모양혈관 내의 쿠퍼세포 광학현미경 사진(H&E 염색, 400배)(H : 간세포핵, E : 내피세포핵)

래에 위치하며, 해부학적으로 크게 오른엽(right lobe), 왼엽(left lobe), 네모엽(quadrate lobe), 꼬리엽(caudate lobe)으로 나뉘는데, 오른엽과 왼엽이 대부분을 차지한다. 간에는 두 혈관이 분포하는데, 공급되는 혈액의 대부분(75%)은 문맥(portal vein)을 통해 들어오며, 약간(25%)은 간동맥(hepatic artery)에서 공급된다. 두 혈관 모두 간문을 통해 간으로 들어간다. 간은 대사의 중추이며, 소화관에서 흡수된 모든 영양소는 림프관을 따라 운반되는 복합지질(complex lipid)을 제외하고는 문맥을 통해 간으로 운반된다. 또한 철분이 풍부한 지라의 혈액도 문맥을 통해 간으로 운반된다(**그림 12-47**). 간세포는 대사물질(metabolite)을 변형시키거나 당원 등을 축적하며, 독성 물질을 중화하여 쓸개즙을 통해 배출시키는 작용도 한다.

구조(structure)

간은 치밀불규칙결합조직인 피막(섬유막, Glissons capsule)에 의해 싸여 있으며, 이 피막은 상당히 많은 탄력섬유를 포함하고 있다. 간문(portal hepatis)으로 문맥(portal vein)과 간동맥(hepatic artery)이 들어오며, 오른, 왼간관(right and left hepatic duct)과 림프관(lymphatic duct)은 이 부분을 통해 나간다. 이 관들(vessels and duct)은 고전적인 간소엽(classical lobule) 사이에 있는 문맥공간(portal area)에 위치하는 종말부에 이르기까지 결합조직으로 둘러싸여 있다. 이 부분에서 미세한 그물섬유 그물(reticular network)이 형성되어 간소엽에 있는 간세포(hepatocyte)와 굴모양혈관(hepatic sinusoid)의 내피세포를 지지해 준다.

간소엽(liver lobule)

간세포(hepatocyte)는 고전적 간소엽(classic liver lobule)이라고 불리는 구조 단위로 나타나는데, 크기가 0.7×2 mm 정도인 다각형의 조직이다(그림 12-48 A, B).

문맥공간(portal space)이란 세 간소엽이 맞닿은 부위로 결합조직이 많은 모서리에 존재하며, 그 안에는 간세동이(portal triad)가 포함되어 있다. 사람의 경우 하나의 간소엽에는 3~6개의 간세동이가 있으며, 여기에는 문맥(portal vein)과 간동맥(hepatic artery) 유래의 세동맥과 세정맥, 쓸개관(bile duct), 림프관 등이 포함되어 있다. 이 중에서 문맥이 가장 큰 구조이며, 위·아래 창자간막동맥(superior and inferior mesenteric artery)과 지라정맥(splenic vein)에서 오는 혈액을 함유하고 있다. 간동맥은 배대동맥(abdominal aorta)이나 복강동맥(celiac trunk)에서 나오는 혈액을 함유하고 있다. 쓸개관(bile duct)의 상피는 단층입방상피(simple cuboidal epithelium)이며, 분비되는 담즙(bile)을 간관(hepatic duct)으로 운반한다(그림 12-48 C).

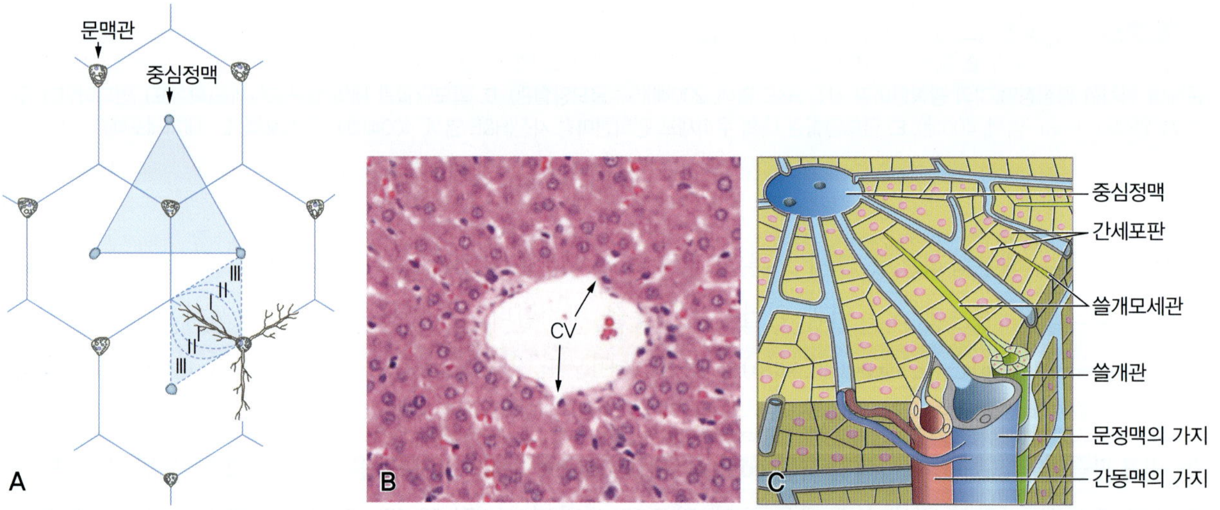

그림 12-48 간소엽의 조직사진 및 모식도. A. 간에서의 소엽구성. B. 고전적 간소엽의 일부를 보여주는 광학현미경 사진. 간세포판들이 중심정맥에서 방사상으로 뻗어 있다. C. 고전적 간소엽에서 혈액과 쓸개즙의 흐름을 나타내는 모식도. 간동맥(hepatic artery)과 문정맥(portal vein)의 가지에서 나온 혈액은 굴모세혈관을 통하여 중심정맥(central vein)으로 흘러듦. 이에 비하여 쓸개즙은 간세포판에 형성되어 쓸개모세관(bile canaliculus)을 통하여 소엽사이의 쓸개관(bile ductule)으로 흘러나감

간세포는 중심정맥에서 방사상으로 배열되어 간세포판(hepatocyte plate)을 형성한다. 간세포판은 간세포가 1~2줄로 배열한 얇은 판으로, 간소엽의 주변부에서 중심부 방향으로 뻗어 있으며, 이웃한 간세포판과 서로 연결되어 있다. 간세포판 사이의 공간에는 굴모양혈관이라는 모세혈관의 내피세포로 이루어져 있으며, 그 속을 흐르는 혈액과 간세포는 직접 접촉하지는 않는다.

굴모양혈관은 불규칙하게 확장된 혈관으로 창내피세포(fenestrated endothelial cell)로 구성되어 있고 바닥판(basal lamina)은 불완전하며 창(fenestrae)에는 격막(diaphragm)이 없다. 굴모양혈관의 내피세포와 간세포 사이에는 좁은 공간이 있는데 이를 굴주위공간(space of Disse)이라 하며, 굴모양혈관에서 빠져나온 혈장으로 채워져 있다. 간세포의 미세융모(microvilli)가 굴주위공간에서 관찰되는데, 이로 인해 혈장과 간세포 사이의 물질 이동이 원활하게 일어나게 된다. 굴모양혈관의 내피세포 표면에는 별큰포식세포(쿠퍼세포, Kupffer cell)가 붙어 있다. 별큰포식세포의 포식소포에는 포식된 입자나 세포 조각이 들어 있으며, 수명을 다한 적혈구도 제거하고, 헤모글로빈을 분해하며, 면역과정에 관여하는 단백질을 분비하는 것이다. 또한 굴주위공간에는 소수의 민말이집신경섬유와 지방저장세포(fat storing cell, Ito cell)가 위치한다. 이 세포는 외부에서 투여한 비타민 A를 저장하는 기능이 있다고 알려져 있다.

간세포(hepatocyte)

간세포는 직경 20~30 μm의 다면체 세포로, 1~2줄로 길게 배열되어 간세포판을 형성한다. 간세포는 이웃한 간세포와 맞닿아 있을 뿐 아니라 굴주위공간과도 접하고 있다. 미토콘드리아와 무과립세포질내그물(sER)이 매우 많아 헤마톡실린과 에오신으로 염색한 표본에서 세포질이 호산성으로 나타난다. 간세동이(portal triad)로부터의 거리에 따라 간세포의 형태와 조직화학적, 생화학적 특성에 차이가 있다. 따라서 간세포의 세포막은 두 영역, 즉 가쪽영역과 굴모양혈관영역으로 되어 있다. 간세포막의 굴모양혈관영역에는 미세융모가 발달되어 있는데, 이는 굴주위공간으로 뻗어 있다. 이로 인해 굴주위공간의 혈장과 간세

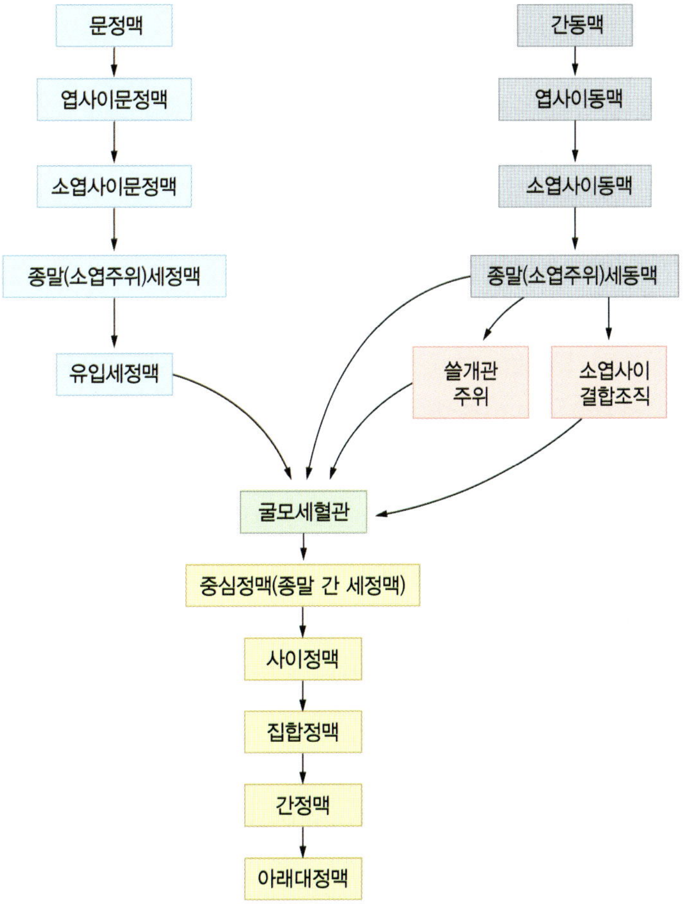

그림 12-49 간의 혈액순환 모식도

포 사이의 물질교환이 원활히 일어날 수 있게 된다. 나머지 가쪽영역에는 직경 1~2 μm의 세포사이공간이 있는데, 이를 쓸개모세관(bile canaliculus)이라고 하는데 쓸개즙을 운반하는 통로가 된다. 이 쓸개모세관을 이루는 간세포막의 부착부에는 폐쇄띠(tight junction, zonula occludens)가 있어 두 세포를 단단하게 부착시켜 준다. 틈새이음(gap junction)도 간세포 사이에서 흔하게 관찰되며, 세포 사이의 통로가 되어 간세포들 사이에서 기능적인 협동작용이 일어나게 한다. 쓸개모세관은 간소엽의 간세포판 사이에서 복잡하게 연결되어 미로 같은 통로를 형성하면서, 간세포판 사이로 진행하여 문맥관(portal canal)의 쓸개세관으로 이어진다. 따라서 쓸개즙(bile)의 흐름은 혈액의 흐름과는 방향이 정반대로 고전적 간소엽의 중심부에서 주변부 쪽으로 흐른다(그림 12-49). 주변부에서 쓸개모세관은 쓸개세관(bile ductule) 또는 헤링관(canal of Herring)으로 이어진다. 쓸개세관(헤링관)은 입방세포로 구성되며, 세포질은 옅게 염색되고, 세포소기관은 거의 없다. 쓸개관은 짧으며 소엽의 경계에 있는 간세포들을 지나 간세동이의 쓸개관(bile duct)으로 이어진다. 쓸개관의 상피는 입방상피 또는 원주상피세포로 구성되며, 뚜렷한 결합조직집(connective tissue sheath)에 의해 둘러싸여 있다. 쓸개관은 점차 넓어지고 여러 개가 합해져 오른간관(right hepatic duct)과 왼간관(left hepatic duct)을 형성하며 간에서 나오게 된다.

간의 기능(function)

간은 외분비 및 내분비 기능을 수행하는데 체내에서 가장 다양한 기능을 담당하는 곳이다. 특정한 물질을 합성·축적하고, 유해 물질들을 해독(detoxification)하며, 수명을 다한 적혈구의 파괴 및 다른 물질들을 운반한다.

탄수화물 및 단백질대사(metabolism of carbohydrate and protein)

간세포는 혈중 포도당을 세포 내로 흡수하여 글리코겐의 형태로 저장하며, 이를 통해 혈당을 일정하게 유지시키는 역할을 한다. 또한 간세포는 다른 당(과당 또는 갈락토오스)이나 탄수화물 이외의 물질(아미노산 등)로부터 포도당을 합성하는데 이를 포도당신합성(gluconeogenesis)이라고 한다.

간은 혈액 내 암모니아를 요소(urea)로 변환시키는 매우 중요한 기능을 가진다. 이들 암모니아는 간세포에 의한 아미노산의 탈아민화이고, 다른 하나는 소화관 내의 세균에 의한 것이다. 혈장단백질의 90%가 간에서 합성되는데, 응고인자(섬유소원; fibrinogen, 프로트롬빈; prothrombin 등), 도움체 반응에 필요한 단백질, 대사산물의 운반을 돕는 단백질 및 알부민(albumin) 등이 있다. 감마글로불린 이외의 모든 글로불린과 비필수아미노산들도 간세포에서 합성된다.

비타민 저장(storage of vitamin)

간에는 비타민 A, 비타민 D, 비타민 B_{12} 등이 저장되어 있는데, 비타민 A의 저장량이 특히 많다.

호르몬의 분해 및 약물과 독소의 해독작용(hormone decomposition and detoxification of drugs and toxins)

간세포는 내분비샘에서 분비한 호르몬을 흡수하여 분해한다. 세포 내로 흡수된 호르몬은 쓸개모세관을 통해 분비되어 소화관에서 분해되거나 세포내이입으로 운반되어 용해소체효소에 의해 분해된다. 항생제, 약물 및 여러 독소들은 간세포의 세포질내그물에 분포하는 복합기능산화효소(mixed-function oxidase)에 의해 비활성화된다. 과산화소체에서 해독작용이 일어나는 경우도 있다.

면역기능(immune)

소화관 점막의 형질세포에서 합성된 면역글로불린A는 대부분 혈액을 통해 간으로 운반된다. 간세포는 면역글로불린A를 분비성분(secretory component)과 결합시켜 쓸개모세관을 통해 샘창자 속공간으로 분비한다. 따라서 소화관 속 공간 안의 면역글로불린A 대부분은 쓸개즙에 포함되어 분비된 것이다.

문맥을 통해 간으로 운반된 혈액에는 소화관을 통해 침입한 미생물이 많이 포함되기 때문에 그 중 99% 이상을 별큰포식세포(쿠퍼세포, Kupffer's cell)가 포식한다. 또한 별큰포식세포는 세포조각이나 수명을 다한 적혈구를 제거하는 역할도 한다.

지질대사(lipid metabolism)

암죽미립은 작은창자 점막의 상피세포에서 흡수되어 림프관을 통해 순환하다가 간동맥을 통해 간으로 운반된다. 간세포는 암죽미립을 흡수하여 지방산과 글리세롤로 분해한다. 지방산은 불포화반응을 거쳐 인지질과 콜레스테롤 합성에 이용되거나 아세틸조효소A로 분해된다.

쓸개즙 분비(담즙분비, bile secretion)

하루에 600~1,200 mL의 쓸개즙이 간에서 분비된다. 쓸개즙에는 수분, 담즙산염(bile salt), 담즙색소(빌리루빈글루쿠로니드, bilirubin glucuronide), 인지질, 레시틴(lecithin), 콜레스테롤, 전해질(주로 나트륨과 중탄산염), 면역글로불린A 등으로 이루어져 있다. 쓸개즙은 지방을 흡수하는 특성이 있어 간에서 합성된 콜레스테롤의 약 80%를 제거해 주며, 빌리루빈 등의 혈액노폐물을 배설시킨다. 쓸개즙 유기질 성분의 약 50%가 담즙산염이다. 담즙산염은 90%가 작은창자에서 재흡수되어 문맥을 통해 간으로 운반되며, 간세포는 이를 흡수하여 쓸개모세관으로 운반되어 다시 샘창자로 분비된다. 전체 담즙산염의 10% 정도는 간세포의 무과립세포질내그물에서 새로 합성된다. 담즙산염은 콜레스테롤 합성 과정의 부산물인 담즙산(cholic acid)과 타우린(taurine) 또는 글리신(glycine)의 접합에 의해 생성되는데, 각각 타우로콜산(taurocholic acid)과 글라이코콜산(glycocholic acid)이라 한다. 빌리루빈(bilirubin)은 혈색소가 분해되어 생성된 비수용성 황록색 색소로 우리 몸에서 독성을 나타내는 물질이다. 수명을 다한 적혈구가 지라의 큰포식세포 또는 간의 별큰포식세포에 의해 파괴되면, 빌리버딘이 혈액으로 유리되어 알부민(albumin)과 결합한다. 이 상태를 자유빌리루빈이라 하고 간세포에서 흡수되어 무과립세포질내그물의 글루쿠론산 전이효소에 의해 수용성인 빌리루빈 글루쿠로나이드(bilirubin glucuronide)를 형성한다. 생성된 글루쿠로나이드 중 일부는 혈액으로 유리되지만, 대부분은 쓸개모세관으로 분비되어 소화관을 통해 대변으로 배설된다.

간의 재생(liver regeneration)

간은 세포가 느린 속도로 교체되는 기관이지만, 재생(regeneration) 능력은 매우 뛰어나다. 간조직을 외과적으로 절제(surgical removal)했을 경우, 또는 독성 물질의 작용에 의해 파괴된 간세포는 빠른 속도로 증식하여 간이 원래의 크기로 회복될 때까지 계속된다. 흰쥐의 경우 간의 75%가 소실된 경우에도 4주 안에 정상 상태로 재생된다. 이에 비해 사람에서 간의 재생능력은 상당히 제한적이다.

쓸개길(담도, biliary tract)

간세포에서 생성된 쓸개즙(bile)은 쓸개모세관(bile canaliculi), 쓸개세관(bile ductule), 쓸개관(bile duct)을 통해 흐른다. 이 구조들은 점차 서로 이어져 그물구조를 형성하며 나중에는 오른간관(right hepatic duct)과 왼간관(left hepatic duct)이 만나 온간관(common hepatic duct)이 되고, 온간관은 다시 쓸개주머니관(cystic duct)과 만나 온쓸개관(common bile duct)을 형성한다. 온쓸개관은 7~8 cm 정도 뻗어 내려가, 이자관(pancreatic duct)과 합쳐져 쓸개이자관팽대(ampulla of Vater)를 형성한 후 샘창자유두(duodenal papilla)를 통해 샘창자 속공간으로 열린다. 간관, 쓸개관, 온쓸개관에는 점막(mucous membrane)이 있으며, 그 상피는 단층원주상피(simple columnar epithelium)이다. 고유판(lamina propria)은 얇으며 뚜렷하지 않은 민무늬근육층(layer of smooth muscle)에 의해 둘러싸여 있다. 이 근육층은 샘창자 근처에서 두꺼워지며, 마지막 부분인 샘창자의 벽 속에서 담즙의 흐름을 조절하는 조임근(오디조임근, sphincter of Oddi)을 형성한다.

쓸개(담낭, gallbladder)

쓸개는 속이 빈 서양배 모양의 장기로 간의 아랫면에 비스듬히 위치한다. 쓸개의 크기는 길이 10 cm, 너비 4 cm 정도이며 약 70 mL의 쓸개즙(bile)을 저장할 수 있으며, 쓸개의 쓸개주머니관(cystic duct)과 온간관(hepatic duct)이 합쳐진다. 쓸개의 벽은 단층원주상피와 고유판으로 구성된 점막, 민무늬근육층(layer of smooth muscle), 근육주위결합조직층(perimuscular connective tissue layer), 장막(serous membrane)층으로 구성되어 있다(그림 12-50).

점막에는 주름이 많으며 특히 쓸개가 비어 있을 경우 매우 뚜렷하게 나타난다. 상피세포에는 미토콘드리아가 풍부하며 아래 부분에 핵이 위치한다. 모든 세포는 약간의 점액을 분비할 수 있다. 꼭대기쪽 표면에는 짧은 미세융모가 많다. 쓸개목 부위의 고유판에는 단순대롱꽈리샘(tubuloacinar gland)이 발달되는데, 이로부터 소량의 점액이 분비되어 윤활작용을 한다.

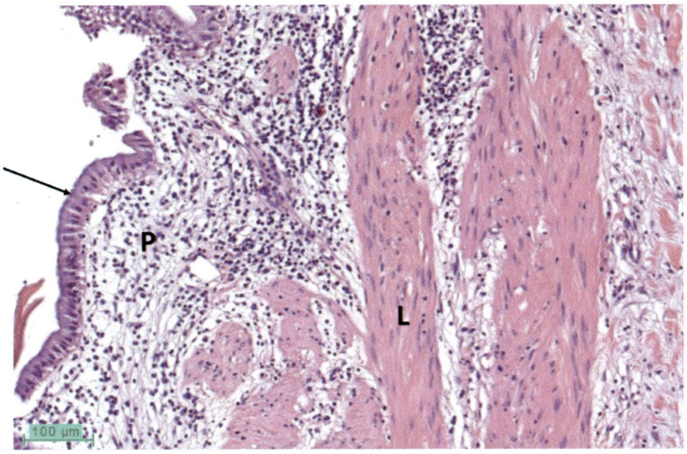

그림 12-50 쓸개(담낭)의 광학현미경 사진(H&E 염색, 400배). C : 단층원주세포(simple columnar epithelium), P : 고유판, L : 민무늬근육층

근육층(muscular layer)은 얇으며 대부분의 근세포는 쓸개를 둘러싸는 형태로 배열되어 있다. 두꺼운 결합조직으로 이루어진 바깥막은 간의 섬유막에 부착되어 있는데, 부착부위가 느슨하여 쉽게 분리된다. 간과 접하지 않는 쓸개의 바깥면인 배막(복막, peritoneum)은 단층편평상피로 덮여 있는 장막층(serous layer)을 형성한다.

쓸개의 주기능은 쓸개즙을 저장하고, 수분을 흡수하여 쓸개즙을 농축시키며, 필요시 쓸개즙을 분비하는 것이다. 작은창자의 상피에 위치하는 창자내분비세포에서 생성되는 콜레시스토키닌(cholecystokinin)에 의해 쓸개의 민무늬근육이 수축됨으로써 쓸개즙의 분비를 촉진한다. 콜레시스토키닌의 분비는 작은창자로 들어온 식이성 지방(dietary fat)의 자극에 의해 일어난다.

Chapter

13 호흡기계(Respiratory System)

학습목표
Learning Objective

1. 호흡기계통의 일반적 구조에 대하여 설명한다.
2. 코안점막 부위의 조직학적 구조를 비교·설명한다.
3. 코곁굴 점막의 구조에 대하여 설명한다.
4. 후두의 구조를 설명한다.
5. 기관 및 기관지의 구조를 비교·설명한다.
6. 세기관지와 호흡세기관지의 구조와 상피세포의 종류를 설명한다.
7. 허파소엽의 구조에 대하여 설명한다.
8. 허파꽈리상피를 구성하는 세포 중 호흡상피세포 및 큰폐포세포의 구조적 차이와 중요성에 대하여 설명한다.
9. 허파꽈리사이막에 대하여 설명한다.
10. 혈액–공기장벽의 구조와 기능적 의의에 대하여 설명한다.
11. 코안에서 허파꽈리에 이르기까지 공기 통로를 차례로 연결한다.

호흡기계통(respiratory system)은 해부학적으로 코(nose)에서 후두(larynx)에 이르는 상부호흡기(upper respiratory tract)와 기관(trachea) 이하의 하부호흡기(lower respiratory tract)로 나뉘며, 기능적으로는 전도부위(conducting portion)와 호흡부위(respiratory portion)로 나뉜다.

전도부위는 외부환경으로부터 허파로 공기를 운반하는 곳으로 코안(nasal cavity), 코인두(nasopharynx), 후두(larynx), 기관(trachea), 기관지(bronchus), 세기관지(bronchiole), 종말세기관지(terminal bronchiole)로 구성되어 있다. 이 구조들은 흡입된 공기가 허파의 호흡부위로 도달하기 전까지 공기를 운반할 뿐만 아니라 깨끗하게 걸러주고, 습기를 담아주며, 온도를 조절하여 준다(**그림 13-1**).

전도부위는 연골, 탄력섬유, 아교섬유, 민무늬근 등으로 구성되어 전도부위의 형태를 견고하게 유지시키고, 필요에 따라서는 유연성과 신장성을 갖게 하여 공기가 계속해서 전도부위를 드나들 수 있게 한다. 전도부위를 구성하는 연골은 대부분이 유리연골이며, 점막고유판의 바깥쪽에 위치한다. 연골은 작은 조각에서부터 불규칙한 고리모양과 C자형에 이르기까지 그 형태가 다양하다. 연골은 일반적으로 전도부위의 벽을 지지해 주고 속공간이 막히지 않도록 하여 공기가 허파로 계속 들어가도록 해 준다. 전도부위와 호흡부위에는 탄력섬유가 풍부하게 분포되어 유연성이 있으며, 이로 인해 흡기 시 팽창되었다가 다시 원상태로 돌아올 수 있다. 전도부위의 탄력섬유는 점막고유판에 위치하며, 주로 세로방향으로 배열해 있다.

관 형태의 전도부위에 존재하는 탄력섬유의 양은 직경에 반비례한다. 기관(trachea)에서 허파꽈리관에 이르는 관상구조의 바깥쪽은 민무늬근섬유의 다발이 싸고 있다. 민무늬근이 수축하면 이 관상구조의 직경이 작아져, 호기와 흡기 시 공기의 흐름을 조절하게 된다. 호흡기계통의 전도부위는 점차적으로 호흡부위로 변화한다. 호흡부위 쪽으로 가까워질수록 전도부위의 성분 중에서 섬모상피, 술잔세포, 연골은 점차 감소하며, 민무늬근과 탄력섬유는 증가한다(표 13-1).

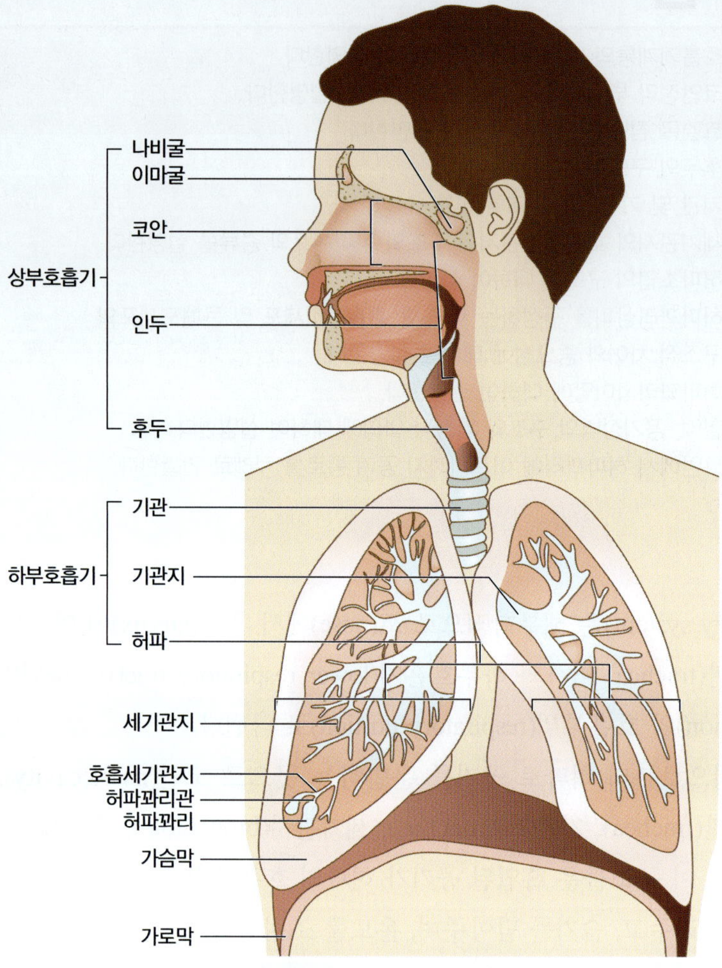

그림 13-1 호흡계통의 해부

표 13-1 호흡기계에서의 조직 구조변화

	코안 nasal cavity	코인두 nasopharynx	후두 larynx	기관 trachea	기관지 bronchi		세기관지 bronchiole		
					큰 large	작은 small	일반 regular	종말 terminal	호흡 respiratory
상피	거짓중층섬모원주상피 (pseudostratified ciliated columnar epithelium)						→ 이행(transition) → 단층섬모원주 →		단층섬모입방
술잔세포	풍부				존재	약간	산재	없음	
샘	풍부		존재		약간	약간	없음		
연골			복합 (유리연골, 탄력연골)	C자형 고리	불규칙한 고리	판모양, 섬모양	없음		
민무늬근	없음			C자형 고리 끝에 위치	서로 교차하는 나선형의 다발				
탄력연골	없음	존재			풍부				

호흡부위는 산소와 이산화탄소의 교환을 담당하는 곳으로 호흡세기관지(respiratory bronchiole), 허파꽈리관(alveolar duct), 허파꽈리(alveolus)로 이루어져 있다. 허파꽈리는 단층편평상피로 덮여 있는 특수화된 주머니 모양을 하고 있으며, 허파의 대부분을 차지한다(그림 13-2).

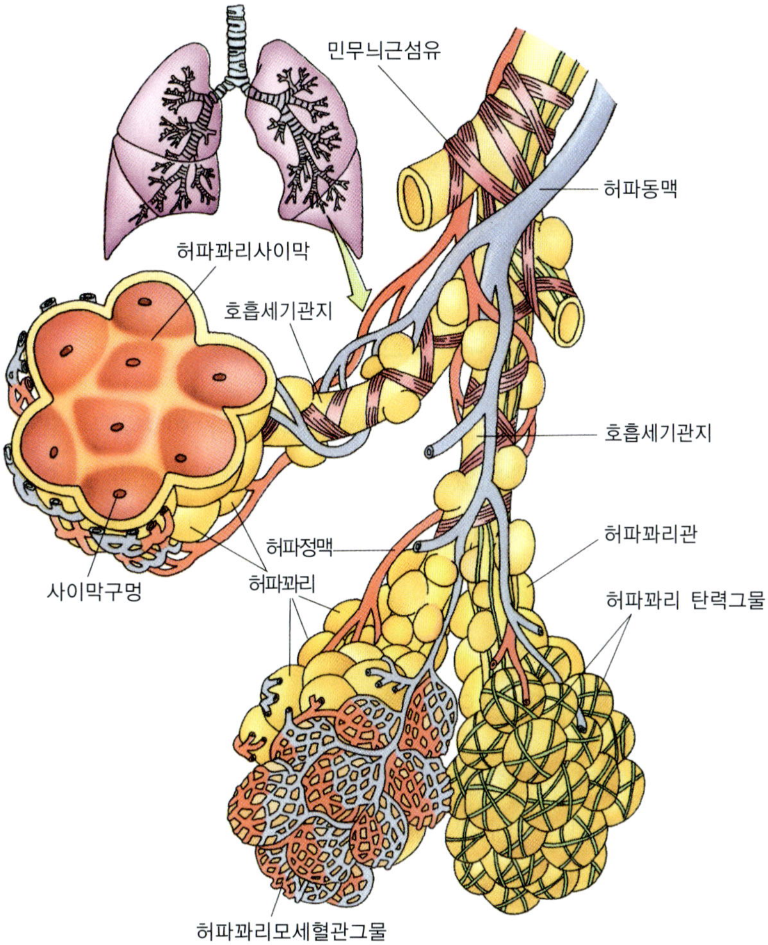

그림 13-2 호흡기계 허파꽈리의 모식도

전도부위(conducting portion)

전도부위의 주된 기능은 깨끗하고 습윤한 공기를 호흡부위로 이동시키는 것이며, 코안(비강, nasal cavity), 인두(pharynx), 후두(larynx), 기관(trachea), 기관지(bronchus), 종말 세기관지(terminal bronchiole)로 이루어져 있다. 공기가 코(nose)로 들어가면, 바로 특수화된 털인 굵은 콧털(vibrissae)이 있어 거친 먼지 입자를 제거해 준다. 또한, 이를 통과한 공기가 코 안으로 들어가게 되면 공기 안에 들어 있는 불순물이 점액층에 걸리게 된다. 전도부위의 점막은 특수화된 호흡상피로 덮여 있으며, 점막고유판에는 수많은 점액샘과 장액샘이 존재한다. 샘의 분비물은 외부로부터 들어온 공기에 습기를 유지시켜 섬세한 호흡상피가 건조해지지 않도록 해 준다. 결과적으로 체내로 들어온 공기는 전도부위를 지나면서 따뜻하게 되고 깨끗해져서 허파로 들어가게 된다.

코안(비강, nasal cavity)

코 안은 연골과 뼈로 이루어진 코사이막에 의해 좌우로 나뉜다. 콧구멍(nostrils)을 통해 바깥쪽과 연결되고 뒤콧구멍(choana)을 통해 코인두와 통하게 된다. 코 안은 뼈로 구성된 바깥벽에서 코안으로 튀어나온 뼈선반이 아래위로 겹쳐 있는데, 이를 상 · 중 · 하 코선반(nasal concha)이라 한다.

코안 앞부위(anterior portion of the nasal cavity; 안뜰, vestibule)

코 안의 가장 앞쪽에 있는 넓어진 부분은 안뜰(vestibule)이라 한다. 이 부위는 코 바깥쪽의 피부와 맞닿아 있고, 내면에는 수많은 기름샘과 땀샘이 있으며, 흡입한 공기에 들어 있는 큰 입자를 걸러낼 수 있는 굵고 짧은 털인 코털(vibrissae)이 있다. 안뜰의 안쪽 상피에는 각질층이 없어지며, 코 안으로 들어가기 전에 전형적인 호흡상피로 전환된다.

코안 뒤부위(posterior portion of the nasal cavity)

코안뜰과 후각부위를 제외한 나머지 콧속공간은 호흡상피(respiratory epithelium)인 거짓중층섬모원주상피로 덮여 있다. 호흡부위의 상피는 섬모세포(ciliated cell), 술잔세포(goblet cell), 미세융모상피세포(epithelial cell with microvilli), 바닥상피세포(basal epithelial cell)로 구성되어 있다.

섬모세포는 긴 원주형 세포로 꼭대기면에 많은 섬모가 치밀하게 배열되어 있다. 술잔세포는 점액질을 속공간으로 분비하는 세포로 섬모세포와 미세융모상피세포 사이에 분포하며, 술잔세포의 수는 콧속공간의 깊숙한 부위에 더 많다. 미세융모상피세포는 솔세포(brush cell)로도 불리며, 섬모세포의 사이에 산재하는 원주형 세포로 특징적으로 표면에 비교적 짧은 미세융모가 치밀하게 배열되어 있다. 이 세포의 바닥면에는 들신경종말이 근접해 있어 감각수용기 세포 역할을 하는 것으로 추정된다. 바닥상피세포는 작은 원추형의 미분화 줄기세포로 세포꼭대기가 꼭대기면까지 이르지 못하고 바닥막 쪽에 치우쳐 위치하며, 이 세포가 섬모세포, 술잔세포 또는 미세융모상피세포로 분화할 수 있다.

상피 아래 점막고유판에는 혈관분포가 많고, 특히 코선반과 코사이막의 앞부분에 큰동맥과 정맥이 분포하고 있다. 이 부위에는 장액샘과 점액샘이 많고, 림프 성분이 풍부하며, 림프소절, 비만세포, 형질세포들도 존재한다.

코 안의 지붕, 코사이막의 윗부분, 위코선반은 상피가 특수화된 후각상피(olfactory epithelium)로 덮여 있다. 후각상피는 두께가 약 60 μm인 거짓중층원주상피로 후각신경세포, 버팀상피세포, 바닥상피세포 등 세 가지 종류의 세포로 이루어져 있다. 후각상피는 호흡부위와 달리 술잔세포나 섬모세포가 존재하지 않는다(그림 13-3). 고유판에는 장액성 액체를 분비하는 후각상피샘, 풍부한 혈관얼기, 후각세포의 축삭들이 모인 신경섬유다발이 있다.

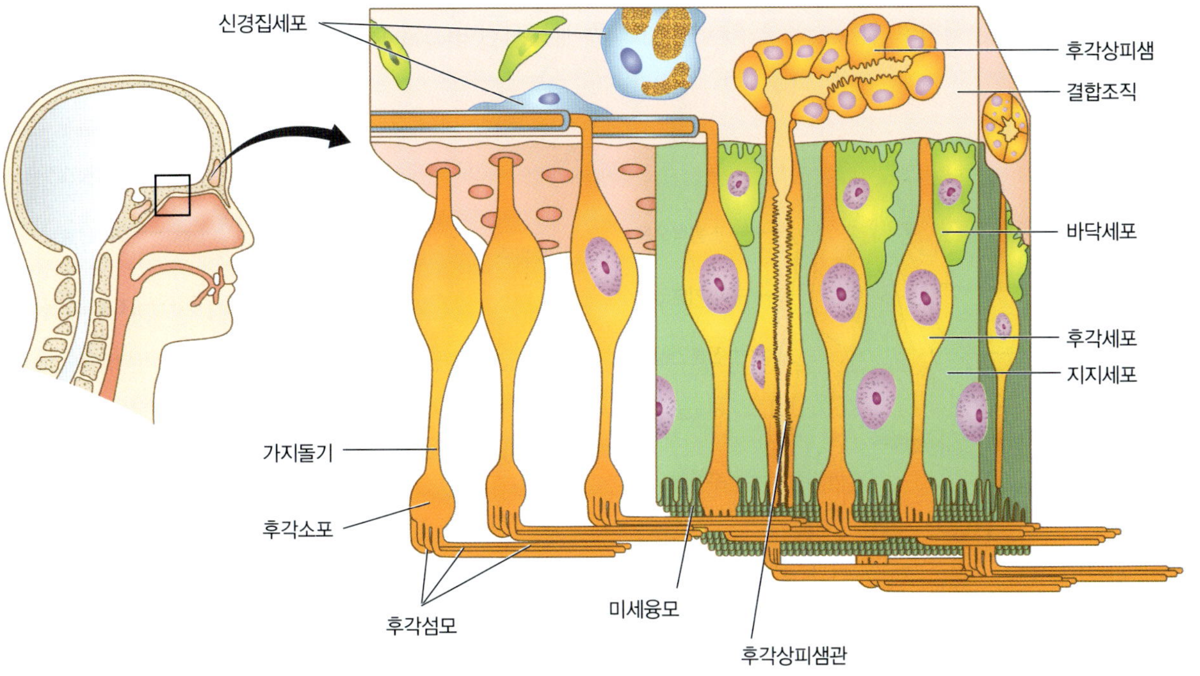

그림 13-3 후각상피

코곁동굴(부비동, paranasal sinus)

코곁동굴은 이마뼈(전두골, frontal bone), 위턱뼈(상악골, maxillary bone), 벌집뼈(사골, ethmoid bone), 나비뼈(접형골, sphenoid bone) 내에 있는 막혀 있는 공간이다. 코곁동굴은 약간의 술잔세포가 있는 얇은 호흡상피로 덮여 있다. 점막고유판에는 작은 샘이 소수가 존재하고 있고, 그 아래에는 뼈막이 위치해 있다. 코곁동굴에서 코안과 작은 구멍이 열려 있어 서로 연결되어 있다.

결합조직인 얇은 고유판은 코 안에 있는 고유판과 유사하고 림프조직뿐만 아니라 장점액샘이 발달되어 있으며, 코곁동굴의 호흡상피는 점액을 이동시키는 섬모를 가진 섬모원주세포로 이루어져 있다.

코인두(nasopharynx)

인두(pharynx)는 첫 부분인 코인두, 중간부위인 입인두, 아래부위인 후두인두로 이루어져 있다. 코인두는 호흡상피로 덮여 있으며 물렁입천장(연구개, soft palate)과 이어진다.

후두(larynx)

후두는 인두와 기관을 연결시켜 주는 관이다. 후두는 거짓중층섬모원주상피로 덮여 있으며, 후두덮개(epiglottis)와 성대주름(vocal cord)의 상부는 비각화성 중층편평세포로 덮여 있다. 후두의 섬모는 인두를 향하여 점액을 이동시키고 입자들을 포획하여 입으로 배출시킨다(**그림 13-4**).

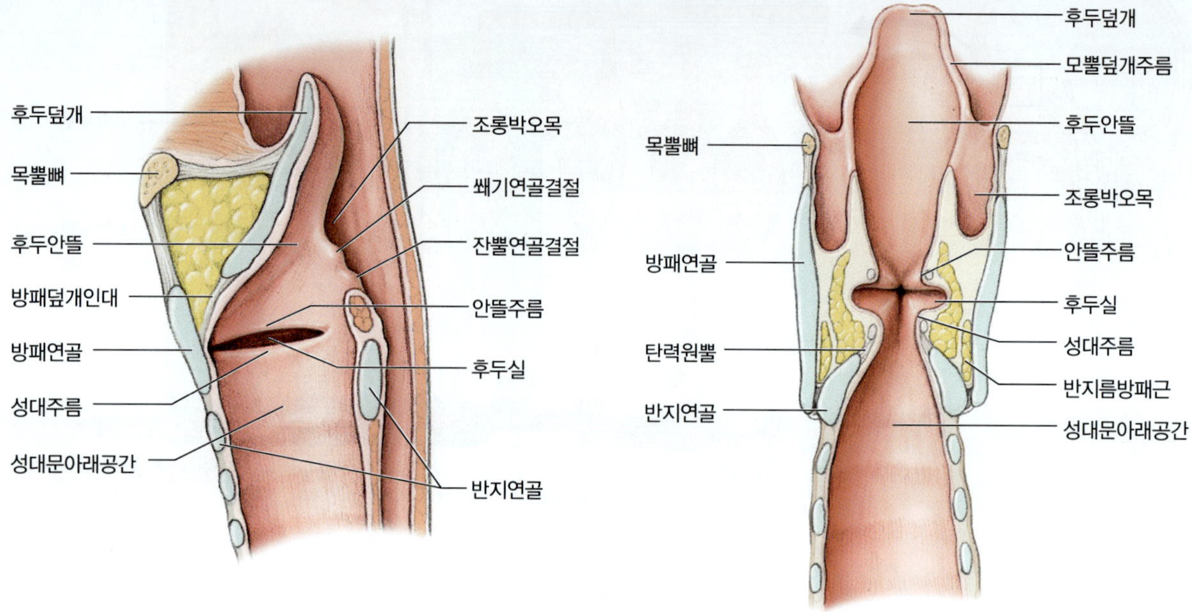

그림 13-4 후두의 속구조를 보여주는 모식도. 왼쪽은 정중절단면, 오른쪽은 이마절단면임

후두 부위에는 여러 연골이 존재하는데, 방패연골(thyroid cartilage), 반지연골(cricoid cartilage), 모뿔연골(arytenoid cartilage)은 유리연골로 되어 있으며, 후두덮개연골(epiglottic cartilage), 쐐기연골(cuneiform cartilage), 잔뿔연골(corniculate cartilage), 모뿔연골의 끝부분은 탄력연골로 되어 있다. 이 연골들은 공기의 통로를 확보하는 역할뿐만 아니라 삼킨 음식물이나 액체가 기관으로 들어가는 것을 막아주는 판막으로 작용하고 발성할 때 음색을 조절한다.

후두덮개는 후두의 가장자리에서 인두 쪽으로 돌출된 구조로 혀표면과 후두표면의 두 표면이 있다. 혀표면 전체와 후두표면의 윗부분은 중층편평상피로 덮여 있으며, 후두덮개 기저부의 후두표면 쪽에 있는 상피는 거짓중층섬모원주상피로 이루어져 있다. 상피 아래에는 점액샘과 장액샘이 혼합되어 있는 형태로 관찰된다.

후두덮개 아래쪽에 있는 점막은 후두의 속공간으로 뻗어 나와 두 쌍의 주름을 형성한다. 위쪽에 있는 한 쌍의 주름은 안뜰주름으로, 전형적인 호흡상피로 덮여 있으며 고유판 내에는 수많은 장액샘이 존재한다. 아래쪽 한 쌍의 주름은 성대주름을 형성하며, 중층편평상피로 덮여 있다. 성대주름 내에는 성대인대(vocal ligament)를 구성하는 규칙적인 탄력결합조직이 존재한다. 인대에 평행한 방향으로 뼈대근육다발,

즉 성대근육(vocalis muscle)이 위치하며, 이들은 성대주름과 인대의 긴장을 조절해 준다. 공기가 성대주름 사이를 통과할 때 이들 근육은 다른 진동수의 소리를 내게 한다.

기관(trachea)

기관은 벽이 얇은 관으로 후두의 반지연골 부위에서 시작하여 두 개의 일차기관지가 분지되는 지점까지이다.

기관은 호흡점막으로 덮여 있으며, 점막고유판에는 10~12개의 C자형 유리연골 고리가 있고, 유리 연골 고리 뒤쪽 부위가 열려 있어 기관의 속공간이 열려 있도록 한다. 이 부위에서 섬유탄력인대와 민무늬근육인 기관근육은 연골막과 결합되어 있고, C자형 연골의 열린 부위의 끝과 끝을 연결시키는 다리 역할을 한다. 인대는 속공간이 너무 많이 이완되지 않도록 해주는 반면, 근육은 속공간을 좁혀주는 역할을 한다(그림 13-5).

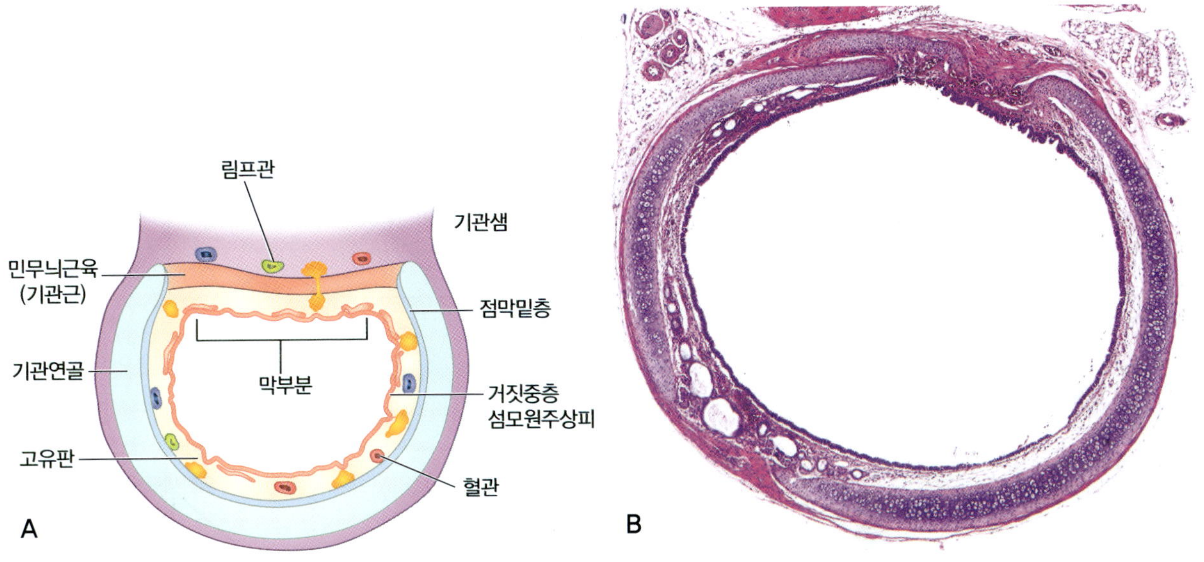

그림 13-5 기관. A. 가로단면 모식도. B. 조직학적 구조(H&E 염색 20배). 기관은 큰 C자형 모양의 유리연골 고리에 의해 쉽게 감별된다. 이 고리들은 흡기(들숨) 동안 기관점막의 손상을 방지함

기관상피세포는 거짓중층원주상피로 이루어져 있고 상피표면에는 섬모를 가지고 있다. 상피 내에는 술잔세포도 존재하며, 점막밑조직에는 점액샘이 존재하며, 유리연골이 관찰된다(그림 13-6).

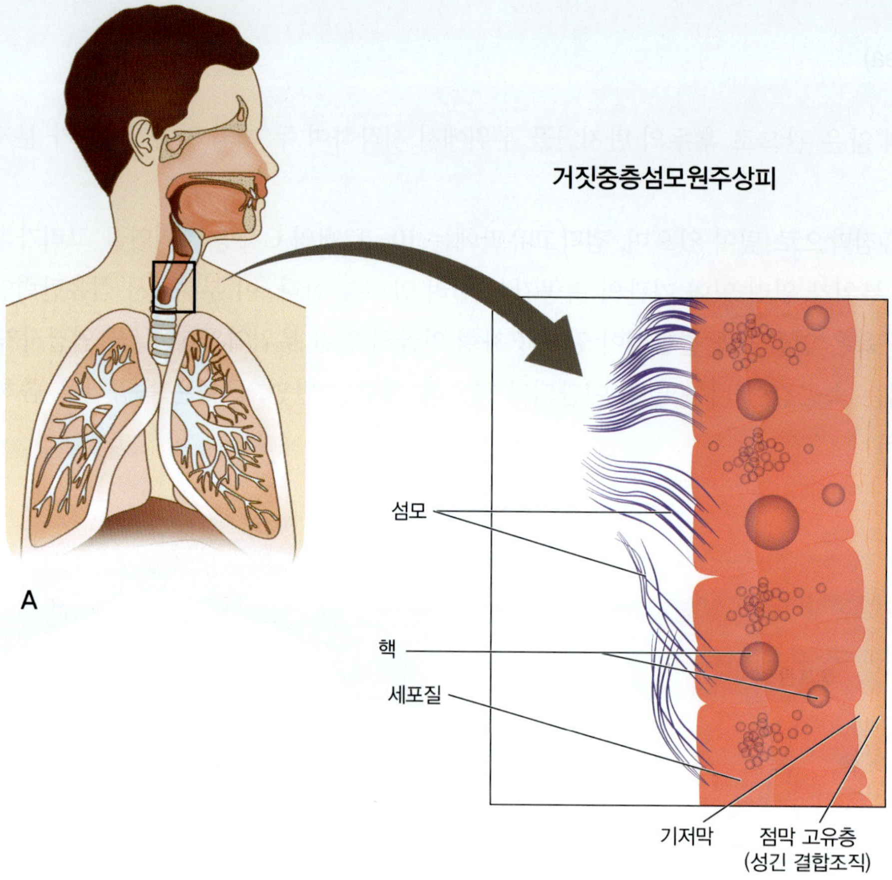

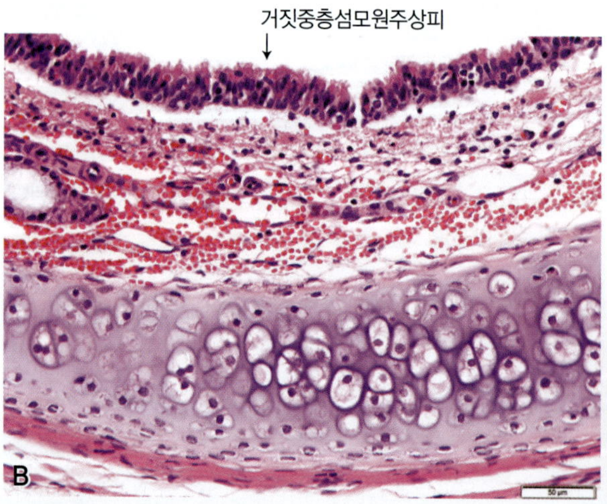

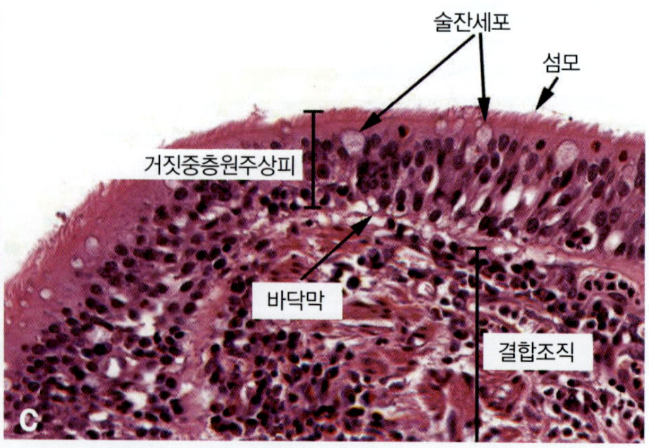

그림 13-6 기관의 가로단면 모식도(A)와 광학현미경 사진(B, C). 기관 점막상피는 거짓중층섬모원주상피(B)로 덮여 있음(H&E 염색, 200배). 섬모는 운동성을 지녀 상부호흡기계로 들어오는 먼지를 밖으로 배출시킨다. 거짓중층원주상피 사이에 술잔세포(C)가 산재되어 있고, 바닥막에 의해 지지되어 있음(H&E 염색, 400배)

기관지(bronchi)

기관지는 하부 호흡기계로 가면서 9~12번 정도 분지하며 점차 직경이 작아져 가지의 직경이 약 5 mm 될 때까지 분지하게 된다. 기관지의 구조는 연골과 민무늬근육의 조성을 제외하고 구조적으로 기관의 구조와 유사하다. 기관지의 연골은 기관보다 모양이 불규칙하다. 기관지 중 직경이 큰 부분에서 연골고리는 완전히 속공간을 둥글게 둘러싸고 있다. 기관지의 직경이 작아지면서 유리연골로 된 연골고리도 연골판으로 교체된다(**그림 13-7**). 상피 아래에 있는 기관지의 점막고유판에는 나선형으로 배열된 민무늬근육 다발들이 서로 반대방향으로 달리는 두 개의 나선형의 꼬임을 형성하며, 섬유탄력 고유판과 점막밑층 사이에 위치하여 민무늬근육층을 형성한다. 조직표본에서 이 근육층은 연속적으로 나타나지 않는다. 또한 점막고유판에는 탄력섬유가 풍부하다. 장점액샘과 림프계통의 구성 요소들이 허파 내 기관지의 점막밑층과 점막고유판에 위치하며, 분비관은 기관지 속공간을 덮고 있는 거짓중층섬모원주상피 표면으로 분비 물질을 내보낸다(**그림 13-8, 9**). 점막고유판에는 림프소절도 존재하며, 특히 기관지나무의 분지 부위에 매우 많다.

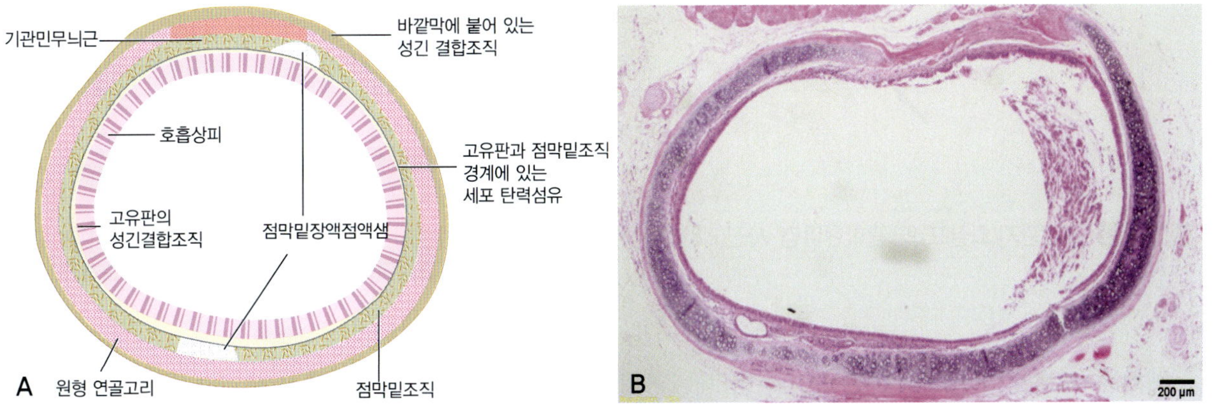

그림 13-7 기관지 구조. **A.** 기관지의 해부학적 단면 모식도, **B.** 조직학적 사진(H&E 염색, 25배). 기관지는 점막층, 연골을 포함하는 점막밑층으로 구성되어 있음. 연골은 원형임

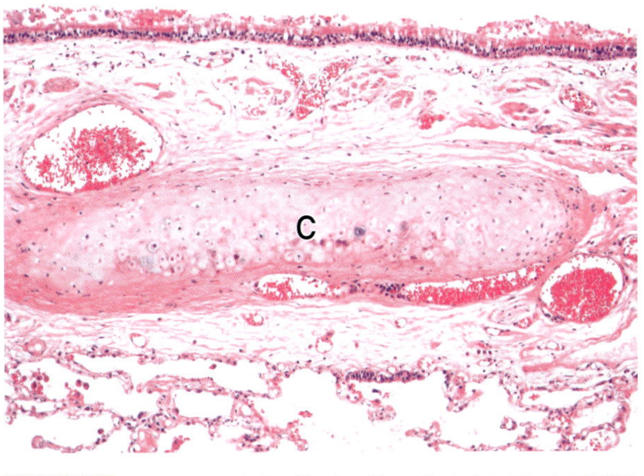

그림 13-8 기관지의 거짓중층섬모원주상피와 연골의 광학현미경 사진(H&E 염색, 100배). C : 유리연골

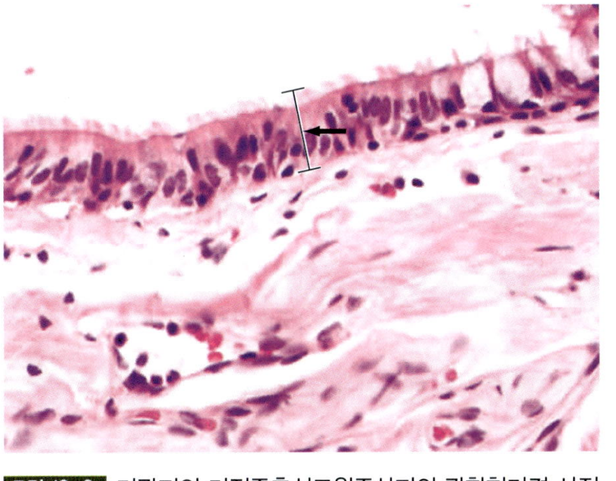

그림 13-9 기관지의 거짓중층섬모원주상피의 광학현미경 사진(H&E 염색, 400배)

세기관지(bronchiole)

세기관지는 직경이 5 mm에서 0.3 mm로 다양하지만, 대개는 1 mm 미만이며 공기를 각각의 허파엽으로 공급한다.

세기관지 상피를 살펴보면 큰 세기관지에서는 술잔세포가 있는 단층섬모원주상피로 되어 있고, 작은 세기관지에서는 술잔세포는 없으나 세기관지세포(clara cell)를 가지고 있는 단층입방상피로 덮여 있다(그림 13-10, 11).

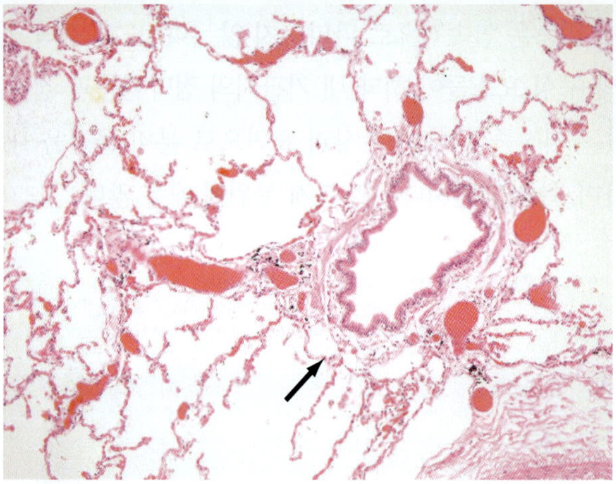

그림 13-10 세기관지(화살표)의 광학현미경 사진(H&E 염색, 100배)

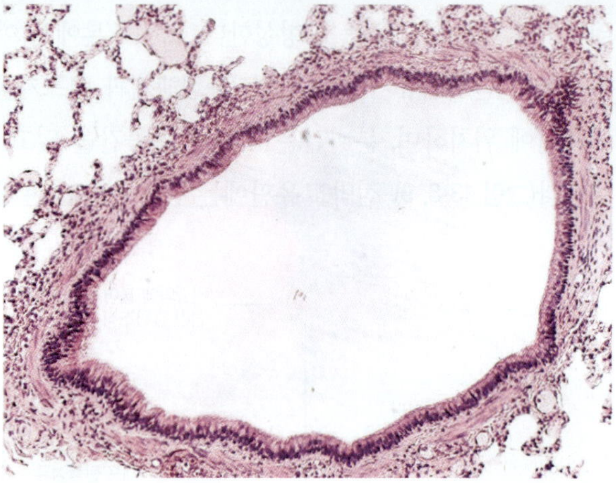

그림 13-11 세기관지 단층섬모원주상피의 광학현미경 사진(H&E 염색, 400배). 벽에 연골이 없고 민무늬근육만 존재함

세기관지 세포는 분비물질을 분비하여 세기관지 상피를 덮음으로써 세기관지 상피를 보호하게 된다. 또한, 이 세포는 흡입된 공기 속의 독성 물질을 분해하며, 표면활성 물질(계면활성제, surfactant)을 분비하여 세기관지의 표면 장력을 줄인다고 알려져 있다.

점막고유판은 주로 민무늬근육과 탄력섬유로 구성되어 있다. 기관지와 세기관지에 존재하는 근육조직은 미주신경(vagus nerve)과 교감신경계통의 조절을 받는다. 미주신경을 자극하면 세기관지의 직경이 감소하며, 교감신경을 자극하면 직경이 증가한다. 세기관지에는 또한 신경상피체(neuroepithelial body)라고 하는 특수한 부분이 있다. 이 구조는 분비과립을 함유한 80～100개 정도의 세포 집단으로 구성되며, 콜린성 신경종말의 지배를 받는다. 이들의 기능은 아직 잘 알려져 있지 않지만 기도의 가스 조성의 변화를 감지하는 화학수용기로 여겨진다. 이 세포의 분비물질은 주위 구조에 국소적으로 작용한다.

종말세기관지(terminal bronchiole)

세기관지는 종말세기관지로 나누어지며, 이는 직경이 0.5 mm 이하이고, 호흡계통 전도부위의 끝에서 허파꽈리로 공기를 전달한다. 종말세기관지의 상피는 세기관지 세포와 입방세포로 구성되며, 몇몇 세포에는 섬모가 있다.

좁은 고유판은 섬유탄력 조직으로 구성되며, 하나 혹은 두 층의 민무늬근육으로 둘러싸여 있다. 종말세기관지는 두 개로 갈라지면서 호흡세기관지가 된다.

호흡부위(respiratory portion)

호흡기계통의 호흡부위는 호흡세기관지(respiratory bronchiole), 허파꽈리관(폐포관, alveolar duct), 허파꽈리주머니(alveolar sac), 허파꽈리(폐포, alveoli)로 이루어져 있다.

호흡세기관지(respiratory bronchiole)

호흡세기관지 점막 구조는 종말세기관지와 유사하나, 벽에서 가스교환이 일어날 수 있는 허파꽈리가 얇은 주머니 모양으로 달려 있다(그림 13-12, 13). 호흡세기관지의 상피는 한 층의 섬모입방상피세포와 세기관지세포로 이루어져 있으나, 허파꽈리로 열리는 가장자리에서는 세기관지의 상피가 호흡상피세포로 이어진다. 호흡세기관지를 따라 더 들어가면 허파꽈리의 수가 증가한다. 몇 번의 분지 후에 호흡세기관지는 허파꽈리관이 된다.

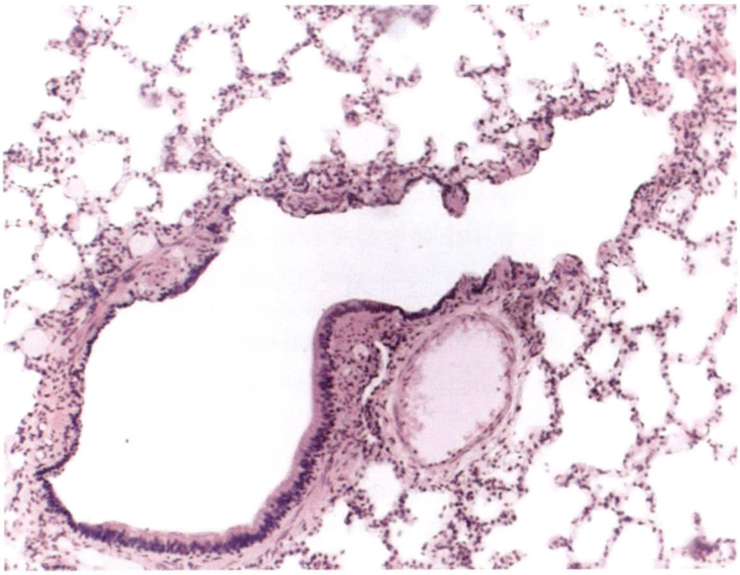

그림 13-12 세기관지에서 허파꽈리관으로 이어지는 구조의 광학현미경 사진(H&E 염색, 200배)

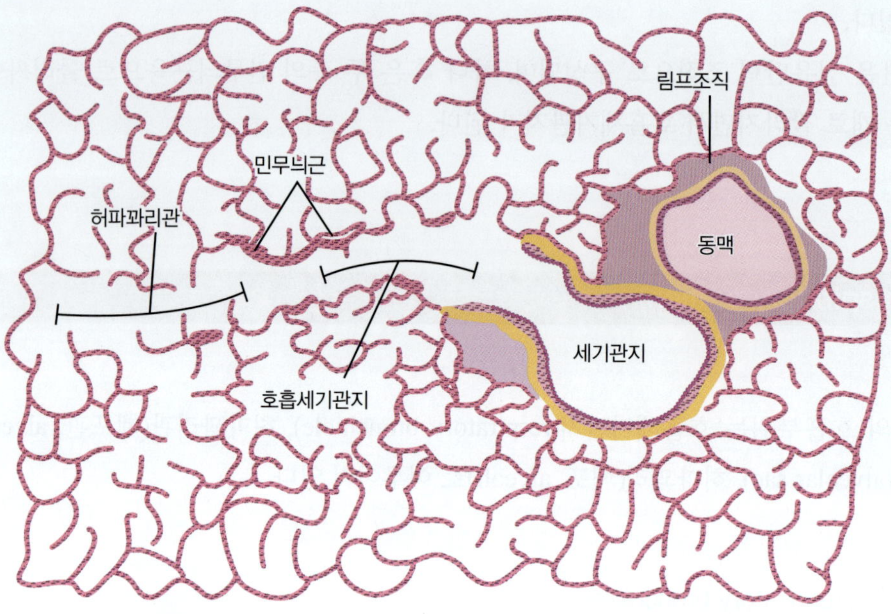

그림 13-13 세기관지에서 허파꽈리관으로 이어지는 구조의 모식도

허파꽈리관(폐포관, alveolar duct)

호흡세기관지를 따라 깊이 들어가면, 호흡세기관지의 벽으로 열리는 허파꽈리의 수가 보다 많아져 결국 벽은 허파꽈리로만 구성되며, 이때의 관 구조를 허파꽈리관이라고 한다(그림 13-12). 허파꽈리관과 허파꽈리는 매우 납작한 허파꽈리세포로 구성된 단층편평상피로 덮여 있다. 허파꽈리의 가장자리를 둘러싸는 점막고유판에는 민무늬근육의 그물구조가 있으나, 허파꽈리관의 원위부 끝에는 민무늬근육이 없어진다. 탄력섬유와 아교섬유로 이루어진 풍부한 기질이 허파꽈리관과 허파꽈리를 지지해 준다.

허파꽈리관은 방(atrium)으로 열리며 방은 두 개 또는 그 이상의 허파꽈리주머니와 연결되어 있다. 여기에는 허파꽈리가 군집을 형성하고 그 끝은 막힌 주머니 모양으로 되어 있다. 방, 허파꽈리주머니, 허파꽈리가 열리는 부분은 탄력섬유와 그물섬유가 복잡하게 얽혀 형성된 그물에 의해 둘러싸여 있다. 탄력섬유는 흡기 시 허파꽈리가 팽창할 수 있게 하며, 호기 시 수동적으로 수축할 수 있게 한다. 그물섬유는 섬세한 모세혈관과 얇은 허파꽈리사이막(폐포사이중격, interalveolar septum)의 손상을 방지하며 과도하게 팽창하지 못하도록 막아주는 지지작용도 한다.

허파꽈리(폐포, alveoli)

허파꽈리는 호흡세기관지, 허파꽈리관, 허파꽈리주머니에서 직경 200 μm 정도로 돌출된 부분이다. 얇은 허파꽈리벽은 산소와 이산화탄소가 공기와 혈액 사이에서 교환을 가능하게 한다. 각각의 허파꽈리는 그 수가 대략 3억 개에 달하며 스폰지 같은 구조로 허파를 이루고 있다. 가스교환이 가능한 허파꽈리의 면적은 140 m^2 이상으로 측정된다. 허파꽈리벽의 구조는 내부환경과 외부환경 사이에서 확산이 잘 일어나도록 특수화되어 있다.

허파꽈리사이막은 두 개의 인접한 허파꽈리 사이에 있는 벽을 말하며, 양쪽에 허파꽈리세포로 된 얇은 편평상피층이 있고 그 사이에 모세혈관, 섬유모세포, 아교섬유, 탄력섬유, 큰포식세포가 포함되어 있는 구조이다(그림 13-14).

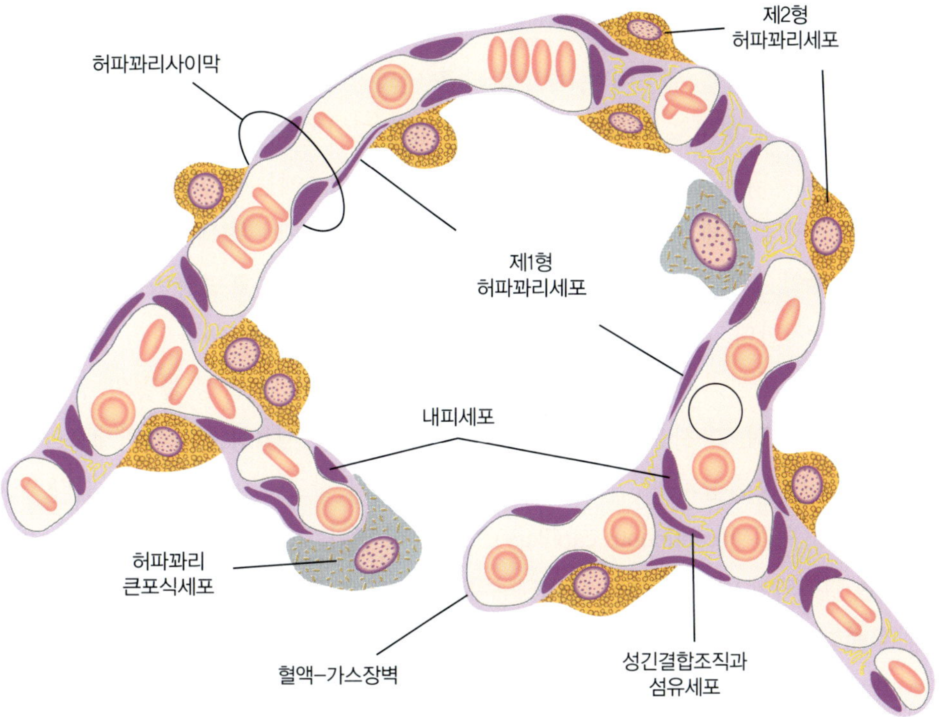

그림 13-14 허파꽈리의 모식도

가스가 교환되는 허파꽈리사이막의 가장 얇은 부위를 혈액-가스장벽(blood-gas barrier)이라 부른다. 두께가 가장 얇은 혈액-가스 장벽 부위가 허파꽈리 속공간에 있는 산소를 혈액에 있는 이산화탄소와 교환하는 데 가장 효율적이며, 이 부위는 제I형 허파꽈리세포가 모세혈관의 내피에 바로 붙어 있고, 두 상피의 바닥판이 융합되어 있다. 이 부위는 세 가지 구조물로, 즉 제 I형 호흡허파꽈리세포와 혈관내피세포의 융합바닥판 및 연속모세혈관 내피세포의 세포질로 구성된다. 허파꽈리사이막에서 서로 연결된 모세혈관의 벽은 모세혈관 내의 적혈구를 관찰할 수 있을 정도로 얇다. 그물섬유와 탄력섬유에 의해 지지되며, 섬유는 허파꽈리벽이 팽창하고 수축할 수 있게 해 준다. 또한 바닥막, 백혈구, 큰포식세포, 섬유모세포가 허파꽈리사이막에서 관찰된다. 허파꽈리와 허파꽈리사이막에서는 몇 종류의 세포를 관찰할 수 있는데, 이에는 제I형 허파꽈리세포(type I alveolar cell, type I pneumocyte, squamous alveolar cell), 제II형 허파꽈리세포(type II alveolar cell, type II pneumocyte, great alveolar cell, septal cell), 모세혈관의 내피세포(endothelial cell), 섬유모세포와 비만세포를 포함한 사이막세포(interstitial cell), 허파꽈리큰포식세포(폐포큰포식세포, alveolar macrophage, 먼지세포 : dust cell)들이다.

제I형 허파꽈리세포는 단층편평상피세포로 구성되며, 허파꽈리 표면의 95%를 차지한다. 이 상피세포의 두께는 매우 얇아 때로는 25 nm 정도이며, 전자현미경으로 관찰하면 모든 모세혈관이 이들 상피세포에 의해 덮여 있는 것을 관찰할 수 있다. 혈관-가스장벽의 두께를 줄이기 위해 소량의 미토콘드리아, 골지체, 과립세포질내그물 등의 다양한 소기관들이 핵 주변에 모여 있고 나머지 대부분의 세포질에는 거의 존재하지 않는다. 제I형 허파꽈리세포는 서로 폐쇄연접을 형성하여 세포 바깥액이 허파꽈리의 속공간으로 새는 것을 방지한다. 이 세포의 바닥면은 잘 발달된 바닥판으로 덮여 있으며, 이 바닥판은 허파꽈리사이막 구멍의 테두리까지 뻗어 있다.

제II형 허파꽈리세포는 입방형 세포이며, 허파꽈리 표면의 약 5%만을 차지하고, 제I형 허파꽈리세포 사이에 산재되어 있으며, 돔 형태로 허파꽈리의 벽으로 돌출되어 있다. 제II형 허파꽈리세포를 전자현미경으로 관찰하면 꼭지세포막에 짧은 미세융모가 관찰된다. 이 세포에는 중심에 위치한 핵과 풍부한 과립세포질내그물, 잘 발달된 골지체, 미토콘드리아가 존재한다. 이 세포의 특징은 허파표면 활성 물질을 함유하고 있는 막으로 쌓인 층판소체의 존재이다. 허파표면 활성 물질은 표면장력을 감소시키며 허파꽈리가 찌그러지는 것을 방지한다. 허파표면 활성 물질은 지속적으로 제II형 허파꽈리세포에 의해 생산되고 제II형 허파꽈리세포와 허파꽈리큰포식세포에 의해 포식된다. 허파표면 활성 물질의 생산과 포식기능 이외에도 제II형 허파꽈리세포는 유사분열하여 제I형 허파꽈리세포와 제II형 허파꽈리세포를 재생한다.

모세혈관의 내피세포는 호흡상피세포보다 매우 얇으며 크기가 작고 길이가 긴 핵이 있다. 모세혈관을 이루는 내피세포는 민창모세혈관(continuous capillary)으로 창이 없다. 가스교환의 효율성을 높이기 위해 핵과 다른 세포소기관은 밀집되어 있고, 세포의 나머지 부분은 매우 얇게 펴져 있다. 납작한 부분의 세포질에서 나타나는 가장 뚜렷한 특징은 수많은 포음소포(pinocytotic vesicle)가 있다는 것이다. 허파꽈리큰포식세포는 단핵구가 허파사이질로 들어가서 분화되며, 제I형 허파꽈리세포 사이로 이동하여 허파꽈리 속공간으로 들어간다. 이 세포는 먼지, 세균 같은 입자형 물질을 포식하여 허파를 무균상태로 유지하는 역할을 한다(**그림 13-15, 16**). 또한 이 세포는 제II형 허파꽈리세포가 허파표면 활성 물질을 섭취하는 것을 도와준다.

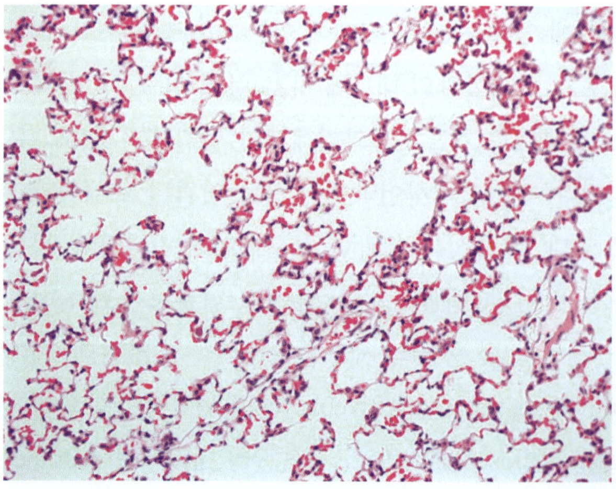

그림 13-15 허파꽈리의 광학현미경 사진(H&E 염색, 200배)

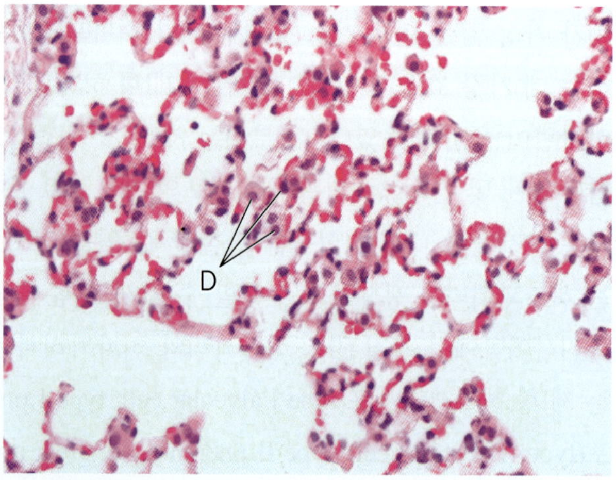

그림 13-16 허파꽈리의 광학현미경 사진(H&E 염색, 400배). D : 하파꽈리 큰포식세포(먼지세포)

사이막 구멍(폐포구멍, alveolar pores)

접촉한 두 허파꽈리의 공기층을 연결시켜 주는 하나 또는 그 이상의 사이막 구멍이 있으며, 이 구멍의 직경은 8~60 μm이다. 이들 사이막 구멍들은 허파구역 사이의 공기압을 균형적으로 유지시키는 역할을 한다(그림 13-17).

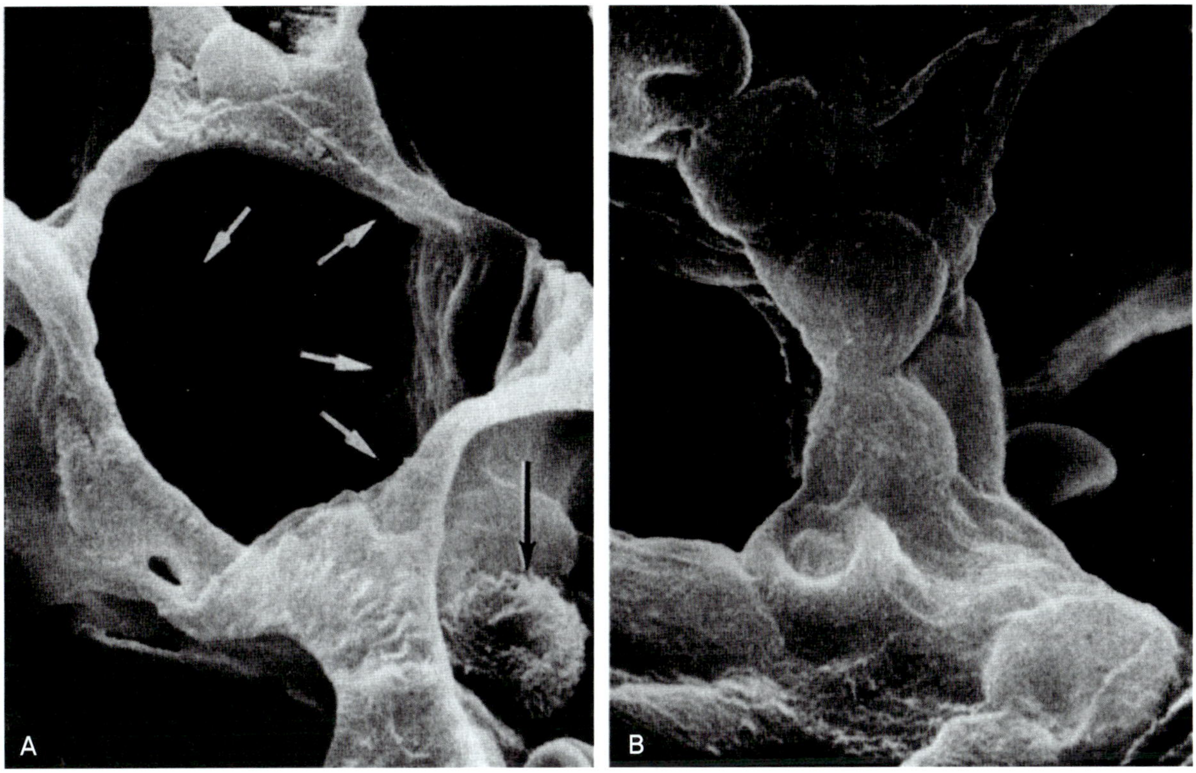

그림 13-17 생쥐허파꽈리의 주사전자현미경 사진. A. 사이막과 허파꽈리구멍(화살표)이 관찰됨 B. 허파꽈리 벽은 모세혈관의 적혈구를 관찰할 수 있을 정도로 얇음

가슴막공간(흉막강, pleura cavity)

가슴우리(thoracic cage)는 왼쪽 가슴안, 오른쪽 가슴안, 가슴 세로칸의 세 부분으로 나눈다. 각 가슴안은 단층편평상피와 장막밑결합조직으로 이루어진 장막(serous membrane; 가슴막, pleura)으로 덮여 있다. 허파가 발달할수록 이 장막을 밖으로 밀어낸다. 이런 방법으로 가슴막의 한 부분인 내장쪽 가슴막(visceral pleura)은 허파에 밀착하여 덮는다. 다른 쪽 가슴막인 벽쪽 가슴막(parietal pleura)은 가슴우리속 공간(thoracic cavity)의 벽을 덮는다. 내장쪽 가슴막과 벽쪽 가슴막 사이공간을 가슴막공간(pleura cavity)이라 하며, 이 가슴막공간에는 장액이 소량 있어 환기 중에 마찰 없이 허파가 움직일 수 있게 한다.

Chapter

14 비뇨기계(Urinary System)

학습목표
Learning Objective

1. 콩팥의 세로단면을 도해한다.
2. 요세관을 부위별로 구분하고, 상피세포의 구조적 특징과 기능을 설명한다.
3. 콩팥소체의 일반적 구조에 대하여 설명한다.
4. 여과장벽의 구조에 대하여 설명한다.
5. 사구체곁복합체의 구조와 기능에 대하여 설명한다.
6. 콩팥간질의 구조에 대해 설명한다.
7. 콩팥의 혈액순환에 대하여 설명한다.
8. 콩팥깔때기와 요관의 구조에 대하여 설명한다.
9. 방광의 구조에 대하여 설명한다.
10. 남성 및 여성요도의 구조에 대하여 비교·설명한다.

비뇨기계통은 한 쌍의 콩팥(신장, kidney)과 요관(ureter), 한 개의 방광(bladder)과 요도(urethra)로 구성되며, 소변을 생성함으로써 각종 노폐물들을 제거시켜 몸의 항상성을 유지시킨다. 콩팥에서 만들어진 요는 요관을 지나 방광으로 가며, 방광에서 잠시 저장되었다가 요도를 지나 외부로 배출된다. 콩팥의 이런 배설과 보존기능은 혈압, 혈액의 흐름 및 산-염기평형의 조절을 돕는다. 이외에 콩팥은 혈압의 조절에 관여하는 레닌(rennin)과 적혈구의 생성을 자극하는 적혈구생성소(erythropoietin) 및 프로스타글란딘(prostaglandin)을 생산한다.

콩팥(신장, kidney)

콩팥은 강낭콩 모양이며 지방으로 둘러싸여 뒤배벽의 복막 뒤에 위치하고 있다. 오른쪽 콩팥은 간 때문에 왼쪽 것보다 약 1~2 cm 아래에 위치해 있다. 콩팥 내측면의 오목한 곳에 위치한 콩팥문(hilum)은 몸의 안쪽을 향하고 있고, 이를 통해 콩팥동맥과 정맥, 림프관, 요관이 콩팥 내부로 들어간다. 요관은 콩팥문 부위에서 확장하여 콩팥깔때기(신우, renal pelvis)를 형성한다. 콩팥 내부로 깊이 들어가면 지방으로 채워진 콩팥문 부위가 있는데, 이를 콩팥굴(renal sinus)이라 한다(그림 14-1).

콩팥은 얇은 피막으로 싸여 있으며, 피막은 주로 치밀하고 불규칙한 아교결합조직으로 되어 있는데, 탄력섬유와 민무늬근육세포들도 섞여 있다.

콩팥의 단면을 보면 겉질(피질, cortex)과 속질(수질, medulla)로 구분한다. 겉질을 저배율 현미경으로 관찰하면 세 종류의 성분, 즉 붉은 점 모양의 과립인 콩팥소체(신소체, renal corpuscle), 곱슬세관, 세로줄무늬의 속질부챗살(medullary ray)이 있다(그림 14-2). 각 속질부챗살은 자신을 싸고 있는 겉질미로와 함께 하나의 콩팥소엽(kidney lobule)을 만드는데, 이 소엽은 깔때기 모양으로 속질 내로 들어가 있다.

사람의 콩팥 속질은 6~12개의 콩팥피라미드로 구성되고 콩팥피라미드의 꼭지는 컵같이 생긴 작은콩팥잔(minor calyx)에 의해서 둘러싸여 있는데, 인접한 2~3개의 작은콩팥잔이 모여서 큰콩팥잔(major calyx)이 된다. 이어 3~4개의 큰콩팥잔은 더 크게 팽창된 요관의 시작 부위인 콩팥깔때기로 들어간다(**그림 14-1**).

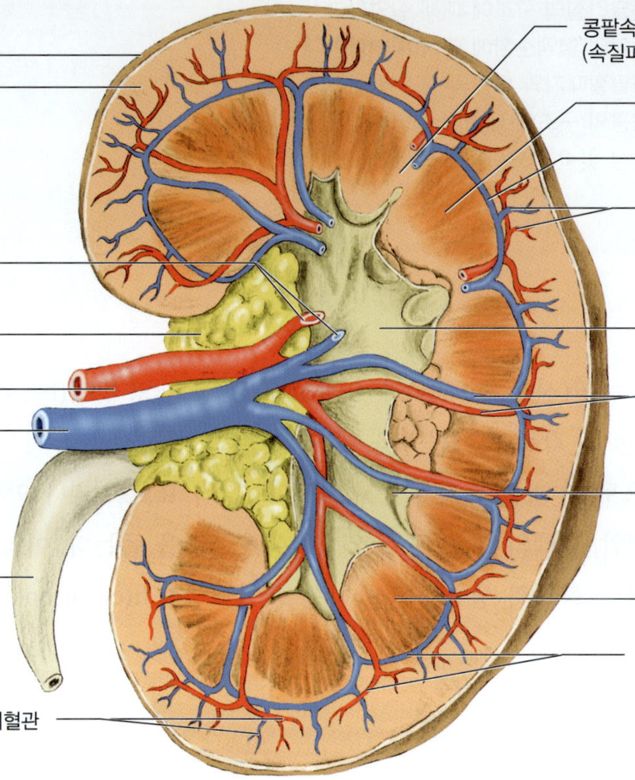

그림 14-1 콩팥의 모식도

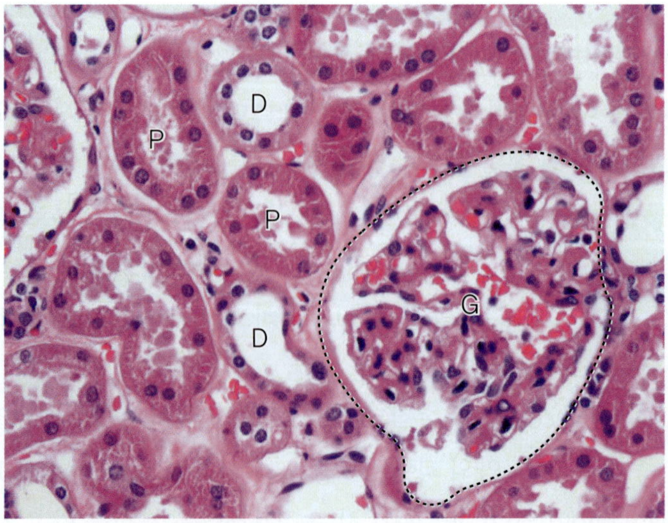

그림 14-2 콩팥겉질 사진(H&E 염색, 400배). G : 토리(신사구체), D : 먼쪽세관, P : 토리쪽세관

콩팥단위(신원, nephron)

콩팥에는 1~4백만 개의 콩팥단위가 있다. 콩팥단위는 콩팥소체와 토리쪽세관(근위세뇨관, proximal tubule), 콩팥세관고리(Henle's loop)의 굵은다리(thick limb)와 가는다리(thin limb) 및 먼쪽세관(원위세뇨관, distal tubule)으로 구성되어 있다. 집합세관(collecting tubule)과 집합관(collecting duct)은 콩팥단위에서 생성된 소변을 모아서 콩팥깔때기로 전달하는 역할을 한다. 콩팥단위와 집합세관을 포함한 요세관(uriniferous tubule)을 콩팥의 기능적 단위라고 한다(그림 14-3).

콩팥소체는 난원형으로 직경이 약 200 μm이며 토리(사구체, glomerulus)와 토리주머니(사구체주머니, glomerular capsule, Bowmann's capsule)로 구성되어 있다(그림 14-4, 5).

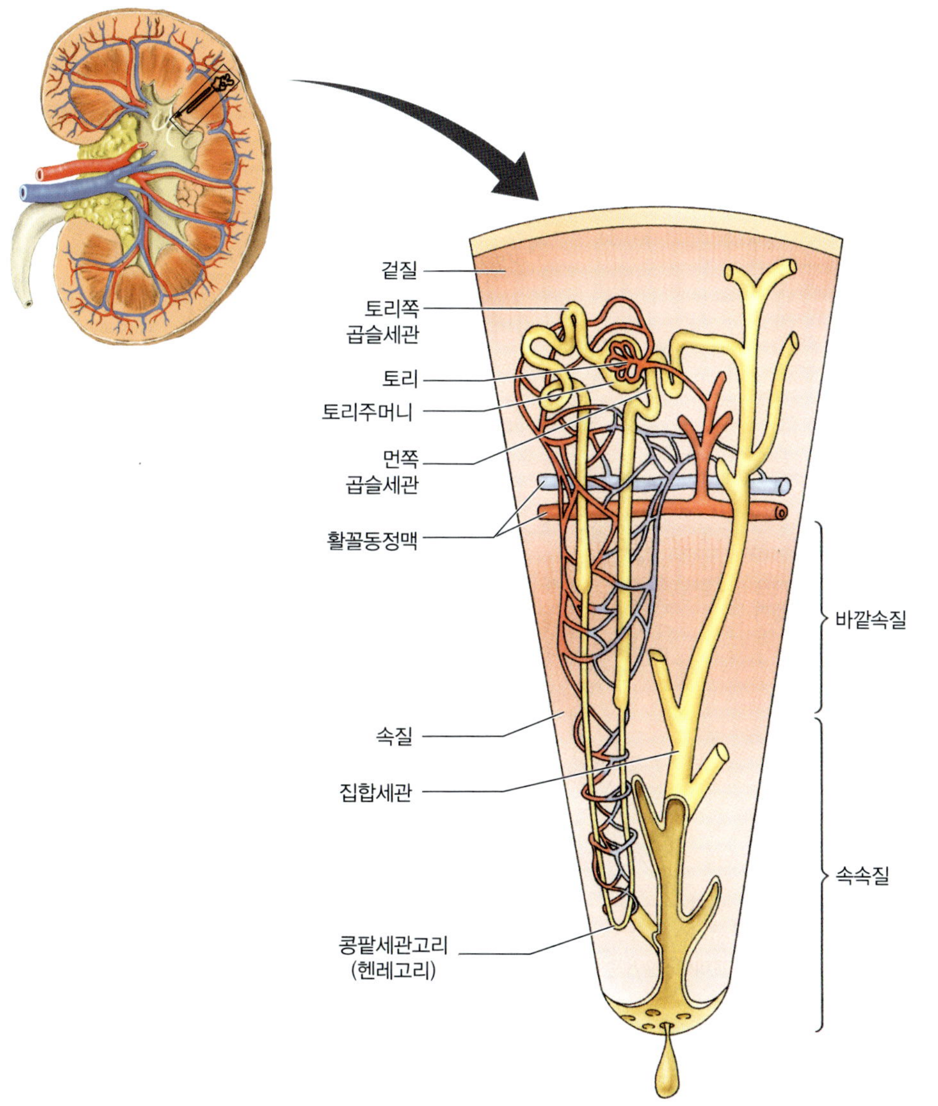

그림 14-3 콩팥과 모세관의 모식도

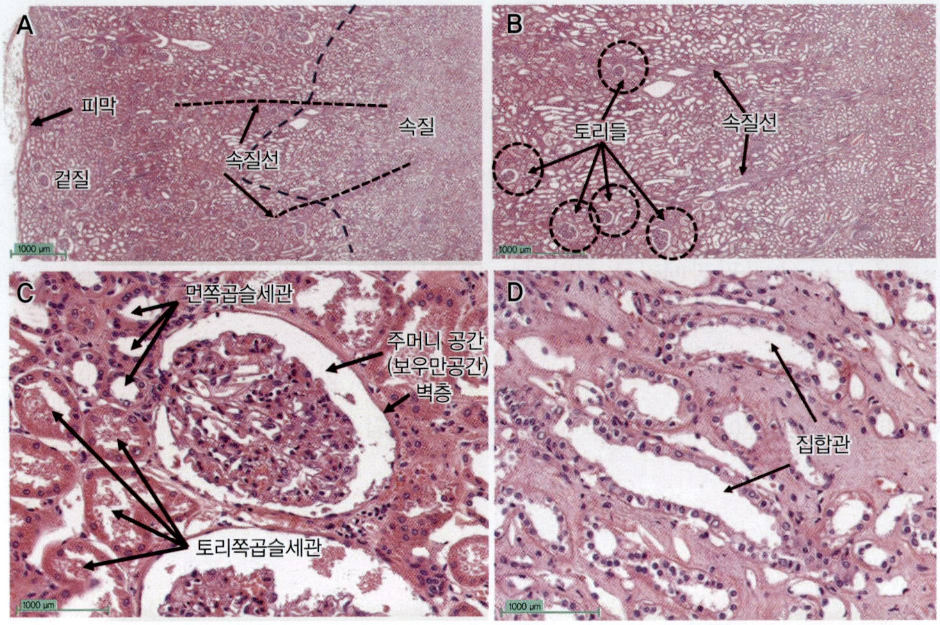

그림 14-4 콩팥의 광학현미경 사진(H&E 염색) A. 콩팥의 겉질 및 속질(40배), B. 콩팥의 겉질과 속질의 경계부위(40배), C. 토리의 확대모습과 주위의 먼쪽세관 및 토리쪽곱슬세관(400배), D. 속질의 집합관(400배)

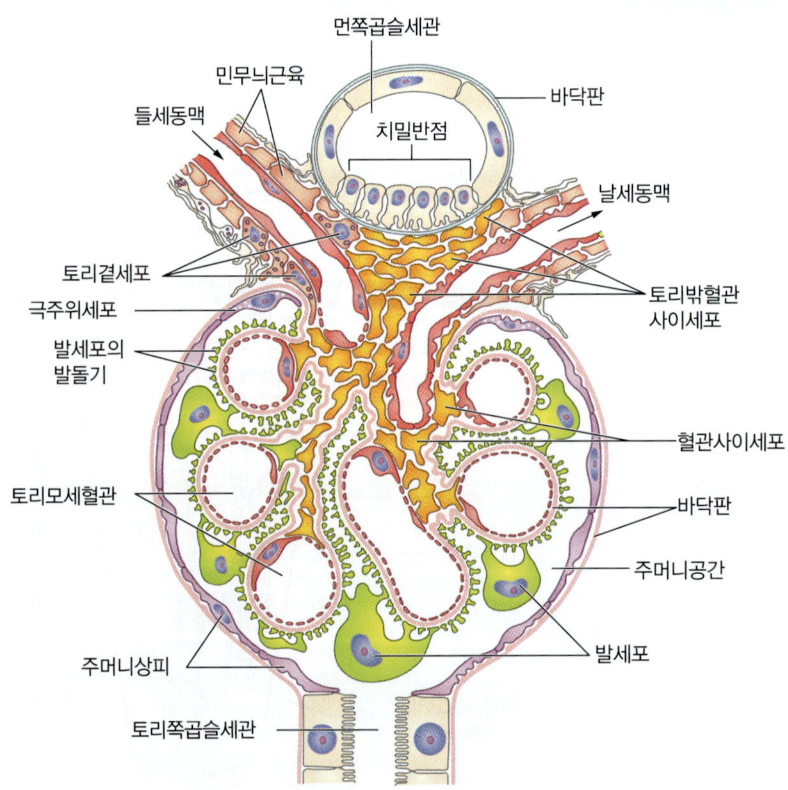

그림 14-5 콩팥소체의 구조를 나타내는 모식도. 콩팥소체의 혈관극에 치밀반점이 이루어져 있는 먼쪽곱슬세관(distal convoluted tubule)이 위치하고, 콩팥토리(renal glomerulus)의 중심부와 혈관극에 혈관사이세포(mesangial cell)들이 분포하며, 콩팥토리로 들어가는 들세동맥(afferent arteriole)의 벽에 토리곁세포(juxtaglomerular cell)들이 존재함. 주머니상피(capsular epithelium)는 요세관극에서 토리쪽곱슬세관(proximal convoluted tubule) 상피로 이어감

콩팥소체에는 들토리세동맥(afferent glomerular arteriole)이 들어오고 날토리세동맥(efferent glomerular arteriole)이 나가는 부위를 혈관극(vascular pole)이라고 한다. 콩팥소체와 토리쪽세관 사이에 토리주머니공간의 연속인 빈 공간이 있는데, 이를 요세관극(urinary pole)이라고 한다(그림 14-5).

토리 안에는 모세혈관이 들어 있으며, 이는 가로막이 없는 창모세혈관(fenestrated capillary)이며 핵이 있는 부위를 제외하고는 매우 얇다. 또한 구멍의 직경이 70~90 nm로 매우 커서 혈구세포나 크기가 큰 거대분자에 대하여 장벽의 역할을 한다. 토리는 바닥판(basal lamina)에 의해 둘러싸여 있다. 토리주머니공간을 둘러싸고 있는 단층편평상피세포의 바깥막을 벽쪽층(parietal layer)이라고 한다. 토리와 토리주머니 사이에 공간이 있는데, 이를 토리주머니공간(Bowmann's space)이라 한다(그림 14-4, 5).

토리 여과액은 모세혈관의 내피세포벽, 바닥판, 토리주머니의 내장쪽 층으로 구성된 복잡한 여과장벽(filtration barrier)을 통해서 토리주머니공간으로 들어간다.

토리주머니의 내장쪽층(visceral layer of Bowmann's capsule)은 크기가 큰 발세포(podocyte)로 구성되는데, 이 세포는 여과기능을 수행하기에 알맞게 변형된 상피세포이다(그림 14-5, 6). 발세포에서 나오는 몇 개의 일차돌기라고 하는 긴 촉수 같은 세포질이 토리모세혈관의 길이 방향으로 뻗어 나와 있다. 각각의 일차돌기에서 수많은 이차돌기가 질서 정연하게 뻗어 나와 다른 이차돌기들과 깍지를 끼면서 토리모세혈관의 전 부위를 완벽하게 싸고 있다. 발세포의 세포질에는 세포소기관이 거의 없으나 미세관(microtubule)과 미세섬유(microfilament)는 풍부하다. 이차돌기들의 깍지 낀 구조사이에 좁은 틈이 생기는데, 간격은 25 nm이며 이를 여과틈새(filtration slit)라고 한다(그림 14-7). 여과틈새는 완전히 열려 있지 않고

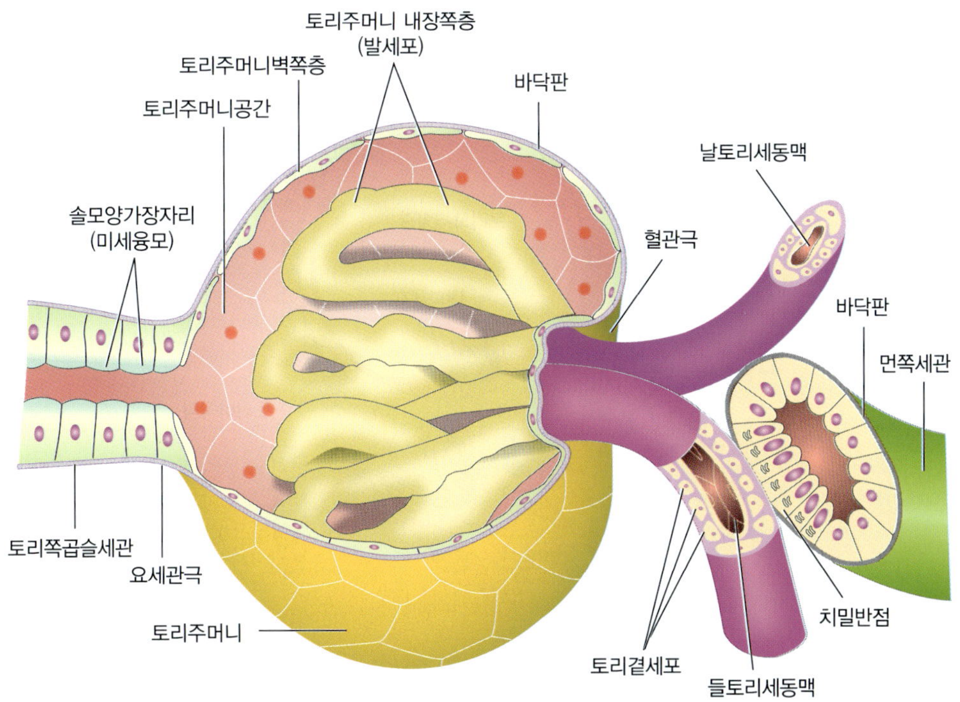

그림 14-6 콩팥소체의 구조 모식도

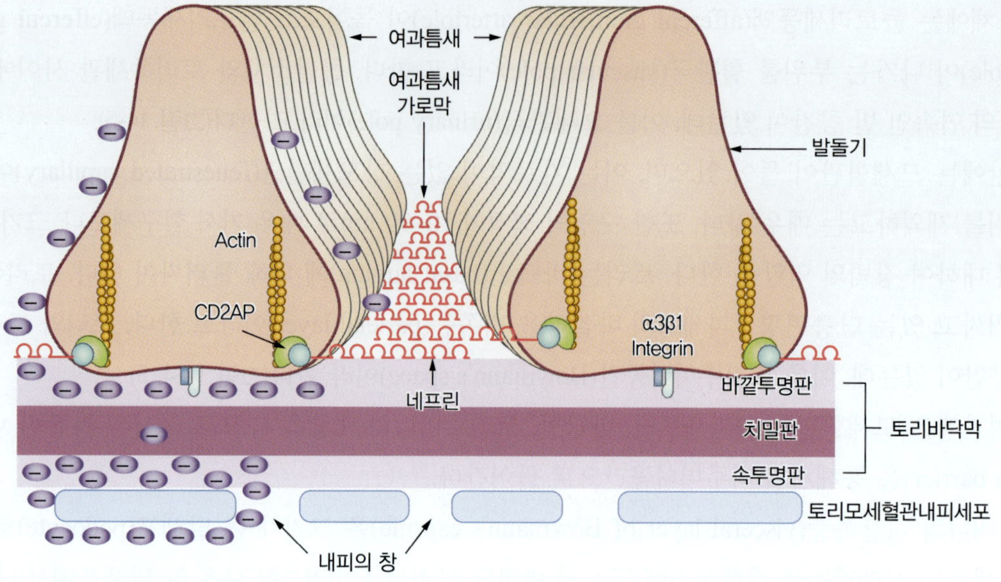

그림 14-7 발세포의 발돌기(pedicel)와 토리모세혈관 내피 사이에 형성되어 있는 여과장벽(filtration barrier)의 구조를 나타내는 모식도. 이웃하고 있는 발돌기 사이에 여과틈새(filtration slit)가 이루어져 있고, 토리바닥막에 닿아 있는 발돌기 끝의 여과틈새에는 매우 얇은 여과틈새가로막(filtration slit diaphragm)이 형성되어 있다. 발돌기와 내피세포 표면은 다같이 음전하성 당단백질로 덮여 있다. 발돌기들은 인테그린(integrin)으로 바닥판에 부착되어 있으며, 이 발돌기들 사이에 형성되어 있는 여과틈새가로막은 특수 세포부착단백질인 네프린(nephrin)으로 구성되어 있다. 이 가로막의 네프린 분자는 발돌기 막의 특수 고정단백질(CD2AP)에 고정되어 있으며, 이 고정단백질에는 발돌기 속의 액틴 미세섬유가 부착하고 있음

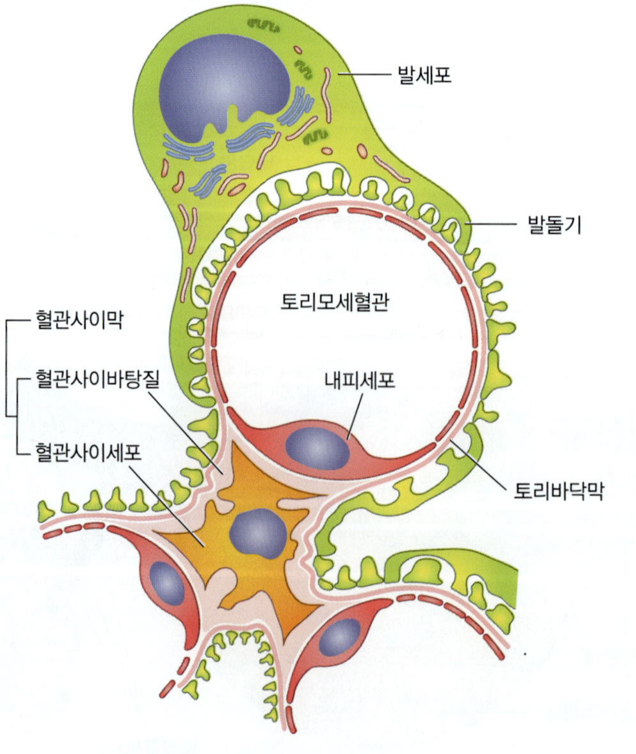

그림 14-8 콩팥토리 일부분의 구조를 나타내는 모식도. 콩팥토리를 이루는 토리모세혈관(glomerular capillary)의 겉은 발세포(podocyte)에 의하여 싸여 있으며, 토리모세혈관 사이의 혈관사이막(mesangium)에는 불규칙한 돌기를 뻗고 있는 혈관사이세포(mesangial cell)가 존재함

약 6 nm 두께의 틈새가로막(slit diaphragm)으로 덮여 있다. 이 틈새가로막은 인접하는 이차돌기들 사이로 뻗어 여과장벽의 일부로써 역할을 한다. 이차돌기의 세포체는 불규칙하게 생긴 핵, 과립세포질내그물, 골지장치 및 수많은 자유리보솜이 있다. 여과 과정은 토리모세혈관을 빠져 나온 용액이 바닥판을 통해서 여과된다. 치밀판은 69,000 Da보다 큰 분자들이 빠져 나가지 못하게 하고, 다수의 음전하를 띠고 있는 투명판은 음전하를 띤 물질들과 모양을 바꿀 수 없는 분자들의 통과를 방해한다.

토리주머니 속에는 혈관사이세포(mesangial cell)라고 하는 특수한 세포가 존재하는데, 이들은 토리를 통과하는 혈류를 감소시키는 역할뿐만 아니라 토리주머니의 내장쪽 층의 지지를 받지 못하는 부위에 있는 토리모세혈관을 지지한다(그림 14-8).

토리쪽곱슬세관(근위곡세뇨관, proximal convoluted tubule)

콩팥소체의 토리주머니공간은 요세관극에서 토리쪽세관으로 연결되어 있다. 토리쪽세관은 먼쪽세관보다 길기 때문에, 겉질미로의 콩팥소체 근처에서 먼쪽세관보다 토리쪽세관이 많이 관찰된다. 콩팥소체쪽에 위치한 토리쪽세관은 매우 구불구불한 토리쪽곱슬세관(proximal convoluted tubule)과 직선 부분인 토리쪽곧은세관(pars recta)으로 구성되어 있다(그림 14-9).

광학현미경으로 보면, 토리쪽곱슬세관의 세포질에는 길쭉한 미토콘드리아가 많으므로 호산성 과립을 갖는 단층입방상피 또는 단층원주상피로 구성되어 있다(그림 14-4 C, 10). 이 세포들은 크기가 커서 일반적으로 단지 6~8개의 핵만이 절단면에서 보인다. 또, 세포 표면에 미세융모가 풍부하여 솔모양가장자리(brush border)를 형성한다. 토리쪽곱슬세관은 조직의 고정 방법과 속도에 따라 형태가 변화하는데, 이는 여과액의 압력이 토리쪽곱슬세관의 속공간을 열려 있게 하기 때문이다. 그러나 파라핀 표본에서는 속공간이 통상 막혀 있어서 솔모양가장자리의 배열은 흐트러져 보이고, 세관의 단면에는 핵이 드물게 보이고 바닥판에 위치한다. PAS 염색 시 상피세포들이 바닥판에 부착되어 있음을 쉽게 관찰할 수 있다.

토리쪽곱슬세관의 긴 미세융모 사이 포음소포를 토리초미세여과액(glomerular ultrafiltrate)이라 하며, 이 중에 나트륨, 염소이온 및 물의 약 67~80%가 토리쪽세관세포에서 재흡수된다. 나트륨은 세관세포의 바닥과 가쪽 세포막에 존재하는 나트륨-칼륨 아데노신삼인산가수분해효소(Na^+ K^+-ATPase)에 의해 세포 밖으로 배출된다. 미토콘드리아는 세포의 기저부에 모여 있으며, 세포의 장축에 평행하게 배열하고 있다. 이 미토콘드리아의 위치와 세포 바닥판의 표면적이 증가하는 현상은 이온의 능동수송에 관여하는 세포의 특징이다. 토리쪽미세여과액 중 대부분의 포도당, 아미노산 및 단백질은 토리쪽세관에 의해서 재흡수된다. 이러한 기능과 더불어 토리쪽세관은 유기용질, 약물 및 독성 물질들을 제거하는 기능이 있다.

콩팥세관고리(헨레고리, loop of Henle)

콩팥세관고리의 내림가는다리(descending thin limb)는 토리쪽세관의 곧은부분과 연결되며, 콩팥세관고리의 오름가는다리(ascending thin limb)는 먼쪽곧은세관에 연결된 부위이다(그림 14-11).

내림가는다리의 길이는 콩팥단위의 위치에 따라 다양하며, 겉질콩팥단위의 경우 약 1~2 mm이거나 없다. 속질곁콩팥단위(juxtamedullary nephron)의 가는다리는 머리핀과 같이 생겼는데, 길이가 약 9~10 mm로 길며, 속질의 깊은 부분까지 들어가서 콩팥유두까지 도달하기도 한다. 내림가는다리를 구성하는 편평상피세포들의 핵은 세관의 속공간으로 볼록하게 튀어 나와 있으므로 속공간이 넓다. 내림가는다리는 물의 투과가 매우 좋고 요소, 나트륨, 염소와 다른 이온도 통과할 수 있다. 오름가는다리와 내림가는다리의 차이점은 수분 투과성이 내림가는다리의 절반 정도라는 것이다(**그림 14-11**).

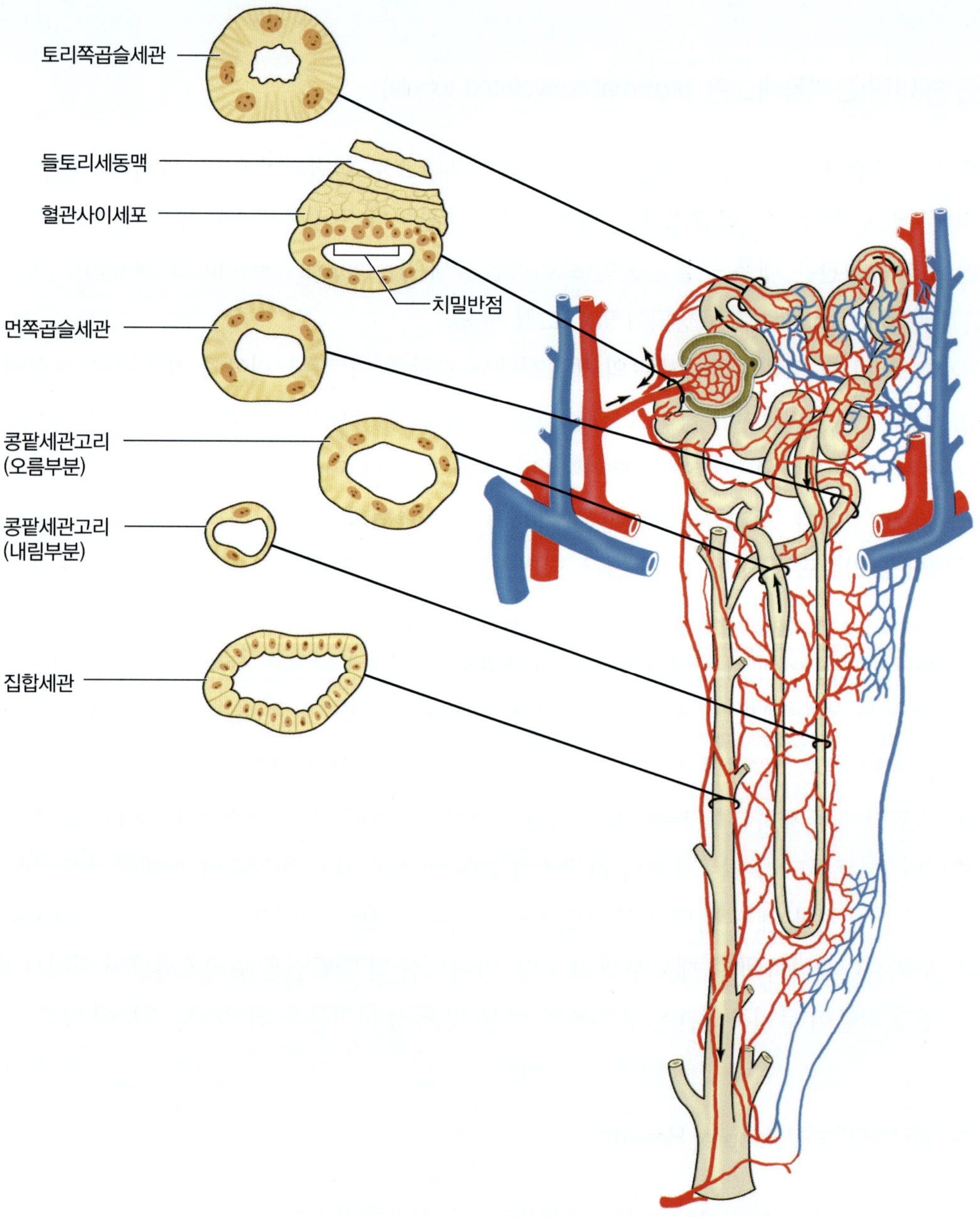

그림 14-9 콩팥단위(신원)의 구조 모식도

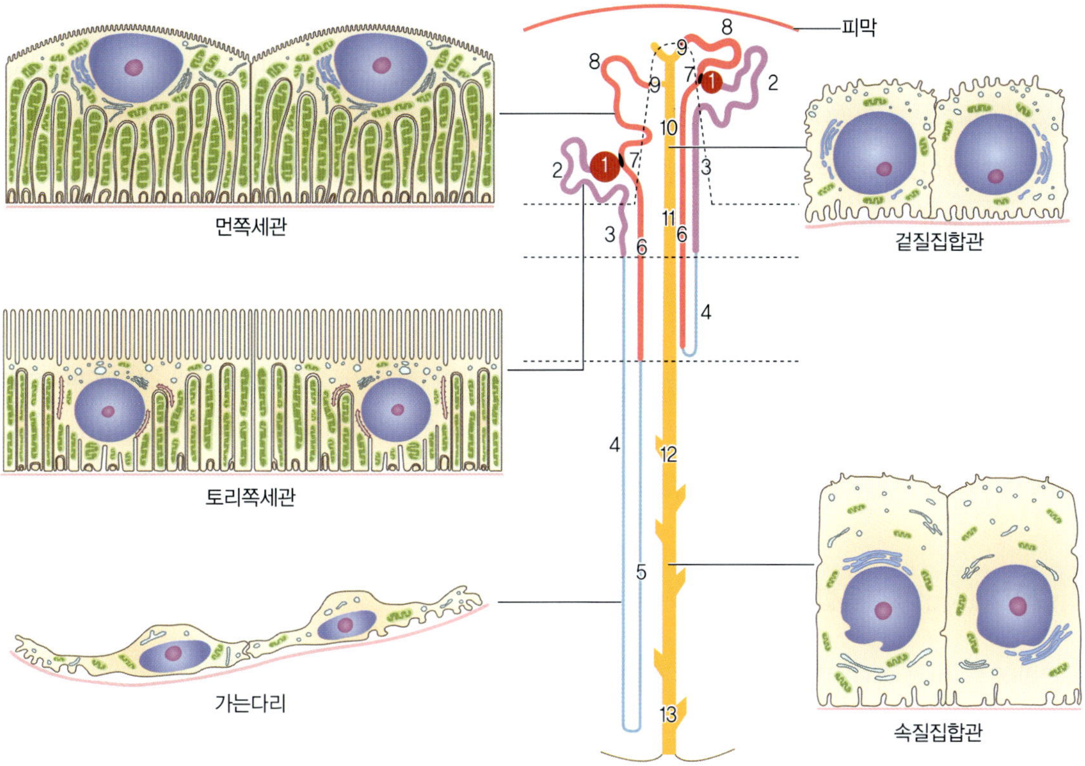

그림 14-10 콩팥의 겉질 및 속질에서 요세관을 형성하는 각 분절의 위치와 요세관의 각 부위를 이루는 상피세포의 모식도. 왼쪽 그림에서 긴고리콩팥단위와 짧은고리콩팥단위를 별도로 표시하였음. 1 : 콩팥소체, 2 : 토리쪽곱슬세관, 3 : 토리쪽곧은세관, 4 : 내림가는다리, 5 : 오름가는다리, 6 : 굵은오름다리, 7 : 치밀반점, 8 : 먼쪽곱슬세관, 9 : 연결세관, 10 : 겉질집합관, 11 : 바깥속질집합관, 12 : 속속질집합관, 13 : 유두관

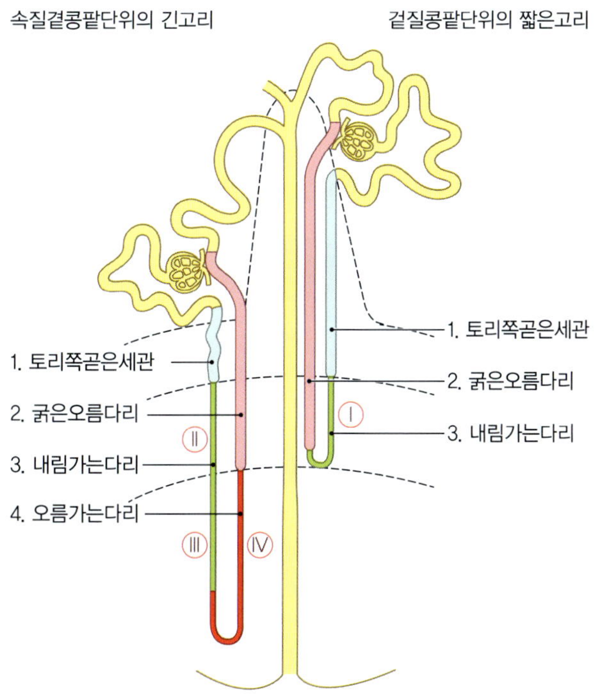

그림 14-11 헨레고리의 구성. ① I형세포(type I cell), ② II형세포(type II cell), ③ III형세포(type III cell), ④ IV형세포(type IV cell)

먼쪽곱슬세관(원위곡세뇨관, distal convoluted tubule)

먼쪽세관은 곧은부분(pars recta)과 곱슬부분(pars convoluta), 먼쪽곱슬세관(distal convoluted tubule)으로 구분된다. 곧은부분은 콩팥세관고리의 오름가는부분과 연결된 부위로, 콩팥세관고리의 오름굵은다리라고 부르기도 한다. 먼쪽세관은 낮은 단층입방상피세포로 구성되어 있다. 핵은 타원형이며, 세포의 중심부에 위치한다. 세포 표면에는 짧은 미세융모로 덮여 있다. 먼쪽세관 세포의 바닥 가쪽 세포막에 있는 Na^+ K^+-ATPase가 매우 높은 활성으로 나트륨과 칼륨을 교환한다. 따라서 알도스테론(aldosterone)에 반응하여, 세관 속에 남아 있는 대부분의 나트륨을 콩팥 사이질로 능동운반한다. 먼쪽세관이 자신의 콩팥소체 근처를 지날 때 들토리세동맥과 날토리세동맥 사이를 통과하는데 이 부위를 치밀반점(macula densa)이라고 한다. 치밀반점세포는 키가 크고 폭이 좁아서 핵들이 다른 먼쪽세뇨관 세포들보다 훨씬 더 가깝게 위치한다.

토리곁장치(사구체곁복합체, juxtaglomerular apparatus)

토리곁장치는 먼쪽세관의 치밀반점에 인접한 들토리세동맥의 토리곁세포(juxtaglomerular cell)와 토리밖혈관사이세포(extraglomerular mesangial cells)로 구성되어 있다(그림 14-5). 치밀반점은 광학현미경상 진하게 보이는데, 이는 세포들의 폭이 좁아서 짙게 염색된 핵들이 밀집되어 있기 때문이다(그림 14-12). 이를 전자현미경으로 관찰하면 수많은 미세융모, 작은 미토콘드리아, 핵 밑에 위치한 골지장치가 관찰된다.

토리곁세포는 들토리세동맥의 혈관중간막(tunica media)이 변형된 민무늬근육세포로 구성되며 교감신경섬유의 지배를 받는다. 토리곁세포는 핵이 둥글고 세포질 내 PAS 염색에서 양성 반응을 나타내는 과립

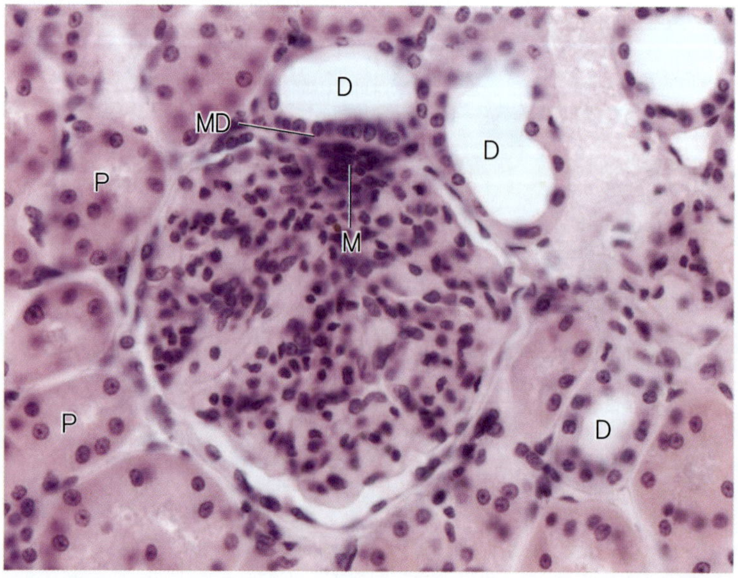

그림 14-12 토리곁장치의 광학현미경 사진(H&E 염색, 400배). MD : 치밀반점, M : 토리밖혈관사이세포, D : 먼쪽세관, P : 토리쪽세관

이 있으며, 레닌(rennin)을 분비하여 혈압을 조절한다. 또한 이 세포는 안지오텐신변환효소(angiotensin-convertingenzyme), 안지오텐신 I (angiotensin I), 안지오텐신 II (angiotensin II)를 분비한다. 토리밖혈관사이세포는 들토리세동맥, 치밀반점, 날토리세동맥, 콩팥소체의 혈관극 사이에 형성된 공간을 채우고 있다.

집합세관과 집합관(collecting tubules and ducts)

몇 개의 콩팥단위에서 나온 먼쪽곱슬세관들이 모여서 연결세관(connecting tubule)이 되어 집합세관(collecting tubule)으로 연결된다(그림 14-4 D). 집합세관을 지나면서 조성이 변화된 토리초미세여과액은 콩팥유두관(renal papillae)으로 배출된다. 집합세관은 길이가 약 20 mm이며 겉질집합관(cortical collecting duct), 속질집합관(medullary collecting duct), 유두집합관(유두관, papillary collecting duct, ducts of Bellini)의 세 부분으로 구성되어 있다.

겉질집합세관은 두 가지 유형의 입방세포로 구성되는데, 첫째 주세포(principal cells)는 타원형의 핵이 세포 중심에 위치하고, 소수의 작은 미토콘드리아, 짧고 듬성듬성한 미세융모를 가지고 있다. 이 세포는 항이뇨호르몬(antidiuretic hormone, ADH)에 매우 민감하게 반응하고 수분을 거의 완벽하게 투과시킨다. 둘째 사이세포는 꼭대기 부위에 직경 50~200 nm이며 수많은 소포를 가지고 있고, 꼭대기쪽 세포막에 미세주름이 발달되어 있으며, 많은 미토콘드리아를 가지고 있다. 사이세포에는 수소이온을 분비하는 A형 세포와 중탄산염을 분비하여 오줌과 체내 산염기조절에 중요한 역할을 하는 B형 세포가 존재한다.

속질집합세관은 몇 개의 겉질집합세관이 모여서 형성되기 때문에 지름이 더 크다.

유두집합세관은 몇 개의 속질집합세관들이 모여서 형성된 직경 200~300 μm 정도의 큰 관이다. 유두집합세관은 소변을 작은콩팥잔으로 보낸다. 유두집합관은 키가 큰 원주형의 주세포로만 구성되어 있다. 물은 집합세관의 벽을 투과하지 못한다. 그러나 항이뇨호르몬이 작용하면 집합세관의 물 투과성이 높아진다. 따라서 항이뇨호르몬이 없으면 수분의 재흡수가 일어나지 않아 소변의 양이 많아지고 저장성이 된다. 반면에 항이뇨호르몬이 있으면 소변의 양이 적어지고 더 농축된다.

방광(urinary bladder)

방광은 배뇨를 자극하는 충분한 압력에 이를 때까지 소변을 저장했다가 외부로 내보내는 역할을 한다. 콩팥잔, 콩팥깔대기, 요관, 방광은 기본적으로 조직학적 구조가 동일하며, 요관(ureter)의 벽은 방광에 가까이 갈수록 점차 두꺼워진다.

이 장기들의 점막은 이행상피로 덮여 있으며, 그 밑의 치밀불규칙결합조직 고유판으로 구성된다. 치밀하게 짜여 있는 민무늬근육세포가 점막고유판을 둘러싸고 있다(그림 14-13).

방광의 이행상피는 팽창되지 않은 상태에서는 5~6층이며 표층의 세포들은 둥글며 속공간쪽으로 돌출되어 있다. 방광점막은 수많은 주름을 가지고 있는데, 소변이 차 방광이 팽창할 때 이 주름이 없어진다. 팽창되는 동안에 이행상피의 크고 둥근 돔세포(domelike cells)는 늘어나서 2~3층으로 편평해진다. 이러한 형태 변화는 두껍고 단단한 판지역(plaque region)과 그 사이의 판사이지역(interplaque region)이 모자이크형으로 구성되어 있는 이행상피 세포막의 독특한 구조로 일어난다. 수분과 전해질은 판을 투과할 수 없다. 따라서 이 세포들은 소변과 고유판 사이의 삼투장벽으로 작용한다. 방광의 고유판은 섬유성 결합조직이 밀집된 상태이며, 이 중에는 탄력섬유들과 약간의 림프조직도 있다. 요관이 들어오는 곳과 속요도구멍의 고유판에는 소수의 점액샘이 있다. 요관은 방광벽을 비스듬히 통과하며 판막을 형성해 소변의 역류를 막아 방광에서 요관으로 오줌의 역류현상을 방지한다. 방광의 근육층은 세 층의 민무늬근육으로 구성되고, 얇은 속세로층(inner longitudinal layer), 두꺼운 중간돌림층(middle circular layer), 얇은 바깥세로층(outer longitudinal layer)으로 되어 있다. 중간돌림층은 속요도구멍 주위를 둘러싸는 속요도조임근(internal urethral sphincter)을 형성한다.

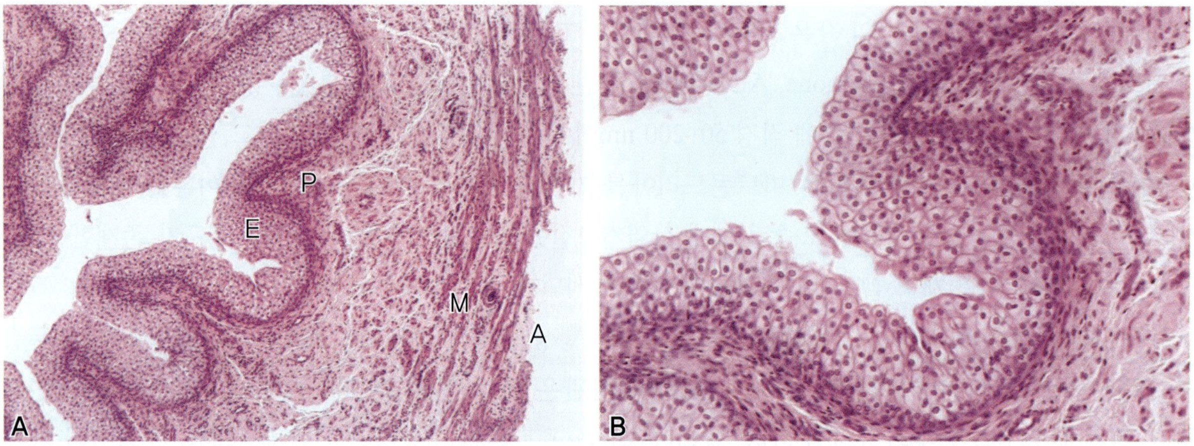

그림 14-13 방광. **A.** 저배율사진(H&E 염색, 100배), **B.** 고배율사진(H&E 염색, 400배). E : 상피, P : 점막고유판, M : 근육층, A : 바깥막.

요도(urethra)

요도는 소변을 방광에서 외부로 운반하는 관이다. 남성에서는 정자도 사정할 동안에 이곳을 통과한다. 여성의 요도는 전적으로 비뇨기관이다.

남성요도는 길이가 15~20 cm로서 통과하는 위치에 따라 전립샘요도(prostatic urethra), 막요도(membranous urethra), 해면요도(spongy urethra; 음경요도, penile urethra)의 세 부분으로 나뉜다.

첫째, 전립샘요도는 길이가 3~4 cm로 전립샘 속에 위치하는 부분이며 이행상피로 덮여 있고 한 쌍의 사정관(ejaculatory duct)이 요도로 개구하고 있다. 둘째, 막요도는 길이가 단지 1~2 cm이며, 거짓중층원주상피와 중층원주상피로 덮여 있다. 이 부위는 샅막(perineal membrane, 비뇨생식가로막; urogenital diaphragm)을 통과하기 때문에 붙여진 이름이다. 셋째 해면요도는 요도 중 길이가 15 cm에 이르는 가장 긴

요도로 음경을 통과하여 음경귀두(glans penis)의 끝에서 끝나는 부분이다. 이 구역은 요도해면체(corpus spongiosum) 속에 위치하며 이 부위의 상피는 대부분 거짓중층원주상피, 비각질 중층편평상피와 중층원주상피로 덮여 있다. 이 세 구역 요도의 점막고유판은 혈관공급이 풍부하고 느슨한 탄력섬유 결합조직으로 구성되어 있다. 이곳에는 수많은 점액분비 요도샘(gland of Littrer)이 있어 요도 상피의 윤활제인 점액을 분비한다. 여성요도는 길이가 약 4~5 cm, 직경은 약 5~6 mm이다. 이는 방광에서 시작해 질 입구의 앞쪽으로 열려 있는 바깥요도구멍에서 끝난다. 방광 근처는 이행상피로 그 외 나머지 전 부분은 거짓중층원주상피가 섞인 비각질중층편평상피로 되어 있으며, 여성요도의 중간부위는 수의성 바깥가로무늬조임근에 의해 배뇨를 조절할 수 있게 해준다.

Chapter 15 남성생식기계(Male Reproductive System)

학습목표
Learning Objective

1. 남성 생식기계통의 일반적 구조에 대하여 설명한다.
2. 고환의 일반구조에 대해 설명한다.
3. 정세관의 구조와 그곳에서의 정자발생과정을 설명한다.
4. 정자의 구조에 대하여 설명한다.
5. 버팀세포(subtentacular cell of Sertoli)의 특징과 기능을 설명한다.
6. 사이질세포(Leydig cell)의 특징과 기능을 설명한다.
7. 혈액-고환장벽(blood-testis barrier)의 구조와 기능적 의의에 대하여 설명한다.
8. 부고환의 구조적 특징 및 기능을 설명한다.
9. 정관의 구조에 대하여 설명한다.
10. 정낭의 구조와 기능에 대하여 설명한다.
11. 전립샘의 구조적 특징 및 기능을 설명한다.
12. 음경(penis)의 구조에 대하여 설명한다.
13. 음경의 발기 현상과 구조현상에 대하여 설명한다.

남성생식기계통은 주요 기관인 고환(testis), 생식관(genital ducts), 부속생식샘(accessory genital gland), 음경(penis)으로 이루어져 있다.

고환은 정자(spermatozoa)와 호르몬을 생산하는 두 가지 기능을 수행하며, 백색막(tunica albuginea)이라고 하는 두꺼운 아교섬유성 결합조직인 피막(capsule)에 싸여 있다. 백색막은 고환의 뒷면에서 두꺼워져 고환세로칸(mediastinum testis)을 형성하고, 여기에서 섬유성 중격(fibrous septa)이 나와 약 250개의 고환소엽(lobuli testis)으로 나눈다(그림 15-1, 2).

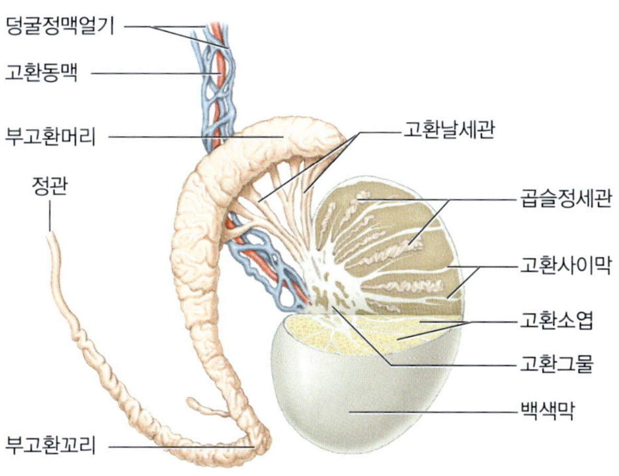

그림 15-1 고환의 구조 모식도

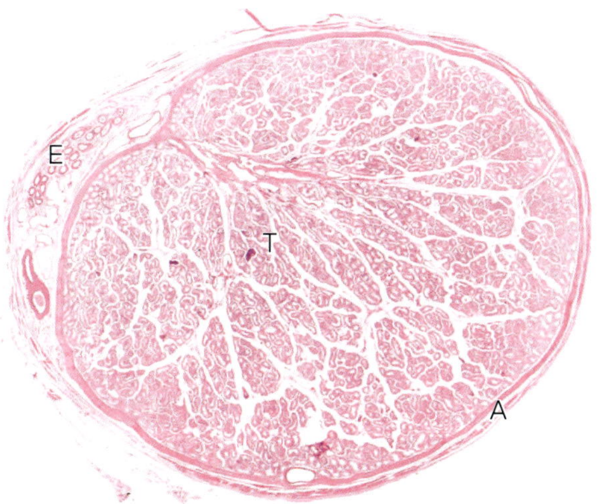

그림 15-2 고환의 광학현미경 사진(H&E 염색, 20배). T : 고환(testis), A : 백색막(tunica albuginea), E : 부고환(epididymis)

중격은 완전하지 않으므로 인접한 소엽들과 서로 교통할 수 있다. 각 소엽에는 1~4개의 정세관(seminiferous tubule)이 혈관, 림프관, 신경 및 사이질세포(interstitial cell, Leydig cell)가 풍부한 성긴결합조직 그물 속에 들어 있다. 정세관에서는 남성생식세포인 정자를 생성하며, 사이질세포는 남성호르몬을 분비한다.

생식관과 부속샘에서 분비되는 분비물은 민무늬근 수축의 도움을 받아 정자를 요도쪽으로 이동시킨다. 분비물은 정자가 남성생식관에 머무를 동안 영양분을 공급한다. 생식관 부속샘의 분비물과 정자를 모두 합해 정액이라고 하며, 음경은 정액을 여성생식관으로 이동시켜 주는 기관이다.

배아발생 동안에 고환은 복상의 배막 뒤에서 성장한다. 이들은 태아의 발달 단계에서 음낭으로 내려가게 되는데 배막의 일부와 함께 내려간다. 그리하여 정삭(spermatic cord) 끝 음낭(scrotum) 내에 위치하게 되며, 복막에서 기원한 장막 주머니(serous sac)인 고환집막(tunica vaginalis)에 의해 싸여진다. 고환집막은 바깥쪽의 벽측면(parietal layer)과 안쪽의 장측면(visceral layer)으로 구성되어 고환의 앞면과 옆면에서 백색막을 싸고 있다. 음낭(scrotum)은 고환을 복강 내 체온보다 낮은 온도로 유지시켜 주는 중요한 기능을 한다.

고환(testis)

정세관(seminiferous tubule)

정세관은 복합적인 중층상피(complex stratified epithelium)로 덮여 있으며, 직경은 약 150~250 μm이고 길이는 약 30~70 cm이다.

정세관은 정세관상피(seminiferous epithelium), 섬유성 결합조직층과 뚜렷한 바닥판(basal lamina)으로 구성된다. 정세관상피는 정자발생세포(spermatogenic cells)와 버팀세포(supporting cell; 세르톨리세포, Sertoli cell)로 구성된다(**그림 15-3**).

정세관을 싸고 있는 섬유성 고유층(tunica propria)은 여러 층의 섬유모세포(fibroblast)로 구성된다. 바닥판에 면한 가장 안쪽층은 민무늬근의 특성을 나타내는 납작한 유사근육세포(myoid cell)로 구성된다(**그림 15-4, 5**).

정자발생세포(spermatogenic cells)

정자발생세포들은 정세관의 바닥판과 내강 사이의 공간을 차지하며 4~8개의 층으로 이루어져 있다. 이들 세포는 여러 차례 분열하며, 마지막에는 분화하여 정자를 형성한다. 이는 남성생식세포의 연속적인 분화과정의 여러 단계를 나타낸다. 이러한 전체 과정을 정자발생(spermatogenesis)이라 한다.

정자발생은 정모세포 발생(spermatocytogenesis) 단계, 감수분열(meiosis) 단계, 정자형성(spermiogenesis) 단계로 나눌 수 있다. 정모세포 발생 단계에서는 정조세포(spermatogonia)가 유사분열하여 여러 세대를 거쳐 정모세포(spermatocyte)를 형성한다. 감수분열 단계에서는 정모세포가 연속적으로 두 번 분열하여 정자세포(spermatid)를 형성하며, 이때 세포당 염색체(chromosome)의 수 및 DNA의 양은 절반으로 감소한다. 정자형성 단계에서는 정자세포가 일련의 세포분화과정을 거쳐 정자를 형성한다(**그림 15-6**).

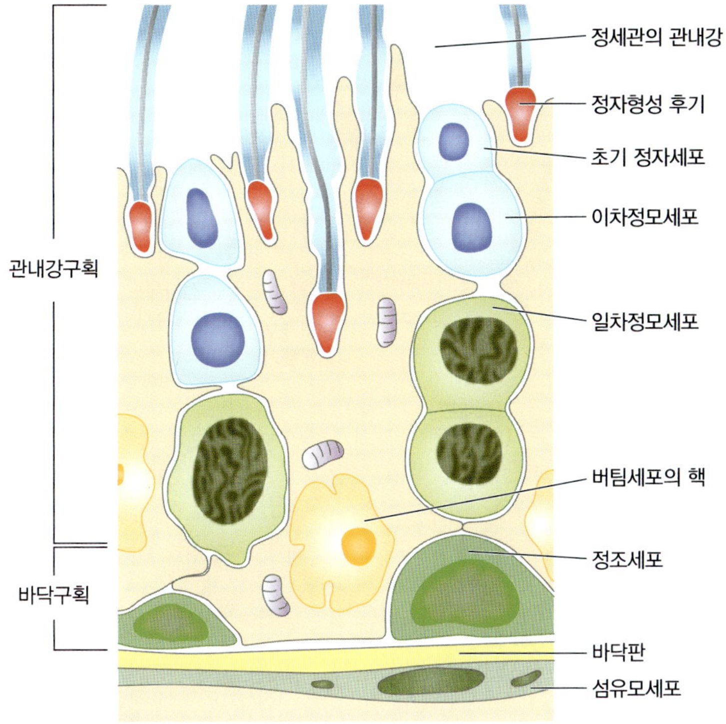

그림 15-3 정세관의 구조. 크게 바닥구획과 관내강구획으로 나뉘며, 바닥판 위층에서 정자세포의 발생이 시작됨

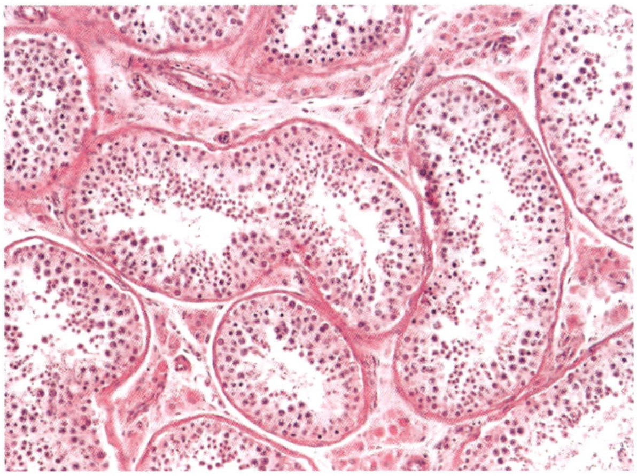

그림 15-4 정세관의 광학현미경 사진(H&E 염색, 100배)

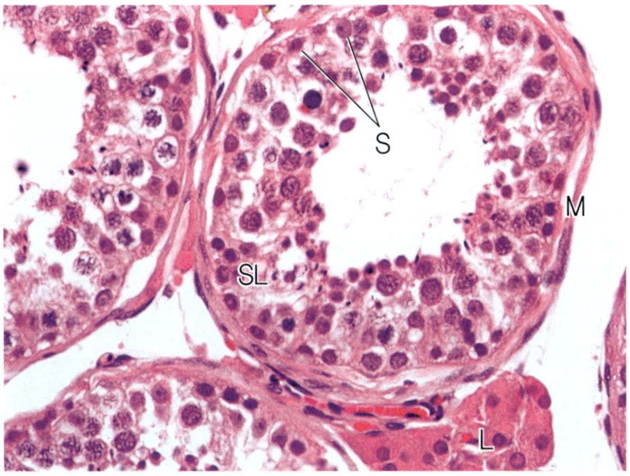

그림 15-5 정세관의 광학현미경 사진(H&E 염색, 400배). SL, 정자발생세포, M : 유사근육세포(myoid cell), S : 버팀세포(세르톨리세포, Sertoli cell), L : 사이질세포(Leydig cell)

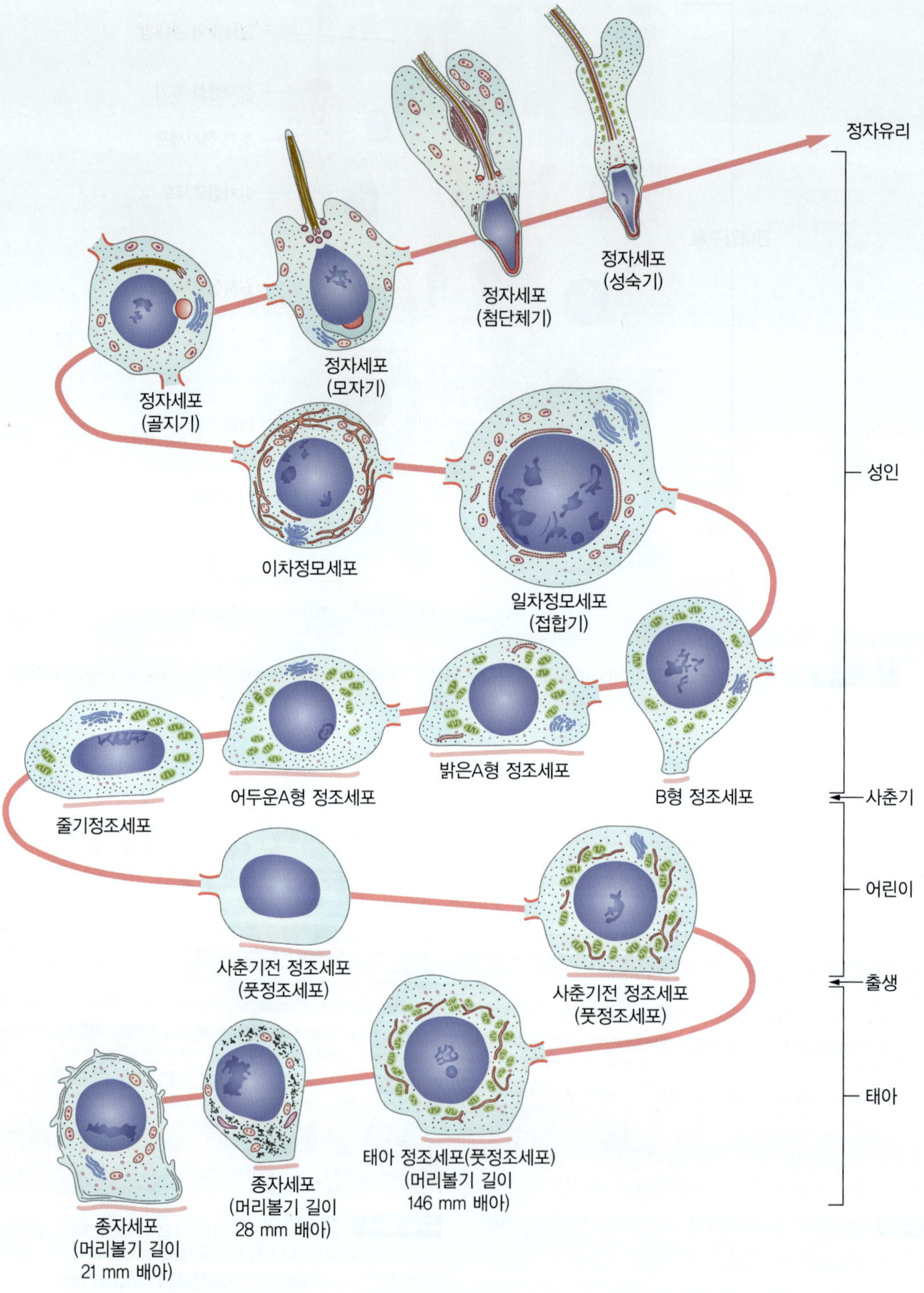

그림 15-6 정자발생세포의 분화 및 정자완성 과정을 나타내는 모식도

정조세포는 정세관의 바닥판에 닿아 있는 원시생식세포(primitive germ cell)이며, 직경이 약 12 μm의 작은 세포로서 핵에는 옅게 염색되는 염색질이 있다. 이 정조세포는 성적 성숙기에 여러 번 유사분열하며, 새로 형성된 세포는 한 번 또는 그 이상의 유사분열 이후 미분화 원조세포인 A형 정조세포(type A spermatogonia)가 되거나 또는 계속되는 유사분열 과정 중 분화하여 B형 정조세포(type B spermatogonia)가 된다. A형 정조세포는 난원형 세포이고, 정세관의 바닥막과 넓게 접하고 있다. 핵은 난원형이며, 세포의 중앙에 위치하며, 뚜렷한 1~2개의 핵소체가 핵막 가까이에 있다. 이 A형 정조세포는 어두운 A형 정조세포(dark type A spermatogonium)와 밝은 A형 정조세포(pale type A spermatogonium)로 세분된다. 어두운 A형 정조세포는 미분화성 줄기세포로서 세포질이 강한 호염기성을 나타내고, 이 세포가 분열하여 한 쌍의 또 다른 줄기세포인 어두운 A형 정조세포가 생겨나거나 또는 한 쌍의 밝은 A형 정조세포가 생겨난다. 밝은 A형 정조세포는 세포질이 약하게 염색되며, 몇 번의 유사분열에 의하여 B형 정조세포가 생겨난다. B형 정조세포는 조롱박 모양의 딸세포로서 바닥막과 좁게 접하고 있다. 핵은 구형이며, 세포질의 구조는 밝은 A형 정조세포와 비슷하게 관찰된다.

일차정모세포는 B형 정조세포의 분화에 의해 형성되며, 바닥막에서 떨어져 속공간 쪽으로 이동하여 위치한다. 세포의 형태는 둥글고, 핵내에는 퍼진염색질(euchromatin)을 가지고 있다. 일차정모세포는 46(44+XY)개의 염색체를 가지고 있다. 일차정모세포는 일차전기(prophase I)에서 세포는 네 단계, 즉 가는섬유기(leptotene), 접합기(zygotene), 굵은섬유기(pachytene), 겹섬유기(diplotene)를 거쳐 이동기(diakinesis)에 이르러 염색체가 양극으로 이동하여 염색체가 분리된다. 이들 감수분열과정에서 염색체의 유전자에 교차(crossing over)가 일어난다. 일차중기(metaphase)를 거쳐, 다음 단계인 일차후기(anaphase)에는 염색체가 각 극(pole)으로 이동하게 된다. 일차정모세포의 일차감수분열이 끝나면서 23개의 염색체(22+X 또는 22+Y)를 갖는 이차정모세포(secondary spermatocyte)가 생겨난다. 일차감수분열의 일차전기는 대략 3주 정도 지속되므로 조직표본에서 관찰되는 대부분의 세포는 이 단계에 있는 세포이다. 일차정모세포가 정자발생세포 중에서 가장 크며 핵내에 농축된 유전물질이 꼬여서 형성하는 여러 단계의 염색체들이 특징적으로 나타난다.

이차정모세포는 일차정모세포의 일차감수분열을 통해 형성되며, 일차정모세포보다 크기가 작다. 이 이차정모세포는 23개의 염색체를 가지고 있으며, 염색체수의 감소(46개→23개)에 의해 단위 세포당 DNA 양의 감소(4N→2N)가 나타난다. 이차정모세포는 중간기(interphase)가 매우 짧고 바로 이차감수분열을 하므로 고환의 조직표본에서 관찰하기가 어렵다.

정자세포는 이차정모세포로부터 형성된 세포이며, 대체로 크기가 작고(직경 7~8 μm), 농축된 염색질이 있는 핵이 있으며 정세관의 내강 쪽에 위치한다. 첫 번째와 두 번째 감수분열 사이에는 S기(DNA 합성기)가 없기 때문에 각 세포의 DNA 양은 반으로 줄어든다. 염색분체가 분리되고 정자세포가 형성될 때 홑배수체(1N)로 줄어든 염색체는 수정이 될 때 홑배수체인 정자와 홑배수체인 난자가 합쳐서 정자의 두배수체 염색체를 갖게 된다(**그림 15-7**).

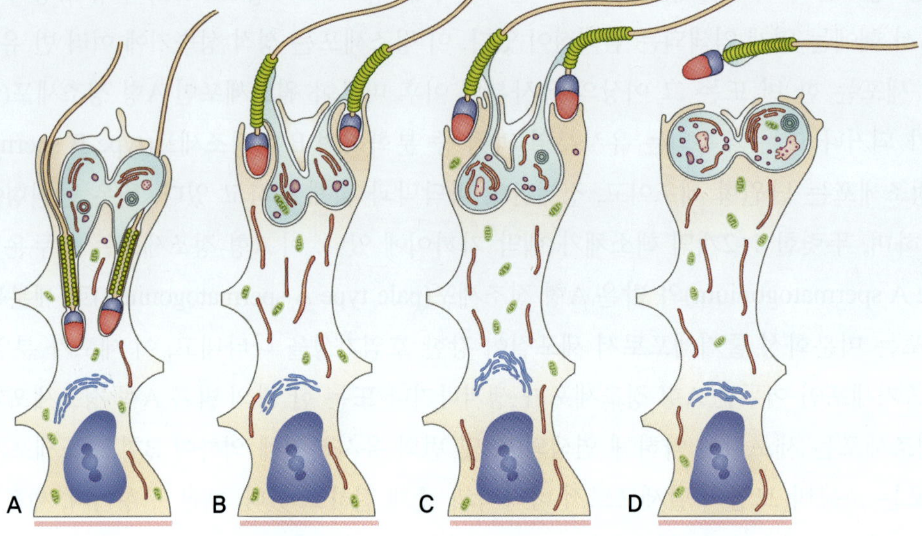

그림 15-7 정자유리 과정의 단계를 나타내는 모식도

정자는 정자세포가 변형되어 형성되며, 이 과정에서는 세포의 분열이 일어나지 않는다. 형성 과정에는 첨단체(acrosome) 형성, 핵의 농축과 길어짐, 편모의 발생 및 대부분 세포질 소실 등이 나타난다(그림 15-8).

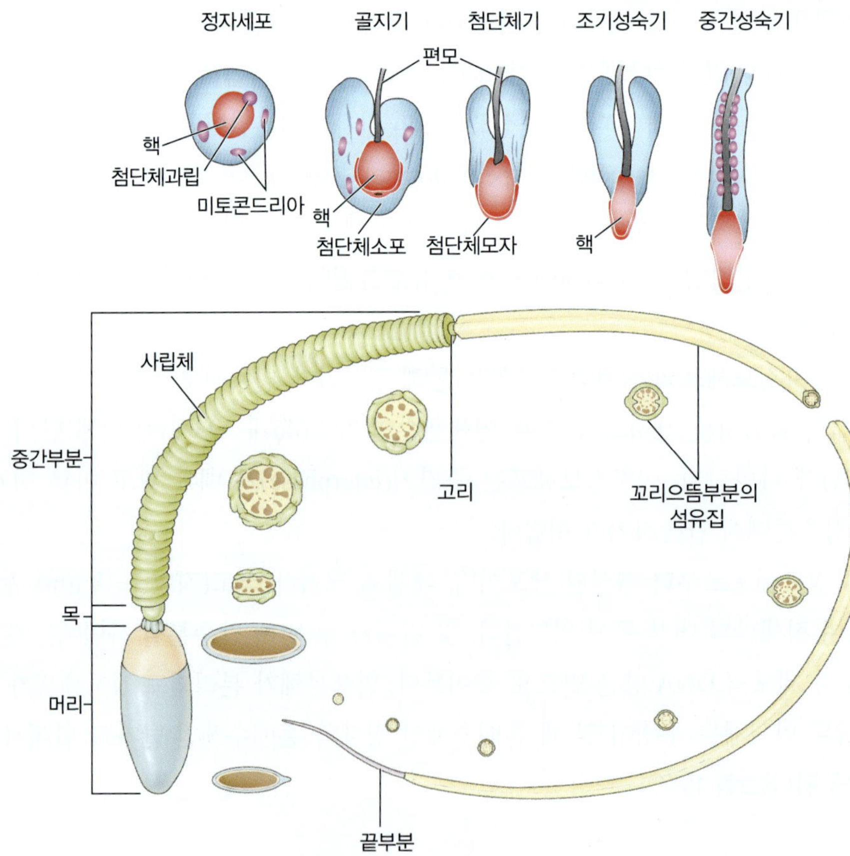

그림 15-8 정자 형성과정의 모식도

버팀세포(세르톨리세포, Sertoli cell)

버팀세포는 고환의 기능에 매우 중요한 세포로 정자발생세포들을 부분적으로 둘러싸고 있는 길쭉한 피라미드 모양의 세포이다. 버팀세포의 바닥은 바닥판에 닿아 있으며, 자유표면 부위는 정세관 내강에 면하고 있다(**그림 15-9**).

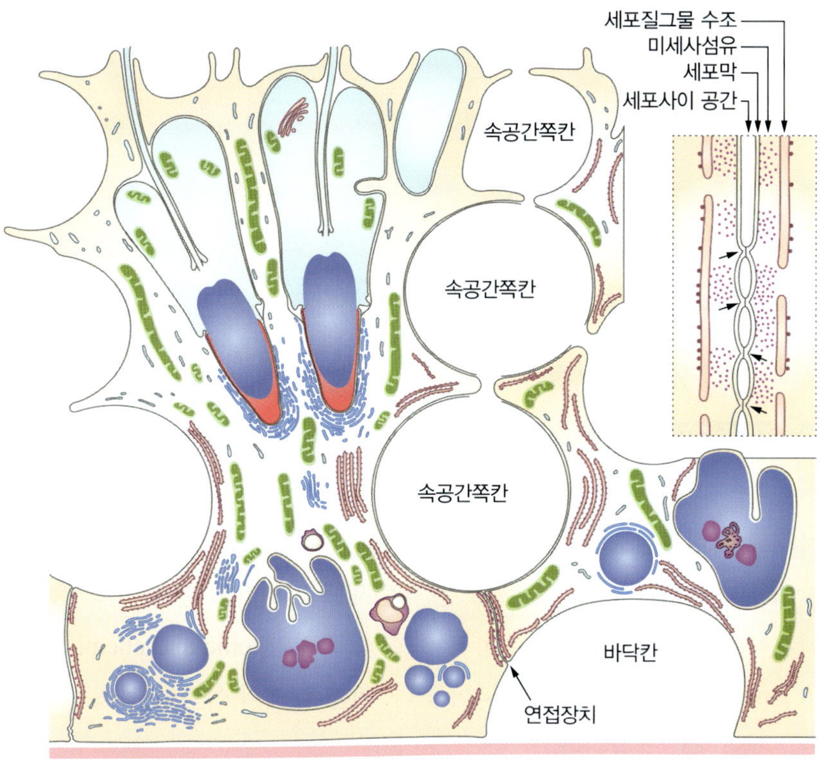

그림 15-9 정세관상피에 있는 버팀세포의 미세구조를 나타내는 모식도

이 세포의 외측면에는 다수의 외측돌기(lateral process)가 있어 정자발생세포들을 둘러싸고 있기 때문에 광학현미경하에서 이 세포의 외측 경계를 구분하기는 어렵다. 전자현미경으로 관찰하면 풍부한 무과립세포질내그물과 약간의 과립세포질내그물, 잘 발달된 골지복합체, 다수의 미토콘드리아와 용해소체가 나타난다. 외형이 삼각형으로 나타나는 길쭉한 핵에는 많은 주름이 있으며, 핵소체가 뚜렷하게 관찰되고 뭉친염색질(heterochromatin)은 거의 나타나지 않는다. 버팀세포는 정조세포 위에서 폐쇄연접(occluding junction)으로 연결되어 있다. 따라서 정조세포는 바닥구획(basal compartment)에 위치하여 혈액 내 물질을 쉽게 공급받는다. 정자발생과정에서 정조세포의 자손세포(progeny)는 폐쇄연접을 지나 관속공간구획(adluminal compartment)에 위치한다. 이 부위에 있는 정자발생의 후기단계에 있는 세포들은 버팀세포들 사이의 폐쇄연접으로 형성된 혈액고환장벽(blood testis barrier)에 의하여 혈액 내 물질로부터 보호를 받게 된다(**그림 15-10**).

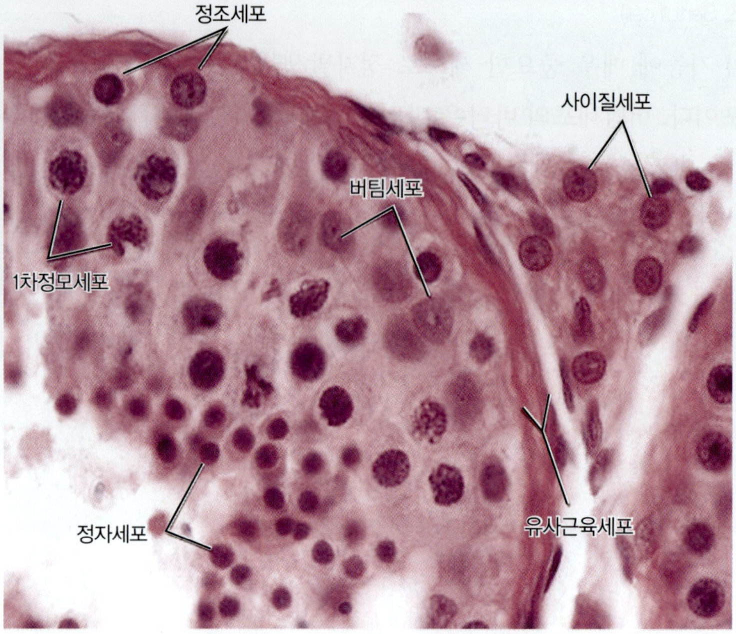

그림 15-10 정세관 내 정자발생 단계의 광학현미경 사진(H&E 염색, 600배)

정모세포와 정자세포는 버팀세포의 자유표면과 외측표면에 있는 오목한 구조에 위치한다. 편모로 구성된 꼬리(flagellar tail)가 발생하면서 정자세포는 버팀세포의 자유표면에서 내강쪽으로 나와 있는 술(tuft) 모양으로 나타난다. 버팀세포들은 이온성 및 화학적 짝짓기(ionic and chemical coupling)를 가능케 하는 틈새이음(gap junction)에 의해서도 연결되어 있다. 이는 앞에서 설명한 정세관상피의 주기를 조절하는 중요한 기능을 할 것이라고 생각된다.

버팀세포는 다음과 같은 여러 가지 기능을 한다.

- 발생하는 정자의 지지, 보호 및 영양상태 조절(support, protection, and nutritional regulation of the developing spermatozoa)
- 포식작용(phagocytosis)
- 분비(secretion)
- 항뮐러호르몬의 생산(production of the antiMüllerian hormone), 뮐러억제호르몬(Mullerian inhibiting hormone)

혈액고환장벽(blood testis barrier)

혈액 내의 물질 중 일부만이 고환 조직액에 나타나는 것은 혈액과 정세관상피 사이에 일종의 장벽이 존재한다는 것을 의미한다. 고환모세혈관은 창모세혈관(fenestrated capillary)이므로 큰 분자들이 쉽게 통과한다. 그러나 버팀세포 사이의 폐쇄연접이 혈액고환장벽을 형성하여 혈액 내의 유해물질로부터 남성생식세포를 보호해 준다.

고환사이질세포(interstitial cell) 혹은 라이디히세포(Leydig cell)

고환사이질세포는 정세관 사이의 공간에 존재하며 남성호르몬인 안드로겐(androgen)을 생성한다. 이 세포들의 모양은 둥글거나 다각형이며, 세포 중앙에 핵이 있고 작은 지방방울이 풍부한 호산성 세포질이 뚜렷하게 나타난다.

사이질공간에 림프관들이 잘 발달해 있기 때문에 이 기관의 버팀질액과 림프액은 구성 성분이 비슷하다. 결합조직은 섬유모세포, 미분화 결합조직세포, 비만세포와 큰포식세포 등 여러 종류의 세포들로 구성되어 있다.

고환내생식관(intratesticular genital ducts)

정세관 끝의 내강은 좁아지며 가늘고 짧은 곧은정세관(straight tubule, tubuli recti)이 되어 고환그물(rete testis)에 연결된다. 고환그물은 10~20개의 고환날세관(ductuli efferentes)으로 이어지며, 고환날세관은 부고환(epididymis)의 머리부분에 연결되어 있다. 곧은정세관, 고환그물, 고환날세관은 고환내생식관에 속한다.

대부분의 정세관에서 곧은정세관쪽으로 가면서 정자발생세포의 수는 감소하여 곧은정세관의 시작부에는 버팀세포만이 존재하며, 점차 치밀결합조직에 의해 지지되는 입방상피세포로 구성된 주분절(main segment)로 대체된다. 곧은정세관은 백색막(tunica albuginea)이 두꺼워져서 형성된 고환세로칸(mediastinum) 내에 있는 고환그물(rete testis)로 연결된다. 고환그물은 입방상피로 덮여 있으며, 무수히 많은 그물 형태의 관(channel)이 서로 연결된 구조로 나타난다.

고환그물로부터 10~20개의 고환날세관이 나온다. 이들의 상피는 섬모가 없는 입방세포와 섬모가 있어 부고환쪽으로 물결치는 모양의 입방세포들로 구성되어 있다. 이에 따라 상피는 특징적인 물결무늬 형태로 나타난다. 무섬모세포들은 정세관에서 분비된 액체성분을 대부분 흡수한다. 섬모세포의 운동과 액체성분의 흡수는 정자를 부고환으로 이동시키는 액체의 흐름을 형성한다. 또한 고환날세관 바닥판의 바깥쪽으로는 얇은 민무늬근이 돌림층을 이루며 위치한다. 고환날세관은 점차 합쳐져서 부고환관(ductus epididymis)을 이룬다.

배설생식관(excretory genital ducts)

고환에서 생성된 정자는 부고환관, 정관(ductus deferens, vas deferens), 전립샘요도(prostatic urethra)를 거쳐 음경입구(penile meatus) 쪽으로 운반된다.

부고환관은 나선형으로 꼬인 하나의 관으로서 주변의 결합조직 및 혈관과 함께 부고환의 몸통과 꼬리를 형성하며, 길이는 4~6 m이다. 이 관의 상피는 거짓중층원주상피(pseudostratified columnar epithelium)이고 둥근 바닥세포(round basal cell)와 원주세포(columnar cell)로 구성되어 있고, 이 세포들은 바닥판에 의해 지지되며, 바닥판의 바깥쪽은 민무늬근세포와, 혈관이 풍부한 성긴 결합조직에 의해 둘러싸여 있다(**그림 15-11, 12**). 원주세포의 표면에는 길고 분지하는 불규칙한 형태의 부동모(stereocilia)가 있다.

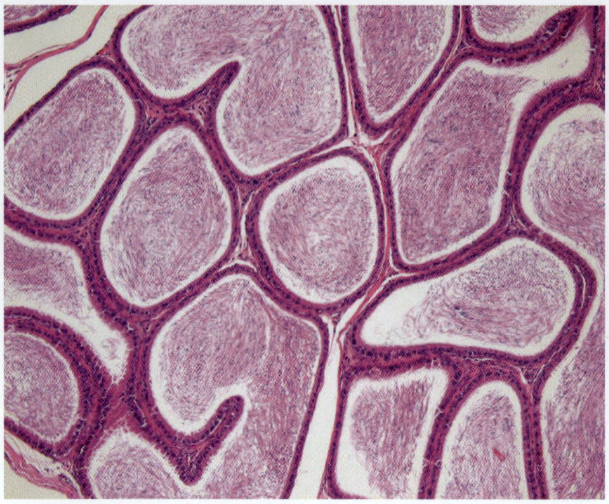

그림 15-11 부고환의 광학현미경 사진(H&E 염색, 100배)

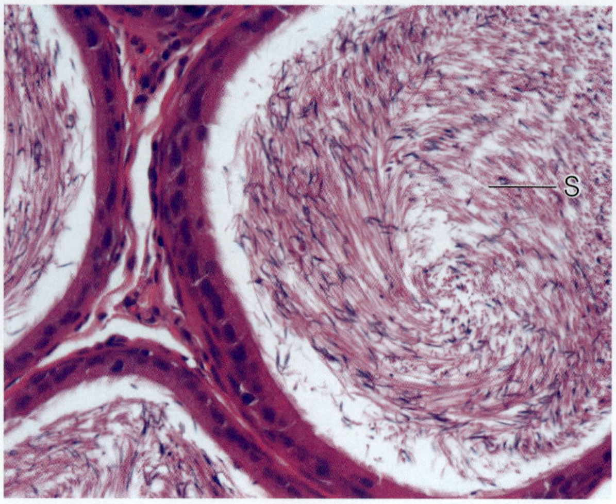

그림 15-12 부고환관의 광학현미경 사진(H&E 염색, 400배). SC : 부동모를 가진 거짓중층원주세포(pseudostratified columnar epithelia with stereocilia), S : 정자(sperm)

부고환관의 상피는 정자발생 과정에서 만들어진 잔여소체의 흡수 및 분해에도 관여한다. 민무늬근세포는 연동수축(peristaltic contraction)을 일으키며, 이에 따라 정자는 관을 따라 이동한다.

정관은 곧고 좁은 관이며 점막층은 세로주름을 형성하며 상피는 부동모가 있는 거짓중층원주상피이다. 점막고유판은 탄력섬유가 풍부한 결합조직층이며, 두꺼운 근육층은 안쪽과 바깥쪽의 세로층과 중간의 돌림층으로 구성되어 있다. 정관은 고환동맥, 덩굴정맥얼기 및 신경을 포함하는 정삭(spermatic cord)의 일부를 형성한다. 전립샘을 통과하기 전에 정관은 팽대되어 정관팽대(ampulla)를 형성한다. 팽대부에서 상피는 두꺼우며 많은 주름이 존재한다. 정관팽대의 끝부분에는 정낭이 연결되며, 전립샘으로 들어가 전립샘요도에 개구하게 된다. 전립샘에 위치하는 부분을 사정관(ejaculatory duct)이라 하며, 정관의 점막층은 정관팽대를 지나 사정관까지 이어지지만, 근육층은 정관팽대까지만 존재한다.

부속생식샘(accessory genital glands)

남성생식기계통의 부속생식샘은 남성생식기능에 필수적인 분비물을 생성한다. 부속생식샘에 속하는 구조에는 정낭(seminal vesicle), 전립샘(prostate gland), 망울요도샘(bulbourethral gland) 혹은 쿠퍼샘(Cowper's gland)이 있다.

정낭은 길이는 약 15 cm이며, 두 개의 심하게 꼬인 관으로 형성되며, 조직표본에는 하나의 관이 여러 방향으로 관찰된다. 주름진 점막층의 상피는 분비과립이 풍부한 거짓중층원주상피이다. 전자현미경으로 관찰하면 이 세포는 단백질을 합성하는 세포로 나타난다. 고유판은 탄력섬유가 풍부하며 얇은 민무늬근층에 의해 둘러싸여 있다. 정낭에서 분비되는 노란색의 점도가 높은 분비물에는 정자를 활성화시키는 프룩토스(fructose), 시트르산(citrate), 이노시톨(inositol), 프로스타글란딘(prostaglandin) 및 여러 단백질이 함유되어 있다. 남성생식기 부속생식샘에서 생산되는 탄수화물은 정액으로 분비되며, 에너지의 원천이 된다. 탄수화물 중 단당류인 과당(fructose)이 가장 풍부하다. 사정액(ejaculate)의 70%는 정낭에서 분비된 성분이다. 정낭상피 세포의 높이와 분비과정의 활성도는 테스토스테론의 영향을 받는다.

전립샘(prostate gland)

전립샘은 30~50개의 분지된 복합대롱꽈리샘(compound tubuloalveolar gland)으로 이루어지며 이들의 관은 전립샘요도로 열린다(그림 15-13).

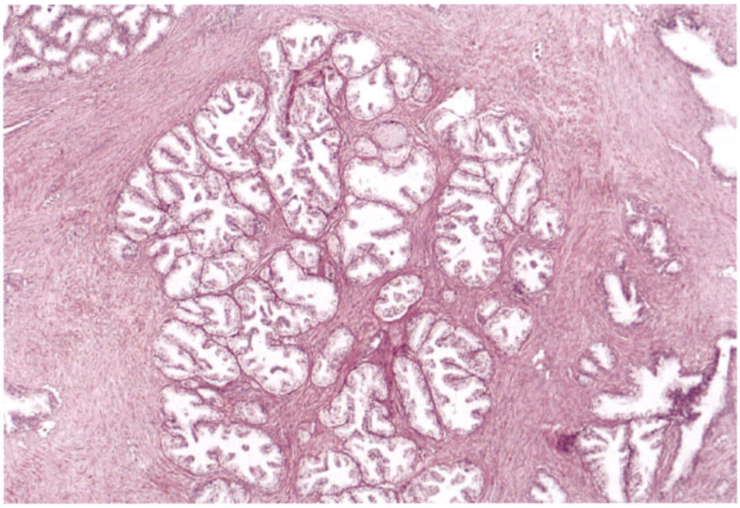

그림 15-13 전립샘의 광학현미경 사진(H&E 염색, 100배)

전립샘은 전립샘액(prostatic fluids)을 생성하며, 사정(ejaculation) 시 배출하기 위하여 내부에 저장해 둔다. 전립샘은 민무늬근이 풍부한 섬유탄력피막(fibroelastic capsule)에 의해 싸여 있으며, 피막에서 나온 중격은 샘을 여러 엽으로 나누지만, 성인에서는 그 경계가 불명확하다. 두꺼운 섬유근육지질(fibromuscular stroma)이 전립샘 전체를 둘러싸고 있다.

전립샘은 뚜렷한 중심구역(central zone), 가장자리구역(peripheral zone), 이행구역(transition zone)의 세 구역으로 나누어진다. 중심구역은 거짓중층상피로 구성되며 전립샘 전체의 25%를 차지하고 있다. 가장자리구역은 전립샘의 70%를 차지하며 상피는 보다 규칙적이며, 전립샘암(prostatic cancer)이 기원되는 부분이다. 이행구역은 양성 전립샘비대증(benign prostatic hyperplasia)이 기원되는 부위이다.

전립샘의 내강에서 당단백질(glycoprotein)로 구성된 직경 0.2~2 mm의 작은 구형의 소체가 자주 발견되는데, 이를 전립샘돌(prostatic concretion, copora amylacea)이라고 하며 흔히 석회화된다. 이 구조의 기능이나 의의는 아직 알려져 있지 않지만 나이와 함께 증가하는 것으로 알려져 있다.

망울요도샘(bulbourethral gland)

망울요도샘은 직경 3~5 mm 크기로 격막요도(membranous urethra)의 근위부에 위치하고, 격막요도로 분비물을 분비한다. 복합대롱꽈리샘에서 상피는 점액을 분비하는 단층입방상피이며, 분비된 투명한 점액은 윤활 역할을 한다. 각 샘을 엽으로 나누는 격막(septa)에 뼈대근육과 민무늬근이 존재한다.

음경(penis)

음경은 세 개의 원통형 발기조직(erectile tissue)과 요도, 이를 바깥에서 둘러싸고 있는 피부로 구성된다. 등쪽에 위치하는 두 개의 해면체는 음경해면체(corpus cavernosum of the penis)라 하며, 요도를 둘러싸는 하나의 해면체는 요도해면체(corpus cavernosum of the urethra, corpus spongiosum)라고 한다. 요도해면체는 끝부위에서 팽대하여 음경귀두(glans penis)를 형성한다. 음경해면체는 두껍고 강한 결합조직층인 백색막(tunica albuginea)에 의해 둘러싸여 있다. 음경해면체와 요도해면체는 발기조직으로 이루어져 있으며, 발기조직은 창이 없는 내피세포로 덮여 있는 여러 개의 정맥 공간(venous space)으로 구성되며, 결합조직섬유와 민무늬근세포로 이루어진 지주(trabecula)에 의하여 분리되어 있다.

음경꺼풀(prepuce)은 뒤로 젖혀질 수 있는 피부주름으로 내부에는 결합조직과 민무늬근이 있다. 주름의 안쪽과 귀두를 덮는 피부에는 기름샘(sebaceous gland)이 존재한다.

음경요도의 대부분은 거짓중층원주상피로 되어 있지만, 음경귀두에서는 중층편평상피로 이행된다. 음경요도 전체에 걸쳐서 점액을 분비하는 요도샘(glands of Littre, 리터샘)이 존재한다.

음경에는 속음부동맥(internal pudendal artery)에서 기원하는 깊은음경동맥(deep artery)과 음경등동맥(dorsal artery of the penis)이 분포한다. 깊은음경동맥은 영양동맥(nutritive artery)과 나선동맥(helicine artery)으로 분지하며, 영양동맥은 지주에 산소와 영양분을 공급하고, 나선동맥은 해면동(cavernous space, 발기조직)으로 직접 연결된다. 나선동맥과 깊은등쪽정맥(deep dorsal vein) 사이에 동정맥연결(arteriovenous anastomosis)이 존재한다(그림 15-14, 15).

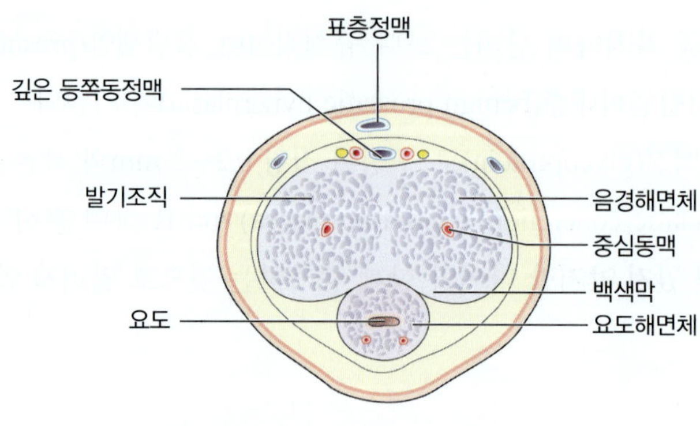

그림 15-14 음경의 단면 모식도

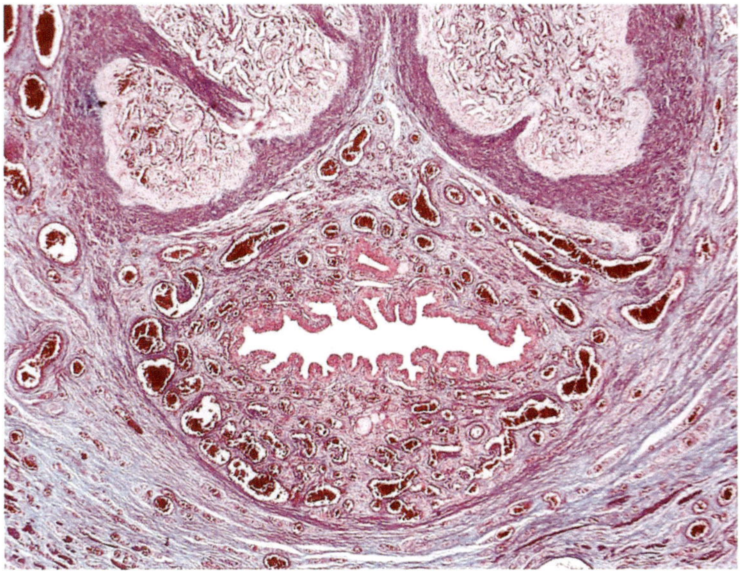

그림 15-15 음경의 광학현미경 사진(masson trichrom 염색, 200배)

음경발기(penile erection)

음경발기란 동맥의 근육과 해면동의 벽에 위치하는 민무늬근을 지배하는 신경에 의해 조절되는 혈류역학적(hemodynamic) 현상이다. 발기하지 않은(flaccid) 상태에서는 아주 적은 양의 혈액이 음경에 흐르게 되며, 이 상태는 음경 민무늬근 자체의 긴장도(tone)와 연속적인 교감신경성 입력(sympathetic input)에 의해 유지된다. 발기(penile erection)는 혈관을 확장시키는 부교감신경성 입력(parasympathetic input)에 의해 음경혈관과 해면동의 민무늬근이 이완되어 일어난다. 또한 혈관의 확장은 음경조직으로 가는 혈관을 수축시키는 교감신경 임펄스를 억제한다. 음경동맥과 해면동의 확장은 혈액량의 흐름을 증가시키며, 해면동은 혈액으로 채워지고 음경은 딱딱해진다. 사정(ejaculation)과 오르가즘(orgasm)이 일어난 후 부교감신경의 활성은 감소하며, 음경은 다시 발기 이전상태(flaccid state)로 돌아가게 된다.

Chapter

16 여성생식기계(Female Reproductive System)

학습목표
Learning Objective

1. 여성 생식기계통의 일반적 구조에 대하여 설명한다.
2. 난소의 일반적 구조에 대하여 설명한다.
3. 난포의 발생과 성숙과정을 단계별로 도시한다.
4. 난자의 성숙과정에 대하여 설명한다.
5. 배란의 호르몬 조절 기전에 대하여 설명한다.
6. 황체의 구조와 형성 기전을 설명한다.
7. 자궁관의 일반적 구조에 대하여 설명한다.
8. 자궁의 조직학적 구조에 대하여 설명한다.
9. 자궁속막의 주기적 변화를 설명한다.
10. 난소주기와 자궁속막 주기(월경주기)와의 관계를 설명한다.
11. 자궁목(목부분)의 조직학적 특징을 설명한다.
12. 수정과 착상에 대하여 설명한다.
13. 태반의 형성과정에 대하여 설명한다.
14. 태반의 구조와 기능에 대하여 설명한다.
15. 질의 조직학적 특징을 설명한다.
16. 여성 외음부를 구성하는 기관 및 구조를 설명한다.
17. 젖샘의 일반적 구조를 설명한다.
18. 젖꼭지와 젖꽃판의 구조에 대하여 설명한다.
19. 젖샘의 퇴행성 변화에 대하여 설명한다.

여성생식기(female genital tract)는 여성에서 생식 및 내분비 기능을 관장하며, 인체의 하복부 골반 내에 위치하고 주위 기관들에 의해 보호받고 있다. 속생식기(내부생식기, internal genitalia)와 바깥생식기(외부생식기, external genitalia)로 구분하며, 속생식기에는 난소(ovary), 자궁관(uterine tube; 난관, oviduct), 자궁(uterus), 질(vagina)로 나뉜다. 바깥생식기로는 음핵(clitoris), 대음순(labia majora), 소음순(labia minora), 요도입구(urethral orifice), 질입구(vaginal orifice), 대전정샘 입구(orofoce of Bartholin's gland) 등으로 구성되어 있다(그림 16-1, 2). 초경부터 폐경까지 이 계통은 그 구조와 기능에서 주기적인 변화를 하게 된다. 이러한 변화는 신경호르몬 기전으로 조절된다. 폐경 이후 시기에는 생식계통이 서서히 퇴화하게 된다. 젖샘(mammary gland)은 여성생식기계통에 속하는 장기는 아니지만 생식계통의 기능적 상태와 직접 연결되어 변화하므로 이 단원에서 공부하기로 한다.

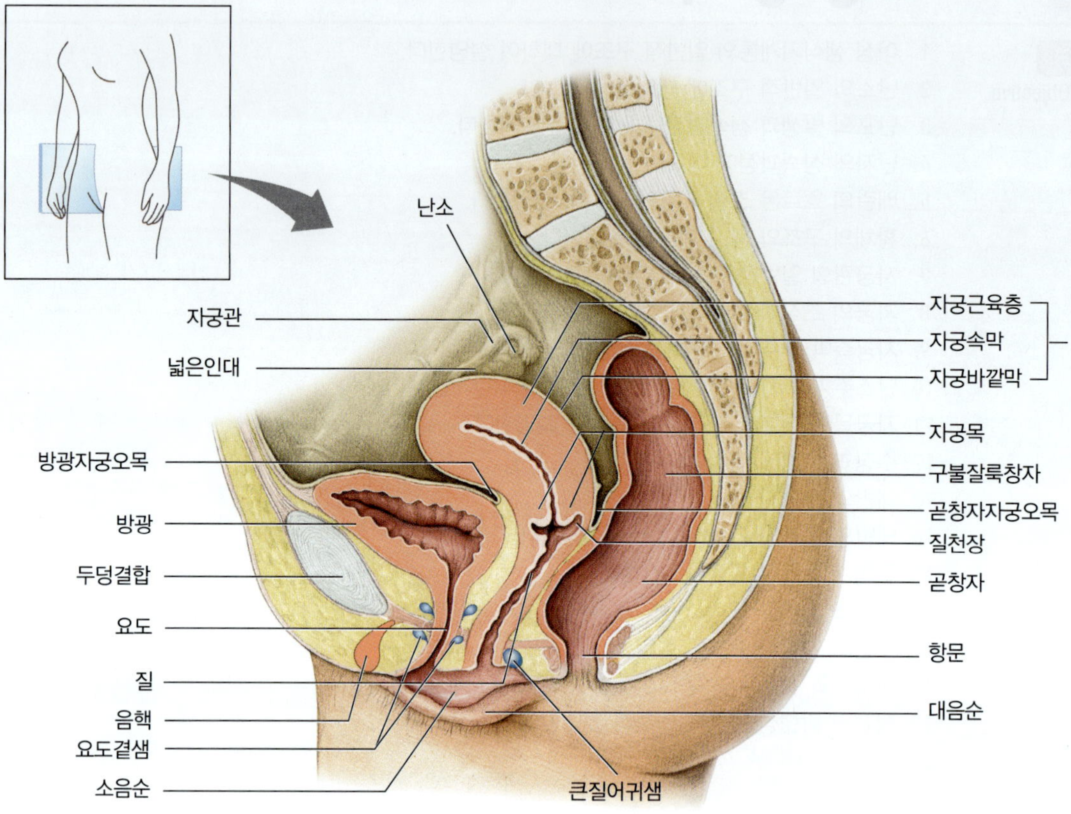

그림 16-1 여성 생식기계의 측면 모식도

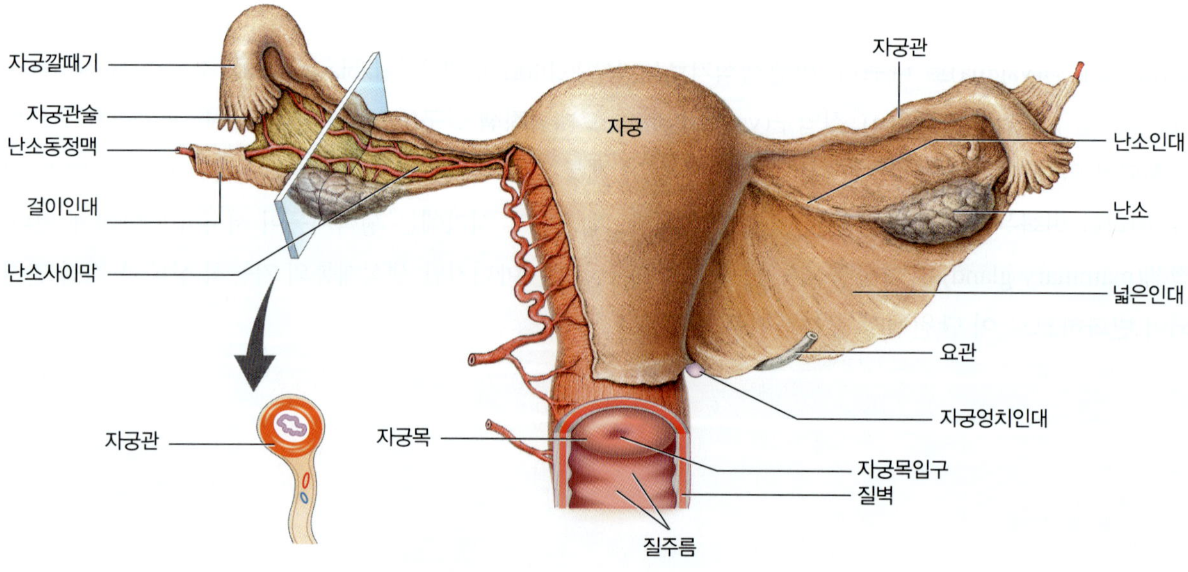

그림 16-2 여성 생식기계의 내부장기 모식도

속생식기(내부생식기, internal genitalia)

난소(ovary)

난소는 대략 길이가 3 cm, 넓이가 1.5 cm, 두께가 1 cm 정도의 크기로 골반 양측벽에 존재하는 약간 편평한 실질성 기관으로 아몬드(almond) 모양이다(그림 16-3). 난소는 좌우 난관채 가까이 위치하며 해부학적으로는 하복부의 좌우 상부에 위치한다. 난소의 중앙부인 수질을 싸고 있고 난자를 함유한 난포(여포, follicle)들이 존재하는 표층의 겉질(피질, cortex)과 세포가 많은 성긴결합조직 내에 혈관이 풍부하게 분포하는 중심부의 속질(수질, medulla)로 구성되며, 겉질과 속질 사이에는 명확한 경계가 없다(그림 16-4). 겉질의 조직구조는 섬유성 근조직(fibromuscular tissue)과 간질(stroma)로 구성되어 여러 단계의 발육상태에 있는 난포들을 둘러싸고 있다.

난자발생(oogenesis)은 난조세포로부터 난자가 발생하는 일련의 과정으로 증식기(multiplication phase), 연장기(dictyotene phase), 성장기(growth phase), 성숙기(maturation phase)로 구분한다(그림 16-5).

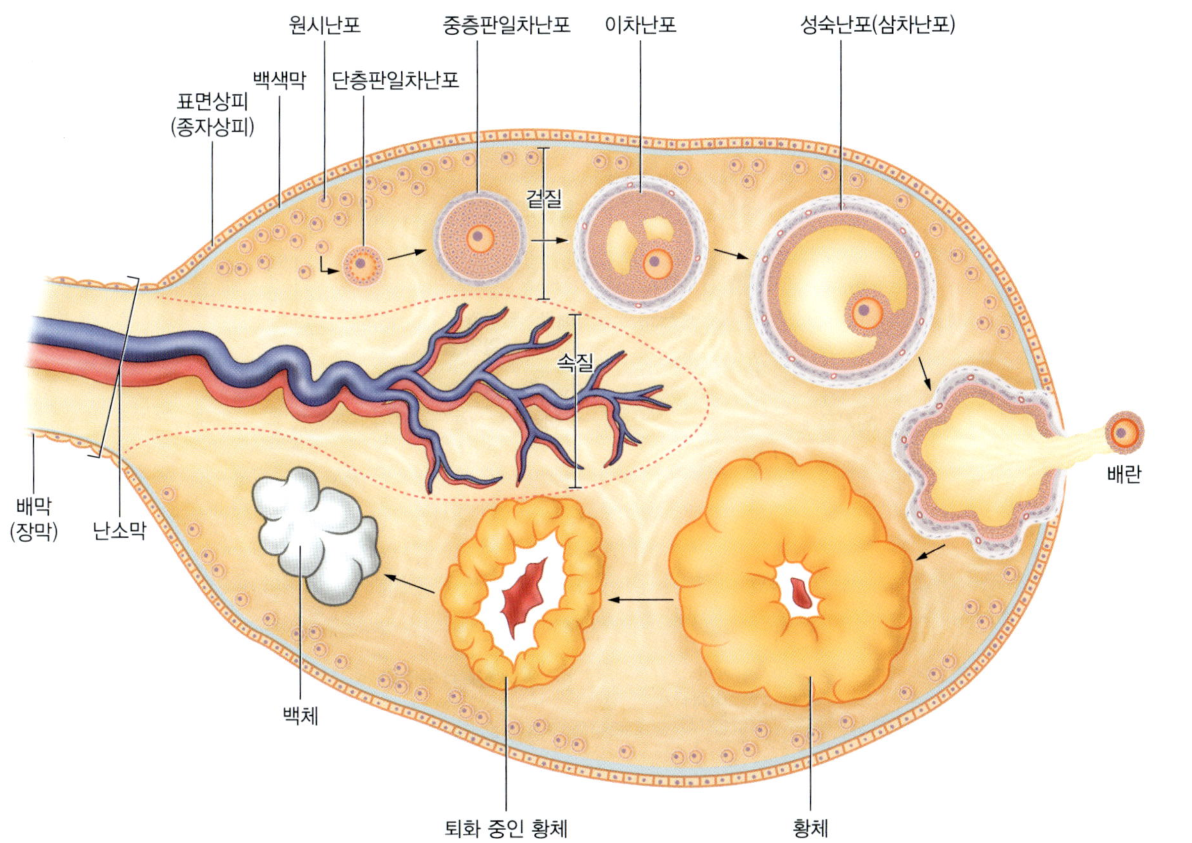

그림 16-3 난소(ovary) 종단면의 모식도

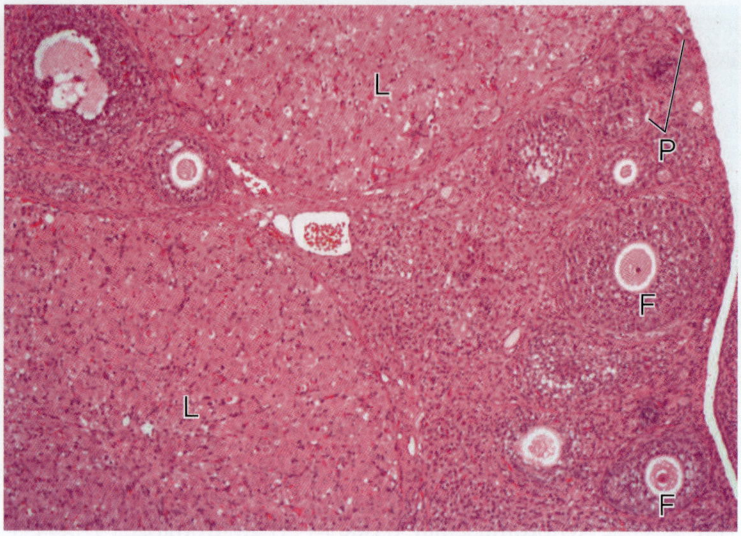

그림 16-4 난소 겉질부분의 광학현미경 사진(H&E 염색, 100배). P : 원시난포 F : 일차난포 L : 황체

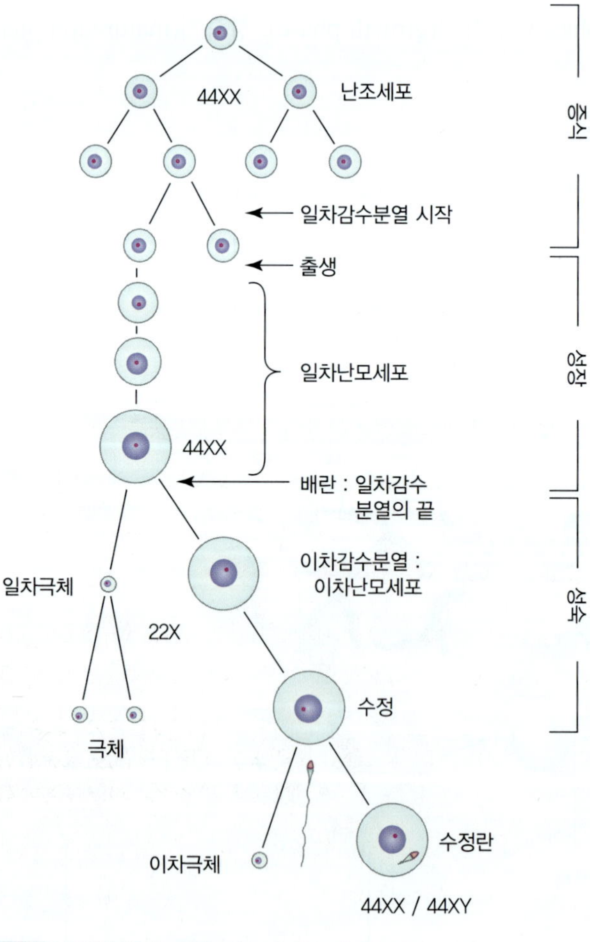

그림 16-5 난자발생의 과정. 난포의 성숙과정은 여러 단계를 거쳐서 이루어짐

증식기는 원시생식세포(primordial germ cell)가 난조세포(oogonium)로 분화하며, 이 난조세포가 다시 분화하여 일차난모세포(primary oocyte)로 되는 시기이다. 태생기 초기에 원시생식세포가 난황주머니(yolk sac)에서 생식샘 원기(gonodal primordia)로 이동하여 난조세포(oogonia)로 분화한다. 태생기 5개월이 되면 난조세포의 수가 대략 700만 개에 이르게 되며, 그 중 일부가 일차난모세포로 분화하며, 나머지 난조세포와 일부의 일차난모세포는 퇴화하기 시작하며, 사춘기에서는 단지 약 30만 개의 난모세포만이 살아남게 된다. 일차난모세포는 일차감수분열(first meiotic division)의 전기(prophase)로 들어가나, 접합과 재조합을 완성한 후 중단되어 감수분열 단계로 진행하지 않는다. 태생기 7개월이 되면 난포 내 대부분의 난조세포는 일차난모세포가 된다. 그러나 많은 일차난모세포는 폐쇄(atresia)라고 하는 퇴행과정을 통해 서서히 소실된다. 월경주기(menstrual cycle)마다 일반적으로 한 개의 난모세포만이 배란(ovulation)하여 감수분열을 다시 시작한다.

연장기는 증식기를 통하여 생겨난 모든 일차난모세포가 일차감수분열을 시작하여 오랫동안 전기에 머물러 있는 기간이다. 연장기로 들어선 일차난모세포는 출생 때까지 서서히 일차감수분열을 하며, 출생 후 유년기를 거쳐 사춘기까지, 생식기 간에서도 난모세포가 성장을 시작할 때까지 일차감수분열이 끝나지 않은 상태로 오랜 기간 머물러 있게 되는데, 그 기간은 15년 이상 40년 또는 그 이상이 된다.

성장기는 일차난모세포가 배란되기까지 부피가 증가하는 시기이다. 일차난모세포는 난소의 표면상피에서 유래한 납작한 모습의 난포세포(follicular cell)에 의하여 둘러싸임으로써 이른바 원시난포(primordial follicle)를 형성하게 된다. 사춘기가 시작되면 원시난포가 성장을 시작하여 성장난포(growing follicle)인 일차난포(primary follicle)와 이차난포(secondary follicle)의 단계를 차례로 거쳐 마지막에는 성숙난포(mature follicle)로 된다(그림 16-6). 이와 같은 성장과정을 통하여 생겨난 성숙난포 속의 일차난모세포는 우리 몸에서 가장 큰 세포(직경 약 150 μm)이다.

성숙기는 이 시기에서 성숙난포 속에 있는 일차난모세포의 일차감수분열이 배란 직전에 끝나고, 그 결과 홑배수성 염색체를 가진 서로 다른 크기의 두 개의 딸세포가 생겨난다. 이 중에서 한 세포는 대부분의 세포질을 물려받은 이차난모세포(secondary oocyte)이고, 다른 세포는 핵과 최소량의 세포질을 함유한 일차극체(first polar body)이다. 이렇게 일차감수분열이 끝난 이차난모세포는 휴지기로 들어가기 전에 DNA 복제 없이 이차감수분열로 들어가게 되는데, 이때 이차난모세포의 염색체는 적도판에 배열함과 동시에 방추사가 형성되며, 이 시기에 배란이 일어나서 난모세포가 난소로부터 빠져 나오게 된다. 정자가 난자를 뚫고 들어가서 수정이 일어나면 이것이 자극이 되어 난자의 이차감수분열은 완성된다. 만약 수정되지 않은 경우 난자는 이차성숙분열(second maturation division)을 완성시키지 못하며 자궁관에서 자가융해(autolysis)된다.

원시난포(primordial follicle)는 가장 초기의 난포로 난소의 겉질에서 백색막에 가까운 주변부 버팀질에 묻혀 있다. 원시난포의 일차난모세포(primary oocyte)는 단층의 편평한 난포세포에 의해 둘러싸여 있는 구조이다(그림 16-7). 일차난모세포는 구형으로 직경은 약 25~30 μm이며, 핵은 둥근 모양이며, 뚜렷한 핵소체를 갖으며, 핵질 속에서 염색체는 많이 풀려 있어 짙게 염색되지 않는다. 세포질 내 소기관들이 종종 핵 근처에 모여 있어 광학현미경상 작은 입자로 된 덩어리 형태로 관찰되는데, 이를 발비아니소체(Balbi-

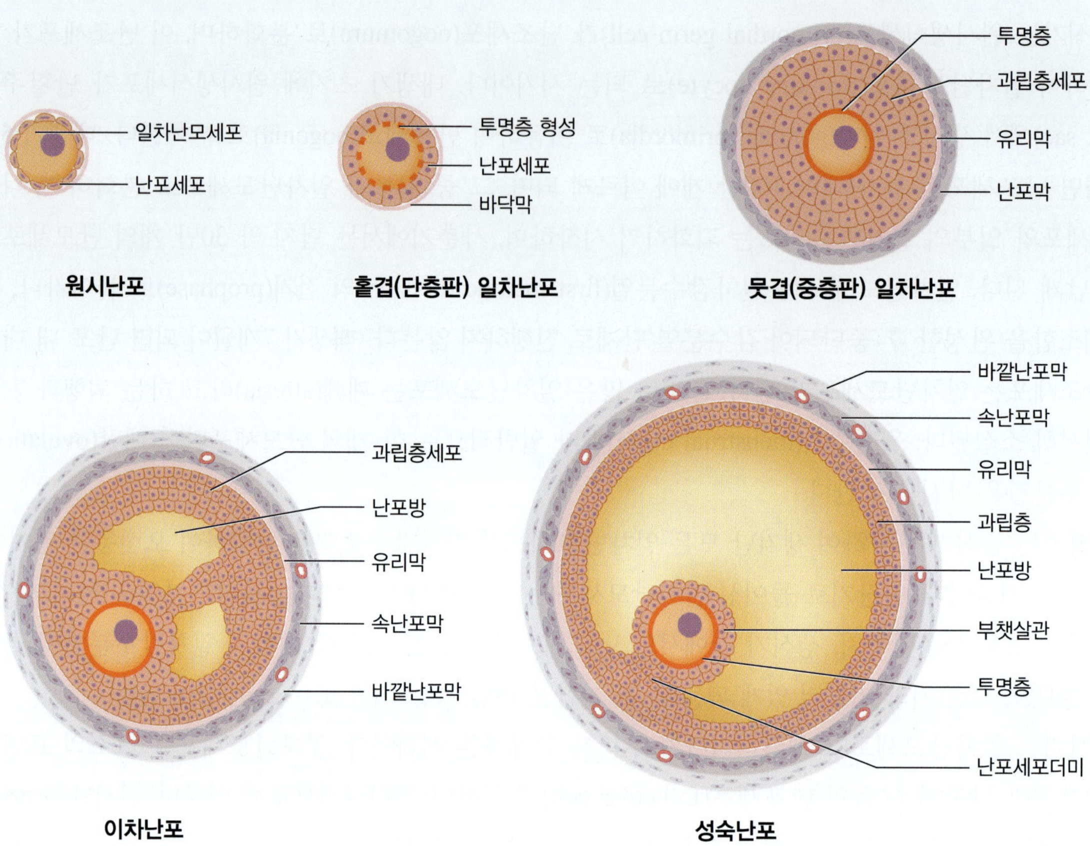

그림 16-6 난포(ovarian follicle)의 성숙단계에서 구별되는 원시난포(primordial follice), 성장난포(growing follicle; 홑겹일차난포, 뭇겹일차난포 및 이차난포))와 성숙난포(mature follicle)의 구조를 나타내는 모식도

ani's body)라 한다. 일차난모세포의 표면에는 짧은 미세융모가 많이 있으며, 난포세포와의 사이에는 뚜렷한 연접장치가 없고, 단순히 근접해 있다. 원시난포는 사춘기에 들어서면서 일차난모세포가 입방형 또는 원주형으로 되면서 커지고 난포세포가 증식함으로써 일차난포로 변형되어 간다.

일차난포(primary follicle)는 직경 25 μm 정도의 둥근 세포이다. 일차난포의 난모세포 핵은 크고 가쪽에 위치하며, 하나의 핵소체가 관찰되며 염색체는 많이 풀려 있고 짙게 염색되지 않는다. 세포질 내 세포소기관은 미토콘드리아와 골지장치가 많으며, 약간의 리보솜과 구멍층판을 가진 과립세포질내그물도 많이 존재한다(그림 16-8). 난포세포는 증식하면서 입방형 내지 원주형으로 되며, 일차난모세포를 완전히 둘러싸며 결합체(desmosome)에 의해 서로 연결되어 있다.

홑겹일차난포(단층판 일차난포, unilaminar primary follicle)는 난모세포를 한 겹의 난포세포가 싸고 있는 것이다. 난모세포와 난포세포층 사이에는 호산성으로 짙게 염색되는 동질성 층이 나타나는데, 이를 투명층(zona pellucida)이라 한다. 이 층에는 글리코사미노글리칸(glycosaminoglycan)과 당단백질(glycoprotein)이 풍부하게 들어 있어 PAS 염색에 양성을 띤다. 투명층은 난포가 성장을 시작하면서 나타나고, 난포성장이 진행되면서 점진적으로 두꺼워진다.

뭇겹일차난포(중층판 일차난포, multilaminar primary follicle)는 난모세포를 여러 층의 난포세포가 싸

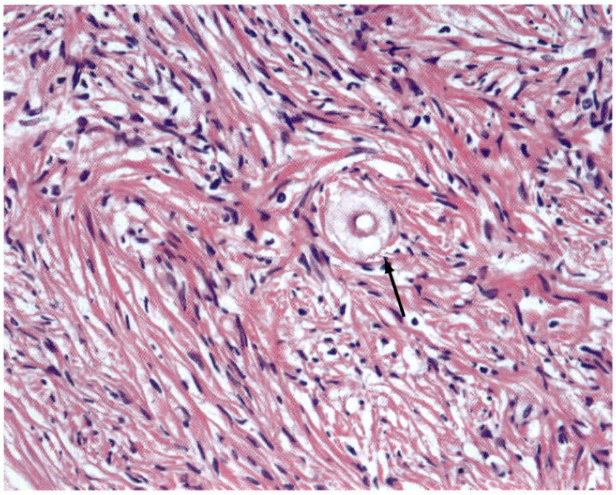

그림 16-7 난소 내의 원시난포(화살표)의 광학현미경 사진 (H&E 염색, 400배)

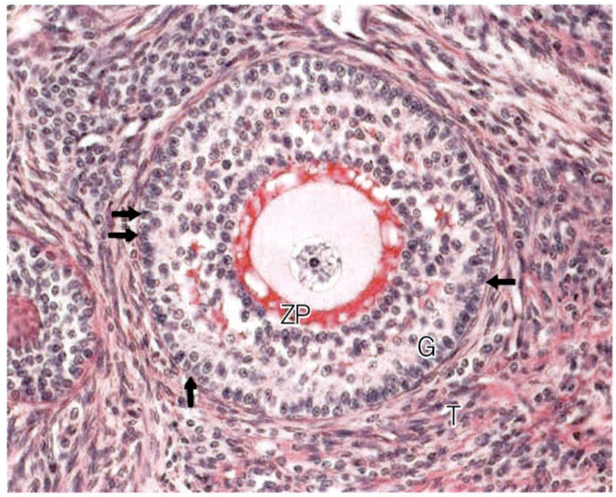

그림 16-8 일차난포의 광학현미경 사진(H&E 염색, 400배). ZP : 투명층, G : 과립층세포, T : 난포막, 화살표 : 바닥막

고 있는 것이다. 여러 층으로 배열된 난포세포층을 과립층(granular layer)이라 하며, 이 과립막세포(granulosa cell)의 크기와 수의 증가로 난포가 성장하며, 세포 사이에는 난포액(follicular fluid)이 축적된다. 과립층세포는 구형 혹은 다면체형이며, 핵은 비교적 크고 1~2개의 핵소체를 가지고 있다.

이차난포는 뭇겹일차난포가 난포액을 갖는 것을 말한다. 이 단계에서 난모세포는 커지지 않지만 난포세포들이 증식하여 많아지고, 난포세포들의 세포사이공간에 난포액이 축적된다. 과립막세포들은 재배열되고, 일부 작은 과립층세포더미가 난포방으로 돌출되어 일차난모세포를 둘러싼다. 이 구조를 난포세포더미(cumulus oophorus)라 한다(그림 16-9). 난모세포의 성장은 난포성장의 첫 시기에 가장 빠르며 이때 최대 직경은 125~150 μm에 달한다. 핵은 커지며 이 시기부터 종자소포(germinal vesicle)라고 한다. 골지장치는 몇 개가 세포 안에 흩어져 있으며, 과립세포질내그물에는 리보솜이 많아지고 자유리보솜도 풍부하다. 미토콘드리아는 수가 증가하며 세포질 전체에 골고루 퍼져 있다. 세포질그물은 비대해지고 골지복합체는 세포표면 바로 밑으로 이동한다. 난포액은 난포세포에서 생산되는 점성이 있는 투명한 액체로 히알루론산(hyaluronic acid)이 풍부하며 에스트로겐(estrogen)도 들어 있다. 이차난포의 초기에는 난포액으로 차 있는 작은 공간이 난포세포의 사이에 나타나는데, 난포가 성장하면서 이 공간들이 합쳐져 큰 공간이 형성되는데 이를 난포방(follicular antrum)이라 한다. 이차난포에서 난포막은 더욱 발달하여 속난포막(theca interna)과 바깥난포막(theca externa)으로 분화한다. 속난포막은 성긴결합조직층으로서 모세혈관그물이 특히 잘 발달해 있고, 그 속에는 다수의 난포막세포(thecal cell)들이 난포를 중심으로 몇 겹을 이루어 존재한다. 바깥난포막은 섬유성 결합조직층으로 속난포막의 바깥에 위치하여 난포를 중심으로 아교섬유다발이 동심원상으로 배열해 있고, 그 속에 소수의 섬유모세포와 민무늬근육세포들이 성글게 분포한다. 특히 민무늬근육세포는 배란 때 난포의 수축에 관여한다. 바깥난포막은 점진적으로 난소의 버팀질로 이행된다. 난포막세포는 난원형 또는 방추형으로 긴 난원형의 핵을 가지고 있고, 세포질에는 다수의 작은 미토콘드리아, 잘 발달한 골지복합체, 널리 퍼져 있는 과립세포질내그물 등이 존재한다. 이 난포막세포는 배란 후 난포막세포 중 일부는 퇴화하고, 나머지는 난포막황체세포(theca lutein cell)로 분화한다.

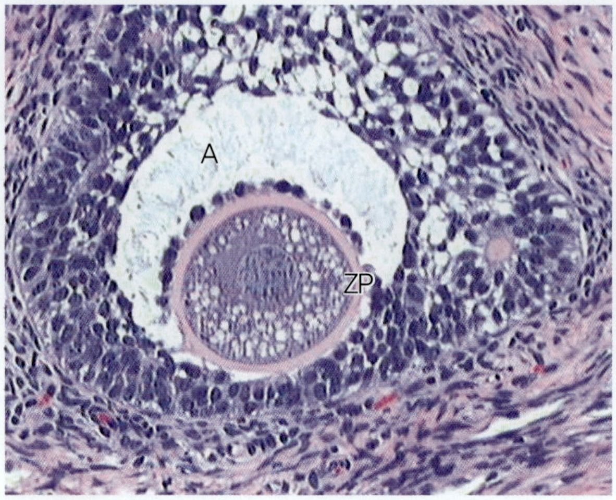

그림 16-9 이차난포의 광학현미경 사진((H&E 염색, 400배). ZP : 투명층, A : 난포방

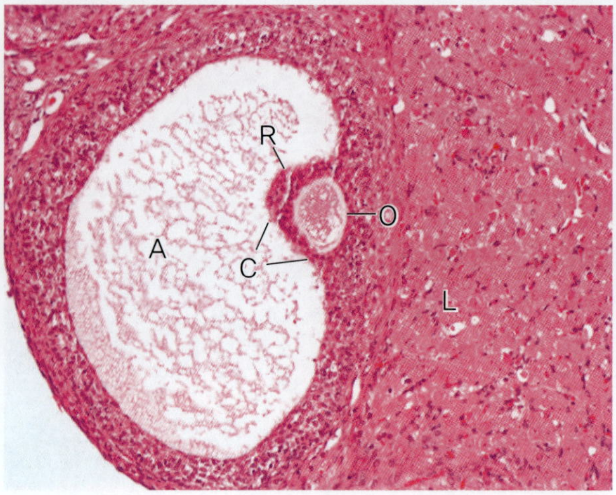

그림 16-10 성숙난포의 광학현미경 사진(H&E 염색, 200배). O : 난모세포 C : 난세포더미, R : 부챗살관, A : 난포방, L : 황체

성숙난포(mature 또는 Graafian follicle)는 난소표면에 튀어 나온 투명한 소포로 관찰되며, 직경이 약 2.5 cm 정도이다. 난포액이 점차 축적되어 난포방의 크기는 커지며, 난모세포는 과립층세포에서 형성된 발(pedicle)로 난포의 벽에 부착된다. 난포 과립층세포의 수는 난포액의 축적에 비례하여 증가하지 않으므로 과립층은 점차 얇아진다(**그림 16-10**).

일차난모세포를 싸는 한 층의 과립층세포는 투명층과도 밀접하게 연관되어 있는 부챗살관(corona radiata)을 형성하며, 이들은 난자가 난소에서 배출될 때 난자와 함께 떨어져 나온다. 부챗살관은 정자가 난자에 수정될 때까지 남아 있으며, 난자가 자궁관(난관, oviduct)을 통과하는 중간에도 얼마 동안은 남아 있다.

배란(ovulation)

배란은 성숙난포가 파열되어 그 속의 난자를 유리시키는 과정으로 배란된 난자는 자궁관의 팽대된 말단부위로 들어가게 된다. 사람의 경우 일반적으로 한 번에 한 개의 난자가 유리되나, 두 개나 그 이상의 난자가 동시에 배출되는 경우도 있다. 후자의 경우 만약에 유리된 두 개 이상의 난자가 수정되면 둘 이상의 태아가 자라게 된다.

배란은 대략 월경주기의 중간쯤, 즉 28일 주기 중 14일째 뇌하수체 전엽에서 다량 분비되는 황체형성호르몬(luteinizing hormone, LH)의 자극으로 일어난다. 혈액 내 황체형성호르몬이 증가된 직후, 난소의 혈류가 증가하고, 모세혈관과 모세혈관 이후 소정맥을 통해 새어나온 혈장 단백질의 증가에 의해 부종이 일어나게 된다.

난소에 면한 자궁관의 끝부분은 깔때기 모양이며, 여기에는 자궁관술(난관채, fimbriae)이라고 하는 손가락 같은 수많은 돌기가 달려 있다. 배란의 순간 이 끝은 난소의 표면에 매우 가깝게 가서 난자를 받는다. 근육의 수축과 섬모세포의 운동에 의해 난자는 자궁관의 자궁관깔때기(infundibulum)로 들어가며 거기에서 수정된다. 일단 수정되면 난자는 접합체(zygote)라고 하며 분할을 시작하여 5일쯤 걸려 자궁으로 이동한다. 난자가 배란 후 24시간 내에 수정되지 않으면 퇴화되어 포식되고 만다.

황체(corpus luteum)

배란으로 난포벽의 과립층과 속난포막은 붕괴되어 주름이 잡히며, 난자가 빠져나간 난포강 내로 파열된 모세혈관으로부터 혈액이 흘러 들어가 응고하게 되며 후에 결합조직으로 대체된다. 과립층에 있는 세포들은 배란 후에 분열하지 않으나, 그 크기는 매우 증가하는데(직경 20~35 μm), 이를 과립층황체세포(granulosa lutein cell)라 하며 황체 실질의 약 80%를 차지하고, 스테로이드 분비세포의 특징이 나타난다. 속난포막은 난포막황체세포(theca lutein cell)가 되어 과립층황체세포와 함께 황체를 형성한다. 이 난포막황체세포는 그 구조가 과립층황체세포와 비슷하나 크기가 더 작으며(직경 15 μm 정도) 더 진하게 염색된다.

황체는 난소의 겉질에 위치하며 시상하부(hypothalamus)의 조절하에 뇌하수체(pituitary gland) 전엽에서 합성되는 황체형성호르몬(luteinizing hormone)의 자극에 의해 형성되며, 황체에서는 프로게스테론(progesterone)을 분비한다(**그림 16-11**). 황체에서 형성되는 프로게스테론은 황체형성호르몬 생성을 억제하는 효과가 있어 다른 부위에서 자극을 받지 않으면 황체는 곧 퇴행성 변화를 보이게 된다. 프로게스테론의 황체형성호르몬 억제효과는 간접적인 것이며 시상하부를 통해 중개된다.

임신이 되지 않으면 황체는 10~14일, 즉 월경주기의 후반기 동안 유지된다. 이것을 월경황체라고 하며, 이 시기 후에는 황체형성호르몬이 없어 퇴행하여 사라지게 된다. 임신이 되면 태반에서 생성한 융모막성샘자극호르몬(chorionic gonadotropin hormone)의 자극으로 황체는 6개월간 유지되다가 점차 줄어든다. 그러나 황체는 완전히 사라지지는 않고 임신말기까지 계속하여 프로게스테론을 분비하게 된다. 이 황체를 임신황체(corpus luteum of pregnancy)라고 한다. 임신황체는 또한 릴랙신(relaxin)을 분비한다는 사실이 밝혀졌고, 릴랙신은 두덩뼈결합(symphysis pubica)의 결합조직을 부드럽게 하여 출산(parturition)을 용이하게 하는 폴리펩타이드 호르몬이다. 임신황체는 월경황체보다 커 직경이 5 cm에 달하는 경우도 있다.

월경황체나 임신황체의 세포들은 자가융해되어 퇴화된다. 이 과정에서 남은 세포잔여물은 큰포식세포(macrophage)에 의해 포식된다. 이 부위에는 치밀결합조직으로 이루어진 흔적구조(scar)가 생겨 백체(corpus albicans)를 형성한다(**그림 16-12**). 백체는 얼마 동안 남아 있다가 지질의 큰 포식세포에 의해 점차 흡수된다.

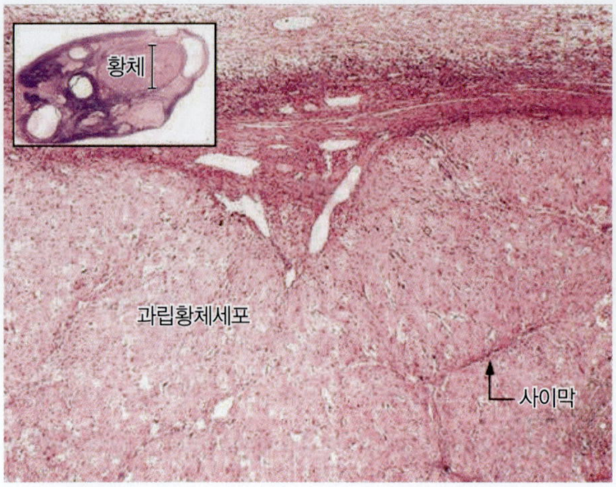

그림 16-11 황체의 광학현미경 사진(H&E 염색, 100배)

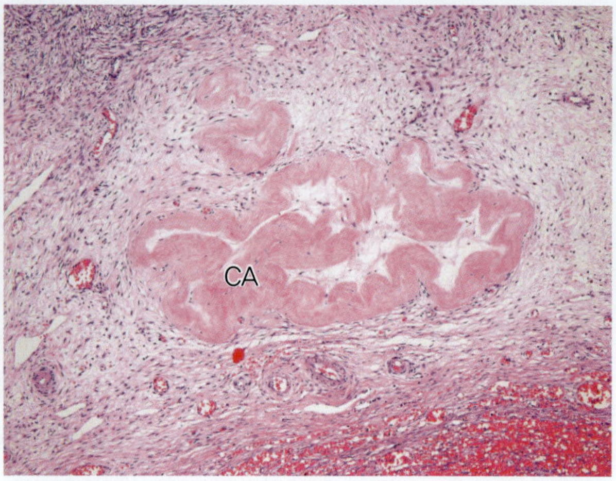

그림 16-12 백체(CA)의 광학현미경 사진(H&E 염색, 100배)

자궁관(난관, oviduct)

자궁관은 입구로부터 끝인 자궁관술(난관채, fimbriae)까지의 기관으로 길이가 약 7~12 cm인 근육성 관(muscular tube)으로 난자(ovum)를 난소에서 자궁까지 옮겨주는 통로로서 운동성이 매우 크다. 자궁관의 한쪽 끝은 난소 옆의 배안(peritoneal cavity)으로 열리며, 반대쪽 끝은 자궁벽을 통과하여 자궁 내부로 열린다. 자궁으로부터의 입구 부근의 통로는 가장 좁아서 협부(isthmus)라 하고 자궁관술 부근의 통로는 가장 넓어서 팽대부(ampulla)라고 한다. 자궁관깔때기의 한쪽 끝부분에는 자궁관술이라고 부르는 손가락 모양의 돌기로 이루어진 술장식(fringe) 모양의 구조가 있다.

자궁관의 벽은 점막층(mucosa), 근육층(muscularis), 내장쪽복막(visceral peritoneum)으로 구성된 장막층(serosa)의 세 층으로 이루어져 있다(그림 16-13).

점막층에는 추벽(salpingeal fold)이라는 세로주름이 있으며, 이 주름은 팽대부에 가장 많다(그림 16-14). 가로단면에서 팽대부의 내강은 복잡한 미로(labyrinth)와 같은 모양으로 나타난다. 이 주름은 자궁에 가까이 갈수록 점차 작아진다. 자궁부분에서 점막주름은 작은 융기로 감소하며, 따라서 내면은 거의 밋밋하다.

점막을 덮어 주는 상피는 단층원주상피이며(그림 16-15), 두 종류의 세포로 구성된다. 한 종류의 세포에는 섬모(cilia)가 있으며, 다른 한 종류의 세포는 분비세포(secretory cell)인 비섬모세포(non-ciliated cell; 쐐기세포, peg cell)이다(그림 16-16). 자궁관의 점막층은 많은 주름에 의해 돌기 모양을 형성하는 난관 추벽으로 서로 복잡하게 통로를 채우고 있다. 대부분의 섬모는 자궁 쪽을 향해 움직이며, 표면을 덮고 있는 점성액체층(viscous liquid film)을 움직여 준다. 이 점성액은 분비세포들이 주로 생성하며, 이 세포들은 섬모세포 사이에 산재해 있다. 이 분비물은 난자에 영양을 공급하고 보호작용을 하며 정자를 활성화(capacitation)시킨다.

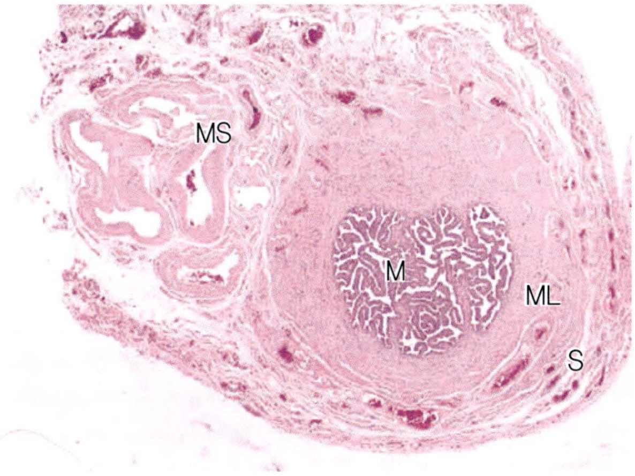

그림 16-13 자궁관의 광학현미경 사진(H&E 염색, 40배). M : 점막, ML : 근육층, S : 장막, MS : 자궁관사이막

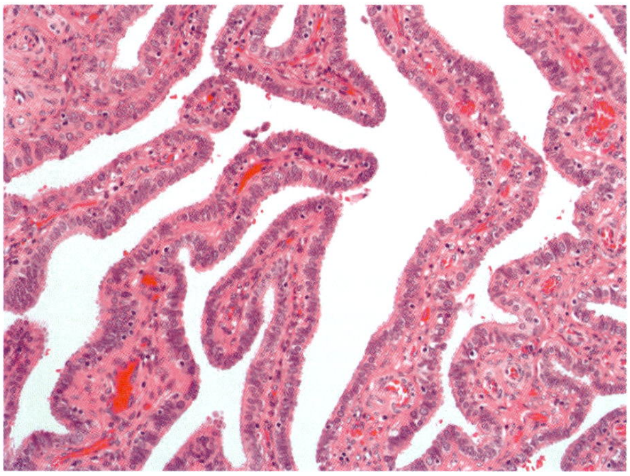

그림 16-14 자궁관 점막주름의 광학현미경 사진(H&E 염색, 100배). 점막표면 원주상피에 섬모가 관찰된다.

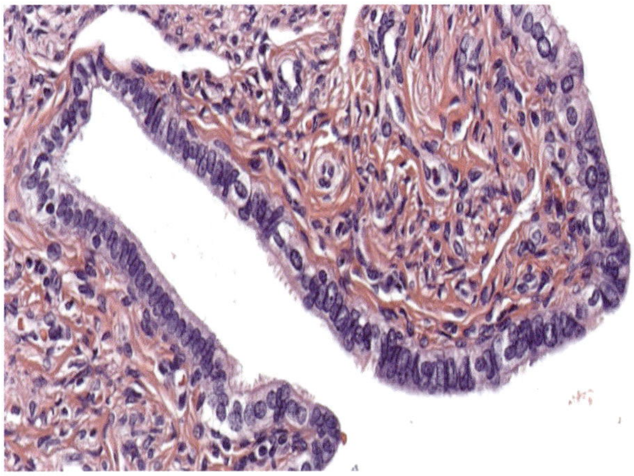

그림 16-15 자궁관 점막의 단층원주상피 광학현미경 사진(H&E 염색, 200배)

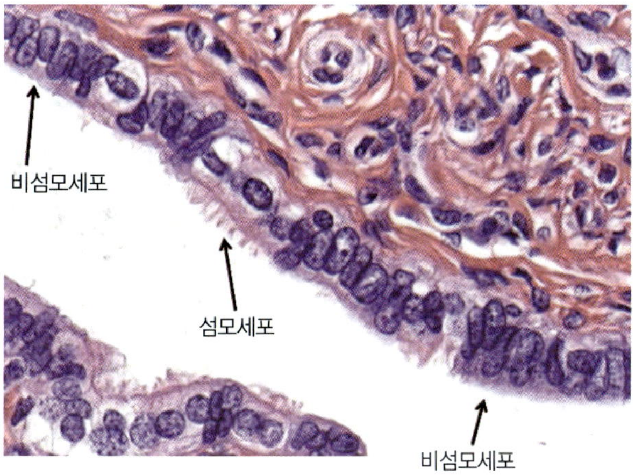

그림 16-16 자궁관 점막의 섬모세포와 비섬모세포 광학현미경 사진(H&E 염색, 400배)

자궁관 점막을 덮고 있는 이 점성 액체층의 움직임은 근육층의 수축과 함께 난자 또는 수태산물(conceptus)을 추벽과 추벽 사이의 좁은 공간을 통해 자궁 쪽으로 운반해 준다. 또한 점성 액체층의 움직임은 자궁으로부터 배안으로 미생물이 통과하는 것을 방해하기도 한다. 그러나 부동섬모증후군(immotile cilia syndrome) 환자인 여성에서 난자나 접합체의 이동이 정상적인 것으로 보아 섬모운동은 난자의 이동에 필수적인 것은 아님을 알 수 있다.

점막층의 고유판(lamina propria)은 성긴결합조직으로 구성되어 있다. 근육층은 안쪽 돌림층 또는 나선층(inner circular layer)과 바깥 세로층(outer longitudinal layer)의 두 층으로 배열된 민무늬근세포로 구성되어 있다.

자궁관은 난소에서 배출된 난자를 받아들여 자궁 쪽으로 운반한다. 자궁관의 내강은 수정에 적당한 환경이며, 그 분비물은 발달 초기의 배자에 영양분을 공급한다.

배란 시 자궁관은 활발한 운동을 한다. 자궁관깔때기의 난소술은 난소표면쪽으로 가깝게 움직이며, 깔때기 모양은 유리된 난자를 받아들이기에 적합하다.

자궁관의 벽에는 혈관이 풍부하게 분포하며, 배란 시 혈관은 확장된다. 이에 따라 자궁관은 단단해지며 늘어나 난소에 가깝게 가게 된다. 일반적으로 수정(fertilization)은 자궁관의 외측 1/3의 팽대부에서 일어난다.

자궁(uterus)

자궁은 서양배를 거꾸로 놓은 모양을 한 근육성 기관으로 7.5×2.5 cm의 크기로 자궁내구(intermal os)를 기준으로 상 2/3 부분을 체부(body, corpus), 그 아래 좁은 부분을 자궁목(uterine cervix)이라 하고 자궁관의 부착부위 상부를 자궁바닥(fundus)이라고 한다.

자궁의 벽은 비교적 두껍고 세 층으로 되어 있다. 자궁의 부위에 따라 바깥층이 장막(serosa, 결합조직과 중피)일 수도 있고 바깥막(adventitia, 결합조직)일 경우도 있다. 그 외에 민무늬근으로 구성된 자궁근육층(myometrium)과 자궁의 점막층인 자궁속막(자궁내막, endometrium)이 있다.

자궁목(uterine cervix)은 자궁의 아랫쪽에 위치한 원통형 부분이다. 이 부분은 자궁의 나머지 부위와는 조직학적 구조가 다르다. 내부를 덮어주는 상피는 점액을 분비하는 단층원주상피(simple columnar epithelium)이지만, 민무늬근은 적고 대부분이(85%) 치밀결합조직으로 구성된다. 질의 속공간으로 돌출한 자궁목의 바깥면은 중층편평상피(stratified squamous epithelium)로 덮여 있다(그림 16-17, 18, 19).

자궁목의 점막에는 점액을 분비하는 자궁목샘(cervical gland)이 함유되어 있으며, 이들은 여러 번 분지한다. 월경주기 동안 자궁목의 샘은 약간의 구조변화를 나타내나, 점막이 월경 중에 떨어져 나가지는 않는다. 이 샘의 분비관이 막히면 남아있는 분비물은 확장되어 나보치언낭포(nabothian cyst)를 형성한다. 임신 중 자궁목 점액샘은 증식하여 더 점도가 높은 점액을 많이 분비한다.

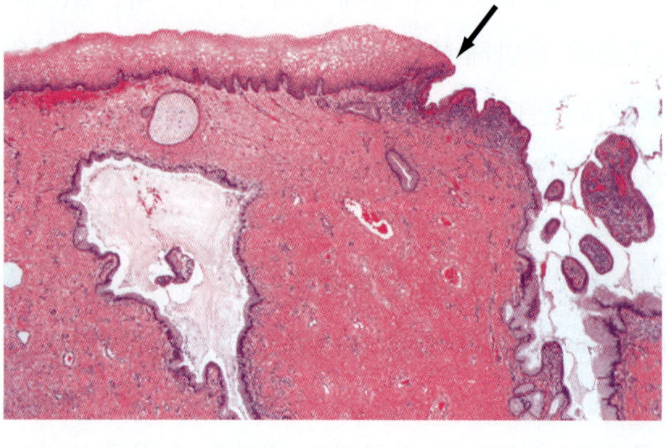

그림 16-17 자궁목 편평-원주상피결합부(화살표)의 광학현미경 사진(H&E 염색, 40배)

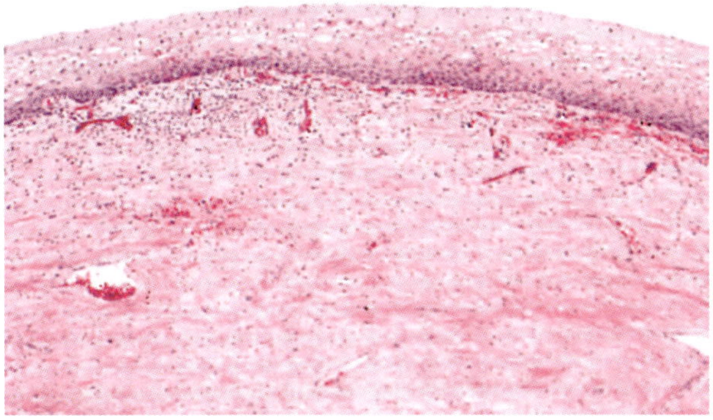

그림 16-18 바깥자궁목 비각화 중층편평상피의 광학현미경 사진(H&E 염색, 100배)

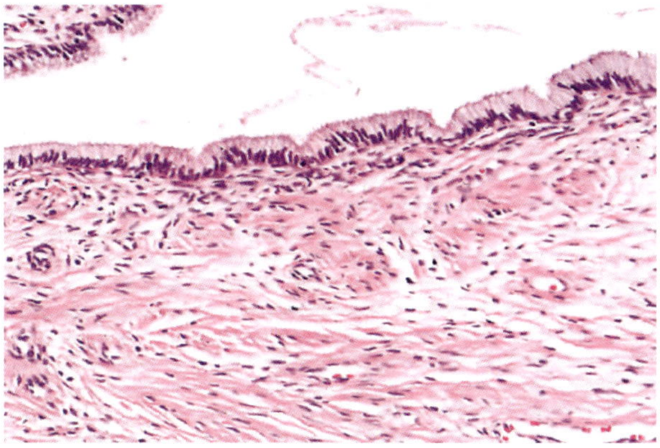

그림 16-19 속자궁목 단층원주상피의 광학현미경 사진(H&E 염색, 100배)

자궁목의 분비물은 난자의 수정에 상당히 중요한 역할을 한다. 배란 시 점액성 분비물은 물과 같이 묽어져 정자가 쉽게 들어올 수 있게 한다. 분비기나 임신 중에 프로게스테론은 점액성 분비물을 끈끈하게 변화시켜 정자나 세균이 자궁내부로 들어오는 것을 막는다. 분만 전 자궁목부가 확장되는 것은 아교질(collagen)이 매우 많이 분해되기 때문이며, 이에 따라 자궁목은 부드러워진다.

자궁근육층(myometrium)은 가장 두꺼운 층으로 민무늬근 다발로 구성되며, 근육다발의 사이에는 결합조직이 있다. 민무늬근 다발은 경계가 불분명하지만 네 층을 형성하고 있다. 첫째 층과 넷째 층은 근섬유가 주로 세로방향, 즉 자궁의 장축에 평행하게 배열되어 있다. 중간층들에는 큰 혈관이 함유되어 있다. 임신 중 자궁근육층은 과형성(hyperplasia)과 비대(hypertrophy)로 급격하게 성장한다. 임신 중 민무늬근세포는 단백질을 분비하고 아교질을 활발하게 합성하는 특징을 갖고 있으며 따라서 자궁 내 아교질의 양도 상당히 증가한다. 출산 후, 민무늬근세포 중 일부는 파괴되고 크기도 작아지며, 아교질은 효소에 의해 분해된다. 자궁은 거의 임신 전과 같은 크기로 감소한다.

자궁속막(endometrium)은 상피와 점막고유판으로 구성된다. 점막고유판에는 단순대롱샘(simple tubular gland)이 있으며, 이 샘들은 자궁속막 깊이 들어가(자궁근육층 가까이) 분지하기도 한다(**그림** 16-20). 자궁속막의 덮개상피는 단층원주상피이며 섬모세포와 분비세포들이 섞여 있다. 자궁샘의 상피는 표층상피와 비슷하나, 샘에는 섬모(cilia)가 있는 세포는 거의 없다.

점막고유판의 결합조직에는 바탕질(amorphous ground substance)이 풍부하고 섬유모세포(fibroblast)가 많다. 결합조직 섬유는 대부분이 그물섬유(reticular fiber)이다.

자궁속막은 두 개의 층으로 구분할 수 있는데, 자궁속막기능층(the functionalis)은 월경 중 떨어져 나가고 월경주기마다 대체된다. 자궁속막바닥층(the basalis)은 월경기 이후에도 남아서 증식하여 새로운 상피와 점막고유판을 형성한다. 자궁샘의 바닥은 바닥층 깊이 위치하며, 이 세포들의 분열로 생성된 세포가 월경기 자궁속막의 노출된 결합조직 위로 이동하여 월경 후 자궁의 새로운 상피층을 형성해 준다(**그림** 16-21).

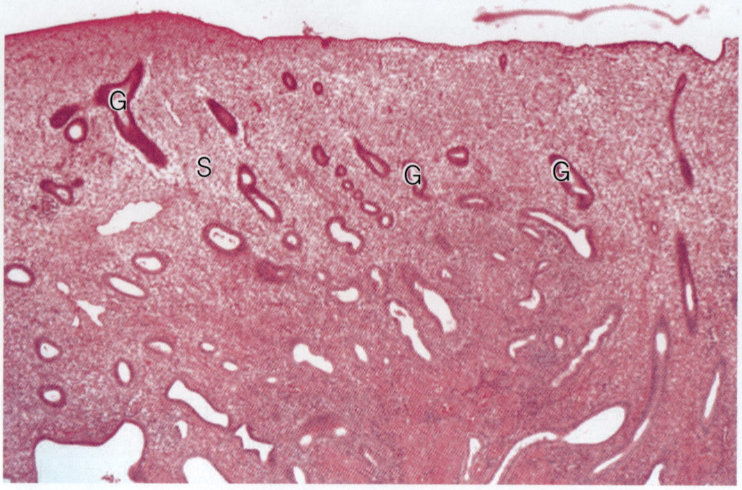

그림 16-20 자궁속막 광학현미경 사진(H&E 염색, 40배). S : 버팀질, G : 샘

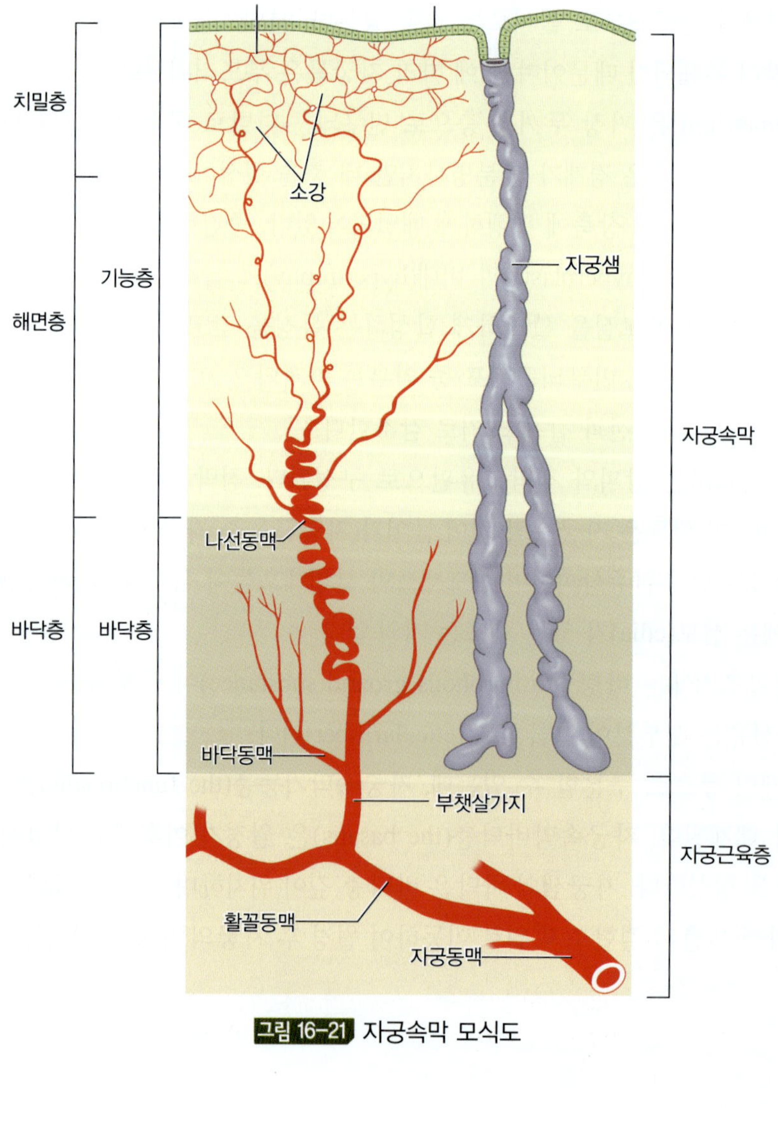

그림 16-21 자궁속막 모식도

질(vagina)

속 생식기의 시작점이며, 여성의 교접기 또는 출산 시 산도의 역할을 하며 7 cm 가량의 신축성이 강한 섬유근육성의 얇은 벽으로 된 기관이다. 벽(wall)에는 샘(gland)이 없으며 점막(mucosa), 근육층(muscular layer), 바깥막(adventitia)의 세 층으로 구성된다. 질 내강 속의 점액(mucus)은 자궁목(uterine cervix)의 샘에서 분비된 것이다. 질의 앞쪽에는 방광(urinary bladder), 뒤쪽으로는 직장(rectum)이 바로 접하고 있어 자궁암의 진전은 질을 통해서 방광이나 직장으로 쉽게 침범할 수 있다.

점막상피는 중층편평상피로 두께는 150～200 μm이다(그림 16-22, 23). 이 세포들에는 약간의 각질유리질(keratohyaline)이 함유되어 있기도 하다. 그러나 전형적인 각질상피에서 일어나는 것처럼 세포가 각질판(keratin plate)으로 변하는 심한 각질화 현상은 일어나지 않는다. 에스트로겐의 자극 하에서 질상피는 많은 양의 글리코겐을 합성하고 축적하며, 질 상피가 떨어져 나갈 때 질속공간에 침착된다. 질에 있는 박테리아인 *Lactobacillus.* spp는 글리코겐을 대사하여 젖산(lactic acid)을 형성하기 때문에 질 내의 pH가 일반적으로 약 3.5~4.0으로 산성화를 유지하며, 이러한 산성 환경(acidic environment)으로 질은 병균에 쉽게 감염되지 않고 질의 감염을 막아주어 질을 건강하게 유지하는 데 도움을 준다.

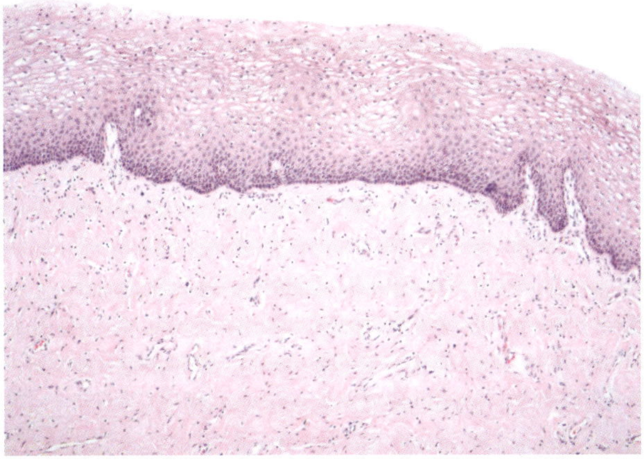

그림 16-22 질의 광학현미경 사진(H&E 염색, 100배)

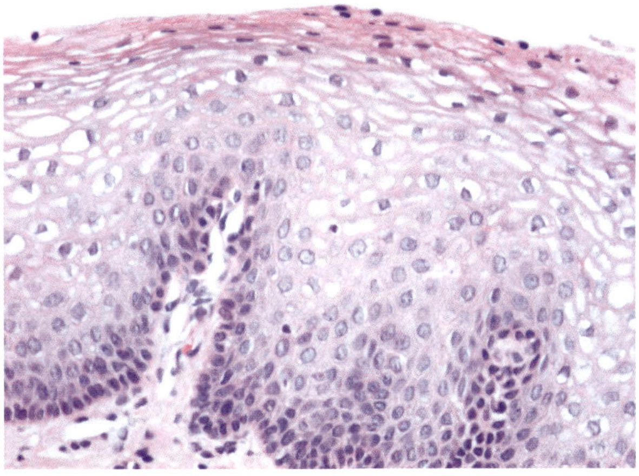

그림 16-23 질의 비각질중층편평상피의 광학현미경 사진(H&E 염색, 400배)

임신과 착상(pregnancy & implantation)

사람의 난자는 자궁관의 외측 1/3인 팽대부에서 수정(fertilization)된다. 수정능력을 획득한 정자가 부챗살관을 침투한 후 정자머리가 투명층에 결합하고, 첨단체 반응이 정자머리에서 일어나며, 정자가 투명층을 뚫고 난황주위공간으로 침투하고, 정자와 난자의 세포막이 융합하여, 정자의 머리와 꼬리의 내용물이 난자의 세포질로 진입한다. 이렇게 난자로 진입한 정자의 핵은 여성전핵과 융합하기 위하여 탈응축 과정을 거쳐 남성전핵이 된다(그림 16-24).

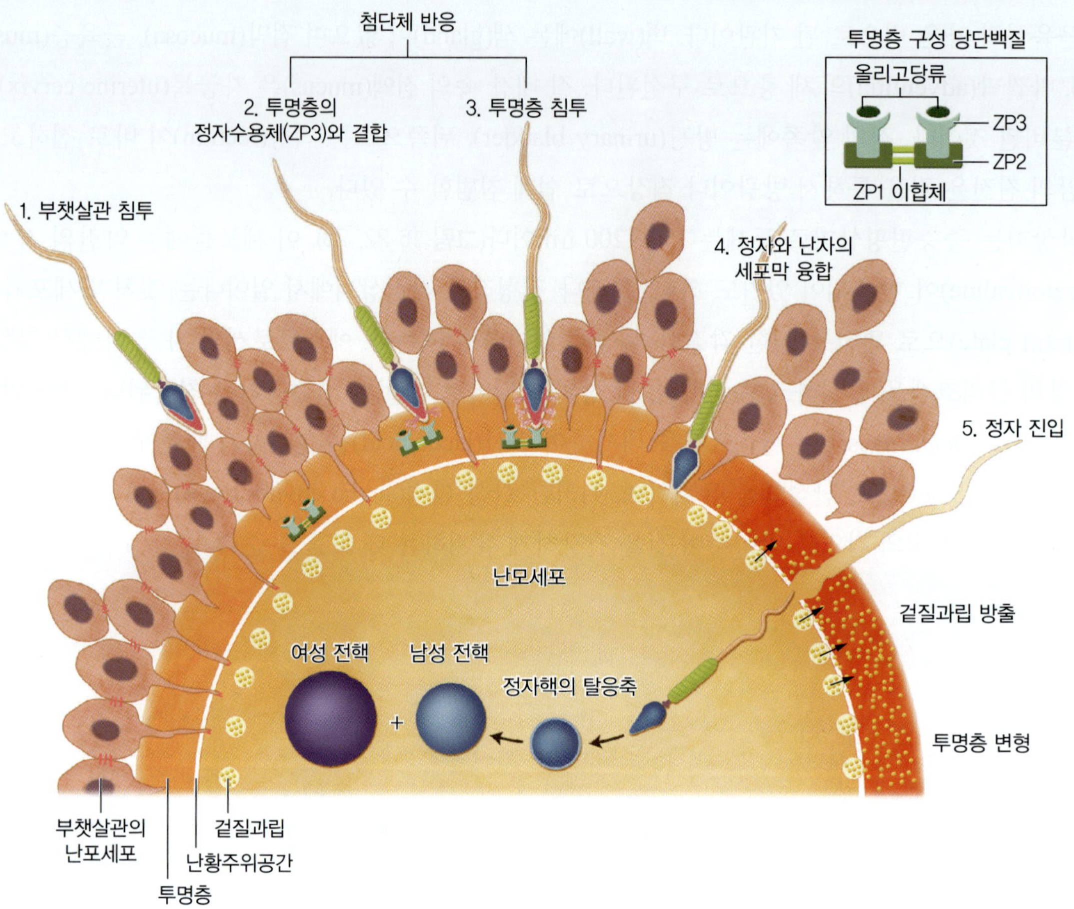

그림 16-24 수정(fertilization)의 여러 단계를 설명하는 모식도. 수정능력(capacitation)을 획득한 정자가 1) 부챗살관을 침투한 후, 2) 정자 머리가 투명층(zona pelucida)에 결합하고, 3) 첨단체반응(acrosomal reaction)이 정자머리에서 일어나며, 4) 정자가 투명층을 뚫고 난황 주위공간(perivileline space)으로 침투하고, 5) 정자와 난자의 세포막이 융합하며, 이어서 6) 정자의 머리와 꼬리의 내용물이 난자의 세포질로 진입함. 이렇게 난자로 진입한 정자의 핵은 여성 전핵(female pronucleus)과 융합하기 위하여 탈응축(decondensation) 과정을 거쳐 남성 전핵(male pronucleus)으로 됨

접합체의 분할(cleavage)은 자궁 쪽으로 이동하면서 일어난다. 계속적인 유사분열을 통해 세포들이 촘촘히 모여 있는 오디모양 배아(morula)가 형성된다. 오디배는 투명층(zona pellucida)으로 덮여 있으며 수정란(fertilized ovum)과 크기가 거의 비슷하다. 접합체의 분할로 생긴 세포들을 분할소구(blastomere)라고 한다. 이때, 분할소구의 크기는 성장하지 않으며 접합체가 더 작은 세포들로 분할하기만 하며 다음에는 여러 종류의 세포로 분화된다.

착상 과정에서 접합체는 자궁상피를 뚫고 들어가며 거의 괴사되지 않는다. 이러한 사이질(interstitial) 착상형은 사람과 몇 종류의 다른 포유류에서 나타나는 현상이다. 착상은 자궁속막이 분비기에 있을 때 일어난다. 이 시기에 자궁샘은 당단백질과 글리코겐을 함유하며 혈관은 확장되고 고유판은 약간 부종

현상을 보인다. 이 과정은 배란 후 7일경에 시작되어 9일경에는 배자가 자궁속막 속으로 완전히 파묻히게 되어 임신기간 동안 배자는 자궁속막에 보호를 받고 영양분을 공급받게 된다. 착상기간 동안 영양막(trophoblast)은 융합세포영양막(syncytiotrophoblast)과 세포영양막(cytotrophoblast)의 두 층으로 분화한다. 융합세포영양막은 단핵세포영양막들의 융합으로 형성된 핵이 여러 개인 융합세포외층(syncytial external layer)이다.

세포영양막은 융합세포영양막 바로 아래에서 단핵의 난원형 세포들이 모여 이룬 불규칙한 층으로 구성된다. 융합세포영양막의 표면에는 불규칙한 미세융모가 있고 자유표면쪽의 세포질에는 막으로 둘러싸인 소포들이 있다. 이 소포는 모체순환에서 태아로 이동하는 물질이 융합세포영양막의 활발한 포음작용(pinocytosis)으로 들어오고 있음을 나타낸다. 이 부위 아래에서 융합세포영양막의 세포질에는 과립세포질내그물과 무과립세포질내그물이 풍부하며 잘 발달된 골지복합체와 수많은 미토콘드리아가 있다. 이러한 미세구조의 특징들은 융합세포영양막이 융모막성 샘자극호르몬(chorionic gonadotropin), 태반젖샘자극호르몬(placental lactogen), 에스트로겐, 프로게스테론을 분비하는 역할과 잘 합치된다.

융합세포영양막에는 지방방울이 함유되며, 그 성분은 스테로이드 호르몬의 바로 전단계 물질인 콜레스테롤이다. 융합세포영양막은 세포질외공간을 경계지으며, 이 공간은 점차 크기가 커져 서로 교통하며 스펀지와 같은 구조를 하게 된다.

배아의 착상 후 자궁속막은 크게 변하며, 탈락막(decidua)이라고 한다. 자궁속막의 버팀질세포는 커지고 다각형으로 변하며 이를 탈락막세포(decidual cell)라고 한다. 탈락막은 배자와 자궁근육층 사이에 위치하는 바닥탈락막(decidua basalis)과 배자와 자궁내강 사이에 위치한 피막탈락막(decidua capsularis), 나머지 벽쪽탈락막(decidua parietalis)으로 구분된다.

태반(placenta)

태반은 임시적 기관(temporary organ)으로 모체와 태아 사이에 생리적인 교환이 일어나는 장소이다. 태반은 태아부위(fetal part)인 융모막(chorion)과 모체부위(maternal part)인 바닥탈락막으로 구성된다.

태반은 두 개의 다른 개체로부터 기원된 세포들로 구성된 유일한 기관이다. 배아와 모체는 유전적 구성(genetic constitution)이 서로 다르므로 모체에서는 이물질인 착상배아(implanting embryo)에 대해 면역학적 공격(immunologic attack)을 해야만 하나 이러한 일은 일어나지 않는다. 왜 이러한 일이 일어나지 않는가는 여전히 연구해야 할 중요한 과제의 하나이다.

태아부위의 융모막은 융모판(chorionic plate)과 여기에서 나오는 융모막융모(chorionic villi)로 구성되어 있다. 융모막융모는 배자외간엽(extraembryonic mesenchyme)으로부터 기원한 결합조직 중심부와 그것을 둘러싼 융합세포영양막과 세포영양막으로 구성되어 있다. 융합세포영양막은 임신말기까지 남아 있으나 세포영양막은 임신후반기 동안에 점차 없어진다. 세포영양막은 많이 증식하여 초기 태반기(early placentation) 동안에 세포융합이 일어나지만, 임신 후반기에는 증식속도가 느려지며 융합만이 계속된다. 따라서 세포영양막은 없어지고 세포영양막세포는 성장하여 합포체(syncytium)의 일부가 된다(그림 16-25).

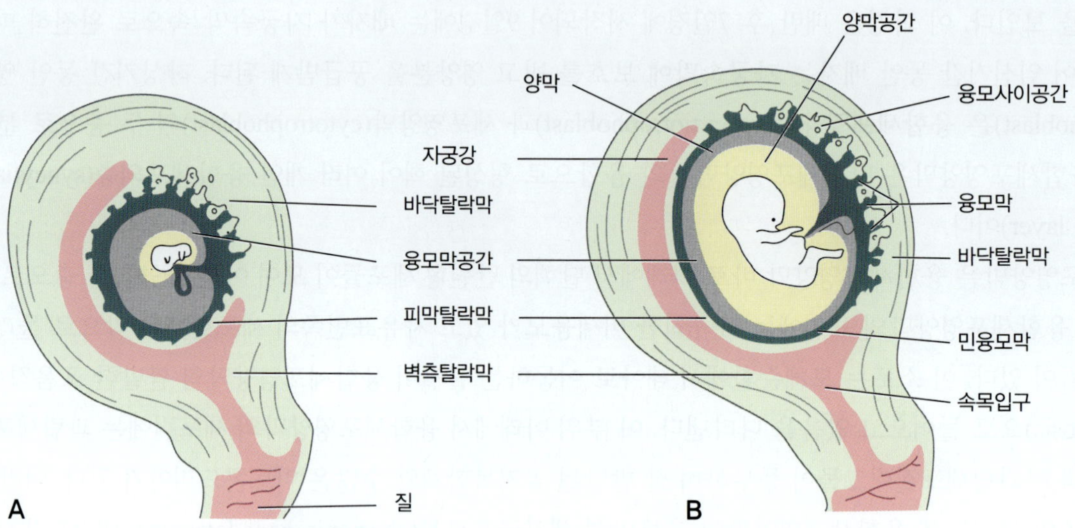

그림 16-25 초기태반기(A)와 후기태반기(B)의 태반 모식도

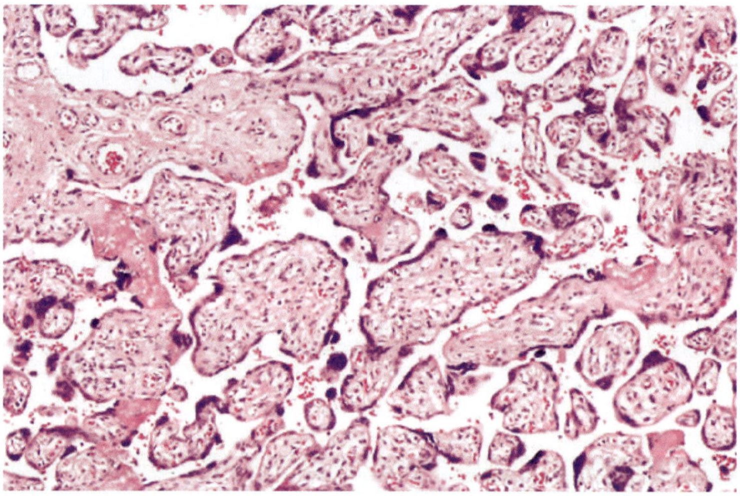

그림 16-26 태반 융모막 융모의 가로단면 광학현미경 사진(H&E 염색, 400배)

융모막융모는 융모막에 항상 붙어 있으며, 바닥탈락막에 고정되어 있을 수도 있고, 그냥 융모막에만 붙어 있을 수도 있다(그림 16-26). 두 가지 모두 구조는 같으나, 고정융모(anchoring villi)는 바닥탈락막에 붙어 있는 반면, 자유융모(free villi)는 탈락막에 도달하지 못한다. 융모의 표면에는 바닥탈락막 소강의 혈액이 지나간다. 이곳이 태아와 모체의 혈액 사이에 물질교환이 일어나는 곳이다.

모체부위는 이차융모 사이에 위치한 소강으로 동맥혈액(atrerial blood)을 공급하고 정맥혈액(venous blood)을 받는다. 모체의 혈관은 착상기간 중 열려 있으나, 이차융모 내에 함유되어 있는 태아의 혈관은 그대로 닫혀 있다. 따라서 태아의 혈액과 모체의 혈액은 임신말기의 극히 드문 예외적인 경우를 제외하고는 섞이지 않는다. 임신 말기에 세포영양막은 연속적이 아니며, 융모의 모세혈관은 표면에 가깝기 때문에 모체와 태아 사이에 약간의 혈구가 교환될 수 있다. 이 경우 태아 모세혈관의 벽은 단지 융합세포영양막에 의해서만 모체혈액과 분리되어 있다.

임신기간 동안 바닥탈락막의 결합조직 버팀질로부터 기원한 세포들과 벽쪽탈락막과 피막탈락막으로부터 유래한 세포들이 탈락막세포(decidual cell)를 형성한다. 이 세포들은 크기가 크고 단백질을 합성하는 세포의 특징을 나타내고 있다. 이들은 프로락틴(prolactin)과 기타 생물학적 활성을 지닌 물질들을 분비한다.

만삭 임신(full term pregnancy)의 말기에 태반은 원반(disk)의 형태를 하고 있다. 탯줄(umbilical cord)은 태반의 중심부에 위치하며, 태아순환(fetal circulation)과 태반순환(placental circulation)을 연결시켜 준다(그림 16-27 A, B).

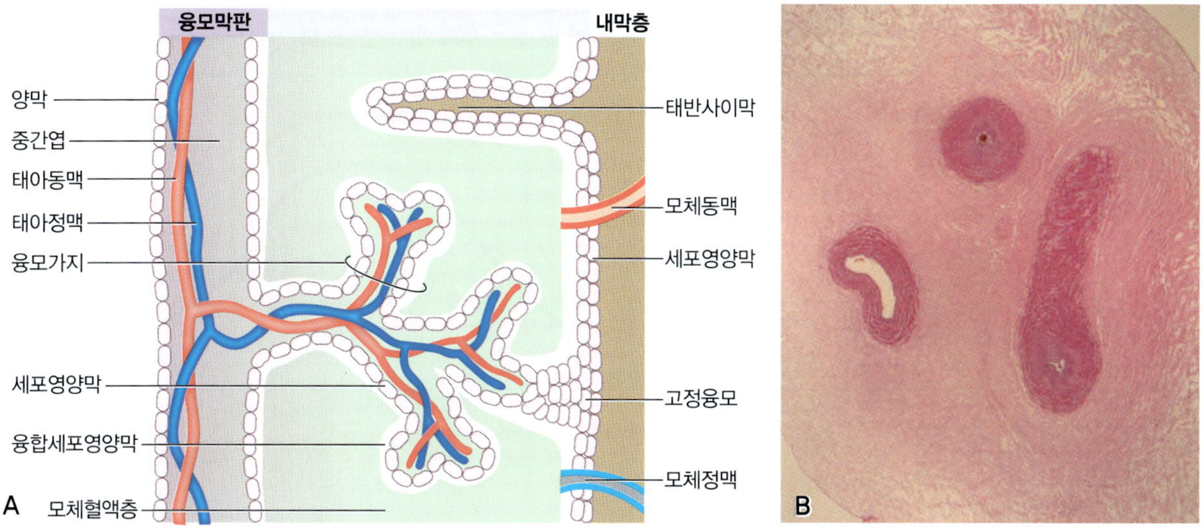

그림 16-27 산모와 태아혈관. A. 모식도, B. 탯줄의 제대동맥과 제대정맥의 가로단면 광학현미경 사진(H&E 염색, 40배)

월경주기(menstrual cycle)

뇌하수체 전엽의 자극에 의해 분비되는 난소 호르몬(에스트로겐과 프로게스테론)은 월경주기 동안 자궁속막 구조의 주기적인 변화를 초래한다. 월경주기의 기간은 다양하나 평균적으로는 28일이다(그림 16-28).

월경주기는 12~15세에 시작되어 대략 45~50세까지 계속된다. 월경주기가 난자의 생성과 관련된 난소 변화의 결과이므로 여성은 월경주기가 계속될 때에만 임신이 가능하다. 이와 같은 사실은 성적활동(sexual activity)이 폐경과 함께 끝난다는 의미가 아니라 임신가능성(fertility)만 끝난 것을 의미한다. 실제적으로 월경주기의 시작은 출혈(menstrual bleeding)이 시작된 날로 잡는다. 월경분비물은 퇴행성 변화가 일어난 자궁속막이 파열된 혈관으로부터 나온 혈액과 섞인 것이다.

난소의 주기는 난포기(follicular phase), 황체기(luteal phase)로 구분하고, 자궁내막의 주기는 월경기(menstrual phase), 증식기(proliferative phase), 분비기(secretory phase)로 구분하며, 주기 중 나타나는 구조의 변화는 점진적으로 일어난다.

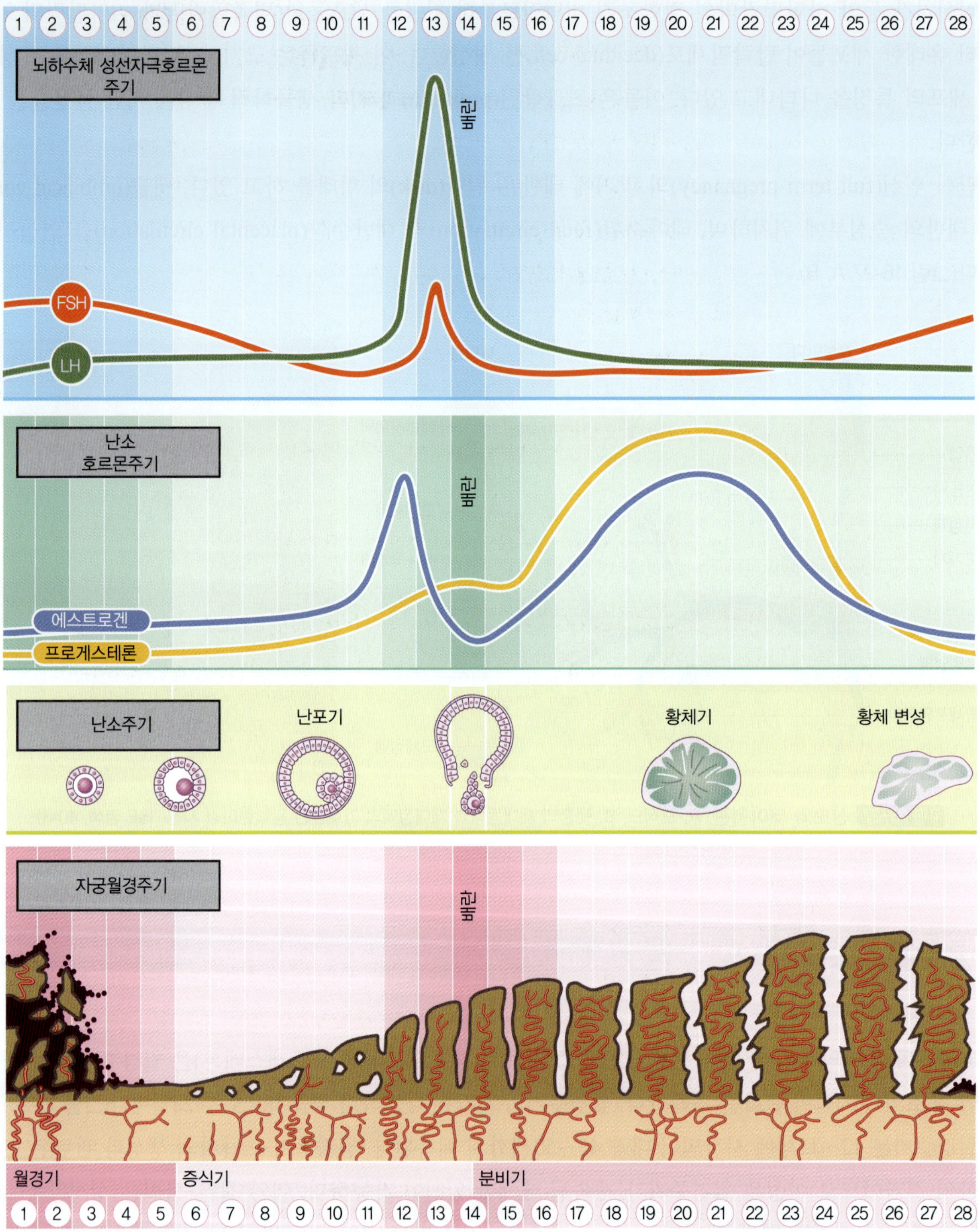

그림 16-28 월경주기에 따른 난포의 발달, 배란 및 호르몬의 상호 관계

월경기는 월경주기의 1일부터 5일까지이며, 증식기는 6일부터 14일, 분비기는 15일부터 28일까지이다. 각 기의 기간은 다양하며 앞에 언급한 기간은 평균치일 뿐이다.

자궁내막의 주기를 관점으로 볼 때, 증식기는 월경기 후 자궁점막은 자궁샘의 바닥층을 함유한 좁은 결합조직띠(점막고유판)로 줄어든다. 이 시기는 난소에서 난포가 발달하여 에스트로겐을 생성하는 시기와 일치한다(**그림 16-29**). 증식기 동안 세포증식은 계속되어 자궁속막을 형성하는 자궁샘과 표면상피를 재생시켜 준다. 결합조직세포도 증식되며, 점막고유판에 바탕질(ground substance)의 침착도 일어나 자궁내막은 전체적으로 성장하게 된다. 증식기 말기의 자궁속막의 두께는 2~3 mm이며 단층원주상피세포로 구성된 자궁샘은 곧은 관으로 내강은 좁다. 이 시기 동안 세포들에는 과립세포질내그물의 수조들이 더 축적되고 분비활동을 준비하기 위하여 골지복합체의 크기가 증가한다. 나선동맥(coiled artery)은 재생되는 버팀질 속으로 자라 들어간다.

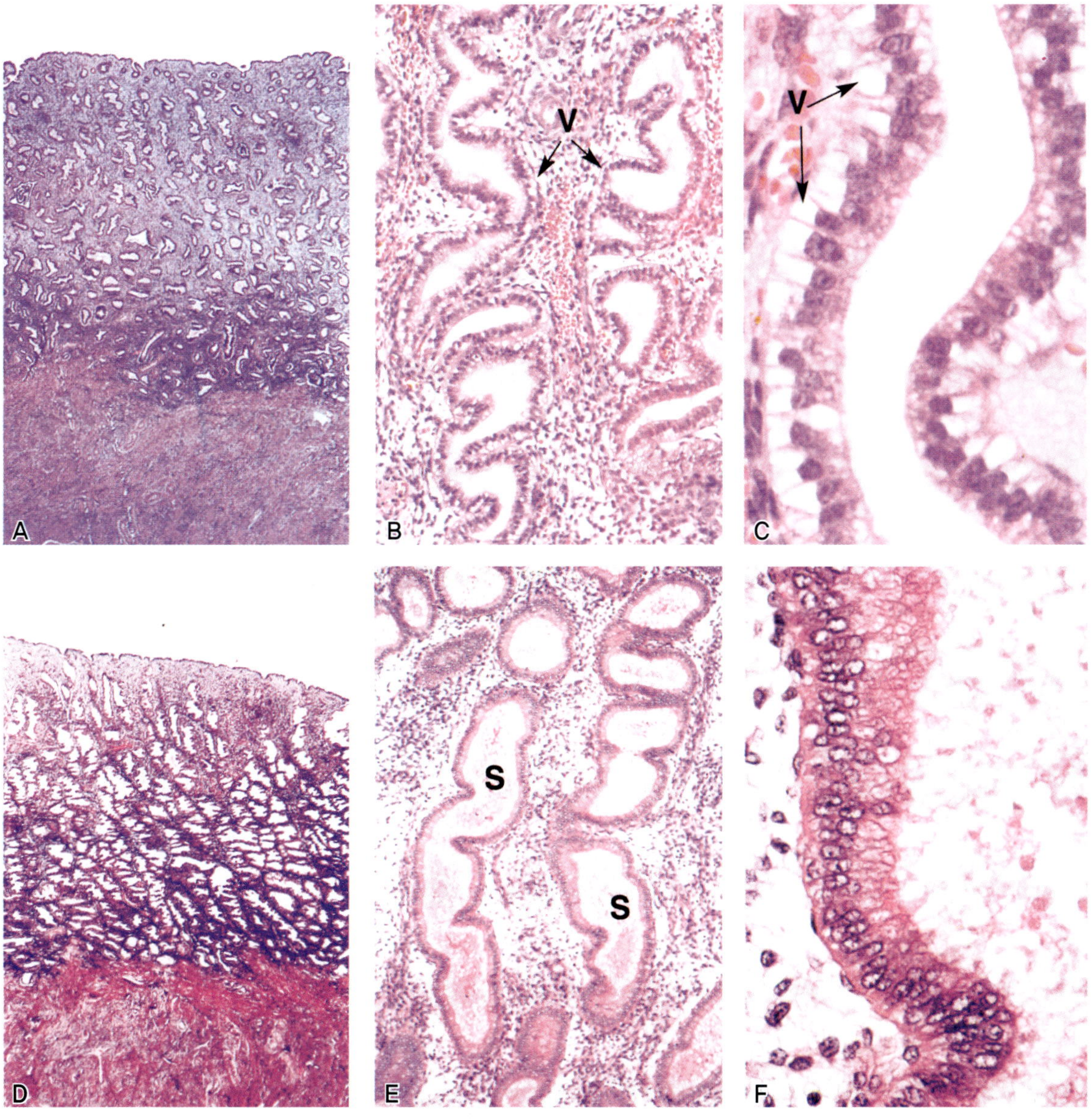

그림 16-29 자궁속막(H&E 염색). **A.** 증식기 저배율 사진(40배), **B.** 증식기의 중배율 사진(200배), **C.** 증식기의 고배율 사진(400배), **D.** 분비기 저배율 사진(40배), **E.** 분비기 중배율 사진(200배), **F.** 분비기 고배율 사진(400배). V : 분비공포, S : 분비물질

분비기는 배란 후에 시작되며 황체가 분비하는 프로게스테론의 영향을 받는다. 자궁샘은 이미 에스트로겐의 작용으로 발달해 있으며 프로게스테론은 샘세포들이 당단백질을 분비하도록 자극한다. 이 당단백질은 착상이 일어나기 전, 배자 영양 공급의 주 원천이 된다. 자궁샘은 매우 심하게 꼬이게 되며, 상피세포에는 핵 아래에 글리코겐이 축적되기 시작한다. 후에 글리코겐의 양은 감소하며, 당단백질로 구성된 분비물이 많아져 자궁샘의 내강이 확장된다(그림 16-29). 분비기 동안에 자궁속막은 바탕질의 부종(edema)과 분비물의 축적으로 최대 두께(5 mm)에 도달한다. 분비기 동안 세포분열은 매우 드물게 일어난다. 나선동맥은 점차 길어지고 구불구불해지며 자궁속막의 표면부위까지 뻗어 나간다. 프로게스테론은 자궁근육층의 민무늬근섬유의 수축을 억제한다. 만약 수축한다면 배자의 착상(implantation)을 방해할 수도 있다.

월경기는 난소로부터 유리된 난자에 수정과 착상이 일어나지 않으면 황체는 저절로 약 14일 후에는 작용을 멈춘다. 혈액 내의 에스트로겐과 프로게스테론 농도는 급속히 떨어지며 이 호르몬들에 의해 발달한 자궁속막은 퇴화되어 부분적으로 떨어져 나간다. 착상이 일어나면 사람융모막성 샘자극호르몬(human chorionic gonadotropin, HCG)이 발생 중인 배자에서 합성되기 시작한다. 이 호르몬이 황체를 유지시켜 월경이 일어나지 않게 한다. 분비기 말기에 나선동맥의 벽은 수축하여 혈류가 차단되므로 허혈상태(ischemia)에 이르게 되어 동맥 벽과 자궁속막 기능층의 괴사를 초래한다. 이 시기에 수축부위 위쪽의 혈관들은 파열되어 출혈이 시작된다. 자궁속막은 부분적으로 떨어져 나간다. 월경으로 잃는 양은 사람마다 다양하며 같은 사람에서도 시기에 따라 다르다. 월경기 말에 자궁속막은 바닥층만 남게 되어 자궁속막샘의 바닥층 말단만을 함유하고 있다. 자궁샘 세포가 증식하여 표면으로 이동함으로써 증식기가 시작되며, 월경주기가 다시 시작된다.

바깥생식기(외부생식기, external gentalia)

여성의 바깥생식기는 음핵, 대음순, 소음순, 질어귀질전정(vaginal vestibule)으로 구성되며, 일부 샘들은 소음순으로 둘러싸인 공간인 안뜰(vestibulum)로 열린다.

요도(urethra)와 전정샘의 분비관도 전정으로 열린다. 두 개의 큰질어귀샘(gland of Bartholin)은 안뜰의 양쪽에 위치한다. 이 샘은 남성의 요도망울샘(bulbourethral gland)의 상동기관이다. 작은질어귀샘(minor vestibular glands)은 수가 더 많고 흩어져 있으며 요도 주위나 음핵 주위에 더 많이 나타난다. 모든 어귀샘들은 점액(mucus)을 분비한다.

음핵과 음경은 태생기원과 조직학적 구조에서 남·여 상동기관이다. 음핵은 흔적으로 남아 있는 음핵귀두(glans clitoridis)와 음핵꺼풀(prepuce)에서 끝나는 두 개의 발기체(erectile body)로 구성된다. 음핵은 중층편평상피로 덮여 있다.

소음순은 중심부분이 탄력섬유가 섞여 있는 스펀지 같은 결합조직으로 구성된 피부 주름이다. 이것을 덮고 있는 중층편평상피의 표면에는 비각질화된 얇은 세포층이 있다. 기름샘(sebaceous gland)과 땀샘

(sweat gland)이 소음순의 내면과 외면에 위치해 있다.

대음순은 많은 지방조직과 얇은 민무늬근층을 함유한 피부 주름으로, 그 내면의 조직학적 구조는 소음순과 비슷하다. 외면의 피부는 굵고 구불구불한 털로 덮여 있다. 기름샘과 땀샘은 양쪽에 모두 많이 존재한다. 외생식기에는 성적 흥분과 관련된 마이스너소체(Meissner's corpuscle)와 파치니소체(Pacini's corpuscle) 등 감각(촉각)신경종말이 매우 풍부하게 분포하고 있다.

젖샘(mammary glands)

젖샘은 복합대롱꽈리샘(compound tubuloalveolar gland)으로 구성된 15~25개의 소엽으로 형성되며 그 기능은 젖을 분비하여 신생아에게 영양분을 공급하는 것이다. 각 엽은 치밀결합조직과 풍부한 지방조직에 의해 분리되며, 자신의 분비젖샘관(excretory lactiferous duct)이 있는 독립된 샘이다. 이 분비관은 길이가 2~4.5 cm이고, 독립적으로 젖꼭지(nipple)로 열린다. 젖꼭지에는 15~25개의 구멍이 있고 각 구멍의 직경은 0.5 mm 정도이다. 젖샘의 조직학적 구조는 성, 나이, 생리적 상태에 따라 다양하다(그림 16-30).

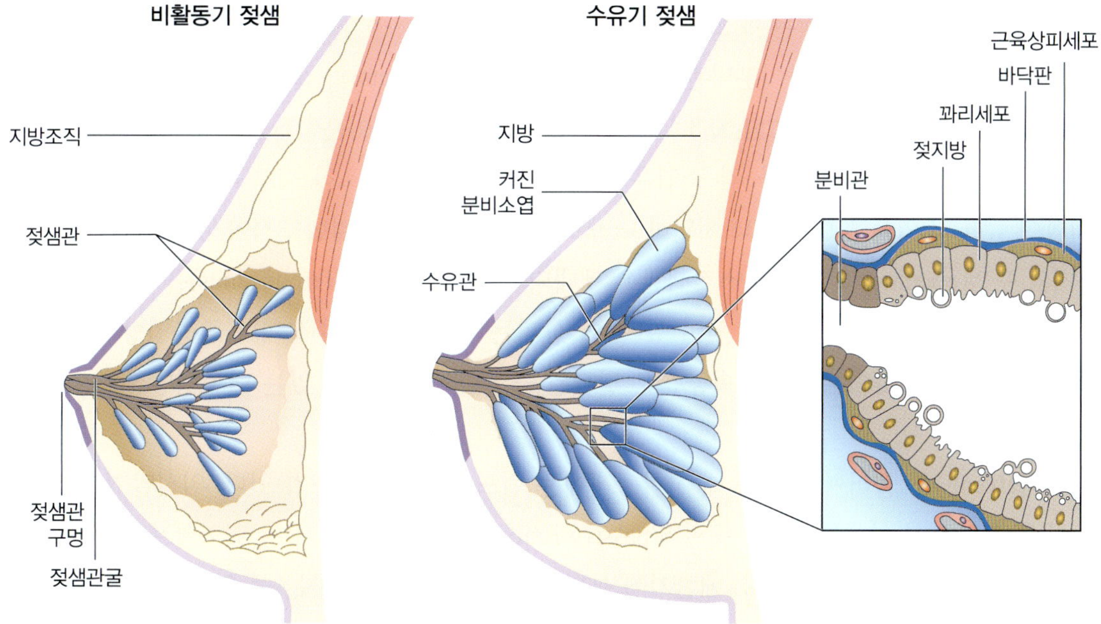

그림 16-30 젖샘의 분비관 모식도

사춘기와 성인의 젖샘 발달

사춘기(puberty) 전에 젖샘은 젖샘관굴(lactiferous sinus)과 굴(sinus)들의 가지인 젖샘관(lactiferous ducts)으로 구성된다. 사춘기 동안 여성 젖샘의 발달은 제2차 성징(secondary sex characteristics) 중의 하

나가 된다. 이 시기 동안 젖샘은 크기가 증가하고 젖꼭지(nipple)가 뚜렷이 발달한다. 남성에서 젖샘은 정상적으로 편평하게 남아 있다. 사춘기 동안에 젖샘이 커지는 것은 지방과 아교질성 결합조직이 축적되고, 젖샘관의 가지가 더 많이 분지하고 성장하기 때문이다(그림 16-31, 32).

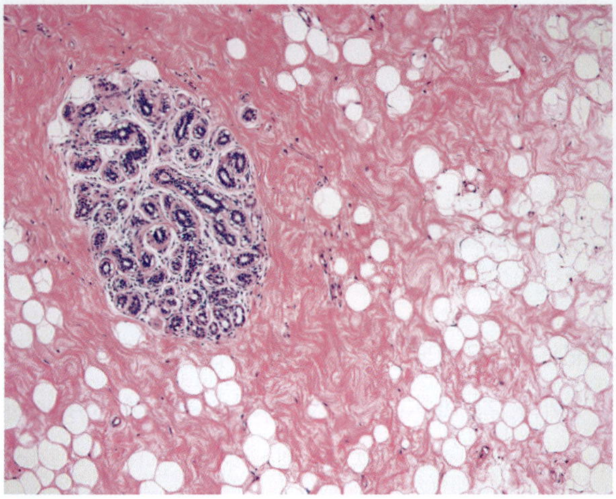

그림 16-31 샘(비활동기)의 소엽속관의 광학현미경 사진(H&E 염색, 100배)

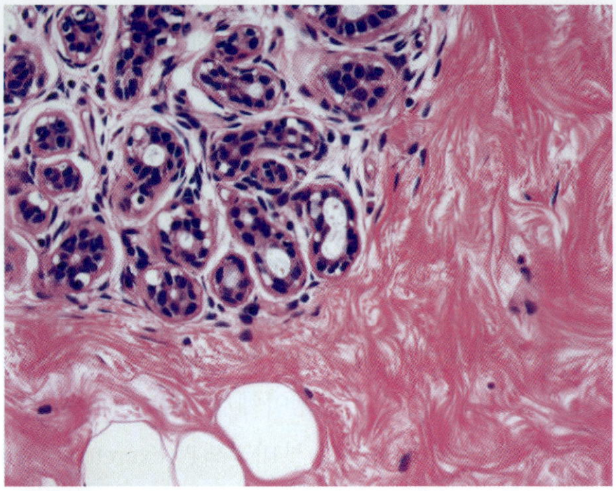

그림 16-32 샘(비활동기)의 소엽속관의 광학현미경 사진(H&E 염색, 400배)

젖샘관의 증식과 지방의 축적은 에스트로겐의 양이 사춘기 동안 증가하기 때문이다.

가장 작은 분비관(말단소엽사이분비관, terminal interlobular ducts)의 끝에서 성인여성 젖샘의 특징적 구조인 소엽(lobule)이 발달한다(그림 16-33). 소엽은 한 개의 말단엽사이분비관으로 열리는 몇 개의 소엽속관(intralobular duct)으로 구성된다. 각 소엽은 세포가 많은 성긴결합조직으로 구성된 소엽내결합조직으로 둘러싸여 있다. 소엽들 사이에는 더 치밀하고 세포가 적은 소엽사이 결합조직이 있어 소엽을 나눈다.

젖꼭지의 구멍(opening) 가까이에서 젖샘관은 팽대되어 젖샘관굴(lactiferous sinus)을 형성한다. 젖샘관굴은 바깥쪽 구멍이 중층편평상피로 덮여 있다. 이 상피는 바로 중층원주상피나 중층입방상피로 이어진다. 젖샘관과 말단소엽사이분비관의 속공간은 밀집된 근상피세포로 덮여 있는 단층입방상피가 둘러싸고 있다.

젖샘꽈리(alveoli)를 둘러싸는 소엽 내 결합조직에는 림프구와 형질세포가 있다. 임신말기가 되면 형질세포가 매우 증가하여 신생아에게 수동면역(passive immunity)을 하게 해 주는 면역글로불린(분비면역글로불린A, secretory IgA)을 분비한다. 배란기에 분비관의 세포들이 증식하는 등 약간의 조직학적 변화를 볼 수 있다. 이 변화는 순환하는 에스트로겐의 수치가 가장 높아지는 시기와 일치한다. 월경전기에는 결합조직에 수분이 많이 함유되므로 유방이 커진다.

젖꼭지는 원뿔 모양이며, 색은 핑크빛, 엷은 갈색, 또는 짙은 갈색으로 나타난다. 바깥쪽으로 젖꼭지는 중층편평상피로 덮여 있으며 주위의 피부와 이어져 있다. 젖꼭지를 둘러싸고 있는 피부를 젖꽃판(유륜, areola)이라고 한다. 임신 중에 젖꽃판의 색깔은 국소적으로 멜라닌이 증가하여 짙어진다. 분만 후 젖꽃판의 색은 짙어지지만, 원래의 색으로 돌아가지는 않는다. 젖꼭지의 상피는 민무늬근섬유가 풍부한 결합조직 위에 있다. 이 근섬유들은 심부에 위치한 젖샘관을 둘러싸고 있으며, 주행 방향은 젖샘관과 평행하다. 젖꼭지에는 감각신경종말(sensory nerve ending)이 풍부하게 분포한다.

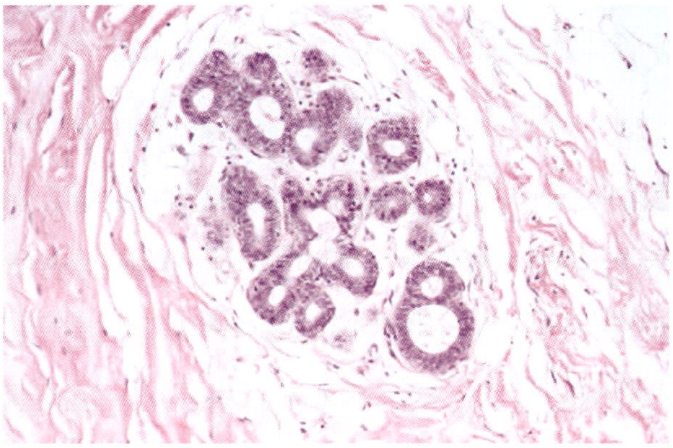

그림 16-33 샘(활동기) 소엽속관의 광학현미경 사진(H&E 염색, 400배)

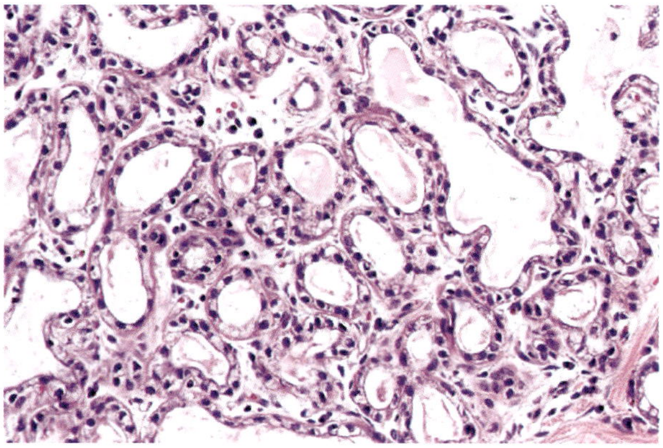

그림 16-34 수유기 젖샘의 광학현미경 사진(H&E 염색, 400배)

임신기와 수유기의 젖샘

젖샘은 임신 중 빠르게 성장하며, 이는 말단엽사이분비관의 끝 부분에 있는 젖샘꽈리(alveoli)의 증식으로 일어난다. 샘꽈리는 분비상피세포가 구형으로 배열된 구조로 수유기에는 활발하게 모유(human milk)를 분비한다. 샘꽈리세포의 표면에서는 지방방울(fat droplet)과 유단백질(milk protein)이 함유된 약간의 분비공포(secretory vacuole)도 관찰된다. 수유기에는 분비공포와 지방방울의 수가 크게 증가한다(그림 16-34). 4~6개의 별모양 근상피세포(stellate myoepithelial cell)가 각각의 샘꽈리를 싸고 있으며, 이들은 상피세포와 바닥판 사이에 위치한다. 실질(parenchyma)에 비해 결합조직과 지방조직의 양은 상당히 감소한다.

임신 중 젖샘의 성장은 몇 가지 호르몬, 주로 에스트로겐, 프로게스테론, 프롤락틴, 사람태반 젖샘자극호르몬(human placenta lactogen)들의 상승작용(synergistic action)으로 일어난다. 이 호르몬들은 젖샘 분비부의 성장을 자극한다. 젖샘은 임신의 호르몬 주기에 따라 인체 내에서 가장 뚜렷한 구조적 · 생리적 변화가 일어나는 곳이다.

수유기 동안에 젖(milk)은 젖샘꽈리 상피세포에서 생성되며 젖샘꽈리 속공간과 젖샘관(lactiferous duct) 내에 저장되어 있다. 분비세포는 작아지고 키가 작은 입방세포가 되며, 세포질에는 주로 중성 트라이글리세라이드(neutral triglyceride)를 함유한 다양한 크기의 둥근 지질 방울들이 함유되어 있다. 이 지질 방울들은 세포에서 내강으로 이동하며 그 과정 중 표면쪽 세포막 일부에 의해 둘러싸인다. 지질은 모유의 4%를 구성하고 있다.

분비세포의 위쪽에 있는 지질방울 외에도 카세인(casein)이나 다른 유단백질(milk protein)로 구성된 과립을 함유한 막에 둘러싸인 공포(vacuole)들도 많이 존재한다. 유단백질에는 카세인, 알파락트알부민

(α-lactalbumin), 면역글로불린 A (immunoglobulin A) 등이 있으며, 이들은 세포외 유출(exocytosis)로 방출된다. 단백질은 모유의 약 1.5%를 구성하고 있다. 젖의 당분인 유당(lactose)은 글루코스(glucose)와 갈락토스(galactose)로부터 합성되며 사람 젖의 약 7%를 차지하고 있다.

수유기 후 젖샘의 퇴행성 변화

수유가 중단되면 임신기간 동안 발달되었던 꽈리의 대부분에는 퇴행성 변화가 일어난다. 여기에는 세포성분이 자가포식되어 흡수(autophagic absorption)되는 것과 함께 세포 전체가 괴사되는 것이 포함된다. 괴사된 세포와 세포의 조각(debris)들은 큰포식세포로 제거된다. 근상피세포(myoepithelial cell)와 바닥판(basal lamina)은 그대로 남아 있으며, 다음 임신기에 재사용된다.

Chapter 17

내분비계(Endocrine System)

학습목표
Learning Objective

1. 내분비계의 개념에 대해 설명한다.
2. 8가지 내분비계를 열거한다.
3. 8가지 내분비계의 특징을 설명한다.
4. 8가지 내분비계의 기능을 설명한다.

인체의 평형유지와 성장과 분화의 조화를 이루기 위해 세포와 세포 사이에서 정보전달 기능을 하는 것으로 신경계통(nervous system)과 내분비계통(endocrine system)이 있다. 이런 기능은 세포에서 분비되는 화학물질인 호르몬(hormone)에 의해서 통합 조절된다. 내분비샘(endocrine gland)은 자체적으로 분비할 수 있는 도관(duct)이 없어 생성된 물질은 세포 사이에 존재하는 모세혈관으로 분비된다.

호르몬은 내분비세포에 의해 소량 만들어져 특정한 시기에 조직액이나 혈관계통으로 분비되는 유기물질로 스테로이드(steroid; 난소, 고환 및 부신겉질에서 분비되는 호르몬), 펩티드(peptide)나 당단백질(glycoprotein)로 구성된 단백질(protein; 시상하부, 뇌하수체, 갑상샘, 부갑상샘, 이자, 위장관이나 호흡관의 상피에 산재해 있는 내분비세포에서 분비하는 호르몬), 아미노산유사물질(amino acid analogue)이나 아미노산유도물질(amino acid derivative)로 구성된 물질인 부신속질의 세포와 많은 신경원에 의하여 합성 분비되는 카테콜아민(catecholamine; 노르아드레날린, 아드레날린), 갑상샘의 T 갑상샘세포에서 분비되는 티록신 등으로 이루어져 있다. 일반적으로 호르몬은 분비된 곳으로부터 멀리 떨어진 부위에 작용한다. 이렇게 호르몬이 작용하는 조직과 기관을 표적기관(target organ)이라고 한다. 유기체의 여러 다양한 부위의 활동을 통합하는 기능을 하는 신경계통과 내분비계통은 서로 협동작용을 한다. 여러 내분비샘에서 나오는 호르몬은 신경계통에 영향을 미치며, 일부의 내분비샘은 신경기전에 의해 자극을 받거나 억제된다. 신경계통에서 생산되는 화학물질은 직접 또는 내분비기관을 경유하여 작용하는 경우도 있다. 대부분의 생물학적 현상은 이 두 가지 계통에 의해 이중으로 통제되고 있다. 이들이 서로 협동하여 작용하면서 신경계통과 내분비계통의 성분이 합해져 하나의 신경내분비계통(neuroendocrine system)을 구성하는 것으로 여겨지기도 한다.

내분비기관은 뇌하수체(hypophysis), 갑상샘(thyroid gland), 부갑상샘(parathyroid gland), 부신(adrenal gland), 곁신경절(paraganglia), 솔방울샘(pineal gland)과 같이 내분비세포들의 집합체로 하나의 독립된 기관으로 존재하기도 한다. 하지만 이자(pancreas)의 랑게르한스섬(Langerhans' islet)과 같은 기관의 한 부분을 차지하기도 한다. 또한 위장관의 창자내분비세포(enteroendocrine cell), 호흡신경내분비세포(respiratory neuroendocrine cells), 고환(testis)의 사이질세포(Leydig's cell), 난소(ovary)의 난포세포(follicle cell)와 황체세포(luteal cell), 뇌(brain)의 신경내분비세포(neuroendocrine cells) 등과 같이 단독세포로 퍼져 있는 퍼진내분비계통(dispersed endocrine system)으로도 존재한다.

뇌하수체(pituitary gland, hypophysis)

뇌하수체(hypophysis, 그리스어로 hypo는 아래, physis는 성장을 의미)는 내분비샘 중에서 가장 복잡한 샘으로 사이뇌(diencephalon)의 시상하부(hypothalamus)에서 뇌하수체줄기(hypophyseal stalk)에 매달려 나비뼈안장(sella turcica)의 뇌하수체오목(hypophyseal fossa)에 위치해 있다. 무게는 0.5 g 정도이며, 정상적인 크기는 10×13×6 mm 정도이다. 뇌하수체는 샘뇌하수체(adenohypophysis)와 신경뇌하수체(neuro-hypophisis)로 구성되나, 이 두 부분은 배아의 발생과정에서 서로 다른 기원을 가진다. 샘뇌하수체의 경우는 입안외배엽(oral ectoderm)에서 발생하기 시작하여 원시입안의 천장에 있는 상피의 일부분이 위로 자라 올라가 라트게주머니(Rathke's pouch)를 형성한다. 이후, 입안상피에서 분리되고 주머니의 앞쪽 벽을 이루는 세포가 급속히 증식하여 샘뇌하수체가 형성된다. 이로 인해 라트케주머니의 속공간은 작아지고 뒤쪽으로 치우치게 된다. 이와 같이 입안외배엽에서 기원한 샘뇌하수체는 뇌하수체의 75%를 차지하고 있고 먼쪽부분(pars distalis), 깔때기줄기(infundibular stalk)를 둘러싸는 융기부분(pars tuberalis), 먼쪽부분과 신경뇌하수체(neurohypophysis)의 사이에 존재하는 중간부분(pars intermedia) 등 세 부분으로 이루어져 있다(**그림 17-1**).

신경뇌하수체는 사이뇌 바닥의 일부가 아래로 자라난 신경조직으로 샘뇌하수체의 뒤에 위치한다. 신경뇌하수체의 대부분을 차지하는 신경부분(pars nervosa)과 깔때기(infundibulum, 또는 신경줄기, neural stalk)로 구성되고, 이 중 깔때기는 깔때기줄기와 정중융기(median eminence)로 이루어져 있다.

샘뇌하수체(adenohypophysis)

샘뇌하수체의 내분비세포들은 세포끈(endocrine cell cord), 세포판, 세포집단 또는 소포(follicle) 등으로 다양한 형태의 내분비세포무리(endocrine cell cluster)를 형성하고 있다. 이들 세포무리의 겉에는 연속된 바닥판이 존재하고, 세포무리 사이에는 소량의 결합조직이 있어 세포들의 버팀질(interstitium) 역할을 한다. 버팀질 사이에는 굴모세혈관으로 된 혈관망이 조밀하게 잘 형성되어 있으며, 이 모세혈관은 내피에 많은 작은 창이 나 있는 창모세혈관의 형태이며, 내피세포의 겉에 바닥판이 존재한다. 내분비세포무리와 굴모세혈관 사이의 버팀질에는 소량의 아교섬유와 그물섬유가 존재하고 소수의 섬유모세포와 민말이집 신경섬유도 관찰할 수 있다.

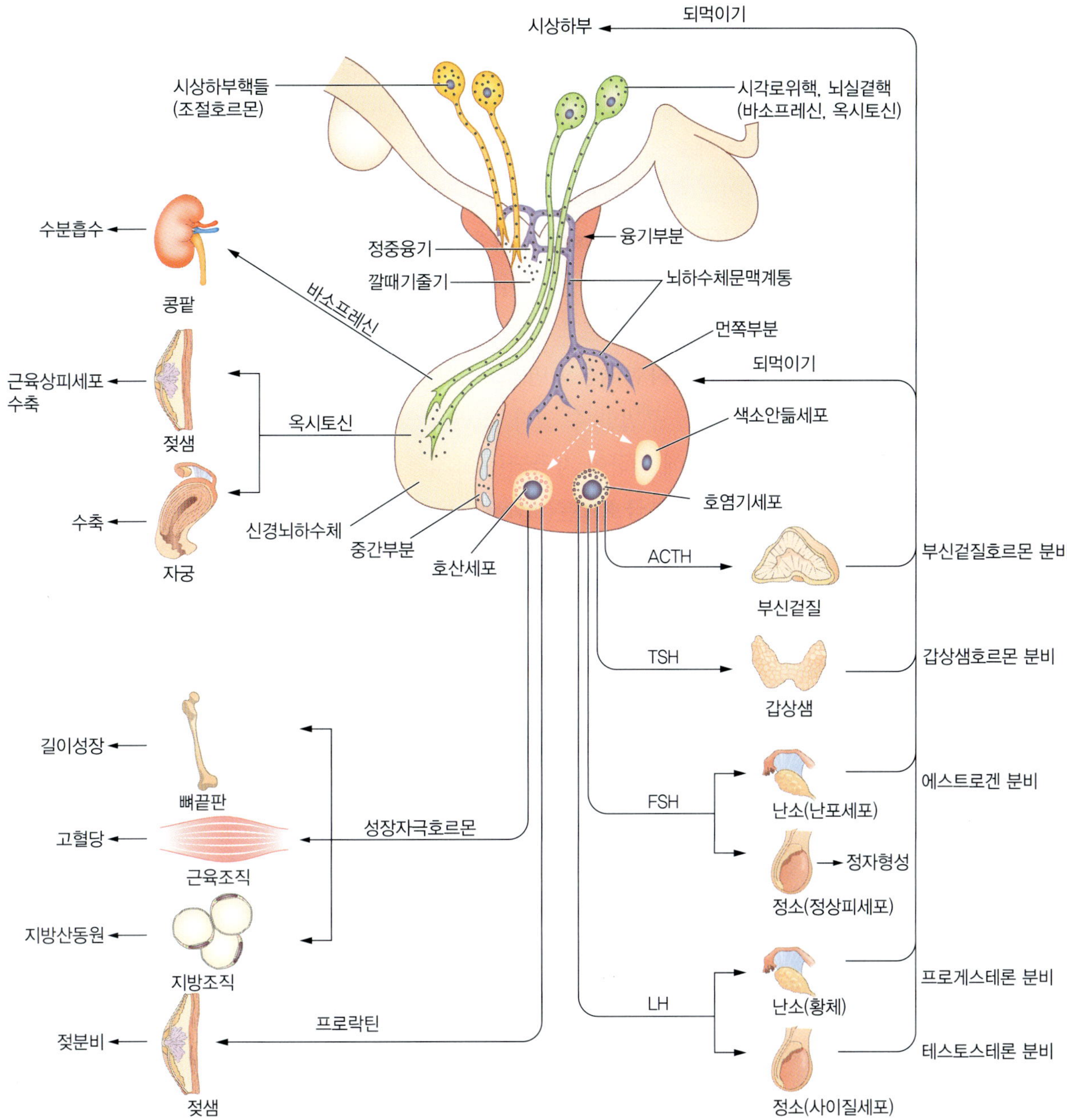

그림 17-1 뇌하수체(hypophysis)의 구분과 시상하부(hypothalamus)와의 관계 및 각 부위에서 분비되는 호르몬을 나타내는 모식도. 샘뇌하수체(adenohypophysis)는 먼쪽부분, 융기부분, 중간부분으로 구성되며, 신경뇌하수체(neurohypophysis)는 신경부분과 깔때기 부분으로 이루어져 있음

먼쪽부분(앞엽, pars distalis, anterior lobe)

먼쪽부분의 내분비세포는 염색특성, 미세구조, 면역조직화학적 특성에 따라 여러 종류의 세포로 분류되기도 하며, 광학현미경학적으로 염색에 대한 친화성에 따라 색소안듦세포(chromophobe)와 색소듦세포

(chromophil)의 두 종류 세포로 나뉜다. 색소안듦세포는 산성 및 염기성 염료에 염색되는 분비과립이 없거나 매우 소량이어서 잘 염색되지 않지만, 전자현미경으로는 잘 구분되는 세포이다(그림 17-2). 색소듦세포는 세포질에 존재하는 분비과립의 염색특성에 따라 호산성 세포(acidophil cell)와 호염기성 세포(basophil cell)로 나뉜다. 호산성 세포는 에오신(eosin), 오렌지 G (orange G), 아조카민(azocarmine) 등과 같은 산성 염료에 독특한 친화력을 가지고 있는 반면에, 호염기성 세포는 아닐린 블루(aniline blue), 메틸렌 블루(methylene blue), 레소르신 푹신(resorcin fuchsin) 등의 염기성 염료에 특이적으로 염색된다. 뿐만 아니라 이 호염기성 세포는 PAS 반응에도 양성 반응을 보인다. 샘뇌하수체의 내분비세포들은 전자현미경을 통해 형태학적 차이점(분비과립의 모양, 크기, 분포양상)에 따라 더 많은 종류의 내분비세포로도 구분할 수 있다. 특이항체를 이용한 광학 및 전자현미경적 면역조직화학법을 적용하면 특정한 세포에서 생산되는 분비물을 확인하여 정확한 세포형을 구별할 수 있다. 그러나 염색특성이나 미세구조에 따른 형태학적인 분류뿐만 아니라, 생산하는 호르몬에 의하여 자극되는 표적기관, 구조물 또는 세포와의 관련성에 의해 분류하기도 한다. 예를 들면, 갑상샘자극호르몬(thyroid stimulating hormone)을 분비하는 세포를 갑상샘자극세포(thyrotropic cell), 생식샘자극호르몬(gonadotropic hormone)을 분비하는 세포를 생식샘자극세포(gonadotropic cell), 부신겉질자극호르몬(adrenocorticotropic hormone)을 분비하는 세포를 부신겉질자극세포(adrenocorticotropic cell) 등으로 명명하는 것이다.

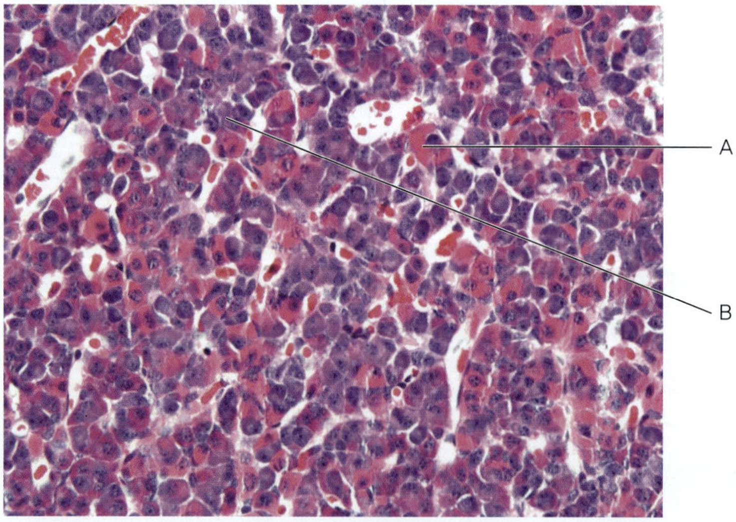

그림 17-2 뇌하수체 먼쪽부분의 광학현미경 사진(H&E 염색, 400배). A. 호산성 세포 B. 호염기성 세포

호산성 세포(acidophil cell)

호산성 세포는 산성 염료에 친화력이 있는 분비과립을 가진 색소듦세포로 먼쪽부분 뒤쪽의 가쪽에 많이 분포하고 있으며, 전체 내분비세포의 약 40%를 차지한다. 이들 세포는 면역조직화학적 및 미세구조적 특징에 따라 성장자극세포와 프로락틴세포로 분류된다(표 17-1, 2).

표 17-1 뇌하수체 먼쪽부분(Pars distalis) 분비세포

세포유형	염색성	분비호르몬	주기능	분비과립(사람)	시상하부분비 촉진호르몬	시상하부분비억제 호르몬성장호르몬
성장호르몬 분비세포	호산성	성장호르몬 (GH)	간에서 생산되는 소마토메딘(somatomedin)을 통해 긴뼈 성장 촉진	원형 또는 타원형, 직경 300~400 nm	성장호르몬분비촉진 호르몬(SRH)	소마토스타틴 (somatostatin)
젖샘자극호르몬 분비세포	호산성	프롤락틴 (prolactin)	모유 분비 촉진	200 nm, 임신 수유기에는 600 nm로 증가	프롤락틴분비촉진 호르몬(PRH)	프로락틴분비억제 호르몬(PIH)
성샘자극호르몬 분비세포	호염기성	난포자극호르몬 (FSH)과 황체형 성호르몬(LH)	FSH : 여성에서 난포 성장 및 에스트로겐 분비 자극, 남성에서 정자생산 자극 LH : 여성에서 난포 성숙 및 프로게스테론 분비 촉진, 남성에서 사이질세포 자극 및 남성호르몬 분비 촉진	직경 250~400 nm	성샘자극호르몬분비 촉진호르몬(GnRH), 두 가지 가능한 분비 촉진호르몬(FRH, LRH)	
갑상샘자극 호르몬분비세포	호염기성	갑상샘자극 호르몬(TSH)	갑상샘호르몬 합성, 저장, 유리 촉진	작은 과립	직경 120~200 nm	
부신겉질자극 호르몬 분비세포	호염기성	부신겉질자극 호르몬(ACTH)	부신피질 호르몬의 분비 자극	큰 과립, 직경 400~550 nm	부신겉질자극분비 촉진호르몬(CRH)	

표 17-2 샘뇌하수체(adenohypophysis)의 각종 내분비세포와 분비물

세포형	염색성	분비물
성장자극세포(somatotroph)	호산성	성장호르몬(STH)
프로락틴세포(mammotroph)	호산성	프로락틴(PRL)
갑상샘자극세포(thyrotroph)	호염기성	갑상샘자극호르몬(TSH)
생식샘자극세포(gonadotroph)	호염기성	난포자극호르몬(FSH), 황체형성호르몬(LH, 사이질세포자극호르몬 ICSH)
부신겉질자극세포(adrenocorticotroph)	호염기성	부신겉질자극호르몬(ACTH), 지질자극호르몬(LPH)

성장자극세포(somatotropic cell)

성장자극세포는 뚜렷한 핵소체와 편재성의 둥근핵을 가진 구형 또는 난원형의 세포로 성장호르몬(성장자극호르몬; somatotropic hormone, STH; somatotropin; growth hormone, GH)을 합성 분비하기 때문에 성장호르몬세포(growth hormone cell)라고도 한다. 전자현미경학적으로 세포질에는 다수의 난원형 미토콘드리아가 존재하고 골지복합체와 과립세포질내그물이 잘 발달되어 있으며, 다량의 리보솜이 잘 관

찰된다. 원형의 분비과립은 직경이 300~350 nm로 단위막으로 싸여 있고 바탕질은 균질하게 높은 전자밀도를 가지고 있다. 단백질 호르몬인 성장호르몬은 시상하부에 있는 신경세포에서 생산되고 이것은 뇌하수체문맥계통(hypophyseoportal system)을 통해 뇌하수체의 앞엽으로 운반된 성장호르몬방출호르몬(growth hormone-releasing hormone, GHRH)에 의하여 자극된다. 이 세포의 분비억제는 소마토스타틴(somatostatin)에 의하여 일어나게 된다.

프로락틴세포(젖분비호르몬세포, prolactin cell)

프로락틴세포는 구형의 호산성 세포로 프로락틴(prolactin, PRL; 젖분비호르몬, lactogenic hormone)을 만든다. 비임신부와 남성의 경우는 분비과립의 발달이 미약하고 이에 따라 관련된 세포소기관(미토콘드리아, 골지복합체, 납작하고 짧은 과립세포질내그물, 약간의 용해소체)도 발달이 미약하다. 임산부나 수유 중 여성의 경우는 분비과립이 잘 발달되고 크기도 현저하게 커진다. 또한 관련된 세포소기관인 과립세포질내그물과 골지복합체가 확장된다. 수유가 끝나면 세포질 내 용해소체가 증가하여 여분의 분비과립과 세포소기관을 자가탐식함으로써 비활성 상태로 되돌아가게 된다. 단백질 호르몬인 프로락틴의 기능은 젖샘의 발육을 촉진하고 젖 분비를 유도하는 것이다. 프로락틴세포의 분비활동은 시상하부에서 분비되는 프로락틴방출호르몬(prolactin releasing hormone, PRH)에 의하여 조절된다. 임신 중에는 뇌하수체 앞엽이 프로락틴세포의 비대와 증식에 의하여 현저히 커진다. 임신 중 분비되는 프로락틴은 젖샘의 발육을 촉진시키지만, 젖 분비에서는 혈중 고농도로 존재하는 난소에서 분비되는 에스트로겐과 프로게스테론에 의해서 억제된다. 출산 후에는 난소의 스테로이드호르몬이 급격히 저하되기 때문에 프로락틴이 젖 분비 효과를 볼 수 있게 된다.

호염기세포(basophil cell)

호염기세포는 일반염색인 헤마톡실린-에오신 염색에 의해서는 쉽게 구별되지 않으나 염기성 염료를 이용한 염색이나 말로리삼색염색법(Mallory's trichrome stain)과 같은 특수 염색법에서는 잘 구별된다. 호염기세포의 분비물질은 당단백질로 이루어져 PAS 염색에 의해 분홍색을 띠게 되어 호산성 세포와 쉽게 구별된다. 호염기성 세포에는 갑상샘자극세포(thyrotropic cell), 생식샘자극세포(gonadotropic cell), 부신겉질자극세포(corticotropic cell) 등이 속한다. 이 세포들은 먼쪽부분의 중심부에 많이 분포하고 있으며, 전체 내분비세포의 약 10%를 차지한다(표 17-1, 2).

갑상샘자극세포(thyrotropic cell)

다면체형, 방추형, 별모양 등 불규칙한 모습의 세포로 뇌하수체 먼쪽부분의 중심부에 많이 모여 있으며, 전체 내분비세포의 1~2%를 차지한다. 큰 난원형 핵이 세포의 중심에 위치하며, 세포질에는 잘 발달된 여러 개의 골지복합체, 많은 작은 미토콘드리아, 약간의 납작한 과립세포질내그물과 리보솜이 존재한다. 분비과립은 주로 세포질의 주변부에 분포하며, 구형(직경 100~160 nm)이며 단위막으로 싸여 있고, 그 바탕질은 중등도의 전자밀도를 나타낸다. 분비되는 호르몬은 갑상샘자극호르몬(thyroid-stimulating hormone, TSH; thyrotropic hormone, thyrotropin)으로 분자량이 28,000인 당단백질 호르몬이다. 이 호르몬은 갑상샘호르몬인 티록신(thyroxine, T_4)과 트리요오드티로닌(triiodothyronine, T_3)의 합성과 분비를 촉진시킨다. 갑상샘자극세포의 활동은 시상하부에서 생산되는 갑상샘자극호르몬방출호르몬(thyrotropin-releasing hormone, TRH)에 의하여 조절된다.

생식샘자극세포(gonadotropic cell)

구형 또는 다면체형의 호염기세포로 둥근 핵이 세포의 한 쪽에 치우쳐 있고, 세포질에는 대다수의 소기관들이 잘 발달해 있으며, 직경이 200~400 nm인 둥근 분비과립들이 산재한다. 이 세포는 난포자극호르몬(follicle stimulating hormone, FSH)과 황체형성호르몬(luteinizing hormone, LH)을 분비한다. 남성의 황체형성호르몬은 사이질세포자극호르몬(interstitial cell stimulating hormone, ICSH)이라고도 부른다(표 17-2). 두 호르몬은 모두 분자량이 약 30,000인 당단백질 호르몬으로 생식샘자극세포와 같은 분비과립 속에 포함되어 있다. 난포자극호르몬은 여성에서 난소의 난포세포에 의한 에스트로겐의 분비와 더불어 난포의 성장과 성숙을 자극하며, 남성에서는 정상피의 성장과 정자형성을 촉진시킨다. 황체형성호르몬은 여성의 경우 배란을 유도하고 황체의 발달과 프로게스테론 분비에 영향을 주며, 남성의 사이질세포자극호르몬은 고환의 사이질세포를 자극하여 테스토스테론 분비를 촉진시킨다. 생식샘자극세포의 활동은 시상하부의 생식샘자극호르몬방출호르몬(gonadotropin releasing hormone, GnRH)에 의하여 조절된다.

부신겉질자극세포(corticotropic cell)

다면체형 또는 여러 세포질돌기를 내고 있는 불규칙한 모습의 세포이다. 다른 세포에 비하여 염기성 염료에 대한 친화성과 PAS 반응에 대한 염색성이 약하여 학자에 따라 색소안듦세포로 분류하기도 한다. 세포의 한 쪽에 깊은 핵막함입이 있는 둥근 핵이 치우쳐 위치하며, 여러 개의 골지복합체 이외에 소량의 긴 미토콘드리아, 약간의 짧고 납작한 과립세포질내그물, 소량의 리보솜, 소수의 용해소체만이 존재하는 등 대체로 소기관들의 발달이 미약하기 때문에 세포 전체가 밝게 보인다. 분비과립은 주로 세포질 주변부에 존재하며 구형으로 직경이 200~250 nm이고, 그 기질은 높은 전자밀도를 나타내는데, 속에 들어 있는 것은 이 세포에서 분비하는 호르몬의 전구물질인 프로오피오멜라노코르틴(proopiomelanocortin, POMC)이다. 이 물질이 분해되어 부신겉질자극호르몬(adrenocorticotropic hormone, ACTH; corticotropin)과 지질자극호르몬(lipotropic hormone, LPH; lipotropin)으로 분비된다(표 17-2). 부신겉질자극호르몬은 일종의 폴리펩티드 호르몬으로 부신겉질에 있는 다발층세포로부터의 당질코르티코이드(glucocorticoid) 분비를 자극한다. 펩티드 지질자극호르몬은 지방세포에 작용하여 지방분해를 촉진시킨다. 부신겉질자극세포의 활동은 시상하부의 신경내분비성 신경원에서 합성 분비되는 부신겉질자극호르몬방출호르몬(adrenocorticotropic hormone releasing hormone, ACTHRH)에 의하여 조절된다.

색소안듦세포(chromophobe cell)

먼쪽부분을 이루는 세포끈 또는 세포무리 속에 산성 염료나 염기성 염료에 친화성을 나타내지 않을 뿐 아니라 PAS 반응에서도 뚜렷한 양성 반응을 보이지 않는 작은 세포들이 존재하는데 이런 세포를 색소안듦세포라 한다. 색소안듦세포들은 먼쪽부분의 가운데 부위에 많으며, 전체 내분비세포의 약 50%를 차지할 정도로 많다. 전자현미경으로 관찰하면 소기관들의 발달이 매우 미약할 뿐만 아니라 분비과립도 없거나 소량만 존재한다. 색소안듦세포의 대다수는 주기적으로 분비활동을 하는 내분비세포가 분비과립을 방출하여 거의 소실된 상태에 있는 비활동성 색소듦세포로 생각되며, 소수는 줄기세포로 호산성 세포나 호염기성 세포로 분화하는 것으로 생각된다.

소포별세포(folliculostellate cell)

뇌하수체 먼쪽부분에는 내분비세포들로 이루어진 세포끈 혹은 세포집단 속에 별모양의 소포별세포가 있다. 이 세포들은 각종 내분비세포뿐만 아니라 같은 종류의 세포와도 접하고 있다. 소포별세포가 인접해 있는 부위를 보면 세포 사이에 다소 넓은 세포사이공간이 만들어져 있는 것이 특징이며 이 공간을 소포(follicle)라고 부른다. 소포의 공간에 노출되어 있는 소포별세포면에는 소수의 짧은 미세융모가 나 있고 가끔 섬모도 나타난다. 소포의 연접면에서 이들 세포는 이음복합체로 서로 연결되어 있다. 소포의 반대쪽면에서는 주위에 있는 내분비세포의 사이로 여러 세포질돌기가 뻗어 있고, 일부 돌기의 끝은 다소 팽대되어 세포집단의 겉에 형성되어 있는 바닥판에 닿아 있다. 내분비세포무리의 속에서 인접해 있는 소포별세포로부터 뻗어난 돌기들은 틈새이음에 의하여 서로 연결되어 있기도 한다.

소포별세포는 둥근 핵을 가지고 있고, 세포질에는 소량의 소기관들만이 있을 뿐 분비과립도 존재하지 않는다. 소포별세포의 기능에 대해서는 아직 확실히 밝혀져 있지 않으며, 단지 지지적인 구조물로서의 기능, 신경아교세포와 같이 뇌하수체 사이질액의 교환과 운반, 전해질 환경의 유지 등에 관여할 것으로 생각된다.

먼쪽부분의 조절(control of the pars distalis)

먼쪽부분의 세포 활성은 하나 이상의 기전에 의해 조절된다. 주된 기전으로 시상하부에서 생성되어 정중융기에 저장되는 펩티드 호르몬이 관여한다. 이들 호르몬의 대부분은 시상하부 분비촉진호르몬(hypothalamic releasing hormone)으로 분비된 후 일차, 이차 모세혈관망을 통해 먼쪽부분으로 운반된다. 먼쪽부분의 특정세포에 작용하는 다른 두 종류의 호르몬은 호르몬의 분비를 억제하는 호르몬(시상하부 분비억제호르몬, hypothalamic inhibiting hormone)이다(표 17-3).

두 번째의 일반적인 기전은 자극받은 내분비세포에서 생성된 호르몬이 정중융기와 먼쪽부분에서의 펩티드 분비에 직접 영향을 미치는 경우이다.

표 17-3 시상하부(hypothalamus)에서 분비되는 각종 조절호르몬의 기능

호르몬	기원	주요 기능
성장호르몬방출호르몬(GHRH)	시상하부의 활꼴핵에 주로 위치하는 신경원의 세포체	성장자극세포에 의한 성장자극호르몬(GH)의 분비 자극
소마토스타틴	시상하부의 뇌실주위핵, 뇌실곁핵, 활꼴핵 등에 주로 분포하는 신경원의 세포체	성장자극세포에 의한 성장자극호르몬(GH)의 분비 억제
프로락틴방출호르몬(PRH)	시상하부의 활꼴핵에 주로 위치하는 신경원의 세포체	프로락틴세포에 의한 프로락틴(PRL)의 분비 자극
부신겉질자극호르몬 방출호르몬(ACTHRH)	시상하부의 활꼴핵, 뇌실주위핵, 안쪽뇌실곁핵에 위치하는 신경원의 세포체	부신겉질자극세포에 의한 부신겉질자극호르몬(ACTH)의 분비를 자극; 부신겉질자극세포에 있는 프로오피오멜라노크르틴(POMC)에 대한 유전자 발현 자극
생식샘자극호르몬방출호르몬(GnRH)	시상하부의 활꼴핵, 배쪽안쪽핵, 등쪽핵, 뇌실곁핵에 위치하는 신경원의 세포체	생식샘자극세포에 의한 황체형성호르몬(LH)과 난포자극호르몬(FSH)의 분비 자극
갑상샘자극호르몬방출호르몬(TRH)	시상하부의 배쪽안쪽핵, 등쪽핵, 뇌실곁핵에 위치하는 신경원의 세포체	갑상샘자극세포에 의한 갑상샘자극호르몬(TSH)의 분비를 자극; 프로락틴(PRL)의 합성 및 분비 자극

융기부분(pars tuberalis)

융기부분은 신경뇌하수체의 깔때기(infundibulum)를 둘러싸고 있으며, 이 부위는 경막(dura mater)에 연결되는 치밀결합조직의 피막으로 싸여 있다. 융기부분과 깔때기줄기 사이에는 연막(pia mater)에 이어져 있는 얇은 결합조직층이 존재한다. 또한 뇌하수체의 다른 부분에 비하여 혈관이 잘 발달되어 있고 앞엽으로 들어가는 세동맥과 뇌하수체문맥계통을 형성하는 세정맥이 지나간다. 이들 혈관 사이로는 호염기성 세포들이 마치 끈모양으로 길게 배열하고 있으며, 대다수의 세포는 생식샘자극세포(gonadotropic cell)로 성샘자극호르몬(gonadotropin, FSH와 LH)을 분비한다. 먼쪽부분에 가까운 부위에서는 호산성 세포들도 관찰되며, 중간부분에 있는 것과 같은 작은 소포(follicle)들이 융기부분에서 관찰되기도 한다.

중간부분(pars intermedia)

작은 분비과립을 함유한 약한 호염기성인 세포가 열을 지어 있는 구조로 나타난다. 이 세포의 기능은 아직 잘 알려지지 않았다. 라트케주머니(Rathke's pouch)의 속공간은 어른에서는 찾아보기 어려우며 콜로이드(colloid)를 둘러싼 입방상피로 덮여 있는 소포가 라트케낭종(Rathke's cyst)으로 나타나는 구조이다.

중간부분은 먼쪽부분(앞엽, pars distalis, anterior lobe)과 신경엽(뒤엽, neural lobe, pars nervosa, posterior lobe)의 사이에 있는 좁은 부분으로 라트케주머니(Rathke's pouch)의 등 쪽에서 발생하였으나 사람의 경우 퇴화되어 먼쪽부분과 뚜렷하게 구분되지 않는다. 반면 개나 고양이와 같은 대다수 포유동물과 하등 척추동물에서는 발생학적으로 라트케주머니의 뒤쪽 벽에서 유래한 중간엽을 잘 관찰할 수 있다.

중간부분에는 작은 분비과립을 함유한 약한 호염기성 세포와 색소안듦세포인 내분비세포들로 구성된 세포집단이 불규칙하게 열을 지어 존재하며, 먼쪽부분에 있는 세포들과 구조면에서 구별되지 않는다. 이 세포집단은 먼쪽부분의 세포들에 이어져 있기도 하고 일부는 신경엽 속으로 들어가 분포하기도 한다. 세포집단의 사이에는 라트케주머니에서 유래한 크고 작은 소포(follicle)들이 다수 존재하고 소포 내는 콜로이드(colloid)로 차 있다. 세포집단의 주위는 먼쪽부분에서와 같이 바닥판으로 싸여 있고 세포집단 사이와 소포 주위에 있는 버팀질에는 창모세혈관그물로 이루어져 있다. 사람의 중간부분에 존재하는 호염기성 세포들의 기능은 아직 명확히 알려져 있지 않다. 포유동물의 중간부분 내분비세포들의 분비과립에는 엔도르핀(endorphin)을 함유하고 있는 것으로 알려져 있고, 특별히 양서류나 어류의 중간부분에 잘 발달해 있는 호염기성 세포에는 멜라닌세포의 색소생산을 자극하는 멜라닌세포자극호르몬(melanocyte stimulating hormone, melanotropin)을 분비하는 것으로 알려져 있어 사람의 경우도 이와 유사한 호르몬을 분비할 것으로 예상하고 있다. 이외에도 중간부분에는 소수의 부신겉질자극세포(corticotropic cell), 라트케주머니 유래의 소포를 형성하는 소포색소안듦세포(follicular chromophobe cell) 혹은 소포세포(follicular cell)도 존재한다. 이들 소포를 둘러싸고 있는 독특한 상피세포들은 앞쪽 벽에서는 보통 중층으로 배열해 있는데 비하여 뒤쪽 벽은 단층입방상피로 피복하고 있다. 소포의 색소안듦세포는 입방형 또는 다면체형으로 콜로이드와 접하고 면에는 소수의 불규칙한 미세융모와 하나 내지 몇 개의 섬모가 존재하며 이웃 세포와의 가쪽면에는 이음복합체로 연결되어 있다. 바닥면은 바닥판과 연결되어 있고, 이 바닥판은 인접하고 있는 내분비세포집단의 바닥판으로 연결되어 있다. 소포의 색소안듦세포의 핵은 난원형으로 세포의 기저 부위에 치우쳐 있고, 세포소기관은 매우 미약하게 존재하여 소수의 긴 미토콘드리아, 핵의 위쪽에 위치한 골지복합체, 약간의 짧은 과립세포질내그물과 리보솜 등이 관찰되기도 하지만, 분비과립은 관찰되지 않는다. 이들 소포의 상피는 발생 중 배아시기에 원시입안을 덮고 있던 상피의 잔여물이다.

신경뇌하수체(neurohypophysis)

신경뇌하수체는 깔때기줄기(infundibular stalk)와 정중융기(median eminence)로 이루어진 깔때기(infundibulum)와 신경부분(pars nervosa)으로 구성되며, 이 중 정중융기는 시상하부(hypothalamus)에 연결되어 있다. 상피성 유래인 샘뇌하수체와 다르게 신경뇌하수체는 시상하부의 신경원에서 기원하였기에 많은 민말이집신경섬유(unmyelinated nerve fiber), 창모세혈관, 혈관주위에 약간의 결합조직인 버팀질, 뇌하수체세포(pituicyte)로 이루어져 있다. 이들 민말이집신경섬유는 시상하부에 있는 시각로위핵(supraoptic nucleus), 뇌실곁핵(paraventricular nucleus), 배쪽안쪽핵(ventromedial nucleus), 등쪽안쪽핵(dorsomedial nucleus), 활꼴핵(arcuate nucleus, 깔때기핵 infundibular nucleus) 등과 같은 신경핵의 시상하부신경내분비세포(hypothalamic neuroendocrine cell)에서 나오는 축삭으로 이루어져 있다. 이들 축삭의 신경분비신경섬유(neurosecretory nerve fiber)들은 조밀한 신경다발을 형성하여 신경뇌하수체로 들어오는데 이를 시상하부뇌하수체로(hypothalamohypophysial tract)라 한다. 시상하부뇌하수체로의 축삭 중에서 시각로위핵과 뇌실곁핵에서 유래하는 축삭은 시각로위핵뇌하수체로(supraopticohypophysial tract)와 뇌실곁핵뇌하수체로(paraventriculohypophysial tract)를 형성하여 신경부분의 모세혈관 주위에 종지한다. 등쪽안쪽핵, 배쪽안쪽핵, 깔때기핵 등에서 유래한 축삭은 융기깔때기로(tuberoinfundibular tract)를 형성하여 깔때기줄기에 있는 모세혈관의 주위에 위치한다. 신경뇌하수체에 분포하는 민말이집신경섬유에는 중간 또는 말단부위에 부풀어 있는 축삭팽대(axonal dilatation)가 존재한다. 이들 축삭팽대 속에는 작은 투명소포(clear vesicle)와 다수의 신경분비과립(neurosecretory granule)이 존재한다. 신경분비과립은 연접소포의 일종인 과립소포(granular vesicle)와 같은 구조물로서 직경이 100~200 nm이며 단위막으로 싸여 있다. 신경분비과립 내에는 옥시토신(oxytocin), 바소프레신(vasopressin; 항이뇨호르몬; antidiuretic hormone, ADH), 기타 신경분비물(neurosecretory substances)을 포함하고 있다. 이들 신경분비과립은 시상하부의 신경세포체에서 만들어져 축삭흐름에 따라 말초부위로 이동하여 팽대 부위와 축삭종말에 저장되어 있다가 배출된다. 브릴리안트블루(brilliant blue)와 알데히드푹신(aldehyde fuchsin)과 같은 염료로 염색한 후이 부위를 광학현미경으로 관찰하면 신경섬유를 따라 짙게 염색된 많은 크고 작은 둥근 구조물을 관찰할 수 있는데, 이를 신경분비소체(neurosecretory body, 헤링소체, Herring body)라 한다. 신경분비소체를 전자현미경으로 관찰하면 신경분비성 축삭팽대에서 많은 신경분비과립이 모여 있는 확장된 축삭임을 알 수 있다.

다양한 형태의 돌기를 내고 있는 별모양의 세포인 뇌하수체세포(pituicyte)는 신경뇌하수체를 이루는 축삭의 사이에 광범위하게 존재하고 있다. 이들 세포의 돌기는 신경분비성 축삭의 사이를 채우는 형태로 다양하게 뻗어 있어 축삭과 매우 근접해 있으나, 이들 사이에는 특별한 연접구조는 형성하고 있지 않다. 그래서 뇌하수체세포는 주위의 축삭의 지지와 대사기능을 수행하는 독특하게 분화된 신경아교세포로 추측하고 있다. 형태학적으로 핵은 일부의 핵막이 약간 함입된 난원형이고 핵의 가장자리에는 이질염색질이 분포하고 있으며, 뚜렷한 핵소체도 관찰된다. 세포질에는 소수의 미토콘드리아, 하나의 잘 발달된 골지복합체, 중심소체, 소수의 짧은 과립세포질내그물, 소수의 용해소체, 소수의 자유리보솜과 같은 세포소기관과 미세관 다발, 5~7 nm 굵기의 미세섬유 다발과 같은 세포골격 및 소수의 지방방울, 포음소포와 같은 세포포함물들이 존재한다.

신경뇌하수체에는 뇌하수체문맥계통을 이루는 많은 창모세혈관이 복잡한 그물 구조를 이루고 있고 모세혈관의 겉은 연속된 바닥판으로 싸여 있으며, 때때로 혈관주위세포가 내피세포와 바닥판의 사이에 존재하기도 한다. 모세혈관의 주위에는 소량의 성긴결합조직이 들어 있는 모세혈관주위공간이 좁게 이루어져 있으며, 신경섬유나 신경뇌하수체세포의 세포질돌기와 접하고 있는 모세혈관주위 공간의 겉쪽에는 모세혈관주위바닥판(pericapillary basal lamina)이 형성되어 있다. 그러므로 신경섬유나 신경뇌하수체세포의 돌기는 모세혈관주위공간에 노출되거나 또는 직접 모세혈관에 닿아 있지는 않다.

시상하부뇌하수체로(hypothalamohypophyseal tract)를 이루는 신경섬유는 신경분비소포(neurosecretory vesicle)를 가지고 있는 신경분비신경섬유(neurosecretory nerve fiber)이다. 이 중에서 주로 시각로위핵과 뇌실곁핵의 신경원에서 기원한 신경섬유는 옥시토신과 바소프레신을 이동시키는 통로로 신경부분으로 호르몬을 방출하는 반면에 다른 핵들로부터의 신경섬유는 여러 가지 뇌하수체자극호르몬(hypophysiotropic hormone)을 운송하여 주로 깔때기줄기로 내보낸다(그림 17-3). 바소프레신은 뇌하수체문맥계통을 경유한 순환혈액 내로 분비되어 작은 혈관을 수축하여 혈압을 높이거나 콩팥의 먼쪽곱슬세관과 집합세관에 작용하여 수분의 재흡수를 증진시킨다(그림 17-4). 옥시토신도 바소프레신과 같이 순환혈액 내로 분비되어 출산 때 자궁을 수축시키거나 젖샘의 근육상피세포를 수축시켜 분비부위와 도관 속에 있는 젖을 분비하도록 하고 외부로 분비되도록 유도한다(표 17-4).

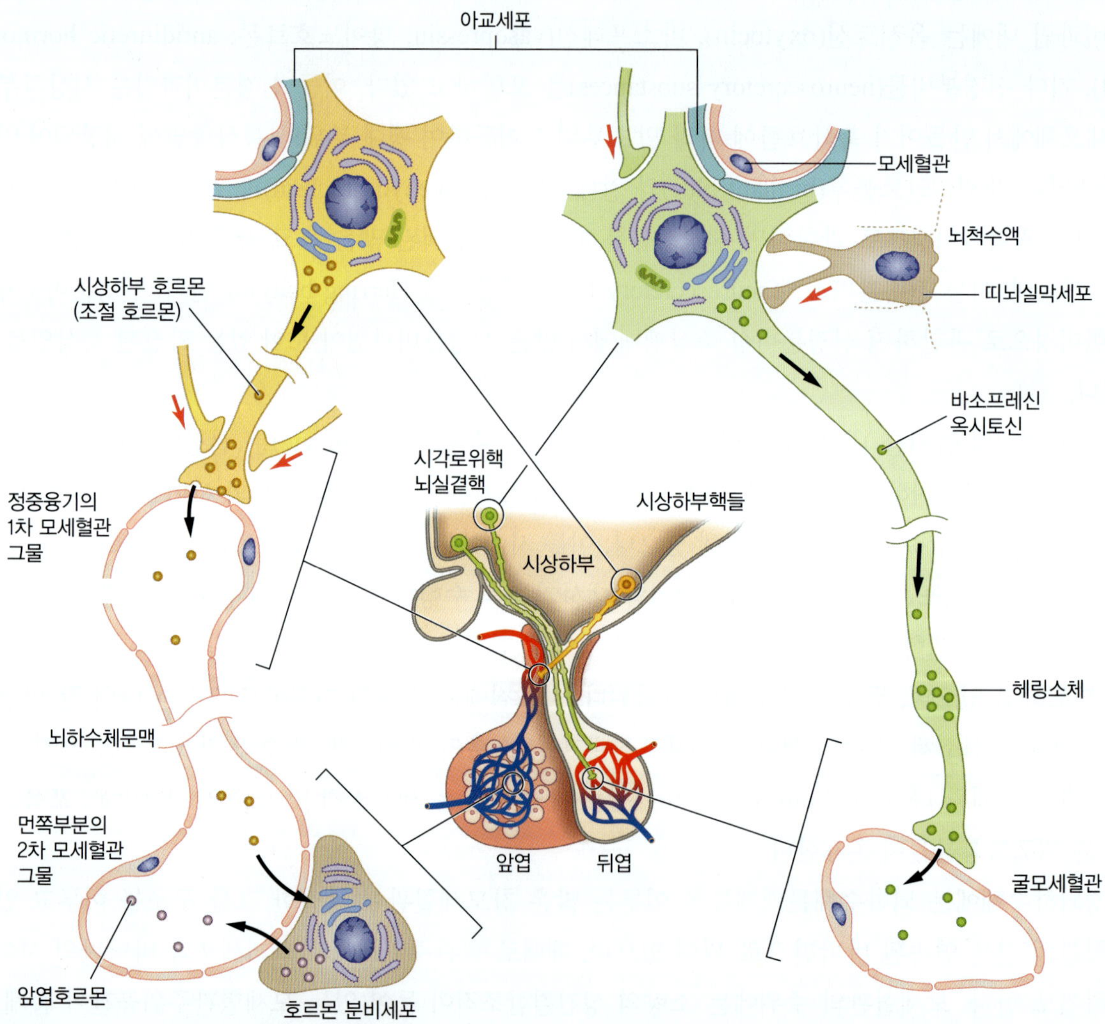

그림 17-3 시상하부뇌하수하체로(hypothalamohypophyseal tract)의 구성을 나타내는 모식도. 시각로위핵(supraoptic nucleus)과 뇌실곁핵(paraventricular nucleus)의 신경원에서 기원하는 축삭은 시각로위핵뇌하수체로(supraopticohypophyseal trsct)와 뇌실곁핵뇌하수체로(paraventriculohypophyseal tract)를 이루어 신경부분의 모세혈관 주위에 종지한다(오른쪽). 등쪽안쪽핵(dorsomedial nucleus), 배쪽안쪽핵(ventromedial nucleus) 및 깔때기핵(infundibular nucleus) 등 여러 시상하부핵에서 기원하는 축삭은 융기깔때기로(tuberoinfundibular tract)를 이루어 깔때기줄기의 모세혈관 주위에 분포한다. 이곳에 분비된 조절호르몬은 뇌하수체문맥계통을 통해 먼쪽부분에 있는 호르몬분비세포에 도달함(왼쪽)(화살표는 정보의 전달방향을 나타냄)

뇌하수체자극호르몬에는 성장호르몬방출호르몬(growth hormone releasing hormone, GHRH), 부신겉질자극호르몬방출호르몬(adrenocorticotropic hormone releasing hormone, ACTHRH), 생식샘자극호르몬방출호르몬(gonadotropin releasing hormone, GnRH), 프로락틴방출호르몬(prolactin releasing hormone, PRH), 갑상샘자극호르몬 방출호르몬(thyrotropin releasing hormone, TRH), 멜라닌세포자극호르몬방출호르몬(melanocyte stimulating hormone releasing hormone, MSHRH) 등이 있는 것으로 알려져 있으며, 이들 뇌하수체자극호르몬의 생산은 되먹임기전을 통하거나 감각기관으로부터의 직접적인 신경자극으로 인해 조절된다(표 17-3, 그림 17-5).

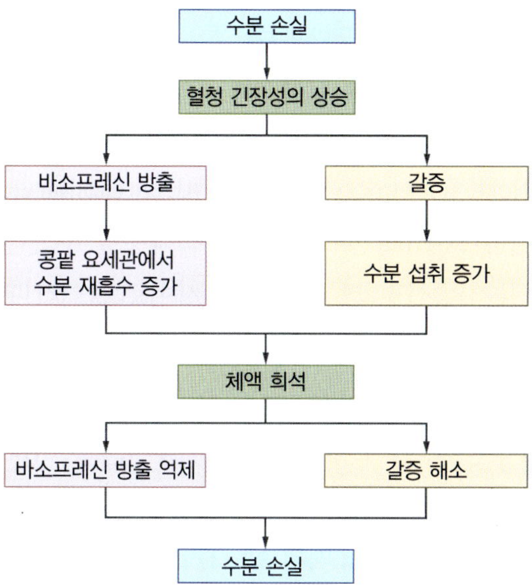

그림 17-4 체액의 농축을 조절하는 과정에서 신경뇌하수체에서 분비되는 바소프레신의 역할을 설명하는 그림. 신경뇌하수체, 시상하부의 갈증중심(thirst center) 및 콩팥 요세관의 상호작용에 의하여 체액의 삼투압농도(osmolarity)가 일정하게 유지됨

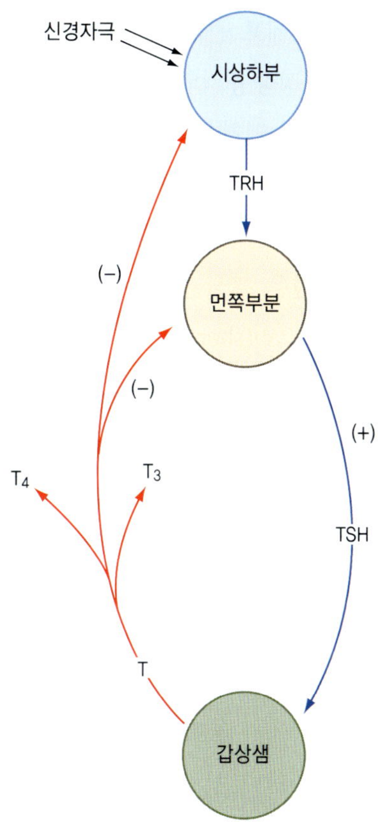

그림 17-5 시상하부와 뇌하수체, 갑상샘의 상호관계

표 17-4 뇌하수체 뒤엽(posterior lobe)의 호르몬

호르몬	기원	주요 기능
옥시토신 (oxytocin)	시각로위핵, 뇌실결핵 등에 주로 위치하는 신경원의 세포체	젖샘의 샘꽈리와 도관의 주위에 있는 수축성 근육상피세포의 활동 자극; 임신한 자궁의 민무늬근육세포 수축 자극
바소프레신 (vasopressin)	시각로위핵, 뇌실결핵 등에 주로 위치하는 신경원의 세포체	콩팥의 집합관에 의한 수분의 재흡수를 증가시켜 오줌의 양을 감소시킴; 탈수에 반응하여 발한율(rate of perspiration) 감소. 세동맥 벽의 민무늬근육 수축을 자극하여 혈압 증가

뇌하수체의 혈관과 신경분포(blood supply and innervation of hypophysis)

뇌하수체의 혈액공급은 속목동맥(internal carotid artery)에서 기원한 두 쌍의 혈관에서 공급된다. 상부에는 오른쪽과 왼쪽 위뇌하수체동맥(superior hypophyseal artery)이 정중융기와 신경줄기에 분포하며, 하부에는 오른쪽과 왼쪽 아래뇌하수체동맥(inferior hypophyseal artery)이 주로 신경뇌하수체에 분포하고 일부는 뇌하수체줄기(pituitary stalk)에 분포한다. 위뇌하수체동맥은 창모세혈관(fenestrated capillary)으로 구성된 일차모세혈관얼기(primary capillary plexus)를 형성하여 뇌하수체줄기와 정중융기에 혈액을 공급한다. 일차얼기의 모세혈관은 다시 모여 문맥(portal vein)을 형성하여 뇌하수체줄기 부위를 지나가며, 샘뇌하수체의 세포 근처에서 이차모세혈관얼기(secondary capillary plexus)를 형성한다(그림 17-6). 위뇌하수체동맥은 정중융기의 주위에서 다수의 분지를 낸 후 정중융기와 깔때기줄기의 속으로 분포되어 창모세혈관으로 된 일차모세혈관그물(primary capillary network)을 형성한다. 일차모세혈관그물은 정중융기와 깔때기줄기 사이의 표면에 있는 얕은그물(superficial network)과 깊은그물(deep capillary network)로 나뉜다. 얕은그물의 창모세혈관은 정중융기 바깥층(external zone)에 있는 축삭종말 부근에 존재하는 반면에, 깊은 그물은 얕은그물에서 유래하며 정중융기의 신경그물(neuropil) 사이로 들어간다. 일부 짧은모세혈관고리(short capillary loop)는 바깥층만 뚫고 들어가지만, 다른 긴모세혈관고리(long capillary loop)는 바깥층과 속층을 뚫고 들어가 뇌실막밑부위(subependymal region)에 이르게 되며 뇌실막밑그물(subependymal network)을 이룬 후 다시 표층으로 올라온다. 이 모세혈관그물은 일부는 문맥(portal vein)으로 연결되고, 문맥은 다시 뇌하수체줄기를 따라 내려와 먼쪽부분에서 굴모세혈관으로 된 이차모세혈관그물(secondary capillary network)을 형성하게 된다. 위뇌하수체동맥의 한 가지인 잔기둥동맥(trabecular artery)은 뇌하수체줄기를 따라 앞엽까지 내려오고 주로 중간부분에 이르러 모세혈관그물을 형성

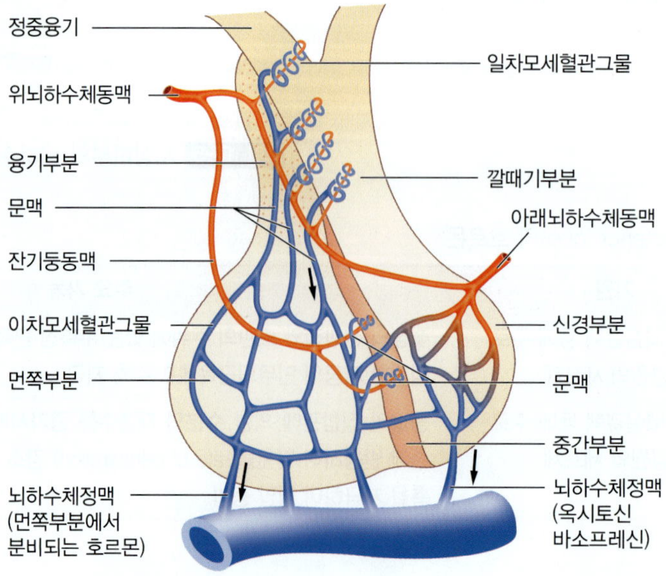

그림 17-6 뇌하수체의 혈액순환을 나타내는 모식도

한 후 작은 문맥을 경유하여 앞엽의 모세혈관으로 이어지게 된다. 이렇게 형성된 먼쪽부분의 모세혈관을 통해 순환한 혈액은 마지막으로 뇌하수체정맥(hypophyseal vein)으로 흘러나감으로써 뇌하수체의 순환을 마무리하게 된다. 이런 샘뇌하수체의 혈액순환을 뇌하수체문맥계통(hypophyseoportal system)이라고 부른다.

아래뇌하수체동맥은 신경부분으로 들어와 많은 분지를 내어 대부분이 신경부분에서 모세혈관그물을 형성하게 되며 이 중 일부가 뇌하수체정맥으로 이어지고, 일부 동맥가지는 뇌하수체줄기 쪽으로 올라가 위뇌하수체동맥의 가지에 연결된다. 신경부분에 이루어져 있는 모세혈관이 앞엽에 직접 연결되는 것은 매우 드물다. 뇌하수체의 먼쪽부분과 신경부분을 순환한 혈액은 여러 개의 뇌하수체정맥으로 흘러 해면정맥굴(cavernous sinus)로 들어가게 된다.

뇌하수체의 먼쪽부분에는 약간의 민말이집신경섬유가 모세혈관주위와 내분비세포 집단 사이의 결합조직에 분포하고 있고, 그 신경종말에는 작은 투명소포와 비교적 큰 과립소포들이 존재한다. 이 신경섬유들은 목동맥신경얼기(carotid plexus)에서 유래하여 혈관에 작용하는 것으로 생각되지만, 먼쪽부분에 있는 내분비세포들의 분비에서 분포하는 신경과의 관련성에 대한 증거는 없다.

부신(adrenal gland; 콩팥위샘, suprarenal gland)

부신은 콩팥의 위쪽 극에 붙어 있는 삼각형 모양의 납작한 구조이다. 사람에서 부신의 길이는 4~6 cm, 폭은 1~2 cm, 두께는 4~6 mm이며, 무게는 합쳐서 8 g 정도이지만, 무게와 크기는 개개인의 생리적인 조건과 나이에 따라 차이가 있다. 부신의 앞면에는 짧게 도랑이 파져 있는데 이 부위를 문(hilus)이라고 한다. 부신은 불규칙치밀결합조직(irregular dense connective tissue)으로 구성된 피막(capsule)으로 싸여 있다. 부신은 두 개의 동심원적 층판구조로 이루어져 있으며, 주위층인 부신겉질(adrenal cortex)은 노란색을 띠고 있고, 중심층인 부신속질(adrenal medulla)은 적갈색이다. 부신겉질은 전체 샘 용적의 80~90%를 차지한다.

부신 겉질과 속질은 기능적, 형태학적 특징, 기원이 서로 다른 두 기관으로 생각할 수 있으며, 이들은 발생과정 중 합쳐져 생겨난 구조이다. 두 층은 각각 다른 두 배엽(germ layer)에서 발생된다. 겉질(cortex)은 체강중간중배엽(coelomic intermediate mesoderm)에서 기원하며, 속질(medulla)은 교감신경절 세포가 기원하는 신경능선(neural crest)에서 기원된다. 속질의 세포는 발생과정에서 돌기가 사라지면서 분비세포로 변형된 교감신경절세포이다. 부신의 일반적인 조직학적 구조는 전형적인 내분비샘의 형태를 하고 있으며, 겉질과 속질 세포 모두가 모세혈관을 따라 열을 지어 배열되어 있다.

부신을 덮고 있는 결합조직에서 얇은 중격(septa)을 샘 내부로 보내 지주(trabecula)를 형성한다. 기질(stroma) 내에는 대부분 분비세포를 지지해 주는 그물형태의 그물섬유(reticular fiber)로 구성되어 있다(그림 17-7).

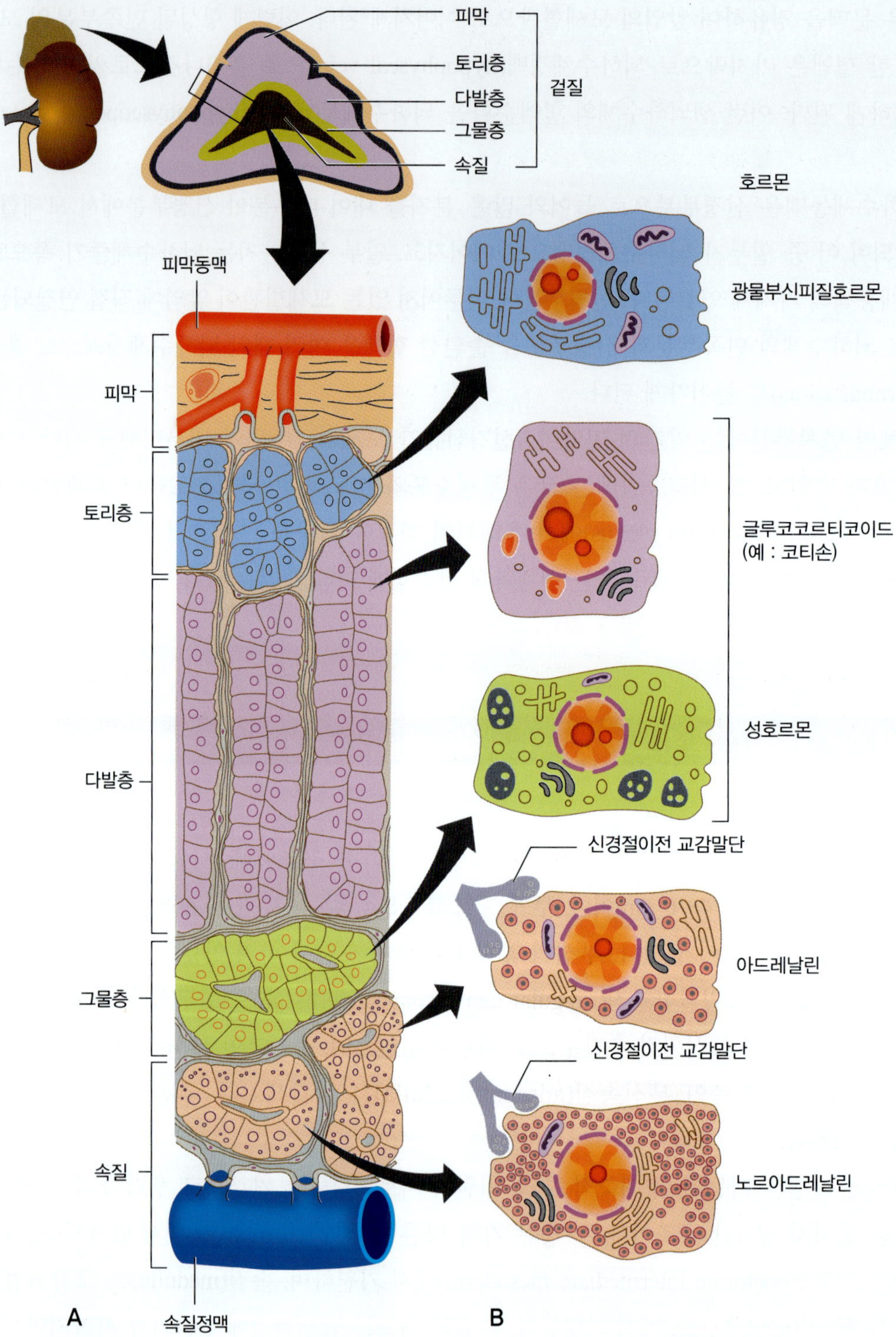

그림 17-7 부신(adrenal gland)의 구조와 조직생리의 모식도. A. 영향을 미치는 인자, B. 호르몬

혈관공급과 신경(blood supply and innervation)

부신은 여러 부위에서 들어가는 여러 개의 혈관으로부터 혈액을 공급받지만, 주동맥은 세 가지로 아래가로막동맥(inferior phrenic artery)에서 기원하는 위부신동맥(superior suprarenal artery), 대동맥(aorta)에서 일어나는 중간부신동맥(middle suprarenal artery), 콩팥동맥(renal artery)에서 기원하는 아래부신동맥(inferior suprarenal artery)이다. 이 동맥들은 여러 가지로 나뉘어 피막을 통과하여 실질로 들어가며 일부 가지는 겉질을 지나 속질로 직접 들어가는 속질세동맥(medullary arteriole; 관통세동맥, perforating arteriole)이 된다. 나머지 대다수의 동맥가지는 피막을 통과해 들어가 일차로 피막얼기(capsular plexus)를 이룬다. 이 동맥성 얼기의 대다수 가지는 겉질로 들어가 굴모세혈관을 형성하지만 피막 속에 분포하는 모세혈관도 형성하게 된다. 토리층의 굴모세혈관은 부신겉질세포무리의 사이에서 매우 복잡한 모세혈관그물을 형성한 후 다발층의 세포열을 따라 곧게 달리는 모세혈관으로 연결되며 계속하여 그물층의 모세혈관그물로 연결된다.

부신속질에서는 겉질 그물층의 모세혈관그물에서 계속된 모세혈관과 겉질을 통과해서 내려온 속질세동맥에서 유래된 모세혈관들이 서로 이어져 다시 복잡한 모세혈관그물을 형성한다. 이 모세혈관은 모세혈관뒤세정맥(postcapillary venule)과 연결되고, 다시 속질의 중심부에서 속질정맥(medullary vein)에 이어진다. 속질정맥의 속막에는 여러 민무늬근육다발이 길게 배열된 속막베개(intimal cushion)가 잘 발달되어 있으나, 중간막과 바깥막은 얇아서 잘 발달되지 않았다. 혈액은 속질정맥을 통해 부신중심정맥(central vein of suprarenal gland)으로 흘러 부신의 문을 통해 부신을 나가게 된다(그림 17-8).

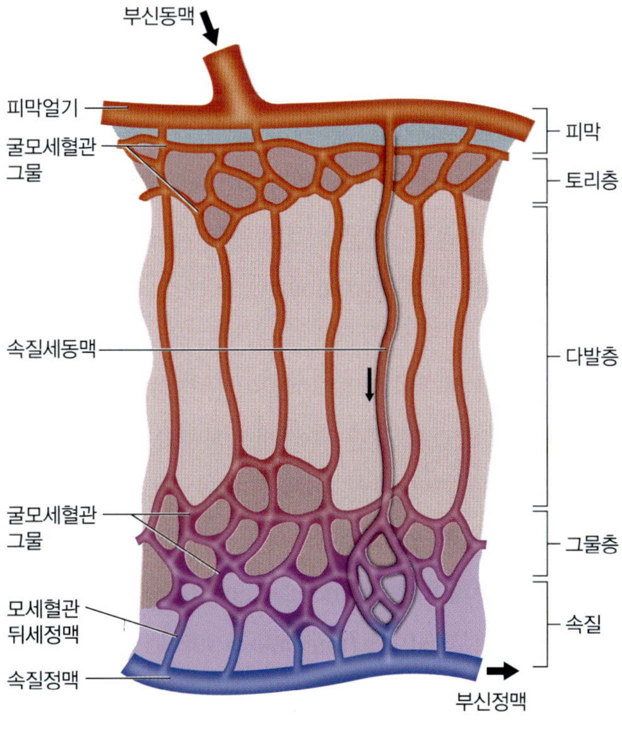

그림 17-8 부신의 혈관분포를 나타내는 모식도

부신에는 미주신경에서 유래하는 부교감신경과 내장신경에서 오는 교감신경이 분포하고 이 신경들은 민말이집섬유형태로 혈관주위공간으로 들어간다. 이 신경섬유는 겉질세포와 어떤 형태의 연접도 이루고 있지 않으나 교감신경섬유만은 속질의 세포끈 속으로 들어가 속질친크롬세포와 연접을 형성하며, 신경종말 내에는 아세틸콜린(acetylcholine)이 들어 있는 작고 둥근 투명소포가 있다.

부신겉질세포는 손상에 의해 국소적으로 유사분열이 일어나 손상된 세포를 대치할 수 있는 반면에, 속질 세포는 손상된 경우에 재생되지 않는다.

부신겉질(adrenal cortex)

부신겉질의 세포들은 둥근 모양 또는 긴 끈 모양으로 배열되며, 구성하고 있는 세포의 위치와 형태에 따라 토리층(zona glomerulosa), 다발층(zona fasciculata), 그물층(zona reticularis)의 세 동심원적인 층판 구조로 세분할 수 있으나, 사람에서 그 경계는 불명확하다. 토리층은 피막의 바로 밑에 있는 얇은 층으로 겉질용적의 약 15%를 차지하고, 다발층은 토리층과 그물층의 사이에 위치하는 두꺼운 층으로 겉질용적의 대부분인 약 78%를 차지한다. 그물층은 피질의 가장 안쪽이고 속질에 연접한 층으로 겉질용적의 약 7%를 차지한다. 부신겉질을 이루는 부신겉질세포(cortical adrenalocyte)들은 서로 이어져서 분포하지만, 세 층은 각각 독특하게 세포토리, 세포열, 세포그물의 형태를 형성하고 있다. 이들 세포집단의 사이에는 피막에서 유입된 소량의 버팀질이 존재하고, 버팀질 속에는 모세혈관이 잘 발달해 있다. 겉질의 모세혈관은 굴모세혈관으로 창이 많아 체판(sieve plate) 형태를 이루고 있으나, 내피 아래의 바닥판은 체판이 이루어져 있지 않은 곳에 빈약하게 형성하고 있다. 반면 피막이나 속질에 있는 모세혈관에는 연속적인 바닥판이 잘 발달되어 있다(그림 17-9, 10).

토리층(zona glomerulosa)

토리층의 부신겉질세포는 서로 근접하여 둥근 세포집단이나 세포열을 이루고 있고, 이들 세포집단의 사이에는 창모세혈관그물이 매우 잘 발달되어 있다. 토리층의 세포집단은 다발층의 세포열로 연결된다. 토리층세포(cell of zona glomerulosa)는 원주형(columnar) 또는 피라미드(pyramidal) 형태인 다면체형의 부신겉질세포이다.

핵은 세포의 중앙에 위치하여 덩어리 형태의 이질염색질이 풍부하고 둥근 모양이다. 세포질에는 소수의 미토콘드리아, 잘 발달된 골지복합체, 약간의 짧은 과립세포질내그물, 널리 퍼져 있는 다량의 무과립세포질내그물, 약간의 지방방울, 소수의 리포푸신과립 등이 산재해 있다. 세포들끼리 인접해 있는 면의 세포막은 대체로 평활하지만, 모세혈관과 접해 있는 세포막에는 짧고 가는 세포질돌기가 불규칙하게 분포하고 있다. 이 층의 세포에서는 토리곁장치(juxtaglomerular apparatus)와 레닌안지오텐신계통(renin angiotensin system)의 영향하에 미네랄로코르티코이드(mineralo corticoid)를 합성 분비한다.

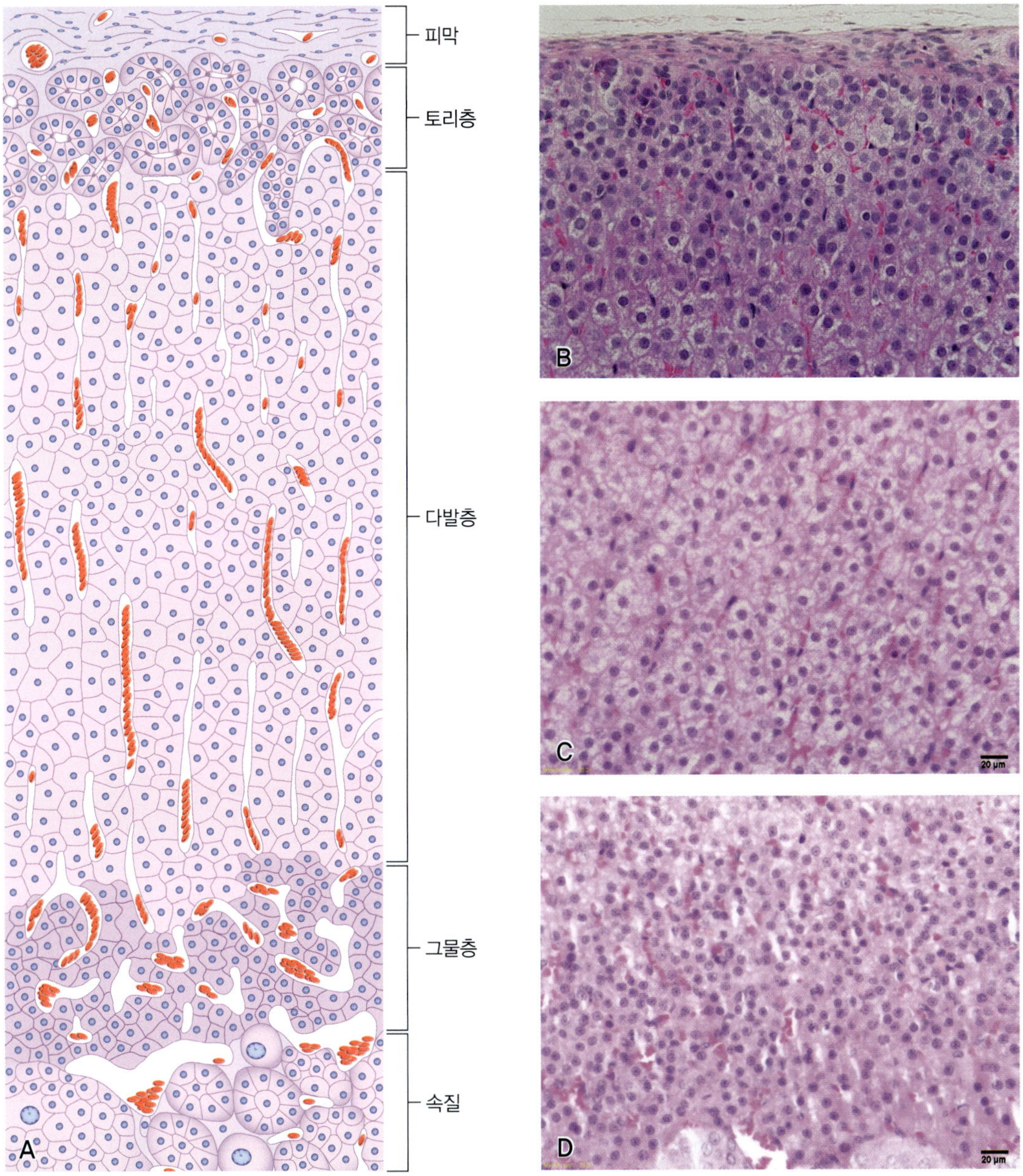

그림 17-9 부신(suprarenal gland). **A.** 겉질과 속질의 모식도(O Bucher & H Wartenberg). **B~D.** 부신겉질의 광학현미경 사진. **B.** 겉질의 토리층(H&E 염색, 400배), **C.** 다발층(H&E 염색, 400배), **D.** 그물층(H&E 염색, 400배)

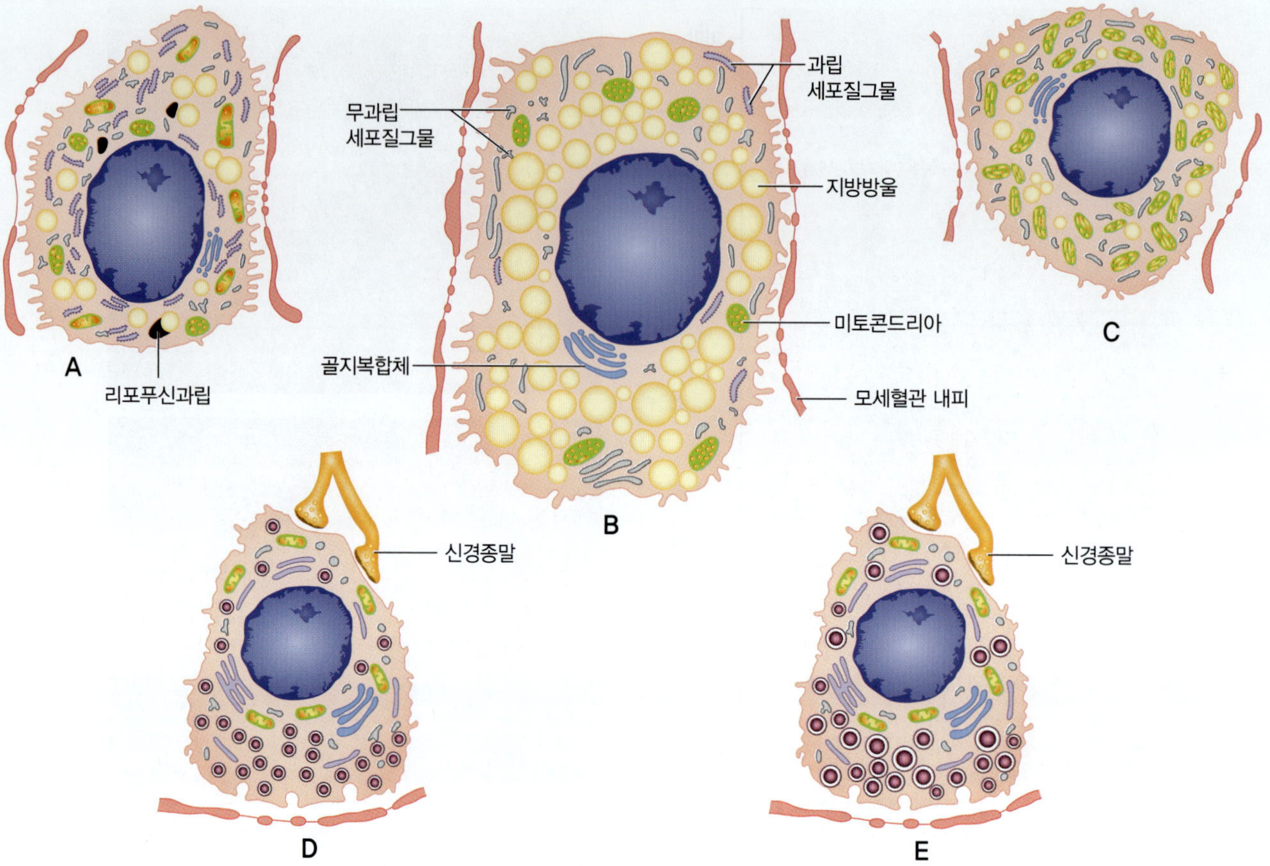

그림 17-10 부신겉질의 **A.** 토리층세포(cell of zona glomerulosa), **B.** 다발층세포(cell of zona fasciculata), **C.** 그물층세포(cell of zona reticularis) 및 부신속질의 **D.** 아드레날린세포와 **E.** 노르아드레날린세포의 미세구조를 나타내는 모식도

다발층(zona fasciculata)

다발층의 부신겉질세포는 하나 또는 두 개 세포의 두께로 곧게 열을 지어 배열하여 위쪽은 토리층의 세포와 연결되고 아래로는 그물층의 세포와 이어져서 피막에 대하여 수직으로 나란히 배열되어 있다. 다발층의 세포열 사이에는 토리층과 그물층의 모세혈관그물을 연결하고 있는 굴모세혈관이 세포열을 따라 지나가고 주변의 이웃한 모세혈관과 곳곳에서 연결되기도 한다. 다발층세포(cell of zona fasciculata)는 다면체형(polyheadral shape)의 부신겉질세포로 핵에는 뚜렷한 핵소체와 풍부한 이질염색질이 존재하고 원형의 핵을 가지고 있다. 세포질에는 크고 난원형인 다수의 미토콘드리아, 잘 발달된 무과립세포질내그물, 많은 수의 지방방울(lipid droplet)이 존재한다. 세포질 내의 많은 지방방울로 말미암아 세포 전체가 마치 거품으로 차 있는 것처럼 보이며, 이로 인해 해면부신겉질세포(spongy cortical adrenalocyte)라고도 불린다(**그림 17-10**). 다발층의 세포도 모세혈관과 연해 있는 표면에는 많은 짧은 돌기가 불규칙하게 형성되어 있다. 이 세포는 코티솔(cortisol), 코르티코스테론(corticosterone)과 같은 글루코코르티코이드(glucocorticoid)를 합성 분비하며 이 호르몬은 뇌하수체 앞엽에서 분비하는 부신겉질자극호르몬(ACTH)으로 조절된다.

그물층(zona reticularis)

그물층은 겉질에서 가장 안쪽에 위치하는 층으로 부신겉질세포들은 서로 연결되어 불규칙적인 그물형태의 세포열을 이루고 있다. 세포열의 사이에는 다발층에서 내려온 창모세혈관그물이 잘 발달되어 있다. 그물층세포(cell of zona reticularis)는 다면체형의 부신겉질세포로 바깥에 위치한 두 층의 세포에 비해 크기가 작다. 이 세포는 원형의 핵과 핵소체를 가지고 있고 핵이 세포 중심에 위치한다. 세포질은 비교적 높은 전자밀도를 나타내고 미토콘드리아, 작은 골지복합체, 소량의 과립세포질내그물 등과 같은 세포소기관들의 발달은 미약하지만, 무과립세포질내그물은 매우 많이 분포해 있다. 또한 소수의 지방방울 이외에 특징적으로 다수의 큰 리포푸신 과립도 관찰된다. 위의 두 층의 세포들과 마찬가지로 창모세혈관에 근접해 있는 세포막에 짧은 세포질돌기가 존재하지만 다른 두 층의 세포에 비하여 그 수가 적다. 부신겉질의 세포들은 분비물질을 과립 속에 저장하지 않고 필요할 경우에만 스테로이드호르몬(안드로겐, androgen)을 합성 분비하고, 이 그물층 세포도 부신겉질자극호르몬(ACTH)의 영향하에 분비가 조절된다. 분자량이 작은 지용성 물질인 스테로이드는 세포막을 자유롭게 통과하며 분비에 특수한 과정인 세포외 유출(exocytosis)과정을 거치지 않는다.

부신겉질의 기능(function of adrenal cortex)

부신겉질은 미네랄로코르티코이드(mineralocorticoid), 글루코코르티코이드(glucocorticoid), 안드로겐(androgen)과 같은 스테로이드호르몬(steroid hormone)을 분비한다. 부신겉질세포에서의 스테로이드호르몬의 합성은 콜레스테롤을 이용하여 만들게 되며 우선 세포 내로 들어온 콜레스테롤은 지방방울 속에 저장된다. 만약 스테로이드 합성에 대한 자극을 받게 되면 저장된 콜레스테롤이 유리 콜레스테롤의 형태로 미토콘드리아와 무과립세포질내그물로 이동하여, 이들 세포소기관에서 여러 단계를 거쳐 최종물질로 되어 세포질바탕질로 분비된다. 그러나 특별한 형태의 구조물로 존재하지 않고 세포질 바탕질액 속에 있다가 세포막을 통과하여 세포 밖으로 배출된다.

토리층세포에서는 미네랄로코르티코이드인 알도스테론(aldosterone)을 분비해서 전해질과 수분의 평형을 조절함으로써 체액을 유지시키는 기능을 한다. 알도스테론의 분비는 주로 안지오텐신II (angiotensin II)의 자극에 의해 일어나고, 이 안지오텐신II는 콩팥의 토리곁세포에서 분비되는 레닌(rennin)의 작용으로 혈액 속 안지오텐시노겐(angiotensinogen)으로부터 합성된다. 분비된 알도스테론은 콩팥의 먼쪽세관에 작용하여 칼륨의 배출과 나트륨의 재흡수를 증가시키며 이때 수분도 수동적으로 재흡수된다. 이로 인해 혈액량과 조직액의 정상적인 전해질 농도가 유지된다. 또한 알도스테론은 위점막, 침샘, 땀샘 등에도 영향을 미쳐서 나트륨의 흡수를 촉진시킨다. 알도스테론의 분비 자극은 안지오텐신뿐만 아니라 뇌하수체의 부신겉질자극호르몬(ACTH)과 심장의 심방나트륨배설촉진호르몬(atrial natriuretic hormone)에 의해서도 어느 정도 일어난다고 알려져 있다.

다발층세포에서는 코르티솔과 코르티코스테론과 같은 글루코코르티코이드를 분비하게 되며, 이 세포에서 분비는 뇌하수체에서 분비되는 부신겉질자극호르몬으로 조절된다. 글루코코르티코이드는 간세포 등 다양한 세포나 조직에서 탄수화물, 단백질, 지질대사에 매우 중요한 호르몬으로 간세포에 작용하여 당신합성(gluconeogenesis)과 당합성(glycogenesis)을 촉진시켜서 세포 내 당을 저장하게 한다. 또한 지방세포에 작용하여 저장지방으로부터 글리세롤과 지방산으로 분해를 촉진시켜서 지방질을 동원시킨다. 섬유모세포와 같은 세포에서는 이 호르몬으로 단백질의 합성을 억제하면서 분해를 촉진시킨다. 이외에도 이 호르몬은 매우 뛰어난 항염증(anti-inflammatory)과 항알레르기(anti-allergic) 작용이 있는 것으로 알려져 있을 뿐만 아니라 T 림프구(살해세포)의 활동을 억제함으로써 이식거부반응을 방지하는 기능도 있다.

그물층세포에서 분비되는 안드로겐은 주로 데히드로에피안드로스테론(dehydroepiandrosterone)으로 고환에서 분비되는 호르몬과 같은 작용을 하며, 여성은 성욕과 관련있다. 또한 이 세포에서는 글루코코르티코이드도 분비하나 그 양은 다발층보다 적다. 그물층세포의 호르몬 분비도 부신겉질자극호르몬으로 조절된다(그림 17-11, 12).

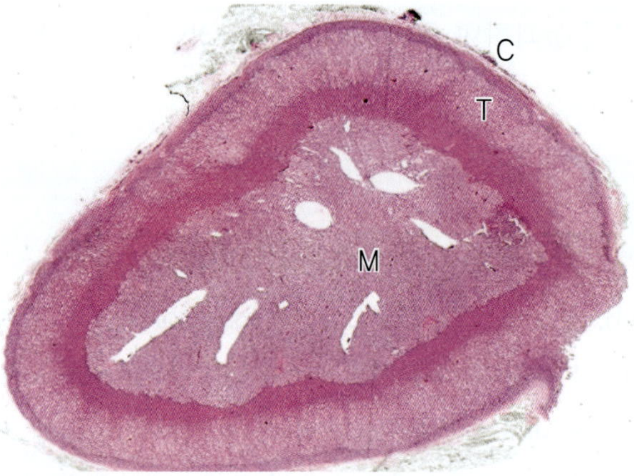

그림 17-11 부신의 광학현미경 사진(H&E 염색, 25배). C : 피막, T : 겉질, M : 속질

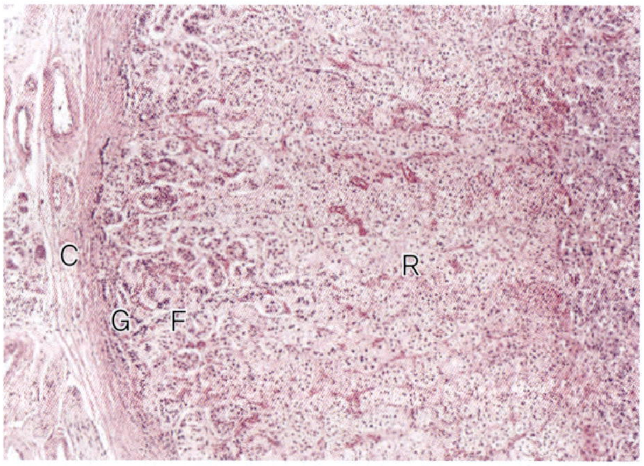

그림 17-12 부신겉질의 광화현미경 사진(H&E 염색, 100배). C : 피막, G : 토리층, F : 다발층, R : 그물층

태아부신겉질(fetal cortex) 또는 예비부신겉질(provisional cortex)

사람과 일부의 동물에서 신생아의 부신은 어른에 비해 크다. 이 시기에 속질과 얇은 영구겉질(permanent cortex) 사이에 태아부신겉질(fetal cortex) 또는 예비부신겉질(provisional cortex)이 존재한다. 이 층은 매우 넓으며 세포는 줄을 지어 배열한다. 출생 후 예비부신겉질은 점차 퇴화되는 반면, 얇았던 영구겉질(permanent cortex)은 위에서 기술한 3층의 구조로 발달된다. 태아 부신의 주기능은 남성호르몬의 황화물(sulfate conjugated androgen)을 분비하는 것으로, 이 물질은 태반(placenta)에서 활성형의 남성호르몬과 에스트로겐으로 전환되어 모체의 혈액으로 들어간다.

부신속질(adrenal medulla)

부신속질은 부신의 중심부에 위치하고 실질세포(parenchymal cell)는 열을 지어 있거나 또는 집단으로 배열되어 있는 구형 또는 다면체 형태의 세포로 구성되어 있으며, 그물섬유(reticular fiber)로 지지된다. 세포열 사이에는 풍부한 모세혈관이 분포하고 있다(그림 17-13). 이들 실질세포는 발생과정 중에 교감신경절(sympathetic ganglion)과 부교감신경절(parasympathetic ganglion)의 신경절후신경원(postganglionic neuron)과 함께 신경능선에서 유래한 변형된 신경세포이다. 세포질의 염색성은 약한 호염기성을 띠기도 하지만 세포 내 분비과립의 크롬염류에 대한 강한 친화력 때문에 황갈색을 띠는 친크롬반응(chromaffin reaction)을 보인다. 이런 친크롬반응을 나타내는 세포를 속질친크롬세포(medullary chromaffin cell)라 부르기도 한다. 전자현미경학적으로 속질친크롬세포는 몇 개의 돌기를 가지는 다면체 또는 불규칙한 형태의 세포로 인접한 세포의 사이에서 작은 세포사이모세관(intercellular canaliculus)을 형성하기도 하고 버팀질과 연한 세포열의 겉에는 바닥판이 형성되어 있다. 핵은 원형으로 다소 한쪽으로 편재해 있고 뚜렷한 핵소체와 분산된 이질염색질을 가지고 있다. 세포질에는 수많은 큰 미토콘드리아, 잘 발달된 골지복합체, 널리 산재해 있는 많은 과립세포질내그물, 소수의 용해소체와 다소포체, 다수의 분비과립 등이 관찰된다. 분비과립은 100~300 nm의 크기로 원형이며, 단위막으로 싸여 있다. 과립의 중심부에는 치밀한 원형 알맹이(core)가 차지하고, 알맹이와 단위막의 사이에는 얇은 투명한 테두리(halo)가 잘 관찰된다.

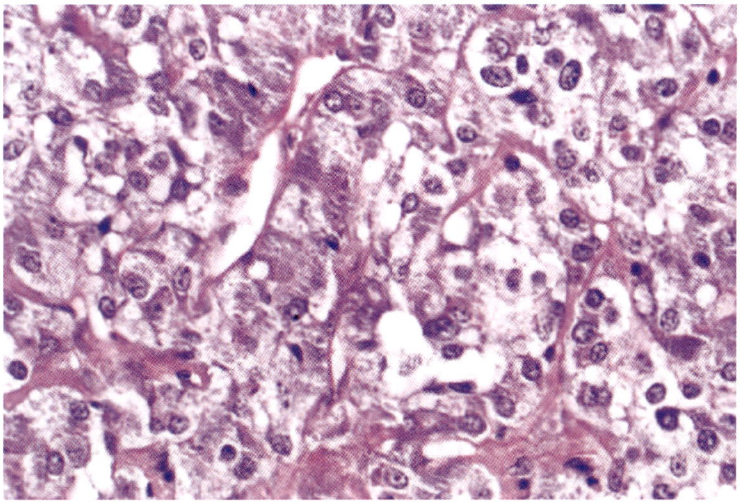

그림 17-13 부신속질의 광학현미경 사진(H&E 염색, 400배)

사람을 비롯한 일부 포유동물에서 부신의 속질친크롬세포에서는 형태학적으로 세포의 모습이나 소기관들의 구조는 같지만 분비과립의 크기와 알맹이의 전자밀도만이 다른 두 가지 종류의 세포가 존재한다. 이 중 매우 높은 전자밀도의 치밀한 알맹이가 들어 있는 큰 분비과립을 가진 세포가 속질 실질세포의 약 80%를 차지하고 분비 과립 속에는 노르아드레날린을 함유하고 있어 노르아드레날린세포(noradrenalocyte, 노르에피네프린세포(norepinephrocyte), 짙은친크롬세포(dense chromaffic cell)라 불린다. 다른 세포는 작고 비교적 낮은 전자밀도의 알맹이로 구성된 분비과립을 가진 세포로 속질 실질세포의 약 20%를 차지하며, 과립 내 아드레날린을 함유하여 아드레날린세포(adrenalocyte), 에피네프린세포(epinephrocyte), 옅은친크롬세포(pale chromaffic cell)라 불린다. 속질친크롬세포의 분비과립에는 아드레날린 또는 노르아드레날린 이외에 아편유사펩티드(opiate-like peptide)인 엔케팔린(enkephalin), 아데노신삼인산(ATP), 도파민을 노르에피네프린으로 전환시키는 도파민 베타-수산화효소(dopamine β-hydroxylase), 카테콜아민결합단백질인 크로모그라닌(chromogranin) 등도 존재한다. 부신속질의 버팀질에는 모세혈관이 잘 발달되어 복잡한 그물을 이루고 있고 겉질의 모세혈관에서 진행되어 내려온 굴모세혈관이다. 또한 버팀질에서는 다수의 신경섬유와 혈관지배에 관여하는 교감신경절세포가 관찰된다. 여기에 분포하는 신경섬유는 세포열의 겉에 형성되어 있는 바닥판을 통과해서 들어가 속질친크롬세포와 뚜렷한 화학연접을 형성하며, 그 신경종말에는 작은 원형의 투명한 연접소포들이 존재한다.

부신속질의 기능(function of adrenal medulla)

부신속질의 속질친크롬세포는 변형된 교감신경절뒤신경세포로 내장신경에 의해 분비가 조절된다. 속질친크롬세포 중에서 아드레날린세포와 노르아드레날린세포는 각기 독립된 신경에 의해 지배받는다. 감정적 자극(emotional stimulus) 상태에서는 노르아드레날린의 분비가 더 항진되지만, 통증(pain)이나 저혈당(hypoglycemia) 상태, 공포(fright)와 같은 스트레스(stress) 상태 등에서는 아드레날린의 분비가 더 촉진된다.

부신속질에서 분비되는 두 종류의 카테콜아민 중 아드레날린은 뇌에 대해서 민첩성(alertness)을 증진시키고, 심장혈관계통에 대해서는 심장박동수(heart rate)와 심장박출량(cardiac output)을 항진시킨다. 또한 간에 대해서는 근육의 에너지원을 공급하기 위해 포도당의 방출을 촉진시키고, 지방조직으로부터 유리지방산의 동원을 증가시킨다. 반면에 노르아드레날린은 대사활동, 심장박동수, 심박출량의 증가에 대해서 비교적 영향이 적지만 말초혈관을 수축함으로써 현저히 혈압(blood pressure)을 증가시키는 효과가 있다.

이자섬(랑게르한스섬, islets of Langerhans)

이자는 복막 뒤에서 셋째 허리뼈(제3요추골) 높이에 가로로 놓여 있는 크고 긴 기관으로 외분비성과 내분비성으로 나눈다. 이자섬은 외분비성 이자(exocrine pancreas) 사이에 위치한 원형 또는 타원형의 내분비세포집단으로 수백 개의 세포로 이루어져 있다. 경우에 따라서는 몇 개의 내분비세포로 구성되기도 한다. 이자섬은 주로 이자의 꼬리부분에 많이 분포하며 백만 개 이상이 이자 내에서 관찰된다. 이자 내의 비율은 약 1~2% 정도이다. 이자섬은 직경이 100~200 μm 정도로 얇은 그물섬유의 피막으로 둘러싸여 있으며 창자의 내배엽에서 유래한 상피세포에서 기원한다. 이자섬 내에 존재하는 세포는 일반염색 시 세포질

내 과립으로 호산성 혹은 호염기성으로 관찰된다. 세포에 따라 분비되는 물질이 다르며 면역조직화학적 염색에 의해 쉽게 구분된다. 세포의 종류에는 알파세포(A 세포), 베타세포(B 세포), 델타세포(D 세포), 이자폴리펩티드(pancreatic polypeptide, PP) 세포 등이 있다. 알파세포는 이자섬의 약 20%를 차지하고 이자섬의 주변에 위치하며 폴리펩티드호르몬인 글루카곤을 분비한다. 베타세포는 이자섬의 약 70%를 차지하고 이자섬의 중심부에 위치하며 폴리펩티드호르몬인 인슐린을 분비한다. 델타세포는 매우 드물게 존재하고 이자섬 내에 산발적으로 산재하며 폴리펩티드호르몬인 성장호르몬 억제인자인 소마토스타틴(somatostain)을 분비한다.

퍼진신경내분비계통(diffuse neuroendocrine system, DNES)

이자, 위장관 및 호흡점막, 고환, 난소, 뇌에는 크롬친화성 세포(chromaffin cell)가 존재하여 세로토닌과 신경전달물질과 유사한 물질을 분비한다. 신경전달유사물질은 중추신경계의 신경분비세포와 유사한 역할을 함으로써 신경내분비계통으로 생각되고 이들 세포를 통합하여 퍼진신경내분비계통으로 지칭한다.

갑상샘(thyroid gland)

갑상샘은 후두(larynx)의 바로 밑에서 기관의 앞쪽 목 부분에 위치하며, 방패모양으로 중간의 잘룩(isthmus)으로 이어진 두 개의 외측엽(lateral lobe)으로 구성된다(그림 17-13). 약 30% 사람의 갑상샘에서는 좌엽에 가까운 잘록부분에서 위쪽으로 피라밋엽(pyramidal lobe)이 존재하기도 한다. 갑상샘은 치밀결합조직으로 이루어진 섬유피막(fibrous capsule)으로 둘러싸여 있고, 피막에서 연장된 결합조직사이막(connective tissue septum)이 샘의 안쪽으로 들어가 소엽(lobule)을 불규칙하게 구분하기도 한다. 갑상샘은 대략 $2\sim3\times10^7$개의 소포(follicle)로 이루어져 있고, 이 소포는 대체로 난원형이며, 크기는 다양하지만 직경은 0.2~0.9 mm 정도이다. 소포의 사이에 존재하는 결합조직은 소량의 성긴결합조직으로 혈관, 림프관, 신경섬유도 함께 존재한다. 특히 소포의 주위에는 매우 조밀한 소포주위모세혈관그물(parifollicular capillary network)과 소포주위모세림프관그물(perifollicular lymphocapillary network)이 존재한다.

갑상샘 소포의 구조(structure of thyroid follicles)

갑상샘의 소포(follicle)는 단층입방형의 소포상피(follicular epithelium)로 구성된 원형의 구조물로, 속공간에는 반유동성 액체의 아교성 물질(gelatinous substance)인 콜로이드(colloid)로 가득 차 있다. 소포상피에는 바닥판이 존재하고, 바닥판 가까이에는 창모세혈관 그물이 매우 조밀하게 분포하고 있다. 소포

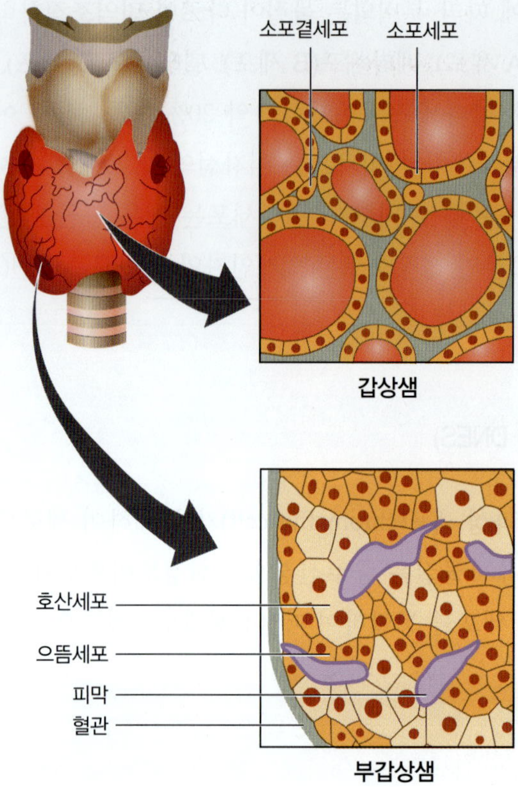

그림 17-14 갑상샘과 부갑상샘의 모식도

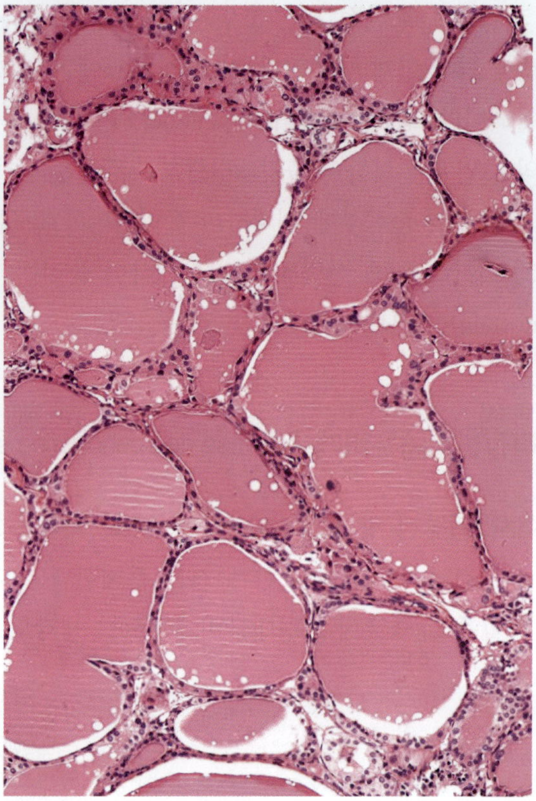

그림 17-15 사람 갑상샘(thyroid gland) 사진(H&E 염색, 200배)

상피는 대다수가 입방형의 T 갑상샘세포(T thyrocyte)로 이루어져 있고, 이 외에 C 갑상샘세포(C thyrocyte)도 존재한다(그림 17-14). T 갑상샘세포(T thyrocyte, 소포세포; follicular cell)는 콜로이드와 접하고 면에는 많은 짧은 미세융모가 존재하고, 때로는 판상의 세포질돌기가 관찰되기도 한다. 이웃 T 갑상샘세포와 접하고 있는 가쪽면에는 불규칙한 세포질돌기가 존재하고, 꼭대기면 가까이에는 이음복합체가 존재하여 두 샘세포를 서로 연결하고 있다. 이 세포는 뚜렷한 핵소체와 바닥막에 치우쳐 있는 원형의 핵을 가지고 있고 세포질에는 긴 미토콘드리아, 넓게 퍼져 있는 과립세포질내그물, 다수의 자유리보솜, 소수의 용해소체, 핵의 위쪽에 위치하는 뚜렷한 골지복합체 등의 세포소기관들이 잘 발달해 있다. 골지복합체의 주위와 꼭대기면 쪽의 세포질에는 단위막으로 싸인 작은 분비소포(secretory vesicle; 직경 50~200 nm)들이 산재해 있고 콜로이드성 물질로 차 있는 큰 콜로이드액포(colloid vacuole)가 존재하기도 한다. T 갑상샘세포는 트리요오드티로닌(triiodothyronine)과 티록신(thyroxin)을 합성 분비한다.

C 갑상샘세포(C thyrocyte, 소포결세포; parafollicular cell, 칼시토닌세포; calcitonin cell, C cell)는 소포상피와 바닥막 사이에 존재하는 난원형 또는 원추형 세포로 상피 속에 낱개로 존재하거나 또는 여러 개가 모여서 작은 집단을 형성하기도 한다(그림 17-14, 15). C 갑상샘세포는 바닥막과 넓게 연접하고 있지만 세포꼭대기는 소포속공간까지는 이르지 못한다. 이 세포는 원형의 핵과 세포질 내에 잘 발달된 세포소기관을 가지고 있다. 주요 세포소기관으로는 다수의 미토콘드리아, 뚜렷한 골지복합체, 널리 퍼져 있는 과립세포질내그물, 약간의 자유리보솜, 소수의 용해소체가 존재하고, 핵 주위의 세포질에서는 많은 분비과립이 관찰

되기도 한다. 이들 분비과립은 원형으로 직경이 약 250 nm이고 단위막으로 싸여 있으며, 동질성으로 높은 전자밀도를 보인다. 과립 속에는 혈중 칼슘농도를 낮추는 역할을 하는 칼시토닌(calcitonin)이 포함되어 있다. 최근에는 칼시토닌뿐만 아니라 소마토스타틴(somatostatin)도 합성하는 것으로 규명되었고, 일부 포유동물에서는 세로토닌(serotonin)도 합성 분비하는 것으로 확인되었다(그림 17-16).

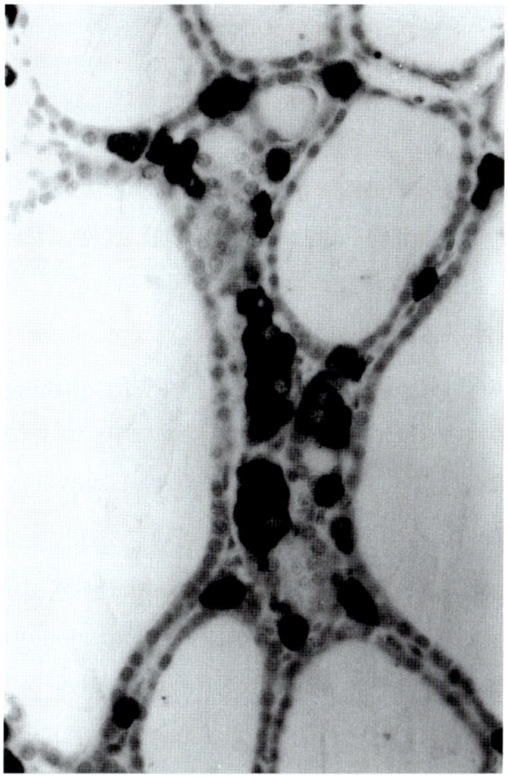

그림 17-16 갑상샘의 C 갑상샘 세포[칼시토닌(calcitonin) 항체를 이용한 면역세포화학염색, 400배]. 개의 C 갑상샘 세포는 소포상피에 인접하여 낱개로 존재하거나 작은 무리를 이룸

갑상샘소포는 T 갑상샘세포의 기능 상태에 따라 모습과 구조가 달라지는데, 만약 분비물질의 합성이 활발한 경우 이들 세포는 입방 내지 원주형이 세포질 내에 골지복합체가 커지고 과립세포질내그물이 확장되며 꼭대기면 쪽에 분비소포가 많아진다. 이때는 갑상샘소포의 크기는 휴지기에 비하여 다소 작은 반면, 휴지기의 갑상샘소포는 전체적으로 커져 있고 소포속공간이 다량의 콜로이드로 충만해 있다. 휴지기의 T 갑상샘세포는 낮아져 낮은 입방형으로 변하고 핵도 옆으로 납작해지며, 꼭대기면의 미세융모의 수는 적어지고 길이도 짧아진다. 이때 세포소기관들의 발달도 미약하고, 특히 과립세포질내그물이 납작해지며 분비소포의 수도 현저히 줄어든다. 샘소포에서 호르몬을 방출하는 동안에는 T 갑상샘세포가 원주형으로 세포질 내에서는 과립세포질내그물이 확장되고, 꼭대기면의 미세융모의 수와 길이가 늘어나게 되며 판상의 긴 거짓발(위족, pseudopodium)이 콜로이드 속까지 존재하기도 한다. 세포의 꼭대기면의 세포질에서는 콜로이드 액포의 수가 늘어나게 되지만, 이 상태의 갑상샘소포는 콜로이드의 동원으로 인하여 크기가 감소한다. 그렇지만 C 갑상샘세포에서는 뚜렷한 세포의 변화가 관찰되지 않는다(그림 17-17, 18).

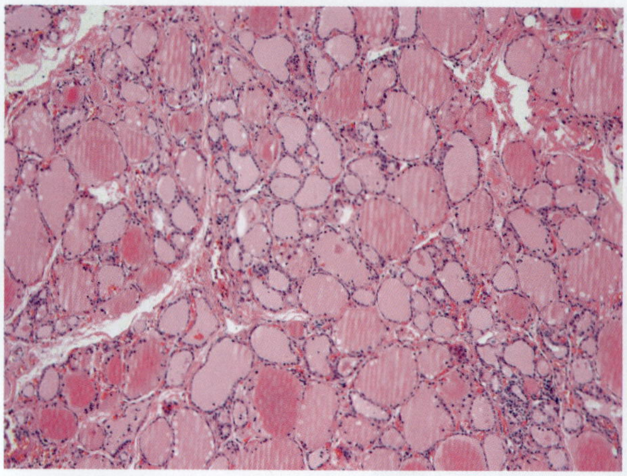

그림 17-17 갑상샘의 광학현미경 사진(H&E 염색, 100배)

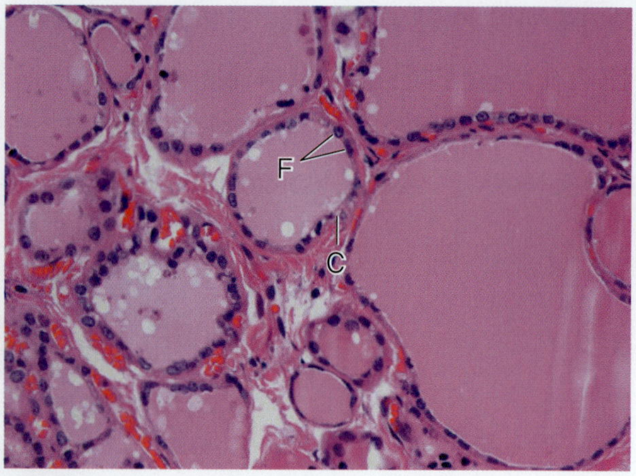

그림 17-18 갑상샘 소포의 광학현미경 사진(H&E 염색, 400배). F : 소포세포, C : 소포곁세포

T 갑상샘세포는 트리요오드티로닌(triiodothyronine, T_3)과 티록신(thyroxin, T_4)을 합성하여 소포속공간으로 분비함에 따라 콜로이드 상태로 일시 저장하게 되면, 이를 필요에 따라 재흡수하여 소포주위의 결합조직으로 분비한다(그림 17-19). T 갑상샘세포에서 호르몬의 생합성과 저장 과정으로, T 갑상샘세포의 바닥세포막을 통하여 흡수된 아미노산과 단당류는 과립세포질내그물과 골지복합체를 통해서 티로글로불린(thyroglobulin)으로 합성된다. 합성된 티로글로불린은 분비소포의 형태로 소포속공간으로 방출되어 콜로이드 속에 존재한다. 이와 동시에 요오드화물(iodide)도 T 갑상샘세포의 바닥세포막에서 능동적 수송방법으로 흡수되며, 흡수된 요오드화물은 세포질에 있는 갑상샘 과산화효소(thyroid peroxidase)에 의하여 요오드(iodine)로 변환된 후 소포속공간으로 배출된다. 소포속공간으로 배출된 티로글로불린은 꼭대기면 세포막에서 요오드와 결합하여 요오드티로신(iodotyrosine)으로 합성된다. 요오드티로신이 한 분자의 요오드와 결합하여 모노요오드티로신(monoiodotyrosine)이 되고, 요오드 2분자와 결합하면 디요오드티로신(diiodotyrosine)이 된다. 요오드화된 티로글로불린은 소포속공간 속에서 콜로이드 상태로 보관된다.

갑상샘소포에서의 호르몬 방출은 뇌하수체 앞엽에서 분비되는 갑상샘자극호르몬(TSH)의 자극으로 촉진된다. 이 호르몬의 자극으로 세포의 꼭대기 면에서 거짓발을 형성하여 콜로이드의 일부를 둘러싸 포음소포(pinocytotic vesicle)의 형태로 세포 내로 유입된다. 이 포음소포는 세포질 내에서 용해소체와 결합하여 포식용해소체(phagolysosome)로 되고 용해소체 속에서 요오드화된 티로글로불린이 단백질분해효소(protease)에 의하여 트리요오드티로닌, 티록신, 디요오드티로신, 모노요오드티로신으로 분해되어 세포질 내에 존재하게 된다. 이 중 트리요오드티로닌과 티록신은 바닥세포막을 통하여 소포 주위의 공간으로 배출되어 모세혈관 또는 모세림프관으로 유입된다. 그러나 디요오드티로신과 모노요오드티로신은 요오드티로신데할로게나제(iodotyrosine dehalogenase)에 의해 요오드와 티로신으로 분리되어 T 갑상샘세포에서 재활용된다.

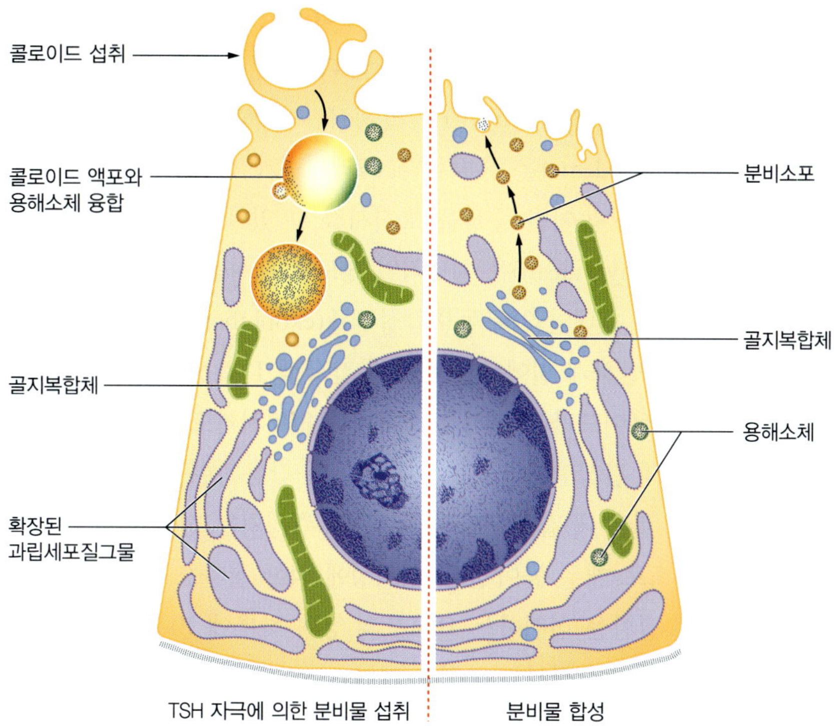

그림 17-19 갑상샘의 소포세포에서 분비물의 합성 및 방출과정의 모식도. 오른쪽 부분 : 분비물인 티로글로불린(thyroglobulin)의 합성과정으로 우선 분비물을 함유하고 있는 분비소포가 골지복합체에서 형성되어 소포의 속공간으로 방출하며 이를 소포 내에 일시적으로 저장함. 왼쪽 부분 : 소포세포가 갑상샘자극호르몬(TSH)에 의해 소포세포는 포음작용을 통해 소포속공간의 티로글로불린을 콜로이드액포(collcid vacuole)의 형태로 유입시키고, 용해소체와 융합하게 됨. 가수분해효소에 의해 티로글로불린이 티록신(thyroxin)과 트리요오드티로닌(triiodothyronin)으로 분해되며, 호르몬은 바닥세포막을 통해 나가 소포 주위의 모세혈관으로 유입됨

갑상샘의 기능(functions of thyroid)

갑상샘은 많은 양의 분비물질이 저장되어 있는 유일한 내분비샘으로 저장되어 있는 물질이 특이하게 세포 바깥인 콜로이드(colloid)에 축적되어 있다. 사람에서 갑상샘소포 내에 저장되어 있는 호르몬은 3개월간 쓸 수 있을 정도로 충분한 양이다. 갑상샘의 콜로이드는 분자량이 큰(660,000) 당단백질(타이로글로불린, thyroglobulin)로 구성되어 있다.

갑상샘은 샘뇌하수체에서 분비되는 갑상샘자극호르몬(TSH)으로 분비를 조절한다. 그 기전은 갑상샘호르몬의 혈중농도가 저하되어 시작된다. 이로 인해 시상하부에서 갑상샘자극호르몬 방출호르몬(TRH)이 분비되고, 이는 샘뇌하수체에서 갑상샘자극호르몬의 분비를 항진시킨다. 갑상샘자극호르몬은 다시 갑상샘 T 갑상샘세포의 바닥가쪽 세포막에 있는 수용체에 결합하여 티록신과 트리요오드티로닌을 빠르게 합성하게 하여 분비를 증가시켜 체내의 호르몬을 적절하게 유지시키고, 이를 통해 체내의 항상성을 유지시킨다. 갑상샘의 모세혈관은 창모세혈관으로 소포의 주위에 매우 조밀한 모세혈관그물을 형성한다. T 갑상샘세포에서 분비된 호르몬은 이들 모세혈관그물을 통하여 혈액 내로 분비되거나 소포 사이의 결합조직에 존재하는 림프관으로 분비되어 운반된다. 갑상샘호르몬의 하나인 티록신은 트리요오드티로닌보다 10배가량 많은 양이 분비되며, 순환되는 티록신의 대부분은 간, 콩팥 등에서 트리요오드티로닌으로 바뀌게 되고, 이 호르몬은 표적세포의 막수용체에 결합하여 작용한다.

갑상샘의 문제는 전신의 대사작용에 치명적인 영향을 준다. 선천적인 갑상샘의 기능저하 시에는 성장저해와 지능저하가 나타나는 크레틴병(cretinism)을 발생시킨다. 성인에서 갑상샘기능저하증(hypothyroidism)이 지속되면 점액수종(myxedema)을 유발한다. 크레틴병과 점액수종이 나타나는 환자에게 갑상샘호르몬을 투여하여 기초대사율을 높이면 증상을 호전시킬 수 있다. 반면에 갑상샘호르몬의 과생산으로 인한 갑상샘기능항진증(hyperthyroidism)은 치명적일 정도로 대사율을 높이게 되는 결과를 발생시킨다. 갑상샘기능항진증의 대표적인 형태인 안구돌출갑상샘종(exophthalmic goiter, 그레이브스병; Graves disease)에서는 호르몬 합성이 활발하게 일어나기 때문에 갑상샘 T 갑상샘세포의 높이가 커져 소포내강이 좁아지게 된다. 이로 인해, 콜로이드가 현저히 감소하거나 없어지기도 한다. 이런 환자의 경우 감마글로불린이 갑상샘 T 갑상샘세포의 갑상샘자극호르몬 수용체에 작용하여 호르몬을 지속적으로 만들어내도록 자극하게 된다. 이로 인해 혈액 내 갑상샘자극호르몬의 측정치는 정상 이하로 나오지만, 갑상샘 호르몬은 정상치보다 5~10배 정도로 매우 높아진다. 식이성에 의한 질환으로 요오드결핍갑상샘종(iodine deficiency goiter)이 있는데, 이 질환은 섭취하는 요오드의 양이 하루에 10 μg 이하인 경우 발생한다. 즉, 요오드의 부족으로 갑상샘호르몬의 생성이 저하되고 그로 인해 갑상샘자극호르몬이 증가하여 갑상샘이 커지게 된다.

갑상샘의 C 갑상샘세포에서는 폴리펩티드 호르몬인 칼시토닌를 합성하여 분비한다. 칼시토닌은 뼈파괴세포의 활성을 억제함으로써 뼈흡수를 줄어들게 하고 뼈바탕질의 칼슘 침착을 증진시켜서 혈중 칼슘 농도를 저하시킨다. 칼시토닌 분비는 혈중 칼슘농도에 의한 되먹임 기전에 의해 조절되며, 고칼슘혈증(hypercalcemia)의 경우는 해당 세포에서 칼시토닌의 분비를 증가시키는 반면, 저칼슘혈증(hypocalcemia)의 경우에는 칼시토닌의 분비를 억제시킨다. 이 세포에서는 이외에도 소마토스타틴를 합성 분비하여 뇌하수체의 성장호르몬과 갑상샘자극 호르몬의 분비를 억제시키고, 이자에서는 인슐린과 글루카곤의 분비를 억제시킨다. 그러나 소마토스타틴과 칼시토닌의 상호관계에서 기전은 확실히 밝혀져 있지 않으나 칼시토닌 또는 갑상샘호르몬의 분비에 대한 국소적 조절효과를 가지고 있는 것으로 알려져 있다.

갑상샘의 혈관공급과 신경(blood supply and innervation)

갑상샘의 혈액공급은 위갑상샘동맥(superior thyroid artery)과 아래갑상샘동맥(inferior thyroid artery)에서 이루어진다. 혈관의 분지는 피막으로 들어와 소포 사이의 결합조직으로 진행되고, 소포의 주위에서 조밀한 소포주위모세혈관그물(perifollicular capillary network)을 형성하여 소포를 감싸게 된다. 모세혈관그물을 나온 혈액은 위, 중간, 아래갑상샘정맥(superior, middle and inferior thyroid veins)을 지나 외부로 흘러간다. 또한 소엽에는 다른 내분비기관에 잘 볼 수 없는 모세림프관이 비교적 잘 발달되어 있다. 이 모세림프관도 모세혈관처럼 소포의 바닥판에 근접해 있지 않고 몇 개의 소포를 불완전하게 둘러싸는 소포주위모세림프관그물(perifollicular lymphocapillary network)을 이룬다. 모세림프관그물을 나온 림프액은 주로 기관림프얼기를 통하여 기관(trachea) 근처의 림프절, 깊은목림프절(deep cervical lymph node)

등으로 흘러가게 된다.

갑상샘에서는 미주신경의 분지인 위, 아래후두신경(superior and inferior laryngeal nerves)에 의해 부교감성 지배를 받으며, 중간, 아래목신경절(middle and inferior cervical ganglions)에 의해서는 교감성 지배를 받게 된다. 신경은 혈관과 함께 소엽사이 결합조직사이막을 따라 들어와서 혈관주위에 분포하지만, 그 신경종말은 소포상피와 어떤 직접적인 연접도 형성하지 않는다. 따라서 갑상샘의 내분비기능은 신경지배에 의하기보다는 다른 내분비성 조절이 관여하는 것으로 생각된다.

부갑상샘(parathyroid glands)

부갑상샘은 직경이 4~6 mm 정도인 네 개의 작은 샘으로 구성되며 전체의 무게는 약 0.4 g이다. 갑상샘 좌우엽의 뒷면에 위치하며 갑상샘의 위쪽과 아래쪽 끝 부분에 각각 하나씩 있고, 갑상샘 조직 내에 소엽(lobule)을 싸는 피막(capsule)으로 덮여 있다. 드물게는 갑상샘에 파묻혀 있기도 한다. 발생학적으로 아래부갑상샘은 가슴샘과 함께 셋째 인두주머니(pharyngeal pouch)에서 유래하는 반면, 위부갑상샘은 넷째 인두주머니에서 기원한다. 때에 따라 부갑상샘은 가슴샘과 같은 인두주머니에서 기원하기 때문에 종격(mediastinum) 내의 가슴샘(thymus)의 양 옆에서 관찰되기도 한다.

각각의 부갑상샘은 얇은 치밀결합조직성 피막(capsule)으로 싸여 있고 이 피막에서 연장된 버팀질이 샘실질 내로 유입되어 내분비세포집단을 불규칙하게 나누고 있다. 부갑상샘의 실질은 사이막(septum) 사이에서 불규칙하게 연결된 세포끈 또는 세포집단을 이루고 있고 세포집단의 표면은 뚜렷한 바닥판에 둘러싸여 버팀질과 뚜렷한 경계를 가진다. 부갑상샘의 실질(parenchyma)은 으뜸세포(chief cell or principal cell), 호산성 세포(oxyphil cell) 등 두 종류의 세포로 구성된다(그림 17-20). 으뜸세포(chief cell)는 호산성 세포에 비해 크기가 작은 다면체형의 세포이며, 원형의 수포성 핵(vesicular nucleus)과 일반염색상 뚜렷한 염색성을 나타내지 않는 세포질을 가진다. 이들 세포는 세포질의 투명성 때문에 투명세포(clear cell)라고도 부른다. 전자현미경학적으로 핵은 이질염색질이 곳곳에 뭉쳐 있고 뚜렷한 핵소체를 가진다. 세포질에는 작은 미토콘드리아, 약간의 납작한 과립세포질내그물과 자유리보솜이 산재하며, 작은 골지복합체, 소수의 용해소체와 리포푸신과립, 모여 있는 다수의 당원과립, 소수의 작은 지방방울 등도 관찰된다. 또한 세포질 내에 직경이 200~400 nm 정도인 불규칙한 형태의 원형의 분비과립이 관찰되며, 이 과립의 기질은 미세입자상으로 비교적 높은 전자밀도를 띠고 있다. 으뜸세포들은 서로 매우 근접하게 위치해 있고, 그 표면에는 미세융모와 같은 소수의 짧은 세포질돌기를 가지고 있으며, 이웃한 으뜸세포의 사이에는 틈새이음과 작은 부착반점이 여러 곳에서 관찰된다. 이들은 혈중 칼슘농도를 증가시키는 역할을 하는 일종의 펩티드 호르몬인 부갑상샘호르몬(parathyroid hormone, PTH; parathormone)을 함유하고 있다. 이 호르몬은 창자에서 칼슘 섭취를 증가시키고 뼈파괴세포와 뼈세포를 활성화시켜 뼈에서 칼슘동원을 촉진하여 혈중 칼슘농도를 높인다. 으뜸세포는 이른 시기부터 분화되어 태아의 칼슘대사 조절에 관여한다. 호산성

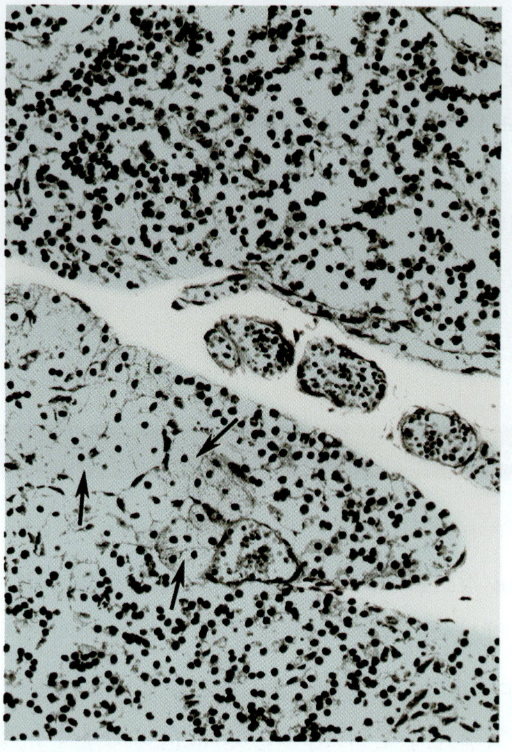

그림 17-20 부갑상샘의 조직학적 사진(H&E 염색, 400배). 화살표 : 호산성 세포

세포(oxyphil cell)도 다면체형이지만, 크기는 으뜸세포보다 크며(6~10 μm), 세포질은 강한 호산성을 띠어 으뜸세포와 잘 구별된다. 수적으로는 으뜸세포에 비하여 훨씬 적고, 으뜸세포 사이에서 여러 개가 모여 작은 집단을 형성하고 있다. 이 세포는 원형의 핵이 세포의 중심에 존재하고, 많은 이질염색질이 불규칙한 구조를 이루고 있다. 세포질에는 매우 많은 미토콘드리아가 존재하고 형태는 크고 긴 난원형으로 가로로 배열한 능선이 잘 이루어져 있다. 작은 골지복합체, 매우 소량의 과립세포질내그물, 소수의 용해소체, 당원입자, 지방방울 등이 존재하나 분비과립은 관찰되지 않는다. 호산성 세포의 기능은 아직 알려진 것이 거의 없으나, 이 세포에 다량의 산화효소가 존재하여 이와 관련된 기능이 있을 것으로 추정된다. 호산성 세포는 으뜸세포와 달리 사춘기가 되어서야 분화하기 시작하여 나이가 들어감에 따라 수적으로 증가한다.

부갑상샘은 아래갑상샘동맥과 위, 아래갑상샘동맥의 연결동맥에서 분지된 가지에 의해 혈액을 공급받는다. 이 동맥의 분지는 부갑상샘의 피막 내로 들어와 실질의 표층에서 매우 조밀한 모세혈관그물을 형성하고 중격을 따라 실질 내로 들어온다. 부갑상샘의 모세혈관도 다른 내분비기관과 마찬가지로 창모세혈관의 형태이고 모세혈관주위공간에는 소량의 아교원섬유와 민말이집신경섬유가 존재하며 모세림프관도 관찰된다.

부갑상샘호르몬은 혈액 속의 칼슘과 인산염의 농도조절에 깊은 관련성이 있다. 정상 혈장 내의 칼슘농도는 8.5~10.5 mg/100 mL로 이 농도의 변화로 부갑상샘의 부갑상샘호르몬 분비를 조절하게 된다. 즉, 혈장 칼슘농도가 정상치 이하로 떨어지면 부갑상샘호르몬의 분비를 증가시키고, 반대로 혈장 칼슘농도가 높으면 이 호르몬의 분비를 억제시킨다. 다른 가장 두드러진 기능은 뼈흡수를 촉진시키는 것으로 뼈흡수를 일으키는 뼈파괴세포에 직접 관여하지 않고 뼈모세포에 영향을 주어 뼈파괴세포활성 인자를 분비시킨다. 뼈모세포에서 분비된 자극인자가 다시 뼈파괴세포로 하여금 석회화된 뼈바탕질에서의 뼈흡수를 유도하도록 활성화시킨다. 이런 과정을 통한 뼈파괴세포의 뼈흡수(osteoclastic bone resorption)로 유리된 칼슘은 수분 이내에 혈액으로 들어가 혈중칼슘농도를 증가시킨다.

이 호르몬은 콩팥의 먼쪽곱슬세관에도 작용하여 칼슘 재흡수를 유도하여 오줌을 통한 칼슘의 유실을 막아 정상 혈중칼슘농도를 유지하는 데 매우 중요한 역할을 하며, 이때 재흡수된 칼슘은 근처 혈관의 혈액으로 되돌아간다. 반면 인산염의 배출을 증가시켜 혈액과 조직액 속의 인산염을 감소시킨다. 또한 부갑상샘호르몬은 창자의 칼슘섭취에도 관여하는데, 이런 작용기전은 콩팥에서 비타민 D의 대사를 조절함으로써 일어난다. 즉, 피부에서 합성된 전구비타민 D (pro-vitamin D)는 비타민 D_3로 전환되어 간으로 옮겨져 25-(OH)D_3로 변환되며, 이것은 다시 콩팥으로 운반되어 비타민 D 대사산물인 1,25-$(OH)_2D_3$으로 변화된다. 이 대사산물은 창자의 흡수세포에 영향을 주어 섭취된 음식물로부터 칼슘을 흡수하도록 한다. 부갑상샘호르몬은 뼈와 콩팥에 직접적으로 영향을 주거나 간접적으로 창자에 영향을 주어 체내 칼슘조절에 효과적으로 작용한다. 부갑상샘의 양성 종양(benign tumor)으로 흔히 관찰되는 부갑상샘기능항진증(hyperparathyroidism) 환자에서는 많은 양의 부갑상샘호르몬 분비 때문에 혈중 칼슘농도는 높아지고 인산염농도는 낮아진다. 결과적으로 뼈에서 탈회현상(decalcification)을 유발시켜 뼈가 쉽게 부러지게 되거나 콩팥을 비롯한 몇몇 기관에 칼슘이 침착하여 돌(결석, stone)이 생기기도 한다. 구루병(rickets) 환자의 경우에는 창자에서 칼슘 흡수가 잘 이루어지지 않아서 만성적 저칼슘상태를 유발하게 되고 이를 보상하기 위해 이차적으로 부갑상샘기능항진증이 일어나기도 한다. 반대로 부갑상샘기능저하증(hypoparathyroidism)의 경우에는 혈액 내에서 칼슘농도를 저하시키고 인산염농도를 증가시켜서 뼈에 칼슘침착이 많아지게 만들어 뼈는 더욱 치밀해지고, 골격근육의 강직성 수축인 테타니(강직, 강축; tetany)나 전신경련발작(generalized convulsion)을 유발한다. 이런 증상은 혈액 내의 칼슘이온 농도 부족으로 인한 신경계통의 흥분 증가에 의해 기인되며, 이를 완화하기 위해 칼슘과 부갑상샘호르몬을 투여하게 되나 부갑상샘호르몬보다 칼슘투여가 더 빠른 효과를 보인다.

솔방울샘(pineal gland)

솔방울샘은 뇌상수체(epiphysis cerebri) 또는 송과체(pineal body)라고도 불리는 제3뇌실 뒤위쪽 벽의 정중부가 뒤쪽으로 돌출하여 형성된 원추형 기관이다. 성인에서 이 샘은 편평한 원추형으로 길이는 5~8 mm, 가로직경은 3~5 mm, 무게는 120 mg 정도이며, 짧은 솔방울샘줄기(pineal stalk)에 의해 사이뇌(diencephalon)와 연결되어 있다.

솔방울샘은 연막(pia mater)과 연결된 치밀결합조직성 피막(capsule)으로 싸여 있고, 이 피막에서 나온

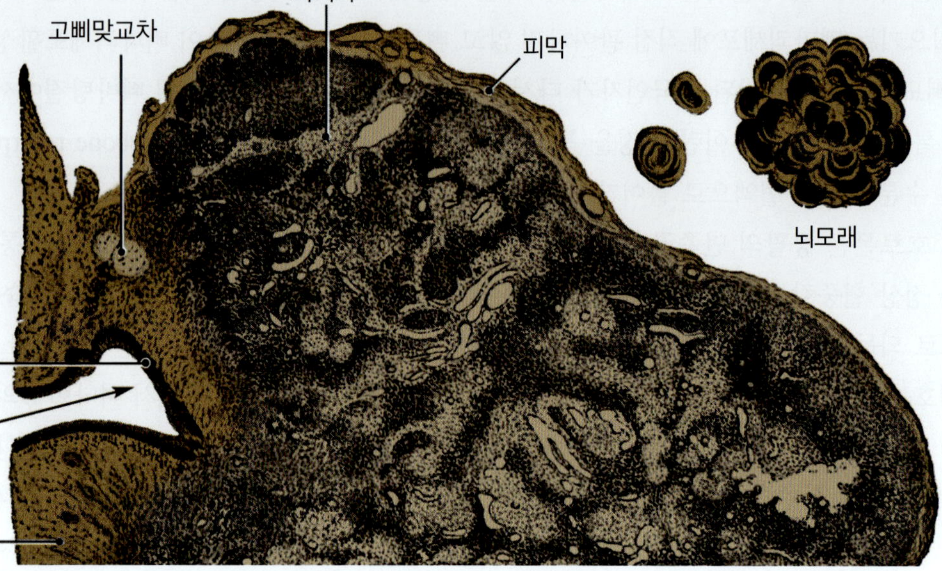

그림 17-21 솔방울샘의 조직학적 구조. 오른쪽 위는 노인의 솔방울샘오목에서 관찰되는 뇌모래(Schaffer)임

결합조직은 샘내로 들어가 사이막(septum)을 형성하면서 샘실질을 여러 소엽(lobule)으로 나눈다. 실질은 다양한 형태의 세포집단, 세포열 또는 세포판을 이루고 있으며 실질과 중격의 여러 곳에서 뇌모래(acervulus)라고 하는 석회화된 구조물이 관찰된다(그림 17-21). 소엽사이중격의 속에는 많은 혈관과 신경섬유가 분포해 있다. 솔방울샘의 실질에는 주로 솔방울샘세포(pinealocyte)와 별아교세포(astrocyte)로 구성된다. 솔방울샘세포는 실질세포의 90~95%를 차지하고 소엽 속에서 집단의 형태로 존재하며 부분적으로는 서로 근접해 있지만 솔방울모세관(pineal canaliculus)이라 하는 넓은 불규칙한 세포사이공간에 의해 서로 떨어져 있다. 이 모세관은 피막밑공간과 중격의 모세혈관주위공간과도 서로 교통하여 물질교환이 일어난다. 솔방울샘세포는 다양한 형태의 세포질돌기를 가지고 있는 별모양의 세포로 으뜸세포(chief cell)라고도 불린다. 경우에 따라서는 세포체의 표면에 하나의 섬모가 관찰되기도 한다. 특히 솔방울샘세포 중에서 중격 근처의 세포에서는 중격 내의 혈관을 향하여 끝이 팽대된 긴 세포질돌기를 형성한다. 핵은 대체로 원형이나 일부 핵막 함입이 심하게 이루어져 있고, 작은 이질염색질 덩어리가 핵질에 산재해 있으며 뚜렷한 핵소체를 가지고 있다. 세포질에는 대다수 세포소기관들이 잘 발달되어 있다. 다수의 골지복합체는 핵 주위에 존재하고 긴 미토콘드리아와 과립세포질내그물은 세포질 내에 산재해 있다. 미세관은 곳곳에서 다발을 형성하고 세포질돌기에까지 길게 뻗어 있으며, 소수의 용해소체와 지방방울도 관찰된다. 특히 무과립세포질내그물이 잘 발달되어 세포질에 산재해 있고 과립소체(grumose body)라고 하는 치밀한 과립상 소체가 세포질돌기 끝까지 존재한다. 이 과립소체는 원형 또는 난원형으로 길이는 대략 0.2~1 μm이며 단위막으로 싸여 있다. 내부에는 비교적 높은 전자밀도를 나타내는 미세입자상 물질로 차 있으나 이 소체의 기능은 아직 확실히 규명되지 않았다. 서로 이웃하고 있는 솔방울샘세포의 세포체 세포막에는 리본연접(ribbon synapse)과 같은 형태의 연접리본(synaptic ribbon)이 여러 곳에서 형성되며, 이 연접리본의 주위에는 투명소포들이 관찰된다(그림 17-22). 이 연접구조물의 기능은 명확하지 않으며 그 밖에 이웃한 다른 세포

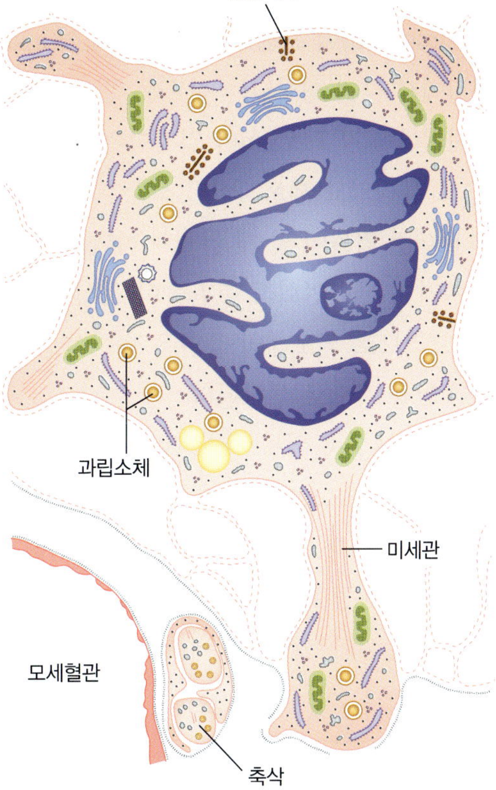

그림 17-22 솔방울샘세포의 미세구조를 나타내는 모식도

나 신경섬유와는 어떤 연접구조도 이루어져 있지 않다. 솔방울샘세포에서는 멜라토닌(melatonin)과 일부 잘 알려져 있지 않은 솔방울샘 펩티드(pineal peptide)를 생성하며, 이들 호르몬은 분비 과립의 형태로 분비하는 것이 아니라 직접 세포막을 통하여 배출한다.

솔방울샘의 별아교세포(astrocyte)는 실질세포의 5~10%를 차지하고 주로 솔방울샘세포집단의 주위에서 피막의 밑과 중격의 혈관주위공간을 따라 존재하며 솔방울샘세포집단을 둘러싸고 있다. 솔방울샘의 사이막에는 소량의 아교 및 그물섬유가 성글게 존재하고, 그 내부에서는 피막을 따라 들어온 많은 혈관과 신경섬유도 관찰된다. 사이막 내의 혈관 주위에는 혈관주위공간을 가로질러 뻗어 나온 많은 솔방울샘세포의 긴 세포질돌기도 근접하고 있다. 별아교세포는 별모양의 세포로 실질세포(parenchymal cell; 솔방울샘세포, pinealocyte)보다 짙게 염색되는 세포질이 특징이며 여러 개의 긴 세포질돌기(cytoplasmic processes)를 가지고 있다. 이 돌기는 솔방울샘세포집단을 불완전하게 둘러싸고 있다. 이 세포의 형태와 구조는 중추신경조직의 별아교세포와 거의 같아서 변형된 별아교세포로 여겨진다. 별아교세포는 이질염색질이 풍부한 난원형의 핵을 가지고 있고, 세포소기관으로는 긴 미토콘드리아, 잘 발달된 골지복합체와 과립세포질내그물, 다량의 자유리보솜, 소수의 용해소체, 약간의 당원과립이 존재하며, 소수의 미세관과 많은 미세섬유다발들이 세포질 내에 산재해 있다. 뇌모래(acervulus, corpus arenaceum, brain sand)는 솔방울샘의 소엽 내와 혈관주위공간의 여러 곳에 나타나는 산딸기모양의 석회화된 구조물이다. 뇌모래의 크기는 직경이 매우 다양하고(400 μm~5 mm 이상) 하나의 뇌모래는 몇 개의 엽(lobe)이 서로 융합되어 있다. 뇌모래는 소량의 스트론티움(strontium)이 포함된 수산화인회석(hydroxyapatite)으로 이루어져 있으며, 솔방울샘세포 내와 세포사이질에서 각기 형성되는 것으로 알려져 있다. 뇌모래의 형성은 솔방울샘세포의 액포 내에 무기질성분이 축적되어 직경 2~5 μm인 결정화된 구슬(globule)을 통해서 이루어진다. 구슬은 최종적으로 세포사이공간으로 유리되고 세포사이질에서 추가적인 결정화로 크기가 점점 커지고 이것이 서로 융합되어 엽을 형성한다. 이런 엽들이 몇 개 합쳐져 하나의 커다란 뇌모래를 만든다(**그림 17-23**). 뇌모래의 내부는 추가로 축적된 여러 수산화인회석 층판들이 동심원상을 이루고 나이가 들어가면서 수가 늘어나는 것으로 밝혀져 있다. 그러므로 뇌모래의 출현은 솔방울샘세포에서 분비활동의 변화와 노화에 따른 대사성 기능변화와 관련이 있을 것으로 생각된다.

솔방울샘에 분포하는 신경섬유의 대다수는 위목신경절(superior cervical ganglion)에서 분지된 것으로 솔방울샘을 뚫고 들어가면서 수초가 없어지고 민말이집축삭이 된다. 그 밖에 고삐(habenula) 및 뒤맞교차(posterior commissure)와 같은 중추신경계통에서 오는 말이집신경섬유도 소수 분포한다. 신경섬유는 혈관을 따라 같이 들어가 혈관주위공간에 분포하고, 특히 교감신경섬유는 솔방울샘세포 사이의 솔방울 모세관을 따라서 실질의 깊은 곳까지 들어와 솔방울샘세포에 인접해 있으며, 그 종말에는 노르아드레날린이 포함되어 있는 과립소포가 존재한다. 이 신경전달물질은 솔방울샘세포에서 멜라토닌을 합성하고

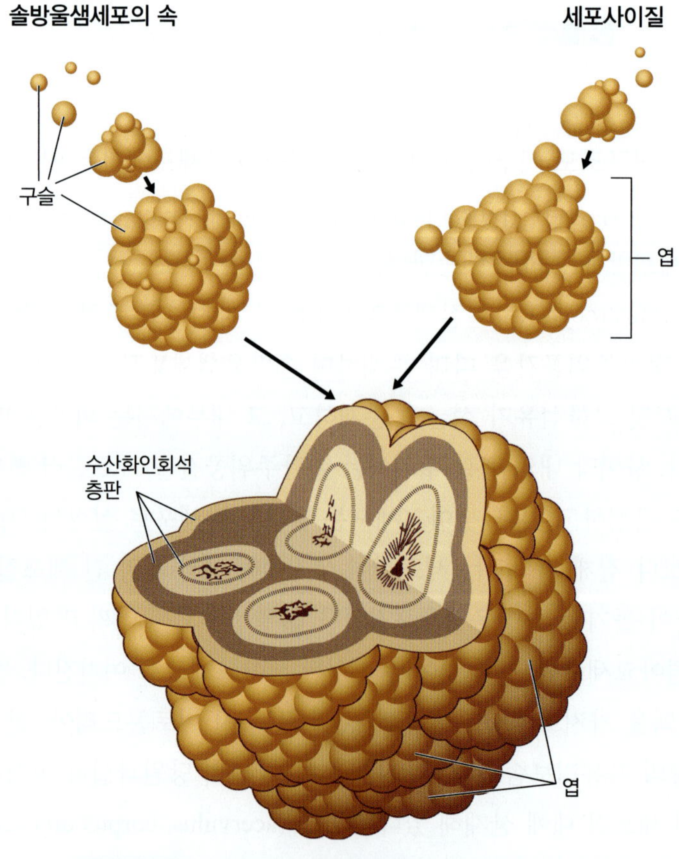

그림 17-23 솔방울샘에서의 뇌모래의 형성에 관한 모식도

분비하는 것을 조절한다.

다른 내분비기관의 영향을 받아 호르몬을 분비하는 내분비기관과 다르게 솔방울샘의 호르몬 분비는 직접 신경자극을 통해 조절이 이루어지고, 이런 자극은 어두움과 밝음에 관련이 있는 것으로 밝혀져 있다. 이런 명암의 정보는 눈의 망막을 통해 들어오고 이것은 다시 시상하부의 시각교차위핵(suprachiasmatic nucleus)으로 전도된 다음 척수를 거쳐 위목신경절에 전달된다. 결과적으로 위목신경절에서 일어난 신경절후교감신경섬유가 솔방울샘세포에 근접해 있음으로써 영향을 받게 되는 것으로 알려져 있다. 솔방울샘세포는 멜라토닌(melatonin), 아르기닌바소토신(arginin vasotocin), 솔방울항생식샘자극호르몬(pineal antigonadotrophin)과 같은 펩티드호르몬을 방출한다. 멜라토닌은 생식샘의 내분비활동을 억제하여 생식기능을 조절한다. 멜라토닌의 생식샘자극호르몬의 억제보다 더 효과적인 작용을 하는 물질은 아르기닌바소토신이다. 혈중 멜라토닌 농도는 밤에 증가하고 낮에는 감소하여 솔방울샘의 호르몬 분비는 밤과 낮을 주기로 하는 일중리듬(diurnal rhythmicity)에 따라 변한다. 하등동물의 솔방울샘의 호르몬 분비는 일중주기뿐만 아니라 계절적 성활동(seasonal sexual activity)에도 관여한다. 냉혈동물에서는 피부의 멜라닌세포(melanocyte)에 작용하여 멜라닌색소를 세포질돌기에서 세포체 쪽으로 이동시켜 피부색을 변화시킬 수 있게 한다.

Chapter

18 감각기계(Sensory System)

학습목표
Learning Objective

1. 감각기계의 개념에 대해 설명한다.
2. 감각기계의 조직학적 특징을 설명한다.
3. 감각기계의 기능에 대해 설명한다.

외부의 정보는 수용체(receptor)라고 하는 감각단위(sensory unit)에 의해 중추신경계통으로 전달된다. 이런 신호 전달에서 연접(synapse)이 매우 중요하다. 중추신경계통의 모든 신경종말은 신경세포사이연접을 형성하는 데 반해, 말초신경계통의 신경종말은 신경세포와 연접을 이루기도 하지만 상피조직, 결합조직, 근육조직의 특별한 세포와 연접하거나 그 조직 속에 존재한다. 이들 구조는 열, 압력, 빛, 소리 등의 자극에 대하여 감각신경의 활동전위(action potential)를 유발시킬 수 있는 신호로 변환시킨다. 수용체에는 몸수용체(somatic receptor), 내장수용체(visceral receptor), 고유감각수용체(proprioreceptor), 화학수용체(chemoreceptor), 빛수용체(photoreceptor), 소리수용체(audioreceptor system) 계통이 있다(그림 18-1). 말초신경종말은 크게 구심성 종말과 원심성 종말로 나눌 수 있다.

구심성 신경종말(afferent ending; 감각성 종말, sensory ending)

구심성 신경종말은 신경세포(neuron)의 축삭(axon) 말단부분을 지칭하고 기능적으로는 흥분전도의 시발점인 감각수용기이다. 신경종말은 종지부위에 존재하는 특이적인 구조물이 없는 자유신경종말과 특수한 구조물을 가지고 있는 무피막감각소체(메르켈소체), 촉각소체(마이스너소체), 층판소체(파터-파치니소체), 크라우제소체, 루피니소체, 망울소체(골지-마초니소체), 음부소체, 창끝종말, 신경힘줄방추, 신경근육방추 등으로 분류된다(그림 18-1).

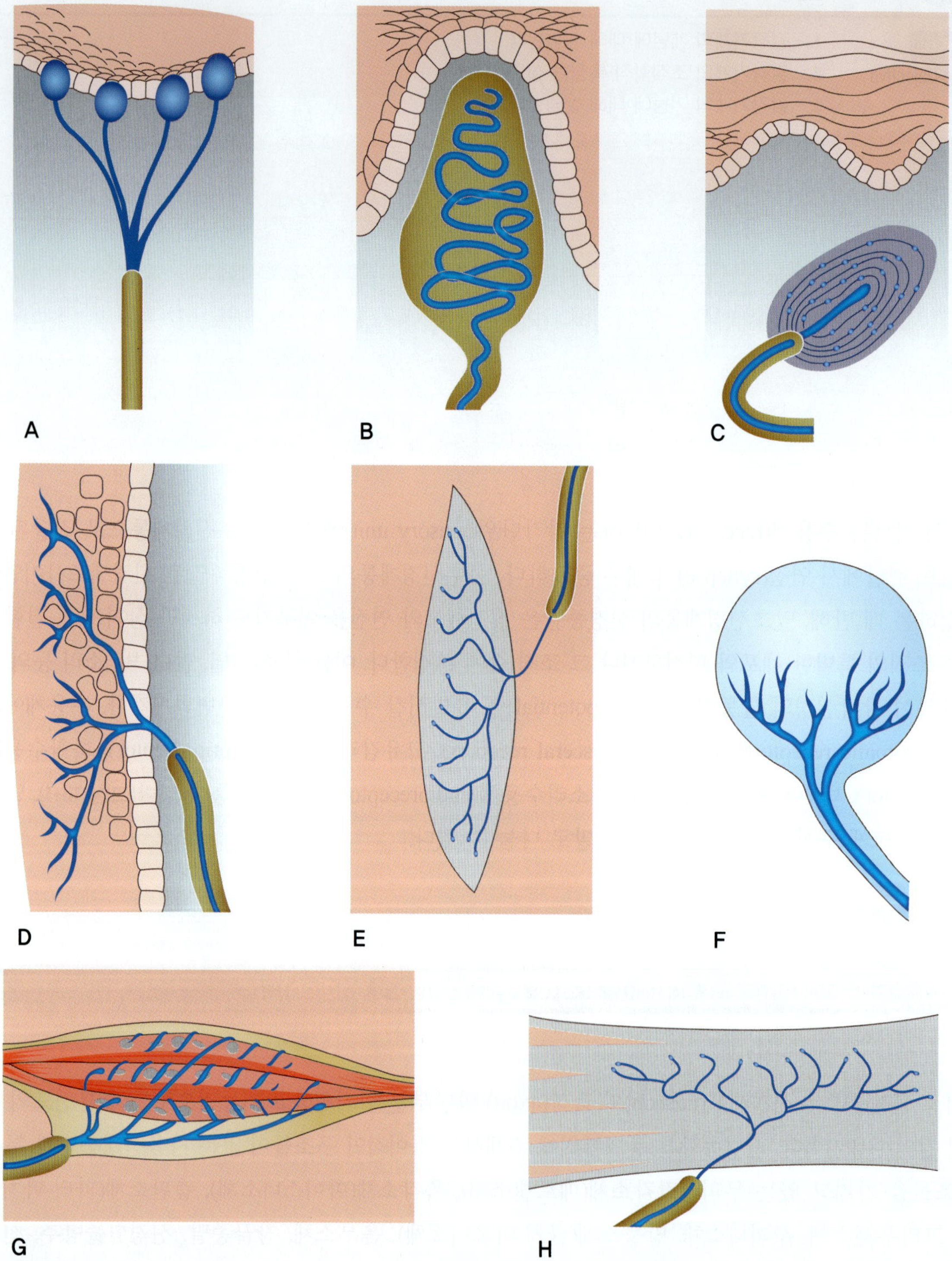

그림 18-1 감각수용체의 모식도. **A.** 메르켈(Merkel) 소체, **B.** 마이스너소체, **C.** 층판소체, **D.** 털주위신경종말, **E.** 루피니소체, **F.** 크라우제소체, **G.** 근육방추, **H.** 골지힘줄기관

자유신경종말(free nerve ending)

자유신경종말은 신경섬유의 끝부분이 말이집으로 싸여 있지 않은 신경섬유의 형태로서 단순하게 종지하는 형태로 이 종말부에 특이적인 구조물이 존재하지 않는다. 이와 같은 감각수용기는 상피조직, 결합조직, 근육조직 등에서 잘 관찰된다. 특히 상피조직인 표피에서는 말이집신경섬유가 바닥막에 이르게 되고, 이후에는 말이집이 없는 신경섬유가 상피세포사이공간으로 들어가서 종지하게 된다(그림 18-2 A). 이 신경종말에는 촉각(sense of touch)과 압각(sense of pressure)을 감지하는 기계수용기(mechanoreceptor), 온각(warmth sense)과 냉각(cold sense)을 감지하는 온도수용기(thermoreceptor), 통각(pain sense)을 감지하는 유해자극수용기(nociceptor), 몸 전체나 일부의 능동적 및 수동적 운동을 감지하거나 운동의 방향과 몸의 위치를 감지하는 고유감각수용기(proprioceptor) 등이 존재한다.

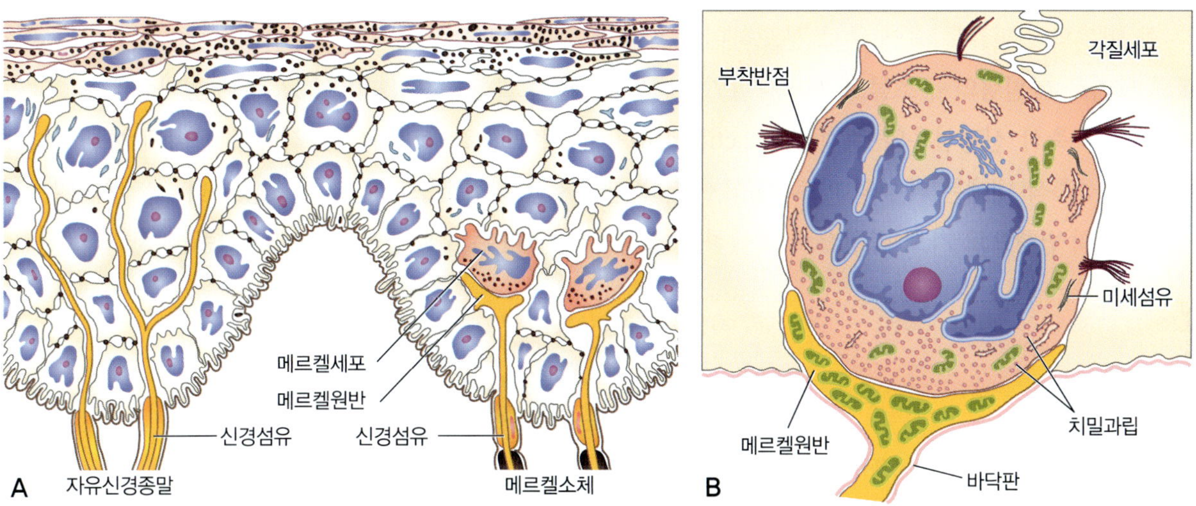

그림 18-2 표피에 존재하는 구심성 신경종말에 대한 모식도. **A.** 표피에 분포하는 자유신경종말(free nerve ending)과 메르켈소체(Merkel's corpuscle). **B.** 메르켈소체를 이루는 메르켈원반(Merkel's disc)과 이 원반에 접촉하고 있는 메르켈세포(Merkel cell)에 대한 모식도

무피막감각소체(nonencapsulated sensory corpuscle, 메르켈소체; Merkel' s corpuscle)

무피막감각소체는 피부와 입안의 점막을 덮고 있는 중층편평상피의 심부에 분포하는 특수한 형태의 신경종말이다. 기능은 정확하게 알 수는 없지만 기계수용기로서의 역할이나 위장관과 호흡기도의 상피에 있는 신경내분비세포(neuroendocrine cell)와 같이 이웃 상피세포의 활동을 조절하는 홑분비샘으로서의 역할을 하기도 하며, 일부에서는 신경수용기세포(neuroreceptor cell)일 것으로 예견하기도 한다. 이 소체도 자유신경종말과 같이 바닥막을 통과해서 상피 내로 유입되지만 그 종말에는 원반모양으로 팽대되어 종지하게 되며, 이를 촉각원반(tactile disc, 메르켈원반; Merkel's disc)이라 한다. 촉각원반은 특수한 상피세포인 촉각상피세포(tactile epithelial cell, 메르켈세포; Merkel's cell)와 마치 연접(synapse)을 만드는

것처럼 접해 있다. 촉각원반의 상피세포에서는 다수의 미토콘드리아와 약간의 당원입자는 존재하지만 연접에서 소포와 같은 구조물은 관찰할 수 없다. 이것은 촉각원반과 촉각상피세포는 연접을 형성하는 것이 아니라 단순히 가깝게 연해 있기만 하는 것을 증명하는 것이다. 촉각상피세포는 원형 또는 난원형으로 표피 또는 점막 상피의 바닥막에 접해 있거나 상피층 내에 산재해 있기도 하다. 핵은 소엽구조로 불규칙하게 나눠져 있다. 세포질에는 약간의 미토콘드리아, 과립세포질내그물, 리보솜, 골지복합체, 미세잔섬유다발 등이 존재한다. 이 중 골지복합체는 신경종말과 접촉하는 반대편에서 관찰된다. 바닥부의 세포질에는 직경이 약 100 nm인 높은 전자밀도를 보이는 원형의 분비과립도 다수 관찰된다. 촉각상피세포와 이웃하는 상피세포의 사이에는 다수의 부착반점을 형성하고 있다(그림 18-2 B).

촉각소체(tactile corpuscle, 마이스너소체; Meissner's corpuscle)

촉각소체는 피부에 널리 분포하는 기계수용기로 손발바닥, 손가락의 바닥, 입술, 눈꺼풀, 젖꼭지, 외음부 등 피부의 진피유두 속에 주로 분포하며 표피에 수직으로 배열되어 있다. 이 소체는 20~75×50~150 μm의 크기로 타원형의 구조물로 신경다발막과 이어져 있는 결합조직성 피막으로 싸여 있다. 피막의 안쪽에는 감각 축삭 신경섬유와 촉각세포(tactile cell)가 존재하고 감각축삭이 촉각세포 사이에 불규칙하게 분포한다. 축삭 내에는 다수의 미토콘드리아는 존재하지만 연접소포는 관찰되지 않는다. 촉각세포는 신경집세포의 변형으로 가로 방향으로 조밀하게 겹쳐져 있는 다수의 판상돌기가 있다(그림 18-3).

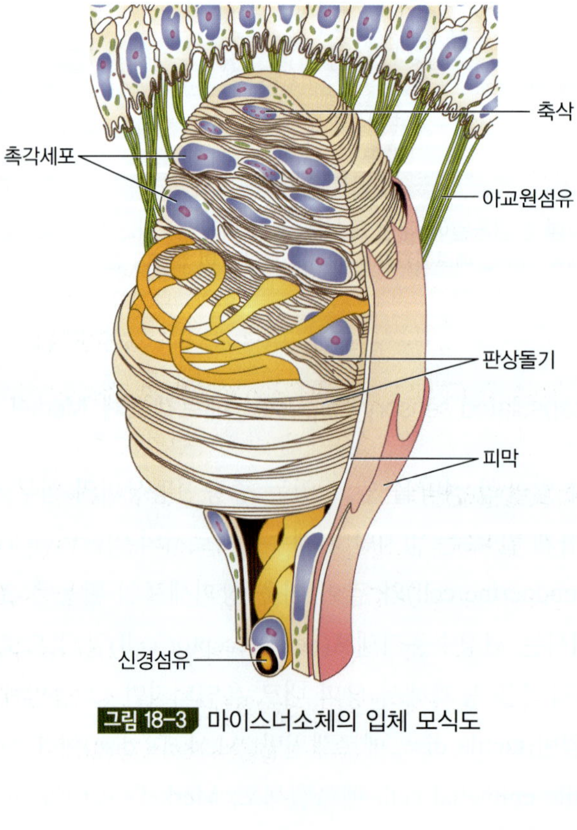

그림 18-3 마이스너소체의 입체 모식도

층판소체(lamellar corpuscle, 파터-파치니소체; Vater-Pacinian corpuscle)

층판소체는 거친 촉각, 압력, 진동을 감지하는 기계수용기이기도 하지만 심부감각의 고유감각수용기로서의 역할을 하는 신경종말이다. 이 소체는 피부의 진피, 피부밑조직, 관절주머니, 결막, 방광의 벽, 심장, 큰 혈관 근처의 결합조직, 창자간막, 이자 등에서 관찰된다. 특히 손가락, 손발바닥, 외음부, 젖꽃판 등의 진피와 피부밑조직에서 다수 존재한다. 이 소체는 0.5~1×1~5 mm로 큰 타원형의 구조물로 신경다발막에서 이어진 결합조직성 피막으로 싸여 있다. 소체의 중심부에는 하나의 축삭이 장축으로 길게 배열되어 있고 다수의 납작한 세포가 양파껍질과 같이 동심원상으로 축삭을 둘러싸고 있다. 축삭을 둘러싸는 구조물은 바깥망울(외구, outer bulb, outer core)과 속망울(내구, inner bulb, inner core)로 이루어져 있다. 이 중 바깥망울은 속망울의 겉에서 다수의 납작한 섬유세포가 동심원상으로 배열하여 10~60개의 층판을 이루고 있다. 각 층판 사이는 조직액으로 차 있고 소량의 아교섬유와 경우에 따라 모세혈관도 관찰할 수 있다(그림 18-4). 속망울은 판상돌기를 가지고 있는 매우 납작하고 변형된 신경집세포에 의해 중앙의 축삭을 여러 겹으로 싸고 있는 구조물이다. 중심부 축삭의 말단부는 긴 막대모양으로 곧게 뻗어 있고 끝부분은 다소 부풀어 있다. 축삭내부에서는 미토콘드리아가 다수 관찰되지만, 연접소포와 같은 구조물은 존재하지 않는다.

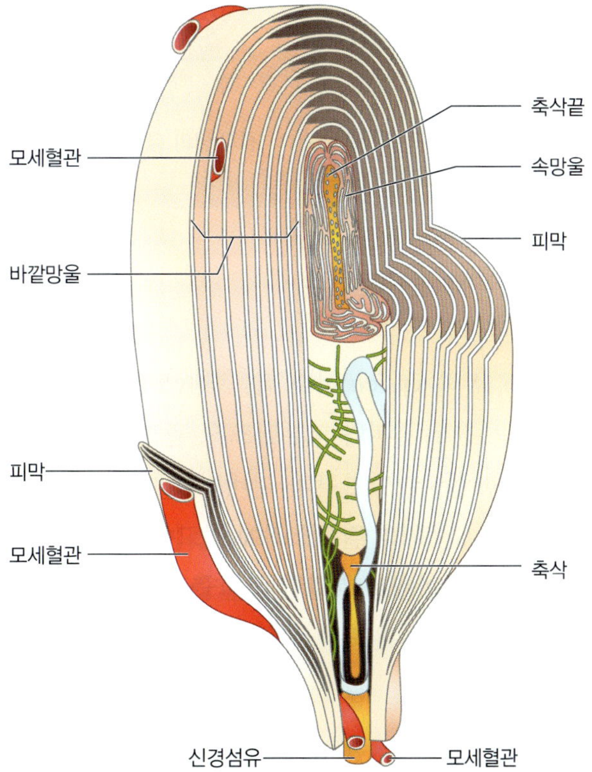

그림 18-4 파터-파치니소체의 모식도

크라우제소체(Krause's corpuscle)

크라우제소체는 저주파 진동을 감지하는 기계수용기로 혀점막, 후두덮개, 결막, 외음부 등 상피 밑의 결합조직에 존재하는 감각신경종말이다. 이 소체는 직경 40~150 μm의 타원형으로 신경종말 중에 비교적 작은 구조물로 신경다발막에서 연장된 결합조직성 피막으로 싸여 있다. 소체 내에는 축삭이 다수의 가지를 내고 있으며, 복잡하게 얽혀 있는 다수의 판상돌기를 가지고 있는 변형된 신경집세포가 여러 개 존재한다. 판상돌기의 사이사이에서는 축삭을 관찰할 수 있다(그림 18-5).

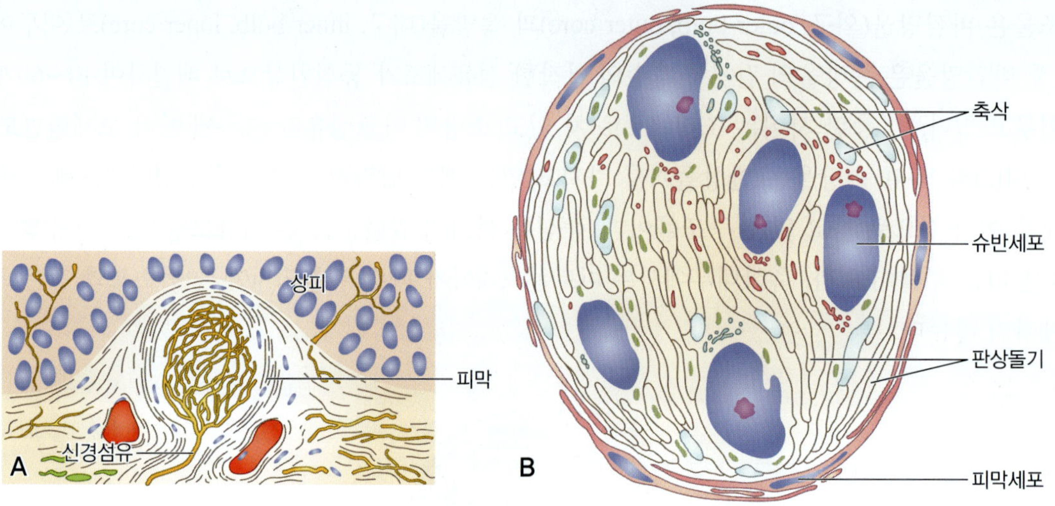

그림 18-5 크라우제소체(Krause's corpuscle)의 모식도. A. 상피 밑의 결합조직에 존재하는 소체임. B. 소체만 확대함

루피니소체(Ruffini's corpuscle)

루피니소체는 피부의 뻗침(strech, 장력 tension)이나 뒤틀림(twisting, 회전력 torque)을 감지하는 기계수용기 또는 고유감각수용기로 피부의 심부 진피와 피부밑조직, 관절주머니, 섬모체, 뇌척수의 경질막, 혈관의 주위조직 등에 존재하며, 피부 중에는 손발가락과 발바닥에 매우 많이 존재한다. 이 소체는 0.3~1.5 mm의 크기로 아교질 방추피막에 의해 주위의 결합조직에 견고하게 부착되어 있다. 축삭은 소체 내에 매우 복잡하게 분지하고 아교섬유다발 사이에서 치밀한 그물을 형성하며, 말단부는 작은 단추와 같이 다소 부풀어 있다. 이 소체는 냉각을 감지하는 온도수용기로도 관여하는 것으로 알려져 있다.

망울소체(bulbous corpuscle, 골지-마초니소체; Golgi-Mazzoni's corpuscle)

망울소체는 크기가 작고 길쭉한 온각을 감지하는 감각수용기로 진피, 피부밑조직, 손톱바닥의 밑, 결막, 샅부위 등의 결합조직에 존재한다. 이 소체는 결합조직의 피막으로 싸여 있으며 파터-파치니소체와 유사하지만 보다 단순한 구조로 약간의 층판을 형성하는 바깥망울을 가지고 있다. 소체 내의 민말이축삭은 속망울에서 불규칙하게 분지한다. 최근에는 이 소체가 기계수용기로도 여겨진다.

음부소체(genital corpuscle)

음부소체는 외음부 중에 음경과 음핵의 해면체 근처 상피 밑 결합조직과 진피유두에 주로 존재하는 작은 원형 또는 난원형의 기계수용기로 도젤소체(Dogiel's corpuscle)라고도 한다. 이 소체는 촉각성 자극을 감지하여 혈관을 확장시켜 해면체에 혈액을 고이게 하고 망울요도샘과 큰질어귀샘의 분비에 관여한다.

창끝종말(모낭종말; lanceolate ending)

창끝종말은 털의 움직임을 감지하는 신경종말로 털주머니의 주위에 분포한다. 털주머니에는 여러 개의 축삭종말들이 일정한 높이와 일정한 간격으로 나란히 배열되고, 끝부분은 창끝 모양으로 납작하며, 그 양옆에 짧고 납작한 신경집세포로 덮여 있다. 또한 신경종말은 털주머니의 바닥막에 수직방향으로 분포한다. 축삭종말의 세포질에는 다른 감각수용기처럼 다수의 미토콘드리아가 존재하지만 연접소포는 관찰할 수 없다(그림 18-6).

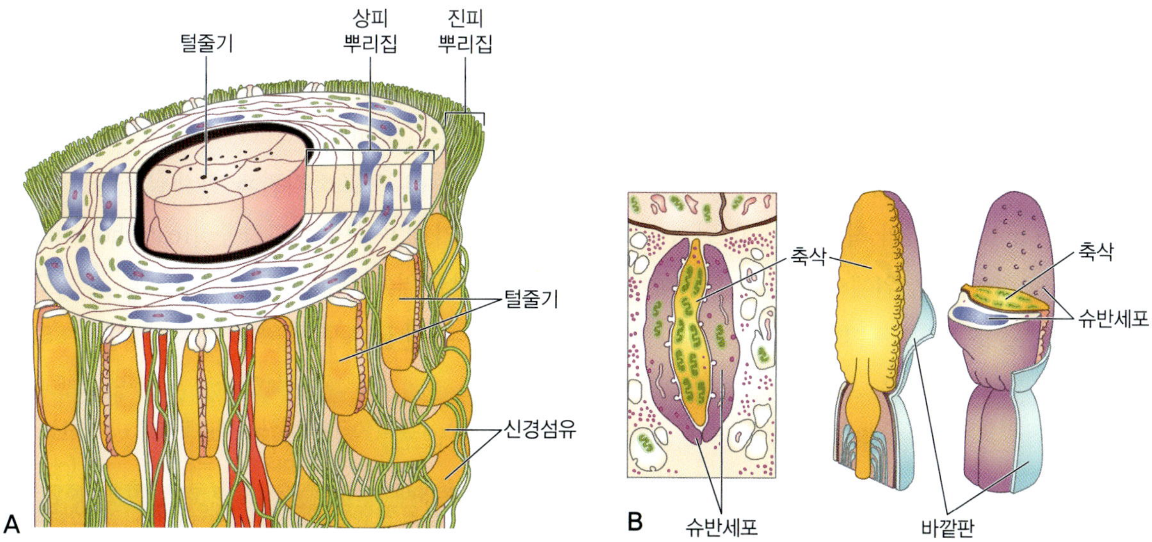

그림 18-6 창끝종말(lanceolate ending)의 모식도. A. 털주머니 겉에서 축삭종말이 배열하고 있음. B. 축삭종말의 구조

근육방추(muscle spindle, 신경근육방추; neuromuscularspindle)

근육방추는 뼈대근육의 수축을 감지하는 고유감각수용기로 방추밖근육섬유(방추외근섬유, extrafusal muscle fiber)와 같은 방향으로 길게 분포한다.

원심성 신경종말(efferent ending, 운동성 종말; motor ending)

원심성 신경종말에는 뼈대근육에 분포하는 몸운동성 신경종말과 각종 샘, 맥관, 민무늬근육, 심장근육 등에 분포하는 자율성 신경종말로 구분한다.

운동종말판(motor end plate)

운동종말판은 한 가닥의 운동신경섬유가 한 개의 뼈대근육 세포에 종지하면서 독특한 형태의 신경근육연접(neuromuscular junction, myoneural junction)을 형성하는 부분으로 원심성 종말의 하나이다.

자율신경종말(autonomic nerve ending)

자율신경종말은 내장운동, 샘분비, 맥관의 수축 등에 관여하는 신경종말로 자율신경섬유가 각 기관 내에서 형성하는 신경얼기이며 콜린성 신경종말(cholinergic nerve ending)과 카테콜아민성 신경종말(catecholaminergic nerve ending)이 있다. 자율신경종말은 신경종말에 특별한 구조물이 존재하지 않는 자유신경종말로 표적세포와 조직에 직접 종지하고 있다. 콜린성 신경종말(cholinergic nerve ending)에서는 축삭 내에 미토콘드리아, 무과립세포질내그물, 신경미세관, 신경섬유 등의 세포소기관과 아세틸콜린을 함유한 직경 30~50 nm의 크기의 작고 투명한 연접소포가 관찰된다. 카테콜아민성 신경종말(catecholaminergic nerve ending)의 여러 부위에서는 염주상 팽대가 존재하고 종말부위에는 미토콘드리아와 같은 세포소기관과 투명소포, 소과립소포, 대과립소포 등 다양한 연접소포가 관찰된다.

후각(smell)

후각화학수용체(olfactory chemoreceptor)는 코안 천정의 위코선반 점막에 존재하는 특수한 감각수용기로 후각상피(olfactory epithelium)에 위치해 있다. 사람에서 후각상피의 면적은 약 10 cm^2이며 두께는 100 μm

정도이다. 후각상피는 거짓중층원주상피의 전형적인 특징이 있고 주로 후각신경세포(olfactory neurons), 버팀세포(supporting cell), 바닥세포(basal cell)로 구성된다. 후각점막의 고유판은 성긴결합조직으로 이루어지며, 이곳에는 잘 발달된 혈관, 림프관, 후각신경과 감각신경섬유, 후각샘(olfactory gland, 보우만샘; Bowman's gland) 등도 존재한다. 후각샘은 장액샘으로 단층입방상피로 피복된 도관을 통해 후각상피층으로 분비물을 배출한다. 이 샘에서 분비되는 물질의 성분은 다량의 방향제결합단백질(odorant-binding protein), 라이소자임(lysozyme), 면역글로불린 A 등으로 이루어져 있다. 후각샘의 분비물에 의해 후각상피를 항상 습윤한 상태로 유지하고 냄새를 발생시키는 물질의 용매로도 작용한다.

후각신경세포는 냄새를 감지하는 신경세포로 두극신경세포의 형태를 이루고 있다. 이 신경세포의 핵은 원형 또는 난원형으로 상피의 중간부위에 존재하고 뚜렷한 핵소체와 많은 이질염색질을 가진다. 세포질에는 과립세포질내그물이 잘 발달되어 있고 골지복합체, 소수의 미토콘드리아, 무과립세포질내그물과 리보솜, 신경섬유, 신경미세관 등도 관찰된다. 신경세포의 점막부분은 가지돌기의 말단으로 이웃하고 있는 버팀세포보다 다소 높게 솟아올라 매듭모양으로 팽창되어 있으며, 이것은 가지돌기망울(dendritic bulb, 후각소포; olfactory vesicle, olfactory knob)을 형성한다. 가지돌기망울에는 다수의 미토콘드리아가 존재하고 10~20개의 운동성이 없는 후각섬모(olfactory cilia, 후각털; olfactory hair)도 관찰된다. 후각섬모의 길이는 70 μm 정도이고 굵기는 일정하지 않으며, 몸쪽분절(250 nm)은 두꺼운 반면, 먼쪽분절(150 nm)은 가늘다. 이 섬모의 몸쪽분절은 운동섬모와 마찬가지로 전형적인 9+2 배열을 하고 있으나, 먼쪽분절은 미세관의 구조가 흐트러져 끝부분에는 2짝의 미세관과 중심미세관의 미세관이 분리되어 관찰되기 때문에 서로 구분하기 힘들다. 이 섬모는 냄새와의 접촉면적을 넓히기 위한 구조물로 막성 화학수용기를 많이 가진다. 섬모로부터 자극을 수용하게 되면 신경세포의 바닥말단으로 뻗어 있는 축삭으로 활동전압을 유도함으로써 후각자극에 반응하게 된다. 이 축삭은 바닥막을 통과하여 고유판으로 나와서 주변의 후각신경세포의 축삭과 함께 작은 다발을 형성하게 된다. 이 신경다발은 벌집뼈의 체판을 통과하여 후각망울(후구, olfactory bulb)로 들어가 다른 신경세포와 연접을 형성하게 된다. 이 신경이 제1번 뇌신경인 후각신경이 되는 것이다. 후각신경세포는 성년 이후에 노년으로 시간이 흐름에 따라 매년 1% 정도의 감소세를 보인다. 이로 인해 후각의 감각이 감소하는 원인이 되며 소실된 신경세포는 바닥세포에서 자라나온 버팀세포로 대체된다.

버팀세포는 바닥부분이 좁고 윗부분이 넓은 긴 원통형의 세포로 점막면에서는 미세융모가 존재하며 그 위에는 액체층이 형성되어 있다. 핵은 일부의 핵막이 함입되어 있는 난원형으로 세포의 중간 위쪽에 있으며, 뚜렷한 핵소체와 약간의 이질염색질을 가지고 있다. 세포질에는 다수의 미토콘드리아, 과립 및 무과립세포질내그물, 뚜렷한 골지복합체가 잘 발달되어 있고, 자유면 쪽에는 전자밀도가 낮은 점액과립이 일부 존재하며, 핵의 윗부분에는 리포푸신 과립도 관찰할 수 있다. 버팀세포와 주변의 후각신경세포는 이음복합체(junctional complex)로 연결되어 있고 부착반점도 여러 곳에서 관찰된다.

바닥세포는 미분화된 후각줄기세포로 바닥층 가까이에 위치해 있는 작은 원형 또는 원뿔형의 세포이다. 핵은 일부의 핵막이 함입되어 있는 원형 또는 난원형으로 보이며 세포질 내 소기관의 발달은 미약하다. 바닥세포는 분열하여 후각신경세포나 버팀세포로 분화한다.

눈(eye)

눈은 사물의 형태, 빛의 강도, 물체에서 반사된 색상을 정확하게 분석할 수 있는 복잡하고 고도로 발달된 빛감각기관(photosensitive organ)이다. 눈은 눈확(안와, orbit)이라는 눈을 보호해 주는 두개골의 구조 속에 존재하고 지방조직에 의해 둘러싸여 있다. 눈은 시각을 위한 특수화된 안구(eyeball)와 안구를 보호하고 움직임에 관여하는 부속기관(accessory organ)으로 구성된다. 부속기관에는 눈꺼풀(eyelid), 안구 주변근육(extraocular muscle), 눈물생성 기관(lacrimal apparatus)이 존재한다.

안구(eyeball)

안구는 직경이 약 24 mm의 공모양 구조물로 안구 주변에는 6개의 안구근육으로 눈의 움직임을 조절한다. 이것은 형태를 유지해 주는 섬유성 구형구조(fibrous globe)상 초점을 맞추어 주는 수정체, 빛 감각세포층, 신경 등으로 이루어져 있고 감지된 시각 정보를 중추신경계로 전달하는 일련의 세포들을 포함한다.

눈의 섬유성 구형구조는 동심원으로 배열된 세 층으로 구성된다. 바깥층은 투명한 각막(cornea)과 공막(sclera)으로 구성되어 매우 튼튼한 바깥안구섬유층을 이루고 있고, 혈관층(vascular layer) 또는 포도막로(uveal tract)라고도 불리는 중간층은 맥락막(choroid), 섬모체(ciliary body), 홍채(iris)로 구성된다. 가장 안쪽의 신경세포층인 망막(retina)은 바깥쪽의 색소상피층과 안쪽의 고유망막층(retina proper)으로 구성된다. 망막은 톱니둘레(oraserrata)를 중심으로 하여 뒤쪽으로는 대부분의 맥락막을 덮고 있는 감광성(photosensitivity)을 가지는 시각부위(optical portion)와 섬모체, 홍채 및 맥락막의 일부를 안쪽에서 덮고 있는 감광성이 없는 비시각부위(blind portion)로 나뉜다. 비시각부위에서 섬모체 안쪽을 덮는 부위를 망막섬모체부위(ciliary portion of retina)라 일컫고 홍채의 내면을 덮고 있는 부위는 망막홍채부위(iridial portion of retina)라 부른다.

각막부위에는 안구의 앞쪽 끝인 앞극(anterior pole)이 존재하고 반대편에는 뒤쪽 끝인 뒤극(posterior pole)이 망막에 나타난다. 앞극과 뒤극을 연결하였을 때의 선을 해부축(anatomical axis, 기하축; geometrical axis)이라 한다. 안구의 표면을 따라 다양한 방향에서 두 극을 연결한 선을 날줄(meridian)이라고 부르며, 이 날줄과 수직으로 교차하는 안구의 최대둘레를 적도(equator)라 한다. 해부축과 거의 일치하는 축으로 굴절성 매질(refractive media)인 각막, 수정체, 유리체의 각 중심부를 지나는 선을 광축(optical axis)이라 하며, 동공의 중앙점과 황반(macula lutea)의 중앙점을 연결하는 축은 시각축(visual axis)이라 한다(**그림 18-7**). 뒤극에서 안쪽으로 약 2~3 mm, 아래쪽으로 약 1 mm의 부위에 시각신경이 모아지는 부위인 시각신경원반(optic disc)이 존재하며, 다시 시각신경원반을 지나는 수평단면상에서 시각신경원반으로부터 바깥쪽으로 약 4 mm 정도의 부위에 황반이 있다. 황반은 물체를 주시할 때 빛이 집중되는 부위로 물체를 가장 명확하게 상을 맺는 부위이다(**그림 18-8**). 시각신경 원반으로 모아진 신경섬유들은 시각신경을 이루어 뇌로 이어지며, 시각신경은 뇌에서 연장선에 있는 뇌막(meninges)으로 둘러싸여 있다. 뇌막은 다시 안구의 뒤쪽에서 공막으로 이어진다. 안구 내에는 수정체(lens)와 유리체(vitreous body)가 존재하며, 수정체의 앞쪽에 방수(aqueous humor)가 있는 안구방(eye chamber)이 있다. 안구방은 다시 앞방(anterior chamber)과 뒷방(posterior chamber)으로 나뉜다. 앞방은 각막의 뒷면, 홍채의 앞면, 홍채각막

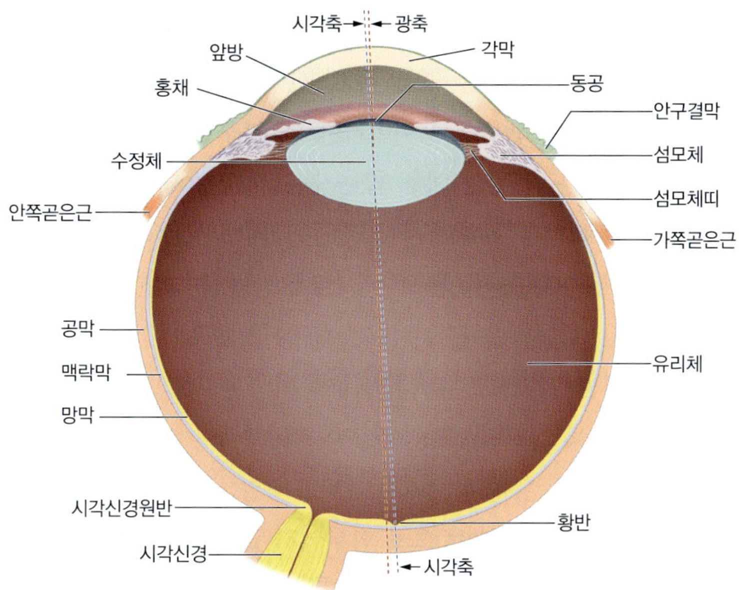

그림 18-7 오른쪽 안구에서의 광축(optical axis)과 시각축(visual axis)에 대한 단면 모식도

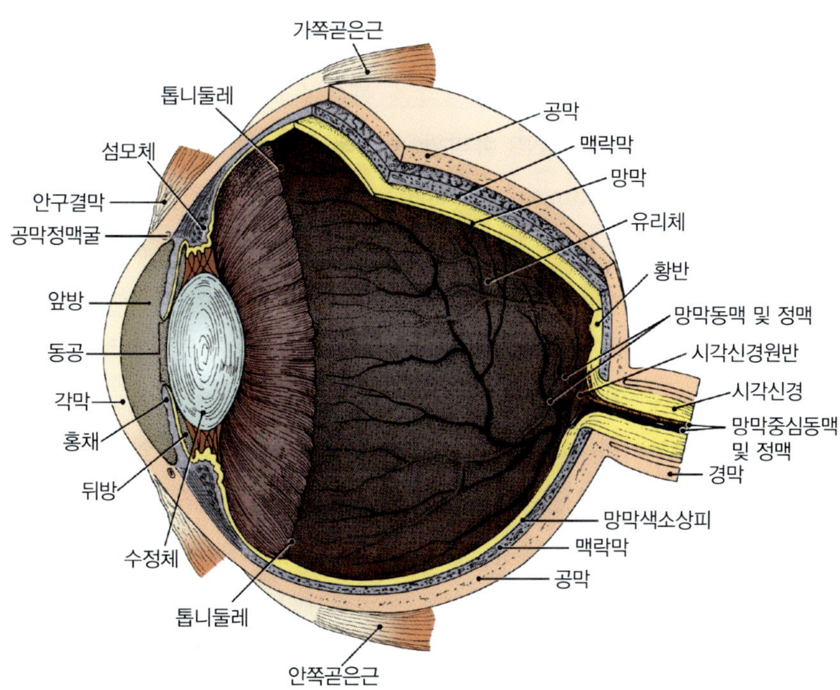

그림 18-8 안구의 입체 모식도

구석(iridocorneal angle) 등으로 형성된 공간이고, 뒷방은 섬모체의 앞면, 수정체, 유리체, 홍채 등으로 이루어진 작은 공간이다. 두 방은 홍채에 의해 형성된 가운데 부분인 동공(pupil)을 통해 방수가 흐르게 된다. 수정체는 홍채와 연결된 섬모체의 섬모체띠(ciliary zonule)에 의해 지지되고 있다. 유리체는 수정체, 섬모체의 뒷부분, 망막 등에 의해 형성된 넓은 공간인 유리체방(vitreous chamber, 맨뒷방; postremal chamber)을 채우고 있는 겔상의 투명한 물질이다.

안구에서 공막의 겉은 얇은 치밀결합조직층인 안구집(fascial sheath of eyeball, vagina bulbi, 테농피막; Tenon's capsule)으로 싸여 있다. 안구집은 안구의 뒤에서 시각신경을 싸고 있는 경막에서 시작하여 안구의 겉을 따라 안구결막(bulbar conjunctiva)으로 이어지며, 이 안구집의 겉에는 눈확의 속을 채우고 있는 지방조직이 있다. 안구집과 공막의 사이에는 매우 좁은 틈이 이루어져 있는데, 이를 공막바깥공간(episcleral space, 테농공간; Tenon's space)이라 하며, 이 공간은 공막바깥판(episcleral layer)이라고 하는 매우 성긴결합조직으로 채워져 있어 안구 운동을 원활하게 한다. 안구근육의 힘줄은 안구집과 공막바깥공간을 지나 공막에 부착하고 있다.

안구 바깥층(out layers)

안구의 바깥층은 각막(cornea)과 공막(sclera)으로 이루어져 있고 이 중 각막이 앞쪽 1/6 부분을 덮고 있고 나머지 5/6 부분은 공막이 덮고 있으며, 두 막의 이행부를 각막공막경계(corneoscleral junction)라 한다.

각막(cornea)

각막은 앞쪽으로 둥글게 다소 돌출한 구조물로 굴절률(refractive index)은 1.376이며 중앙부(0.8~0.9 mm)의 두께가 주변부(1.1 mm)보다 다소 얇다. 각막은 비각질중층편평상피인 앞상피(anterior epithelium; 각막상피, corneal epithelium), 각막상피 바닥판의 아래에 존재하는 균질한 층인 앞경계판(anterior limiting lamina; 앞경계막, anterior limiting membrane)은 규칙치밀결합조직으로 이루어져 있고, 전체 각막 두께의 90%를 차지하는 두꺼운 판상구조인 고유질(substantia propria), 뒤상피의 바닥판인 뒤경계판(뒤경계막, posterior limiting membrane)은 각막내피(corneal endothelium)인 단층편평상피로 피복된 뒤상피(posterior epithelium) 순으로 이루어진다(그림 18-9). 각막에는 혈관이 없으므로 영양분은 앞방의 방수와 각막공막경계까지 이르고 있는 앞섬모체동맥(anterior ciliary artery)의 가지로 이루어진 주변얼기로부터 확산에 의해 공급되고, 각막상피를 위한 산소는 대기의 공기로부터 직접 얻는다. 각막은 이와 같이 혈관분포가 없기 때문에 동종이식에서 성공률이 매우 높게 나타난다. 신경은 삼차신경(trigeminal nerve)의 눈신경(ophthalmic nerve)에서 유래한 많은 신경섬유들이 분포해 있으며, 신경섬유는 각막 주변부의 고유질을 통해 안쪽으로 들어가 분포한다. 이 신경섬유는 앞경계판의 근처에서 신경얼기를 형성하고 섬유층판의 사이에서 끝나기도 하며 일부는 앞경계판과 바닥판을 걸쳐 민발이집 신경섬유로 되어 앞상피세포 사이에까지 이르게 되고, 그 끝은 자유신경종말로 연결된다.

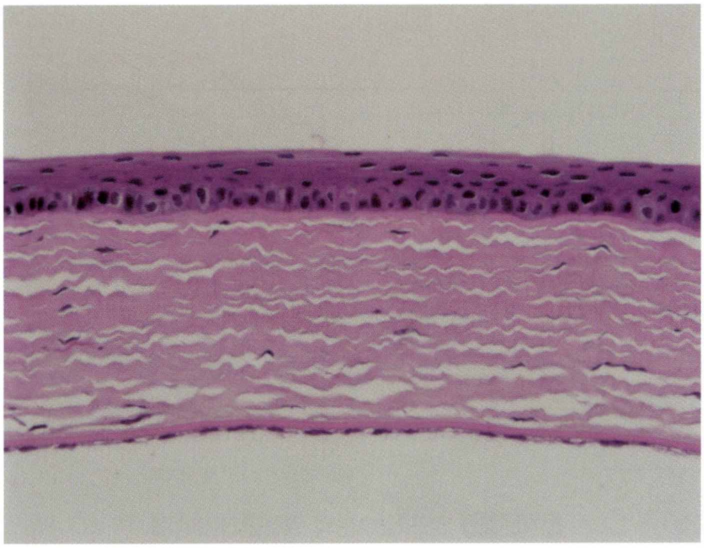

그림 18-9 사람 각막의 수직단면(H&E 염색, 400배)

공막(sclera)

공막은 아교섬유다발이 치밀하게 층판상으로 배열해 있는 치밀결합조직으로 이루어져 있고 치밀결합조직인 공막고유질(substantia propria of sclera)과 성긴결합조직인 공막맥락막위판(suprachoroid lamina of sclera; 공막갈색판, lamina fusca)으로 구성되며, 두께는 부위에 따라 다르다. 제일 두꺼운 부위는 뒷부위로 약 1 mm 정도이나, 가장 얇은 부위는 안구의 적도부분으로 0.3~0.4 mm이고, 각막공막이행부에서는 약 0.7 mm 정도이다. 공막의 혈관은 그 아래에 있는 중간막으로 연결되어 혈액을 공급하지만, 림프관은 존재하지 않는다. 공막은 시각신경을 둘러싸는 경막과 안구의 뒷부위에서 연결되어 있고, 시각신경원반이 있는 공막 부위에서는 시각신경섬유다발이 지나가는 공막체판(lamina cribrosa of sclera)이 위치한다. 또한 공막정맥굴(scleral venous sinus, 공막방수굴; scleral aqueous sinus, canal of Schlemm)이 공막의 각막 쪽 끝에서 뒷방에 연해 있는 곳에서 잔기둥그물(trabecular reticulum)과 이어져 있다.

각막공막경계(corneoscleral junction, 각막가장자리; corneal limbus)

각막과 공막의 이행부인 각막공막경계에는 외견상으로 각막이 공막보다 다소 앞쪽으로 둥글게 돌출되어 그 이행부에 공막고랑(scleral sulcus)이라는 얕은 고랑이 존재하고, 이행부 앞부분의 공막은 얇은 안구결막(bulbar conjunctiva)으로 덮여 있다(그림 18-10). 5층 정도의 세포층으로 구성되어 각막공막경계의 앞상피는 안구결막으로 이행하면서 점점 두꺼워져 10~12세포층의 안구결막상피가 된다. 앞상피 밑의 앞경계판인 각막고유질은 이행부에서 갑자기 끝나고 바로 공막고유질 섬유로 넘어간다. 이행부를 확대하면 각막 고유질의 섬유다발이 쐐기모양으로 공막의 가운데층으로 들어가 있는 형태로 보이는 반면에, 공막고유질의 섬유는 앞상피의 밑과 뒤경계판의 밑으로 약간 들어와 있는 형태로 보인다. 공막의 섬유 중에 안쪽으로 들어간 구조를 공막돌기(scleral spur)라 부르고, 이 돌기는 잔기둥그물의 바로 뒤에 있으며, 섬모체근이 종지하게 된다.

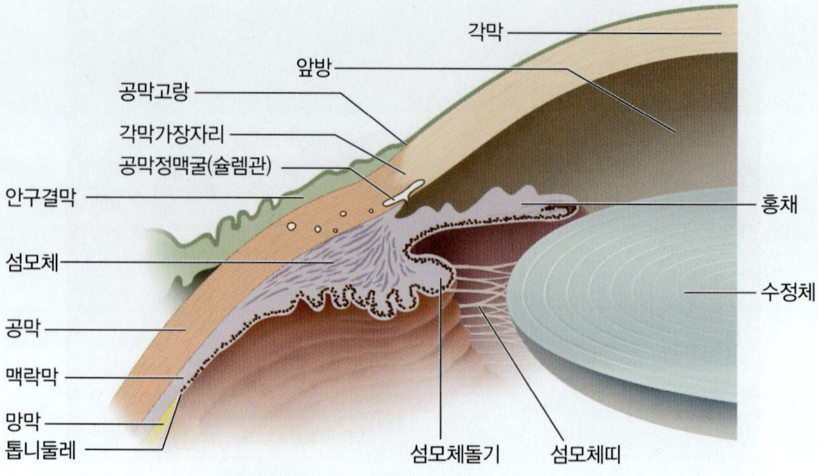

그림 18-10 안구 앞부분의 경선단면 모식도

안구 중간층(middle layers)

중간층은 안구 혈관층(vascular layer of eyeball) 또는 포도막(uvea)이라 불리고 공막과 망막 사이의 얇고 부드러운 갈색층인 맥락막(choroid), 공막 앞쪽 내측면의 톱니둘레와 홍채뿌리 사이에 존재하는 섬모체(ciliary body), 공막의 가장 앞쪽에서 수정체 위에 위치하면서 동공을 형성하게 되는 원반형의 홍채(iris)로 이루어져 있다.

맥락막(choroid)

맥락막은 혈관이 매우 많은 성긴결합조직으로 섬유모세포, 맥락막멜라닌세포(choroid melanocyte)들이 분포하고 시각원반의 뒤에서 시각신경을 싸고 있는 연막과 거미막으로 이어진다. 맥락막의 두께는 얇아서 뒷부분은 약 0.25 mm이고 앞부분은 약 0.1 mm이다. 맥락막은 바깥에서부터 맥락막위판(suprachoroidal lamina), 혈관판(vascular lamina), 맥락막모세혈관판(choroidocapillary lamina), 바닥복합체(basal complex)로 이루어져 있다(그림 18-11).

섬모체(ciliary body)

섬모체는 공막의 밑에 위치하고 홍채와 맥락막 사이에 존재하는 원형의 고리모양으로 섬모체근(ciliary muscle), 섬모체버팀질(ciliary stroma, 혈관층; vascular layer), 섬모체상피(ciliary epithelium)로 이루어져 있다. 섬모체는 구조적으로 섬모체관(ciliary crown)이라고 하는 앞부분과 섬모체둘레(ciliary ring)라고 하는 뒷부분으로 나뉜다. 섬모체관은 섬모체둘레에서 홍채 뿌리부분이 두꺼워진 부분으로 이곳에서 70~80개의 섬모체돌기(ciliary process)가 돌출되어 있다. 섬모체띠(ciliary zonule)는 섬모체둘레와 섬모체돌기로부터 수정체의 적도부위까지 붙어 있는 구조물이다. 섬모체돌기는 섬모체버팀질과 섬모체상피로 이루어진 주름진 부위로 2×1×0.5 mm의 크기이며 날줄방향에 따라 길게 형성되어 있다. 섬모체둘레는

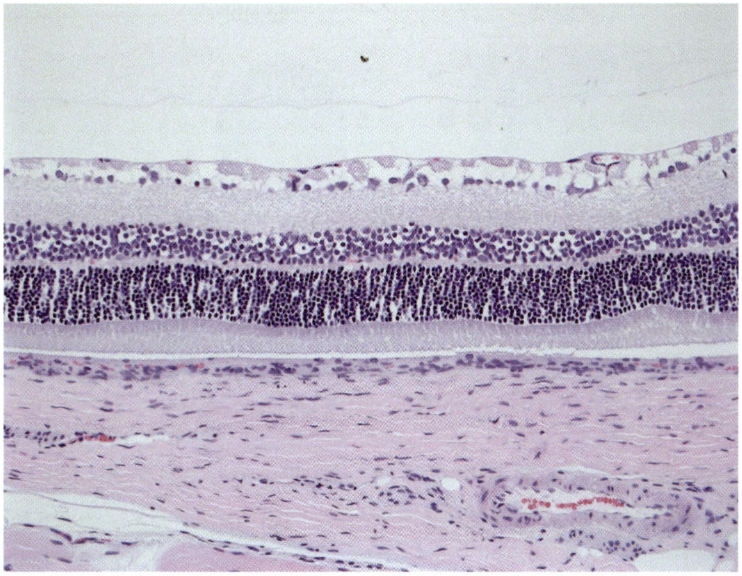

그림 18-11 사람의 맥락막(choroid)과 그에 접하고 있는 망막(retina)(H&E 염색, 400배)

톱니둘레(ora serrata)에서 섬모체관까지의 얇은 부위(폭 3.5~4 mm)로 약 70개의 섬모체주름(ciliary fold)이 안구의 날줄방향으로 길게 형성되어 있다.

섬모체근은 민무늬근육으로 근육의 배열에 따라 날줄섬유(meridional fiber; 브뤼케근, Brücke's muscle), 부챗살섬유(radial fiber), 돌림섬유(circular fiber; 뮬러근, Müller's muscle)로 나눌 수 있다. 근육다발 사이에는 아교섬유, 탄력섬유, 멜라닌세포가 포함된 약간의 성긴결합조직이 존재한다. 섬모체버팀질은 섬모체근과 섬모체상피 사이에 있는 성긴결합조직으로 이루어져 있고 맥락막의 혈관판과 이어져 있다. 이 층에는 혈관이 잘 발달되어 있고 분포하는 모세혈관은 창모세혈관으로 내피에 많은 창이 존재하며 내피의 겉에는 연속된 바닥판으로 싸여 있다. 섬모체상피는 망막의 비시각부위인 망막섬모체부분(ciliary part of retina)을 이루고 이중층입방상피(double-layered cuboidal epithelium)로 홍채의 뒷면을 덮고 있는 상피로 이어진다. 이 상피에서 혈관층에 접하고 있는 면은 입방형의 색소세포(pigmented cell)로 피복된 색소상피(pigmented epithelium)로 망막의 색소상피에 연결되며, 뒤방에 접하고 있는 면은 입방형의 무색소세포(nonpigmented cell)로 덮여 있는 무색소상피(nonpigmented epithelium)로 이루어진다(그림 18-12).

방수(aqueous humor)와 혈액방수장벽(blood aqueous barrier)

방수는 안구방에 존재하는 투명하고 묽은 약알칼리성의 액체로 0.25 mL 정도이고 1.33의 굴절지수(index of refraction)를 나타낸다. 방수는 섬모체상피에서 생산되어 안구 뒤방으로 분비하고, 동공을 거쳐 안구 앞방으로 이동된 후, 잔기둥그물과 공막정맥굴을 통해 공막바깥정맥으로 배출된다. 정상적으로 방수는 10~20 mmHg의 압력으로 흘러가고 방수가 흘러들어가는 공막바깥정맥에서는 약 13 mmHg의 압력을 보인다. 이런 압력의 균형이 깨져 안압이 25 mmHg 이상으로 상승하게 되면 녹내장(glaucoma)을 유발

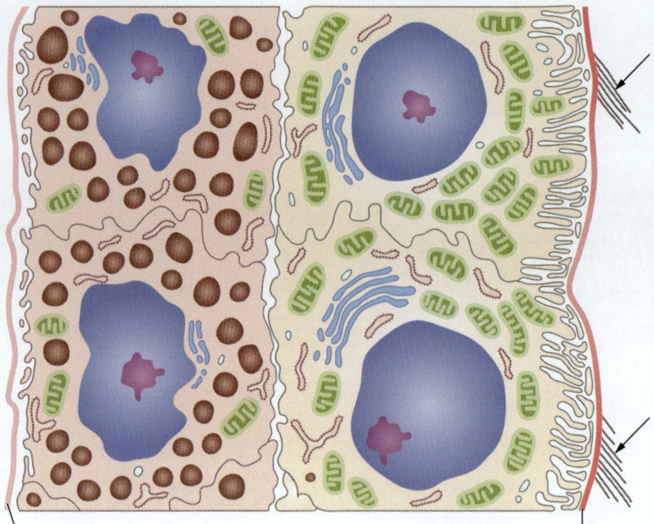

그림 18-12 섬모체돌기(ciliary process)의 일부분으로서 겉은 색소상피(pigmented epithelium)와 무색소상피(nonpigmented epithelium)로 이루어진 이중층상피로 덮여 있으며, 이 상피에 섬모체띠(ciliary zonule, 화살표)가 붙어 있다(H&E 염색). 섬모체상피의 미세구조를 나타내는 모식도

한다. 방수의 성분을 혈장과 비교하면 단백질, 요소(urea), 포도당(glucose)의 양은 적고 아스코르빈산염(ascorbate), 피루빈산염(pyruvate), 젖산염(lactate), 히알루론산(hyaluronic acid)의 양은 약간 많으나, 섬유소원(fibrinogen)은 존재하지 않는다. 방수는 안구의 굴절매체로 작용할 뿐만 아니라, 망막, 수정체, 각막의 대사활동에도 관여하며, 유리체로 들어가서 안압(intraocular pressure)의 유지에도 기여한다. 또한 섬모체버팀질에 있는 모세혈관 내의 혈액과 안구 뒷방 사이에 용질의 자유로운 확산을 방지하는 역할을 하는 혈액방수장벽을 형성한다. 섬모체의 모세혈관에서 버팀질로 나온 액체성분은 섬모체상피의 무색소상피세포 사이에 있는 치밀이음으로 차단되기 때문에 혈액 내의 어떤 성분도 직접 뒷방으로 유입되지 않는다. 따라서 무색소상피세포사이의 치밀이음이 혈액방수장벽을 형성하는 데 중요한 구조물로 작용한다.

홍채(조리개, iris)

홍채는 각막 아래에 존재하는 안구 혈관막의 가장 앞쪽 부분을 차지하고 있고 중앙부에 원형으로 구멍이 뚫린 엽전과 같은 원반형의 구조물이다. 중앙부의 구멍은 동공(pupil)이라 부른다. 홍채의 직경은 12 mm 정도이고, 두께는 0.3~0.4 mm로 뿌리 쪽으로 가면서 다소 얇아진다. 동공의 직경은 열려진 상태에 따라 유동적이지만 대략 2~6 mm이다. 홍채의 기저부는 섬모체에 연해 있고 이 부위를 홍채뿌리(root of iris, 섬모체가장자리; ciliary margin)라 하며, 동공에 접한 부위는 동공가장자리(pupillary margin)라 한다. 홍채는 앞방 쪽의 두꺼운 성긴결합조직으로 이루어진 홍채버팀질(stroma of iris)과 뒷방에 접한 홍채

상피(epithelium of iris)로 이루어져 있다. 홍채상피는 뒤상피(posterior epithelium)라고도 하는 망막홍채부분(iridial part of retina)으로 홍채버팀질에 연해 있는 앞상피층과 뒷방에 연해 있는 뒤상피층으로 구성된다. 앞상피층은 망막의 색소상피에서 유래한 층으로 이들 색소세포(pigment cell)는 홍채근육상피세포(pigmented myoepithelial cell of iris)로 분화된 독특한 세포로 많은 멜라닌 과립과 수축성 잔섬유를 가진다. 색소세포는 동공가장자리로부터 홍채뿌리까지 한 층으로 배열되어 동공확대근(dilator pupillae muscle)을 형성한다. 뒤상피층은 많은 멜라닌 과립을 가지고 있는 큰 입방형 색소세포에 의해 피복된 단층상피로 홍채뿌리에서 섬모체의 무색소상피로 연결된다. 뒤상피층에도 섬모체에서 유래한 바닥판인 속경계막(inner limiting membrane)이 존재한다. 색소세포는 빛을 흡수하는 기능을 하고 안구의 색깔인 홍채의 색깔을 결정하는 데 중요한 역할을 한다. 버팀질 내 멜라닌세포의 수와 멜라닌 색소과립의 양에 따라 여러 가지로 다르게 나타나서 그 수가 적을 경우 색깔이 거의 없는 버팀질을 통하여 홍채 후면의 색소상피가 보이기 때문에 청색을 나타내고 중등도일 경우는 녹청색이나 회색의 색조를 나타내며, 많을 경우는 암갈색을 띤다. 색소결핍성 유전질환인 흰둥이(백색증, albino)는 홍채에 색소가 거의 없어 풍부한 혈관이 투영되어 분홍색을 나타낸다.

동공의 크기는 홍채에 있는 동공조임근과 동공확대근으로 조절된다. 동공조임근은 눈돌림신경(oculomotor nerve)을 따라 들어온 부교감신경의 지배를 받아 밝은 빛이 들어오면 동공을 닫아 동공수축(miosis)을 일으킨다. 동공확대근(dilator pupillae muscle)은 위목신경절(superior cervical ganglion)에서 유래한 교감신경섬유에 의해 지배를 받아 어두운 상태에서 동공확대(mydriasis)를 유도함으로써 많은 빛이 들어오도록 한다.

안구의 굴절매질(refractive media of eyeball)

안구에 빛의 굴절에 중요한 역할을 하는 굴절매질에는 각막, 방수, 수정체, 유리체가 있다.

수정체(lens)

수정체는 앞뒤가 볼록한 볼록렌즈의 형태로 투명한 옅은 노란색을 나타내고 동공 아래에 있으며 섬모체띠에 의해 지지되고 두께가 조절된다. 수정체에는 혈관이 없어 영양분과 대사산물은 방수와 유리체로부터 확산을 통해 공급받는다. 수정체의 두께는 개인차, 연령, 시각조절에 따라 다소 차이가 나타난다. 성인에서는 수정체의 무게가 약 0.2 g이고 직경이 10 mm 이하이며 두께는 3.7~4 mm이다. 그러나 시각조절 과정 중에는 4.5 mm 이상까지도 두꺼워진다. 수정체의 앞면과 뒷면이 만나는 부위를 수정체의 적도(equator)라 부르며, 이를 기준으로 뒷면이 앞면보다 더 불룩하게 나와 있다. 수정체는 수정체의 표면을 덮고 있는 굴절성이 높은 동질성 층으로 수정체의 상피세포에 의해 생산된 바닥판과 같은 구조물인 수정체피막(capsule of lens), 단층입방상피로 각막쪽인 앞면에만 존재하는 수정체상피(epithelium of lens), 수정체상피세포의 분열로 생겨난 수정체섬유(lens fiber)로 이루어진 수정체물질(substance of lens)로 구성된다. 수정체의 적도 근처에서 수정체상피세포로부터 새롭게 수정체섬유가 지속적으로 생겨나서 평생 동안 살아서 그 기능을 하게 된다. 따라서 나이가 들어가면서 수정체가 조금씩 두꺼워지지만, 생성되는 속도는 점차 느려지며 탄력성과 시각조절 능력이 줄어들어 노안(presbyopia)이 발생하며 사람에 따라 차이가 나지만 일반적으로 40세경부터 발생한다. 노안은 독서용 안경이나 확대경을 이용하여 쉽게 교정할 수 있다. 나이에 따른 수정체의 문제로 수정체 단백질이 서로 결합하여 구조적 변화를 일으켜 수정체의 투명도가 줄어들게 되는데, 이를 백내장(cataract)이라 한다. 수정체섬유의 주요 바탕질단백질인 크리스탈린(crystallin)과 세포뼈대로 중간섬유 단백질인 필렌신(filensin)에 의해 수정체섬유의 구조와 투명도를 유지하게 된다.

섬모체띠(ciliary zonule; 진띠, Zinn' s zonule)

섬모체띠는 직경이 11~12 nm의 미세원섬유인 옥시탈란섬유(oxytalan fiber)로 많은 띠섬유(zonular fiber)로 이루어져 있고 이를 통해 수정체를 지지하는 역할을 한다. 띠섬유는 섬모체상피의 바닥판에서 기원하여 수정체 적도 근처의 수정체피막에서 종지한다. 띠섬유는 섬모체둘레에서 시작하여 수정체 적도의 앞쪽 피막에 연결된 긴 미세원섬유다발인 앞띠판(anterior zonular sheet)과 섬모체관의 섬모체돌기에서 수정체 적도의 뒤쪽 피막에 연결된 짧은 미세섬유다발인 뒤띠판(posterior zonular sheet)으로 이루어져 있다. 앞띠판과 뒤띠판의 사이에는 띠섬유가 붙어 있지 않은 부위가 존재하는데, 이 부위를 띠공간 (zonular space) 혹은 프티관(Petit's canal)이라 하고 횡단 시 삼각형 모양으로 관찰된다. 섬모체띠는 섬모체근의 수축과 이완에 따라 수정체의 두께를 조절하게 된다. 즉, 먼 곳을 바라볼 때는 수정체가 섬모체띠에 의해 시각축에 수직방향으로 팽팽히 잡아당긴 상태를 유지하지만, 가까운 곳을 볼 때에는 섬모체근의 돌림섬유가 수축하여 맥락막과 섬모체를 앞쪽으로 밀어올려 섬모체띠의 긴장이 줄어들게 되며, 이로 인해 수정체는 두꺼워진다.

유리체(vitreous body)

유리체는 무색투명한 겔(gel)상의 물질로 수정체와 망막 사이의 공간인 유리체방(vitreous chamber)을 채우고 있다. 유리체는 수정체를 통과한 광선이 망막에 이르게 하는 굴절매질(dioptric media)로 굴절지수(refraction index)가 1.334이며, 구성 물질은 수분(약 99%), 아교질, 히알루론산이 풍부한 글리코사미노글리칸 등으로 구성된 무형질기질이다. 기질 내에는 소수의 유리체세포(hyalocyte), II형과 XI형 아교원섬유도 관찰되고 드물게 림프구도 존재한다. 성긴결합조직으로 이루어진 유리체의 아교섬유는 미세원섬유로 직경이 7 nm이며, 가로무늬를 형성한다.

가장자리의 유리체는 조밀한 아교원섬유와 농축된 바탕질에 의해 유리체막(vitreous membrane)을 만들고 특히 수정체와 접하고 있는 오목한 부위의 막은 더 두껍게 형성되어 있다. 아교원섬유는 여러 곳에서 나선상으로 밀집하여 소용돌이치듯 존재하며, 특히 톱니둘레와 시각원반이 있는 부위의 유리체막에 많이 존재한다. 유리체의 기능은 수정체의 위치를 유지시키고 신경층이 색소상피에 접촉하도록 압박해 주는 것으로 망막의 대사작용과도 관련있다.

안구 속막(inner tunic, innermost layer)

안구 속막은 안구 가장 안쪽의 벽인 망막(retina)이 차지하고 있다. 망막은 톱니둘레(ora serrata)를 경계로 해서 빛을 감지하는 부위인 시각부분(optic part of retina)과 빛을 감지할 수 없는 부위인 비시각부분(nonvisual retina)으로 나뉜다. 망막비시각부분은 다시 섬모체의 내면을 덮고 있는 망막섬모체부분(ciliary part of retina)과 홍채의 후면을 덮고 있는 망막홍채부분(iridial part of retina)으로 나뉜다. 일반적으로 망막으로 일컬어지는 망막시각부분은 다시 신경층(nervous layer, 신경망막; neural retina, 고유망막; retina proper)과 색소층(pigmented layer, 망막색소상피; retinal pigment epithelium)으로 구분된다(그림 18-13). 망막은 중추신경계통과 같이 외배엽에서 유래한다. 발생 초기에 앞뇌(prosencephalon)의 양쪽 외측부분이 돌출하여 눈소포(optic vesicle)를 형성하고, 이 눈소포의 끝부분이 안쪽으로 함입하여 이중벽으로 된 눈술잔(eye cup)으로 된다. 이 눈술잔은 후에 망막으로 분화되며 눈술잔의 안쪽부위는 신경층을 형성하게 되고 바깥부위는 색소층을 이루게 된다.

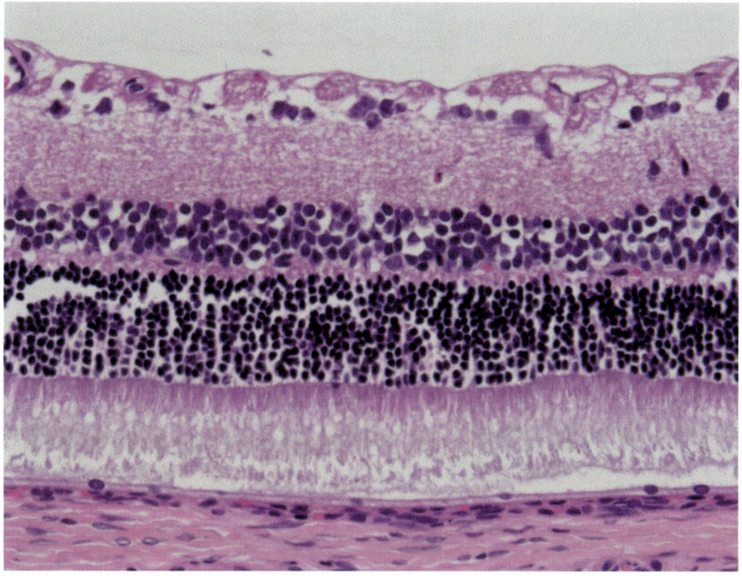

그림 18-13 망막(retina)의 단면. 맥락막 쪽으로부터 10층으로 구성됨(H&E 염색, 600배)

망막(retina)

망막의 시각부분은 맥락막의 안쪽에 위치하고 앞쪽에는 톱니둘레로부터 해서 뒤쪽으로는 시각신경원반(optic disc)까지의 부분으로 뒤쪽 부위에서는 약 0.4 mm 두께이지만 앞으로 갈수록 점점 얇아져 톱니둘레 가까이에서는 약 0.1 mm의 두께를 보인다. 시각신경원반은 타원형의 시각세포가 없어 맹점(blind spot)이라고도 하는 부위로 시각신경섬유가 모여 있으며, 안구 뒤극에서 내측으로 2~3 mm, 아래쪽으로 1 mm 정도 부위에 위치해 있다.

황반(macula lutea)은 유리체와 접하는 망막의 표면이 얕게 함몰된 곳으로 시각신경원반의 바깥쪽으로

4 mm 정도의 부위에서 관찰된다. 중심오목(fovea centralis)은 황반의 오목부위에서 바닥부분을 지칭하고 최상의 시력(visual acuity)을 보이는 부분이다.

신경층은 막대세포(rod cell)나 원뿔세포(cone cell)와 같은 시각세포(visual cell), 두극신경세포(bipolar neuron)나 망막신경절세포(retinal ganglion cell)와 같은 전도신경세포(conducting neuron), 무축삭세포(amacrine cell), 얼기사이세포(interplexiform cell), 연합신경세포(association neuron)로 구성된 수평신경세포(horizontal neuron), 부챗살아교세포(radial glial cell)나 원형질별아교세포(protoplasmic astrocyte)와 같은 버팀세포(supporting cell) 등 네 가지 망막신경세포(retinal neuron)로 이루어져 있다(그림 18-14). 이 층은 망막신경세포의 배열에 따라 10개의 층으로 나눌 수 있으며, 맥락막에서부터 색소층(pigmented layer), 막대원뿔층(layer of rods and cones, 바깥 및 속분절층; layer of outer and inner segments), 바깥경계막(바깥경계층; outer limiting membrane, outer limiting layer), 바깥핵층(outer nuclear layer), 바깥얼기층(outer plexiform layer), 속핵층(inner nuclear layer), 속얼기층(inner plexiform layer), 신경절세포층(ganglionic layer), 신경섬유층(layer of nerve fibers), 속경계막(속경계층; inner limiting membrane, inner limiting layer)으로 이루어져 있다(그림 18-15).

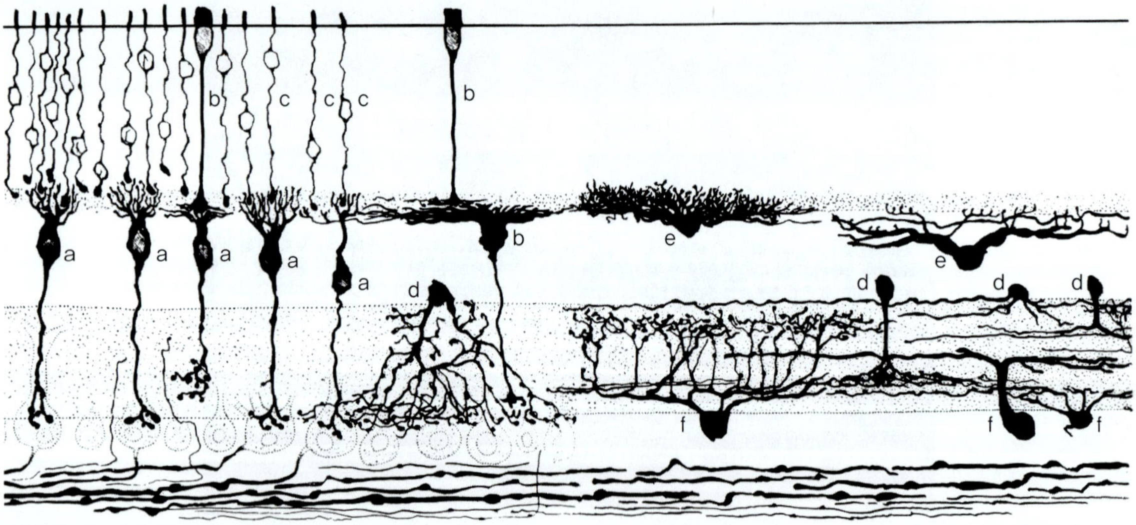

그림 18-14 포유류 망막에서의 골지도은법에 의한 신경세포 구분. 각종 신경세포들. a : 두극신경세포. b : 원뿔세포. c : 막대세포. d : 무축삭세포. e : 수평신경세포. f : 망막신경절세포

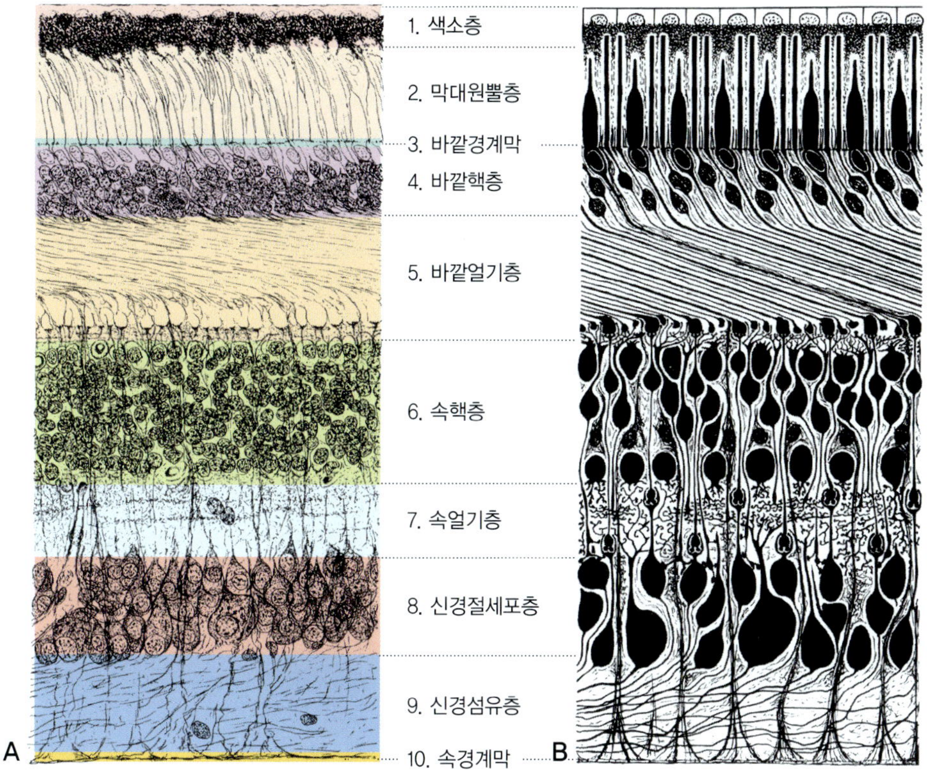

그림 18-15 망막의 수직단면으로 왼쪽 그림은 통상 염색표본에서 관찰하여 그린 것이고, 오른쪽 그림은 골지법을 시행한 표본에서 관찰하여 모식화한 것임

시각세포(visual cell, 빛수용체세포; photoreceptor cell)는 빛에 민감하게 반응하도록 분화된 신경상피세포(neuroepithelial cell)로 막대세포(rod cell)와 원뿔세포(cone cell)가 있다(그림 18-16).

막대세포는 망막에 수직방향으로 매우 조밀하게 배열되어 있는 50 μm 정도로 긴 세포이다. 세포체는 바깥핵층에 존재하여 바깥과 안쪽으로 긴 세포질돌기를 내고 있으며, 색소층으로 뻗어 나온 돌기는 세포체에 이어진 바깥막대섬유(outer rod fiber)와 색소층 쪽의 막대(rod) 부분으로 나뉜다. 막대부분은 바깥막대섬유쪽의 속분절(inner segment)과 색소층에 닿아 있는 바깥분절(outer segment)로 나뉜다. 연결줄기(connecting stalk)는 속분절과 바깥분절을 이어주고 있는 부분이다. 반면, 세포체에서 바깥얼기층으로 곧게 올라온 돌기는 축삭돌기(axonal process)로 속막대섬유(inner rod fiber)라 칭하고 섬유의 끝은 둥글게 부풀어 올라 막대세포구슬(rod spherule)이라 한다. 막대세포는 난원형의 핵을 가지고 있는 방추형의 세포로 핵이 대부분을 차지하고 있다. 세포의 크기는 원뿔세포보다 다소 작고 핵내에는 농축된 큰 이질염색질 덩어리가 불규칙하게 분포해 있다. 얇은 세포질의 소기관으로 핵 주위에 약간의 과립세포질내그물과 리보솜이 관찰될 뿐 다른 소기관은 거의 없다. 명암감각과 관련된 막대세포에는 바깥분절의 막원반에 시각색소인 로돕신이 존재한다. 이것은 빛에 의해 레티날(retinal)과 옵신(opsin)으로 빠르게 분해되어 탈색되지만 암실에서는 다시 로돕신이 합성된다.

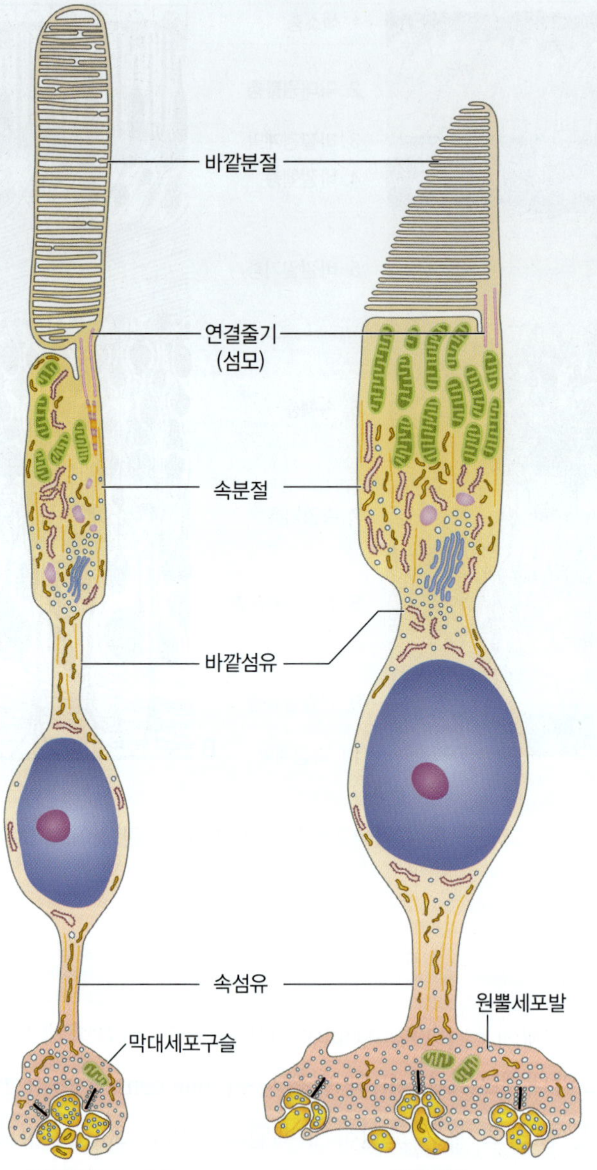

그림 18-16 막대세포와 원뿔세포에 대한 모식도

원뿔세포의 세포체는 주로 바깥핵층의 바깥쪽에 존재하고 세포체와 속분절의 사이에는 다소 잘록하게 들어간 매우 짧은 바깥원뿔섬유가 위치해 있으며, 이 바깥원뿔섬유의 세포막에는 이웃한 부챗살아교세포의 끝부분과 부착띠에 의해 연접을 이루게 되는 바깥경계막이 존재한다. 원뿔세포에는 성긴 이질염색질을 가진 난원형 핵과 소량의 세포질이 존재한다. 원뿔세포의 원뿔(cone)은 막대세포에서와 같이 속과 바깥분절로 이루어져 있고, 두 분절은 변형된 섬모인 연결줄기로 이어져 있다. 원뿔의 길이는 망막의 위치에 따라 차이를 보여 망막의 중심부에서 주변부로 갈수록 짧아진다. 원뿔의 길이는 중심오목에서 가장 길어서 75 μm 이상이고 주변부에서는 45 μm 정도이다. 바깥분절과 속분절의 길이의 비도 위치에 따라 다르게 나타나는데, 보통 비율이 3 : 4로 속분절이 다소 길지만 중심오목에서는 그 비가 유사하다.

속분절(inner segment)은 막대세포에서와 마찬가지로 근육모양(myoid)과 타원모양(ellipsoid)으로 나뉜다. 원추형인 바깥분절(outer segment)은 막대세포에 비하여 근위부가 더 넓고 바깥분절 내에 막원반(membranous disc)도 더 많이 싸여 있다. 원뿔세포의 막원반은 막대세포에서와 다르게 바깥분절의 바닥부 세포막에서뿐만 아니라 바깥분절의 다른 부위의 세포막에서도 만들어지며, 여러 곳에서 세포막과 결합되어 있다. 막원반은 속분절의 근위부에서 꼭대기쪽으로 갈수록 그 직경이 점점 작아진다. 막원반의 막에는 시각색소인 요돕신(iodopsin) 분자가 결합되어 있으며 이들 색소단백질은 속분절의 리보솜, 과립세포질내그물, 골지복합체에서 만들어진다. 만들어진 색소 단백질은 연결줄기를 통해 바깥분절로 이동하고 새롭게 만들어진 막원반의 막에 결합한다. 원뿔세포의 막원반도 막대세포와 마찬가지로 바깥분절의 꼭대기방향으로 이동하여 오래된 막원반이 있는 바깥분절의 끝부분을 통해 탈락하며 연해 있는 색소세포에 의해 탐식 처리된다.

원뿔세포는 색을 인지하는 세포로 막대세포보다 더 강한 빛에 반응하며, 기능적으로 적색, 녹색, 청색에 각각 반응하는 세 가지 세포유형이 존재하지만 형태학적 차이는 없다. 이 세포는 망막의 중심부에 많이 분포하며, 특히 중심오목부위에는 이 세포만이 존재한다.

망막의 지지성분

망막에서 주된 세포는 시각세포와 같은 각종 신경세포이지만, 이들 세포를 지지하고 각종 대사에 관여하는 부챗살아교세포(radial glial cell, 뮬러세포; Müller's cell), 원형질별아교세포(protoplasmic astrocyte), 미세아교세포(microglia) 등도 관찰된다. 부챗살아교세포는 망막의 바깥경계막에서 속경계막에 걸쳐 존재하는 긴 원추형 세포로 망막 내의 특수하게 분화한 변형된 별아교세포의 일종이다. 원형질별아교세포와 미세아교세포는 중추신경조직에서 관찰되는 아교세포와 형태학적 또는 기능적으로 같다. 별아교세포는 신경절세포층, 속 또는 바깥얼기층에 주로 존재하고 신경세포와 돌기 사이에 위치하며, 일부 아교세포의 돌기는 혈관주위 아교경계막(membrana limitans gliae perivascularis)을 만들어 모세혈관을 둘러싸고 있다. 미세아교세포는 막대원뿔층 이외의 모든 망막 내에 산재하며 모세혈관 주위에서도 잘 볼 수 있다.

황반(macula lutea)은 카로티노이드(carotenoids)가 국소적으로 축적되어 황색으로 보이는 부분으로 시각신경원반으로부터 바깥쪽으로 4 mm 정도 떨어져 있는 곳에 위치하며 유리체와 접한 면의 약간 오목하게 파인 부분(1.5 mm)이다(그림 18-17). 황반의 가장 깊은 부분인 중심오목(fovea centralis)은 최상의 시력을 나타내는 부위로 원뿔세포만이 존재하고 이곳에 혈관분포가 없기 때문에 맥락막의 모세혈관과 황반 주변부에 있는 망막의 모세혈관에서 혈액 공급을 받는다. 또한 중심오목에서는 얇은 바깥얼기층만이 관찰되며 속핵층, 속얼기층, 신경절세포층, 신경섬유층과 같은 안쪽 층은 존재하지 않는다. 반면 황반의 주변은 많은 막신경절세포의 분포로 다소 융기되어 있다.

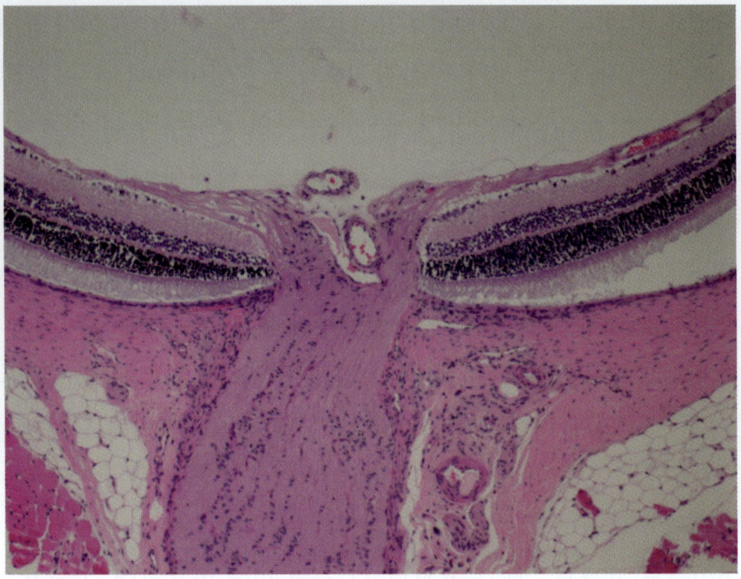

그림 18-17 황반(macula lutea)과 시각신경원반(optic nerve disc)을 지나는 안구 뒷부분의 단면(H&E 염색, 200배)

망막의 기능(functions of retina)

빛은 안구의 굴절매질(dioptric media)인 각막, 방수, 수정체, 유리체 순으로 통과한 후에 망막의 속경계막, 신경섬유층, 신경절세포층, 속얼기층, 속핵층, 바깥얼기층, 바깥핵층을 걸쳐 막대원뿔층에 이르며, 막대세포와 원뿔세포의 바깥분절에서 광화학반응(photochemical reaction)을 유발한다. 빛의 밝기와 파장은 막대세포와 원뿔세포의 반응을 각기 다르게 유도한다. 즉, 어두운 상태에서는 로돕신을 가지고 있는 막대세포에 의해 밤눈보기(scotopic vision)가 일어나는 반면에, 밝은 상태에서는 요돕신을 가진 3종류(적색, 청색, 녹색에 반응)의 원뿔세포에 의해 낮눈보기(photopic vision)가 이루어진다. 시각색소는 비타민A 알데히드(vitamine-A aldehyde)인 레티날(retinal)과 소수성 단백질(hydrophobic protein)인 옵신(opsin)으로 구성되어 있고 시각세포의 바깥분절에 있는 막원반의 막에 존재한다. 어두운 곳에서는 색소상피세포에서 흡수된 시스비타민 A1 (cis-vitamine A1)이 환원효소에 의해 11 시스레티날(11-cis retinal)로 바뀌게 되고 다시 옵신과 결합하여 시각색소를 생성한다. 반면 밝은 곳에서는 트랜스레티날 1 (transretinal 1)과 옵신으로 분해되고, 트랜스레티날 1은 색소층으로 옮겨지고 망막이소메라제(retinal isomerase)에 의해 레티날이 트랜스비타민 A1 (trans-vitamin A1)으로 변화되어 혈액 내로 유입되며, 이것은 시스비타민 A1으로 변하여 다시 망막의 색소세포에 의해 흡수된다.

명암자극의 경우, 어두운 상태에서는 막대세포 막원반의 막에 있는 구아닐레이트 사이클라제(guanylate cyclase)에 의해 구아노신삼인산(guanosine triphosphate)에서 고농도의 고리형 GMP (3',5'-guanosine monophosphate, cyclic GMP)가 생성되고 생성된 고리형 GMP에 의해 세포막의 나트륨통로(sodium channel)가 열리게 되어 나트륨이온(Na^+)이 세포 내로 유입되어 탈분극상태(depolarization)를 만들게 된다. 결과적으로 축삭종말로부터는 신경전달물질인 글루타민산염(glutamate)이 방출된다. 반면, 밝은 상태에서는 빛의 자극으로 로돕신이 레티날과 옵신으로 분해되어 자홍색의 색깔이 소실되는 표백반응

(bleaching)을 일으키고 이로 인해 세포질에 있는 포스포디에스테라제(phosphodiesterase)를 활성화시킨다. 이로써 고리형 GMP가 분해되어 세포막의 나트륨 통로가 닫히면서 과분극(hyperpolarization)을 초래하고 결과적으로 축삭종말로부터 글루타민산염의 방출을 감소시킨다.

색감각의 경우 좀 더 복잡한 기전으로 감지된다. 적색, 녹색, 청색의 광선은 각각의 대응 원뿔세포의 막원반 막의 요돕신을 분해함으로써 시작되어 최종적으로 글루타민산염을 방출시켜 인지하게 된다.

시각신경은 다른 말초신경과 다르게 중추신경계통 전도로(tract)의 역할을 하는 신경으로 경막(dura mater), 거미막(arachnoid), 연막(pia mater)으로 구성된 뇌막(meninges)으로 싸여 있고 소량의 뇌척수액(cerebrospinal fluid)도 존재한다. 뇌막 중 경막은 안구의 뒤에서 공막에 이행되고 연막은 시각신경 내로 들어가 시각신경섬유를 약 1,200개의 다발로 나누어 싸게 된다. 시각신경은 100만 개 정도의 말이집 시각신경섬유로 구성되며, 신경섬유의 말이집은 신경섬유 사이에 존재하는 희소돌기아교세포로 만들어진다. 시각신경 주변부의 별아교세포는 돌기가 시각신경의 표면으로 덮고 있어 표면아교경계막(membrana limitans gliae superficialis)을 형성하게 되며, 시각신경 내의 모세혈관 주위의 별아교세포는 혈관주위아교경계막(membrana limitans gliae perivascularis)을 형성하게 된다. 망막으로 혈액을 공급하는 혈관인 망막중심동맥(central artery of retina)과 망막중심정맥(central vein of retina)은 안구의 뒤쪽 1~1.5 cm 정도 부근에서 시각신경 내로 들어오게 되고 중심동맥은 신경의 중앙을 따라 체판을 통과한 후 여러 개로 분지되어 망막에 분포하게 된다.

안구의 신경(innervation of eyeball)

안구에 분포하는 신경은 시각신경, 감각신경인 눈신경(ophthalmic nerve), 운동신경인 자율신경(교감 및 부교감신경) 등이 존재한다. 이 중 시각신경은 공막을 뚫고 긴섬모체신경(long ciliary nerve)과 짧은섬모체신경(short ciliary nerve)으로 들어가 안구 내로 분포한다. 감각신경섬유도 긴섬모체신경과 짧은섬모체신경이 함께 공막 내로 들어와 공막과 맥락막 사이를 따라 지나면서 분지를 낸 후, 섬모체, 홍채, 각막에 종지한다.

교감신경섬유는 위목신경절(superior cervical ganglion)에서 기원한 신경절이후섬유로 섬모체신경절(ciliary ganglion)과 짧은모양체신경과 함께 공막 내로 들어가 공막과 맥락막 사이에서 널리 분지하여 맥락막, 섬모체, 홍채에서의 혈관벽, 시각조절을 하는 섬모체근, 동공확대근 등에 종지한다. 부교감신경섬유는 섬모체신경절에서 기원한 신경절이후섬유로 짧은섬모체신경과 함께 안구 내로 들어와 섬모체근과 홍채의 동공조임근에 종지한다.

안구의 혈관(blood vessels of eyeball)

혈액공급은 망막계통(retinal system)과 섬모체계통(ciliary system)으로 각각 다른 혈관계통을 통해 이루어진다(그림 18-18). 망막계통의 동맥은 눈동맥(ophthalmic artery)에서 유래한 중심동맥(central artery)

이 시각신경 내로 유입되어 시각신경의 중앙을 따라 흘러가고 체판을 통과한 후, 시각신경원반에서 위관자동맥(superior temporal artery)과 아래관자동맥(inferior temporal artery), 위코동맥(superior nasal artery)과 아래코동맥(inferior nasal artery), 위황반동맥(superior macular artery)과 아래황반동맥(inferior macular artery) 등으로 분지된다. 이어지는 동맥은 망막의 속경계막을 따라 진행하다가 신경섬유층의 인근에서 다시 작은 여러 세동맥 분지를 내고, 분지는 신경절세포층과 속얼기층을 통해 속핵층으로 흘러가게 되며, 다시 분지를 내어 모세혈관얼기를 형성한다. 따라서 망막의 혈관분포는 안쪽 층인 신경섬유층, 신경절세포층, 속얼기층, 속핵층까지만 이루어지고 바깥쪽 층인 색소층에서 바깥얼기층까지는 혈관분포가 없다. 망막의 모세혈관은 중추신경계통과 같은 전형적인 연속모세혈관이고 다수의 혈관주위세포에 의해 둘러싸여 있다. 모세혈관의 혈액은 중심정맥(central vein)으로 모아진 후 시각신경과 함께 안구를 나와 눈정맥(ophthalmic vein)으로 흘러나간다.

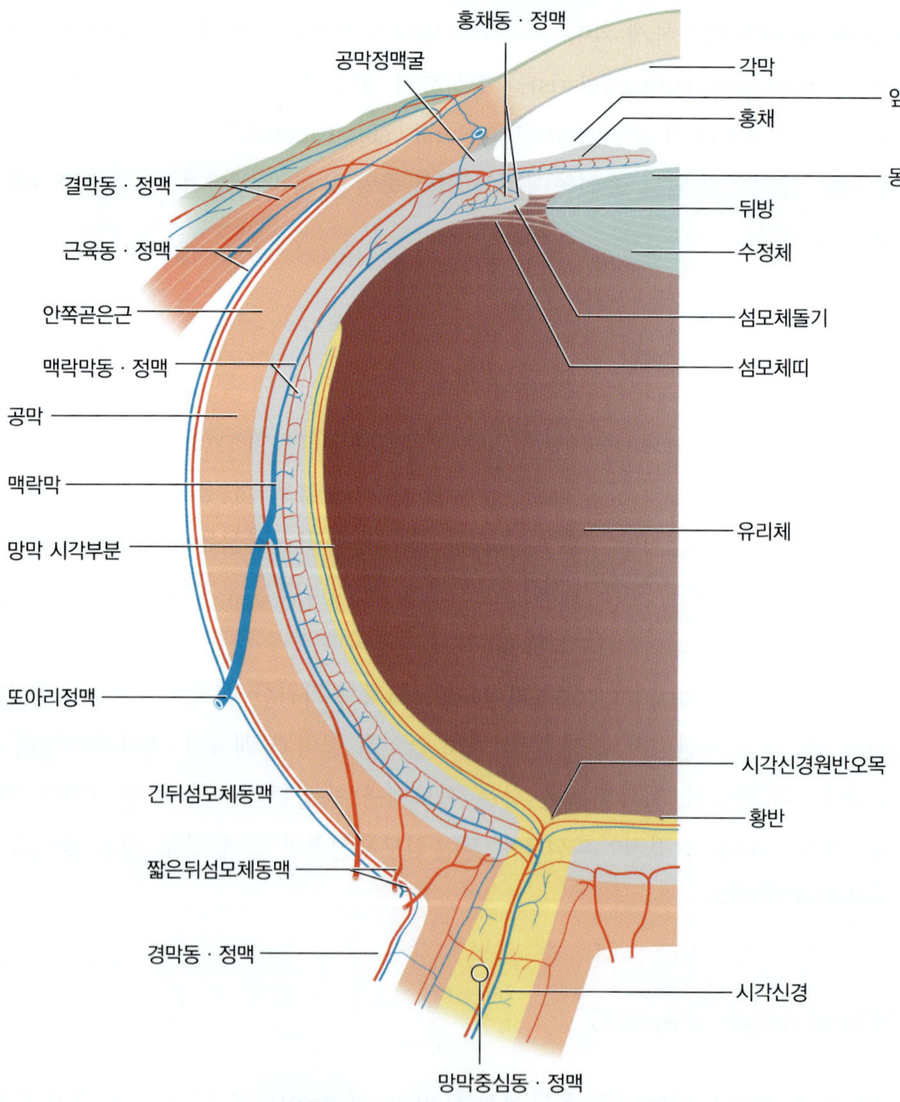

그림 18-18 안구의 혈관분포에 관한 모식도

반면, 섬모체혈관계통은 눈동맥에서 기원한 짧은뒤섬모체동맥(short posterior ciliary artery), 긴뒤섬모체동맥(long posterior ciliary artery), 앞섬모체동맥(anterior ciliary artery) 등이 공막 내로 유입된다. 짧은뒤섬모체동맥은 많은 분지(20여 개)를 내어 시각신경의 인근에서 공막으로 유입되며 맥락막에 혈액을 공급하게 된다. 앞쪽 분지는 톱니둘레 부위를 지나 앞섬모체동맥의 분지로 이행된다. 두 개의 긴뒤섬모체동맥은 시각신경의 안과 바깥을 통해 공막으로 유입되고 공막과 맥락막 사이를 통해 섬모체와 홍채에 혈액을 공급하며, 뒤쪽 분지는 짧은뒤섬모체동맥의 분지로 이행된다. 앞섬모체동맥은 눈동맥의 분지로 각막공막경계의 근처에서 공막 내로 유입되고 홍채와 섬모체로 들어가 혈액을 공급하며 분지는 다시 긴뒤섬모체동맥으로 이행된다. 앞섬모체동맥의 일부 분지는 공막으로 유입되기 전에 안구결막으로 분지를 낸 후 각막공막경계에서 혈관고리를 만든다. 모세혈관을 통해 나온 혈액은 또아리정맥(vorticose vein)과 앞섬모체정맥(anterior ciliary vein)을 거쳐 눈정맥으로 들어오게 된다. 또아리정맥은 맥락막, 일부의 섬모체와 홍채에서 들어오는 4(또는 5~6)개의 정맥으로부터 안구의 적도면 근처에서 혈액을 받는 반면에, 앞모양체정맥에서는 대부분의 섬모체와 홍채에서 들어오는 혈액이 유입된다. 림프계는 안구 자체에는 존재하지 않지만 공막결막(scleral conjunctiva)에서는 관찰된다.

눈의 부속기관(accessory ocular structures)

눈부속기관에는 결막(conjunctiva), 눈꺼풀(eyelid), 안구근육(ocular muscle)과 눈물샘(lacrimal gland), 눈물모세관(lacrimal canaliculus), 눈물주머니(lacrimal sac), 코눈물관(nasolacrimal duct)을 포함하는 눈물장치(lacrimal apparatus) 등이 있다.

결막(conjunctiva)

결막은 상피와 고유판으로 구성된 점막으로 각막을 제외한 공막의 앞쪽 부위인 안구결막(bulbar conjunctiva)과 눈꺼풀(eyelid)의 안쪽 면을 덮는 얇고 투명한 점막인 눈꺼풀결막(palpebral conjunctiva)을 포함한다. 눈꺼풀결막과 안구결막은 위 및 아래눈꺼풀의 위와 아래로 깊게 들어가 있는 위결막구석(superior conjunctival fornix)과 아래결막구석(inferior conjunctival fornix)에서 서로 만나게 된다. 눈꺼풀결막은 술잔세포(goblet cell)가 풍부한 2~4세포층으로 된 중층원주상피로 덮여 있으며, 눈꺼풀판샘의 도관이 개구하는 곳에서 표피로 연결된다. 결막구석에서는 중층편평상피로 되어 안구결막상피로 이행된다. 눈꺼풀결막의 점막고유판은 혈관이 풍부한 성긴결합조직으로 구성되어 있고 큰포식세포와 림프구도 존재하며, 결막구석의 인근에서는 림프소절도 관찰된다. 사람에 따라서는 위눈꺼풀에서 덧눈물샘(accessory lacrimal gland)이 눈꺼풀판과 위결막구석 사이에서 나타나기도 한다.

안구결막의 상피는 비각질중층편평상피(nonkeratinized stratified squamous epithelium)로 이루어져 있고 드물게 술잔세포도 관찰된다. 결막구석에서는 중층원주상피인 눈꺼풀결막상피로 이행되고 각막에서는 각막상피로 이행된다. 점막고유판은 혈관과 림프관이 잘 발달된 성긴 결합조직으로 공막에 연결되고 각종 이주세포와 소수의 멜라닌세포가 관찰되며, 크라우제소체, 자유신경종말 등 촉각관련 감각신경종말도 존재한다.

결막과 각막을 보호하는 눈물성분은 눈물샘의 눈물, 술잔세포의 점액질과 눈꺼풀판샘의 지방질로 이루어져 있으며 윤활작용에 관여한다. 세 성분 중 점액이 결막과 각막의 표면에 두꺼운 점액필름(mucous film)을 만들고 그 위에 눈물막(tear film)이 형성되며 가장 위에 얇은 지방질층이 형성되어 각막염(keratitis)이나 결막염(conjunctivitis)을 억제하게 된다.

눈꺼풀(eyelids)

눈꺼풀은 안구의 앞면을 덮고 있는 구조물로 위쪽과 아래쪽에 존재하고 피부, 근육층, 눈꺼풀근막, 눈꺼풀판, 눈꺼풀결막으로 구성된다. 다만 아래눈꺼풀에서는 눈꺼풀근막이 존재하지 않는다(**그림 18-19**). 눈꺼풀은 움직임이 활발한 점막피부주름(mucocutaneous fold)이 필요에 따라 눈을 가려 안구를 보호하거나 광선을 막기도 한다.

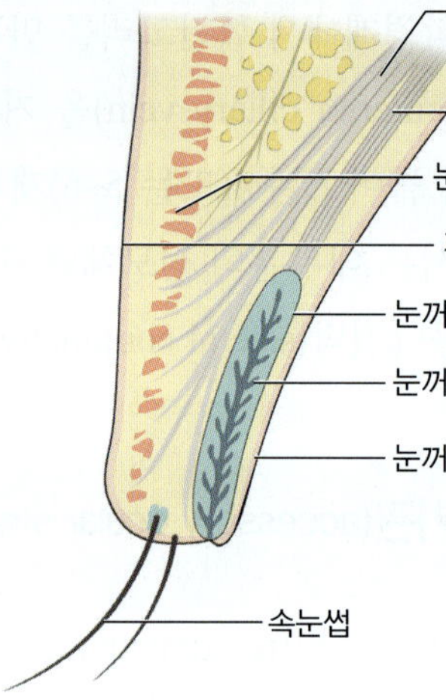

그림 18-19 눈꺼풀(eyelid) 구조의 모식도

눈꺼풀의 피부는 얇은 중층편평상피로 덮여 있지만, 진피유두는 거의 없다. 진피(dermis)는 탄력섬유가 풍부한 성긴결합조직으로 이루어져 있고 다수의 솜털, 기름샘, 땀샘도 관찰된다. 동양인의 경우는 진피에 약간의 지방조직이 존재하지만 서양인에는 지방조직이 거의 관찰되지 않는다. 피부와 점막의 이행부인 눈꺼풀가장자리(margin of eyelid)에서 피부쪽의 부위에는 뻣뻣한 속눈썹(eyelash)이 3~4열로 나와 있고 속눈썹의 털주머니는 진피 속에 깊이 들어가 있으나, 털세움근(arrector pili muscle)은 관찰되지 않는다. 속눈썹은 100~150일 주기로 바뀌게 된다. 눈꺼풀에는 기름샘인 눈꺼풀판샘(meibomian gland, 마이봄샘), 털주머니 사이의 부분분비땀샘인 눈꺼풀땀샘(ciliary gland, palpebral sweat gland)인 몰샘(속눈썹샘, gland of Moll), 속눈썹의 털주머니로 열려 있는 속눈썹기름샘(ciliary sebaceous gland)인 자이스샘(gland of Zeis) 등 3종류의 샘이 존재한다. 이 중 눈꺼풀의 피부에는 속눈썹기름샘과 눈꺼풀땀샘이 있으며, 속눈썹기름샘의 분비물은 눈꺼풀가장자리에 존재하여 눈꺼풀가장자리에서 눈물이 넘치는 것을 막아준다. 눈꺼풀땀샘은 분비부위의 내강이 넓고 샘주위를 별모양의 근육상피세포로 싸여 있어 분비물의 배출을 도와주며, 도관은 속눈썹의 털주머니에 개구한다(**그림 18-19**).

근육층(muscle layer)에는 뼈대근인 눈둘레근의 눈꺼풀부분(palpebral part of orbicularis oculi muscle)이 존재하고, 이 근육은 눈둘레로 동심원상으로 넓게 둘러싸고 있다. 일부 다발은 눈꺼풀가장자리부근에서 속눈썹 털주머니와 눈꺼풀판 사이로 들어와 속눈썹근(ciliary muscle of eyelid, 리올랑근; Riolan's muscle)을 형성한다. 속눈썹근은 눈꺼풀가장자리를 눈쪽으로 눌러주는 기능을 한다. 위눈꺼풀올림근 널힘줄(aponeurosis of lavator palpebrae superioris muscle)의 힘줄섬유는 눈둘레근 다발의 사이를 통과하여 진피까지 진행하거나 눈꺼풀판의 위쪽 가장자리와 앞쪽에서 종지하고 있다. 눈꺼풀에는 민무늬근육인 위눈꺼풀판근(superior tarsal muscle)과 아래눈꺼풀판근(inferior tarsal muscle)도 존재한다. 위눈꺼풀판근은 위눈꺼풀에서 위눈꺼풀올림근의 널힘줄로부터 눈꺼풀판의 위쪽 끝에 있으며, 아래눈꺼풀판근은 같은 형태로 아래눈꺼풀에 존재하지만 위눈꺼풀판근보다 작다. 눈꺼풀판근은 교감신경지배를 받아 눈꺼풀올림근의 수축으로 위눈꺼풀을 들어올려 형성되는 눈꺼풀틈새(palpebral fissure)가 열릴 수 있도록 눈꺼풀을 긴장시킨다.

눈꺼풀판(tarsal plate, tarsus)은 눈꺼풀의 중앙부에 판상의 두꺼운 치밀결합조직으로 이루어져 있고 내에는 큰 단순분지꽈리샘인 눈꺼풀판샘(tarsal gland, 마이봄샘 Meibomian gland)이 차지하고 있다. 눈꺼풀판샘은 위와 아래에 각각 25개 정도와 20개 정도가 관찰된다. 눈꺼풀판샘은 긴 형태로 눈꺼풀 가장자리에 대하여 수직방향으로 위와 아래가 서로 평행하게 분포하고 있고 중층편평상피로 된 도관을 통해 눈꺼풀 가장자리에서 결막쪽의 피부에 개구하고 있다. 눈꺼풀판샘은 눈물막(tear film) 표면을 덮고 기름층(oily layer)을 구성하는 피지성분(sebaceous substance)을 분비하며, 이 기름층은 그 밑에 있는 눈물층이 빠르게 증발하는 것을 방지한다.

안구근육(muscles of eyeball)

안구의 겉에는 뼈대근육으로서 안구의 위, 아래, 안쪽 및 가쪽당김운동과 안쪽 및 가쪽회전을 자유롭게 하는 6가지의 안구근육(extraocular muscle, extrinsic muscle of eyeball)이 붙어 있다. 이 근육에는 위곧은근(superior rectus muscle), 아래곧은근(inferior rectus muscle), 안쪽곧은근(medial rectus muscle), 가쪽곧은근(lateral rectus muscle), 위빗근(superior oblique muscle), 아래빗근(inferior oblique muscle)이 있다. 이 중에서 가쪽곧은근은 갓돌림신경(abducent nerve)의, 위빗근은 도르래신경(trochlear nerve)의, 다른 근육들은 눈돌림신경(oculomotor nerve)의 지배를 받고 있다. 안구근육은 그들의 힘줄에 의하여 공막에 부착해 있는데, 그 중에서 네 가지 곧은근의 힘줄은 안구 적도의 앞쪽에서, 두 가지 빗근들의 것은 적도의 뒤쪽에서 공막에 붙고 있다. 각 근육의 힘줄은 안구의 겉에 이루어져 있는 안구집과 공막바깥공간을 지나 공막에 이르고, 그 힘줄섬유가 공막의 섬유다발 사이로 퍼져 들어와 뿌리박고 있다.

눈물기관(lacrimal apparatus)

눈물기관은 눈물샘(lacrimal gland), 눈물소관(canaliculi), 눈물주머니(lacrimal), 코눈물관(nasolacrimal duct)으로 구성되어 있다. 눈물샘의 눈물(tear)은 눈을 적신 후, 눈물모세관, 눈물주머니, 코눈물관을 거쳐 아래콧길(inferior nasal meatus)로 배출된다(그림 18-20).

눈물샘(lacrimal gland)

눈물샘은 눈확의 위가쪽에 있는 순수한 장액성 복합대롱꽈리샘으로 6~12개의 배출관이 결막을 걸쳐 위결막구석의 가쪽눈구석(lateral angle of eye)에서 개구한다. 눈물샘은 피막(capsule)에 의해 싸여 있고 얇은 결합조직인 사이막(septum)에 의해 경계지어진 크고 작은 소엽(lobule) 구조로 이루어지며, 사이막 내에는 지방세포가 다수 존재한다. 샘꽈리 사이의 결합조직 내에는 림프구와 형질세포의 침윤이

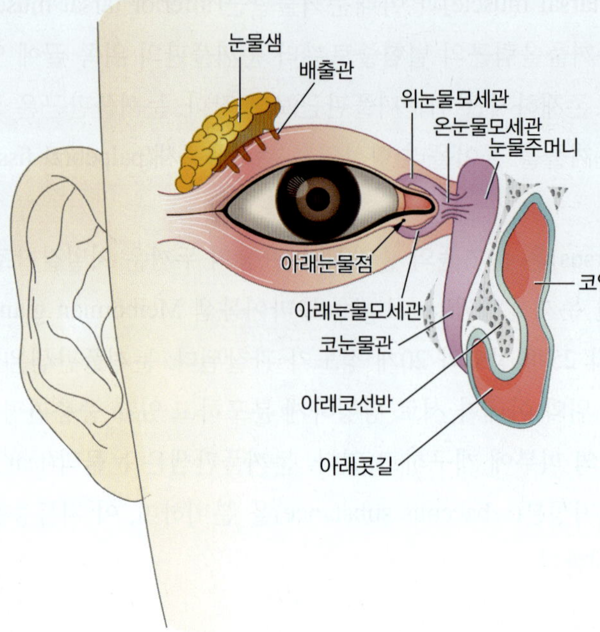

그림 18-20 눈물장치(lacrimal apparatus)의 구조를 나타내는 모식도

흔히 관찰되고 혈관과 신경섬유도 존재한다(**그림 18-21**). 눈물샘의 분비부분인 눈물꽈리(lacrimal acinus)는 눈물샘분비세포(secretory cell of lacrimal gland)와 샘꽈리 주위의 방추형 근육상피세포(myoepithelial cell)로 구성된다. 눈물샘분비세포는 바닥으로 다소 치우쳐 있는 원형의 핵이 있다.

눈물샘에서 분비되는 무색 투명한 분비물은 98.2%가 수분이고 약간의 염화나트륨(NaCl)과 분비성 단백질로 구성되며 그 밖에 미량의 질소, 포도당, 구연산(citric acid), 락토플라빈(lactoflavin), 염화칼륨(KCl), 요소(urea) 등도 포함한다. 주요 단백질로는 세균의 발육과 증식을 억제하는 락토페린(lactoferrin), 살균기능을 가진 효소인 라이소자임(lysozyme), 점막면역과 밀접한 관계에 있는 감염원을 중화시키는 분비성 IgA (secretory IgA) 등이 속하며, 이런 물질이 결막과 각막의 표면을 습윤하게 유지하고 윤활작용을 하며, 정균 및 살균작용을 통해 결막과 안구를 보호하는 기능을 한다. 하루에 분비되는 눈물은 약 0.5~0.8 g 정도이다.

덧눈물샘(accessory lacrimal gland, 눈꺼풀눈물샘; tarsal lacrimal gland)은 눈물샘과 같은 눈물을 분비하는 여러 개의 작은 눈물샘으로 이루어져 있고 위눈꺼풀의 눈꺼풀결막에서 눈꺼풀판의 위쪽 끝에 있다. 눈물의 분비조절은 부교감신경의 자극으로 촉진되지만, 교감신경의 자극에 의해서는 억제된다.

눈물샘에 분포하는 혈관은 눈동맥(ophthalmic artery)과 눈확아래동맥(infraorbital artery)의 분지에서 유래되어 샘의 분비부분과 도관의 주위에 분포하는 모세혈관으로 이어지고 이후에는 눈정맥(ophthalmic vein)으로 나가게 된다.

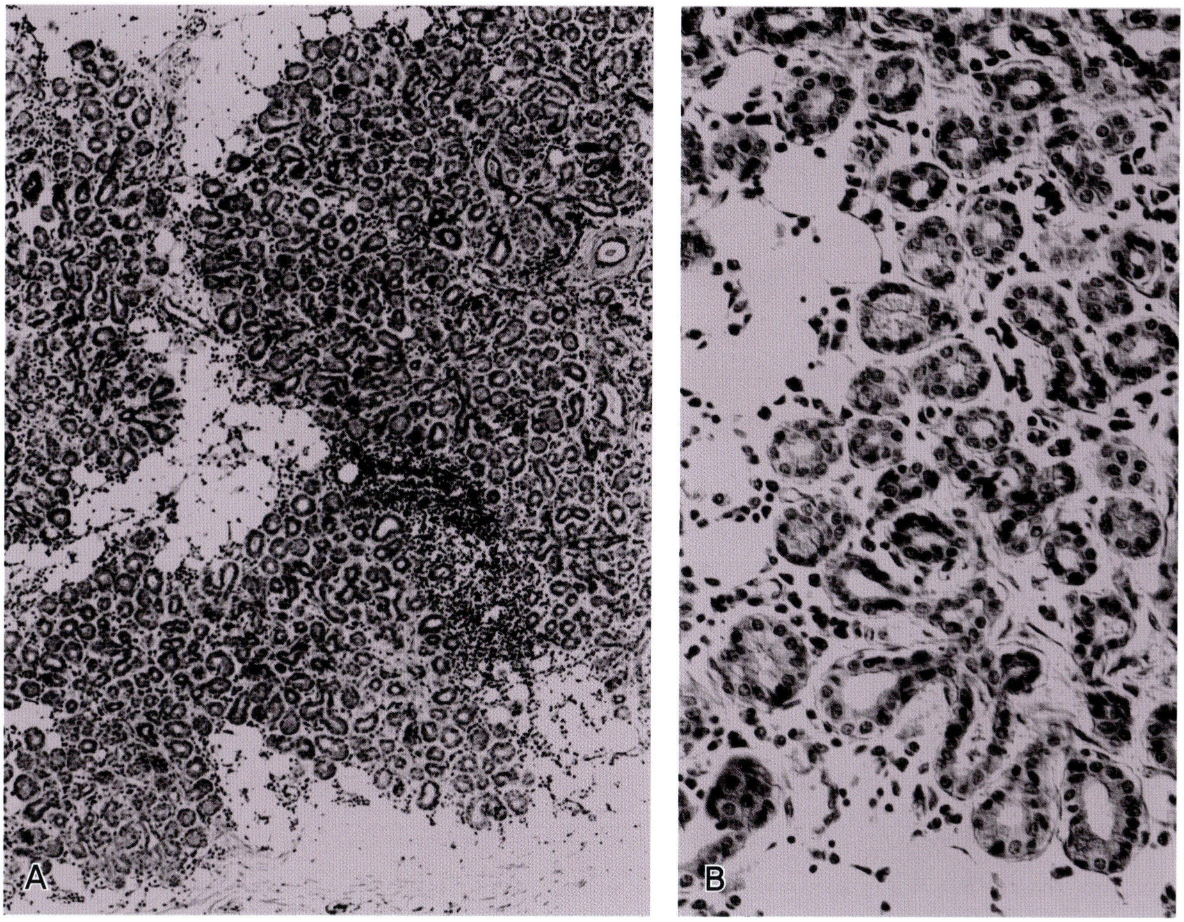

그림 18-21 눈물샘(lacrimal gland)의 조직학적 구조(H&E 염색). A. 저배율 사진(40배). B. 고배율 사진(400배). 다량의 지방세포들이 포함되어 있는 사이막에 의하여 소엽으로 나뉘어 있음

귀(ear)

귀는 바깥귀, 가운데귀, 나선기관과 안뜰기관을 포함하는 속귀로 이루어져 있고 청각과 평형감각을 감지하는 기능을 하며, 안뜰달팽이기관(vestibulocochlear organ)이라고도 부른다. 외부의 음파(sound wave)는 바깥귀(external ear)에서 모아져서 소리에너지를 속귀로 전달하는 가운데귀(middle ear)를 거쳐 속귀(inner ear)로 전해지며, 속귀에서는 소리에너지를 신경자극으로 바꿔서 중추신경계로 보낸다. 나선기관(spiral organ, organ of Corti)은 청각을 담당하고 안뜰기관(vestibular organ)은 몸의 위치, 운동방향 등 평형감각을 담당한다(**그림 18-22**).

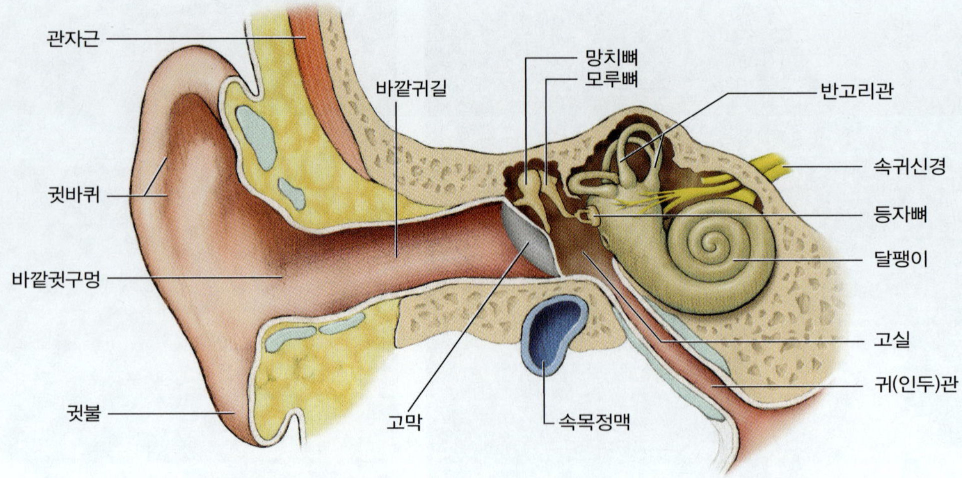

그림 18-22 귀의 모식도

바깥귀(외이, external ear)

귓바퀴와 바깥귀길로 구성된 바깥귀는 소리가 나는 방향에 맞추어 음파를 받아들여 증폭시켜 가운데 귀로 전달하는 기관이다.

귓바퀴(auricle, pinna)

귓바퀴는 불규칙한 형태의 귓바퀴연골(auricular cartilage)과 이 구조에 단단하게 부착되어 전체를 둘러싸고 있는 얇은 피부로 구성되고, 귓바퀴의 뒷면에는 부위에 따라 약간의 피부밑조직이 존재한다. 귓바퀴 연골인 탄력연골판은 대략적으로 0.5~1 mm의 두께이고 다량의 탄력섬유가 있는 연골막으로 덮여 있다. 피부에는 기름샘, 관련된 솜털, 소수의 땀샘 등의 피부부속기가 존재하며 주로 뒤쪽에 잘 발달되어 있다. 귓불(lobule of auricle)은 다른 부위와 같은 얇은 피부로 덮여 있고 피부밑조직에는 혈관이 풍부한 지방조직으로 이루어져 있으나 연골은 존재하지 않는다.

바깥귀길(external acoustic meatus)

바깥귀길은 귓바퀴에서 관자뼈 안쪽에 있는 고막(tympanic membrane)까지의 관상 구조로 구경이 8 mm 정도이고 귀조가비(auricular concha)로부터의 길이는 25 mm 정도이다. 귓바퀴쪽으로부터 전체 길이의 1/3 되는 바깥귀길은 연골로 이루어져 있고 고막 쪽의 2/3 되는 부분은 뼈로 이루어져 있다. 연골부분(cartilaginous part)을 덮고 있는 피부는 중층편평상피로 덮여 있고 소수의 얇고 낮은 진피유두를 가지고 있으며, 귀털의 끝이 바깥쪽을 향하고 있는 많은 귀털(tragi)과 기름샘, 진피의 심부에서 귀지를 분비하는 귀지샘(ceruminous gland)이 잘 발달해 있다. 귀지(cerumen)는 옅은 갈색의 밀랍(wax)과 같은 물질로 귀지샘과 기름샘의 분비물 혼합물이고 탈락된 상피세포도 혼합되어 있다. 귀지의 역할로는 바깥귀길의 건조

방지와 더불어 방수작용을 하고 살충효과가 있어 솜털과 함께 곤충의 침입을 방지한다.

뼈부분(osseous part)은 관자뼈 속에 이루어진 바깥귀길의 한 부분으로 연골부분에서 이어진 얇은 피부로 덮여 있으나, 귀털과 귀지샘은 고막 쪽으로 갈수록 적어진다. 피부는 연골부와 마찬가지로 뼈바깥막에 견고하게 부착되어 있고 고막 쪽에서는 고막의 피부로 이행된다.

가운데귀(중이, middle ear)

가운데귀는 관자뼈의 바위부분(petrous part) 내에서 고막과 속귀 사이에 위치하는 불규칙한 공간으로 공기로 차 있는 공간인 고실(tympanic cavity)과 망치뼈(malleus), 모루뼈(incus), 등자뼈(stapes)와 같은 귓속뼈(auditory ossicle)로 구성된다. 귓속뼈는 고실을 가로질러 차례로 연결된다. 고실에는 앞쪽의 아래로 고실과 코인두를 연결하는 가운데귀관(auditory tube, eustachian tube)이 존재하고 속귀의 뼈로 이루어진 내측벽에는 가운데에 나 있는 안뜰창(vestibular window, 타원창; oval window)과 안뜰창 아래의 달팽이창(cochlear window, 둥근창; round window)의 구멍이 존재하며, 뒷벽에는 관자뼈속의 꼭지방(mastoid antrum)과 연결되어 있는 큰 구멍이 뚫려 있다. 꼭지방의 주위에 꼭지방과 연결된 작은 여러 개의 꼭지벌집(mastoid cell)이 존재한다.

고막(tympanic membrane)

고막은 바깥귀길과 가운데귀의 경계를 이루는 타원형의 얇은 막성 구조물이고 크기는 9~10×8~9 mm이며, 두께는 얇아서 0.1 mm 이하이다. 고막은 수평면과 약 55° 정도로 세워져 있고 중앙부위에는 고막배꼽(umbo)이 위치해 고실 쪽으로 약간 함몰되어 있다. 고막의 안쪽 면의 배꼽 위쪽에 망치뼈자루(handle of malleus)가 길게 부착되어 이 부위의 고막은 위쪽에서 망치뼈가 부착된 부위로 삼각형 형태의 약간 느슨한 이완부분(pars flaccida)과 대부분을 차지하는 긴장부분(pars tensa)으로 나뉜다. 고막은 조직학적으로 바깥의 피부층(cutaneous layer), 중간의 섬유층(fibrous layer), 안쪽의 점막층(mucous layer)으로 나눌 수 있다.

고막의 혈관공급과 신경분포(blood supply and innervation)

고막은 피부 쪽으로 들어온 위턱동맥(maxillary artery)에서 유래한 깊은귓바퀴동맥(deep auricular artery), 고실 점막층 쪽으로 유입된 뒤귓바퀴동맥(posterior auricular artery)의 붓꼭지동맥(stylomastoid artery), 위턱동맥의 고실동맥(tympanic artery) 등 3개의 혈관 분지로부터 혈액을 공급받으며, 각 혈관은 섬유층에서 모세혈관얼기를 형성한다. 모세혈관은 다시 피부층에서는 바깥목정맥(external jugular vein)으로, 점막층에서는 가로정맥굴(transverse sinus)로, 귀관에서는 정맥얼기로 흘러간다.

관여하는 신경은 아래턱신경(mandibular nerve)에서 분지된 귓바퀴관자신경(auriculotemporal nerve), 미주신경(vagus nerve)에서 유래된 귓바퀴신경(auricular nerve), 혀인두신경(glossopharyngeal nerve)에서 분지된 고실신경(tympanic nerve)의 분지로 섬유층에 분포하여 감각과 혈관수축을 관할한다.

고실(tympanic cavity)

고실은 관자뼈의 바위부분에 공기가 찬 넓은 공간으로 얇은 점막은 상피와 고유판으로 구성되며, 점막은 뒤쪽 벽의 꼭지방, 꼭지벌집의 내강, 귓속뼈의 표면을 덮고 있다. 고실의 안쪽벽에 개구하는 안뜰창에는 등자뼈가 붙어 있고, 둥근창에는 고실점막이 덮여 있어 속귀 내의 바깥림프(perilymph)가 유출되지 않도록 차단되어 있다. 점막은 귀관 근처를 제외하고는 단층편평상피(simple squamous epithelium) 또는 낮은 단층입방상피(simple cuboidol epithelium)로 피복되어 있고, 귀관 근처의 점막은 단층입방 또는 단층원주상피(simple columnar epithelium)로 덮여 있다. 반면, 귀관으로 이행되는 부위의 점막에는 거짓중층원주상피로 덮여 있기도 하며, 상피에서는 귀관 쪽으로 움직이는 섬모상피세포(ciliated epithelial cell), 점액질을 분비하는 분비세포(secretory cell), 무섬모세포(nonciliated cell), 낮은 원추형인 바닥세포(basal cell) 등이 관찰된다. 고유판은 뼈바깥막에 직접 부착하는 부분인데 성긴결합조직으로 이루어져 있고 섬유모세포, 림프구, 형질세포, 큰포식세포가 관찰되며, 모세혈관, 림프관, 신경섬유도 잘 분포해 있다.

귓속뼈(auditory ossicle)

인체에서 가장 작은 뼈인 망치뼈(malleus), 모루뼈(incus), 등자뼈(stapes)로 구성된 귓속뼈는 차례로 연결되어 고실을 가로지르고 있다. 귓속뼈는 고실벽에서 연결된 얇은 점막에 의해 둘러싸인 뼈바깥막이 덮고 있다. 치밀뼈인 귓속뼈는 조직학적으로 바깥과 속둘레층판, 그 사이의 뼈단위동심층판으로 구성되어 있으며, 골수강은 망치뼈와 모루뼈에만 존재한다. 모루뼈, 망치뼈, 등자뼈는 각각 윤활관절(synovial joint)을 형성한다. 소리는 귓속뼈의 연결을 통해 지렛대 역할을 함으로써 고막의 진동이 20배까지 커져서 속귀의 바깥림프(perilymph)로 전달된다. 망치뼈와 등자뼈에는 고막긴장근(tensor tympani muscle)과 등자근(stapedius muscle)이라는 작은 골격근육이 각각 부착되어 있어 서로 길항작용을 한다. 망치뼈에 붙어 있는 고막긴장근은 아래턱신경의 지배를 받아 수축함으로써 고막을 긴장시키게 한다. 등자뼈의 목에 붙어 있는 등자근은 얼굴신경의 지배를 받아 뼈를 당겨 고막을 이완시킨다.

귀관(auditory tube, 귀인두관, 인두고실관, pharyngotympanic tube, 유스타키관, Eustachian tube)

귀관은 4 cm 정도로 고실과 코인두를 연결하는 관이며, 평상시에는 닫혀 있으나 연하작용을 할 때 또는 하품할 때 입천장근육의 수축에 의한 경우에 잠시 열려 고실로 공기가 흘러들어가게 되며 그로 인해 고실 속의 압력이 외부압력과 같게 유지시킨다. 귀관은 고실로부터 1/3은 뼈로, 나머지 2/3는 연골로 이루어져 있다. 뼈부분(bony part)은 관자뼈 내에 위치해 있는 부분으로 섬모단층원주상피(ciliated simple columnar epithelium)와 얇은 고유판으로 된 점막(mucosa, mucous membrane)에 의해 덮여 있고 아래쪽벽에는 여러 개의 낮은 점막주름이 길게 형성되어 있다. 고유판은 뼈바깥막에 직접 부착되어 있고 샘과 같은 구조는 관찰되지 않는다. 연골부분(cartilaginous part)은 위안쪽의 벽에는 갈고리 모양의 귀관연골(cartilage of pharyngotympanic tube)로, 가쪽의 벽에는 섬유조직으로 덮여 있다. 상피는 뼈부분의 섬모단층원주상피가 섬모거짓중층원주상피(ciliated pseudostratified columnar epithelium)로 바뀌고 인두쪽에서는 술잔세포도 관찰할 수 있다. 고유판에는 복합대롱꽈리형의 혼합샘인 귀관샘(tubal gland)이 잘 발달되어 있고 림프소절이 관찰되기도 한다. 연골부분은 대부분 탄력연골이나 인두 쪽의 끝에서는 유리연골이기도 한다.

속귀(내이, internal ear)

속귀는 청각과 평형감각을 담당하는 곳으로 관자뼈의 바위부분(petrous portion) 내에 존재하며, 2개의 미로(labyrinth)로 구성된다. 독특한 형태의 뼛속공간인 뼈미로(bony labyrinth) 안에는 작은 주머니와 관의 형태로 서로 연결된 폐쇄계통인 막미로(membranous labyrinth)가 자리한다. 막미로와 뼈미로의 사이는 비교적 넓은 공간으로 바깥림프(perilymph)가 차 있고 막미로 내에는 속림프(endolymph)가 들어 있다. 막미로는 외배엽에서 기원한 연속된 상피로 덮여 있는 공간이다.

막미로는 안뜰미로(vestibular labyrinth)와 달팽이미로(cochlear labyrinth)로 나뉘며 안뜰미로의 속에 들어 있는 두 개의 작은 주머니인 타원주머니와 둥근주머니, 세 개의 뼈반고리관과 뼈반고리관팽대의 속에 각각 형성되어 있는 반고리관(semicircular duct)과 막팽대(membranous ampulla), 달팽이미로 내에 형성되어 있는 달팽이관(cochlear duct)으로 이루어져 있다. 반고리관과 반고리관팽대는 타원주머니에 연결되어 있고, 타원주머니와 둥근주머니는 가는 주머니이음관(utriculosaccular duct)에 의해 이어져 있으며, 둥근주머니와 달팽이관은 결합관(ductus reuniens)에 의해 이어져 서로 통하고 있다. 주머니이음관은 속림프관(endolymphatic duct)이 이어지게 되고 속림프관은 안뜰수도관(vestibular agueduct)에 연결되며 다시 경막밑공간(subdural space)으로 이어져서 끝이 부푼 상태인 속림프주머니(endolymphatic sac)에 이른다.

타원주머니와 둥근주머니(utricle and saccule)

타원주머니와 둥근주머니는 얇은 점막으로 덮인 주머니로 각각 5~6 mm, 2~3 mm이고 점막은 단층편평상피와 고유판으로 이루어지며, 주머니의 주위에는 넓은 바깥림프 공간(perilymphatic space)이 존재한다. 바깥림프공간에는 주머니 고유판의 아교섬유다발이 뻗어 나와 불규칙한 잔기둥을 이룬 바깥림프관잔기둥(perilymphatic trabecula)이 관찰되고 잔기둥은 뼈미로의 뼈바깥막으로 연결된다. 바깥림프공간 내의 잔기둥은 내피세포로 덮여 있다. 타원주머니평형반(macula of utricle)과 둥근주머니평형반(macula of saccule)은 타원주머니의 안쪽벽과 둥근주머니의 앞안쪽벽에서 평형감각을 담당하는 부위로 점막이 원반형으로 두꺼워져 있으며, 표면은 독특한 감각상피로 덮여 있다. 두 반점의 상피는 주머니의 다른 부위에 비하여 높은 원주상피로 덮여 있고 상피의 밑에는 혈관이 풍부한 고유판이 존재하며, 고유판은 뼈바깥막에 견고하게 붙어 있다. 두 반점의 점막 표면에는 두꺼운 젤라틴막(20~25 μm)인 평형모래막(statoconial membrane, otolithic membrane)에 의해 덮여 있다. 반점의 감각상피에는 I형과 II형 안뜰털세포(vestibular hair cell)와 I형과 II형 안뜰버팀세포(vestibular supporting cell)가 존재한다(**그림 18-23**). 모든 안뜰버팀세포는 바닥막과 접해 있지만 안뜰버팀세포의 사이에 존재하는 안뜰털세포는 이웃안뜰버팀세포에 올려져 있어 바닥막과 무관하게 위치해 있다.

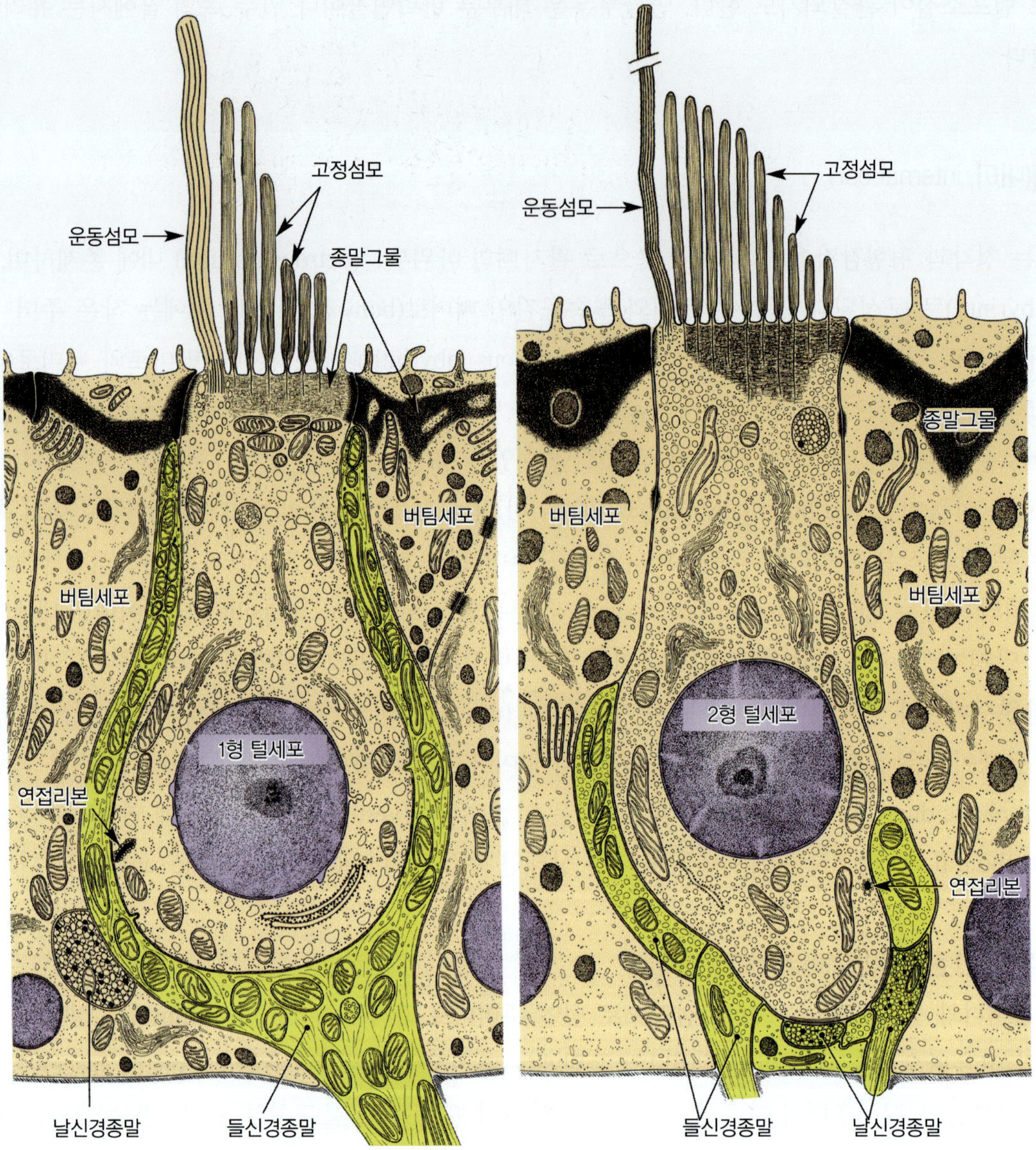

그림 18-23 안뜰털세포(vestibular hair cell)의 모식도

평형모래막(statoconial membrane, otolithic membrane)은 타원주머니평형반과 둥근주머니평형반의 감각상피를 덮고 있는 당단백질성 물질인 속집(inner sheath, 젤라틴막; gelatinous layer)과 방해석(calcite) 형태의 탄산칼슘(calcium carbonate) 결정인 평형모래(statoconium, otolith)로 구성되며, 평형모래가 얹혀진 부분은 바깥집(outer sheath)이라고도 부른다. 평형모래막의 젤라틴성 물질은 안뜰버팀세포에서 분비되고 성분은 점액다당류와 단백질로 이루어져 있다. 평형모래는 다양한 크기의 탄산칼슘 결정으로 짧은 원주형 또는 방추형 모양을 하고 양쪽 끝은 여러 각도로 잘린 것과 같은 면을 이루고 있다.

뼈미로의 중심부에는 불규칙한 난원형의 공간인 안뜰(전정)이 있고 뒤쪽으로는 세 개의 반고리뼈관(semicircular canal)이 있어 반고리관을 둘러싸고 있으며, 앞 외측으로는 달팽이관을 포함하고 있는 달팽이(cochlea)가 위치한다(그림 18-24). 안뜰(vestibule)은 얇은 뼈판을 사이로 가운데귀와 경계를 이루며, 뼈판에는 안뜰창(타원창)과 달팽이창(둥근창)이 있다. 안뜰창은 고실 쪽에서는 등자뼈에 의해, 안뜰쪽 면에서는 내피로 막혀 있다. 달팽이창은 고실점막과 안뜰의 내피에 의한 얇은 막으로 막혀 있다. 안뜰의 내측벽에는 관자뼈 바위부분의 뒷면까지 연결되어 있는 안뜰수도관(vestibular aqueduct)과 연결되는 구멍이 존재하고 안뜰수도관 내에는 속림프관(endolymphatic duct)이 형성되어 있다.

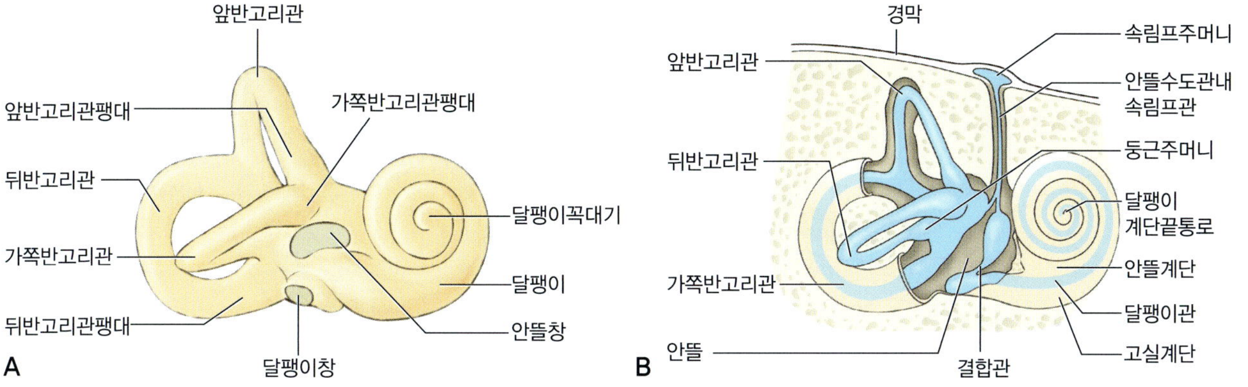

그림 18-24 속귀에서 뼈미로(osseous labyrinth, A)와 막미로(membranous labyrinth, B)의 구조에 대한 모식도

뼈반고리관(osseous semicircular canal)은 안뜰의 뒤가쪽에서 앞, 뒤, 가쪽으로 각각 형성되어 서로 수직을 이루는 반고리 모양의 관이며, 뼈반고리관에서 안뜰로 연결되는 다리(crus)라는 부분이 각 관에 두 개씩 존재한다. 두 개의 다리는 안뜰에 연결되고 한 다리의 끝은 팽대되어 각각을 앞팽대(anterior ampulla), 뒤팽대(posterior ampulla), 가쪽팽대(lateral ampulla)라 부른다. 팽대부가 없는 다리 중에서 앞과 뒤뼈반고리관의 것은 합쳐져 온다리(common crus)를 형성하여 안뜰에 연결된다.

달팽이는 안뜰의 앞쪽에 위치하는 달팽이 모양의 부위로 전체 길이가 약 35 mm이며, 달팽이의 꼭대기 부분인 달팽이꼭대기(cochlear cupula, apex of cochlea)와 넓은 바닥부분인 달팽이바닥(cochlear base)으로 이루어진다. 달팽이축(modiolus)이라는 뼈로 이루어진 원추형의 중심축을 중심으로 나선상의 달팽이나선관(spiral canal of cochlea)이 형성된다. 달팽이나선관은 2¾회 회전한 다음 달팽이꼭대기로 끝나며 이 끝을 계단끝통로(helicotrema)라 부른다. 달팽이축(modiolus)의 바닥으로는 혈관과 여덟 번째 뇌신경인 청각신경가지(acoustic branch of the eight cranial nerve)의 신경세포와 나선신경절(spiral ganglion)이 들어온다. 달팽이나선관에는 판상의 뼈돌기가 선반처럼 달팽이축에서 속공간으로 나선관을 따라 형성된 뼈나선판(osseous spiral lamina)이 존재하고 달팽이바닥의 뒷벽에는 달팽이모세관(cochlear canaliculus)으로 통하는 구멍이 뚫려 있으며 그 모세관 내에는 달팽이수도관(cochlear aqueduct)이 들어 있다(그림 18-25).

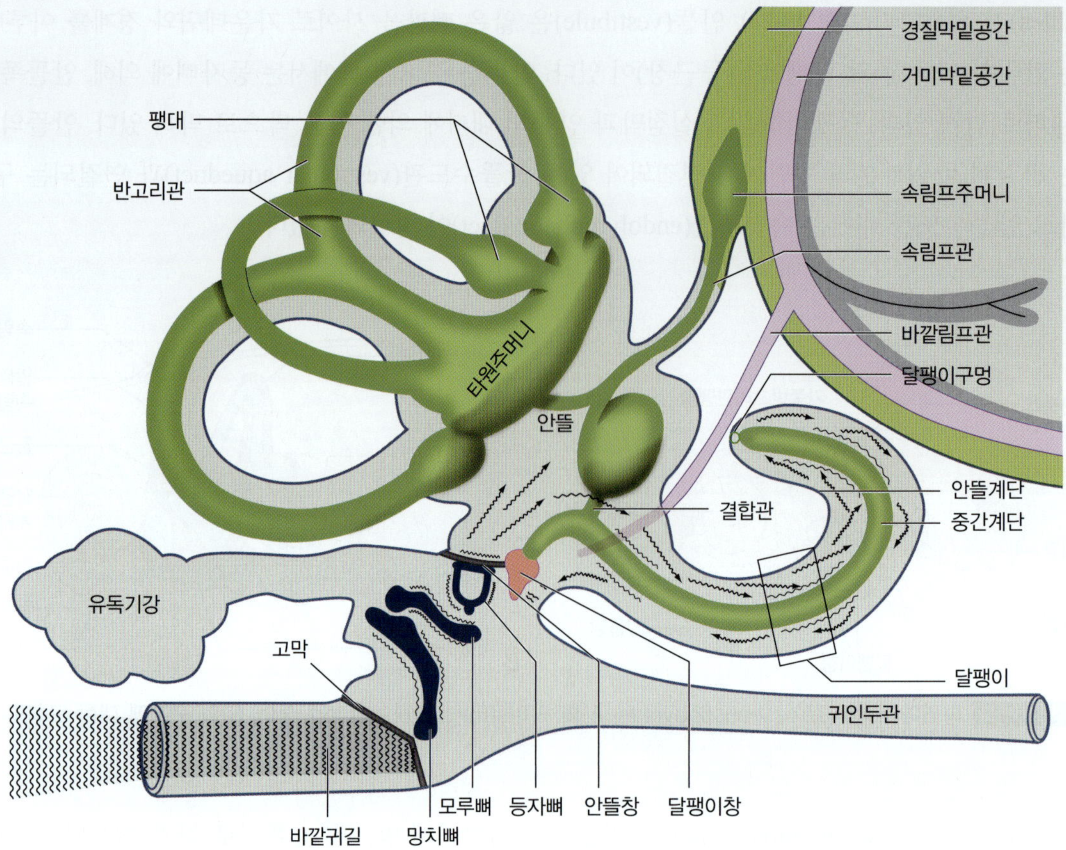

그림 18-25 전정달팽이기관(vestibulocochlear organ)과 주변구조의 모식도

반고리관(semicircular duct)**과 팽대능선**(crista ampullaris)

반고리관은 단층편평상피와 약간의 고유판으로 이루어진 얇은 점막으로 덮여 있고 뼈반고리관의 한쪽으로 치우쳐 있으며, 치우친 부위에서는 고유판이 직접 뼈반고리관의 뼈바깥막에 부착되어 있다. 나머지 부위에서는 뼈반고리관과의 사이에 바깥림프공간을 넓게 형성하고 고유판은 아교섬유다발로 된 잔기둥이 불규칙하게 돌출되어 뼈미로의 뼈바깥막과 연결된다. 잔기둥의 겉은 내피에 의해 피복되고 잔기둥 속에는 약간의 섬유모세포와 모세혈관도 관찰된다(그림 18-26).

뼈반고리관팽대에도 동일한 구조의 막미로인 막팽대(membranous ampulla)가 존재하며, 막팽대의 한쪽 부분은 뼈반고리관팽대의 뼈바깥막에 길게 부착되어 있다. 팽대능선은 막팽대의 부착부위에 따라 점막이 두꺼워져 하나의 능선을 형성한 것으로 감각상피와 고유판으로 된 점막과 점막의 표면에 형성된 팽대마루(ampullary cupula)로 구성된다. 팽대능선의 팽대마루는 타원과 둥근주머니평형반의 속집과 같은 당단백질성 물질로 이루어진 부위로 감각상피를 따라 두껍게 형성되나, 팽대마루의 표면에는 평형모래와 같은 것은 존재하지 않는다(그림 18-27). 팽대능선의 감각상피에는 I형과 II형 안뜰털세포(vestibular hair cell)와 안뜰버팀세포(vestibular supporting cell)가 존재한다.

속림프관(endolymphatic duct)은 안뜰수도관 내에 있는 얇은 점막으로 덮여 있는 관으로 주머니이음관에

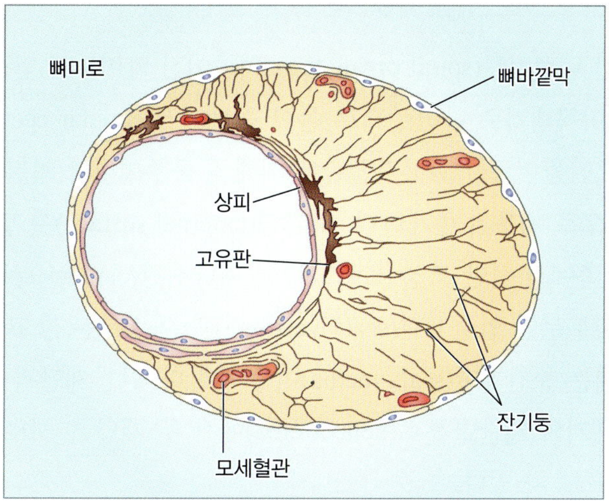

그림 18-26 반고리관(semicircular duct) 횡단면의 모식도

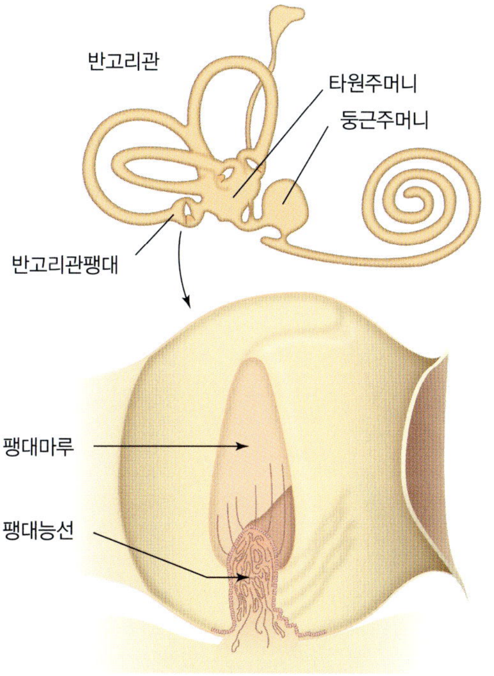

그림 18-27 반고리관팽대에 형성되어 있는 팽대능선(crista ampullaris)의 구조를 나타내는 입체 모식도

서 경막밑공간으로 이어지면서 점점 굵어지고 경막밑공간 안에서 넓어져 속림프주머니(endolymphatic sac)를 형성하면서 끝난다. 속림프관의 상피는 주머니이음관에서 단층편평상피로 피복되나 이후에는 원주상피로 바뀌게 된다. 속림프주머니의 원주상피는 불규칙한 모양의 큰 핵을 가진 어두운세포(dark cell)와 미세융모가 있는 밝은세포(clear cell)로 이루어져 있다. 밝은세포는 속림프주머니에서 속림프를 흡수하여 경막밑공간으로 배출한다. 속림프주머니의 속공간에는 고유판에서 이동한 호중구와 큰포식세포가 존재하기도 하여 속공간 안의 세포조각과 거대입자를 포식하여 처리하는 기능을 한다.

달팽이관(cochlear duct)

달팽이관은 청각수용기인 나선기관(spiral organ)으로 이루어진 막미로로 안뜰미로의 안뜰끝(vestibular cecum)에서 시작하여 달팽이꼭대기로 나선상으로 돌아 꼭대기끝(cupular cecum)에 이르는 30 mm 정도의 구조물이다. 달팽이관은 안뜰미로끝에서 결합관에 의해 둥근주머니와 연결되고 달팽이나선관(cochlear spiral canal)에서 바깥쪽으로 치우쳐 존재한다. 바깥면(external surface)은 달팽이나선관의 뼈바깥막에 부착되고, 내측면은 달팽이축에서 선반 모양으로 돌출한 뼈나선판(osseous spiral lamina)에 부착되며, 이를 통해 달팽이나선관을 윗부분인 안뜰계단(scala vestibuli)과 아랫부분인 고실계단(scala tympani)으로 구분한다. 두 계단의 사이에는 중간계단(scala media)이 존재한다. 안뜰계단과 고실계단의 내부는 바깥림프로 차 있으며, 달팽이꼭대기의 계단끝통로(helicotrema)에서 두 계단은 서로 연결되어 있다. 반면에 중간계단인 달팽이관은 속림프로 차 있다.

안뜰막(vestibular membrane)은 달팽이관에서 안뜰계단과 연해 있으며, 바닥막(basilar membrane)은 고실계단과 접하고 있는 고실벽(tympanic wall)을 이룬다. 달팽이관의 바깥면(external surface)에는 혈관을 가진 독특한 형태의 상피로 형성된 혈관줄무늬(stria vascularis)가 존재하고 달팽이관의 바닥막이 부착된 바깥면에는 나선인대(spiral ligament)가 관찰된다. 나선융기(spiral prominence)는 바닥막의 근처에서 나선인대 위의 점막 부위가 달팽이관의 속공간 쪽으로 약간 돌출한 부위이다. 나선판가장자리(spiral limbus)는 달팽이관의 내측에서 뼈나선판에 붙어 있는 두꺼운 점막이 속공간으로 돌출한 부위를 지칭한다(그림 18-28).

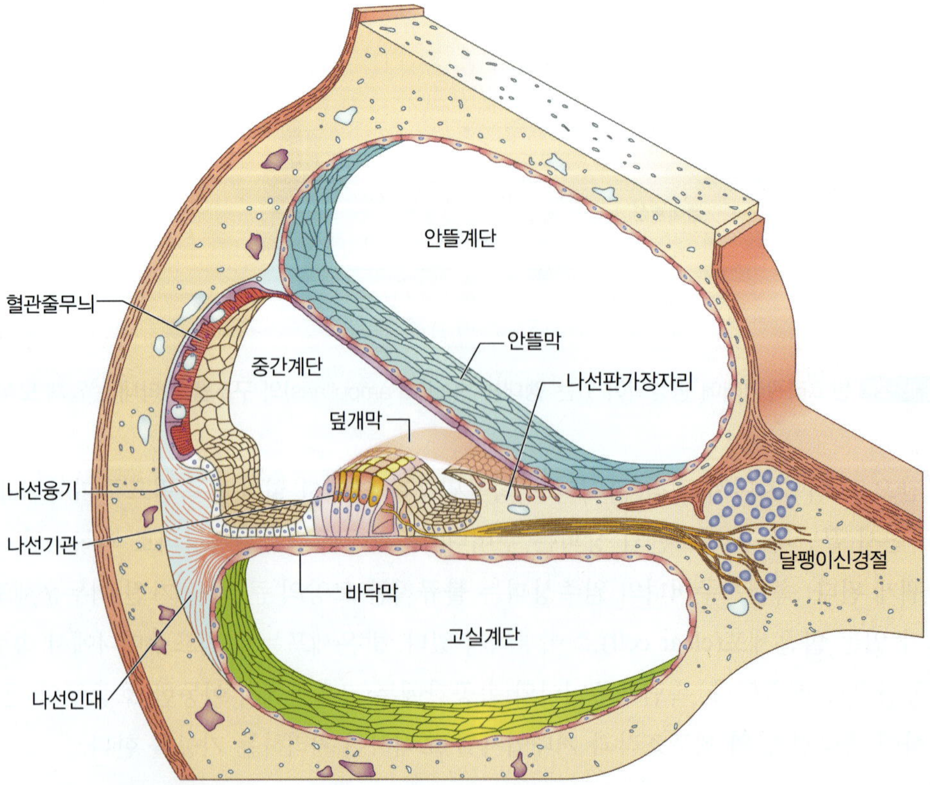

그림 18-28 달팽이나선관(cochlear spiral canal)의 한 회전 부분의 모식도

나선인대(spiral ligament)는 달팽이관과 고실계단의 가측면에서 달팽이나선관의 뼈바깥막이 두꺼워진 혈관이 풍부한 결합조직으로 달팽이관의 횡단절편표본에서 나선인대를 관찰하면 펼친 부채모양으로 아래쪽은 길게 뼈벽을 따라 다소 원형으로 휘어 있으며, 인대의 위쪽 꼭지는 뼈나 선판으로부터 계속된 바닥막과 연결되어 있다.

나선융기(spiral prominence)는 바닥막 부근의 나선인대를 덮고 있는 점막이 두터워져서 달팽이관의 속공간쪽으로 다소 융기된 부위로 점막의 상피는 단층입방상피로 덮여 있고 고유판은 나선인대에 넓게 부착되어 있으며, 섬유모세포와 혈관이 많은 성긴결합조직으로 이루어져 있다.

혈관줄무늬(stria vascularis)는 달팽이관의 가측면에 있는 나선융기부위를 제외한 나머지 부분으로 나선인대에 의해 받혀 있고 가장자리세포(marginal cell), 중간멜라닌세포(intermediate melanin cell), 바닥세포(basal cell)로 구성된 중층원주상피로 덮여 있다. 특히 상피 내 모세혈관이 잘 발달되어 있는 것이 특징이다(그림 18-29). 가장자리세포는 달팽이관의 속공간과 접해 있는 원주형 세포로 내강면은 매우 짧은 미세융모가 극소수 존재하고 내강쪽의 가쪽면에는 이음복합체가 잘 발달되어 있다.

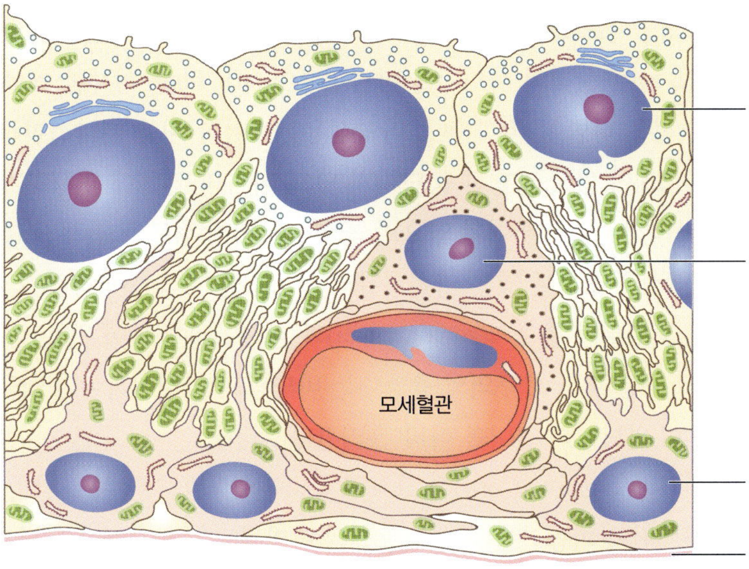

그림 18-29 혈관줄무늬(stria vascularis)의 모식도. 상피내에 모세혈관이 존재하고, 특히 가장자리세포(marginal cell)의 바닥면에 안주름이 많고 복잡하게 이루어져 있음

나선판가장자리(spiral limbus)는 치아사이세포(interdental cell)라는 상피세포에 의해 피복되어 있는 구조로 달팽이관의 안쪽에서 점막이 융기되어 뼈나선판의 윗면을 따라 달팽이관의 속공간으로 돌출되어 있다. 나선판가장자리에서 위쪽부분을 안뜰가장자리(vestibular lip)라 하고 달팽이축의 끝에는 안뜰막에 연결되어 있다. 이 부위의 아래쪽은 고실가장자리(tympanic lip)라 칭하며, 이 두 가장자리 사이에 오목한 부분은 속나선고랑(inner spiral sulcus)이라 부른다. 상피의 내강면에는 상피세포에서 분비된 분비물에 의해 형성된 덮개막(tectorial membrane)이 존재하고 덮개막은 나선기관의 표면까지 넓게 덮고 있다. 반면 속나선고랑은 단층편평상피로 피복되어 있다.

덮개막(tectorial membrane)은 판상의 큐티클성 구조로 치아사이세포의 표면에서 나선기관에 있는 바깥털세포의 표면까지 덮고 있다. 덮개막 내에는 9 nm 굵기의 미세원섬유가 함유되어 있고 이 미세원섬유는 표피세포의 각질과 유사한 단백질로 치아사이세포에서 덮개막의 끝으로 방사상으로 분포하고 있다. 덮개막은 속림프를 통해 들어온 소리자극을 털세포로 전달하는 역할을 한다.

안뜰막(vestibular membrane, 라이스너막; Reissner's membrane)은 달팽이관 쪽의 단층상피, 안뜰계단 쪽의 중피, 두 상피 사이에 적은 양의 아교원섬유로 이루어진 얇은 막으로 혈관줄무늬의 위쪽 끝에서 나선판 가장자리의 내측 끝으로 비스듬히 위치해 있다. 달팽이관 쪽의 상피세포는 납작한 핵을 가진 낮은 입방형 또는 편평형이고 내강쪽에는 약간의 짧은 미세융모가 존재한다. 상피세포의 가쪽면에는 치밀이음이 존재하고 바닥판쪽의 바닥면에는 많은 바닥안주름이 존재한다. 안뜰계단 쪽의 중피세포는 중간엽세포 유래의 납작한 세포로 상피의 밑에는 바닥판이 부재하고 달팽이나선관의 뼈바깥막를 거쳐 안뜰계단의 내벽 전체를 피복하고 있다.

바닥막(basilar membrane, spiral membrane)은 달팽이관과 고실계단 사이의 고실벽으로 달팽이관 쪽의 표면에는 청각감각기관인 나선기관(spiral organ)이 위치하고 고실계단 쪽은 중피세포로 덮여 있다. 고실계단 쪽 바닥막의 중피는 낮은 입방세포로 덮여 있지만, 그 이외의 고실계단에서는 단층편평세포로 얇은 뼈바깥막의 표면을 피복하고 있다. 두 상피의 사이에는 바닥섬유(basilar fiber, 청각줄; auditory string)라는 8~10 nm 굵기의 아교미세원섬유 다발이 존재한다. 바닥섬유는 나선인대와 뼈나선판을 연결하고 있는 아교미세원섬유다발로 구부러짐이 없이 팽팽하게 당겨져 있고 바닥막 전체에 평행하게 위치해 있다. 사람의 경우는 약 20,000개의 바닥섬유로 이루어져 있으며, 달팽이관의 속림프로 전해진 16~20,000 Hz의 소리에 의해 진동된다. 이는 바닥섬유의 위에 있는 나선기관의 털세포를 자극하여 흥분시킨다. 바닥막은 뼈나선판에 붙어 있는 내측의 1/3 부분인 활구역(zona arcuata)과 나선인대에 붙어 있는 바깥쪽 2/3 부분인 빗살구역(zona pectinata)으로 구분한다. 활구역의 중앙에는 바닥막과 나선기관에 혈액을 공급하는 작은 정맥인 나선혈관(vas spirale)이 바닥막의 길이를 따라 흘러간다.

나선기관(spiral organ, 코르티기관; organ of Corti)은 고도로 분화된 청각감각장치로 달팽이관 바닥막의 위에 존재하는 감각상피로 이루어진 상피능선이다. 상피능선의 상피세포는 감각세포인 달팽이털세포(cochlear hair cell, auditory cell)와 털세포를 지지하고 있는 버팀세포(supporting cell)로 이루어져 있다. 털세포는 위치에 따라 속털세포(inner hair cell)와 바깥털세포(outer hair cell)로 나뉘고 버팀세포는 속기둥상피세포(internal pillar epithelial cell), 바깥기둥상피세포(outer pillar epithelial cell), 속손가락상피세포(internal phalangeal epithelial cell), 바깥손가락상피세포(outer phalangeal epithelial cell), 속경계세포(internal limiting cell), 원주바깥경계세포(columnar external limiting cell, Hensen's cell), 원주바깥버팀세포(columnar extenal supporting cell, Claudius' cell), 뵈쳐세포(Böttcher's cell)로 구성된다(**그림 18-30**).

속귀의 기능(functions of inner ear)

기능은 안뜰기능(vestibular function)과 청각기능(auditory function)으로 나눌 수 있다. 안뜰기능은 타

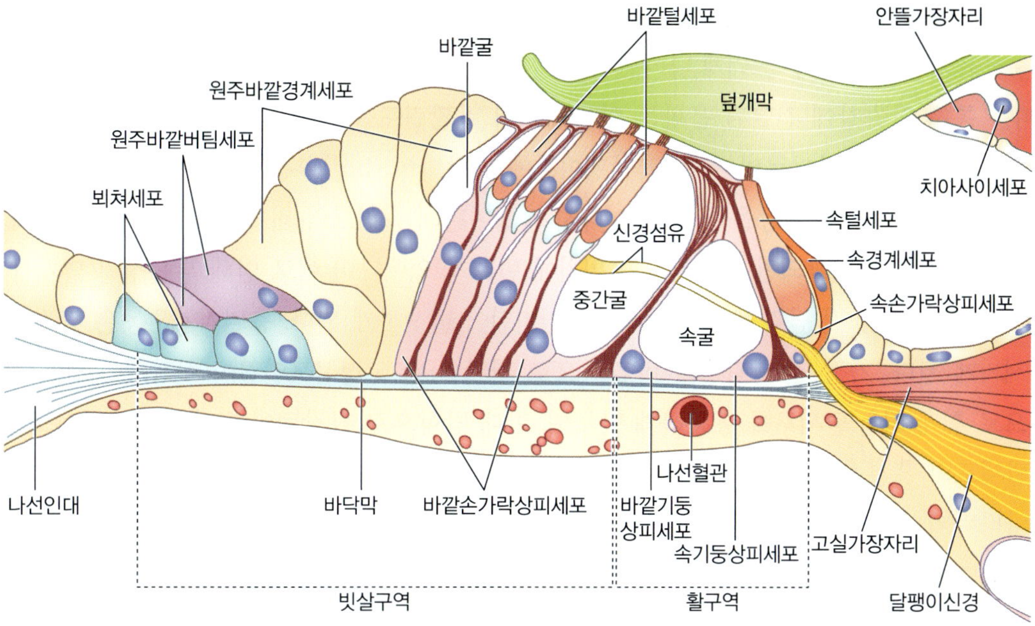

그림 18-30 사람 나선기관의 모식도

원주머니와 둥근주머니에 있는 타원주머니평형반과 둥근주머니평형반, 반고리관팽대에 있는 팽대능선을 통해 머리의 공간적 위치변화를 감지하는 평형감각을 담당하는 것이다. 타원주머니평형반과 둥근주머니평형반은 중력(gravity)이나 선운동(linear movement)을 감지하는 기능을 수행하고 팽대능선은 회전운동의 가속도 직각운동(angular movement)을 감지한다. 똑바로 서 있는 경우, 타원주머니평형반의 절반부분은 수평으로 있고 나머지부분은 수직상태로 되는 반면, 둥근주머니평형반은 수직으로 위치하게 된다. 따라서 타원주머니평형반은 주로 수평운동을 감지하고 둥근주머니평형반은 수직운동을 감지하게 된다. 두 반점의 평형모래는 비중이 속림프보다 3배 정도 크기 때문에 큰 관성(inertia)을 가지게 되어 머리 위치가 변할 경우, 평형모래는 처음 위치에 남아 있으려고 하여 감각털이 묻혀 있는 평형모래막의 아래층에는 층밀리기운동(shearing movement)이 나타나게 된다. 이런 층밀리기힘(shearing force)에 의해 고정섬모가 운동섬모 쪽으로 휘어지고 이로 인해 운동섬모의 바닥부 세포막에서 이온통로가 열려서 털세포에 탈분극을 일으킨다. 이런 전기적 신호는 들신경종말을 통해 중추로 전달된다. 반면에 고정섬모가 반대방향으로 휘어지면 운동섬모의 바닥부 세포막에서 이온통로가 닫힘으로 털세포의 흥분을 억제한다.

머리가 회전될 경우, 관성으로 속림프가 정지하려고 하고 이로 인해 속림프의 흐름을 유발하고, 속림프의 흐름은 팽대능선의 팽대마루를 기울게 만든다. 회전을 중지하면 팽대마루의 탄력성으로 처음 수직 자세로 되돌아오며, 반대 방향으로 회전하면 팽대마루가 반대쪽으로 기울어지게 한다. 팽대능선의 털세포에서 감지된 자극은 들신경종말을 통해 중추로 전달된다.

청각기능은 소리가 고막을 진동시켜 귓속뼈인 망치뼈, 모루뼈, 등자뼈를 차례로 진동시켜서 고막에 닿은 소리보다 20배가량 증폭하여 안뜰창에 전달되게 하는 기능이다. 망치뼈에 부착된 가운데귀의 고막긴장근과 등자뼈에 붙어 있는 등자근은 큰 소리가 들어올 경우 반사적으로 수축하여 고막과 등자뼈사이의 귓속뼈의 어긋남을 방지하고 속귀의 손상을 막는다. 그러나 갑작스런 큰 소리(총소리 등)에 의한 손상을 막기에는 근육의 반응이 너무 느리게 나타난다.

귓속뼈를 통해 안뜰창에 전달된 음파는 안뜰계단의 바깥림프를 따라 계단끝통로에 전달되고 이어서 고실계단의 바깥림프로 다다르며, 끝으로 달팽이창에 도달하여 소실된다(**그림 18-31**). 안뜰계단의 바깥림프의 압력변화는 안뜰막에 진동을 유발하고 다시 달팽이관의 속림프와 바닥막을 진동시킨다. 특정한 부위의 바닥막에 진동이 전달되면 나선기관의 위치에 변화가 일어나며 이로 인해 부동성인 덮개막과 들어와 있는 털세포의 가장 긴 감각털 사이에서 층밀리기힘이 발생하게 된다. 층밀리기운동은 감각털의 위치를 변화시키게 된다. 가장 긴 감각털을 바깥쪽으로 휘게 하면 고정섬모연결이 신장되어 모든 감각털이 같은 쪽으로 휘게 되어 털세포를 흥분하게 만들며, 반대 방향으로 감각털이 휘어지면 고정섬모연결이 이완되어 털세포의 흥분을 억제하게 된다. 소리의 진동수는 바닥막을 자극하는 부위별 최대 위치 변화가 다르게 나타나기 때문에 소리의 높낮이를 판별할 수 있게 되며, 이로 인해 주파수대응배열(tonotopic localization)은 나선기관 바닥막의 폭과 경직도에 따라 다를 수 있다. 달팽이관에서 좁은 폭과 높은 경직도를 보이는 바닥회전의 바닥막 부위는 고진동수의 소리에 최대운동을 발생하여 이 부위의 나선기관에서 소리를 감지하는 반면에 달팽이관 꼭대기의 넓은 폭과 낮은 경직도를 나타내는 바닥막은 저진동수의 소리에 최대운동을 발생시켜 이 부위의 나선기관에서 소리를 감지한다.

안뜰 및 청각계통에는 난청(deafness)과 현기증(dizziness, vertigo)의 증상과 밀접한 관계에 있다. 안뜰계통의 문제는 평형감각보다도 회전감각과 관련된 임상증상을 주로 유발한다. 현기증은 속귀길에서의 안뜰신경집종(vestibular schwannoma, 청신경초종; acoustic neurinoma)과 같은 종양조직이 안뜰신경(vestibular nerve) 또는 미로동맥(labyrinth artery) 가지의 압박으로 발생될 수 있다. 정상적으로는 팽대능선의 과도한 자극이 있을 때 현기증이 나타나기도 한다. 유사한 경우로 타원주머니평형반과 둥근주머니평형반의 과도한 자극은 배멀미(seasickness), 자동차멀미(carsickness), 비행기멀미(airsickness)와 같은 멀미(motion sickness)를 유발할 수 있다.

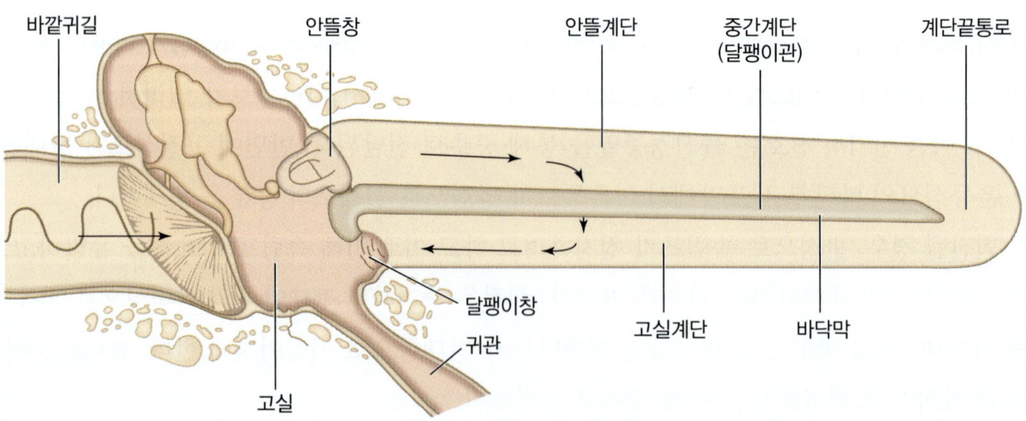

그림 18-31 귀에서 음파의 전달에 관한 모식도. 바깥귀길로 모아진 음파는 고막과 그에 연결되어 있는 귓속뼈를 움직이는 기계적 진동(mechanical vibration)으로 안뜰창에서 속귀에 있는 바깥림프의 액체진동(fluid vibration)으로 바뀐다. 액체진동은 나선기관이 얹혀 있는 바닥막을 떨게 하고, 이로 인해 나선기관의 감각세포인 털세포를 자극하게 된다. 이런 자극은 털세포로부터 신경흥분을 유도하게 됨

청각과 평형각 모두에 문제를 유발하는 메니에르병(Menière's disease)은 현기증과 이명(tinnitus, ear ringing)을 보이고 저주파성 청각소실도 나타난다. 이는 다량의 속림프로 인하여 막미로가 팽창된 속림프 수종(endolymphatic hydrops)을 나타낸다.

청각의 기능장애는 전도과정의 이상과 감각신경의 이상으로 나타날 수 있다. 전도성 청각소실(conductive hearing loss)은 소리가 기계적으로 속귀에 있는 청각감수기에 도달하지 못하게 하는 경우로 바깥귀 또는 가운데귀의 구조 변화로 발생한다. 원인으로는 귀경화증(otosclerosis)과 같이 안뜰창 근처의 뼈미로 내에 새로운 해면뼈가 성장하여 안뜰창에 접하고 있는 등자뼈를 바닥에 고정시킴으로써 강직증(ankylosis)을 유발하여 속귀로의 소리전달을 못하게 하여 청력을 감소시킨다. 감각신경성 청각장애(sensorineural hearing impairment)는 속귀에 존재하는 나선기관의 털세포나 속귀신경의 손상으로 발생하여 청각이 소실된다. 선천성 또는 후천적으로 올 수 있으며 후천성 감각신경성 청각소실은 뇌척수막염(meningitis), 만성 중이염(chronic otitis media)에 의한 막미로의 감염, 장기간의 과도한 소음 노출에 의한 음성 외상(acoustic trauma), 항생제(antibiotics)나 이뇨제(diuretics)의 과량투여로 발생한다. 신경성 청각소실은 노화과정에서 흔히 나타나는 것으로 나이가 들어가면서 달팽이관의 바닥회전부터 감각털세포와 연관 신경섬유가 줄어들기 시작하여 점차 소실범위가 꼭대기 쪽으로 진행된다. 이런 노인성 난청(presbycusis)은 고주파성 청각소실로 나타난다.

속림프와 바깥림프(endolymph and perilymph)

속림프는 경도의 점성을 가진 액체로 뼈미로 속에 들어 있는 얇은 점막으로 된 폐쇄통로인 막미로를 채우고 있고 바깥림프는 막미로와 뼈미로 벽 사이에 존재하는 공간인 바깥림프미로(perilymphatic labyrinth)를 채우고 있다. 속림프는 달팽이관내 혈관줄무늬의 상피세포에서 분비되고 타원주머니평형반과 둥근주머니평형반의 주위에 있는 상피세포와 팽대능선에 있는 반달면의 세포에서도 분비되는 것으로 추측된다. 속림프는 세포 속 기질액과 거의 같으나 바깥림프액은 세포밖액과 유사하다. 속림프액은 막미로를 순환하고 속림프관(endolymphatic duct)을 통해 속림프주머니로 이동한 후, 속림프주머니의 상피세포에 의해 흡수되어 경질막밑공간으로 배출된다. 바깥림프액의 유래는 불확실하지만, 바깥림프공간이 달팽이모세관(cochlear canaliculus)의 바깥림프관(perilymphatic duct)을 통해 거미막밑공간과 연결되어 있기 때문에 뇌척수액으로부터 유래하였을 것으로 추측한다. 바깥림프액은 뼈바깥막의 혈관으로 서서히 흡수된다.

속귀의 신경(innervation)

속귀에 분포하는 신경은 속귀신경(vestibulocochlear nerve)에서 유래하고 이 신경이 속귀길(internal acoustic meatus)의 속에서 안뜰신경(vestibular nerve)과 달팽이신경(cochlear nerve)으로 분지되어 분포한다(그림 18-32).

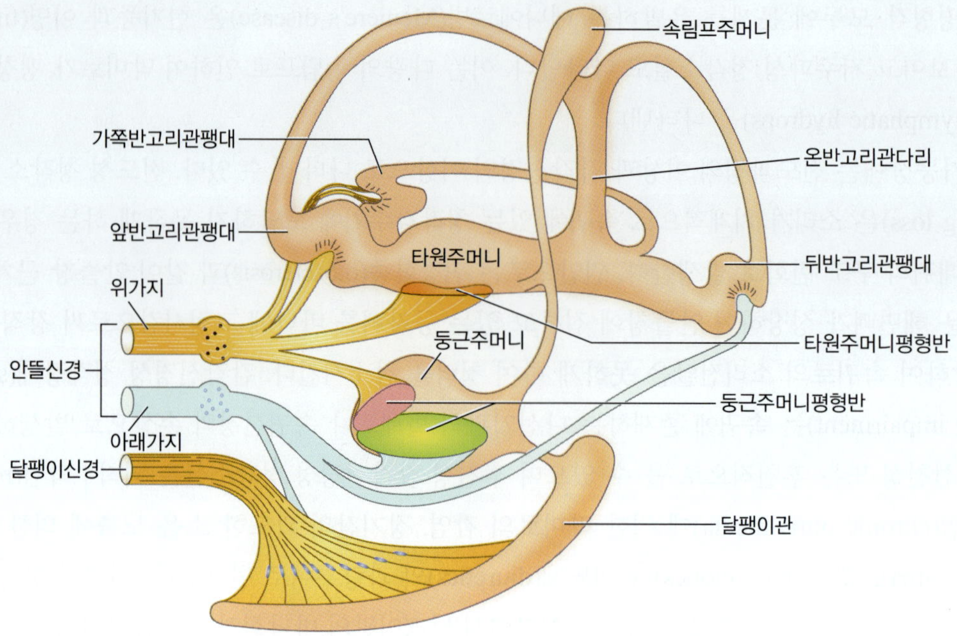

그림 18-32 속귀 막미로의 신경분포에 대한 모식도

안뜰신경은 타원주머니평형반, 둥근주머니평형반, 팽대능선에서 자극을 받아 중추로 전도하는 들신경섬유와 타원주머니평형반, 둥근주머니평형반, 팽대능선에 분포하는 뇌줄기유래의 날신경섬유로 이루어져 있다. 들신경섬유는 속귀길 내의 안뜰신경절(vestibular ganglion, 스카르파신경절; Scarpa's ganglion)에서 나온다. 신경절세포는 두극신경세포(bipolar neuron)로 중추성과 말초성 말이집신경섬유를 내며, 말초섬유다발은 위, 아래, 뒤가지의 안뜰가지로 나뉘게 되어, 위가지의 섬유는 타원주머니평형반과 앞반고리관팽대 및 외측반고리관팽대의 팽대능선에, 아래가지의 섬유는 둥근주머니평형반에, 뒤가지의 섬유는 뒤반고리관팽대의 팽대능선에 각각 분포한다. 고유판으로 들어온 들신경섬유는 여러 가지로 분지되어 바닥판으로 들어가면서 민말이집섬유로 되어 1형 털세포나 2형 털세포와 연접을 형성하고 있다. 신경절세포의 중추성 신경섬유다발은 속귀길에서 달팽이신경과 합쳐져 속귀신경으로 되어 대부분 다리뇌의 안뜰핵(vestibular nuclei)에 이르고 일부는 직접 소뇌에서 종지하기도 한다. 안뜰신경의 날신경섬유는 말이집신경섬유로 안뜰신경절 세포 사이를 거쳐 타원주머니평형반, 둥근주머니평형반, 팽대능선의 고유판으로 들어가며 바닥판을 통해 상피 내로 유입되면서 민말이집섬유로 바뀌게 된다. 일부 섬유는 2형 털세포의 바닥면에서 직접 연접을 형성하고 나머지는 들신경종말과 연접을 만든다.

달팽이신경은 달팽이축에서 뼈나선판 근처의 달팽이신경절(나선신경절, spiral ganglion)의 신경절세포에서 유래되어 나선기관으로부터의 청각정보를 뇌로 전달하는 들신경섬유와 나선기관에 분포하는 뇌줄기유래의 날신경섬유로 구성된다. 신경절세포에서 뇌로 나가는 섬유다발은 달팽이축의 중앙을 따라서 주행하고 달팽이의 바닥을 거쳐 속귀길로 유입되어 안뜰신경과 합쳐져 속귀신경을 만든다.

나선기관에 분포하는 신경섬유에는 달팽이신경절의 중추성 신경섬유 외에 뇌줄기의 위올리브복합체(superior olivary complex)의 신경세포에서 나오는 날신경섬유도 존재한다. 날신경섬유는 달팽이신경절의 주변에서 신경절속나선다발(intraganglionic spiral bundle)을 형성하고 다발로부터 방사상으로 나온 신경섬유는 뼈나선판의 끝으로 주행하여 속나선다발(inner spiral bundle)을 형성한다. 속나선다발에서 나온 일부 섬유는 속털세포와 연접을 만들고 나머지는 방사굴다발(radial tunnel bundle)을 형성하여 기둥세포 사이를 통해 나와 속굴을 거쳐 바깥털세포에 이른다. 이후에 들신경섬유와 같이 바깥털세포열을 따라 바깥나선다발을 만들고 바깥나선다발의 각 날신경섬유는 몇 가닥의 종말가지로 분지되어 바깥털세포와 연접을 형성한다. 나선기관에 분포하는 날신경섬유는 바깥털세포에 억제 작용을 하고 들신경섬유로의 속털세포에 대한 자극전달을 조절하는 것으로 생각된다. 나선기관에는 위목신경절(superior cervical ganglion)에서 나온 교감신경섬유도 존재하고 이 신경섬유는 나선기관의 혈관, 달팽이신경절과 혈관줄무늬의 모세혈관 등에 분포한다(그림 18-33).

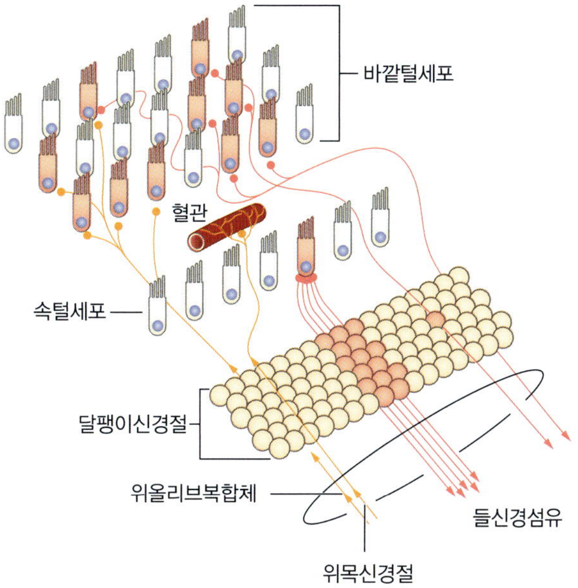

그림 18-33 나선기관의 신경분포에 대한 모식도. 적색선은 달팽이신경절(spiral ganglion)의 신경절세포에서 나온 들신경섬유이며, 주황색선은 날신경섬유로서 위올리브복합체(superior olivary complex)의 신경세포에서 나와서 털세포에 연접하는 날신경섬유와 위목신경절(superior cervical ganglion)에서 나온 교감신경섬유임

속귀의 혈관공급(blood supply)

속귀의 혈액공급은 앞아래소뇌동맥(anterior inferior cerebellar artery) 또는 뇌바닥동맥(basilar artery)에서 갈라져 나온 미로동맥(labyrinthine artery)을 통해 이루어진다. 미로동맥은 속귀에 분포하는 종말동맥이고 주위의 다른 동맥과 연결되지 않아 동맥에 문제가 생기면 속귀가 심각한 영향을 준다. 미로동맥은 속귀길 내에서 온달팽이동맥(common cochlear artery)과 앞안뜰동맥(anterior vestibular artery)으로 갈라진다. 온달팽이동맥은 다시 주달팽이동맥(main cochlear artery)과 안뜰달팽이동맥(vestibulocochlear artery)으로 분지되고 앞안뜰달팽이 동맥은 뒤안뜰동맥(posterior vestibular artery)과 달팽이가지(cochlear branch)로 분지된다. 주달팽이동맥은 달팽이의 바닥부분을 제외한 나머지 3/4 부분에 분포하고 달팽이가

지는 달팽이의 바닥 쪽 1/4 부분에 혈액을 공급하며, 다시 방사상으로 분지되는 세동맥은 나선판가장자리와 달팽이관의 바깥면에 혈액을 공급한다. 동맥의 박동이 나선기관에 영향을 주지 않기 위해 바닥막과 대부분의 안뜰막에는 혈관의 분포가 없으며 나선기관의 감각털세포에 공급되는 산소와 영양분은 주위 조직으로부터의 확산을 통해 이루어진다. 앞안뜰동맥은 타원주머니평형반, 둥근주머니평형반의 일부, 위반고리관과 가쪽반고리관의 팽대능선 등에 분포하고 뒤안뜰동맥은 둥근주머니평형반과 뒤반고리관의 팽대능선에 혈액을 공급한다(**그림 18-34**).

속귀의 정맥에는 달팽이와 일부 안뜰기관으로부터 혈액을 모으는 달팽이수도관정맥(vein of cochlear aqueduct)과 대부분의 안뜰기관의 혈액이 흘러들어오는 안뜰수도관정맥(vein of vestibular aqueduct)이 있다. 달팽이의 혈액은 우선 앞나선축정맥(ante-rior spiral modiolar vein)과 뒤나선축정맥(posterior spiral modiolar vein)으로 흘러가고 두 정맥은 달팽이의 바닥 근처에서 온달팽이축정맥(common modiolar vein)으로 합쳐진다. 일부의 위반고리관, 가쪽반고리관, 타원주머니 등에서 나온 앞안뜰정맥(anterior vestibular vein), 뒤반고리관과 둥근주머니에서 나온 뒤안뜰정맥(posterior vestibular vein), 달팽이창을 돌아 나온 달팽이창정맥(vein of cochlear window)은 안뜰달팽이정맥(vestibulocochlear vein)으로 합쳐진다. 달팽이에서 나온 온달팽이축정맥과 일부 안뜰기관에서 나온 안뜰달팽이정맥이 달팽이수도관정맥으로 하나가 되며 아래바위정맥굴(inferior petrosal sinus)로 연결된다. 대부분의 반고리관, 속림프관, 속림프주머니에서 나온 혈액은 안뜰수도관정맥을 통해 구불정맥굴(sigmoid sinus)로 흐르게 된다(**그림 18-34**).

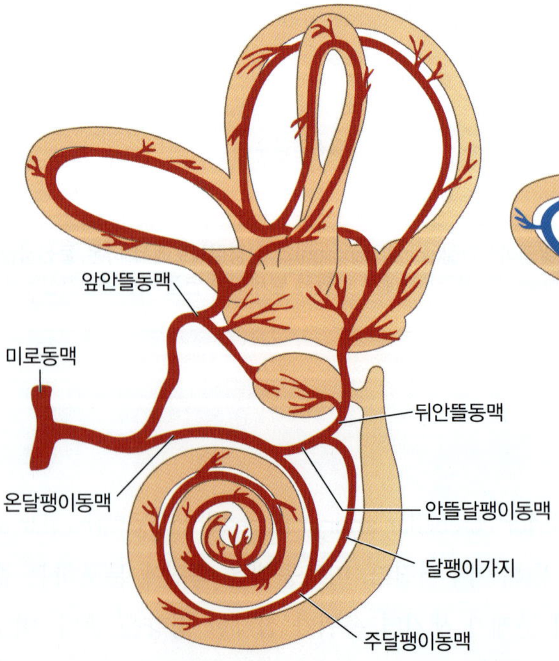

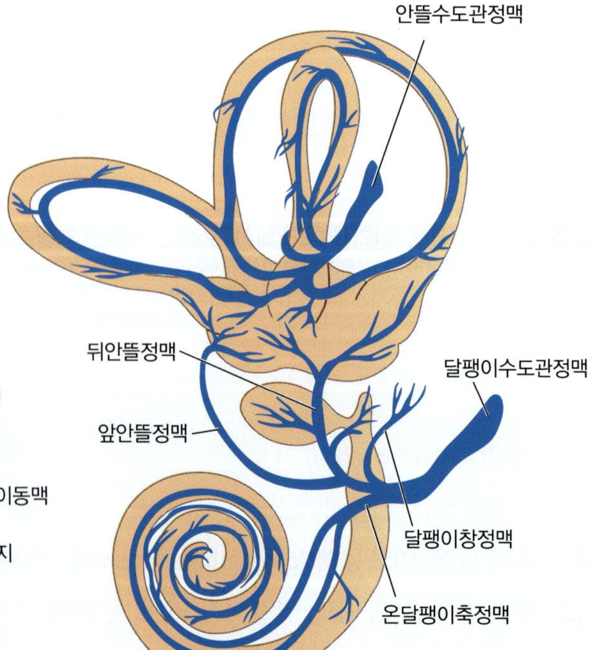

그림 18-34 속귀의 막미로에 분포하는 동맥(A)과 정맥(B)의 모식도

Chapter

19 외피계통(Integumentary System)

학습목표
Learning Objective

1. 피부와 그 부속기관의 일반구조와 기능에 대하여 설명한다.
2. 표피의 층과 세포의 종류를 열거하고, 각 세포의 특징을 설명한다.
3. 진피의 구조를 설명한다.
4. 피부에 분포하는 신경종말의 구조 및 그 기능적 특징에 대하여 비교 설명한다.
5. 피부색을 결정짓는 요인에 대하여 설명한다.
6. 손톱의 구조에 대하여 설명한다.
7. 털의 구조에 대하여 설명한다.
8. 털주머니의 구조에 대하여 설명한다.
9. 털 발생 및 성장에 대하여 설명한다.
10. 피부샘의 종류와 구조에 대하여 설명한다.

외피계통(integumentary system)은 외부로부터 몸을 보호하는 일차방어기구의 하나로 몸의 전체를 덮고 있는 피부(skin)와 피부부속물(skin appendage)로 이루어지며, 피부부속물은 털(hair), 손발톱(nail), 기름샘(피지샘 sebaceous gland), 땀샘(sweat gland) 등을 포함한다. 이 중 땀샘은 대부분이 샘분비샘(eccrine gland)에 속하지만 겨드랑이땀샘과 같은 부분분비샘(apocrine gland)에 속하는 샘도 있으며, 젖샘(mammary gland)과 같이 일종의 변형된 부분분비땀샘도 존재한다. 젖샘은 남성과 여성에 모두 있으나 남성에서는 흔적기관으로 남아 있고 여성에서는 잘 발달하여 생식활동에 중요한 역할을 한다. 피부부속물은 배아의 발생과정에서 외배엽이 그 밑의 중배엽으로 함입되어 발생한다.

피부(skin)

피부는 신체에서 가장 무거운 기관으로 체중의 약 16%를 차지하며, 성인에서 그 표면적은 1.2~2.3 m^2이다. 피부의 두께에 따라 털난피부(hairy skin)인 얇은피부(thin skin)와 민털피부(nonhairy skin, glabrous skin)인 두꺼운 피부(thick skin)로 나뉜다(**그림 19-1**). 피부 전체의 두께는 신체의 부위에 따라 다르다. 얇은 피부(표피)의 두께는 70~150 μm이나 두꺼운 피부의 두께는 400~1,500 μm에 이르다. 피부는 입술, 코안뜰, 눈꺼풀, 항문, 소음순, 귀두에서와 같이 점막피부연결부위(mucocutaneous junction)를 통해 점막과 연결되기도 한다.

두꺼운 피부인 손바닥(palm)과 발바닥(sole)의 피부에는 피문(dermatoglyphics)이라고 하는 독특한 구조가 존재하고 발생 13주 태아의 손가락 끝에서 처음 나타나며, 그 후 손바닥과 발바닥에서도 형성된다. 이것은 피부능선(dermal ridge, 각질표피능선; horny epidermal ridge)과 피부고랑(cutaneous groove, skin sulcus, 표피고랑; epidermal groove)의 배열에 따라 만들어지며, 특히 손가락의 바닥쪽에 형성된 것을 지

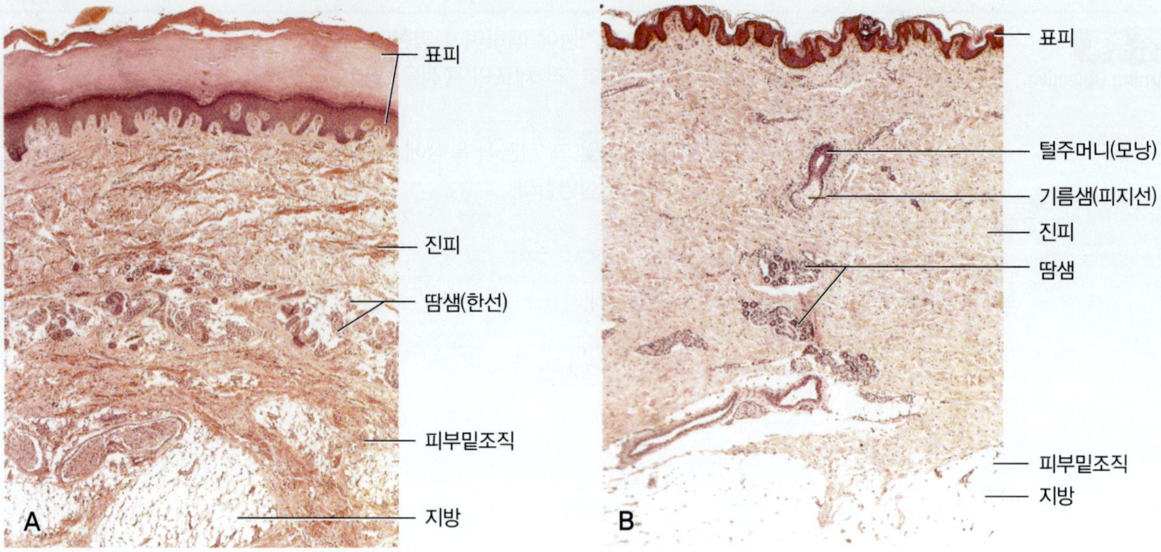

그림 19-1 사람의 두꺼운피부(thick skin)와 얇은피부(thin skin) 사진. 피부 부위에 따라 표피 각질층의 두께와 진피유두의 형성 양상이 특징적으로 다름. **A.** 손가락의 바닥쪽 피부(H&E 염색, 40배), **B.** 볼기의 피부(H&E 염색, 40배)

문(fingerprints)이라 한다. 피문은 고리(loop), 아치(arch), 소용돌이(whorl) 형태를 보이고 개인적인 차이가 있기 때문에 법률적, 의학적, 체질 인류학적(anthropologic) 연구에서도 중요하게 이용된다. 피부는 외배엽(ectoderm)에서 기원한 상피층인 표피(epidermis)와 중배엽(mesoderm)에서 기원한 결합조직층인 진피(dermis)로 구성된다. 표피와 진피가 맞닿아 있는 부분은 불규칙하며, 진피 쪽으로 돌출된 표피부분인 표피능선(epidermal ridge)과 표피 쪽에서 진피 쪽으로 융기된 진피부분인 유두(papillae)가 서로 깍지 낀 손가락모양으로 맞물려 있다. 입체적으로 볼 때, 이러한 깍지 낀 형태는 얇은 피부에서는 쐐기(peg)와 그에 맞물리는 소켓(socket) 모양으로 나타나고 두꺼운 피부에서는 이랑(ridge)과 고랑(groove)의 형태로 나타난다. 표피에서 기원한 부속구조로는 털, 손톱, 기름샘(sebaceous gland), 땀샘(sweat gland) 등이 있다. 진피의 바로 아래에는 피부밑조직(hypodermis)이 위치하며, 이 조직은 주로 지방세포가 모여 지방층을 이룬 성긴결합조직이다. 피부의 진피와 피부밑조직은 뚜렷한 경계는 없지만 진피에는 결합조직섬유가 주를 자치하고 있는 반면에, 피부밑조직에는 지방조직으로 이루어져 있다는 것이 다르다. 피부밑조직은 육안 · 해부학적으로 얕은근막(superficial fascia)으로 불린다.

피부의 바깥층은 물을 투과시키지 않아 신체 내부의 수분이 과도하게 증발되는 것을 막아주며, 이에 따라 진화과정에서 동물이 육상생활을 할 수 있게 되었다. 피부는 외부 환경과 끊임없이 접촉하는 감각수용기로 작용하며 몸을 충격과 마찰로 생기는 손상으로부터 보호해 준다. 멜라닌(melanin)은 표피 세포에서 생성 및 저장되는 색소로 자외선(ultraviolet ray)으로부터 신체를 보호한다. 피부에 있는 샘, 혈관, 지방조직은 체온조절(thermoregulation), 체내물질대사, 노폐물 배설 등에 관여한다. 피부가 햇빛에 노출되면, 피부에서 합성된 전구체로부터 비타민 D_3 (vitamin D_3)가 생성된다. 피부는 탄성이 있어 부종(edema)과 임신(pregnancy) 등으로 피부가 늘어나야 하는 경우 넓어진 표면을 덮을 수 있다.

표피(epidermis)

표피는 외부에 노출되고 있는 피부의 상피층으로 각질중층편평상피로 구성되며, 멜라닌세포(melanocyte), 랑게르한스세포(Langerhans' cell), 촉각세포(Merkel's cell, 메르켈세포)도 존재한다. 표피의 표면에는 크고 작은 다양한 주름이 존재하며 특히 손발바닥에는 피부능선과 피부고랑에 의한 독특한 형태의 피문이 존재한다. 또한 진피와 접하는 표피의 바닥면도 다양한 형태의 표피능선(epidermal ridge)이 존재하며, 표피능선은 그 아래의 진피능선(dermal ridge)과 접해 있다. 진피능선에는 진피유두(dermal papilla)라는 표피쪽으로 올라와 있는 진피의 구조도 관찰할 수 있다(그림 19-1). 표피의 두께, 각화 정도, 표피능선의 형태는 피부의 부위에 따라 다르고 손발바닥을 제외한 대부분의 피부에서 표피의 두께는 0.07~0.15 mm이며, 손바닥과 발바닥의 두께는 각각 0.8 mm, 1.4 mm 정도이다.

각질화되는 표피세포인 각질세포(keratinocyte)는 바닥막에 접해 있는 미분화성 줄기세포의 분열에 의해 끊임없이 생겨나고 이들 세포들은 표면 쪽으로 이동하면서 각화되며, 각화된 세포는 표피의 표면에서 떨어지게 된다. 표피에서는 이런 각질세포들의 생성, 분화, 탈락과정에서의 형태 변화에 의하여 바닥막에서부터 바닥층, 가시층, 과립층, 투명층, 각질층의 다섯 층으로 분류할 수 있다(그림 19-2, 3). 사람에서 표피는 대개 15~30일마다 교체되며 이는 나이, 신체의 부위, 영양 등 기타 요인에 따라 달라질 수 있다.

바닥층(stratum basale, stratum germinativum, basal layer)은 진피와 표피가 맞닿아 있는 부위의 바닥막 위에 위치하는 한 층의 세포층으로, 호염기성인 낮은 원주세포 또는 입방세포로 구성되어 있다. 이 세포들의 장축은 바닥판에 대해 수직방향으로 놓여 있다. 이 층에는 부착반(부착반점, desmosome)이 세포의 외측면과 윗면에 매우 잘 발달되어 있어 세포들을 단단히 결합시켜 준다. 반부착반(반부착반점, hemidesmosome)은 세포의 바닥면을 이루는 형질막에 존재하며, 바닥막과 바닥층의 세포들이 결합하는데 도움을 준다. 바닥층의 각질세포인 바닥세포(basal cell)는 층 내의 줄기세포 분열에 의하여 형성되고, 분열된 세포들은 바로 위층으로도 이동하여 표피의 세포들이 계속적으로 교체될 수 있게 한다.

가시층(stratum spinosum, spinous layer)은 가시세포층(prickle cell layer)이라고도 하고 바닥층에서 이주한 각질세포들이 중첩되어 2~10층으로 이루어진 층으로 각질세포를 가시세포(prickle cell, spinous cell)라 부른다. 가시세포는 바닥세포에 비해 크고, 표면 쪽으로 옮겨가면서 입방형, 다각형 또는 약간 편평한 세포로 점차 바뀌게 된다. 가시세포의 표면에는 많은 세포질돌기인 가시돌기(prickle, spine)가 여러 방향으로 뻗어 있다. 세포질 돌기에는 미세섬유다발이 잘 발달되어 있고 돌기의 끝에는 부착반에 의해 다른 돌기와 견고하게 연결되어 있다. 바닥층 쪽에 있는 가시세포의 사이에는 비교적 넓은 세포사이공간이 형성되어 있고, 이 공간은 상피의 표면 쪽으로 가면서 좁아져 세포들이 서로 근접해 있다.

과립층(stratum granulosum, granular layer)은 납작한 다각형의 각질세포가 일반적으로 3~5층을 이루고 있지만, 얇은 피부의 경우는 단지 1~2 세포층으로 되어 있다. 각질세포는 납작한 핵을 가지고 있고 세포질에는 강한 호염기성을 보이는 많은 각질유리과립(keratohyalin granule)이 들어 있다. 이들 과립 내에는 생화학적으로 시스틴을 함유한 단백질과 히스티딘(histidine)이 풍부한 인산화 단백질로 이루어진 것

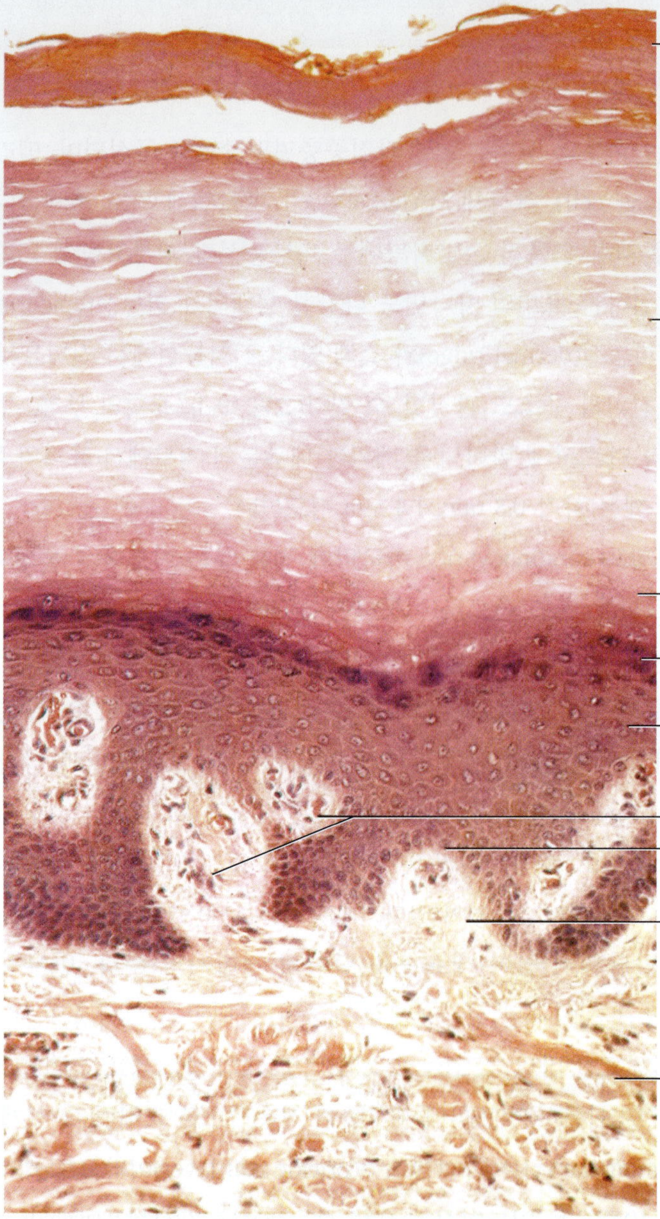

그림 19-2 두꺼운피부의 수직단면 모식도. 표피에서 표면쪽으로부터 각질층, 투명층, 과립층, 가시층, 바닥층이 뚜렷이 구별됨

으로 분석되었다. 각질유리과립에는 인산기가 많아 강한 호염기성으로 나타난다. 과립층의 세포를 전자현미경으로 관찰하면 막으로 둘러싸인 막덮인과립(membrane coating granule, 층판소체; lamellar body)이 특징이다. 이 과립은 크기가 작고(0.1~0.4 μm) 난원형 또는 막대 모양이며, 그 내부에는 지질이 중층으로 구성된 층판구조가 있다. 과립은 세포막과 융합하여 그 내용물을 과립층의 세포사이공간으로 내보낸다. 이와 같이 방출된 물질은 세포들 사이에 판모양으로 축적되며 여기에는 지질이 함유되어 있다. 이 물질은 세포 사이 시멘트물질(intercellular cement substance)과 유사한 기능을 하며, 피부에 외부물질이 스며드는 것을 막아주는 장벽의 역할을 하여 매우 중요한 봉합효과를 나타낸다.

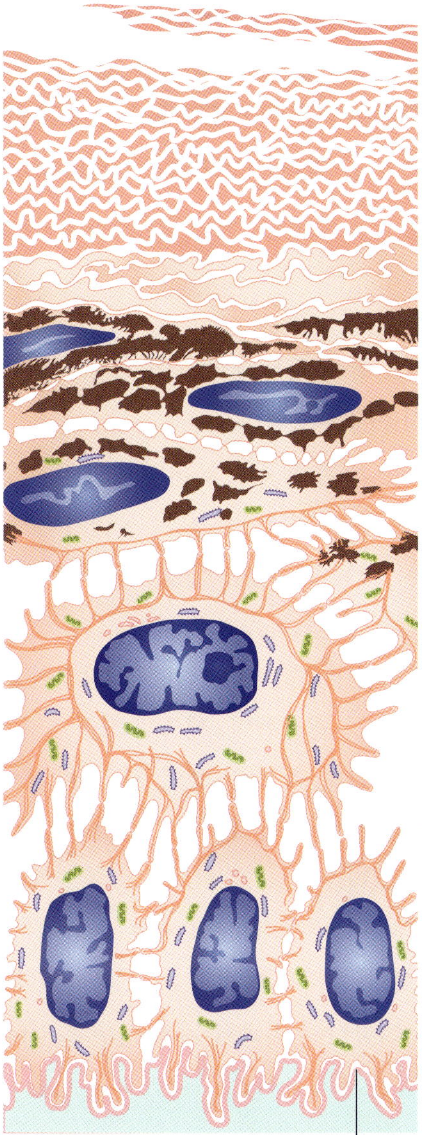

그림 19-3 두꺼운피부 표피의 모식도. 일반적으로 5개 층으로 나눌 수 있음

투명층(stratum lucidum, lucid layer, clear cell layer)은 얇은 피부에서는 형성되지 않으나 두꺼운 피부에서 보다 뚜렷하게 나타나며, 매우 편평한 호산성 세포들로 구성된 얇고 투명한 층이다. 이 층에는 핵과 거의 모든 소기관들이 소실된 매우 납작한 각질세포가 4층 내외로 쌓여 있으며, 각 세포의 세포질은 각질유리과립들이 융합하여 형성된 각질(keratin)로 차 있다. 이웃한 세포 사이에서는 부착반이 뚜렷하게 관찰된다.

각질층(stratum corneum, corneal layer, horny layer)은 매우 납작하게 각화된 세포가 중첩되어 이루어진 층으로 두꺼운 피부에서는 수십 층의 세포층으로 이루어져 있지만, 얇은 피부에서는 단지 2~3개의 세포층으로 구성된다. 이 층의 각질세포는 핵과 세포소기관이 완전히 소실되어 있고 세포질은 각질로만 채워지며, 세포막도 더욱 두꺼워져 있다. 이런 세포는 뿔세포(horny cell)라고도 하며, 세포들의 좁은 세포사이공간은 과립층의 각질세포에서 합성 방출된 지방질이 풍부한 물질로 채워져 있어 완전한 방수벽(water barrier)을 만들고 있다. 각질층과 구별하여 각질층의 표면에서 낱개로 또는 여러 개의 납작한 각질세포가 붙어서 얇은 판상 조각으로 떨어지는 층을 박리층(탈락층, stratum disjunctum)으로 분류하기도 한다.

표피의 세포(cells of epidermis)

표피의 주된 세포는 각질세포이지만 그 밖에 독특한 형태와 기능을 수행하는 멜라닌세포, 랑게르한스세포, 메르켈세포가 주로 바닥층과 가시층에 분포한다.

각질세포(keratinocyte)는 표피를 이루는 주된 세포로 표피의 바닥층에 있는 줄기세포가 유사분열에 의해 만들어지고 새롭게 생겨난 각질세포는 표피의 표면 쪽으로 올라가면서 분화, 성숙, 탈락하게 된다. 따라서 각 층의 각질세포의 형태는 층마다 다른 모습을 보여준다. 바닥층의 각질세포인 바닥세포는 낮은 원주형 또는 입방형으로 이질염색질이 풍부한 큰 핵을 가지고 있으며, 세포질에는 작은 골지복합체, 소수의 난원형 미토콘드리아, 소수의 과립세포질내그물, 많은 리보솜, 당김원섬유 등이 존재한다. 핵상부에는 멜라닌세포로부터 받은 소수의 멜라닌과립도 관찰된다. 세포의 가장자리는 매우 불규칙하여 바닥면에서는 몇 개의 짧고 불규칙한 바닥돌기가 진피 쪽으로 뻗어 있고 바닥세포막의 여러 곳에 반부착반(hemidesmosome)을 형성하고 있다. 가쪽면에도 다양한 형태의 가쪽돌기가 존재하고 이웃 세포들의 것과 부착반(desmosome)에 의해 결합되어 있다.

가시층의 각질세포인 가시세포는 바닥세포에 비해 크고 세포 표면에는 다양한 형태의 돌기인 가시가 여러 방향으로 나오며, 가시의 끝은 이웃 가시세포의 것과 서로 부착반에 의해 견고하게 연결되어 있다. 세포와 세포 사이에는 불규칙한 세포사이공간이 비교적 넓게 이루고 있다. 핵은 대체로 큰 편으로 많은 핵막함입이 관찰되고 세포소기관의 발달은 미약하지만 부착반과 관련된 당김원섬유들이 널리 분포하며, 멜라닌과립도 세포질에 산재해 있다.

과립층의 가시세포는 납작한 형태로 가시층의 것보다 작고 세포질돌기가 짧으며, 세포사이공간도 좁게 나타난다. 세포의 핵은 긴 난원형으로 이질염색질이 농축되어 있고 세포소기관은 대부분이 현저히 감소해 있으며, 농축된 당김원섬유, 다수의 막덮인과립과 각질유리과립(keratohyalin granule) 등으로 채워져 있다. 특수한 분비과립인 막덮인과립(membrane coating granule, 층판소체; lamellar body)은 직경이 0.1~0.4 μm인 난원형으로 단위막에 의하여 싸여 있고, 안에는 약 3 nm 두께의 치밀층판이 치밀하게 싸여 있다. 과립 내에는 글리코스핑고리피드(glycosphingolipid), 인지질(phospholipid), 세라미드(ceramide)가 함유되어 있다. 막덮인과립은 골지복합체에서 만들어진 다음 그 내용물이 배출작용으로 과립층 사이 또는 과립층과 각질층 사이의 세포사이공간으로 분비된다. 가시층에서 표면으로 갈수록 가시세포는 더욱 납작해지고 핵과 세포질이 보다 치밀해지고 막덮인과립도 많아진다. 각질유리과립은 막으로 싸여 있지 않은 불규칙한 형태의 치밀한 구조로 크기는 대략 0.2~5 μm이며, 안에는 필라그린(filaggrin)과 트리코히알린(trichohyalin)이 존재한다. 이 단백질은 케라틴 잔섬유를 케라틴원섬유로 응집시키는 기능이 있어 물렁각질(연각질, soft keratin)을 만들고 이것이 세포질에 채워짐에 따라 과립층세포가 각질세포로 바뀌게 된다.

투명층의 각질세포는 매우 납작하고 세포막의 두께가 약 12 nm로 두꺼워져 있다. 각질세포는 핵과 거의 모든 세포소기관이 사라지고 각질유리과립은 서로 융합하여 물렁각질을 만든다. 물렁각질은 비수용성 단순단백질(경단백질, hard protein)로 안에는 직경이 약 8 nm인 당김미세섬유(tonofilament)가 포함되어 있다.

각질층의 각질세포는 핵과 세포소기관이 완전히 소실되어 생명력이 없는 매우 납작한 세포로 세포질은 물렁각질로 채워져 있으며, 세포막도 더욱 두꺼워져 있다. 세포사이의 좁은 세포사이공간은 막덮인과립에서 분비된 물질로 채워져 완전한 방수벽을 만들고 있다. 각질층의 깊은 곳에 있는 각질세포는 구조가 다소 변해 있는 부착반(desmosome)에 의해 서로 연접을 이루고 있으나 표면으로 올라오면서 세포사이의 연접부위가 분리되기 시작하고, 이 층의 표층에서는 분리된 세포들이 탈락하게 된다.

각질화(각화, keratinization)는 살아 있는 각질세포가 위로 이동하면서 점점 생명력이 없는 세포로 분화하는 과정에서 발생하고 이 과정은 합성기(synthetic phase)와 퇴화기(degradative phase)의 두 단계로 나눈다. 합성기는 각질세포가 바닥층으로부터 과립층으로 이동하면서 당김미세섬유, 각질유리과립, 막덮인과립 등을 만드는 과정이다. 퇴화기에는 각질세포 내의 특수 효소의 활동으로 핵과 대부분의 소기관들이 파괴되어 소실되지만 당김원섬유와 각질유리과립은 변하지 않은 상태로 남아 있게 되며, 이들 각질유리과립이 서로 합쳐지고 당김원섬유와 결합하면서 물렁각질을 형성하여 세포질을 채우게 된다. 사람의 표피에서 하나의 바닥세포가 각화과정을 거쳐 각질층의 표층까지 이르는 데 걸리는 기간은 15~30일이며, 주기적으로 각질세포가 계속 교체된다.

투과관문(permeability barrier)은 과립층세포에서 세포사이공간으로 분비하는 막덮인과립의 분비물질로 형성된다. 막덮인과립의 합성은 표면 위쪽의 가시세포에서 합성되기 시작하여 과립층세포로 올라오면서 과립들이 매우 많아진다. 과립층세포의 막덮인과립은 배출작용에 의하여 과립층 사이 또는 과립층과 각질층 사이의 세포사이공간으로 분비된 후 그곳에 축적되어 뭇층판지방질층(multilamellar lipid layer)을 만들게 된다. 이를 통해 체액의 손실과 수분이 침투하는 것을 방지하는 투과관문을 형성한다. 각질층 세포의 세포막에는 인볼루크린(involucrin), 뭇프로린함유 작은단백질(small proline rich protein), 로리크린(loricrin) 등의 단백질 복합체, 각질(keratin), 필라그린(filaggrin)이 결집되어 형성된 각질세포막(cornified cell envelope)이 존재한다(그림 19-4). 각질세포막은 인볼루크린을 통해 그 위쪽에 형성된 뭇층판지방질층과도 잘 결합되어 있고 그 아래의 세포막 내면에 형성된 각질-필라그린복합체(keratin filaggrin complex)와도 밀접한 관련이 있다. 이렇게 형성된 뭇층판지방질층, 각질세포막, 각질-필라그린복합체는 과립층의 각질세포 사이에 있는 치밀이음(tight junction)과 더불어 완전한 방수벽(water barrier, 상피투과장벽; epidermal permeability barrier)을 만들고 있다(그림 19-4).

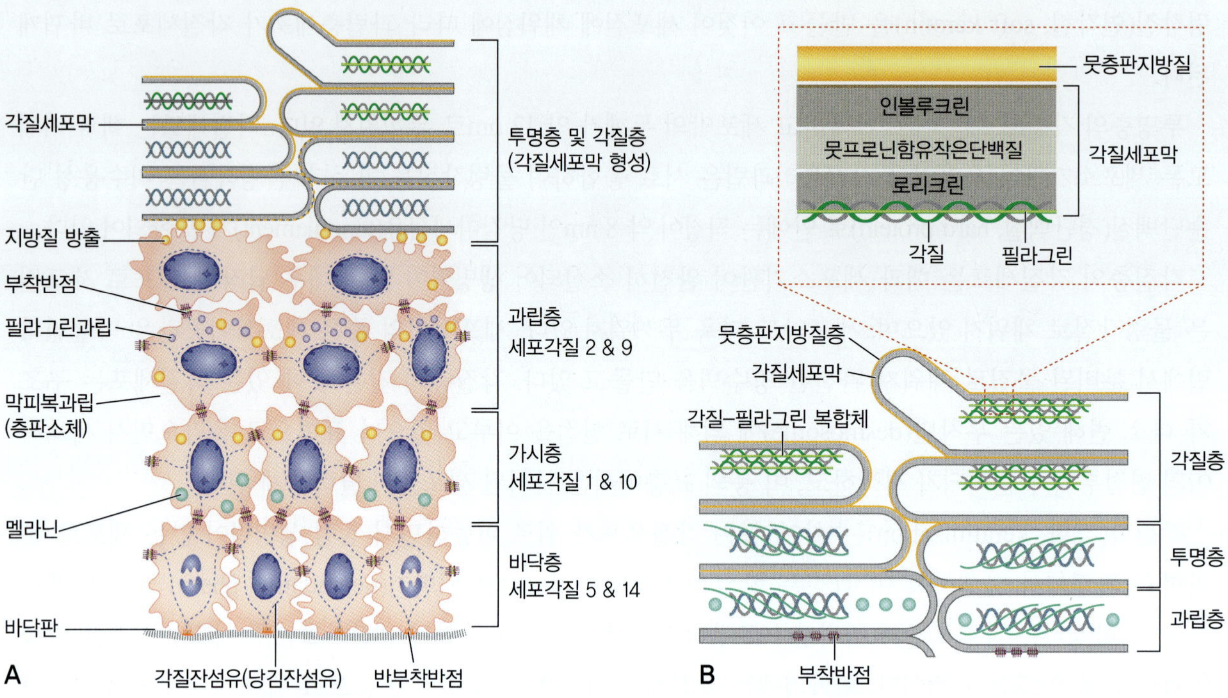

그림 19-4 각질세포의 분화(A)와 상피투과장벽의 형성에 대한 모식도(B)

멜라닌세포(melanocyte)

피부의 색은 여러 인자(factor)로 결정되지만, 가장 중요한 인자는 멜라닌과 카로틴(carotene)의 양, 진피에 있는 혈관의 수와 혈관 내 혈액의 색깔로 좌우된다. 즉, 멜라닌(melanin)에 의한 흑갈색, 진피 속 모세혈관을 흐르는 혈액의 산화한 헤모글로빈(hemoglobin)이 투시되어 나타나는 적색, 음식을 통해 유입되어 축적된 카로틴에 의한 황색 등에 의해 결정된다. 이 중에서 단지 멜라닌만이 피부의 멜라닌세포(melanocyte)에서 생산되며, 이 세포는 표피의 바닥층, 진피, 털주머니 등에 산재해 있다(그림 19-5).

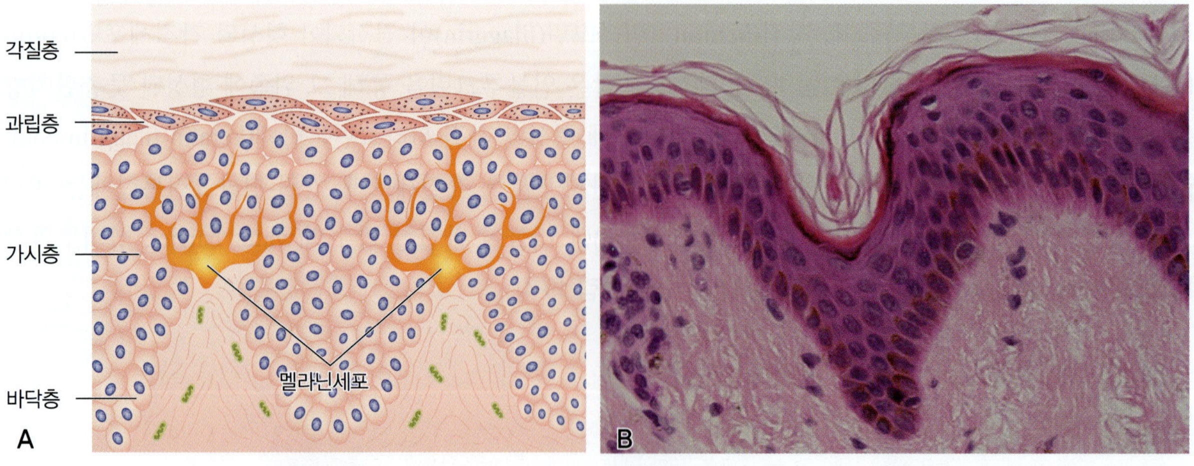

그림 19-5 멜라닌 세포. A. 모식도, B. 조직학적 사진(H&E 염색, 400배)

표피의 멜라닌세포는 피부의 발생과정에서 신경능선으로부터 유래한 전구세포가 표피 내로 들어와 독특하게 분화한 세포로 원형 또는 난원형의 핵을 가지고 다양한 세포질돌기를 내고 있는 불규칙한 모양이며, 세포는 부분적으로 바닥막에 접해 있다. 세포질돌기는 가시층의 각질세포 사이로 뻗어 올라간다.

세포질에는 다수의 작은 미토콘드리아, 잘 발달한 골지복합체, 소수의 짧은 과립세포질내그물, 미세섬유다발, 리보솜 등의 소기관이 존재하고 멜라닌합성에 관여하는 소기관인 멜라닌소체(melanosome)와 이 멜라닌소체로부터 형성된 멜라닌과립(melanin granule)이 산재해 있다. 멜라닌세포는 표피 내에서 이웃하고 있는 어떤 세포와도 연접장치를 형성하고 있지 않다. 멜라닌세포에서 멜라닌과립의 형성은 리보솜에서 합성된 미세섬유 모양의 티로시나제(tyrosinase)가 과립세포질내그물을 통해 골지복합체의 소포 내에 축적된 후, 소포가 세포바탕질로 유리되어 풋멜라닌소체(premelanosome)로 되면서 이루어진다. 풋멜라닌소체는 점차 커져서 난원형 또는 방추형으로 변하게 되고 티로시나제 미세섬유가 나선상으로 꼬이면서 소체의 장축에 평행하게 배열되어 드디어 멜라닌소체(0.2~0.5×0.1~0.5 μm)가 된다. 이 시기부터 티로시나제의 활성을 통해 티로신(tyrosine)이 3,4-디히드록시페닐알라닌(3,4-dihydroxyphenylalanine, DOPA)으로 전환되고 DOPA가 다시 멜라닌으로 바뀌게 되어 멜라닌소체의 바탕질에 축적되며, 계속적인 멜라닌 축적으로 멜라닌소체의 기질에 멜라닌이 차게 되면 비로소 멜라닌과립이 형성된다. 멜라닌과립은 세포체뿐만 아니라 세포질돌기의 끝부분으로 이동하여 분포하고 있다(그림 19-6).

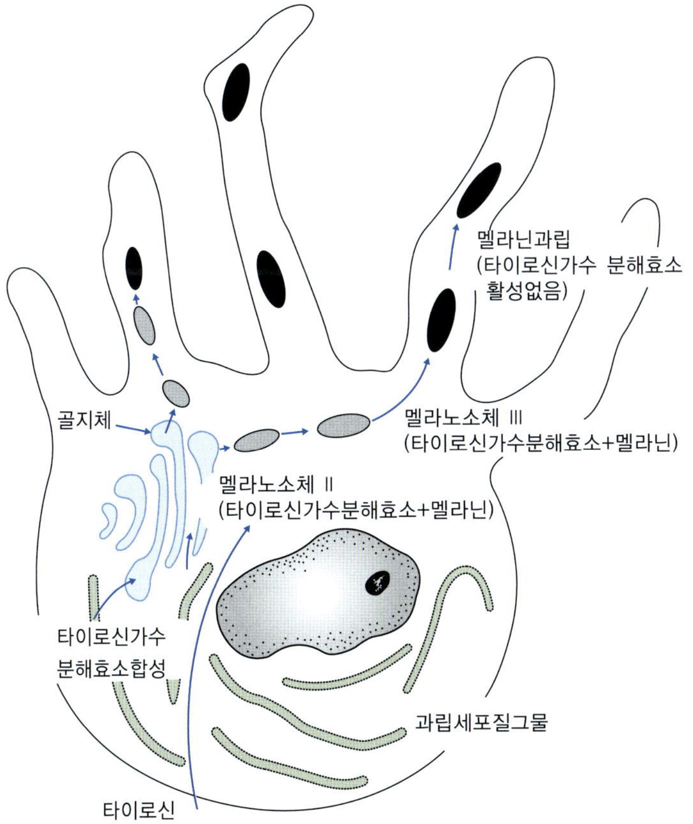

그림 19-6 멜라닌세포의 멜라닌합성(metanogenesis) 과정의 모식도

표피의 다른 각질세포에는 멜라닌합성에 필수인 티로시나제가 없지만 각질세포 내에 멜라닌이 존재하는 것을 보면, 이는 멜라닌세포에서 형성된 멜라닌과립이 세포분비(cytocrine secretion)에 의해 세포사이질로 배출되어 인접한 각질세포로 전해진 것이다(**그림 19-6**). 각질세포로 멜라닌이 전달되는 과정에 대한 기전은 아직 확실하지 않으나 우선, 멜라닌 과립이 들어 있는 멜라닌세포 돌기의 끝이 작은 소포의 형태로 떨어지게 된 다음, 이것을 이웃한 각질세포가 탐식하게 된 후에 세포질 내에서 소포막이 소실되어 멜라닌과립이 세포바탕질 내로 분포하게 되는 것으로 알려진다. 이와 같이 색소를 계속적으로 만들어 보내야 해서 멜라닌세포 내에는 이웃 각질세포보다 멜라닌과립이 적게 존재한다(**그림 19-7**).

바닥층의 멜라닌세포와 각질세포의 비율은 몸의 부위에 따라 달라 1 : 4에서 1 : 10 정도를 이룬다. 위팔(arm)과 넓적다리(thigh)의 표피에서의 멜라닌세포는 1,000개/mm^2 정도이고 음낭(scrotum)의 표피에서는 약 2,000개/mm^2이며, 얼굴과 목에서는 약 4,000개/mm^2로 가장 많이 관찰된다. 성별 또는 인종에 따라 단위면적당 존재하는 멜라닌세포의 수는 대체적으로 비슷하나, 멜라닌세포에서 생산되어 각질세포로 이동하는 멜라닌과립의 양의 차이가 나서 피부색이 다르게 나타난다(**그림 19-6**).

피부가 햇볕에 의한 그을림(darkening, tanning) 현상은 자외선(파장 290~320 nm)이 피부의 멜라닌세포에 물리화학적 반응을 일으켜 세포분비에 의한 각질세포로의 멜라닌 이동을 빠르게 하여 발생하거나 멜라닌합성 속도를 가속화시켜 멜라닌의 양이 증가하도록 한다. 부신의 겉질에서 분비되는 코르티솔(cortisol)이 부족하면 뇌하수체 전엽에서 부신겉질자극호르몬(ACTH)이 과다하게 분비되어 피부에서의 색소침착(pigmentation)을 증가시키게 되며, 이런 색소침착은 부신의 기능이상 질환의 하나인 애디슨병(Addison's disease)에서 관찰할 수 있다. 반대로 티로시나제의 활성이 없거나 티로신을 흡수하지 못하게 하여 멜라닌세포에서 색소가 합성되지 않는 경우도 있으며, 대표적으로 유전성 질환인 백색증(albinism)

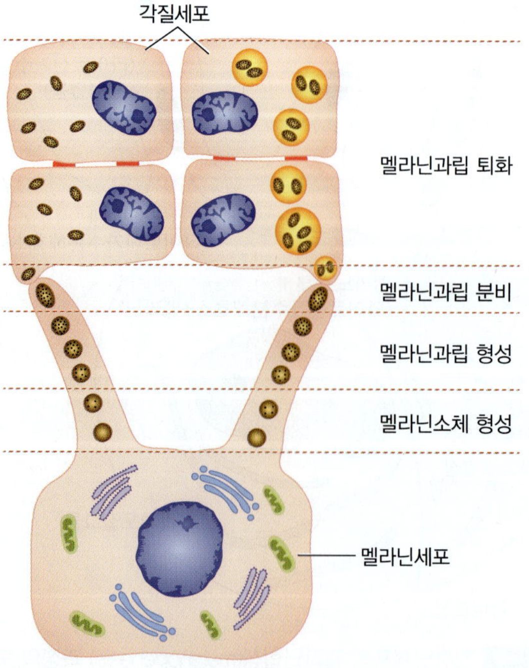

그림 19-7 표피의 멜라닌세포(melanocyte)에서 멜라닌과립의 형성과 각질세포의 세포분비(cytocrine secretion)에 대한 모식도

이 그 예이다. 이럴 경우 피부의 멜라닌 부재로 인해 햇빛의 자외선으로부터 보호되지 못하여 피부에 암종(carcinoma)이 발생할 가능성이 높다. 반면에 멜라닌세포가 퇴화하여 멜라닌이 소실되는 유전적 질병을 백반증(vitiligo)이라 한다.

랑게르한스세포(Langerhans' cell)

랑게르한스세포는 다양한 세포질돌기를 내고 있는 별모양의 세포로, 표피의 가시층(stratum spinosum)에서 주로 관찰되며 표피세포의 2~8%를 차지하고 있다(그림 19-8). 이들 세포는 표피에 1 mm^2당 400~1,000개 정도가 존재하고 이외에도 구강점막과 질점막에도 존재한다. 일반염색에 의해서는 관찰하기 어렵기 때문에 염화금법(gold chloride method)이나 면역조직화학염색법을 실시해야 감별할 수 있다(그림 19-8). 전자현미경으로 관찰하면 세포의 중심에 다양한 핵막함입이 있는 난원형의 핵이 있고, 세포질에는 약간의 일반 세포소기관 이외에 버벡과립(Birbeck's granule, 랑게르한스과립; Langerhans' granule, 랑게르한스소체; Langerhans' body)이라고 하는 특이한 구조물이 세포질 내에 산재해 있다. 랑게르한스과립은 단위막으로 싸여 있는 막대모양 또는 부채모양의 구조로 막대모양의 중심부에는 가늘고 긴 치밀선이 존재하고 치밀선의 수직방향으로는 미세한 가로무늬가 조밀하게 배열되어 있다. 부채 부위의 가장자리에는 가는 털 모양의 구조가 얇게 층을 이루고 있다. 과립은 골지체로부터 기원하고 세포막에 싸여 내용물이 세포사이공간으로 배출된다. 이 과립의 화학적 성상이나 기능은 아직 불명확하다. 이 세포는 상피 내 이웃하는 어떤 세포와도 연접장치를 형성하고 있지 않아 이동이 가능하다.

랑게르한스세포는 골수에서 기원하여 혈류를 따라 표피로 이주하여 특수하게 분화한 세포로 분열능력은 없고 골수로부터 계속적으로 공급된다. 랑게르한스세포는 항원제시세포(antigen presenting cells, APC)인 가지돌기세포(dendritic cell)의 하나로 항원을 탐식하여 표피에서 림프관을 거쳐 말초림프기관으로 이동한다.

항원을 탐식한 세포는 세포 내에서 항원을 처리한 후 특이항원단백(펩티드)을 MHC 분자에 결합하여 세포표면에 발현하여 특이항원을 T 세포에 제공한다. 항원을 제시받은 감작된 림프구는 피부로 이주하

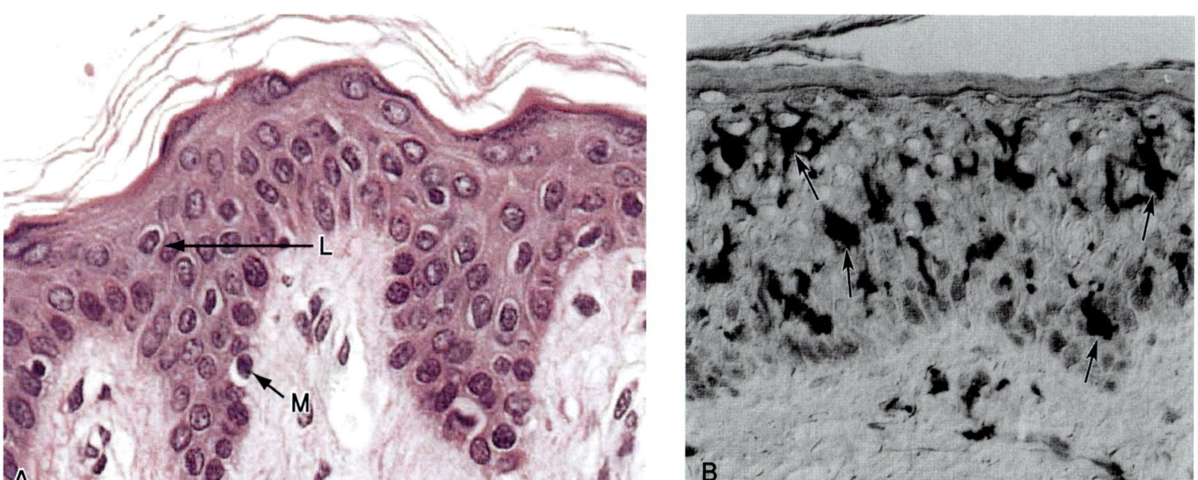

그림 19-8 사람 피부의 랑게르한스세포(Langerhans' cell). A. 조직학적 사진(H&E 염색, 400배). B. 면역조직화학 염색 사진(CD1a 항체를 이용한 면역염색, 400배). 표피의 가시층에는 세포질돌기를 뻗고 있는 랑게르한스세포가 관찰됨

여 변화된 세포를 공격하여 알레르기성 피부염(allergic dermatitis) 등 접촉성 과민반응(contact hypersensitivity reaction)을 유발하게 된다.

메르켈세포(촉각세포, Merkel's cell)

메르켈세포는 뚜렷한 핵소체와 세포 중심부에 핵을 가지고 세포질 돌기를 가지고 있지 않은 원형 또는 난원형의 세포로 변형된 각질세포이다. 이 세포는 핵이 심하게 함입되어 불규칙한 형태의 핵이 있고 세포질에는 다수의 긴 미토콘드리아, 골지복합체, 소수의 짧은 과립세포질내그물과 리보솜, 미세섬유다발 등의 세포소기관이 있다. 특히 바닥부의 세포질에는 다수의 원형 분비과립(80~100 nm)이 잘 발달되어 있고 과립은 단위막으로 싸여 있으며, 과립내부는 높은 전자밀도를 보이는 동질성 바탕질로 이루어져 있다. 메르켈세포의 바닥면을 제외한 나머지 부위에는 부착반을 통해 주변의 각질세포와 여러 곳에서 연접을 이루고 있다. 특히 매끈한 바닥면에는 촉각 신경섬유종말인 메르켈원반(Merkel's disc)은 신경섬유가 표피로 들어오면서 말이집이 없어지고 메르켈세포의 바닥에서 원반형으로 확장되어 메르켈세포와 넓게 접촉하여 메르켈세포-축삭복합체(Merkel cell-neurite complex)를 형성하게 된다. 이는 기계수용기(mechanoreceptor)로서의 역할을 한다. 메르켈원반에는 많은 미토콘드리아와 약간의 당원입자만이 존재하고 연접소포와 같은 구조물은 관찰되지 않는다. 복합체에서는 특별한 연접구조를 관찰할 수 없으며 단순히 서로 접해 있는 것이다. 모든 표피의 바닥층과 깊은 가시층에 한 개씩 산재해 있으며, 특히 코끝과 손가락의 표피에 잘 나타나지만 입점막의 상피 속에서도 다수 관찰된다.

메르켈세포의 기능은 명확하게 알려져 있지 않으나, 위장관과 호흡기도의 점막상피에 있는 신경내분비세포처럼 이웃 표피세포의 활동을 조절하는 곁분비기능을 하는 것으로 추측하고 있지만 신경수용기세포(neuroreceptor cell)로써의 가능성도 제시된다.

진피(dermis)

진피는 표피를 지지해 주고, 표피를 그 아래층에 있는 피부밑 조직과 결합시켜 주는 결합조직층이다. 진피의 두께는 신체의 부위에 따라 다양하여 눈꺼풀과 귀두에서는 약 0.6 mm로 얇지만, 손발바닥에서는 3 mm 이상(평균 2 mm) 되는 두꺼운 곳도 있다. 보통 몸통과 팔다리의 배쪽이 등쪽보다 더 얇고, 여성이 남성보다 더 얇다. 진피의 표면에는 표피와 맞닿아 있는 부분인 표피능선(epidermal ridge)이 있으며, 진피의 일부분이 능선의 사이로 올라간 부위를 진피유두(dermal papilla)라 부른다(그림 19-9). 얇은피부는 일반적으로 진피유두가 낮고 넓으며, 수도 많지 않으나, 손발바닥과 같은 두꺼운피부는 피문에 의해 독특한 진피유두의 분포를 나타내고 있다. 즉, 피문을 따라 표피능선이 진피쪽으로 깊게 들어가 형성된 일차고랑(primary groove)과 일차고랑의 사이에 다소 얕게 만들어진 이차고랑(secondary groove)이 만들어지고 이차고랑의 양옆으로 다수의 원추형 진피유두가 2열을 지어 나타난다. 진피유두의 수는 표피면적 1 mm^2당 80개 정도이고 진피의 표면과 피문을 형성하는 피부능선(각질표피능선)과 비교하면 피부능선은 진피 표면의

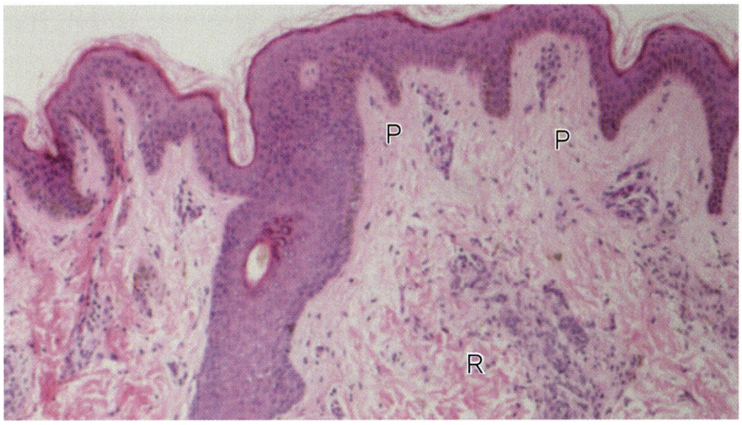

그림 19-9 피부의 광학현미경 사진(H&E 염색, 200배). P : 유두층, R : 그물층

일차고랑을 따라 존재한다. 피문의 피부고랑(표피고랑)은 진피표면의 이차고랑을 따라 존재한다. 또한 샘분비땀샘(eccrine sweat gland)의 배출관도 진피의 일차고랑을 지나 피부능선의 가운데에 개구한다.

피부의 조직표본에서는 진피와 표피가 서로 맞닿아 있기 때문에, 진피의 표면을 관찰하기가 어렵다. 이를 위해 피부조각을 EDTA와 같은 칼슘 킬레이트제(chelating agent)가 포함된 용액에 넣어두면 표피를 쉽게 제거할 수 있게 되어 진피의 표면을 주사전자현미경을 통하여 입체적으로 관찰할 수 있다. 진피는 유두층과 그물층으로 나누어진다.

유두층(papillary layer)

유두층은 표피의 바로 밑에 있는 비교적 얇은 성긴결합조직으로 이루어진 구조로 주로 III형 아교질인 가는그물섬유가 불규칙하게 분포하며 약간의 탄력섬유와 소수의 섬유모세포, 비만세포, 큰포식세포, 백혈구 등도 존재한다. 표피와 접하고 있는 표층에는 다양한 진피유두가 존재하고 이 중에서 모세혈관이 잘 발달된 것을 혈관유두(vascular papilla)라 하며, 촉각에 관여하는 신경종말인 마이스너소체(Meissner's corpuscle)가 위치한 곳을 신경유두(nervous papilla)라 한다.

그물층(reticular layer)

그물층은 유두층의 밑에 두꺼운 층으로 I형 아교질로 이루어진 불규칙치밀결합조직으로 구성되며, 기름샘과 땀샘의 주위에 특히 많은 탄력섬유가 성긴 그물구조를 이루고 있다. 탄력섬유는 유두층의 것과 연결되어 있고 섬유 외에도 섬유모세포, 큰포식세포, 림프구, 비만세포가 존재하며, 피부밑조직에 가까운 깊은 진피에는 크고 작은 지방세포도 다수 출현한다. 무형기질에는 황산더마탄(dermatan sulfate)이 주성분인 프로테오글리칸이 다량 포함되어 있다. 혈관이 잘 발달되어 있고 이어진 모세혈관은 유두층으로 들어가 표피에 영양분과 산소를 공급하게 된다.

진피에는 피부부속기인 샘분비땀샘, 부분분비땀샘, 기름샘, 털주머니, 털세움근(arrector pili muscle)을 관찰할 수 있다. 일부 피부(음경, 음낭, 젖꼭지, 젖꽃판)의 진피에서는 민무늬근육의 다발이 관찰되기도 하며, 근육의 수축으로 약간의 피부주름이 생기기도 한다. 머리의 피부에는 얼굴표정근육(muscles of facial expression)이 진피의 깊은 층에 종지하고 있다.

피부밑조직(피하조직; subcutaneous tissue, hypodermis, 피부밑층; subcutaneous layer)

피부밑조직은 피부를 그 아래에 있는 조직과 느슨하게 결합시켜 주는 성긴결합조직인데 일반적으로 아교섬유와 탄력섬유가 여러 방향으로 주행하나 손등과 같이 움직임이 많은 부위에서는 주로 피부표면에 평행하게 주행하며, 두부나 손발바닥과 같이 움직임이 적은 부분에서는 섬유가 수직으로 분포한다. 피부밑조직에는 피부밑지방(피하지방, subcutaneous fat)이라고 하는 지방세포가 대부분을 차지하는데 신체의 부위에 따라 수가 다양하고 개개인의 영양상태에 따라 크기가 다르다. 눈꺼풀, 음경, 귓바퀴의 피부밑조직에는 지방조직이 매우 적거나 아주 없지만, 배, 넓적다리, 궁둥이와 같은 곳에는 피부밑지방의 두께가 3 cm 이상 두껍기도 하다. 피부밑조직에서 지방조직이 뚜렷하게 층을 이루고 있는 것을 지방층(panniculus adiposus)이라 부른다.

피부부속기(skin appendage)

피부부속기는 피부 내의 특수한 구조물로 털(hair), 손발톱(nail), 기름샘(sebaceous gland), 땀샘(sweat gland) 등이 있으며, 땀샘은 샘분비땀샘(eccrine sweat gland)과 부분분비땀샘(apocrine sweat gland)으로 분류된다.

털(hairs)

털은 표피의 상피에서 진피의 안으로 함입되어 들어가서 형성된 털뿌리(hair root)에서 발생하는 각화한 구조물이다. 털의 색깔, 크기, 위치는 인종, 나이, 성별, 신체의 부위 등에 따라 다르다. 털은 손바닥, 발바닥, 입술의 적색가장자리, 음경귀두, 음핵, 소음순 등을 제외한 신체의 모든 피부에서 관찰할 수 있다. 털의 굵기와 길이는 각각 0.05~0.6 mm, 수 mm~1 m 이상으로 매우 다양하다. 수에 있어서는 머리가 가장 많고 특히 볼부위(buccal region)와 턱끝부위(mental region)에 가장 많아 450~830개/cm^2 정도이다. 머리마루부위(parietal region)에는 240~280개/cm^2 정도이고, 이외의 곳에서는 부위에 따라 많은 차이를 보이나 대략 10~95개/cm^2 정도이다. 남성과 여성에서 털의 밀도차에서 입주위와 턱끝부위는 남성보다 여성에서 높은 밀도를 보이지만, 목과 큰가슴근부위는 남성에서 높은 밀도를 나타낸다.

털은 표피가 함입되어 형성된 털주머니(hair follicle)에서 만들어지며, 털주머니의 끝부분은 팽대되어 있고 이를 털뿌리(hair root)라고 한다. 털뿌리의 기저부에는 털주머니유두(papilla of hair follicle)가 있다. 대부분의 털에서 털망울은 피부밑조직에 존재하며, 털과 관계된 구조로 털세움근과 기름샘이 있다(그림 19-10).

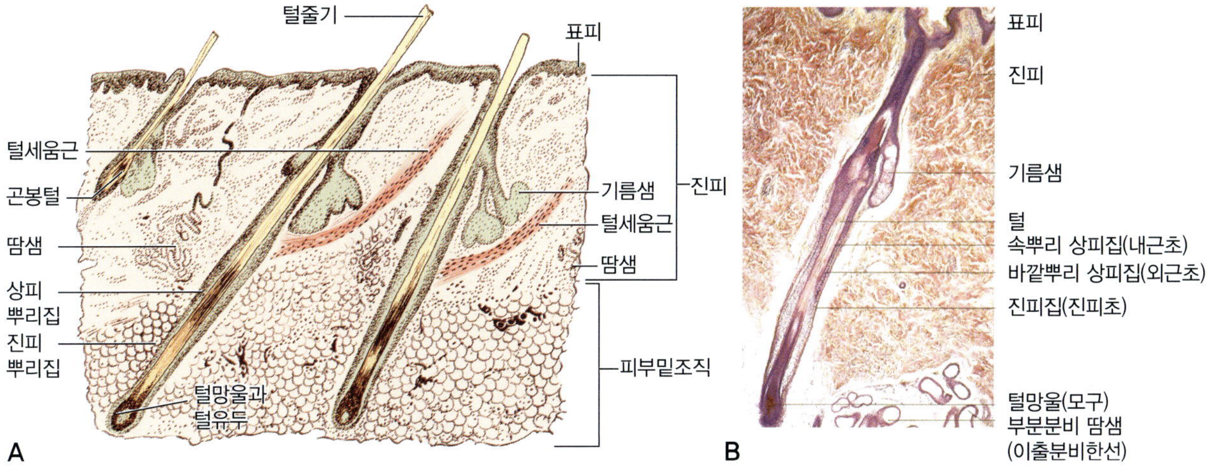

그림 19-10 머리피부(scalp). A. 모식도, B. 조직학적 구조(H&E 염색, 40배)

털주머니(hair follicle)

털주머니는 표피가 진피와 피부밑조직으로 함입되어 형성된 원통모양의 구조물로서 그 끝에는 털뿌리와 털주머니유두로 이루어진 털망울이 존재하고 털주머니의 가운데에 털줄기가 존재한다.

털망울(hair bulb)

털망울은 표피가 진피나 피부밑조직으로 깊게 함입해 들어가 위치한 상피세포들로 털주머니의 끝부분에서 공모양으로 커져 있는 부분인 털뿌리(hair root)와 털뿌리의 바닥쪽 중심부가 안쪽으로 오목하게 함입된 털주머니유두(papilla of hair follicle, 진피유두; dermal papilla, 털유두; hair papilla)로 이루어져 있다. 털망울은 진피의 깊은 곳 또는 피부밑조직에 위치하며, 털망울을 이루는 상피세포는 표피의 바닥층에 해당하는 세포로 바탕질세포(matrix cell)라 한다. 이 세포들이 털망울의 털바탕질(hair matrix)을 만든다(그림 19-11). 바탕질세포는 털의 성장에 관여하는 세포로 세포분열로 생겨난 세포가 털주머니와 털줄기(hair shaft)를 형성한다. 바탕질세포의 사이에는 멜라닌세포가 산재해 멜라닌과립을 합성하여 털줄기의 겉질과 속질세포로 이동시켜서 털의 색깔을 결정하게 된다(그림 19-12). 털망울의 표면에는 비교적 두꺼운 바닥막이 존재하며, 털망울의 바깥은 피부밑조직으로 둘러싸여 있다.

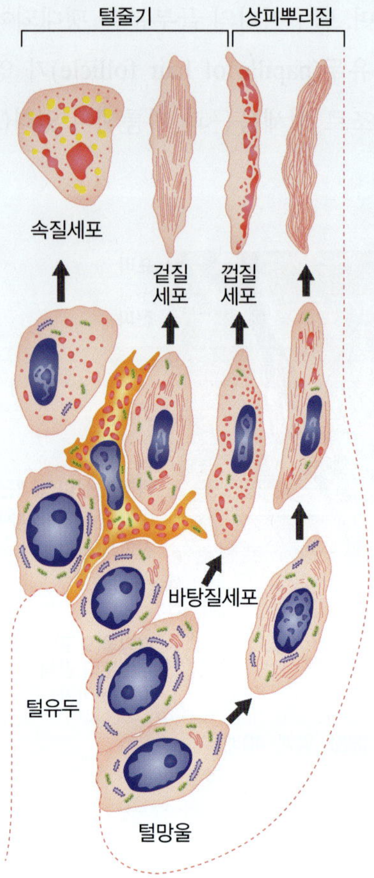

그림 19-11 털망울(hair bulb)의 미분화성 바탕질세포(matrix cell)에서 털주머니의 속질세포(medullary cell), 겉질세포(cortical cell), 껍질세포(cuticular cell), 속뿌리집세포(inner root sheath cell)로 분화해가는 과정을 나타내는 모식도. 바탕질세포 사이에는 멜라닌세포(melanocyte, M)가 존재함

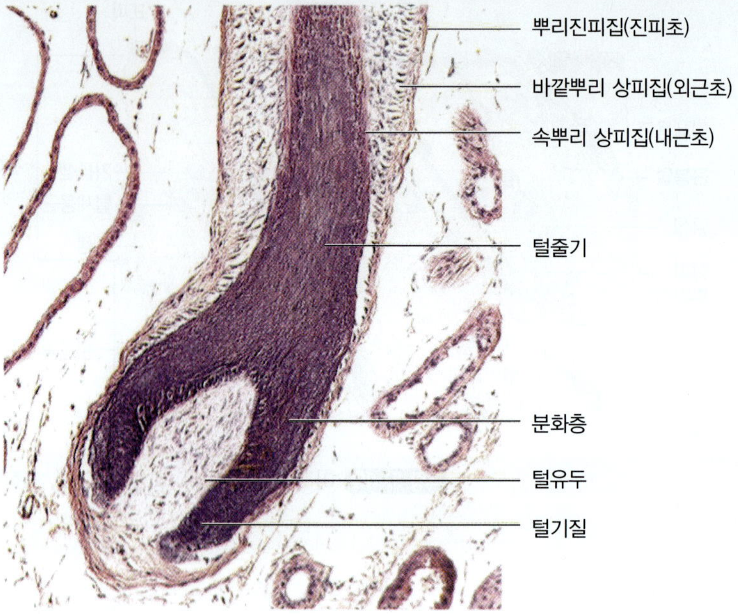

그림 19-12 털망울의 종단면 모식도. 불규칙한 돌기를 내고 있는 여러 멜라닌세포가 털바탕질(hair matrix)에 존재함

털주머니유두(papilla of hair follicle, 진피유두; dermal papilla)

털망울 내에 존재하는 성긴결합조직으로 이루어진 원추형의 부위로 털주머니유두의 바닥에서 털망울 주위의 결합조직으로 이어져 있다. 털주머니유두의 결합조직 내에는 모세혈관, 모세림프관, 신경섬유가 존재한다.

털주머니 상피뿌리집(epithelial root sheath)

털주머니 상피뿌리집은 속뿌리집(inner root sheath)과 바깥뿌리집(outer root sheath)으로 구성되고, 상피뿌리집의 각 층은 털망울의 바탕질세포로부터 분화되어 만들어진다(그림 19-13). 털주머니 바깥뿌리집의 표면에는 피부밑조직과 진피의 섬유성분으로 구성된 진피뿌리집(dermal root sheath)이 존재한다. 상피뿌리집과 진피뿌리집의 사이에는 비교적 두꺼운 바닥막으로 이루어진 유리막(glassy membrane)이 존재하며, 유리막은 표피의 바닥막과 연결된다(그림 19-14).

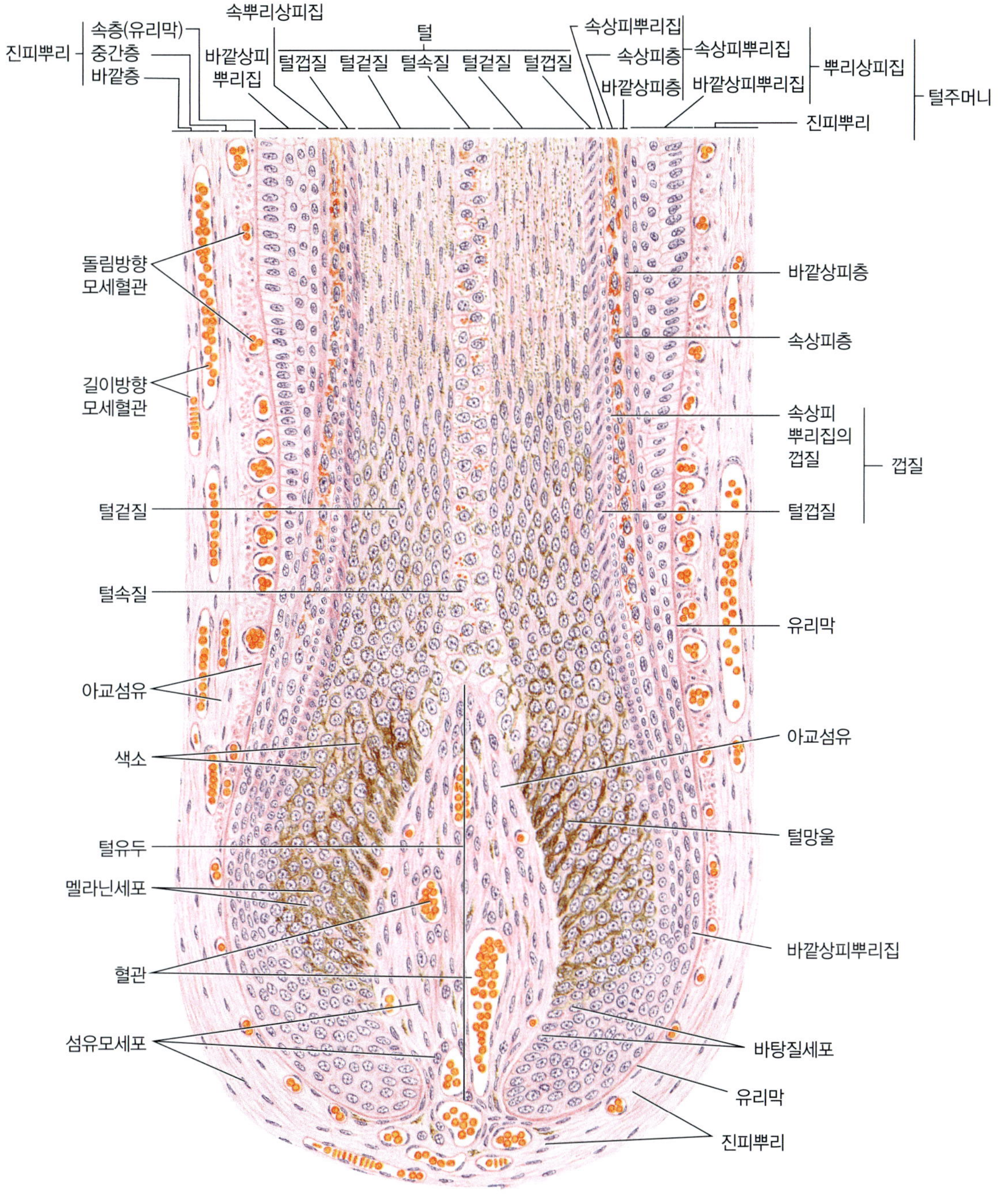

그림 19-13 털뿌리 끝부분 종단면의 모식도. 1, 털속질(hair medulla); 2, 털겉질(hair cortex); 3, 털껍질(cuticle of hair); 4, 속뿌리집 껍질(cuticle of inner root sheath); 5, 헉슬리층(Huxley's layer); 6, 헨레층(Henle's layer); 7, 바깥뿌리집(outer root sheath); 8, 유리막 (glassy membrane); 9, 진피뿌리집(dermal root sheath)

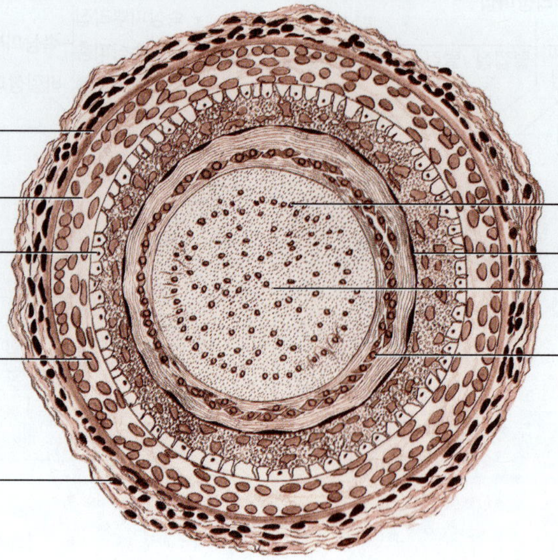

그림 19-14 속뿌리집이 온전하게 이루어져 있는 털주머니 중간부분의 횡단면의 모식도

속뿌리집은 털줄기에서부터 속뿌리집껍질(cuticle of inner root sheath), 헉슬리층(과립상피층, 속상피층; Huxley's layer), 헨레층(투명상피층, 바깥상피층; Henle's layer) 등으로 구성되며, 각 층은 털줄기를 중심으로 동심원상 배열을 하고 있다.

속뿌리집껍질은 털줄기와 연해 있는 세포층으로 털망울의 바탕질세포로부터 분화된 한 줄의 납작한 세포로 구성된다. 세포들은 부분적으로 겹쳐서 넓게 접해 있고 세포 간에는 여러 부착반에 의해 서로 연결되며, 세포의 아래쪽 가장자리는 털망울을 향하면서 털줄기껍질(cuticle of hair shaft)의 세포와 서로 물려 있다. 속뿌리집껍질에서 털망울쪽의 세포는 납작한 핵과 소수의 소기관을 가지고 있지만 다량의 각질유리과립과 당김원섬유를 가지고 있는 것이 특징으로 세포가 점점 분화하여 털주머니의 위쪽으로 이동해 가면서 각화된다. 이 층은 기름샘이 개구하는 부위의 털주머니 끝에서 없어진다.

헉슬리층은 속뿌리집껍질의 바깥쪽에 위치하고 1~3층의 낮은 입방형 세포로 구성된다. 털망울쪽에서는 중층이지만, 위쪽으로 옮겨가면서 단층으로 바뀐다. 세포의 핵은 둥글고 세포의 중앙에 위치하며, 세포질에는 다량의 털유리과립(trichohyalin granule)과 당김원섬유들이 들어 있다. 털유리과립은 각질유리과립과 유사한 단단단백질성(경단백질성) 과립(직경 0.1~0.2 μm)으로 단위막이 존재하지 않으며, 과립의 표면에는 빈번하게 당김원섬유가 부착되어 있다. 이 층의 세포도 털의 성장과정 중에 핵이 소실되고 물렁각질로 차게 되며, 결과적으로는 털주머니의 기름샘이 개구하는 곳에서 떨어져 나간다.

헨레층은 헉슬리층의 표면에 위치하는 한 층의 세포로 이루어지며, 이 세포는 낮은 입방형 또는 납작한 형태이다. 털의 성장과정에서 핵은 농축되어 소실되고 세포질은 물렁각질로 채워지면서 표피 투명층의 세포와 같이 관찰된다. 이 층의 세포도 헉슬리층의 세포처럼 기름샘이 개구하는 곳에서 탈락한다.

바깥뿌리집(outer root sheath)

바깥뿌리집은 털망울의 가장 바깥쪽에 위치한 세포층으로 털망울 부위에서 입방 또는 원주형세포에 의해 단층으로 이루어지고 털주머니 부위로 옮겨가면서 점차 중층으로 바뀌어 여러 층을 형성하고 있다. 뿌리집을 형성하는 세포는 바탕질세포의 분열로 생성된 것이다. 바깥뿌리집은 표피의 바닥층과 가시층으로 이어진다.

진피뿌리집(dermal root sheath)

진피뿌리집은 상피뿌리집 표면을 싸고 있는 진피층으로 아교섬유가 주로 돌림방향으로 조밀하게 배열하며, 결합조직집(connective tissue sheath)이라고도 불린다. 진피뿌리집은 유리막을 통해 상피뿌리집의 바깥뿌리집과 구분되며, 바깥쪽에서 진피와 피부밑조직으로 연결된다. 진피뿌리집의 주위에는 진피의 세동맥에서 유래한 모세혈관그물이 잘 발달되며, 모세혈관 사이로 여러 신경섬유가 진피뿌리집으로 유입되어 창끝종말(lanceolate ending)을 형성함으로써 기계적인 감각기의 역할을 한다. 창끝종말은 털의 위치를 감지하는 감각신경종말로 신경섬유의 끝이 털주머니의 중간 부분에서 유리막에 직접 접하면서 털주머니의 둘레를 따라 분포하고 있다.

털줄기(hair shaft)

털줄기는 털주머니의 중심부로부터 표피의 표면으로 올라온 부분으로 털줄기의 아래쪽 끝은 털망울로 이어져 있다. 털줄기는 중심부로부터 속질, 두꺼운 겉질, 얇은 껍질로 구성된다.

털줄기속질(medulla of hair shaft, hair medulla)

털줄기속질은 털줄기의 중심부에 위치하고 털유두 꼭대기 근처에 있는 바탕질세포의 증식으로 생성된 속질세포(medullary cell)가 길게 나열하고 있는 부분이다. 털망울 근처의 속질세포는 세포의 중앙에 원형의 핵을 가지고 있는 입방형의 세포로 세포질 내에는 잘 발달한 과립세포질내그물, 약간의 멜라닌과립, 털유리과립(30~50 nm) 등을 가지고 있다. 속질세포는 털망울로부터 멀어지면서 점차 불규칙한 모양으로 바뀌고 핵은 점차 농축되어 가며, 세포질에는 털유리과립이 융합한 단단각질(경각질, hard keratin)로 대체된다. 털줄기의 원위부에서는 핵과 대다수 세포소기관들이 없어지고 단단각질이 세포질을 대체한다. 세포질에는 멜라닌과립도 남아 있으며, 공기가 들어 있는 작은 공포가 존재하기도 한다. 털줄기속질은 대다수의 종말털에 존재하지만, 털줄기의 원위부에서는 없어지며, 배냇솜털(lanugo hair, primary hair, downy hair)과 같은 털에서는 속질을 관찰할 수 없다.

털줄기겉질(cortex of hair shaft, hair cortex)

털줄기겉질은 속질을 두껍게 둘러싸고 있는 털줄기의 중심성 구조로서 각화한 겉질세포(cortical cell)로 구성된다. 겉질세포는 털유두 꼭대기의 옆쪽에 있는 바탕질세포의 분열로 만들어지고 점점 분화하면서 각화되어 간다. 털유두 근처의 분화능이 있는 바탕질세포는 방추형으로 털줄기의 장축에 평행하게 위치하고 당김원섬유와 멜라닌과립이 있다. 반면 털주머니의 바탕질세포는 핵과 대다수의 세포소기관이 소실된 상태로 납작한 모양을 하고 세포질은 단단각질로 대체되어 있으며 멜라닌과립도 산재해 있다. 겉질세포는 매우 좁은 세포사이공간에 존재하는 농축된 세포사이질에 의해 서로 부착되어 있다. 털의 색깔은 털줄기의 겉질세포에 있는 멜라닌과립의 양에 따라 결정되며, 회색과 백색의 털은 나이가 들면서 색소생산이 감소하고 겉질세포의 사이에 공기가 들어가서 생긴다.

털줄기껍질(cuticle of hair shaft)

털줄기껍질은 털겉질을 둘러싸고 있는 얇은 층으로 털주머니유두의 아랫부분에 있는 바탕질세포의 분열로 만들어진 껍질세포(cuticular cell)로 구성된다. 껍질세포는 털주머니유두의 근처에서 털망울의 중간높이까지는 핵을 가진 입방세포지만, 위로 올라갈수록 다면체형 또는 방추형으로 바뀌고 털주머니에서는 핵이 없어지며, 털줄기의 축에 따라 길게 배열되면서 각화하여 납작한 비늘모양의 세포로 대체된다. 털주머니에 의해 싸여 있는 털줄기껍질의 세포는 매우 치밀하게 비스듬히 중첩하여 얇은 층을 형성하지만, 세포의 위쪽 가장자리는 털줄기의 끝을 향하며, 이로 인해 털주머니의 속뿌리집껍질의 껍질세포와 맞물리게 되고, 표피 위로 올라온 털줄기에서는 심하게 각화된 껍질세포가 표면에 노출된다.

털의 성장과 특징(growth and characteristics of hairs)

털은 털뿌리, 특히 털망울의 바탕질세포의 분열과 분화를 통해 피부의 표면으로 자라 올라온다. 털의 성장은 표피와 다르게 지속적으로 일어나지 않고 성장기(growth period, anagen)와 휴지기(rest period)를 거쳐 빠지며, 다시 같은 위치에 새로운 털이 자란다(그림 19-15). 털은 성장기를 통해 새로운 털이 발생하여 자라나며, 성장이 끝난 털은 얼마 동안 그대로 유지되는 휴지기에 머물러 있다가 빠진다. 휴지기는 성장기 이후 잠시 성장을 멈춘 퇴행기(catagen)와 털주머니가 위축되는 종말기(telogen)로 나눈다. 퇴행기의 털주머니는 끈처럼 위축되지만, 상피끈은 퇴화된 털주머니유두에 부착되어 있다. 종말기에는 위축된 털주머니가 점차 짧아져 원래 있던 털 길이의 절반 높이까지 올라오게 되고 털줄기는 하단부가 각화되어 곤봉처럼 팽대되는 곤봉털(club hair, 휴지기털; telogen hair)이 된다. 휴지기의 마지막 시기가 되면 남아 있는 바깥뿌리집의 하단부에 새로운 털바탕질과 털주머니유두가 생성되어 새롭게 털주머니가 생겨나서 곤봉털쪽으로 자라나며, 이로써 위축된 곤봉털이 빠지게 된다. 사람의 머리털의 성장주기는 3~5년이고 주기 내 휴지기는 3개월 정도이다. 반면 몸통 털의 성장주기는 6개월 정도이고 휴지기가 머리털보다 더 길다. 머리털이나 남성의 수염은 하루에 대략 0.2 mm 정도가 자라는 것으로 알려져 있다. 우리 몸의 털의 성장은 부위에 따라 다르고 같은 부위라도 일정한 부분에 있는 털만 동시에 성장한다.

털에는 태생기 때에 발생한 일차털(primary hair) 또는 배냇솜털(lanugo hair)과 생후 일차털이 빠지고 난 가는 솜털(vellus hair)인 이차털(secondary hair)이 있다. 온몸에 있던 일차털은 출생 후 몇 달 사이에 다 빠지고 이차털이 새롭게 나온다. 이차털 중에 머리털(scalp hair), 눈썹(eyebrows, supercilia), 속눈썹(eyelashes)과 같은 특정한 부위의 털은 자라면서 색소가 침착된 길고 굵은 종말털(terminal hair)로 된다.

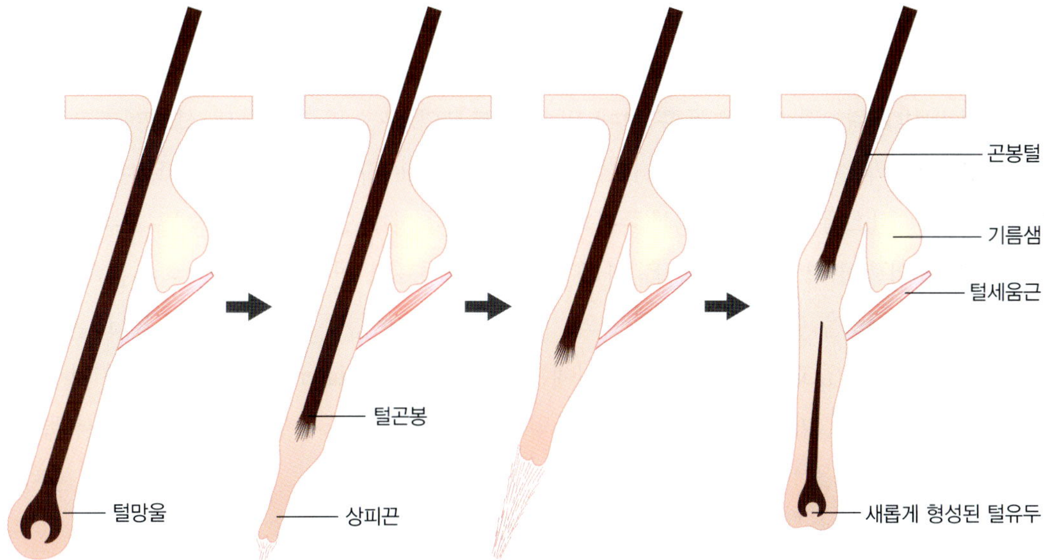

그림 19-15 털의 성장에 대한 모식도

남성의 입주위와 턱에 나는 수염(beard, barba), 겨드랑털(axillary hairs, hirci), 바깥귀길에 나는 귀털(tragi), 불두덩에 나는 음모(거웃, pubic hairs), 코안뜰에 나는 코털(vibrissae)과 같은 부위의 이차털은 솜털로 있다가 사춘기가 되어야 호르몬의 영향으로 종말털로 변한다. 머리털과 같은 종말털은 1 m 이상도 자란다. 종말털은 굵고 긴 털뿌리에서 자라나는 반면, 솜털은 짧고 가는 털뿌리에서 자라나게 된다. 대머리(baldness)의 경우는 종말털의 털뿌리가 어느 정도의 털주기 이후에 솜털의 털뿌리로 바뀌어 종말털 털뿌리가 감소하는 반면, 솜털 털뿌리의 수가 증가해서 발생한다. 완전한 대머리의 경우도 털이 없는 것은 아니고 긴 종말기에 있는 솜털을 발생시키는 털뿌리는 존재한다.

털세움근(arrector pili muscle)

털세움근은 민무늬근육다발로 털을 곧게 세우는 기능을 한다. 털세움근은 털뿌리의 기울어진 면에 붙어서 비스듬히 위치하며, 한쪽 끝은 털망울근처의 진피뿌리집에, 다른 쪽 끝은 피부 표면에 가까운 진피에 부착된다. 털주머니와 털세움근의 사이에는 기름샘이 위치하고 도관은 비스듬히 올라가 털주머니의 끝에서 털줄기가 들어 있는 관에 개구한다. 털세움근은 차가운 외기온도, 공포, 분노와 같은 자극으로 교감신경을 흥분시켜 작동하며 이로 인해 근육이 수축되어 털이 서는 것이다. 닭살(cutis anserina) 또는 소름(goose flesh)과 같은 현상은 털세움근의 수축으로 근육의 종지부인 피부가 함몰되면서 털 주위의 피부가 솟아오르게 되어 발생한다. 또한 털세움근의 수축은 기름샘을 압박하여 피지(sebum)가 분비된다. 눈썹과 속눈썹, 귓털, 코털과 같은 털에는 털세움근이 존재하지 않는다.

손톱(발톱, nail)

손톱은 손가락(발가락) 끝마디의 등쪽 면에 위치한 판상의 구조로 각질화된 상피세포로 이루어지며, 손톱몸통(nail body)과 손톱뿌리(nail root)로 구별된다(그림 19-16). 손톱뿌리는 몸쪽손톱주름(proximal nail fold)이라 하는 비스듬히 함입된 피부주름의 아래에 감추어져 있으며, 몸쪽손톱 주름의 가장자리에는 얇은 각화된 표피층이 각질판의 표면을 따라 0.5~1 mm 정도로 연장된 위허물(위손톱허물, eponychium)이 손톱판(nail plate)을 덮고 있다. 손톱판의 가쪽에는 가쪽손톱주름(lateral nail fold, 손톱성곽; nail wall)이 길이로 형성되어 있고 주름과 손톱 사이에는 가쪽손톱고랑(lateral nail groove)이 형성되어 있다. 손톱판은 끝마디보다 더 길게 자라나고 손톱판의 밑은 피부와 부착되어 있으며, 이행부에서 특히 두꺼워진 표피가 손톱판의 밑면을 따라 부착되어 있는 아래허물(아래손톱허물, hyponychium)이 존재한다. 손톱은 기본적으로 손톱판, 손톱바닥, 손톱바탕질로 이루어져 있다(그림 19-17, 18).

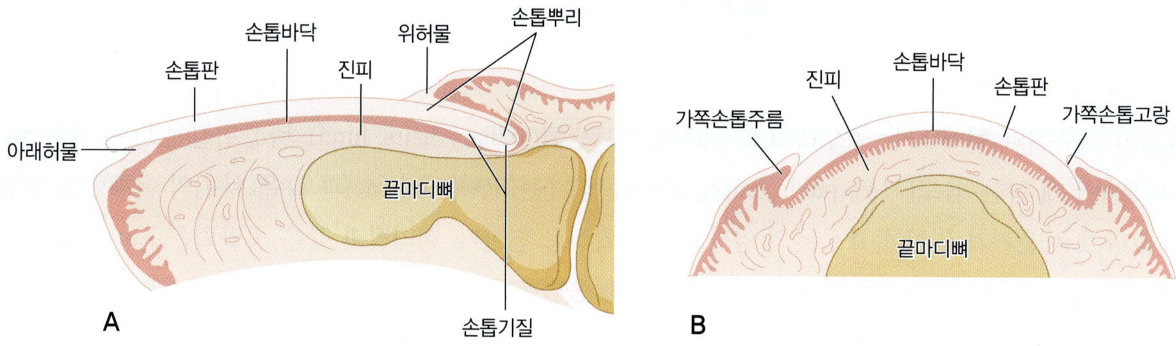

그림 19-16 손발톱(nail)의 종단면(A)과 횡단면(B)의 모식도

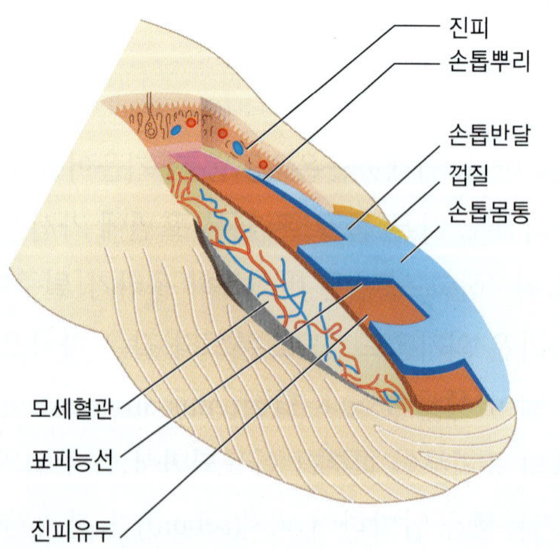

그림 19-17 엄지손가락 구조에 대한 모식도

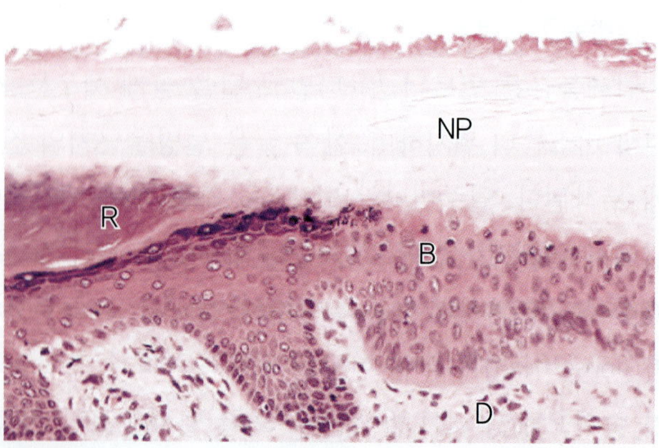

그림 19-18 손톱의 광학현미경 사진(H&E 염색, 200배). NP : 손톱판, R : 손톱뿌리, NB : 손톱바닥, D : 진피

손톱판(nail plate)

손톱판은 표피의 각질층과 같은 구조물로 단단각질로 차 있는 납작한 각질세포로 서로 견고하게 결합되어 표면에서 탈락하지 않는다. 손톱판은 약간 둥글게 굽어 있는 반투명성 각질판으로 손톱뿌리는 몸쪽손톱주름에 의해 덮여 있다.

손톱바닥(nail bed)

손톱바닥은 손톱판 밑의 비교적 두꺼운 표피세포층으로 표피의 바닥층과 가시층 정도의 두께에 해당한다. 손톱바닥은 손톱판에 붙어 있지만, 손톱판 형성과는 무관하다. 손톱바닥의 진피에는 표피능선이 손톱의 길이를 따라 규칙적으로 존재하고 평행하게 위치한 표피능선의 사이에 진피유두도 관찰할 수 있다. 손톱바닥은 가쪽에서는 가쪽손톱주름의 표피와 연결되어 있고 먼쪽끝부분에서는 아래허물과 이어져 있다.

손톱바탕질(nail matrix)

손톱바탕질은 손톱뿌리에서 손톱판의 밑에 있는 표피세포층으로 손톱바닥에 연결되며, 두께는 손톱바닥보다 약간 더 두껍다. 손톱바탕질에서 바닥막쪽의 세포들은 계속 분열하여 새로운 세포를 만들고 이들 세포가 표면 쪽으로 옮겨가면서 핵과 세포소기관은 없어지며, 각질유리과립이 서로 융합되어 만들어진 단단각질이 세포질에 축적됨으로써 각화가 나타난다. 이런 각화된 세포는 손톱판의 몸쪽부분에 싸여서 손톱판을 형성하게 되고 이렇게 형성된 손톱판은 손톱바닥의 표면을 따라 천천히 밀려나와 손톱이 성장하게 된다. 연장된 손톱바탕질부분이 흰빛을 띠는 초승달모양의 손톱반달(lunule of nail, lunula)은 손가락(발가락)에서 손톱바탕질의 먼쪽 가장자리가 몸쪽손톱주름의 가장자리보다 더 먼쪽부분까지 연장되어 나타난다. 손톱반달이 불투명한 이유는 손톱바탕질이 손톱바닥에 비하여 두껍다는 것, 모세혈관을 가진 진피유두가 짧게 형성되어 혈색이 잘 투시되지 않는다는 것, 분화 중에 있는 바탕질세포 내에 다량의 당김원섬유가 존재한다는 것이다.

손톱바닥 밑의 진피는 다량의 아교섬유와 탄력섬유로 구성되고, 특히 아교섬유는 치밀한 다발을 만들어 손톱바닥과 손가락의 끝마디뼈 사이를 메워서 지지띠(retinaculum)를 형성하고 있다. 이 아교섬유다발은 손톱바닥으로는 진피유두 내로 들어가 바닥막 밑의 그물미세원섬유에 이어져 있거나 다소 엇갈리면서 비스듬히 내려가 손가락 끝마디뼈의 뼈바깥막에 단단하게 고정되어 있기도 한다. 손톱밑 진피의 아교섬유다발 사이에는 모세혈관그물이 잘 발달되어 있으며 손톱바탕질밑의 모세혈관은 진피유두 내로 수직으로 들어가 고리를 형성한다. 나머지 손톱바닥 밑의 진피유두에서는 모세혈관고리가 길이로 길게 존재하며, 아래허물 쪽으로 갈수록 더 길다. 또한 손톱바닥 밑의 진피에서는 다수의 특수한 동정맥연결인 토리기관(glomus organ)이 관찰되기도 한다. 손발톱은 1주일에 0.5 mm 정도씩 지속적으로 자라나지만, 손톱이 발톱보다 4배 정도 빠르게 자라며, 손톱 중에는 가운데손가락이 더 빠르게 자란다. 손톱주위염(paronychia)은 가쪽손톱고랑을 통해 세균이 감염되어 생기는 염증으로 가쪽손톱주름이 부풀고 심한 통증을 동반한다. 손톱바닥에 외상(trauma)에 의한 손톱밑혈종(subungual hematoma)은 흔히 손톱이 빠지고 손톱바탕질의 손상 정도가 적을 경우에는 새로운 손톱이 자라나오게 된다.

피부에 존재하는 샘(gland of skin)

피부에는 샘분비샘인 땀샘, 부분분비샘인 땀샘과 젖샘, 온분비샘인 기름샘이 존재한다.

기름샘(피지선, sebaceous gland)

기름샘은 털이 없는 손발바닥과 그 양옆 부위를 제외한 거의 대부분의 체표면에 분포되어 있다(그림 19-19). 기름샘은 얼굴, 이마, 두피에서는 400~900개/cm^2로 많이 존재하며, 그 밖의 나머지 부분에서는 약 100개/cm^2가 있다. 분비관은 항상 털주머니의 윗부분으로 개구하지만, 유방의 젖꽃판, 음경꺼풀, 소음순, 입술 등과 같은 부위에 존재하는 기름샘의 분비관은 표피의 표면으로 직접 개구한다. 기름샘은 여러 개의 분비부위와 하나의 도관으로 이루어진 단순가지꽈리샘(simple branched acinar gland)으로 다른 외분비샘과는 달리 분비부위의 분비세포가 중층으로 이루어지며 온분비방식으로 분비물을 배출하는 샘이다. 분비부위는 주머니모양으로 바닥세포와 기름(피지)세포가 중층으로 배열되어 뚜렷하게 속공간(내강)을 형성하고 있지 않으며, 모든 세포는 부착반에 의해 서로 연결되어 있다(그림 19-20). 분비세포의 줄기세포인 바닥세포(기저세포, basal cell)는 바닥막에 넓게 접하고 있는 다면체형 또는 낮은 원추형 세포이며, 세포질에는 골지복합체, 과립세포질내그물, 미토콘드리아 등 대다수 세포소기관의 발달은 미약하다. 경우에 따라 바닥세포층에서는 유사분열상도 종종 관찰된다. 기름샘은 사춘기(puberty)부터 기능을 수행하

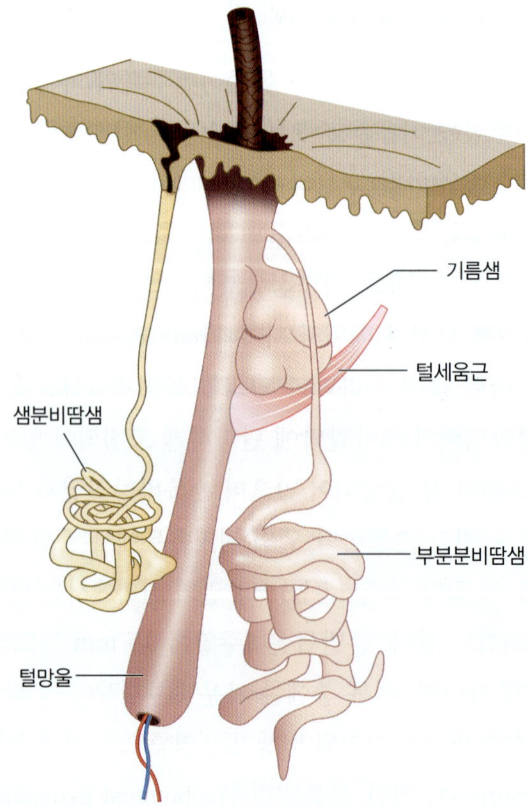

그림 19-19 피부부속물(skin appendage)에 대한 모식도

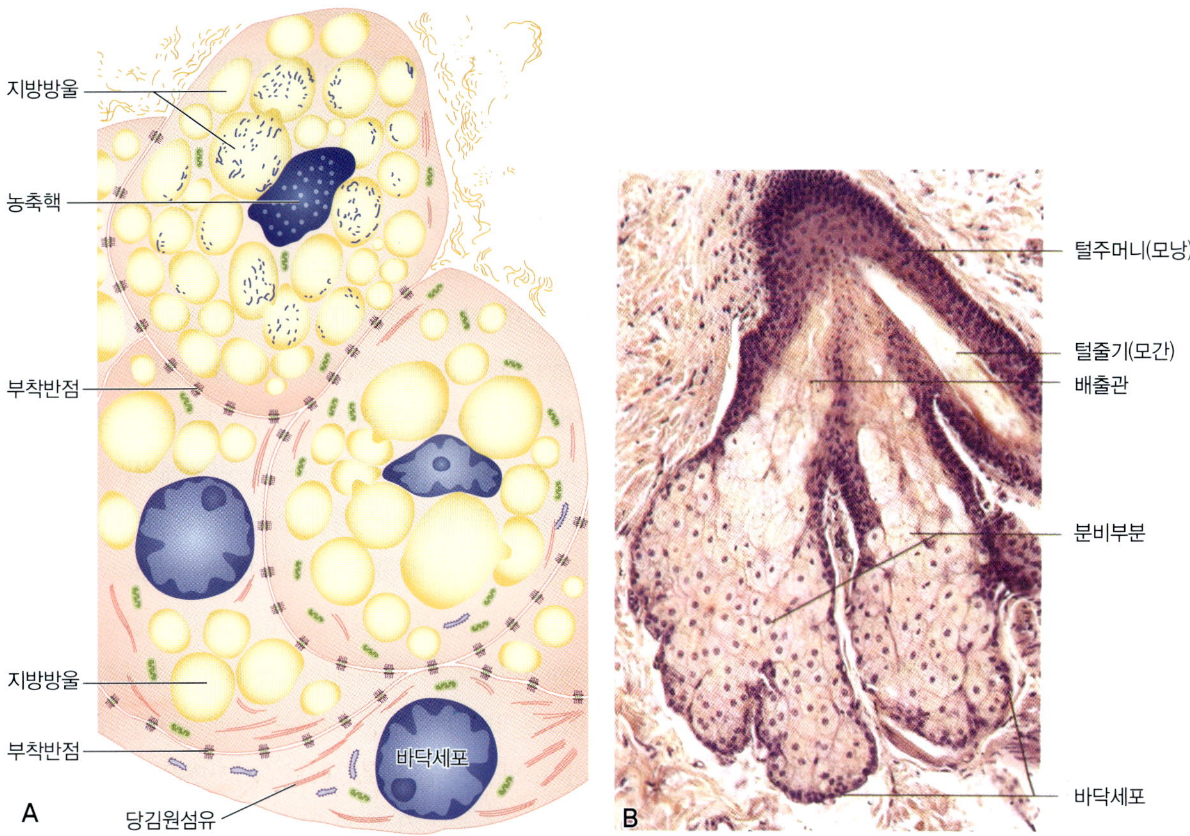

그림 19-20 기름샘의 모식도(A)와 조직학적 구조(B). A. 바닥세포와 기름세포로 구성됨, B. 털주머니 곁의 기름샘(H&E염색, 400배)

기 시작한다. 이 샘의 분비를 일차적으로 조절하는 인자는 남성에서는 테스토스테론이고 여성에서는 난소안드로겐(ovarian androgen)과 부신안드로겐(adrenal androgen)이다.

기름세포(피지세포, sebaceous cell)는 바닥세포의 분열로 생성된 세포로 분비물을 합성하여 세포질 내에 축적하였다가 퇴화되면서 분비물이 된다. 기름세포는 바닥세포보다 큰 다면체형의 세포로 세포질에는 골지복합체, 미토콘드리아, 무과립세포질내그물 등의 세포소기관이 잘 발달되어 있다. 퇴화정도에 따라 다르지만, 기저부의 세포에서 합성된 약간의 큰 지방방울이 나타나기 시작하고 세포가 도관쪽으로 이동할수록 더 많은 큰 지방방울이 축적된다. 퇴화되는 세포에서 핵농축(karyopyknosis)과 핵붕괴 (karyorrhexis)와 같은 핵의 변화와 세포소기관의 소실을 관찰할 수 있다. 분비 직전의 기름세포는 부분적으로 융합된 지방방울로 대체되고 이후 세포막이 파열됨으로써 지방질과 세포조각으로 이루어진 피지(sebum)가 유리되어 도관을 통해 분비된다. 기름샘의 도관은 중층편평상피로 피복되어 있고 털주머니의 바깥뿌리집에 개구하거나 피부에 개구한다.

기름샘의 분비물은 트리글리세라이드(triglyceride), 콜레스테롤(cholesterol), 밀랍유사물질(wax-like substance), 스쿠알렌(squalene), 소량의 스테롤(sterol) 등이 함유된 지질혼합물로 구성되어 있다. 피지는 피부와 털을 윤기 나게 하고, 피부를 부드럽게 만든다. 사춘기의 상징이기도 한 여드름(좌창, acne)은 기름샘의 염증에 의해 나타나고 흔히 얼굴, 가슴 등의 윗부분에 있는 기름샘에서 발생한다.

땀샘(sweat gland)

땀샘에는 크게 샘분비땀샘(eccrine sweat gland)과 부분분비땀샘(apocrine sweat gland)으로 대별된다.

샘분비땀샘(eccrine sweat gland)

샘분비땀샘은 땀(sweat)을 샘분비를 통해 분비하는 단순나선 대롱샘으로 분비관이 직접 피부표면으로 열린다. 이 샘은 흔히 땀샘(sweat gland, sudoriferous gland)이라 불리고 입술의 적색가장자리, 고막, 음경꺼풀의 내면과 귀두(glans penis), 음핵과 소음순을 제외한 대부분의 피부에 널리 분포한다. 특히 손바닥과 발바닥의 피부에 많이 분포하고(170~620개/cm^2), 피부 전체에는 2~5백만 개의 땀샘이 있는 것으로 알려져 있다. 샘분비땀샘은 분비부위와 도관부위로 이루어져 있다. 분비부위는 끝이 막힌 대롱모양으로 꾸불꾸불 꼬여 있으며, 진피의 심층부에서 피부밑조직에 걸쳐 존재한다. 도관부위는 분비부에 비해 다소 가늘고 기시부는 다소 꼬여 있지만, 표피쪽의 진피로부터 피부 표면에 거의 수직으로 올라오는 곧은 관이다. 도관은 진피유두 사이의 표피능선을 거쳐 표피를 통과한 후 피부 표면의 땀구멍(sweat pore)에 개구한다.

분비부위에는 어두운 세포(dark cell, 점액세포; mucous cell)와 밝은 세포(clear cell)가 존재하고 상피와 바닥판 사이에는 많은 근육상피세포가 위치해 있다(**그림 19-21**). 어두운 세포는 꼭대기면이 더 넓고 거꾸로 선 피라미드 모양의 세포로 분비부의 속공간 쪽에 주로 분포하므로 세포의 기저면은 바닥판과 좁게 접하고 있다. 꼭대기면에는 짧은 미세융모가 많이 존재하고 속공간의 가쪽면에서는 이음복합체에 의해 세포가 서로 연결되며, 바닥부의 가쪽면에서는 다소 짧은 세포질돌기가 관찰된다. 세포질에 세포소기관이 잘 발달되어 있고 분비과립이 많이 관찰되기 때문에 세포 전체가 어둡게 보이게 된다. 핵은 깊은 핵막함입으로 불규칙한 형태를 보이고 다소 바닥막에 치우쳐 있으며, 다량의 이질염색질의 농축과 작은 핵소체도 관찰된다.

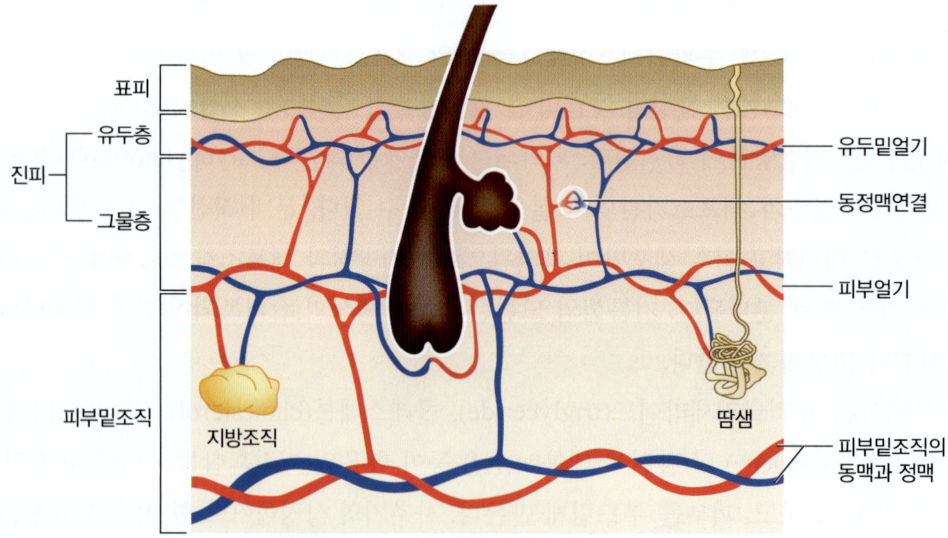

그림 19-21 피부의 혈관분포를 나타내는 모식도

세포질에는 골지복합체, 자유리보솜, 과립세포질내그물, 긴 난원형의 미토콘드리아가 잘 발달되어 있으며, 특히 꼭대기면의 세포질에는 단위막으로 싸인 작고 원형의 분비과립이 많이 존재한다.

밝은 세포(clear cell)는 입방 또는 원주세포로 표면에는 짧은 미세융모가 존재하고 가쪽면에는 다소 불규칙하게 돌출된 세포질돌기가 관찰되며, 특히 바닥면에는 많은 안주름이 불규칙하게 배열되어 있어 복잡한 바닥미로(basal labyrinth)를 형성하고 있다. 핵은 원형으로 세포의 중앙에 존재하고 분산된 이질염색질을 가지고 있다. 세포질에는 미토콘드리아가 잘 발달되나 다른 세포소기관의 발달은 미약하기 때문에 상대적으로 밝게 보인다. 이 외의 세포소기관으로는 골지복합체, 과립세포질내그물, 지방방울, 당원입자 등이 약간 존재하지만, 어두운 세포에서 분비과립과 같은 구조물은 관찰되지 않는다. 분비부위의 두 밝은 세포 사이에 속공간과 연결되어 있는 세포사이모세관(intercellular canaliculus)이 존재하고 모세관의 표면에는 짧은 미세융모가 많이 관찰되며, 모세관의 양 옆은 폐쇄연접에 의하여 차단되어 있다. 밝은 세포는 염분을 배출하는 세포로 바닥미로를 통해 흡수된 Na^+, Cl^- 등의 전해질이온과 수분을 속공간 쪽의 세포막을 통해 직접 배출하거나 세포사이모세관을 통해 속공간으로 내보낸다.

근육상피세포(myoepithelial cell)는 분비상피와 바닥판 사이에 있는 방추형의 긴 세포로서 분비부위를 비스듬히 또는 나선상으로 감싸고 있다. 핵은 길고 세포의 중앙에 존재하며 핵막함입이 있다. 세포질에는 민무늬근육과 같은 근육미세섬유가 많이 존재하고 액틴미세섬유가 부착된 치밀소체(dense body)가 세포질 내와 세포막의 여러 곳에서 관찰된다. 근육상피세포는 수축을 통해 분비부위의 분비물이 도관으로 잘 배출되도록 도와준다.

샘분비땀샘의 배출관(excretory duct)은 분비부위의 직경보다 작고 주위세포(주변세포, peripheral cell)와 표면세포(superficial cell)에 의해 피복된 이중층상피(bistratified epithelium)로 되어 있다. 주위세포는 바닥막에 접하고 있는 다면체세포로 깊게 핵막함입된 핵과 뚜렷한 핵소체를 갖고 있고 세포질에는 미토콘드리아와 리보솜이 잘 발달되어 있으나 이외에 다른 세포소기관은 잘 발달되어 있지 않다. 표면세포는 속공간 쪽에 위치한 입방세포로 꼭대기면의 윤곽은 불규칙하다. 세포의 핵은 난원형으로 핵막함입이 존재하고 세포질의 꼭대기면 세포막 밑에는 종말망이 잘 발달해 있으며 당김원섬유도 많이 가지고 있지만 다른 세포소기관의 발달은 미약하다.

배출관은 표피능선의 속으로 이어지고 바닥판은 표피의 것에 연결되며, 표피의 각질층 이전까지는 동심원상으로 배열한 각질세포가 도관을 둘러싸고 있지만, 각질층에서는 도관상피가 없고 각질세포 사이에 형성된 표피속통로(intraepidermal channel)가 도관역할을 한다. 얇은피부에서 땀샘의 배출관은 진피와 표피를 지나는 과정에서 비교적 곧게 형성되어 있지만, 손발바닥과 같은 두꺼운 피부에서는 진피를 지나는 배출관 부분은 곧거나 다소 비스듬하나 표피 속의 통로부분은 나선상으로 심하게 꼬이면서 표피의 땀구멍에 연결되어 있다. 피문부위에서 샘분비땀샘의 배출관이 각질표피능선의 가운데를 따라 거의 일정한 간격으로 개구하여 땀구멍에 연결된 것을 볼 수 있다.

샘분비땀샘 분비부위의 주위 결합조직에는 창모세혈관이 잘 발달되어 있고 땀샘자극신경섬유(sudomotor nerve fiber)도 많이 분포한다. 신경섬유는 말이집이 없는 교감신경섬유로 대다수는 아세틸콜린성이고 일부만이 아드레날린성이며, 땀샘의 분비활동을 조절하는 역할을 한다. 샘분비땀샘은 땀의 분비를 통해 체온을 조절하고 대사산물을 배출하며, 체내 전해질을 조절하게 된다. 분비부위의 일차 분비물의 전해질 조성은 혈장과 거의 같지만, 일차 분비물이 배출관을 지나가는 동안 일부의 수분, 나트륨, 칼륨, 염소 등이 도관세포에 의해 재흡수된 저장성 땀(hypotonic sweat)으로 배출된다. 땀은 수분, 염화나트륨(NaCl), 요소(urea), 암모니아(ammonia), 요산(uric acid) 등이 주성분이고 이 외에 약간의 당단백질이 포함되어 있는 점성이 없는 액체물질이다. 사람은 정상적으로 하루에 약 600 mL의 수분을 호흡과 땀을 통해 분비하고 과격한 운동과 무더위와 같은 특수한 상황에서는 하루에 6 L 이상의 땀을 배출하기도 한다. 온도조절을 위한 땀흘림(thermoregulatory sweating)은 이마와 머리피부에서 시작되어 얼굴과 나머지 신체 부위로 확산되고, 마지막으로는 손바닥과 발바닥에서도 나타난다. 그러나 감정적 자극에 의한 감정적 땀흘림(emotional sweating)은 손바닥, 발바닥, 겨드랑에서 시작된다. 온도조절을 위한 땀흘림은 콜린성 신경 자극에 의해 조절되지만, 감정적 땀흘림은 아드레날린성 신경 자극으로 조절된다.

부분분비땀샘(apocrine sweat gland)

부분분비땀샘은 부분분비를 통해 분비물을 배출하는 대롱꽈리샘으로 분비부위는 샘분비땀샘과 유사하지만 중간중간에 주머니모양으로 확장되어 있는 것이 특징이며, 드물게 가지샘(branched gland)의 형태를 취하기도 한다. 샘의 분포는 제한적으로 나타나 겨드랑이, 젖꽃판(젖꽃판샘, areolar gland), 항문(항문주위샘, circumanal gland), 눈꺼풀(속눈썹샘, ciliary gland), 바깥귀길(귀지샘, ceruminous gland) 등에서 볼 수 있으며, 변형된 부분분비땀샘으로는 젖샘(mammary gland)이 존재한다. 부분분비땀샘은 샘분비땀샘보다 직경(3~5 mm)이 훨씬 크고 진피와 피부밑조직에 위치하며 분비관은 주로 털주머니관의 끝에 개구하지만 샘에 따라 표피의 표면에 직접 개구하는 경우도 있다.

분비부위는 한 종류의 단층입방 또는 원주의 분비상피로 구성되어 있고 근육상피세포에 의해 둘러싸여 있다. 분비물의 합성과 방출이 왕성한 세포는 높은 원주형을 하고 있지만, 휴지기의 세포는 입방형으로 나타난다. 세포의 속공간쪽에는 짧은 불규칙한 미세융모가 존재하고 가쪽면에는 이음복합체와 약간의 세포질돌기가 관찰되며, 이웃 세포와는 세포사이공간이 거의 없을 정도로 밀접하게 위치해 있다. 바닥막과 접하는 바닥면에는 바닥미로가 잘 발달되어 있다. 분비활동이 왕성한 세포는 뚜렷한 핵소체와 원형의 바닥막에 치우쳐 있는 핵을 가지고 있고 세포질에는 미토콘드리아, 골지복합체 등의 세포소기관이 매우 잘 발달되어 있으며, 속공간쪽에는 불규칙한 모양의 크고 작은 치밀한 분비과립이 많이 돌출되어 있다. 속공간 내에는 분비과립과 일부의 세포소기관(미토콘드리아, 과립세포질내그물)이 포함된 탈락한 세포질 조각이 관찰되기도 한다. 근육상피세포는 샘분비땀샘의 것과 형태학적으로 유사한 긴 방추형으로 분비부위를 조밀하게 나선상으로 둘러싸고 있다.

도관은 샘분비땀샘보다 굵지만 다소 짧고 비교적 곧게 뻗어 털주머니관의 끝에 개구하거나 표피의 표면에 직접 개구하기도 한다. 털주머니관에 개구된 도관은 기름샘 도관의 개구부 바로 윗부분에서 개구한다. 도관의 상피는 단층입방상피로 근육상피세포는 존재하지 않으며, 도관상피에서도 재흡수기능은 없다. 분비되는 물질은 단백질, 탄수화물, 암모니아, 지방질 등이 포함되어 있고 점성이 다소 높으며, 분비초기에는 냄새가 없으나 박테리아의 분해에 의해 독특한 냄새가 난다. 일반적으로 샘분비땀샘은 발생과정에서 표피능선의 세포가 진피 내로 자라 내려와 만들어지는 반면에 대부분의 부분분비땀샘은 발생중인 털주머니의 옆에서 상피싹이 나와서 진피 내로 자라 만들어진다. 샘분비땀샘은 출생 후에 바로 분비기능이 나타나지만, 부분분비땀샘은 사춘기 이후에 분비기능이 시작된다. 여성의 경우, 겨드랑이의 부분분비땀샘과 젖꽃판샘은 월경주기에 따라 형태학과 분비기능이 주기적으로 변화하게 되는데, 월경전기에는 분비세포의 크기가 커지고 속공간도 넓어져서 분비부위가 커지지만, 월경기에는 작아진다. 부분분비땀샘은 샘분비땀샘과 다르게 감정적 및 감각적 자극을 통한 아드레날린성 신경종말에 의해 조절되지만, 성호르몬에 의해서도 현저한 영향을 받는다. 많은 포유동물에서 페로몬(pheromone)을 분비하는 샘이 존재하는데, 이는 부분분비땀샘과 유사한 샘으로 분비물을 통해 영역표시, 구애행동(courtship behavior), 몇 가지 모성 활동(maternal behavior), 사회행동(social behavior) 등을 나타낸다. 이런 측면에서 사람의 부분분비땀샘의 분비물도 페로몬과 같은 기능이 있을 것으로 믿고 있다.

피부의 혈관과 신경(blood vessels and nerves of skin)

피부의 동맥은 피부밑조직에 있는 큰 동맥의 피부가지에서 유래하여 진피와 피부밑조직 사이의 부근에서 일차로 피부얼기(cutaneous plexus, rete cutanea)를 만든다. 피부얼기의 하행가지는 피부밑조직에 분포하지만, 상행가지는 진피의 그물층까지 올라와 다시 그물층과 유두층의 사이에서 이차얼기인 유두밑얼기(subpapillary plexus, rete subpapillare)를 만들게 되고, 가지는 진피유두의 속으로 들어가 모세혈관그물을 만들어 혈관조직이 없는 표피에 영양분과 산소를 확산에 의해 공급한다. 털뿌리는 2곳의 혈관, 즉 털유두속에서 모세혈관그물을 형성하는 피부얼기의 하행가지와 털뿌리와 기름샘의 주위에서 모세혈관그물을 형성하는 상행동맥의 잔가지와 유두밑얼기에서 기원한 가지가 분포하고 있다. 땀샘의 주위에 분포하는 모세혈관그물도 털뿌리에서의 혈관분포와 유사하다. 진피유두의 모세혈관그물에서 이어진 정맥은 유두밑얼기의 밑에 형성된 깊은진피정맥얼기(deep dermal venous plexus)를 통해 피부얼기 주위의 정맥으로 계속되며 다시 피부밑조직보다 큰 정맥으로 이어진다. 진피 곳곳에는 동맥과 정맥의 사이에 모세혈관그물이 없이 직접 연결되고 있는 동정맥연결(arteriovenous anastomosis)이 존재하며 이를 통해 피부의 표층으로 흐르는 혈액을 조절하여 체온을 조절하게 된다.

피부에는 풍부한 림프관이 존재하며, 끝이 막힌 모세림프관은 진피유두에서 관찰된다. 림프액은 유두층 내의 림프관얼기에서 시작된 림프관을 통해 그물층으로 내려와 혈관 피부얼기의 주위에서 큰 림프관얼기로 흘러들어가고 정맥의 주행을 따라 피부밑조직의 림프관으로 흘러간다. 림프관얼기에서 시작되는 큰 림프관에는 판막이 존재한다.

진피에는 말이집 또는 말이집이 없는 신경섬유가 풍부하게 분포하고 있다. 말이집신경섬유는 모두 감각신경섬유이지만 무말이집신경섬유에는 감각신경섬유와 혈관의 벽, 털세움근, 각종 샘에 분포하는 운동신경섬유가 있다. 피부와 피부밑조직에서는 다양한 감각신경종말을 관찰할 수 있다. 통각, 온도감각, 기계적 자극을 관장하는 종말로서 전신 피부의 표피, 진피, 피부밑조직에 널리 분포하는 자유신경종말(free nerve ending), 표피에서 기계적 자극을 감당하는 메르켈소체(Merkel's corpuscle), 기계수용기로서 피부에 널리 분포하며 특히 손발바닥, 손가락의 바닥, 입술, 눈꺼풀, 젖꼭지, 외음부의 진피유두에 많은 마이스너소체(Meissner's corpuscle), 압각에 대한 기계수용기로서 진피와 피부밑조직 특히 손가락, 손발바닥, 외음부, 젖꽃판에 많이 분포하는 파터-파치니소체(Vater-Pacinian corpuscle), 주로 외음부 피부의 유두층에 존재하여 기계적 자극 또는 냉각을 관장하는 크라우제소체(Krause's corpuscle), 피부와 피부밑조직 특히 발바닥에 많이 위치하여 냉각 또는 기계적 자극을 관장하는 종말로서 루피니소체(Ruffini's corpuscle), 피부와 피부밑조직에 존재하는 온각 또는 기계적 자극을 관장하는 골지-마초니소체(Golgi-Mazzoni's corpuscle), 주로 외음부 피부의 진피에 분포하여 촉각를 관장하는 음부소체(genital corpuscle), 털주머니 주위의 진피뿌리집에 존재하면서 털의 위치이동을 감지하는 창끝종말(lanceolate ending) 등을 관찰할 수 있다(신경조직의 말초신경종말 참고).

피부의 기능(functions of skin)

피부는 외부로부터 오는 다양한 물리적, 화학적, 생물학적 유해요소로부터 몸을 보호하고 외부로부터의 물질유입을 막을 뿐만 아니라 체액의 손실을 막는 투과 관문으로 작용하며, 체온조절, 촉각, 압각, 온각, 냉각, 통각 등과 같은 외부로부터의 자극을 감지한다. 또한 땀을 통한 체내 노폐물을 배출하는 배설기능, 면역학적 기능, 어떤 지용성 물질은 피부를 통하여 체내로 흡수하는 기능도 있다.

보호기능(protective function)으로는 사람의 피부에서는 다른 동물에서와 같은 깃털(feather), 비늘(scale), 가시(spine)와 같은 보호 구조물은 존재하지 않지만 피부의 각화를 통해 기계적 손상, 체액손실, 외부로부터의 유해성 물질의 침투를 막아 몸을 보호하게 된다. 각질층은 기계적 또는 화학적 손상에 대하여 상당한 저항력을 보인다. 피부에서는 햇볕의 노출을 통해 자외선이 표피로 들어와서 피부에서 합성된 비타민 D의 전구물질인 7-디히드로콜레스테롤(7-dehydrocholestrol)을 비타민 D로 변화시키는 비타민 D의 광생합성(photobiogenesis)이 일어난다. 피부에 과다한 자외선 노출에 의한 손상을 최소화하기 위해 표피의 멜라닌세포가 멜라닌과립을 활발히 합성하여 각질세포로 이동시켜서 몸을 보호한다.

투과관문(permeability barrier)의 작용으로서 피부는 외부로부터 물질유입을 막고 체액의 손실을 억제함으로써 체내 항상성(homeostasis)을 유지시키는 기능을 한다. 이는 표피의 각질세포가 분화하면서 막덮인과립을 합성하여 세포사이공간으로 분비함으로써 각질층세포의 사이를 완벽하게 메우게 된다. 막덮인과립 내의 물질은 포스포스핑고리피드, 인지질, 세라마이드 등의 지방질이 풍부한 물질로 구성되어 있기 때문에 투과관문의 역할을 할 수 있게 된다. 이 투과관문은 체내의 수분과 전해질의 손실을 방지할 뿐만 아니라 외부로부터의 수용성 독소의 유입을 막아준다. 피부 내로 기름과 수분이 같은 비율로 녹아 있는 물질은 잘 침투하기도 하는데, 이를 이용하면 피부연고와 같은 지용성 약제가 표피의 투과관문을 통과하여 진피에 도달하게 하여 치료효과를 볼 수도 있다.

인체의 온도조절(thermoregulation)은 체내에서 계속적으로 일어나는 대사작용에 의한 열의 발생과 피부의 땀흘림을 통한 배출에 의해 이루어진다. 땀흘림은 땀흘림중추인 시상하부의 시각교차앞구역(preoptic area)에 의해 일어난다. 체온의 상승으로 땀흘림중추의 신경원이 흥분되면 자율신경로를 따라 땀샘에 분포하는 신경절이후교감신경섬유로 전달되어 땀흘림을 일으키게 된다. 대부분의 피부에 있는 샘분비땀샘은 콜린성 신경섬유에 의해 조절되지만, 공포나 감정적 자극에 의한 땀흘림은 주로 아드레날린성 신경섬유의 지배를 받게 된다. 효율적인 체온조절은 피부의 혈류량 조절을 통해 이루어지며, 혈류관련 중추도 땀흘림중추와 같은 시상하부에 위치해 있다. 이 중추는 혈관운동뿐만 아니라 동정맥연결도 조절함으로써 혈류량을 조절한다. 즉, 체온의 상승에 의해 혈관은 확장되고 동정맥연결이 열리게 된다. 반대로 체온저하는 혈관수축과 더불어 동정맥연결도 수축시켜 많은 혈액을 모세혈관으로 흐르게 한다.

감각기능(sensory function)은 피부의 혈관과 피부부속기에 분포하는 자율신경과 다양한 감각신경이 담당하고 있다. 감각신경은 기계수용기, 온도수용기, 유해자극수용기로써의 역할을 하고 여러 형태의 구조로 이루어진 감각신경종말이 있다.

배설기능(excretory function)은 땀을 통해 이루어지며 땀은 체온조절을 할 뿐만 아니라 체내에 들어 있는 여분의 수분, 전해질, 요소, 암모니아, 요산 등의 대사산물을 배설한다.

면역학적 기능(immunological function)은 표피에 있는 항원제시세포인 랑게르한스세포, 림프구, 각질세포가 담당하고 있다. 피부의 림프구는 가슴샘에서 분화하여 표피로 옮겨진 미분화성 T 세포로 표피 바닥층의 각질세포에 의해 T 세포의 성숙을 유도하게 된다. 각질세포는 T 세포 성숙에 관여하는 호르몬인 티모포에틴(thymopoietin) 또는 그와 유사한 물질을 생산하여 표피로 이주한 미분화성 T 세포의 성숙을 유도하게 된다. 이와 같이 표피에서 성숙한 T 세포는 진피로 내려가 림프관을 통하여 전신으로 퍼져나간다. 표피에 있는 랑게르한스세포는 골수의 전구세포에서 유래한 것으로 혈류를 따라 피부로 이동하여 표피를 이루는 각질세포의 사이에서 다양한 세포질돌기를 내고 있는 별모양의 세포로 바뀌게 된다. 표피에서 랑게르한스세포가 항원에 자극을 받으면 그 항원을 탐식처리하고 림프조직으로 이주하여 도움T세포에 제공하게 되며, 항원을 제공받은 림프구는 면역반응을 유발하게 된다.

한글 찾아보기

ㄱ

ㅁ

ㅅ

ㅈ

ㅊ

ㅋ

ㅌ

ㅍ

ㅎ

영문 찾아보기

A

B

C

D

E

F

G

H

I

M

N

O

P

Q

R

S

T

Z

조직학(7판)

1992년 3월 5일 1판 발행
1997년 3월 2일 2판 발행
2004년 3월 2일 3판 발행
2007년 3월 2일 4판 발행
2010년 8월 25일 5판 발행
2015년 7월 30일 5판 5쇄 발행
2017년 9월 5일 6판 1쇄 발행
2020년 1월 5일 6판 4쇄 발행
2021년 1월 5일 6판 5쇄 발행
2023년 8월 30일 7판 발행
2024년 7월 25일 7판 2쇄 발행

저 자 : 한국임상병리학과 조직 · 세포학교수회
발 행 자 : 남학순
발 행 처 : 도서출판 **고려의학**
(02880) 서울 성북구 성북로9길 1 보문빌딩 3층
전화 : (02) 765-0333, 0337 / 팩스 : (02) 743-2288
이 메 일 : kmedbook@daum.net
홈페이지 : www.komb.co.kr
신고번호 : 제 2022-000006호

※ 검인은 저자와의 합의하에 생략합니다.
※ 낙장 및 파본은 교환해 드립니다.

ISBN 979-11-92422-39-8
정가 : 43,000원